Klinische Radiologie

Diese neuartig strukturierte Lehrbuchreihe wendet sich an alle Fachdisziplinen der praktischen und klinischen Medizin.

Die zentralen Aufgaben der Radiologie in der ärztlichen Diagnostik sind durch die stürmische Entwicklung neuer bildgebender Verfahren vielfältiger und komplexer geworden. Jeder Arzt sollte über Grundkenntnisse der Möglichkeiten und Grenzen verschiedener Untersuchungsmethoden und ihren Einsatz verfügen.

Die „Klinische Radiologie" vermittelt diese Informationen praxisgerecht. Die Verbindung von präzisen Texten und anschaulichen Bildern erleichtert die Nutzung der Informationen für die tägliche Arbeit des Arztes. Eine besondere Rolle spielen hier die neuen bildgebenden Verfahren, die ihrer Wertigkeit gemäß einbezogen werden.

Die Gliederung erfolgt nach Krankheiten der Organe, der Organsysteme und der Gewebe, so daß jeder Band einen bestimmten Fachbereich abdeckt.

Sofern radiologisch relevant, werden die Erkrankungen vom Kindes- bis Greisenalter abgehandelt; so werden Wandlungen und Spätfolgen von Krankheiten deutlich.

Neben der Behandlung von Schwerpunktthemen wurde konsequent Wert darauf gelegt, handliche und übersichtliche Bücher für den Gebrauch in Praxis und Klinik vorzulegen.

Jeder Band ist thematisch in sich abgeschlossen; er wendet sich jeweils einem spezifischen Fachbereich zu und ist einzeln käuflich. In ihrer Gesamtheit bildet die Reihe ein aktuelles Lehr- und Nachschlagewerk für den Radiologen in Fort- und Weiterbildung, der über Stand und Entwicklung des modernen Fachwissens informiert sein will.

KLINISCHE RADIOLOGIE

Diagnostik mit bildgebenden Verfahren

Herausgegeben von F. H. W. Heuck

Springer

Berlin
Heidelberg
New York
Barcelona
Budapest
Hongkong
London
Mailand
Paris
Santa Clara
Singapur
Tokio

HERZ GROSSE GEFÄSSE

Diagnostik mit bildgebenden Verfahren

Herausgegeben von

H. Eichstädt   R. Felix   E. Zeitler

Bearbeitet von

H. Amthauer · F. Ball · C. Bastanier · S. Beyer-Enke · G. Blümchen
J. Buck · J. Buschhaus · O. Danne · H. Eichstädt · R. Felix · K. Füger
A. Gebauer · H. Hauke · F. H. W. Heuck · C. Höchter · R. Jochens
U. Klein · R. Langer · B. Meier · J. Meyer · W. Niederer · R. Rienmüller
H.-D. Rott · H. C. Rücker (†) · S. Sachtleben · E. Scharf-Bornhofen
T. Schmidt · K. F. Seidl · K. Selin · U. Speck · W. Stock · T. Störk · B. Stöver
U. Tylén · A. Weikl · A. Wirtzfeld · E. Zeitler

Mit 389 Abbildungen in 663 Einzeldarstellungen
und 51 Tabellen

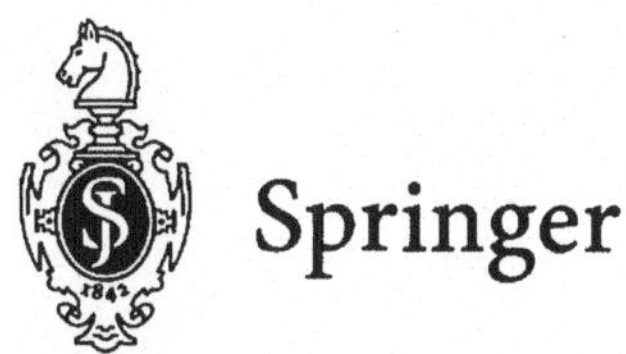 Springer

Univ.-Prof. Dr. med. Hermann EICHSTÄDT
Arzt für Innere Medizin, Kardiologie und Nuklearmedizin
(Bereich Nuklearmedizin und Bildgebende Kardiologie)
Stellvertretender Direktor der Strahlenklinik und Poliklinik
Virchow-Klinikum, Humboldt-Universität zu Berlin
Augustenburger Platz 1, 13353 Berlin

Univ.-Prof. Dr. med. Roland FELIX
Arzt für Radiologie und Nuklearmedizin
Geschäftsführender Direktor der Strahlenklinik und Poliklinik
Virchow-Klinikum, Humboldt-Universität zu Berlin
Augustenburger Platz 1, 13353 Berlin

Prof. Dr. med. Eberhard ZEITLER
Arzt für Radiologie
Chefarzt des Instituts für Diagnostische und
Interventionelle Radiologie, Klinikum Nürnberg-Nord
Flurstraße 17, 90340 Nürnberg

ISBN-13: 978-3-642-75730-3   e-ISBN-13: 978-3-642-75729-7
DOI: 10.1007/978-3-642-75729-7

Die Deutsche Bibliothek – CIP-Einheitsaufnahme
Klinische Radiologie: Diagnostik mit bildgebenden Verfahren/hrsg. von F.H.W. Heuck. – Berlin; Heidelberg; New York;
Barcelona; Budapest; Hongkong; London; Mailand; Paris; Santa Clara; Singapur; Tokio: Springer.
NE: Heuck, Friedrich [Hrsg.]
Herz und grosse Gefäße: Diagnostik mit bildgebenden Verfahren; mit 51 Tabellen/hrsg. von H. Eichstädt ... Bearb. von
H. Amthauer ... – 1996
ISBN-13: 978-3-642-75730-3
NE: Eichstädt, Hermann [Hrsg.]; Amthauer, H.

Satz: K + V Fotosatz GmbH, Beerfelden
Druck und Bindearbeiten: Universitätsdruckerei H. Stürtz AG, Würzburg
SPIN: 10021105   21/3135-5 4 3 2 1 0 – Gedruckt auf säurefreiem Papier

Geleitwort des Herausgebers

Den vorliegenden Band haben Sachkenner der gesamten Diagnostik des Herzens und
der großen Gefäße konzipiert. Es ist den Bandherausgebern gelungen, Autoren für die
einzelnen Kapitel zu gewinnen, die sich mit Sorgfalt und Fachkenntnis der übernomme-
nen Aufgabe gewidmet haben. Der Zielsetzung der Lehrbuchreihe entsprechend, wurde
auch in diesem Band das besondere Gewicht auf die *Klinische Radiologie* und deren
Mitwirkung bei den diagnostischen Aufgaben der Inneren Medizin im weitesten Sinne,
der Chirurgie, der Pädiatrie im allgemeinen sowie der Kardiologie und Angiologie im
speziellen gelegt. Die bekannten und bewährten Methoden werden durch die faszinieren-
den neuen Verfahren der Radiologie ergänzt, so daß die Möglichkeiten der morphologischen und funktionellen Erfassung und Beurteilung von Krankheiten des Herzens und
der mit diesem eng verbundenen großen Gefäße wesentlich erweitert werden konnten.
Auf die Besonderheiten der Erkrankungen des Herzens im Kindesalter gehen Abschnitte dieses Bandes ein, für deren Abhandlung erfahrene Kinderradiologen gewonnen werden konnten. Auf dem nun wesentlich breiteren Fundament unserer Kenntnisse von Pathomorphologie und Pathophysiologie des kranken Herzens im lebenden Organismus
konnten die Verfahren der Therapie entscheidend verbessert werden.

Fundierte Kenntnisse der Kardiologie, der Physiologie und Pathophysiologie des
Herzens, insbesondere der Hämodynamik und auch der Bedeutung der Nuklearmedizin
für die Kardiologie hat der Internist und Kardiologe Hermann EICHSTÄDT eingebracht,
dessen Aufgaben im Zusatzbereich der kardiologischen Radiologie und Nuklearmedizin
eine erfolgreiche Zusammenarbeit mit Roland FELIX ermöglichten, der an der Entwicklung der Myokardszintigraphie maßgeblichen Anteil hatte. Auf den neuen Arbeits-
gebieten der Röntgencomputertomographie und der Kernspinresonanztomographie
konnten die Forschungen der Arbeitsgruppen von Roland FELIX in Berlin und Eberhard ZEITLER in Erlangen-Nürnberg entscheidende Beiträge zum Fortschritt in der
morphologischen Herzdiagnostik geben. Nachdem die Anatomie des Herzens im
Schnittbild erarbeitet und verstanden werden konnte, waren die Voraussetzungen ge-
schaffen, um eine intravitale Pathomorphologie der Erkrankungen des Herzens zusammenzustellen und vorzulegen. Dabei wurde auch die Pathophysiologie des Herzens als
Motor unseres Blutkreislaufes im weitesten Sinne berücksichtigt. In dem nun für die
Alltagsarbeit in Klinik und Praxis zur Verfügung stehenden Buch über die Radiologie
des Herzens und der großen Gefäße werden sich alle Fachgebiete über Möglichkeiten
und Grenzen der enormen Fortschritte in der Diagnostik informieren können. Es kann
die sinnvolle Indikation zum Einsatz auch aufwendiger diagnostischer Verfahren erleichtern helfen. Dem in Weiterbildung stehenden Arzt wird dieser Band ebenso wie
auch schon dem Studenten der Medizin eine nützliche Hilfe im Lernprozeß sein können.
Für kritische Hinweise und Anregungen zur Gestaltung der weiteren Bände dieser Lehrbuchreihe sind Herausgeber und Verlag stets dankbar.

Der Springer-Verlag hat die hohe Qualität der Drucklegung auch dieses Bandes gewährleistet und erhofft sich davon, gemeinsam mit den Herausgebern, eine gute Aufnahme durch den Leser und tätigen Arzt, dem auch dieses Buch praktischen Nutzen
bringen soll.

F. H. W. HEUCK

Vorwort der Bandherausgeber

Schon zu Anfang der Planungen des Gesamtwerkes bat uns Professor Dr. Friedrich H. W. HEUCK, den wir als einen der Nestoren der Deutschen Radiologie verehren, im Rahmen seiner Lehrbuchreihe zur klinischen Radiologie auch einen Herzband zu konzipieren. Wir haben diesen Vorschlag mit Freude und Begeisterung aufgegriffen. Unsere Einbeziehung des großen Kardiologen und Radiologen Professor Dr. Herbert REINDELL in die anfängliche Planungsphase dieses Buches hat die Konzepte entscheidend beeinflußt. Auch andere Autoren der Planungsphase, wie Professor Dr. Andreas Roland GRÜNTZIG oder Professor Dr. Klaus Peter RENTROP haben verschiedene Gewichtungen der einzelnen Kapitel frühzeitig vorgegeben.

Der Eingang der ersten Manuskripte wurde überschattet durch den frühen und tragischen Tod von Andreas GRÜNTZIG. Sein Koautor Bernhard MEIER, der inzwischen schon lange zu den Exponenten der modernen Rekanalisationstechniken zählt, hat dankenswerterweise im weiteren Verlauf die alleinige Autorenschaft für die Thematik der Koronardilatation übernommen.

Für viele Bereiche der etablierten Diagnostik, wie die konventionelle Röntgendiagnostik des Herzens, haben die Aussagen eines Lehrbuches bleibende Gültigkeit. Dies gilt jedoch nicht für erst kürzlich inaugurierte und in rasanter Entwicklung befindliche Techniken der Diagnostik und Therapie. In der Entstehungsgeschichte dieses Buches waren die Herausgeber deshalb bemüht, den jeweiligen Aktualitätsgrad der Einzeldarstellungen an die fortschreitenden Entwicklungen anzupassen. Dies konnte nur teilweise gelingen.

So ist unser geschätzter Mitautor Dr. H. D. RÜCKER akut derjenigen Erkrankung erlegen, deren Diagnostik er sein fachliches Leben gewidmet hatte. Das von uns unveränderte Kapitel blieb sein letzter Buchbeitrag.

Die Herausgeber danken den Autoren aus dem In- und Ausland für die große Geduld und wiederholte Überarbeitung ihrer Kapitel. Insbesondere der Gesamtherausgeber der Buchreihe „Klinische Radiologie" – Professor Dr. Friedrich HEUCK – hat uns immer wieder zur Überarbeitung ermuntert, auf Trends aufmerksam gemacht und hat, wo immer es notwendig war, selber zur Feder gegriffen.

Ohne die wertvolle Hilfe des Springer-Verlages hätten die Herausgeber dieses Werk nicht vorlegen können. Unser besonderer Dank gebührt vor allem Frau Ursula DAVIS.

Die Bandherausgeber danken auch ihren Sekretärinnen – Frau Angela HERMANN und Frau Barbara HÖFT in Berlin, Frau Thea GROSCHNER und Frau Barbara USINGER in Nürnberg – für die organisatorischen und schriftlichen Arbeiten.

H. EICHSTÄDT
R. FELIX
E. ZEITLER

Inhaltsverzeichnis

Mitarbeiterverzeichnis

AMTHAUER, H., Dr. med.
Bereich Nuklearmedizin und Bildgebende Kardiologie
Strahlenklinik und Poliklinik, Virchow-Klinikum
Humboldt-Universität zu Berlin
Augustenburger Platz 1, 13353 Berlin

BALL, F., Univ.-Prof. Dr. med.
Arzt für Radiologie
ehem. Abteilung für Pädiatrische Radiologie
Zentrum der Radiologie, Johann Wolfgang Goethe-Universität
Uhlandstraße 4, 63303 Dreieich

BASTANIER, C., Dr. med.
Oberarzt, Abteilung für Pädiatrische Kardiologie
Zentrum für Kinderheilkunde
Klinikum der Johann Wolfgang Goethe-Universität
Theodor Stern-Kai 7, 60596 Frankfurt

BEYER-ENKE, S., Dr. med. habil.
Abteilung Diagnostik, Radiologisches Zentrum
Klinikum der Stadt Nürnberg
Flurstraße 17, 90340 Nürnberg

BLÜMCHEN, G., Prof. Dr. med.
Arzt für Innere Medizin und Kardiologie
Chefarzt der Klinik Roderbirken für Herz- und Kreislaufkrankheiten
42799 Leichlingen

BUCK, J., Prof. Dr. med.
Arzt für Radiologie
Chefarzt der Strahlenabteilung, Krankenhaus München-Pasing
Steinerweg 5, 81241 München

BUSCHHAUS, J., Dr. med.
Arzt für Innere Medizin und Kardiologie
Klinik Roderbirken für Herz- und Kreislaufkrankheiten
42799 Leichlingen

DANNE, O., Dr. med.
Abteilung für Innere Medizin
(Schwerpunkt Nephrologie und Internistische Intensivmedizin)
Virchow-Klinikum, Humboldt-Universität zu Berlin
Augustenburger Platz 1, 13353 Berlin

EICHSTÄDT, H., Univ.-Prof. Dr. med.
Arzt für Innere Medizin, Kardiologie und Nuklearmedizin
(Bereich Nuklearmedizin und Bildgebende Kardiologie)
Stellvertretender Direktor der Strahlenklinik und Poliklinik
Virchow-Klinikum, Humboldt-Universität zu Berlin
Augustenburger Platz 1, 13353 Berlin

FELIX, R., Univ.-Prof. Dr. med.
Arzt für Radiologie und Nuklearmedizin
Geschäftsführender Direktor der Strahlenklinik und Poliklinik
Virchow-Klinikum, Humboldt-Universität zu Berlin
Augustenburger Platz 1, 13353 Berlin

FÜGER, K., Dr. med.
Assistenzarzt
IV. Medizinische Klinik, Klinikum der Stadt Nürnberg
Flurstraße 17, 90340 Nürnberg

GEBAUER, A., Prof. Dr. med.
Arzt für Radiologie
Chefarzt der Abteilung für Röntgendiagnostik, Strahlentherapie und
Nuklearmedizin, Städtisches Krankenhaus München-Harlaching
Akademisches Lehrkrankenhaus
Sanatoriumsplatz 2, 81545 München

HAUKE, H., Prof. Dr. med.
Arzt für Radiologie, Kinderradiologie, Pädiatrie
ehem. Direktor des Radiologischen Instituts, Olgahospital
Pädiatrisches Zentrum der Landeshauptstadt Stuttgart
Tuttlinger Straße 32A, 70619 Stuttgart

HEUCK, F.H.W., Prof. Dr. med.
Arzt für Radiologie und Nuklearmedizin
ehem. Ärztlicher Direktor des Radiologischen Instituts
Zentrum Radiologie, Katharinenhospital Stuttgart
Akademisches Lehrkrankenhaus, Universität Tübingen
Hermann-Kurz-Straße 5, 70192 Stuttgart

HÖCHTER, C., Dr. med.
Institut für Radiologie, Deutsches Herzzentrum München
Lothstraße 11, 80335 München

JOCHENS, R., Dr. med.
Bereich Nuklearmedizin und Bildgebende Kardiologie
Strahlenklinik und Poliklinik, Virchow-Klinikum
Humboldt-Universität zu Berlin
Augustenburger Platz 1, 13353 Berlin

KLEIN, U., Prof. Dr. med.
Arzt für Radiologie
ehem. Vorstand des Instituts für Radiologie
Deutsches Herzzentrum München
Wilhelm-Weigand-Straße 9, 81925 München

LANGER, R., Univ.-Prof. Dr. med.
Ärztin für Radiologie
Leiterin der Abteilung für Röntgendiagnostik
Radiologisches Zentrum, Universität Gesamthochschule Essen
Hufelandstraße 55, 45122 Essen

MEIER, B., Univ. Prof. Dr. med.
Arzt für Kardiologie
Chefarzt der Kardiologischen Abteilung, Department Medizin
Inselspital, Universitätsklinik
CH-3010 Bern

MEYER, J., Univ.-Prof. Dr. med.
Arzt für Innere Medizin und Kardiologie
Direktor der II. Medizinischen Klinik und Poliklinik
Johannes Gutenberg-Universität
Langenbeckstraße 1, 55131 Mainz

NIEDERER, W., Prof. Dr. med.
Arzt für Innere Medizin und Kardiologie
Chefarzt der III. Medizinischen Klinik – Kardiologie
Krankenhaus der Barmherzigen Brüder
Prüfeninger Straße 86, 93049 Regensburg

RIENMÜLLER, R., Univ.-Prof. Dr. med.
Arzt für Radiologie
Universitätsklinik für Radiologie, Zentralröntgeninstitut
Landeskrankenhaus Graz
Auenbruggerplatz 9, A-8036 Graz

ROTT, H.-D., Prof. Dr. med.
Arzt für Humangenetik
Institut für Humangenetik, Universität Erlangen-Nürnberg
Schwabachanlage 10, 91054 Erlangen

RÜCKER, H.C., Dr. med. (†)
Arzt für Radiologie
ehem. Leiter der Radiologischen Abteilung
Klinik Roderbirken für Herz- und Kreislaufkrankheiten
42799 Leichlingen

SACHTLEBEN, S.
Leitende medizinisch-technische Assistentin
Radiologische Abteilung
Klinik Roderbirken für Herz- und Kreislaufkrankheiten
42799 Leichlingen

SCHARF-BORNHOFEN, E., Dr. med.
Ärztin für Innere Medizin und Kardiologie
Klinik Roderbirken für Herz- und Kreislaufkrankheiten
42799 Leichlingen

SCHMIDT, T., Prof. Dr. rer. nat.
Radiologisches Zentrum – Physik, Klinikum Nürnberg-Nord
Flurstraße 17, 90340 Nürnberg

SEIDL, K. F., Prof. Dr. med.
Chefarzt der Medizinischen Klinik I, Kreiskrankenhaus Kelheim
93309 Kelheim

SELIN, K., M. D.
Department of Diagnostic Radiology, Sahlgren Hospital
University of Göteborg
S-41345 Göteborg

SPECK, U., Prof. Dr. rer. nat.
Diagnostika Forschung, Schering Aktiengesellschaft
Müllerstraße 170, 13353 Berlin

STOCK, W., Dr. med.
Bereich Nuklearmedizin und Bildgebende Kardiologie
Strahlenklinik und Poliklinik, Virchow-Klinikum
Humboldt-Universität zu Berlin
Augustenburger Platz 1, 13353 Berlin

STÖRK, T., Priv.-Doz. Dr. med.
Arzt für Innere Medizin und Kardiologie
Chefarzt Innere Klinik II, Karl-Olga-Krankenhaus
Schwarenbergstraße 7, 70190 Stuttgart

STÖVER, B., Univ.-Prof. Dr. med.
Ärztin für Kinderradiologie
Institut für Röntgendiagnostik, Universitätsklinikum Charité
Medizinische Fakultät der Humboldt-Universität Berlin
Schumannstraße 20/21, 10098 Berlin

TYLÉN, U., M. D.
Department of Diagnostic Radiology, Sahlgren Hospital
University of Göteborg
S-41345 Göteborg

WEIKL, A., Priv.-Doz. Dr. med.
Arzt für Innere Medizin und Kardiologie
Medizinische Abteilung, Akademisches Lehrkrankenhaus
Hauptkrankenhaus Deggendorf
Perlasberger Straße 41, 94455 Deggendorf

WIRTZFELD, A., Prof. Dr. med.
Arzt für Innere Medizin und Kardiologie
Chefarzt der Medizinischen Klinik I, Klinikum Ingolstadt
Krumenauerstraße 25, 85049 Ingolstadt

ZEITLER, E., Prof. Dr. med.
Arzt für Radiologie
Chefarzt des Instituts Diagnostische und
Interventionelle Radiologie, Klinikum Nürnberg-Nord
Flurstraße 17, 90340 Nürnberg

1 Diagnostische Darstellung des Herzens in den neunziger Jahren

H. Eichstädt, R. Felix und E. Zeitler

INHALT

1.1 Einleitung

In der klinischen Radiologie hat in den letzten zwei Jahrzehnten eine erhebliche Entwicklung stattgefunden. Wie die verschiedenen Kapitel in diesem Band zeigen, verfügen der Kliniker, der herzkranke Patienten versorgt, und die in der kardiovaskulären Forschung Tätigen über ein weites Spektrum von Methoden, mit denen viele Aspekte der kardialen Struktur und Funktion untersucht werden können. Um den Überblick über die verschiedenen derzeit verfügbaren bildgebenden Methoden, ihren Beitrag zur kardiovaskulären Forschung und die Zukunft der Bildgebung und -verarbeitung zu vereinfachen, müssen verschiedene wichtige Ziele der klinischen Radiologie des Herzens definiert werden.

Die Betrachtung dieser Ziele, und die Bestimmung des augenblicklichen Standpunktes ihrer Verwirklichung mag die zukünftige Arbeitsrichtung verdeutlichen.

Die zukünftigen Ziele der klinischen Radiologie des Herzens schließen die komplette strukturelle, funktionelle und metabolische Charakterisierung des Herzens, der großen Gefäße und der Lungengefäße mit nichtinvasiven und invasiven Methoden ein (Tabelle 1). Um diese Ziele zu verwirklichen, muß die Bildgebung folgendes leisten:

1. Charakterisierung der Myokardstruktur als sog. Gewebecharakterisierung,
2. Erfassung des myokardialen Metabolismus und der Perfusion,
3. Darstellung von Morphologie und Funktion.

Zum jetzigen Zeitpunkt kann die kardiale Morphologie und Funktion mit verschiedenen konventionellen Methoden relativ gut erfaßt werden (Tabelle 2). Vor 25 Jahren war der einzige klinisch verwendbare Ansatz zur Untersuchung der Herzhöhlen der Herzkatheter mit direkter Injektion von Kontrastmittel in das Herz. Zur Zeit kann schon erhebliche diagnostische Information dieser Art mit weniger invasiven Methoden erfaßt werden, z. B. mit der Echokardiographie und der Radionuklid-

Tabelle 1. Ziele kardiovaskulärer Bildgebung

Anatomie der Kammern, Wände, Klappen, großen Gefäße
   Form
   Größe
   topographische Zusammenhänge
   (bes. bei angeborenen Herzfehlern)

Funktionelle Bewegungsabläufe
   systolisch
   diastolisch
   Klappenbewegung

Myokardstoffwechsel

Makro- und Mikroperfusion

Gewebscharakterisierung
   Ischämie
   Narbe
   Tumor
   Thrombus
   Infiltration
   Kardiomyopathie

Tabelle 2. Wertigkeit klinisch-radiologischer Methoden für verschiedene Parameter der Herzdarstellung

	Anatomie	Funktion	Stoffwechsel	Durchblutung	Gewebscharakterisierung
Etablierte Methoden					
Röntgenthorax	+	+	−	−	−
Echokardiographie	+ +	+ + +	−	(Kontrast)	+
Nuklearkardiologie	+	+ + +	+ +	+ + +	+
Angiographie	+ +	+ + +	−	+	−
Neuere Methoden					
Farbdoppler	+ + +	+ + +	−	(Kontrast)	+
PET	+	+	+ + +	+ + +	−
SPECT	+	+	+ +	+ + +	+
DA	+ +	+ +	−	+ + +	+ +
CT (Cine)	+ + +	+ + +	−	+ + +	+ +
MR (I + S)	+ + +	+ + +	+ +	+	+ + +

PET, Positronen-Emissions-Tomographie; SPECT, Single-Photon-Emissions-Computer-Tomographie; DA, Digitale Angiographie; CT, Transmissions Computertomographie; MR, Magnetresonanztomographie; I, Imaging; S, Spektroskopie.

ventrikulographie. Die Forschung der letzten Jahre sowie der klinische Alltag haben gezeigt, daß die digitale Angiographie mit intravenöser Kontrastmittelinjektion, die Cine-Computertomographie und die Magnetresonanztomographie zusätzliche quantitative Informationen über die kardiale Morphologie auch in der klinischen Routine liefern können. Diese Methoden werden vermutlich langsam die konventionelle Angiographie bei der Erfassung der linksventrikulären Ejektionsfraktion, der rechtsventrikulären Ejektionsfraktion, der Quantifizierung und Lokalisierung von intrakardialen Shunts und bei der Erfassung von rechts- und linksventrikulären Raumforderungen ersetzen.

Tabelle 2 zeigt, daß wir immer noch sehr weit von der Verwirklichung der Ziele hinsichtlich der Erfassung des myokardialen Metabolismus sowie der Charakterisierung der Myokardstruktur entfernt sind. Unter Verwendung der selektiven Angiographie können wir die Anatomie der Koronarien darstellen. Zum jetzigen Zeitpunkt sind die nichtinvasiven Ansätze zur Darstellung der Koronaranatomie nicht erfolgreich gewesen. Außerdem korreliert die Standardmethode zur Erfassung des Schweregrades von Koronarstenosen nicht mit der physiologischen Signifikanz der Obstruktion [119]. Deswegen kann die rein prozentuale Angabe des Stenosierungsgrades im Rahmen der konventionellen Koronarangiographie nicht als Goldstandard für die Einschätzung neuer Methoden dienen.

Obschon die klinische Radiologie in der Diagnostik sowohl konnataler Herzfehler als auch erworbener Klappenfehler und auch der Kardiomyopathien die entscheidenden diagnostischen Beiträge zu bringen in der Lage ist, konzentriert sich der For-

schungsschwerpunkt in der Entwicklung neuer Techniken doch vorrangig auf die zentrale Fragestellung der koronaren Herzerkrankung. Auf diesem Gebiet besteht einerseits der größte diagnostische Bedarf, andererseits ergeben sich hier aus der bildgebenden Diagnostik die gravierendsten therapeutischen Konsequenzen.

Auf der Basis dieser Überlegungen sollte sich die zukünftige Forschung der klinischen Radiologie bei der Diagnostik der koronaren Herzerkrankung den nachfolgenden Hauptkomplexen widmen:

1. Der anatomischen und metabolischen Charakterisierung des Myokards,
2. der Erfassung der regionalen myokardialen Perfusion und
3. der Darstellung der Koronarien (möglicherweise nichtinvasiv).

Wir möchten jedes dieser 3 zentralen Forschungsziele zusammen mit den jeweiligen bildgebenden Modalitäten diskutieren.

1.2 Forschungsaspekte der klinischen Radiologie in der Koronardiagnostik

1.2.1 Charakterisierung von myokardialem Gewebe

Die meisten Verfahren der klinischen Radiologie des Herzens zeigen entweder die Silhouette der Herzhöhlen (Angiographie, Radionuklidmethoden) oder die anatomische Position des Subendokards und des Subepikards (Echokardiographie). Die Definition der Charakteristika des Gewebes, das die Herzhöhlen umgibt, wird durch diese Methoden nur in sehr begrenzter Weise oder gar nicht erreicht. Die Magnetresonanztomographie hat diese Lücke in den letzten 10 Jahren zu füllen versucht.

Die koronare Herzerkrankung, die häufigste Herzerkrankung in der zivilisierten Welt, hat entscheidende Effekte auf das myokardiale Gewebe des linken Ventrikels. Eine koronare Herzerkrankung kann zu einem regionalen Infarkt, zu einem linksventrikulären Aneurysma oder zu multifokalen kardialen Nekrosen führen [1]. Andere wichtige kardiale Erkrankungen, wie Kardiomyopathien und konnatale Herzerkrankungen, können ebenfalls den Aufbau des myokardialen Gewebes verändern. Die regionalen Unterschiede der myokardialen Gewebszusammensetzung können nicht ausreichend durch Echokardiographie und Radionuklidmethoden dargestellt und quantifiziert werden, aber die regionale Gewebecharakterisierung ist durch die Fortschritte in der kardialen Magnetresonanztomographie und Spektroskopie in greifbare Nähe gerückt.

Eines der wichtigen Ziele der quantitativen regionalen Gewebecharakterisierung ist die Quantifizierung der Größe eines Myokardinfarktes.

1.2.1.1 Größenbestimmung des Myokardinfarkts

Die Größe des Myokardinfarktes bzw. die Ausdehnung der myokardialen Nekrosezone hat eine entscheidende prognostische Bedeutung für den einzelnen Patienten. Die Masse des nekrotisierten Myokards, welche in Prozent der Gesamtmyokardmasse angegeben werden kann, beeinflußt entscheidend die Mortalität und Morbidität des Patienten, zumal der Grad der funktionellen kardialen Einschränkung [37, 96, 100, 106] und der elektrischen Stabilität [58, 122] sehr eng mit der Infarktgröße korreliert. Es besteht ein erhebliches klinisches Interesse daran, den Einfluß der verschiedenen therapeutischen Maßnahmen auf die Masse des infarzierten Myokards zu quantifizieren. Dabei müßte eine ideale Methode sowohl die Größe des infarktgefährdeten Myokards in der Frühphase als auch die eigentliche Infarktgröße nach 2–4 Wochen darstellen können. Eine solche Methode könnte einen wichtigen Beitrag dazu leisten herauszufinden, welche therapeutischen Strategien, wie z.B. Thrombolyse oder Akutintervention, in welchem Maße geeignet sind, die eigentliche Infarktgröße zu vermindern. Für die klinische Anwendung beim akuten Myokardinfarkt müßten solche Messungen nicht

nur sicher, sondern auch in kurzer Zeit durchführbar sein, um die Versorgung des Patienten mit akutem Myokardinfarkt nicht zu beeinträchtigen.

Die gebräuchlichste Art der experimentellen Infarktgrößenbestimmung ist die Färbung des pathologisch-anatomischen Präparates mit Färbemethoden wie z.B. Nitrophenyltetrazolium zur Färbung der intakten Mitochondrien im Myokard [58, 62]. Dabei tritt eine Färbung lediglich in den Regionen mit intakten Mitochondrien auf, während die Regionen mit funktionslosen Mitochondrien ungefärbt bleiben, so daß diese beiden Regionen klar voneinander abgegrenzt werden können. Dies kann in der histologischen Aufarbeitung weiter abgesichert werden; sie erweist, daß die gefärbten Regionen normales Myokard aufweisen, während die ungefärbten Regionen eine Myokardnekrose zeigen. Mit dieser Technik wurde in vielen tierexperimentellen Studien der Einfluß verschiedener therapeutischer Maßnahmen auf die Infarktgröße untersucht.

Eine zusätzliche Methode zur Infarktgrößenbestimmung ist die Messung der Freisetzung der Kreatinkinase aus dem Gewebe [51, 91]. Dieses Enzym katalysiert in den normalen Myozyten den Transfer von hochenergetischen Phosphatverbindungen. Dieses große Molekül tritt bei irreversiblen Schäden der myozytären Zellmembran aus, so daß die Konzentration der Kreatinkinase im Myokard ein guter Indikator für dessen Vitalität ist [51, 62, 91].

Beim Menschen sind die Methoden, welche zur Abschätzung der Infarktgröße zur Verfügung stehen, sehr begrenzt. Das Elektrokardiogramm ist die älteste und am häufigsten eingesetzte Methode. Der elektrokardiographische Ablauf des akuten Myokardinfarktes (ST-Elevation, T-Wellen-Inversion, Q-Zacken) erlaubt die verläßliche Diagnose eines transmuralen Infarktes [97]. Probleme treten bei der elektrokardiographischen Quantifizierung der Infarktmasse auf. Bei Vorderwandinfarkten wurde versucht, mit einem präkordialen Mapping von ST-Elevation oder Q-Zacken eine Infarktgrößenbestimmung durchzuführen, wobei diese Methode für die inferioren Infarkte unzuverlässig war [52]. Außer dieser Methode wurden viele verschiedene methodische Ansätze zur elektrokardiographischen Infarktgrößenbestimmung vorgeschlagen. Im allgemeinen jedoch sind elektrokardiographische Methoden und Scores nicht verläßlich genug, um als eine Standardmethode der nichtinvasiven klinischen Infarktgrößenbestimmung zu dienen.

Einen eher indirekten Ansatz zur Infarktgrößenbestimmung stellt die Messung der Menge der freigesetzten Kreatinkinase durch die venöse Blutentnahme dar. Durch diese Methode kann aus multiplen venösen Blutproben und Bestimmung der Kreatinkinase deren absolut freigesetzte Menge rekonstruiert werden [91]. Eine weitere Methode zur Identifizierung von infarziertem Myokard stellt die Pyrophosphatfärbung von Kalzium in den Infarktrandzonen dar [121].

Ein anderer Ansatz wurde von KHAW et al. [61] durchgeführt, indem ein Antikörper gegen das myokardiale kontraktile Protein Myosin zur Infarktdarstellung genutzt wurde. Normalerweise liegt Myosin streng intrazellulär und damit geschützt durch die intakte myozytäre Zellmembran, so daß es nicht zu einer Bindung eines Antimyosinantikörpers an das Myosin kommen kann. Bei einem irreversiblen Schaden der Zellmembran, z. B. im Rahmen eines akuten Myokardinfarktes, kommt es zur Freilegung von Myosinmolekülen, so daß eine Bindung des Antimyosinantikörpers an das Myosin eintreten kann. Durch eine radioaktive Markierung des Antimyosinantikörpers kann so das infarzierte Myokard visualisiert werden [55, 56, 61, 114]. Diese Methode ist in den letzten 10 Jahren zunehmend in klinischem Gebrauch zur Darstellung von Myokardnekrosen bzw. Abstoßungsreaktionen und Entzündungen.

Eine eingeschränkte myokardiale Mikroperfusion, welche durch einen Perfusionsdefekt im Thallium-201-Myokardszintigramm repräsentiert wird, stellt ab einem bestimmten Grad der Mikroperfusionsstörung eine in vivo meßbare Größe dar. SILVERMAN et al. [102] zeigten schon früh, daß ein semiquantitativ bestimmter Perfusionsdefekt im Thallium-201-Myokardszintigramm in der Frühphase des akuten Myokardinfarktes eine verläßliche prognostische Aussagekraft besitzt. In den 70er Jahren wurde die szintigraphische Darstellung von Myokardinfarkten mittels Technetium-99m-Pyrophosphat vorgenommen, wobei sich die Infarktzone als eine Region hoher Aktivität darstellte, so daß die Quantifizierung schwierig war. Die heute verfügbaren tomographischen Methoden können diesen Ansatz allerdings durchaus wieder brauchbar werden lassen. Technetium-99m-SestaMibi-Studien wurden ebenfalls beim akuten Myokardinfarkt durchgeführt [64, 84].

Die Magnetresonanztomographie ist inzwischen eine wertvolle Methode zur Darstellung des akuten Myokardinfarktes, wenn die paramagnetische Relaxationssubstanz Gadolinium-DTPA als Kontrastmittel eingesetzt wird. Auch wenn dies eine sehr erfolgversprechende wissenschaftliche Methode darstellt, steht ihr klinischer Wert zum jetzigen Zeitpunkt noch nicht fest [27–29, 93, 117].

Die Infarktgröße beeinflußt natürlich auch das Ausmaß der ventrikulären Dysfunktion, so daß die verschiedenen Parameter der ventrikulären Funktion umgekehrt auch eine Aussagekraft hinsichtlich der Infarktgröße besitzen. Allein das Auftreten von Atemnot im Rahmen eines akuten Myokardinfarktes ist verbunden mit einer schlechten Prognose, so daß diese Tatsache im Rahmen einer klinischen Klassifikation des Infarktschweregrades auf der Basis von Symptomen und klinischen Zeichen genutzt wurde [78]. Zusätzlich stellen das Auftreten von feuchten Rasselgeräuschen sowie die radiologischen Zeichen eines interstitiellen Lungenödems indirekte Zeichen eines großen Myokardinfarktes mit postinfarzieller Linksherzinsuffizienz dar. Bei gleichzeitigem Bestehen von Klappenvitien oder auch vorbestehender Linksherzinsuffizienz kann die alleinige Anwendung von klinischen Parametern zur Infarktgrößenbestimmung jedoch durchaus in die Irre führen. Die Messung des pulmonalkapillären Verschlußdruckes mittels des Swan-Ganz-Katheters und die Messung des Herzminutenvolumens sowie des Cardiac Index durch die Thermodilutionsmethode werden routinemäßig im intensivmedizinischen Bereich eingesetzt und charakterisieren die Patienten mit verschiedenem Schweregrad eines akuten Myokardinfarktes mit jeweils unterschiedlicher Prognose [37, 96].

Klinische Untersuchungen haben eine Korrelation zwischen der Erhöhung des pulmonalkapillären Verschlußdruckes und der Menge der freigesetzten Kreatinkinase festgestellt [96]. Zusätzlich korrelieren beide Parameter mit der Einschränkung der globalen und regionalen linksventrikulären Funktion ca. einen Monat nach einem durchgemachten Myokardinfarkt [88]. Die mittels Radionuklidventrikulographie bestimmte linksventrikuläre Ejektionsfraktion zeigt eine Korrelation mit der Ausdehnung experimentell erzeugter Myokardinfarkte sowie auch mit der Langzeitprognose beim Menschen. Das sog. „Stunned Myocardium" kann als anhaltende postischämische Dysfunktion eine ausgeprägtere initiale Einschränkung der globalen und regionalen ventrikulären Funktion hervorrufen, als dies durch die eigentliche Myokardnekrose begründet wird [11]. Der Zusammenhang zwischen Infarktgröße und regionaler und globaler ventrikulärer Funktion wird weiter kompliziert durch die individuell unterschiedlichen pathophysiologischen Abläufe beim postinfarziellen „ventricular remodeling" oder der späteren Infarktexpansion.

Die Abschätzung der Einschränkung der regionalen Funktion mit klinisch radiologischen Methoden ist eine quantitative Möglichkeit zur Abschätzung der Infarktgröße. Mit verschiedenen mathematischen Modellen zur regionalen Wandbewegung kann über die endsystolische und enddiastolische Kontur des linken Ventrikels die regionale Funktion im Rahmen einer Lävokardiographie oder einer Radionuklidventrikulographie bestimmt werden [43, 88]. Verschiedene Meßmethoden dieser Art haben eine mehr oder weniger gute Korrelation mit der Infarktgröße im Tierexperiment sowie beim Menschen gezeigt.

Im Rahmen von tierexperimentellen Studien zeigte sich ein Zusammenhang zwischen elektrophysiologischen Parametern, wie der Induzierbarkeit ventrikulärer Ektopien und Arrhythmien im Rahmen einer programmierten elektrischen Stimulation, mit der Infarktgröße. In Studien an Hunden zeigte sich eine enge lineare Korrelation (r = 0,92) zwischen der Infarktgröße, welche mit der histologischen Färbung mit Tetrazolium gemessen wurde, und einem quantitativen Index der elektrischen Instabilität während einer programmierten elektrischen Stimulation 4 Tage nach akutem Myokardinfarkt. CALIFF et al. [15] fanden heraus, daß die Häufigkeit und die Art ventrikulärer Extrasystolen im Langzeit-EKG in etwa mit den regionalen Kontraktionsabnormalitäten bei der Kontrastventrikulographie einige Wochen nach Myokardinfarkt korrelieren. Schließlich kann das Vorhandensein, weniger aber die quantitative Ausprägung eines Myokardinfarktes durch die Indium-111-Antimyosin-Szintigraphie bestimmt werden [55, 61, 114]. Je nach Verlauf gibt es beim akuten Myokardinfarkt verschiedene durchaus kontroverse Strategien der weiteren Diagnostik und Behandlung des Patienten [31]. Im allgemeinen wird die Prognose des Patienten durch die Ausdehnung des irreversibel geschädigten Myokardareals und durch die Ausdehnung des unter Belastung reversibel ischämischen Myokardareals bestimmt.

1.2.1.2 Größenbestimmung des gefährdeten Myokards

Komplementär zur Wichtigkeit der Infarktgrößenbestimmung beim akuten Myokardinfarkt bedeutet die Größenbestimmung des gefährdeten Myokards im Versorgungsgebiet von stenotischen oder verschlossenen Koronarien heute eine entscheidende Fragestellung an die klinische Radiologie des Herzens [65]. Viele Studien zur Einschränkung der Infarktgröße haben die individuell unterschiedlich großen Versorgungsgebiete der Koronararterien, d. h. die Ausdehnung des gefährdeten Myokardareals, nicht berücksichtigt. Da diese Ausdehnung aber ein wichtiger Faktor der Infarktgröße nach Verschluß der versorgenden Koronararterie ist und da die entsprechenden Versorgungsgebiete der gleichen Koronararterie bei jedem Individuum eine unterschiedliche Ausdehnung haben, ist die Definition und Quantifizierung der Größe des gefährdeten Myokards ein wichtiges Ziel der radiologischen Diagnostik.

Verschiedene neue Methoden sind vielversprechend hinsichtlich der anatomischen und metabolischen Charakterisierung des Myokards und der myokardialen Strukturanalyse. Die quantitative Echokardiographie einschließlich der transösophagealen Echokardiographie und der Kontrastechokardiographie konnte in teilweise experimentellen Ansätzen die akute Ischämie [68, 71], den Myokardinfarkt [70, 103] und die myokardiale Kontusion [104] differenzieren und mag zusätzliche Informationen bei anderen myokardialen Erkrankungen liefern. Trotz dieser vielversprechenden Ergebnisse ist die echokardiographische Strukturanalyse des Myokards mit ihren ausstehenden technischen Problemen zum jetzigen Zeitpunkt noch eine vorwiegend wissenschaftlich genutzte Methode.

Mittels Magnetresonanztomographie können heute wichtige Informationen zur Charakterisierung des infarzierten myokardialen Gewebes gewonnen werden [49, 50]. Der Einsatz von modernen MR-Konstrastmitteln wie Gadolinium-DTPA oder auch Gadodiamide wird vermutlich einen weiteren Fortschritt in der myokardialen Gewebeanalyse bringen, insbesondere in Zusammenhang mit dem heute obligaten Einsatz von EKG-getriggerten und atmungsgetriggerten Bildaufnahmetechniken. Durch die direkte intrakoronare Injektion von MR-Kontrastmittel während einer Koronarangiographie kann eine maximale myokardiale Anreicherung bei niedrigen systemisch-toxischen Effekten erreicht werden, wobei die Magnetresonanztomographie zu einem späteren Zeitpunkt durchgeführt werden kann. Die neuen Sequenzen der Magnetresonanztomographie erlauben eine Abgrenzung der Gewebscharakteristika von akut ischämischem Myokard, infarziertem Myokard sowie myokardialer Fibrose. MR-Kontrastmittel in Verbindung mit hochspezifischen monoklonalen Antikörpern z. B. gegen Myosin befinden sich noch in experimenteller Überprüfung. Diese Methoden sind möglicherweise auch brauchbar bei der Diagnostik der Abstoßungsreaktion nach Herztransplantation [21].

Die Infarktgrößenbestimmung mittels szintigraphischer Techniken wurde deutlich verbessert durch die Verwendung tomographischer Methoden mit der Single-Photon-Emissions-Computertomographie (SPECT). Dabei wurde bei den verschiedenen SPECT-Methoden mit Einsatz von Thallium-201 oder Technetium-99m-Pyrophosphat ein erheblicher Fortschritt bei der genauen Infarktgrößenbestimmung erreicht [19, 87]. Zusätzlich wurden die SPECT-Methoden zur Quantifizierung der Infarktgröße mittels Jod-131- oder Indium-111-markierten monoklonalen Antikörpern gegen die schwere Kette des Myosins mit Erfolg eingesetzt [124].

Ein vergleichbarer Fortschritt wurde bei der Infarktgrößenbestimmung mittels Positronen-Emissions-Tomographie (PET) unter Einsatz des Tracers Rubidium-82 erreicht [39]. Der Erfolg des Strontium-82 Rubidium-82-Generators könnte möglicherweise den Anstoß zur kommerziellen Entwicklung anderer spezialisierter Generatoren geben, die positronenemittierende Isotope produzieren, im Zusammenhang mit der Entwicklung von Minizyklotrons, die kurzlebige Isotope wie Kohlenstoff-11, Stickstoff-13 und Sauerstoff-15 freisetzen. Das Endresultat könnte die Herstellung und das Design von finanzierbaren bildgebenden Systemen sein, die einen umfangreicheren Gebrauch der Positronentechniken erlauben würde und die Bedeutung der radiologischen Techniken für die Kardiologie noch erweitern würde [6, 74]. Die myokardiale metabolische Aktivität einschließlich des myokardialen Sauerstoffverbrauches, des Fettsäuremetabolismus und des Glukoseverbrauches können ebenfalls mittels PET quantitativ erfaßt werden.

Die Cine-Computertomographie mit Kontrastverstärkung scheint ebenfalls in der Lage zu sein, regionale Perfusionsstörungen darzustellen, die einen Vorhersagewert für die Infarktgröße besitzen [95]. Die quantitative und semiquantitative Abschätzung des gefährdeten Myokards konnte unter der Verwendung verschiedener Methoden verwirklicht werden, die dem Kliniker in unterschiedlichem Maße zur Verfügung stehen. Die Methoden zur Analyse des gefährdeten Myokards schließen die Bestimmung der regionalen Wandbewegungen [81], den Einsatz radioaktiver Mikrosphären, welche in die Koronararterie eingespritzt werden [57], die Kontrastechokardiographie [2] und die kontrastverstärkte Cine-Computertomographie ein.

1.2.2 Regionale myokardiale Perfusion

Die quantitative Bestimmung der myokardialen Perfusion beim Menschen läßt noch viele Wünsche an die Weiterentwicklung klinisch-radiologischer Techniken offen. Obwohl es möglich ist, unter Einsatz der Thermodilution oder der Gasauswaschmethoden den absoluten Blutfluß zu fast allen myokardialen Regionen zu bestimmen, ist die quantitative oder semiquantitative Bestimmung der regionalen Perfusion lediglich durch die Thallium-201-Verteilung oder die Xenon-133-Clearance möglich. Die Anstrengungen, das transmurale Verteilungsmuster der myokardialen Perfusion beim Menschen darzustellen, sind bisher fehlgeschlagen.

Die Erfassung der regionalen und transmuralen myokardialen Perfusion mit quantitativen Aussagemöglichkeiten ist wichtig für die Charakterisierung der Regulation der Koronarzirkulation beim Menschen. Die häufigste Herzerkrankung der zivilisierten Welt ist die koronare Herzerkrankung, die sich vorwiegend in regionalen Perfusionsabnormalitäten manifestiert, die wiederum vorwiegend in den subendokardialen Regionen des linken Ventrikels stattfinden. Die derzeitige Unmöglichkeit der Darstellung der transmuralen Verteilungsmuster der myokardialen Mikroperfusion wird weiterhin die diagnostische Wertigkeit der verschiedenen bildgebenden Verfahren beschränken. Daher ist es bisher auch unmöglich, die genaue Wertigkeit des koronaren Kollateralkreislaufes für den einzelnen Patienten mit koronarer Herzkrankheit zu bestimmen.

Die augenblicklichen Ansätze zur Bestimmung der regionalen Myokardperfusion innerhalb der klinischen Radiologie konzentrieren sich im wesentlichen noch auf szintigraphische Techniken, obschon Kontrastdichtemessungen auch in CT, MR und digitaler Angiographie sowie auch der Kontrast-Echokardiographie weitere Ansätze bieten.

Obwohl die planare Thallium-201-Szintigraphie einen wesentlichen Fortschritt bei der nichtinvasiven Diagnose der koronaren Herzkrankheit dargestellt hat, ist sie doch topographisch zu ungenau, um die Veränderungen des Blutflusses in verschiedenen Territorien verläßlich darzustellen, was für die Untersuchung der Regulation des myokardialen Blutflusses unabdingbar ist [24, 77]. Die zurückliegende Entwicklung von quantitativen Computertechniken in Kombination mit dem Einsatz von SPECT-Systemen sind vielversprechend hinsichtlich einer Verbesserung der Bestimmung des regionalen myokardialen Blutflusses bei der Thallium-201-Szintigraphie [34, 63, 66]. Die rasche Verbesserung der Emissionstomographietechniken mit Doppelkopf- und Dreikopfkameras sowie Helixabtasttechniken und die hohe Wahrscheinlichkeit der Entwicklung besserer myokardialer Perfusionstracer (insbesondere Technetium-99m-markierte Substanzen) würde voraussichtlich zu einer genaueren Bestimmung der regionalen myokardialen Perfusion unter verschiedenen Bedingungen wie Belastung, Ruhe sowie nach pharmakologischer Intervention beitragen [46, 54, 64].

Der zunehmende Gebrauch von PET sollte mit einer Verbesserung der Genauigkeit der schon seit Ende der 70er Jahre fast unveränderten Techniken einhergehen, so daß die Quantifizierung der regionalen myokardialen Perfusion gut im Zusammenhang mit der Diagnostik des myokardialen Metabolismus möglich sein müßte. Es erscheint jedoch unwahrscheinlich, daß PET oder szintigraphische SPECT-Techniken jemals die räumliche Auflösung erreichen, um Unterschiede im transmuralen Verteilungsmuster der Mikroperfusion darzustellen. Die potentiellen Möglichkeiten bei der quantitativen Auswertung von Kontrastmittelauswaschkurven des Myokards bei der Cine-Computertomographie sind bekannt [95]. Ob jedoch die Computertomographie die Auflösung erreicht, die für die Erfassung der regionalen Myokardperfusion notwendig ist, bleibt vorerst noch offen. Die initialen erfolgversprechenden Resultate und die intensive augenblickliche Forschung mit cinecomputertomographischen Techniken in einigen Instituten wird aber vermutlich zu einem Fortschritt in der Meßbarkeit der regionalen Myokardperfusion führen.

Die Magnetresonanztomographie ist eine weitere Technik, welche erfolgversprechende Resultate bei der verbesserten Erfassung der Myokardperfusion geliefert hat. Die zur Zeit verfügbaren Anlagen zur Magnetresonanztomographie haben eine exzellente räumliche und Kontrast-Auflösung. Die Abhängigkeit der Signalintensität vom Blutfluß ist gut dokumentiert [60]. Die regionalen Messungen der Signalintensität bei der Magnetresonanztomographie sowie die Bestimmung der Relaxationszeiten nach Infusion eines paramagnetischen Kontrastmittels könnten in Zukunft eine verläßliche Methode zur Bestimmung der regionalen myokardialen Perfusion sein. Ein Problem der Anwendung der Kernspintomographie am Herzen stellt zur Zeit noch die relativ lange Dauer der Datenakquisition in den meisten Sequenzen dar sowie die Notwendigkeit einer elektrokardiographischen Triggerung. Schnellere Meßsequenzen sind seit einigen Jahren im Einsatz [80] und werden vermutlich die Lösung dieses Problems darstellen [86, 113].

Neben der Messung der Myokardperfusion unter Normalbedingungen ist auch die Messung unter den Bedingungen einer maximalen Ausschöpfung der Koronarreserve notwendig. Dies ist unerläßlich, zumal die Reduktion der Koronarreserve entscheidend für die Erfassung der physiologischen Signifikanz einer individuellen Koronarobstruktion ist.

Verschiedene Methoden, die den myokardialen Blutfluß exakt unter Ruhebedingungen bestimmen können (Xenon-133-Clearance und andere Gase), unterschätzen leider den maximalen Koronarfluß. Mehrere vielversprechende Ansätze zur Messung der Koronarreserve mittels bildgebender Methoden schließen, wie oben schon erwähnt, die PET, die schnelle Computertomographie und die digitale Angiographie ein [115].

1.2.2.1 Unterscheidung zwischen ischämischem und vernarbtem Myokard

Im Verlauf eines akuten Myokardinfarktes sind die einzelnen therapeutischen Entscheidungen wie die der Thrombolyse, der PTCA oder des koronarchirurgischen Eingriffes stark davon abhängig, ob die entsprechende Myokardregion bereits irreversibel infarziert, reversibel ischämisch oder normal durchblutet ist. Die häufigste Indikation für szintigraphische Methoden in Ruhe und unter Belastung ist daher die Unterscheidung zwischen irreversibel infarziertem und reversibel ischämischem Myokard.

Obwohl die Zunahme der Thalliumimpulsdichte innerhalb eines Perfusionsdefektes in der Spätaufnahme eine gewisse Aussagekraft bei dieser Fragestellung besitzt, läßt sie keine verläßliche Aussage über die Vitalität des Myokards zu. 30−40% der Defekte, die keine Redistribution zwischen Belastung und der späten Ruheaufnahme zeigen, können nach einer erfolgreichen PTCA [18] oder einer koronaren Bypass-Operation [111], d.h. mit Wiederherstellung eines ausreichenden Flusses, beseitigt werden. Daher werden Spätaufnahmen mit oder ohne 2. Thalliuminjektion nach 24 h durchgeführt [20, 123]. Eine gewisse Redistribution kann sicherlich durch die Thalliumaktivität des Myokards in den Infarktrandzonen auftreten und zu einer Überschätzung der Menge des reversibel geschädigten Myokards führen. Die Erfassung der regionalen Kontraktion in Ruhe und Belastung, unter Nitroglyzerin, nach postextrasystolischer Kontraktion [22] oder nach Katecholamingabe [53] mag eine Zusatzinformation bei dieser Fragestellung liefern, aber alle bisherigen Methoden erscheinen zu wenig spezifisch, um dieses diagnostische Dilemma zu lösen.

Der experimentelle Verschluß einer Koronararterie führt zu einem experimentellen Infarkt, der ein Drittel bis die Hälfte des von subendokardial ausgehenden transmuralen Querschnittes im Versorgungsgebiet dieser Koronararterie ausmacht [83].

In der Regel bleibt in den äußeren zwei Dritteln bzw. in der äußeren Hälfte des transmuralen Durchmessers noch vitales Myokard bestehen. Zudem kann bei einem fortbestehenden koronaren Verschluß und bei unzureichender Kollateralisierung in den Randzonen im mittleren Drittel des transmuralen Querschnittes zwischen infarziertem und normalem Gewebe eine bestimmte Menge ischämischen Myokards vorliegen [83]. Die Identifizierung von Patienten mit einem hohen Risiko einer daraus resultierenden postinfarziell instabilen Angina, eines Rezidivinfarktes oder eines plötzlichen Herztodes kann möglicherweise durch die Durchführung einer Thallium-201-Myokardszintigraphie mit niedriger Belastung ca. 10 Tage nach akutem Myokardinfarkt erreicht werden. Die Ergebnisse zeigen, daß die Thallium-201-Myokardszintigraphie in der frühen Postinfarktphase nekrotisches von ischämischem Myokard bzw. „Stunned Myocardium" differenzieren kann. Allerdings wird der schmale räumliche wie funktionelle Grad zwischen infarziertem, ischämischem sowie postischämisch gestörtem Myokard zur Zeit noch nicht ausreichend durch die verfügbaren szintigraphischen Methoden aufgelöst [73].

1.2.2.2 Ischämisches Myokard

Bei einem Mißverhältnis von Sauerstoffverbrauch und Sauerstoffbedarf kommt es zu einem Zustand, der als Myokardischämie bezeichnet wird und der zu verschiedenen nachfolgend besprochenen pathologischen Veränderungen führt.

Störungen der Wandbewegung. Bereits 1933 wurde durch Tennant und Wiggers bei Untersuchungen am Hund gezeigt, daß es in Myokardarealen, die durch eine verschlossene Koronararterie versorgt werden, zu einer abnormalen Kontraktion kommt [108]. Diese Kontraktionsstörung entwickelte sich innerhalb einer Minute nach Okklusion. Derartige Beobachtungen wurden 1967 durch HERMAN und GORLIN im Rahmen der Kontrastventrikulographie bei Patienten mit koronarer Herzkrankheit bestätigt [48]. Zusätzlich zeigten sie, daß die größeren regionalen Kontraktionsstörungen auch zu einer Einschränkung der globalen Ventrikelfunktion des linken Ventrikels führen [47]. Die Ursache der frühen Kontraktionsstörung des ischämischen Myokards ist nicht mit letzter Sicherheit geklärt, aber die Akkumulation von Wasserstoffionen, die Kalzium von den Bindungsstellen an den kontraktilen Proteinen verdrängen, scheint eine wichtige Rolle zu spielen

[3, 59]. Die Frühphase der Kontraktionsstörung scheint unabhängig von einem Verlust an ATP zu sein, wenn die totale ATP-Konzentration des Herzmuskels berücksichtigt wird [16].

Die funktionelle Störung des Myokards im Rahmen einer Ischämie bei koronarer Herzerkrankung ist im wesentlichen eine Störung der Kontraktion. Die ischämische Zone zeigt dabei eine eingeschränkte systolische Einwärtsbewegung in der Radionuklidventrikulographie [89], Echokardiographie, der digitalen und konventionellen Kontrastventrikulographie [26], der dynamischen Cine-Computertomographie und bei der dynamischen Magnetresonanztomographie. Korrespondierende Störungen der linksventrikulären regionalen systolischen Wanddickenzunahme können mittels Echokardiographie, Computertomographie oder Magnetresonanztomographie festgestellt werden. Dabei ist die Einschränkung der globalen linksventrikulären Funktion um so größer, je größer die Störung der regionalen linksventrikulären Funktion ist. Die globale linksventrikuläre Funktion kann durch die o. g. Methoden am besten durch die Bestimmung der linksventrikulären Ejektionsfraktion erfaßt werden. Die linksventrikuläre Ejektionsfraktion ist dabei ein wesentlicher Prädiktor der Prognose des Patienten mit koronarer Herzerkrankung. Die globale kardiale Funktion kann ebenfalls durch die Messung des Herzminutenvolumens sowie der linksventrikulären Füllungsdrücke z. B. durch einen Swan-Ganz-Thermodilutionskatheter erfaßt werden [37, 96]. Die globale linksventrikuläre Funktion kann allerdings normal erscheinen, obwohl es zu deutlichen Störungen der regionalen Kontraktion gekommen ist, wenn es in gesunden Myokardabschnitten zu einer kompensatorischen Steigerung der Kontraktion kommt. Daher ist die Erfassung der regionalen Kontraktion sensitiver als die Messung der globalen linksventrikulären Funktion, um die Auswirkung der koronaren Herzkrankheit auf das Myokard zu erfassen [100]. Bei Patienten mit koronarer Herzkrankheit ist die regionale Kontraktion in Ruhe oft normal, und eine abnormale regionale Kontraktion läßt sich erst unter Belastungsbedingungen erzeugen [8, 53].

Gerade die koronare Herzerkrankung kann neben der systolischen insbesondere auch die diastolische Funktion des linken Ventrikels beeinträchtigen. Dabei wird die eingeschränkte diastolische Dehnbarkeit des linken Ventrikels beeinflußt durch ATP-abhängige und passiv-elastische Eigenschaften des Myokards [9]. Die akute Ischämie kann zur Verminderung der ATP-Verfügbarkeit für die aktive Relaxation während der frühen Diastole beitragen, und ein vorhergegangener Infarkt kann die elastischen Eigenschaften des Myokards zerstören, die für die passive Relaxation entscheidend sind [72]. Diese Abnormalitäten können über eine verminderte „peak-filling-rate" und eine Verlängerung des Intervalls von Endsystole zur „peak-filling-rate" quantifiziert werden. Zusätzlich ist eine der entscheidenden Abnormalitäten des ischämischen Myokards die verzögerte Kontraktion [44]. Die ischämische Zone kann sich immer noch kontrahieren, während sich der Rest des linken Ventrikels bereits in der frühen diastolischen Füllungsphase befindet. Diese Störung der linksventrikulären Synchronizität in der frühen Diastole führt zu einer Störung der Füllung des linken Ventrikels und zu einer Erhöhung des linksventrikulären enddiastolischen Druckes. Es kommt zu einer Verzögerung der ventrikulären Füllung durch den linken Vorhof, da der Druckgradient zwischen linkem Vorhof und linkem Ventrikel abnimmt.

Die Einschränkung der linksventrikulären diastolischen und/oder systolischen Funktion während einer akuten Ischämie oder während eines Infarktes kann sich in Luftnot äußern [96]. Mit der Abnahme der Dehnbarkeit des linken Ventrikels werden höhere linksventrikuläre Füllungsdrücke benötigt, um dasselbe diastolische Volumen zu erreichen. Diese höheren Füllungsdrücke werden vom linken Ventrikel über den linken Vorhof in die pulmonalvenöse Gefäßstrombahn rückübertragen. Die höheren pulmonalkapillären Drücke führen zu einem Flüssigkeitsaustritt ins Interstitium der Lunge im Sinne eines interstitiellen Lungenödems, welches schließlich in das alveoläre Lungenödem übergehen kann, was letztendlich auch zu einer erhöhten Atemarbeit führt [36]. Zusätzlich zu der belastungsinduzierten linksventrikulären Dysfunktion zeigt sich unter Belastung eine abnormale Thallium-201-Lungenaktivität in der Thallium-201-Myokardszintigraphie oder ein erhöhtes pulmonales Blutvolumen bei der Radionuklidventrikulographie [10, 79]. Diese beiden Zeichen unter Belastung sind häufiger verbunden mit einer koronaren Mehrgefäßerkrankung.

Der Einfluß der akuten Myokardischämie auf die kontraktile Funktion scheint meßbaren metabolischen Effekten voranzugehen [3, 4]. Die Effekte der Ischämie auf die kontraktile Funktion können allerdings länger anhalten, als die eigentliche Einschränkung des koronaren Blutflusses besteht [118]. Die Gründe für diese prolongierte Beeinträchtigung der Kontraktion bei einer vorübergehenden Ischämie sind bisher nicht geklärt, aber der Verlust von ATP-Vorstufen während der Ischämie scheint eine wichtige Rolle zu spielen [107]. Dieses

Phänomen wurde im Sinne einer postischämischen Dysfunktion als „Stunned Myocardium" bezeichnet, da die kontraktile Funktion sich langsam nach Wiederherstellung des koronaren Blutflusses erholt [11]. Aus diesem Grund kann aus dem regionalen Kontraktionsverhalten nach einer prolongierten Ischämie nicht definitiv auf die Vitalität des entsprechenden myokardialen Segmentes geschlossen werden. Nach einer prolongierten Ischämie im Rahmen eines akuten Myokardinfarktes mit Wiederöffnung des Infarktgefäßes kann sich die funktionelle Erholung des entsprechenden myokardialen Segmentes über Wochen hinziehen [100, 106]. In der Praxis schränken diese Erkenntnisse die klinische Wertigkeit der regionalen Wandbewegungsanalyse wenige Stunden oder Tage nach einer Thrombolyse beim akuten Myokardinfarkt ein, insbesondere für die Entscheidungen, ob das gefährdete Myokard von einer PTCA oder koronarchirurgischen Intervention profitieren würde. Neben verschiedenen anderen Ansätzen wurde vorgeschlagen, daß die inotrope Stimulation das Stunned Myocardium demaskieren kann [22, 110].

Veränderungen des myokardialen Metabolismus. Eine Verminderung des koronaren Blutflusses kann zu 2 verschiedenen metabolischen Störungen des Myokards führen:

1. Zu einer unzureichenden Versorgung mit Sauerstoff und anderen Substanzen,
2. zu einem unzureichenden Abtransport von CO_2, Laktat und anderen metabolischen Abbauprodukten.

Im ischämischen Myokard kommt es sehr schnell zu metabolischen Abnormalitäten, aber die meßbaren Veränderungen treten zeitlich nach der Einschränkung der kontraktilen Funktion auf [16]. Es kommt zu einem Verlust von energiereichen Phosphaten wie ATP und Kreatinphosphat [62, 75]. Dies liegt vermutlich daran, daß Sauerstoff als finaler Elektronenakzeptor bei der mitochondrialen oxidativen Phosphorilierung fehlt. Wenn die oxydative Phosphorilierung gestört ist, kommt es zu einem Mangel an energiereichen Phosphaten, einem Verlust von ATP und Kreatinphosphat. Zusätzlich sind ischämische metabolische Abnormalitäten häufig durch einen abnormalen Laktatmetabolismus charakterisiert. Normalerweise besteht eine gewisse arterielle Laktatkonzentration, wobei ein Teil des Laktats durch den Herzmuskel aufgenommen und als Energiesubstrat verwertet wird. Laktat kann durch den Myozyten bei der Anwesenheit von Sauerstoff zu Pyruvat umgewandelt und metabolisiert werden. Im ischämischen Myokard jedoch entsteht ein Sauerstoffmangel, so daß das Laktat trotz uneingeschränktem Abbau des Pyruvats zu Laktat nicht für die Reproduktion von Pyruvat eingesetzt werden kann. Wenn Pyruvat zu Laktat abgebaut wird, kann dieses nicht weitermetabolisiert werden und wird in das koronarvenöse Blut freigesetzt. Daher übersteigt bei einer Myokardischämie die myokardiale Laktatfreisetzung die myokardiale Laktataufnahme. Die Anhäufung von Laktat führt zu einer Gewebsazidose, die zu einer Aggravierung der kontraktilen Dysfunktion und zu einer Hemmung der anaeroben Glykolyse beiträgt. Außerdem führt die Anhäufung von Laktat zu einer Einschränkung der myokardialen anaeroben Produktion energiereicher Phosphate.

Das hauptsächliche Energiesubstrat des Herzmuskels sind Fettsäuren, die unter normalen Bedingungen etwa 70% des myokardialen Energiebedarfes decken [75]. Wenn es zu einer Myokardischämie kommt und ein Sauerstoffmangel besteht, können die Fettsäuren nicht zur Gewinnung von ATP weitermetabolisiert werden. Das ischämische Myokard kann keine Fettsäuren zur Energiegewinnung einsetzen, da Sauerstoff als finaler Elektronenakzeptor bei der mitochondrialen oxidativen Phosphorylierung fehlt. Deshalb kommt es während einer Ischämie zur Ansammlung von Fettsäuren im Myokard, und die myokardiale Aufnahme von exogen zugeführten Fettsäuren, die i. v. injiziert werden, ist vermindert. Diese Tatsache wird bei der nuklearkardiologischen Diagnostik des Fettsäuremetabolismus eingesetzt [116].

1.2.3 Darstellung der Koronararterien

Eine Einschränkung des Lumens der Koronararterien, gleich welcher Genese, hat verschiedene Konsequenzen:

1. eine Reduktion des koronaren Blutflusses,
2. die Entwicklung von Kollateralen,
3. die Gefahr eines koronaren Steal-Effektes.

Die Myokardischämie und der Myokardinfarkt mit allen ihren Kontraktionsabnormalitäten, metabolischen Veränderungen und elektrophysiologischen Abnormalitäten sind die Konsequenz solcher Obstruktionen.

1.2.3.1 Reduktion des koronaren Blutflusses

Die koronare Herzerkrankung manifestiert sich in einer Reduktion des maximalen koronaren Blutflusses ab einer mittleren Lumenobstruktion [41]. Die Fähigkeit des koronaren Blutflusses, sich von einem Ausgangswert zu einem Maximum zu steigern, wird als sog. koronare Flußreservekapazität bezeichnet. Durch die Ausschöpfung der Koronarreserve kommt es erst ab Obstruktionen von 50% zu einer Einschränkung des maximalen Blutflusses unter Belastungsbedingungen. Bei Obstruktionen zwischen 80 und 90% kann es zu einer Reduktion des koronaren Blutflusses schon in Ruhe kommen. Diese Feststellungen basieren auf tierexperimentellen Untersuchungen, in welchen der koronare Blutfluß exakt über intrakoronare elektromagnetische Meßspulen bestimmt werden konnte. Solche genauen Messungen stehen beim Menschen am geschlossenen Thorax zur Zeit nicht zur Verfügung. Unter den Methoden der klinischen Radiologie, die in diesem Werk abgehandelt werden, können vorrangig szintigraphische Verfahren diesbezügliche Beiträge liefern.

Eine wichtige Indikation für szintigraphische Untersuchungen in Ruhe und unter Belastung stellt die Erfassung einer funktionellen Signifikanz von angiographisch gesicherten Koronarstenosen dar. Im Rahmen einer Koronarangiographie werden Koronarstenosen mit einer Lumeneinengung von 50–70% als signifikant bezeichnet [40]. Der angiographische Schweregrad einer Koronarstenose, insbesondere wenn sie lediglich subjektiv abgeschätzt wird, ist jedoch keineswegs ein präziser Indikator für die Reduktion des koronaren Blutflusses. Auch die Abschätzung des poststenotischen Kontrastmittelabflusses und die Einteilung in TIMI-Grade unterliegen einer Interobserver-Variabilität. Die Studien, die die koronarangiographischen Befunde mit einer postmortalen pathologisch-anatomischen Analyse der Koronarien verglichen, zeigten eine schlechte Korrelation auch bei erfahrenen Angiographeuren [99]. WHITE et al. [119] untersuchten die Befunde der Koronarangiographie und verglichen sie mit Messungen der maximalen Koronarblutflußgeschwindigkeit unter Belastung während herzchirurgischer Eingriffe mittels intravasaler dopplerechokardiographischer Messungen. Dabei zeigte sich eine sehr schlechte Korrelation zwischen der maximalen Flußgeschwindigkeit und der angiographischen Einschätzung der Koronarstenosen auch unter dem Einsatz computerisierter und videodensitometrischer Methoden [12, 94].

Im klinischen Alltag ist die Einschätzung der funktionellen Signifikanz einer Koronarstenose routinemäßig derzeit nur im Rahmen von nuklearkardiologischen Untersuchungen möglich. Das Prinzip, mit dem die funktionelle Relevanz einer Koronarstenose abgeschätzt werden kann, besteht in der Ausschöpfung der Koronarreserve entweder durch körperliche Belastung, die intravenöse Gabe von Dipyridamol bzw. anderen Pharmaka [42] oder der Schrittmacher-Stimulation. Bei szintigraphischen Untersuchungen wird überwiegend die Tretkurbelergometrie eingesetzt. Im allgemeinen wird angenommen, daß bei Patienten mit einem ischämietypischen Defekt im Belastungsmyokardszintigramm und einer belastungsinduzierten regionalen oder globalen Wandbewegungsstörung mit Verminderung der Belastungsejektionsfraktion im Radionuklidventrikulogramm die angiographisch nachgewiesene Koronarstenose als funktionell signifikant klassifiziert wird.

Schon die rein qualitative planare Thallium-201-Myokardszintigraphie [42, 90] und Studien mittels qualitativer SPECT-Myokardszintigraphie durch SHONKOFF et al. [101] zeigten eine signifikante Zunahme der Anzahl positiver Tests bei der Zunahme des angiographischen Schweregrades der koronaren Herzerkrankung. Tierexperimentelle Studien durch CEDARHOLM et al. [17] mittels SPECT Thallium-201-Myokardszintigraphie zeigten, daß die quantitative Analyse über den Bull's-eye-Ischämie-Score eine noch bessere Korrelation mit dem Schweregrad der Reduktion des maximalen koronaren Blutflusses während einer Isoproterenolinfusion zeigte. In diesen Untersuchungen konnte vorhergesagt werden, ob eine Koronarstenose zu einer regionalen Kontraktionsstörung führte oder nicht. Diese Ergebnisse weisen darauf hin, daß unter einem Katecholaminstreß im Tierexperiment Defekte im Thallium-201-Szintigramm den Zustand der Ischämie repräsentieren und nicht nur reine Perfusionsunterschiede.

In klinischen Studien wurde schließlich der hohe diagnostische Wert von quantitativen Auswertungsprogrammen für die Thallium-201-Myokardszintigraphie bestätigt [67, 112].

Hinsichtlich der funktionellen Relevanz von Koronarstenosen erfüllen also nuklearkardiologische Methoden eher die Rolle eines Goldstandards als die nur morphologische Beurteilung der Koronarstenose im Rahmen der Koronarangiographie. Welche weitere Methode als Referenzmethode zur Beurteilung der funktionellen Relevanz einer Koronarstenose angewandt werden könnte, ist zum jetzigen Zeitpunkt noch nicht entschieden [38]. Im klinischen Alltag wird inzwischen in vielen Zentren die Entscheidung zur PTCA oder zu koronarchirurgischen Eingriffen bei Patienten mit ischämietypischen Veränderungen im Myokardszintigramm oder in der Radionuklidventrikulographie gestellt, auch wenn angiographisch nur mittelgradige Stenosen zur Darstellung kommen.

1.2.3.2 Bedeutung der Kollateralenentwicklung

Wenn der antegrade Koronarfluß durch eine relevante Koronarstenose eingeschränkt ist, kommt es oft zur Ausbildung eines Kollateralkreislaufes [45]. Die kollateralen Gefäßanlagen bestehen in rudimentärer Form schon in der embryonalen Herzanlage und können sich vergrößern und zu einem Kollateralkreislauf ausbilden, wenn es im späteren Leben zu relevanten Stenosierungen in den großen epikardialen Koronararterien kommt. Dabei reicht die Menge des Kollateralflusses in der Regel zu einer verbesserten Perfusion im poststenotischen Versorgungsgebiet. Koronare Kollateralen sind ihrem Aufbau nach nicht direkt kleinen Arterien vergleichbar, aber ihr Lumen ist größer als das der Kapillaren [98]. Bei der Messung des kollateralen Blutflusses beim Menschen bestehen einige methodische Probleme [45]. Im Vergleich zu den tierexperimentellen Möglichkeiten zur Messung des kollateralen Blutflusses z. B. mittels radioaktiver Mikrosphären sind die Möglichkeiten zur Messung der Kollateralperfusion beim Menschen sehr eingeschränkt [45].

Im Tierexperiment konnte gezeigt werden, daß ein einmal eröffneter Kollateralkreislauf einen unter Ruhe ausreichenden Blutfluß im poststenotischen Versorgungsgebiet wiederherstellen kann, wenn es zu einem langsamen Verschluß der Koronararterie kommt [33, 45, 98].

In diesen Fällen eines langsamen Koronarverschlusses kann es durch die Entwicklung eines Kollateralkreislaufes schließlich zu einer vollständigen Obstruktion kommen, ohne daß das entsprechend versorgte Myokard infarziert wird. Diese tierexperimentellen Studien zeigten jedoch auch, daß der Kollateralkreislauf unter Belastungsbedingungen eine geringere koronare Flußreserve aufweist als die normale Koronarzirkulation [33, 98]. Dies konnte insbesondere in tierexperimentellen Untersuchungen am Hund gezeigt werden [23, 98]. Jedoch existiert bei den Studien, welche die funktionelle Kapazität von angiographisch darstellbaren Kollateralen beim Menschen untersuchten, die Gefahr erheblicher Fehlinterpretationen [30, 45]. Verschiedene Probleme treten bei der Beurteilung der funktionellen Relevanz von Kollateralen auf:

1. Bei partiellen Okklusionen besteht noch ein unterschiedlich großer antegrader Fluß über die normale epikardiale Koronararterie, welcher oft nicht berücksichtigt wird.
2. Die kontraktile Funktion des Myokards im poststenotischen Versorgungsgebiet ist auch abhängig von diesem antegraden Restfluß und nicht nur vom Kollateralfluß. Die Wirkungen dieser beiden Komponenten lassen sich praktisch nicht voneinander trennen.
3. Die angiographischen Kriterien zur funktionellen Einschätzung von Kollateralen im Rahmen des Auflösungsvermögens der Koronarangiographie sind sehr schlecht. Dies schließt verschiedene Kriterien wie die Größe des Kollateralgefäßes oder die subjektive Einschätzung der Intensität des Kontrastmittels im Gefäß ein [30, 40, 105].

Beim Menschen reichen die koronaren Kollateralen allein in der Regel nicht aus, um das Myokard auch nur bei geringen Belastungen adäquat zu versorgen [40]. Die Aussage der vorliegenden klinischen Studien wurde dadurch eingeschränkt, daß der Kollateralkreislauf isoliert bewertet wurde, obwohl noch ein antegrader Restfluß über die stenosierte Koronararterie stattfand. Außerdem bestanden Schwierigkeiten bei der Erfassung der Ausprägung des Kollateralkreislaufes sowie Schwierigkeiten hinsichtlich der Vitalität des durch den Kollateralkreislauf versorgten Myokards [30, 45]. In einer Studie zeigte sich, daß in einer Gruppe von 22 Patienten mit jeweils einer komplett verschlossenen Koronararterie 6 Patienten eine normale regionale Perfusion im Thallium-201-Myokardszintigramm im entsprechenden Myokardsegment unter Belastung aufwiesen [30]. Dieses normale Perfusionsverhalten unter Belastungsszintigraphie korrelierte mit einem schnelleren Kontrastmittelabfluten aus den Koronarien in der Koronarangiographie als weiterem Index einer adäquaten kollateralen Perfusion. Es zeigte sich, daß Patienten mit einem komplett verschlossenen RIVA so gut wie nie eine adäquate Anreicherung bei der Thallium-201-Myokardszintigraphie aufwiesen, während Patienten mit komplett verschlossener RCA oder RCX in der Regel einen adäquat ausgebildeten Kollateralkreislauf mit normaler Anreicherung in der Thallium-201-Myokardszintigraphie aufwiesen [30]. Dabei zeigte sich keine unterschiedliche Sensitivität der planaren Thallium-201-Szintigraphie für die postinfarziellen anterioren im Vergleich zu den inferioren Arealen des linken Ventrikels. Es zeigte sich bei diesen Patienten eine gleiche Sensitivität der planaren Thallium-201-Szintigraphie zur Aufdeckung des Infarktes im Vorderwandbereich (92%) im Vergleich zu Myokardinfarkten im inferioren oder im posterolateralen Bereich (88%). Die naheliegende Erklärung für diesen Unterschied ist, daß die myokardiale Masse im Versorgungsgebiet des RIVA im Normalfall größer ist als die Versorgungsgebiete der RCA oder des RCX. Diese Hypothese wird durch tierexperimentelle Studien unterstützt [30, 62].

1.2.3.3 Koronarer Steal-Effekt

Die ersten Experimente zum koronaren Steal-Effekt wurden von FAM und MACGREGOR [5] durchgeführt, in denen sie zeigten, daß bei einem kompletten Verschluß einer Koronararterie der Kollateralfluß unter bestimmten Bedingungen vermindert sein kann. In einem System mit einer komplett verschlossenen Koronararterie und einer stark eingeengten Koronararterie, die durch Kollateralen in Verbindung standen, kam es nach Gabe von Dipyridamol zu einer Zunahme der Flußgeschwindigkeit in der stark verengten Koronararterie mit einem entsprechenden Abfall des koronaren Perfusionsdruckes im anderen Gefäß. Die Gabe von Dipyridamol führte zu einer Dilatation der koronaren Endstrombahn der stark eingeengten Koronararterie, während im ischämischen Myokard bereits eine maximale metabolisch bedingte Vasodilatation bestand. Dadurch kam es zu einem Abfall des kollateralen Perfusionsdruckes mit einer entsprechenden Abnahme des kollateralen Blutflusses.

BECKER zeigte in verschiedenen Studien [32], daß der koronare Steal-Effekt nicht auftritt, wenn nur ein Herzkranzgefäß verschlossen ist, während die anderen Koronarien normal sind. In seinen Studien mit Mikrosphären wurde der Kollateralfluß zum ischämischen Segment während der Gabe von Dipyridamol und Metoxamin zur Konstanthaltung des aortalen Druckes untersucht. Die experimentellen Untersuchungen von PETERSEN und KIRK [82] ergaben, daß nach Vasodilatation mit Adenosin und Konstanthaltung des Perfusionsdruckes im linken Hauptstamm mit speziellen Perfusionspumpen ein geringer koronarer Steal-Effekt nachweisbar war. Diese Ergebnisse weisen darauf hin, daß ein geringer Druckgradient in der Koronarzirkulation proximal der koronaren Kollateralen besteht. Dieser Druckabfall sagte voraus, daß etwa 10% des Widerstandes der Koronarzirkulation proximal des Ursprungs der Kollateralen in den großen Koronararterien vorhanden sind.

Es besteht eine etwa lineare Beziehung zwischen dem Ausmaß des koronaren Steal-Effektes und der Ausprägung der Stenose des linken Hauptstammes proximal der Insertion der Kollateralen. Dieses Phänomen erklärt, warum die koronare Mehrgefäßerkrankung und insbesondere die Hauptstammstenose eine derartige Beeinträchtigung der Koronarzirkulation sowie der Prognose des Patienten darstellt. Die koronare Mehrgefäßerkrankung gefährdet die Eröffnung von Kollateralen und vermindert somit die Perfusion des Myokards noch weiter.

Im Rahmen der Dipyridamol-Thallium-201-Szintigraphie kann ein Thallium-201-Defekt dargestellt werden, ohne daß das Myokard ischämisch ist, ganz im Gegensatz zur Belastungsuntersuchung [42]. Nach der Gabe von Dipyridamol kommt es im normalen Myokard zu einer deutlich stärkeren Gefäßdilatation als in der poststenotischen Region, so daß diese als Perfusionsdefekt zur Darstellung kommt [76]. Bei den wenigen Patienten, die nach Dipyridamol klinische Symptome der Myokardischämie, d.h. zum Beispiel Brustschmerzen oder ST-Senkungen zeigen, entsteht die Ischämie eher durch eine arterielle Hypotonie oder eine Bradykardie [85]. Dabei kann man einen koronaren Steal-Effekt nicht abgrenzen, wenn der koronare Perfusionsdruck ebenfalls fällt. Der Abfall des Perfusionsdruckes am Ursprung der Kollateralen kann unter diesen Bedingungen zur Entwicklung einer Ischämie führen. Tatsächlich haben einige zurückliegende Studien eine ischämietypische Störung der linksventrikulären regionalen Funktion während einer Dipyridamolinfusion bei einigen Patienten zeigen können.

1.2.3.4 Nichtinvasive Darstellung der Koronaranatomie

Die Anatomie der Koronararterien kann zum jetzigen Zeitpunkt nur mittels selektiver konventioneller oder digitaler Kontrastangiographie dargestellt werden. Diese Methode ist unabdingbar bei Patienten, die für eine PTCA oder eine chirurgische Revaskularisierung in Frage kommen.

Mit verschiedenen Methoden können jedoch die proximalen Segmente der Koronararterien auch nichtinvasiv dargestellt werden. Hierher gehört die Echokardiographie [92], die digitale Angiographie mit peripherer oder zentralvenöser Kontrastmittelgabe [26, 69], die Computertomographie [7] und die Magnetresonanztomographie. Zusätzlich kann die intravenöse digitale Angiographie [69] und die

Computertomographie [13] eingesetzt werden, um auch aortokoronare Bypass-Anastomosen darzustellen [25, 26]. Bei weiterem technischen Fortschritt könnte in erster Linie die digitale Angiographie mit größerer Kontrastverstärkung, Kantenanhebung und anderen Techniken zur Bildverbesserung in der Lage sein, die selektive Koronarangiographie zu ersetzen.

1.3 Ausblick

Interdisziplinäre Forschergruppen sollten der Entwicklung spezieller quantitativer computerisierter Methoden der Bildanalyse zunehmende Aufmerksamkeit widmen. Die traditionelle Forschung in der Bildgebung hat sich sehr stark auf die Hardware der Bildakquisition konzentriert und den Innovationen der analytischen Prozeduren bisher noch wenig Aufmerksamkeit gewidmet. Große Anstrengungen sollten der Entwicklung interaktiver oder vollautomatisierter computerassistierter quantitativer Analysetechniken gewidmet werden, welche einen erheblichen Fortschritt für die klinische Diagnostik mit verbesserter Reproduzierbarkeit, einer verläßlicheren Standardisierung der Methoden und einer besseren Vergleichbarkeit der Daten darstellen könnten. Die computerisierte quantitative Analyse sollte dem Kliniker und dem Forscher erlauben, zusätzliche Informationen zu gewinnen, welche durch die einfache subjektive Betrachtung nicht erkennbar sind. Dies ist insbesondere für Daten wichtig, die während ihrer Erhebung einer Kinetik unterliegen (z.B. Thallium-uptake und gleichzeitiger „wash-out").

Die Errungenschaften auf dem Gebiet der Bildgebungsforschung sind zum jetzigen Zeitpunkt außerordentlich und man kann annehmen, daß die Anwendung von quantitativen analytischen Techniken in der klinischen Radiologie weiterhin bedeutungsvolle Ergebnisse liefern wird, welche unser Wissen über das kardiovaskuläre System erweitern und letztendlich den von uns betreuten Patienten zugute kommen.

Literatur

1. Alpert JS, Braunwald E (1984) Acute myocardial infarction: pathological, pathophysiological, and clinical manifestations. In: Braunwald E (ed) Heart disease: a textbook of cardiovascular medicine, 2nd ed. Saunders, Philadelphia, pp 1263–1270
2. Armstrong WF, Mueller TM, Kinney EL, Tickner EG, Dillon JC, Feigenbaum H (1982) Assessment of myo-

cardial perfusion abnormalities with contrast-enhanced twodimensional echocardiography. Circulation 66:166

3. Auffermann W, Watters R, Wu S, Parmley WW, Higgins CB, Wikman-Coffelt J (1988) The descending limb of the Frank-Starling curve is due to energy depletion and excess CA^{2+} entry. J Am Coll Cardiol 11:72A

4. Auffermann W, Chew WM, Tavares NJ, Chatterjee K, Wolfe C, Higgins CB (1989) ^{31}P-magnetic resonance spectroscopy and cine ^{1}H magnetic resonance imaging of dilated cardiomyopathy in humans. J Am Coll Cardiol 13:199A

5. Becker LC (1978) Conditions for vasodilator-induced coronary steal in experimental myocardial ischemia. Circulation 57:1103

6. Berger HJ, Eisner R, DePuey EG, Patterson R (1984) New vistas in cardiovascular nuclear medicine. J Nucl Med 25:1254

7. Block M, Bahn RC, Bove AA, Harris LD, Robb RA, Ritman EL (1983) Measurement of coronary artery dimensions and blood flow with the Dynamic Spatial Reconstructor (DSR). J Am Coll Cardiol 1:690

8. Bonow RO, Bacharach SL (1987) Left ventricular diastolic function: Evaluation by radionuclide ventriculography. In: Pohost GM et al (eds) New concepts in cardiac imaging. Year Book Medical Publishers, Chicago, p 107

9. Borer JS, Bacharach SL, Green MV (1977) Real-time radionuclide cineangiography in the noninvasive evaluation of global and regional left ventricular function at rest and during exercise in patients with coronary artery disease. N Engl J Med 296:839

10. Boucher CA, Zir LM, Beller GA (1980) Increased pulmonary uptake of thallium-201 during exercise myocardial imaging: Clinical hermodynamic and angiographic implications in patients with coronary artery disease. Am J Cardiol 46:189

11. Braunwald E, Kloner RA (1982) The stunned myocardium: Prolonged, postischemic ventricular dysfunction. Circulation 66:1146

12. Brown BG, Bolson E, Drimer M, Dodge HT (1977) Quantitative coronary arteriography. Estimation of dimensions, hemodynamic resistance, and atheroma mass of coronary artery lesions using the arteriogram and digital computation. Circulation 55:2

13. Brundage BH, Lipton MJ, Herfkens RJ, Berninger WH, Redington RW, Chatterjee K, Carlsson E (1980) Detection of patent coronary bypass grafts by computed tomography: a preliminary report. Circulation 61:826

14. Brutsaert DL, Housmans RR, Goethals MA (1980) Dual control of relaxation. II. Hemodynamic determinants of the left ventricular isovolumic pressure decline. Am J Physiol 239:H1

15. Califf RM, Burks JM, Behar VS (1978) Relationship among ventricular arrhythmias, coronary artery disease, and angiographic and electrocardiographic indicators of myocardial fibrosis. Circulation 57:275

16. Carmeliet E (1984) Perspective; myocardial ischemia; reversible and irreversible changes. Circulation 70:149

17. Cedarholm JC, Martin SE, Greene R (1987) Can SPECT T1-201 determine the "physiological significance" of a coronary stenosis? J Nucl Med 28:666 (abst 458)

18. Cloninger KG, DePuey EG, Garcia EV (1986) Redistribution abnormalities in exercise thallium images: Unresolved ischemia vs. infarction. J Nucl Med 27:997

19. Corbett JR, Lewis SE, Wolfe CL et al (1984) Measurement of myocardial infarct size by technetium pyrophosphate singlephoton tomography. Am J Cardiol 54:1231

20. Dilsizian V, Rocco TP, Freedman NMT, Leon MB, Bonow RO (1990) Enhanced detection of ischemic but viable myocardium by the reinjection of thallium after stress-redistribution imaging. N Engl J Med 323:141–146

21. Doornbos J, Verwey H, Essed CE, Balk AHMM, de Roos A (1990) MR Imaging in assessment of cardiac transplant rejection in humans. J Comput Assist Tomogr 14 (1):77–81

22. Dyke SH, Cohn PF, Gorlin R, Sonnenblick EH (1974) Detection of residual myocardial function in coronary artery disease using postextrasystolic potentiation. Circulation 50:694

23. Eichstaedt H, Felix R (1983) Survey of techniques for measuring myocardial microperfusion. In: Heuck FHW (ed) Radiological functional analysis of the vascular system. Springer, Berlin Heidelberg New York Tokyo, pp 150–162

24. Eichstaedt H, Schumacher M, Feine U, Kochsiek K (1978) Rechnerunterstützte 201-Tl-Myokardszintigraphie in der Routinediagnostik der koronaren Herzerkrankung. Nucl Med 17:233

25. Eichstaedt H, Kraemer R, Dougherty FC, Schneider R, Felix R, Schmutzler H (1983) Darstellung von Hypertrophieregression unter chronischer Betablockade mit Hilfe der quantitativen Schichtszintigraphie. Z Kardiol 72:69

26. Eichstaedt H, Langer M, Felix R (1984) Die digitale Subtraktions-Ventrikulographie bei der Bestimmung globaler und regionaler linksventrikulärer Parameter im Vergleich zur Katheter-Laevokardiographie. Radiologe 24:277

27. Eichstaedt H, Felix R, Steiner-Peleny G, Langer M (1985) MR-Diagnostik des Myokardinfarktes mit Gadolinium DTPA. Zentralbl Radiol 129:960

28. Eichstaedt H, Felix R, Langer M, Peleny H (1985) Heart-imaging with magnetic resonance tomography using the paramagnetic contrast medium Gadolinium-DTPA. In: Lemke HU et al (eds) Computer assisted radiology. Springer, Berlin Heidelberg New York Tokyo, p 56

29. Eichstaedt H, Felix R, Dougherty FC, Langer M, Rutsch W, Schmutzler H (1986) Magnetic resonance imaging (MRI) in different stages of myocardial infarction using the contrast agent Gadolinium-DTPA. Clin Cardiol 9:10

30. Eng C, Patterson RE, Horrowitz SF (1982) Functional collateral responses to exercise assessed by myocardial perfusion imaging. Circulation 66:309

31. Epstein SE, Palmeri ST, Patterson RE (1982) Evaluation of patients after acute myocardial infarction: indications for cardiac catheterization and surgical intervention. N Engl J Med 307:1487

32. Fam WM, McGregor M (1964) Effect of coronary vasodilator drugs on retrograde flow in areas of chronic myocardial ischemia. Circ Res 15:355

33. Fedor JM, Rembert JC, McIntosh DM, Greenfield JC Jr (1980) Effects of exercise and pacing-induced tachycardia on coronary collateral flow in the awake dog. Circ Res 46:214

34. Fintel DJ, Frank TL, DiPaula AF, McGaughey MM, Becker LC (1984) Quantitation of regional myocardial thallium uptake by single photon emission computed tomography. Circulation 70:II-9

35. Fintel DJ, Links JM, Frank TL, Becker LC (1984) Comparison of planar and tomographic thallium imaging for the detection of coronary artery disease. Circulation 70: 450 (abst)

36. Fishman AP (1972) Pulmonary edema: the water-exchanging function of the lung. Circulation 46:390

37. Forrester JS, Diamond G, Chattejee K, Swan HJC (1976) Medical therapy of acute myocardial infarction by application of hemodynamic subsets. N Engl J Med 295:1356, 1404

38. Gerson MC (1987) Test accuracy, test selection, and test result interpretation in chronic coronary artery disease. In: Gerson MC (ed) Cardiac nuclear medicine. McGraw-Hill, New York, p 309

39. Goldstein RA, Hicks CH, Kuhn JL et al (1984) Myocardial infarct imaging with rubidium-82 and PET in man. Circulation 70:II-9 (abst)

40. Gorlin R (1976) Coronary artery disease. Saunders, Philadelphia

41. Gould KL, Lipscomb K (1974) Effects of coronary stenoses on coronary flow reserve and resistance. Am J Cardiol 34:48

42. Gould KL, Schelbert HR, Phelps ME, Hoffman EJ (1979) Noninvasive assessment of coronary stenosis by myocardial perfusion imaging during pharmacologic coronary vasodilation. V. detection of 47% diameter coronary stenosis with intravenous N-13 ammonia and emission computed tomography in intact dogs. Am J Cardiol 43:200

43. Green MV, Bacharach SL (1986) Functional imaging of the heart: methods, limitations and examples from gated blood pool scintigraphy. Prog Cardiovasc Dis 28:319

44. Green MV, Jones-Collins BA, Bacharach SL (1984) Scintigraphic quantitation of asynchronous myocardial motion during the left ventricular isovolumic relaxation period: a study in the dog during acute ischemia. J Am Coll Cardiol 4:72

45. Gregg DE, Patterson RE (1980) Functional importance of the collateral coronary circulation. N Engl J Med 303:1404

46. Hendel RC, McSherry B, Karimeddini M, Leppo JA (1990) Diagnostic value of a new myocardial perfusion agent, teboroxime (SQ 30,217), utilizing a rapid planar imaging protocol: preliminary results. J Am Coll Cardiol 16:855−61

47. Herman MV, Gorlin R (1969), Implications of left ventricular asynergy. Am J Cardiol 23:538

48. Herman MV, Henile RA, Klein MD, Gorlin R (1967) Localized disorders in myocardial contraction. N Engl J Med 227:222

49. Higgins CB, Herfkens R, Lipton MJ, Sievers R, Sheldon P, Kaufman L, Crooks LE (1983) Nuclear magnetic resonance imaging of acute myocardial infarction in dogs: alterations in magnetic relaxation times. Am J Cardiol 52:184

50. Higgins CB, Lanzer P, Stark D et al (1984) Imaging by nuclear magnetic resonance in patients with chronic ischemic heart disease. Circulation 69:523

51. Hirzel HO, Sonnenblick EH, Kirk ES (1977) Absence of a lateral borderzone of intermediate creatine phosphokinase depletion surrounding a central infarct 24 hours after acute coronary occlusion in the dog. Circ Res 41:673

52. Holland RP, Brooks H (1977) TQ-ST segment mapping: critical review an analysis of current concepts. Am J Cardiol 40:110

53. Horn HR, Teichholz LE, Cohn PF (1974) Augmentation of left ventricular contraction pattern in coronary artery disease by inotropic catecholamines : the epinephrine ventriculogram. Circulation 49:1063

54. Iskandrian AS, Heo J, Kong B, Lyons E (1989) Effect of exercise level on the ability of thallium-201 tomographic imaging in detecting coronary artery disease: analysis of 461 patients. J Am Coll Cardiol 14:1477−86

55. Jain D, Crawley JC, Lahiri A, Raftery EB (1990) Indium-111-antimyosin images compared with triphenyl tetrazolium chloride staining in a patient six days after myocardial infarction. J Nucl Med 31:213−233

56. Johnson LL, Seldin DW, Keller AM, Wall RM, Bhatia K, Bingham CO, Tresgallo ME (1990) Dual isotope thallium and indium antimyosin SPECT imaging to identify acute infarct patients at further ischemic risk. Circulation 81:37−45

57. Johnson MR, Feiring AJ, Kioschos JM, Bruch PM, Kirchner PT, White CW (1984) Risk area determination in patients with acute myocardial infarction. Circulation 70:II-275

58. Jones-Collins BA, Patterson RE (1981) Quantitative measurement of electrical instability as a function of myocardial infarction size in dogs. Am J Cardiol 48:858

59. Katz AM (1973) Effects of ischemia on the contractile processes of heart muscle. Am J Cardiol 32:456

60. Kaufman L, Crooks L, Sheldon P, Hricak H, Herfkens R, Bank W (1983) The potential impact of nuclear magnetic resonance imaging on cardiovascular diagnosis. Circulation 67:251

61. Khaw BA, Beller GA, Haber E (1978) Experimental myocardial infarct imaging following intravenous administration of iodine-131 labeled antibody (Fab')₂ fragment specific for cardiac myosin. Circulation 57:743

62. Kirk ES, Jennings RB (1982) Pathophysiology of myocardial ischemia. In: Hurst JW et al (eds) the heart, arteries and veins, 5th ed. McGraw-Hill, New York, p 979

63. Klein JL, Garcia EV, De Puey G et al (1990) Reversibility bull's-eye: a new polar bull's-eye map to quantify reversibility of stress-induced SPECT thallium-201 myocardial perfusion defects. J Nucl Med 31:1240−1246

64. Koster K, Wackers FJTh, Mattera JA, Fetterman RC (1990) Quantitative analysis of planar technetium-99m-sestamibi myocardial perfusion images using modified background subtraction. J Nucl Med 31:1400−1408

65. Lee JT, Ideker RE, Reimer KA (1981) Myocardial infarct size and location in relation to the coronary vascular bed at risk in man. Circulation 64:526

66. Maddahi J, Prigent F, Staniloff H, Garcia E, Becerra A, Swan HJC, Berman D (1984) A new probabilistic approach to the quantitative interpretation of Tl-201 rota-

tional myocardial tomograms for assessment of coronary artery disease (CAD). Circulation 70:II-450 (abst)

67. Maddahi J, v. Train K, Prigent F, v. Garcia E, Friedman J, Ostrzega E, Berman D (1989) Quantitative single photon emission computed thallium-201 tomography for detection and localization of coronary artery disease: optimization and prospective validation of a new technique. J Am Coll Cardiol 14:1689–99

68. McPherson DD, Aylward PE, Knosp BM et al (1984) Ultrasound characterization of acute myocardial ischemia by polar texture analysis. Circulation 70:II-396 (abst)

69. Meaney TF, Weinstein MA, Buonocore E et al (1980) Digital subtraction angiography of the human cardiovascular system. AJR 135:1153

70. Mimbs JW, Yuhas DE, Miller JG, Weiss AN, Sobel BE (1977) Detection of myocardial infarction in vitro based on altered attenuation of ultrasound. Circ Res 41:192

71. Mimbs JW, Bauwens D, Cohen RD, O'Donnell M, Miller JG, Sobel BE (1981) Effects of myocardial ischemia on quantitative ultrasonic backscatter and identification of responsible determinants. Circ Res 49:89

72. Mirsky I (1984) Assessment of diastolic function: suggested methods and future consideration. Circulation 69:836

73. Moore CA, Cannon J, Watson DD, Kaul S, Beller GA (1990) Thallium 201 kinetics in stunned myocardium characterized by severe postischemic systolic dysfunction. Circulation 81:1622–1632

74. Muehllehner G, Colsher JG, Lewitt RM (1983) A hexagonal bar positron comaera: problems and solutions. IEEE Trans Nucl Sci NS30:652

75. Neely JR, Morgan HE (1974) Relationship between carbohydrate and lipid metabolism in the energy balance of heart muscle. Annu Rev Physiol 36:413

76. Niemeyer MG, v.d. Wall EE, Leijtens JPAM, Wever J, v.d. Pol JMJ, Willekens FGJ (1989) Myocardial imaging using thallium 201 scintigraphy after dipyridamole infusion: a case story. Angiology 40 (12):1065

77. Niemeyer MG, Laarman GJ, v.d. Wall EE et al (1990) Is quantitative analysis superior to visual analysis of planar thallium 201 myocardial exercise scintigraphy in the evaluation of coronary artery disease? Eur J Nucl Med 16:697–704

78. Norris RM, Brandt PWT, Caughey DE (1969) A new coronary prognostic index. Lancet 1:277

79. Okada RD, Pohost GM, Kirshenbaum HD (1979) Radionuclide-determined change in pulmonary blood volume with exercise: improved sensitivity of multigated blood-pool scanning in detecting coronary artery disease. N Engl J Med 301:569

80. Ordidge RJ, Mansfield P, Doyle M, Coupland RE (1982) Real time movie images by NMR. Br J Radiol 55:729

81. Pandian NG, Koyanagi S, Skorton DJ et al (1983) Relations between two-dimensional echocardiographic wall thickening abnormalities, myocardial infarct size and coronary risk area in normal and hypertrophied myocardium in dogs. Am J Cardiol 52: 1318

82. Patterson RE, Kirk ES (1983) Coronary steal mechanisms in dogs with single vessel occlusion and other arteries normal. Circulation 67:1009

83. Patterson RE, Jones-Collins BA, Aamodt R (1982) Impaired collateral blood flow reserve early after nontransmural myocardial infarction in conscious dogs. Am J Cardiol 50:1133

84. Pellika PA, Behrenbeck T, Verani MS, Mahmarian JJ, Wackers FJTh, Gibbons RJ (1990) Serial changes in myocardial perfusion using tomographic technetium-99m-hexakis-2-methoxy-2-methylpropyl-isonitrile imaging following reperfusion therapy of myocardial infarction. J Nucl Med 31:1269–1275

85. Pennell DJ, Underwood SR, Ell PJ (1990) Symptomatic bradycardia complicating the use of intravenous dipyridamole for thallium-201 myocardial perfusion imaging. Int J Cardiol 27:272–274

86. Pettigrew RI (1989) Dynamic cardiac MR imaging. Radiol Clin North Am 27:1183

87. Prigent F, Maddahi J, Sato Y et al (1984) Quantification of myocardial infarct size in the dog using single photon emission computerized tomography: slice-by-slice comparison of T1-201 tomograms and pathology. Circulation 70:II-450 (abst)

88. Rackley CE (1976) Quantitative evaluation of left ventricular function by radiographic techniques. Circulation 54:862

89. Reiber JHC (1984) Review of methods for computer analysis of global and regional left ventricular function from equilibrium gated blood pool scintigrams. In: Simoons ML, Reiber JHC (eds) Nuclear imaging in clinical cardiology. Nijhoff, Boston, p 173

90. Ritchie JL, Trobaugh GB, Hamilton GW (1977) Myocardial imaging with thallium-201 at rest and during exercise. comparison with coronary arteriography and resting and stress electrocardiography. Circulation 56:66

91. Roberts R, Sobel BE (1978) Creatine kinase isoenzymes in the assessment of heart disease. Am Heart J 95:521

92. Rogers EW, Feigenbaum H, Weyman AE, Godley RW, Vakili ST (1980) Evaluation of left coronary artery anatomy in vitro by cross-sectional echocardiography. Circulation 62:782

93. de Roos A, Matheijssen NAA, Doornbos J, v. Dijkman PRM, Voorthuisen AdE, v.d. Wall EE (1990) Myocardial infarct size after reperfusion therapy: assessment with Gd-DTPA-enhanced MR Imaging. Radiology 176: 517–521

94. Ruithauser W, Bussmann W, Noseda G (1970) Blood flow measurement through single coronary arteries by roentgendensitometry. Part I. A comparison of flow measured by a radiologic technique applicable in the intact organism by electromagnetic flowmeter. AJR 109:12

95. Rumberger JA, Feiring AJ, Lipton MJ, Higgins CB, Marcus ML (1985) Measurement of myocardial perfusion by ultrafast CT. J Am Coll Cardiol 5:500 (abst)

96. Russel RO Jr, Mantle JA, Rogers WJ, Rackley CE (1981) Current status of hemodynamic monitoring: Indications, diagnosis and complication. In: Rackley CE (ed) Critical care medicine. Cardiovascular clinics. Davis, Philadelphia, p 1

97. Savage RM, Wagner GS, Ideker RE (1977) Correlation of post-mortem anatomic findings with electrocardiographic changes in patients with myocardial infarction. Circulation 55:279

98. Schaper W (1971) The collateral circulation of the heart. Elsevier, New York

99. Schwartz JN, Kong Y, Hackell DB, Bartel AG (1975) Comparison of angiographic and post mortem findings in patients with coronary artery disease. Am J Cardiol 36:174

100. Sheehan FH, Bolson EL, Dodge HT (1986) Advantages and applications of the centerline method for characterizing regional ventricular function. Circulation 74:293

101. Shonkoff D, Eisner RL, Gober A (1987) What quantitative criteria should be used to read defects on the SPECT T1-201 bullseye display in men? ROC analysis. J Nucl Med 28:673 (abst 493)

102. Silverman KJ, Becker LC, Bulkley BH (1980) Value of early thallium-201 scintigraphy for predicting mortality in patients with acute myocardial infarction. Circulation 61:996

103. Slorton DJ, Collins SM, Nichols J, Pandian NG, Bean JA, Kerber RE (1983) Quantitative texture analysis in two-dimensional echocardiography: application to the diagnosis of experimental myocardial contusion. Circulation 68:217

104. Skorton DJ, Melton HE Jr, Pandian NG et al (1983) Detection of acute myocardial infarction in closed-chest dogs by analysis of regional two-dimensional echocardiographic gray-level distributions. Circ Res 52:36

105. Smith SC, Gorlin R, Herman MV (1972) Myocardial blood flow in man: Effects of coronary collateral circulation and coronary artery bypass surgery. J Clin Invest 51:2556

106. Stack RS, Phillips HR, Grierson DS (1983) Functional improvement of jeopardized myocardium following intracoronary streptokinase infusion in acute myocardial infarction. J Clin Invest 72:824

107. Swain JL, Sabina RL, McHale PA (1982) Prolonged myocardial nucleotide depletion after brief ischemia in the open-chest dog. Am J Physiol 242:H 818

108. Tennant R, Wiggers CJ (1933) The effect of coronary occlusion on myocardial contraction. Am J Physiol 112:351

109. The Multicenter Postinfarction Research Group (1983) Risk stratification and survival after myocardial infarction. N Engl J Med 309:331

110. Theroux P, Ross J Jr, Franklin D (1976) Regional myocardial function in the conscious dog during acute coronary occlusion and responses to morphine, propanolol, nitroglycerin and lidocaine. Circulation 53:302

111. Tillisch J, Marshall R, Schelbert H (1983) Reversibility of wall motion abnormalities: Preoperative determination using position tomography, 18-fluorodeoxyglucose and 13-NH$_3$. Circulation 68 (Suppl III):387 (abst)

112. v. Train KF, Maddahi J, Berman DS, Kiat H, Areeda J, Prigent F, Friedman J (1990) Quantitative analysis of tomographic stress thallium-201 myocardial scintigrams: a multicenter trial. J Nucl Med 31:1168–79

113. Underwood SR (1989) Cine magnetic resonance imaging and flow measurements in the cardiovascular system. Br Med Bull 45, 4:948–967

114. Vlies B, v. Royen E, Visser AC, Meyne NG, Buul MMG v, Peters RJG, Dunning AJ (1990) Frequency of myocardial indium-111 antimyosin uptake after uncomplicated coronary artery bypass grafting. Am J Cardiol 66:1191–1195

115. Vogel R, LeFree M, Bates E et al (1984) Application of digital techniques to selective coronary arteriography: use of myocardial contrast appearance time to measure coronary flow reserve. Am Heart J 107:153

116. v.d. Wall EE (1981) Dynamic myocardial scintigraphy with 123-J-labeled free fatty acids (Academisch Proefschrift) Rodopi, Amsterdam

117. v.d. Wall EE, v. Dijkman PRM, de Roos A et al (1990) Diagnostic significance of gadolinium-DTPA (diethylenetriamine penta-acetic acid) enhanced magnetic resonance imaging in thrombolytic treatment for acute myocardial infarction: its potential in assessing reperfusion. Br Heart J 63:12–7

118. Weiner JM, Apstein CS, Arthur JH (1976) Persistence of myocardial injury following brief periods of coronary occlusion. Cardiovasc Res 10:678

119. White CW, Wright CB, Doty DB, Hiratzka LF, Eastham CL, Harrison DG, Marcus ML (1984) Does visual interpretation of the coronary arteriogram predict the physiologic importance of a coronary stenosis? N Engl J Med 310:819

120. Whiting JS, Nivatpumin T, Pfaff M et al (1983) Assessing the coronary circulation by digital angiography: bypass graft and myocardial perfusion imaging. In: Heintzen PH, Brennecke R (eds) Digital imaging in cardiovascular radiology. Thieme, Stuttgart, pp 205–211

121. Willerson JT, Parkey RW, Lewis SE (1982) Hot-spot imaging for patients with acute myocardial infarction. J Cardiovasc Med 7:291

122. Williams DO, Scherlag BJ, Hope RR (1974) Pathophysiology of malignant ventricular arrhythmias during acute myocardial ischemia. Circulation 50:1163

123. Yang LD, Berman DS, Kiat H, Resser KJ, Friedman JD, Rozanski A, Maddahi J (1990) The frequency of late reversibility in SPECT thallium-201 stress-redistribution studies. J Am Coll Cardiol 15:334–40

124. Yazaki Y, Isobe M, Tsuchimochi H, Takaku F, Nishikawa J, Iio M (1984) A new method of myocardial infarct sizing by single photon emission tomography using labeled monoclonal antibody specific for ventricular myosin heavy chain. Circulation 70:II-9 (abst)

2 Epidemiologie der Herzerkrankungen

O. Danne, H. Eichstädt, R. Felix, R. Langer, W. Niederer, H.-D. Rott, W. Stock und E. Zeitler

INHALT

2.1 Konnatale Herzfehler

H.-D. Rott

2.1.1 Einleitung

Angeborene Herzfehler gehören zu den häufigsten und klinisch wichtigsten Fehlbildungen des Menschen. Da sie jedoch bei der Geburt nur etwa zur Hälfte erkannt werden, andererseits funktionelle Geräusche fehlinterpretiert werden können, ist die Abschätzung der Häufigkeit unter Neugeborenen schwierig. Unterschiedliche Herzfehler haben eine verschiedene Lebenserwartung; daher kann auch nicht auf Zusammenstellungen von älteren Jahrgängen oder auf Sektionsstatistiken zurückgegriffen werden. Trotz dieser methodischen Schwierigkeiten ist es bei kritischer Auswahl der zahlreichen Literaturbefunde möglich, ein recht genaues Bild der Epidemiologie und der Ätiologie angeborener Herzfehler zu zeichnen.

2.1.2 Epidemiologische Aspekte

2.1.2.1 Häufigkeit angeborener Herzfehler

Die Häufigkeit angeborener Herzfehler liegt bei 0,8% unter Neugeborenen. Knaben sind mit 53% (51,4% aller Neugeborenen) geringfügig überrepräsentiert. Alle Rassen sind etwa gleich stark betroffen. Hinweise für säkulare Änderungen der Häufigkeit haben sich in den letzten 20 Jahren nicht ergeben [5, 8].

Die relative Häufigkeit einzelner Herzfehlertypen, deren Prognose und die Geschlechtsrelation ergeben sich aus Tabelle 1.

2.1.2.2 Begleitmißbildungen

Extrakardiale Begleitmißbildungen treten bei 20% bis 30% aller betroffenen Patienten auf. Dabei

Tabelle 1

Fehlbildungstyp	Relative Häufigkeit unter Neugeborenen[a] [%]	Neugeborenen-letalität [8] [%]	Anteil Knaben[a] [%]	Wiederholungs-risiko[b] [%]
Ventrikelseptumdefekt	29	14,8	50	3
Offener D. art. Botalli	9	15,0	38	3
Vorhofseptumdefekt	7	14,8	50	2 – 3
Endokardkissendefekt	3	–	–	2
Pulmonalstenose	7	2,4	50	2
Aortenstenose	4	3,8	67	2
Aortenisthmusstenose	5	31,4	53	2
Transposition der großen Gefäße	4	47,4	67	2
Fallot-Tetralogie	3	7,1	57	2 – 3
Truncus art. communis	1	77,7	51	1
Hypoplastisches Linksherz	1			2
Singulärer Ventrikel	1			
Sonstige	26			

[a] Verschiedene Serien zusammengefaßt.
[b] Für Kinder und Geschwister, falls der Herzfehler sporadisch auftrat, keine extrakardialen Begleitmißbildungen vorhanden waren und keine Ursache vorlag.

steht der Mongolismus, der bei 5% aller Neugeborenen mit einem Herzfehler vorliegt, an erster Stelle. Es folgen Fehlbildungen des Zentralnervensystems, der Extremitäten und des Urogenitalsystems mit je 2% bis 4% [9]. Bei einem Teil lassen sich diese Krankheitsbilder bekannten Syndromen oder sonstigen nosologischen Einheiten zuordnen [17].

Die extrakardiale Begleitsymptomatik kann die Prognose wesentlich modifizieren.

2.1.2.3 Alter der Eltern, Stellung in der Geschwisterreihe

Für die Häufigkeit von Herzfehlern, die durch chromosomale Trisomien bedingt sind, ist der Zusammenhang mit einem erhöhten mütterlichen Alter bekannt. So werden Mongoloide häufiger von älteren Frauen geboren und stehen daher gehäuft am Ende der Geschwisterreihe.

Der offene Ductus arteriosus Botalli betrifft dagegen überwiegend Erstgeborene (50% aller Betroffenen gegenüber 36% aller Neugeborenen). Dabei wird die primäre Ursache in der Erstgeburtlichkeit gesehen und das damit verbundene geringere mütterliche Alter als sekundär. Für die restlichen angeborenen Herzfehler ist ein Zusammenhang mit dem elterlichen Alter nicht gesichert [11].

2.1.3 Ätiologische Aspekte

Nach NORA [14] sind etwa 2% aller angeborenen Herzfehler auf Umweltfaktoren zurückzuführen, etwa 8% genetisch bedingt und bei 90% bleibt die Ursache unklar.

2.1.3.1 Exogene Faktoren

Bei mütterlicher Erstinfektion mit *Röteln* in den ersten 8 Schwangerschaftswochen (p.m.) tritt in über 30% eine Rötelnembryopathie auf, bei der in der Hälfte der Fälle ein Herzfehler vorhanden ist. Typisch sind der offene Ductus arteriosus Botalli und Septumdefekte, beschrieben wurden außerdem Fallot-Tetralogien und periphere Pulmonalstenosen [1, 16]. Rötelnimpfungen schädigen dagegen den Embryo offenbar nicht. Die teratogene Wirkung anderer Virusinfektionen ist fraglich. Entsprechende Vermutungen beruhen meist auf Einzelfallbeobachtungen oder retrospektiven Studien, die dann bei prospektiver Überprüfung nicht bestätigt werden konnten.

Chronischer Alkoholabusus im ersten Trimenon führt zu einem typischen Dysmorphiesyndrom mit geistiger und statomotorischer Retardierung. Herzfehler treten in 30% auf. Dabei handelt es sich meist um Vorhofseptumdefekte, seltener um Pulmonalstenosen, hypertrophische Subaortenstenosen, Ventrikelseptumdefekte, Positionsanomalien des Herzens und verschiedene Anomalien der großen Gefäße [12].

*Thalidomid*geschädigte Kinder weisen zu 10% einen Herzfehler auf. Dabei überwiegen Vorhof- und Ventrikelseptumdefekte und der offene Ductus arteriosus Botalli. Außerdem wurden Aortenhypoplasien, Fallot-Tetralogien, eine Transposition der großen Gefäße, ein Truncus arteriosus communis und ein Cor biloculare beschrieben. Die sensible Phase für eine kardiale Schädigung durch Thalidomid liegt zwischen dem 36. und 45. Tag p.m. [10].

Die Einnahme von *Lithium* ist mit einem 10%igen Risiko für die Auslösung eines Herzfehlers beim Embryo verbunden. Ein Drittel der betroffenen Kinder hat eine Ebstein-Anomalie. Beschrieben wurden außerdem Ventrikelseptumdefekte, Aortenisthmusstenosen, ein hypoplastisches Linksherz, ein Truncus arteriosus communis und der offene Ductus arteriosus Botalli [18].

Der dauernde Aufenthalt in Höhen über 3000 m ü. M. mit einem *niedrigen O_2-Partialdruck* scheint Septumdefekte und besonders den offenen Ductus arteriosus Botalli zu begünstigen. Dieser Zusammenhang, der in Mexiko und Peru gefunden worden war, wurde im Tierversuch bestätigt. Rassische Faktoren wurden ausgeschlossen [5].

Dagegen konnte für weibliche Sexualsteroide, Blutungen in der Schwangerschaft, starkes Schwangerschaftserbrechen und mißglückte Schwangerschaftsabbrüche keine Wirkung auf die Embryonalentwicklung des Herzens nachgewiesen werden.

2.1.3.2 Genetische Faktoren

Etwa 3% aller Herzfehler entstehen *monogen*, d. h. als ausschließliche Folge der Wirkung eines einzelnen pathologischen Gens. Diese Formen sind zwar selten, aber wegen der erbprognostischen Konsequenzen für nachfolgende Geschwister oder Kinder von besonderer Bedeutung. In diese Gruppe gehören der familiäre Vorhofseptumdefekt mit Reizleitungsstörungen, die supravalvuläre Aortenstenose (Beuren-Syndrom), das Noonan-Syndrom, das Holt-Oram-Syndrom und das Leopard-Syndrom, die sämtlich autosomal dominant vererbt werden, sowie das TAR-Syndrom und das Ellis-van-Creveld-Syndrom als autosomal rezessive Krankheitsbilder [14, 15]. Darüber hinaus existieren verschiedene weitere monogene Leiden, bei denen angeborene Herzfehler bei weniger als einem Drittel der Betroffenen auftreten und daher nicht mehr zur typischen Symptomatik gehören (Übersicht bei [17]).

Besonders zu erwähnen sind in diesem Zusammenhang Störungen der Lateralisation: während der unkomplizierte Situs inversus und das Kartage-

ner-Syndrom in der Regel keine kardialen Fehlbildungen aufweisen, ist beim Polyspleniesyndrom (bilaterale Linksseitigkeit) und dem Aspleniesyndrom (bilaterale Rechtsseitigkeit) so gut wie immer irgend ein komplexer Herzfehler vorhanden [13]. *Chromosomale Aberrationen* sind mit etwa 13% an der Verursachung angeborener Herzfehler beteiligt. Bei derartigen Syndromen muß immer mit einem Herzfehler gerechnet werden. Mongoloide sind zu 30% bis 50% betroffen, wobei Endokardkissen- und Septumdefekte überwiegen. Bei den autosomalen Trisomien 13 und 18 (Pätau- und Edwards-Syndrom) treten Herzfehler verschiedenster Art und Komplexität in über 90% auf. Beim Turner-Syndrom mit dem Karyotyp 45,XO findet sich in 35% ein Herzfehler, typischerweise eine Aortenisthmusstenose. Dagegen sind das Klinefelter-Syndrom (47,XXY) und die XYY-Konstitution in dieser Hinsicht nicht belastet [4, 15, 17].

Da rund 90% aller angeborenen Herzfehler weder auf bekannte exogene Noxen zurückgeführt noch bestimmten Erbleiden zugeordnet werden können, andererseits aber familiär leicht gehäuft auftreten, hat man die Hypothese *multifaktorieller Entstehung* mit Schwellenwerteffekt aufgestellt. Dabei wird davon ausgegangen, daß die ungünstige Kombination an und für sich physiologischer Gene den Organismus „konstitutionell" anfällig macht und bei diesem Personenkreis exogene Faktoren als zusätzliche Noxen Fehlbildungen auslösen können, während genetisch nicht Vorbelastete diese äußeren Einflüsse tolerieren. Diese Annahme ist im Einzelfall jedoch ebenso schwer zu widerlegen wie zu beweisen.

2.1.3.3 Zwillingsbefunde

Aussagen zur Ätiologie sind nur über den Vergleich der Konkordanzraten eineiiger (EZ) und zweieiiger (ZZ) Paarlingskollektive möglich; Einzelfallkasuistiken haben keine Aussagekraft. Bei EZ-Paaren sind in 12% beide Paarlinge betroffen, bei ZZ-Paaren nur 5%. Bei Konkordanz liegt in der Regel bei beiden Paarlingen der gleiche Fehlbildungstyp vor [7]. Die mehr als doppelt so hohe Konkordanzrate bei EZ- gegenüber ZZ-Paaren spricht zwar für eine Mitbeteiligung genetischer Faktoren bei der Genese angeborener Herzfehler, andererseits sind 88% aller EZ-Paare diskordant. Dies ist um so verwirrender, als sowohl bei genetischer wie auch exogener, intrauterin wirksamer Verursachung beide Paarlinge betroffen sein sollten. Man hat versucht, diese hohe Diskordanz durch plazentare Anastomosen

zu erklären, die nur bei EZ-Paaren auftreten und
über eine Störung der normalen Hämodynamik einen Herzfehler bei einem der Paarlinge hervorrufen
[2]. In der Tat sind unter Kindern mit angeborenen
Herzfehlern EZ-Paarlinge etwas überrepräsentiert,
ZZ-Paarlinge dagegen nicht.

2.1.4 Abschließende Bemerkungen

Bei zusammenfassender Würdigung aller vorliegenden Befunde ist festzustellen, daß im Einzelfall sowohl verschiedene genetische wie auch Umweltfaktoren bei der Genese angeborener Herzfehler wirksam sein können, daß aber die Mehrzahl spontan
oder zufällig auftritt, d. h. ohne nachweisbare Ursache. Erbprognostische Aussagen sind daher, soweit
keine Ursache faßbar war, auf empirische Wieder-
holungsrisiken angewiesen (vgl. Tabelle 1).

Literatur

1. Campbell M (1961) Place of maternal rubella in the
   aetiology of congenital heart disease. Br Med J
   i:691–696
2. Campbell M (1961) Twins and congenital heart disease.
   Acta Genet Med Gemellol 10:443–456
3. Dennis NR, Warren J (1981) Risks to the offspring of
   patients with some common congenital heart defects. J
   Med Genet 18:8–16
4. Ferencz C, Neill CA, Boughman JA, Rubun JD, Bren-
   ner JI, Perry LW (1989) Congenital cardiovascular malformations associated with chromosome abnormalities:
   An epidemiologic study. J Pediatr 114:79–86
5. Fuhrmann W (1972) Fehlbildungen des Herzens und der
   großen Gefäße. In: Becker PE (Hrsg) Humangenetik.
   Ein kurzes Handbuch in fünf Bänden, Bd III/2. Thieme, Stuttgart, S 257–327
6. Fuhrmann W, Vogel F (1982) Genetische Familienbera-
   tung, 3. Aufl. Springer, Berlin Heidelberg New York
7. Jörgensen G (1970) Twin studies in congenital heart disease. Acta Genet Med Gemellol 19:251–256
8. Keith JD, Rowe RD, Vlad P (1967) Heart disease in infancy and childhood, 2nd edn. Macmillan, New York
   London
9. Kenna AP, Smithells RW, Fielding DW (1975) Congenital heart disease in Liverpool: 1960–69. Q J Med, New
   Series XLIV:17–44
10. Kreipe U (1967) Mißbildungen innerer Organe bei Tha-
    lidomidembryopathie. Arch Kinderheilk 176:33–61
11. Lenz W (1959) Der Einfluß des Alters der Eltern und
    der Geburtennummer auf angeborene pathologische
    Zustände beim Kind. II. Spezieller Teil. Acta Genet
    9:249–283
12. Löser H, Majewski F, Apitz J, Bierich JR (1976) Kardio-
    vaskuläre Fehlbildungen bei embryofetalem Alkohol-
    Syndrom. Klin Pädiatr 188:233–240
13. Van Mierop LHS, Gessner IH, Schiebler GL (1972)
    Asplenia and polysplenia syndromes. In: Bergsma D
    (ed) Birth Defects: Orig Art Ser, Part XV. The Cardio-
    vascular System. Williams & Wilkins, Baltimore,
    pp 36–44
14. Nora JJ (1980) Update on the etiology of congenital
    heart disease and genetic counseling. In: Van Praagh R,
    Takao A (eds) Etiology and morphogenesis of congeni-
    tal heart disease. Future, Mount Kisko New York,
    pp 21–39
15. Nora JJ, Nora AH (1978) Genetics and counseling in
    cardiovascular disease. Thomas, Springfield IL
16. Sheridan MD (1964) Final report of a prospective study
    of children whose mothers had rubella in early pregnan-
    cy. Br Med J ii:536–539
17. Theile U, Lang K (1976) Zur Genetik angeborener An-
    giokardiopathien. Inn Med 3:213–236
18. Weinstein MR, Goldfield MD (1975) Cardiovascular
    malformations with lithium use during pregnancy. Am
    J Psychiatry 132:529–531

2.2 Erworbene Herzfehler

W. NIEDERER

Zu den erworbenen Herzklappenfehlern zählen
Stenose und Insuffizienz der Mitral-, Aorten- und
Trikuspidalklappen.

Ursache der Verengung oder Schlußfähigkeit einer Herzklappe ist vorwiegend eine organische
Schädigung des Klappengewebes. Eine Insuffizienz
der Mitral- oder Trikuspidalklappe kann auch sekundär infolge einer Dilatation der Ventrikel auftreten, z. B. bei dilatativer Kardiomyopathie oder
infolge einer Beeinträchtigung des Aufhängeappa-
rates der Klappen, z. B. bei fortgeschrittener hyper-
troph obstruktiver Kardiomyopathie, ohne daß das
Klappengewebe selbst strukturelle Veränderungen
aufweist.

Bei der Mehrzahl der Herzklappenfehler ist jedoch das Herzklappengewebe selbst primär geschädigt. Häufigste Ursachen sind eine immunologische, degenerative, infektiöse, ischämische oder
traumatische Genese oder die heriditäre Bindege-
webserkrankung beim Marfan-Syndrom [6, 9, 19,
22, 23, 26, 34].

Die Häufigkeitsverteilung der Klappenfehler hat
sich in den letzten zwei Jahrzehnten deutlich verändert. Während bis 1970 von den erworbenen Herzklappenfehlern die Mitralklappenstenose dominierte, ist heute die Aortenklappenstenose das häufigste Vitium im Erwachsenenalter. Die Ursache
dafür ist ein drastischer Rückgang des rheumatischen Fiebers, während parallel zum Anstieg der

allgemeinen Lebenserwartung die degenerative Fibrosierung und Verkalkung der Aortenklappe zunimmt [9, 21].

2.2.1 Mitralklappenfehler

2.2.1.1 Mitralklappenstenose

Die häufigste Ursache der Mitralklappenstenose ist die rheumatische Endokarditis. Anamnestisch läßt sich bei etwa 80% der Patienten mit hämodynamisch wirksamer Mitralklappenstenose ein früher durchgemachtes rheumatisches Fieber oder häufige Tonsillitiden eruieren [9].

Die rheumatische Endokarditis bzw. die Endo-, Myo-, Perikarditis (Karditis) ist eine viszerale Form des rheumatischen Fiebers. Ursache des rheumatischen Fiebers ist eine Streptokokkeninfektion, meist der oberen Luftwege. Die Pathogenese des akuten rheumatischen Fiebers ist nicht zweifelsfrei geklärt. Man nimmt an, daß es sich um eine sekundäre Autoimmunerkrankung handelt. Als Ursache wird eine Kreuzantigenität zwischen Membranantigenen β-hämolysierender Streptokokken der serologischen Gruppe A bzw. im Gefolge der Streptokokkeninfektion sekundär entstehenden Antigenen mit Proteinen der vorzugsweise betroffenen Gewebe diskutiert [9, 29, 32, 33].

Zwischen einer Streptokokkeninfektion und den Erstsymptomen des rheumatischen Fiebers vergehen meist mehrere Wochen [18]. Die Häufigkeit der allergisch-hyperergischen Gewebsreaktion hängt von der Resistenz, vom Alter des Patienten, von klimatischen Bedingungen, Jahreszeit und sozialen Verhältnissen ab. Bei einer Bevölkerung mit wirtschaftlichem Wohlstand kommt das rheumatische Fieber wesentlich seltener vor als bei einer sozial ärmeren, in Südeuropa häufiger als in Nordeuropa. Die für das rheumatische Fieber typischen Reaktionen am Herzen, an den Gelenken, der Niere, der Pleura und am Perikard scheinen erst bei einer erneuten Streptokokkeninfektion durch sekundäre, sensibilisierend wirkende Antikörper ausgelöst zu werden. Deshalb kommt dem Rezidiv einer Infektion so große Bedeutung für die Entstehung eines Herzklappenfehlers zu. Die rheumatische Endokarditis hat unter allen Organlokalisationen des rheumatischen Fiebers bei weitem die größte Bedeutung. Während zum Beispiel rheumatische Gelenksentzündungen in der Regel ohne funktionelle Residuen abheilen, führt die Endokarditis meist zu einer Defektheilung. Dabei ist die kardiale Lokalisation der Entzündung klinisch und prognostisch

von unterschiedlicher Bedeutung. Die rheumatische Myokarditis kann in der akuten Krankheitsphase ein schweres Krankheitsbild hervorrufen, die Letalität des rheumatischen Fiebers ist aber mit 2–4% relativ gering [27]. Für die Prognose entscheidend ist die rheumatische Endokarditis. Der Verlauf ist allerdings vielfältig. So tritt bei der Mehrzahl der Patienten mit effektiver Prophylaxe auch Jahrzehnte nach Ausheilen der Endokarditis kein Herzklappenfehler auf. Ist dagegen zum Zeitpunkt eines Infektionsrezidivs die Ersterkrankung noch manifest, auskultatorisch erkennbar, z. B. an einem Herzgeräusch, dann entwickelt sich bei nahezu der Hälfte der Patienten innerhalb weniger Wochen ein hämodynamisch wirksames Vitium [30]. Für die Verhütung rheumatischer Klappenfehler kommt deshalb der Rezidivprophylaxe ausschlaggebende Bedeutung zu.

Aus pathologisch anatomischer Sicht gibt es kein rheumatisch bedingtes Klappenvitium ohne Beteiligung der Mitralklappe. Die starke mechanische Beanspruchung während der Kammersystole und der feingliedrige anatomische Aufbau machen es verständlich, daß die Mitralklappe bei rheumatischer Endokarditis von allen Herzklappen am häufigsten betroffen ist und daß schon relativ geringgradige Veränderungen der Klappenstrukturen zu schwerwiegenden funktionellen Störungen führen können [20].

Unter den Mitralklappenfehlern dominierte früher die Mitralklappenstenose bei zu zwei Drittel [34]; im eigenen chirurgischen Krankengut aus den Jahren 1962 bis 1980 mit 77% [22]. In den letzten 2 Jahrzehnten ist das rheumatische Fieber in der westlichen Welt rückläufig, gegenüber den kombinierten Mitralklappenfehlern hat die reine Mitralklappenstenose deutlich an Häufigkeit abgenommen [9]. Die reine Mitralstenose wird bei Frauen drei- bis viermal häufiger gefunden als bei Männern, während das kombinierte Mitralklappenvitium mit dominierender Mitralklappeninsuffizienz bei Männern und Frauen etwa gleich häufig auftritt. Das Durchschnittsalter der Patienten bei der Ersterkrankung mit rheumatischem Fieber wird mit 12 Jahren angegeben, anschließend folgt ein latentes Stadium [34]. In unserem Krankengut waren die Patienten beim ersten Auftreten von Symptomen durchschnittlich 36 Jahre, zur Zeit einer notwendig gewordenen Operation wegen limitierender Beschwerden 46 Jahre [22].

2.2.1.2 Mitralklappeninsuffizienz

Die Ätiologie der chronischen Mitralklappeninsuffizienz ist vielfältiger als die der Mitralklappenstenose, da Störungen eines jeden Teils des Mitralklappenapparates eine Insuffizienz verursachen können [8, 17, 28]. Von operationsbedürftigen Patienten mit einer Mitralklappeninsuffizienz wurde in 53% eine immunologische Ätiologie, in 15% eine infektiöse, in 8% eine degenerative und in 7% eine ischämische, traumatische oder mechanische vermutet, in 17% war die Ursache unklar [9].

Tritt beim akuten rheumatischen Fieber ein systolisches Geräusch im Bereich der Herzspitze auf, weist dieses auf eine Mitralklappeninsuffizienz hin [31]. Diese Geräusche, die in etwa bei 25% der Patienten auftreten, sind meist nur vorübergehend hörbar. Die akute endokarditische Schädigung der Klappen ist selten so ausgeprägt, daß eine hämodynamisch relevante Mitralklappeninsuffizienz bestehen bleibt. Eine wirksame Insuffizienz ist praktisch immer die Folge einer Klappendeformierung durch rezidivierende Endokarditisschübe oder eines sich über Jahrzehnte hinziehenden Schrumpfungsprozesses der Klappensegel nach einer initialen entzündlichen Schädigung. Unter den schweren reinen Mitralklappeninsuffizienzen ist die rheumatische Genese in rund einem Drittel die Ursache [7]. Insgesamt gesehen ist das rheumatisch bedingte Vitium aber nicht mehr die häufigste Form der reinen Mitralklappeninsuffizienz. Es ist unklar, wieso die rheumatische endokarditische Schädigung wesentlich häufiger zu einer Mitralklappenstenose als zur Klappenschrumpfung mit Substanzverlust und konsekutiv zur Mitralklappeninsuffizienz führt. Bei unseren operativ versorgten Patienten mit Mitralklappenfehlern fanden sich 23% mit reiner oder überwiegender Mitralklappeninsuffizienz, 44% waren Frauen, 46% Männer. Zum Zeitpunkt der Operation betrug das mittlere Alter 44 Jahre, symptomatisch wurde der Herzfehler im Durchschnitt 10 Jahre früher [22].

2.2.2 Aortenklappenfehler

2.2.2.1 Aortenklappenstenose

Die Aortenklappenstenose ist in der Mehrzahl der Fälle nicht rheumatisch bedingt. Die Angaben über die Häufigkeit einer rheumatischen Genese schwanken allerdings zwischen 6 und 39% bzw. 50% [9, 24]. Zirka ein Drittel der Patienten mit einer operationsbedürftigen Aortenklappenstenose haben eine bikuspide Klappe. Die bikuspide Klappe wird besonders häufig von degenerativer Fibrosierung und Verkalkung betroffen [21]. Eine konnatale Form der Aortenklappenstenose ist wahrscheinlich, wenn bereits seit früher Kindheit ein Geräusch bekannt ist, jedoch können die ersten Symptome einer angeborenen Aortenklappenstenose auch erst im mittleren Lebensalter auftreten [15]. Die anamnestische Angabe eines Gelenkrheumatismus in der Jugend sowie die gleichzeitige Beteiligung der Mitralklappe lassen eine rheumatische Ursache annehmen.

Bei infektiöser Endokarditis wird überwiegend die Aortenklappe befallen. Insgesamt dürfte die akute bakterielle Endokarditis in etwa 5 – 15% die Ursache eines Herzklappenfehlers sein. Vergrünend wachsende Streptokokken werden nach wie vor am häufigsten als Verursacher einer infektiösen Endokarditis gefunden, gefolgt von Enterokokken, Staphylokokken und Streptokokken, die nicht zu den α-hämolysierenden Stämmen oder zu Streptokokken der serologischen Gruppe D (Enterokokken) gehören und grammnegative Bakterien. Diese Bakterien verursachen mehr als 95% aller Endokarditisfälle [1, 2, 10].

Rheumatische Herzklappenfehler werden in etwa 5% durch eine bakterielle Endokarditis kompliziert, angeborene Herzanomalien in etwa 7 – 8% [27]. In einer Sammelstatistik von 1 283 Fällen mit infektiöser Endokarditis stellen in 30% rheumatische Herzerkrankungen prädisponierende Vorerkrankungen dar [5]. Wird eine primär funktionell normale Klappe von einer infektiösen Endokarditis geschädigt, so ist dies praktisch nur bei der Aortenklappe der Fall [25].

In unserem operativen Krankengut mit Aortenklappenfehlern der letzten 10 Jahre befanden sich 81% mit reiner oder überwiegender Aortenklappenstenose [22]. Im Vergleich zu den Mitralklappenfehlern ist die Zeit zwischen Infektion und erstmals auftretenden Symptomen bei den Aortenklappenfehlern länger, da Beschwerden erst in einem fortgeschrittenen Stadium auftreten. Bei symptomatischer Aortenklappenstenose besteht häufig schon die Indikation zum Klappenersatz.

In den letzten beiden Jahrzehnten hat sich das Alter der Patienten mit einer operationsbedürftigen Aortenklappenstenose nach oben verschoben [16]. Das Durchschnittsalter der Patienten war 1972 42 Jahre, 1980 50 Jahre und liegt heute bei fast 60 Jahren. Bereits 1980 war die Aortenklappenstenose mit 43% aller Vitien dominierend und ist somit derzeit der häufigste aller invasiv untersuchten Herzklappenfehler im Erwachsenenalter [22]. Die Aortenklappenstenose findet sich bei Männern dreimal so häufig wie bei Frauen, sie kann sich je nach Ätiologie in jedem Lebensalter manifestieren, ist aber heute das typische Vitium des mittleren und älteren Mannes.

2.2.2.2 Aortenklappeninsuffizienz

Die erworbene Aortenklappeninsuffizienz ist in der Mehrzahl der Fälle Folge einer rheumatischen Endokarditis. Daneben spielt die infektiöse Endokarditis bei der Entstehung einer Aortenklappeninsuffizienz häufiger als bei den anderen Herzfehlern eine entscheidende Rolle [17]. Meist befällt die bakterielle Infektion rheumatisch vorgeschädigte Klappen [3]. Seltener werden intakte Klappen primär durch Staphylokokken infiziert [4]. Die initiale Klappenentzündung führt zu einem sich über Jahre bis Jahrzehnte abspielenden Schrumpfungsprozeß mit Verdickung der Klappen. Die syphillitische Aortenklappeninsuffizienz ist im Gegensatz zu früheren Jahrzehnten selten. Neben den entzündlichen Erkrankungen können auch degenerative Veränderungen wie die Medianekrose und das Marfan-Syndrom Ursache der Aortenklappeninsuffizienz sein. Als weitere seltene Ursache einer Aortenklappeninsuffizienz kommt in ein Aneurysma des Sinus valsalvae und ein Aneurysma dissecans der aszendierenden Aorta in Betracht [13, 14]. In unserem operativen Krankengut mit Aortenklappenfehlern waren 19% der Patienten mit reiner oder überwiegender Aortenklappeninsuffizienz [22].

2.2.3 Trikuspidalklappenfehler

Trikuspidalklappenfehler sind wesentlich seltener als Mitral- und Aortenklappenfehler. Die Trikuspidalklappenstenose ist rheumatisch bedingt und tritt fast ausschließlich in Kombination mit einer Mitralklappenstenose auf [11]. Frauen sind häufiger erkrankt als Männer, die Endokarditis tritt zwischen dem 20. und 50. Lebensjahr auf [12]. Bei der Trikuspidalklappeninsuffizienz ist die relative Insuffizienz häufiger als die organische. Die relative Trikuspidalklappeninsuffizienz resultiert aus einer länger dauernden Druckbelastung des rechten Ventrikels mit konsekutiver Dilatation, v. a. bei Mitralklappenfehlern und Cor pulmonale. Nach Rekompensation der rechtsventrikulären Dilatation verschwindet die relative Trikuspidalklappeninsuffizienz meistens. Häufigste Ursache der organischen Trikuspidalklappeninsuffizienz ist eine infektiöse

Endokarditis. Die Zunahme der Trikuspidalendokarditis ist v. a. auf die Zunahme intravenösen Drogenmißbrauches zurückzuführen. Zu beachten sind auch längerfristige venöse Katheterapplikationen [5]. Die rheumatische Endokarditis führt fast nie zu einer reinen Insuffizienz, meist liegt auch eine stenotische Komponente vor.

Literatur

1. Cherubin CE, Neu HC (1971) Infective endocarditis at the Presbyterian Hospital at New York City. Am J Med 51:83
2. Durack DT, Petersdorf RG (1977) Changes in the epidemiology of endocarditis. In: Kaplan EL, Taranta LV (eds) Infective endocarditis (AHA Symposium). American Heart Association Monograph 52
3. Edwards WD, Peterson K, Edwards JE (1978) Active valvulitis associated with chronic rheumatic valvular disease and active myocarditis. Circulation 57:181
4. Gahl K (1984) Infektiöse Endokarditis: Terminologie und Epidemiologie. In: Gahl K (Hrsg) Infektiöse Endokarditis. Steinkopff, Darmstadt
5. Gahl K (1984) Das klinische Bild der infektiösen Endokarditis. In: Gahl K (Hrsg) Infektiöse Endokarditis. Steinkopff, Darmstadt
6. Goyette EM, Palmer PW (1953) Cardiovascular lesions in arachnodactyly. Circulation 7:373
7. Grosse-Brockhoff F, Kaiser K, Loogen F (1960) Erworbene Herzklappenfehler. In: Bergmann G, Frey W, Schwiegk H (Hrsg) Herz-Kreislauf. Springer, Berlin Heidelberg New York (Handbuch der inneren Medizin 4. Aufl, Bd IX/2, S 1288)
8. Haffajee CI (1981) Chronic mitral regurgitation. In: Dalen JE, Alperts JS (eds) Valvular heart diesease. Little, Brown & Co., Boston
9. Horstkotte D, Loogen F (1987) Erworbene Herzklappenfehler. Urban & Schwarzenberg, München Wien Baltimore
10. Kaye D (1976) Infecting microorganism. In: Kaye D (ed) Infective endocarditis. University Park Press, Baltimore London Tokyo
11. Kitchin A, Turner R (1964) Diagnosis and treatment of tricuspid stenosis. Br Heart J 26:354
12. Krayenbühl HP, Rothlin M (1981) Erworbene Vitien. In: Krayenbühl HP, Kübler W (Hrsg) Kardiologie in Klinik und Praxis, Bd 2. Thieme, Stuttgart New York, S 39
13. Levy MJ, Siegel DL, Wang Y, Edwards JE (1963) Rupture of the aortic valve secondary of aneurysm of the ascending aorta. Circulation 27:422
14. Lewis MG (1965) Idiopathic medianecrosis causing aorta insufficiency. Br Med J 1:1478
15. Loogen F (1970) Indikation zum Herzklappenersatz. Verh Dtsch Ges Kreislaufforsch 36:1
16. Loogen F (1979) Erworbene Herzklappenfehler. Klinik, Diagnostik, Operationsindikation. Z Kardiol 68:619
17. Loogen F, Bostrem B, Gleichmann U, Kreuzer H (1969) Aortenstenose und Aorteninsuffizienz. Forum cardiologicum 12. Boehringer, Mannheim

18. Lüthy R, Siegenthaler W, Stille W (1975) Prophylaxe
des rheumatischen Fiebers. In: Otten H, Plempel M,
Siegenthaler W (Hrsg) Antibiotika-Fibel. Antibiotika
und Chemotherapeutika. Therapie mikrobieller Infektionen. Thieme, Stuttgart, S 808
19. Mäurer W, Mertens HM (1970) Mitralinsuffizienz bei
Marfan-Syndrom. Verh Dtsch Ges Kreislaufforschg
36:247
20. Meier G, Reindell H (1970) Die Stenosierung der
Mitralklappe. Boehringer, Mannheim
21. Mills P, Leech G, Davies M, Leatham A (1978) The
natural history of a non-stenotic bicuspid aortic valve.
Br Heart J 40:951
22. Niederer W (1980) Klinik, Haemodynamik, Ventrikelfunktion und Langzeitprognose bei Patienten mit prothetischen Herzklappen. Habilitationsschrift
23. Pape LA (1981) Pathogenesis and etiology of valvular
heart disease. In: Dalen JE, Alpert JS (eds) Valvular heart disease. Little, Brown & Co., Boston, p 1
24. Roberts WC (1970) The structure of the aortic valve in
clinically isolated aortic stenosis. Circulation 42:91
25. Roberts WC (1978) Characteristics and consequences of
infective endocarditis (active or healed or both) learned
from morphologic studies. In: Rahimtoola SH (ed) Infective endocarditis. Grune & Stratton, New York San
Francisco London, pp 55–123
26. Roberts WC, Perloff JK (1972) Mitral valvular disease.
A clinicopathologic survey of the conditions causing the
mitral valve of function abnormally. Ann Intern Med
77:939
27. Schölmerich P (1960) Erkrankungen des Endokards. In:
Bergmann G, Frey W, Schwiegk H (Hrsg) Herz- und
Kreislauf. Springer, Berlin Heidelberg New York (Handbuch der Inneren Medizin 4. Aufl, Bd IX/2, S 544)
28. Silverman ME, Hurst JW (1973) The mitral complex:
Clues to its afflictions. In: Likoff W (ed) Cardiovascular
clinics, vol 5, No 2, Valvular heart disease. Davis, Philadelphia, p 37
29. Stollerman GH (1975) Rheumatic fever and streptococcal infection. Grune & Stratton, New York
30. Taranta A, Kleinberg E, Feinstein AR (1964) Rheumatic
fever in children and adolescents. A long-term epidemiologic study of subsequent prophylaxis, streptococcal
infections and clinical sequelae. V. Relation of the rheumatic fever recurrence rate per streptococcal infection to
preexisting clinical features of patients. Ann Intern Med
60 Suppl 5:58
31. Viart P, Gallez A (1978) Incidence and prognosis of
rheumatic carditis in an Belgian hospital. A ten-year review (1965–1974). Eur J Cardiol 7:189
32. Wannamaker LW, Kaplan EL (1962) The modern face
of rheumatic fever. Cardiovasc Clin 5:2
33. Watson RF, Rothbard S (1962) Experimental studies in
rheumatic fever. Progr cardiovasc Dis 4:464
34. Wood P (1968) Disease of the heart and circulation, 3rd
edn. Eyre & Spottiswoode, London

2.3 Epidemiologie der koronaren Herzerkrankung

E. Zeitler

Die ‚Koronarsklerose' ist keine Errungenschaft der
Neuzeit. Pathologisch-anatomische Untersuchungen an mumifizierten Leichen aus der vorchristli-
chen Zeit in China zeigen, daß die Koronararteriosklerose offenbar schon seit Jahrtausenden zu den
zum Tode führenden Leiden des Menschen gehört.

William Heberden (1710–1801) gab 1768
die klassische Beschreibung der Angina pectoris
[6]. Die Entdeckung des Kreislaufs, der Elektrokardiographie und der Röntgendiagnostik haben zu einer zunehmend naturwissenschaftlichen und exakten Bewertung klinischer Zeichen und ihre Korrelation zu degenerativen Herzerkrankungen beigetragen.

Die koronare Herzerkrankung hat in den Jahrzehnten nach dem Zweiten Weltkrieg weltweit zuge-
nommen [1]. In Finnland und den Vereinigten Staaten von Amerika hat sie epidemieartige Ausmaße
angenommen. Nach einer WHO-Studie ist sie die
wesentlichste Todesursache in den Ländern mit
westlicher Zivilisation [16, 18].

Bei der Arteriosklerose unterscheidet man zwischen der physiologischerweise auftretenden Degeneration und Verhärtung der menschlichen Arterienwand (Physiosklerose) und den pathologischen
Veränderungen der Gefäßwand (Pathosklerose).
Die Physiosklerose des Menschen läuft schicksals-
mäßig ab und charakterisiert einen normalen Alterungsprozeß, der allein für sich keinen Krankheits-
wert darstellt. Erst die Pathosklerose als eigene
Krankheit mit entsprechenden lumeneinengenden
Veränderungen durch die Ablagerung von Blut-
plättchen und Gerinnungsthromben führt zu den
klinischen Krankheitsbildern der koronaren Herzkrankheit: der Angina pectoris und dem Myokardinfarkt. Eine seltenere Form der Koronarsklerose
zeigt sich durch Dilatation, z. T. mit einer aneurysmatischen Verbreiterung der Gefäße, welche an der
rechten Kranzarterie häufiger anzutreffen ist als an
der linken. Stenosen werden dabei vorwiegend am
Beginn oder Ende derartiger pathosklerotischer
Wandveränderungen nachweisbar [11, 13, 15].

In den Sterbestatistiken der sog. ‚Industrielän-
der' mit Luxuskonsum, häufigem Übergewicht, hohem Anteil von Fleisch in der Nahrung sowie Nikotingenuß in Form von Zigaretten stellen die Erkrankungen des Herz-Kreislauf-Systems mit über 40%
die mit Abstand häufigste Todesursache. Die Sum-

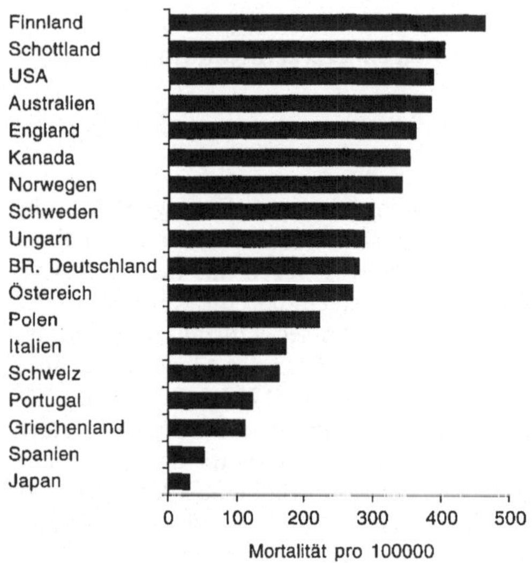

Abb. 1. Koronarmortalität nach einer 1973 durchgeführten WHO-Studie. Erfaßt wurden Männer zwischen 35 und 64 Jahren

Tabelle 2. Sterbefälle an Myokardinfarkt (MI) und sonstigen ischämischen Herzkrankheiten (IH) in der Bundesrepublik Deutschland. (Statist. Jahrbuch BRD 1992)

Gesamt	1988	1989	1990
MI	76679	76193	74153
IH	59003	58309	62960

Tabelle 3. Sterbefälle an MI und IH pro 10000 Einwohner gleichen Geschlechts (standardisierte Sterbeziffern). (Statist. Jahrbuch BRD 1992)

MI	Männer	143,5	139,1	131,4
	Frauen	99,9	99,2	93,6
IH	Männer	84,0	80,3	82,8
	Frauen	98,8	95,9	100,0

me aller Todesfälle durch bösartige Erkrankungen beträgt dagegen nur etwa 20%. Unfälle als dritthäufigste Todesursache erreichen kaum 10%.

Abbildung 1 zeigt die unterschiedliche Koronarmortalität in mehreren Staaten.

Während in der Bundesrepublik Deutschland bis 1988 eine ständige Zunahme der koronaren Herzerkrankung als Todesursache zu verzeichnen war, zeigen die standardisierten Sterbeziffern (Tabelle 2 u. 3) seither keine weitere Zunahme. Diese Trendwende ist z. T. zurückzuführen auf zielstrebige Prävention der Risikofaktoren:

− Nikotingenuß,
− Hyperchlosterinämie,
− Hypertonie,
− Übergewicht und
− Erhöhung der Triglyzeridwerte.

Vielfältige Initiativen sind ergriffen worden mit dem Ziel, die Risikofaktoren im individuellen Leben und bei ganzen Bevölkerungsgruppen positiv zu beeinflussen. Grundlage hierfür waren auch die Klassifikationen der WHO 1958, 1959 [20, 21].

Internationale epidemiologische Studien − so z. B. die ‚Framingham-Studie‘ [10] und die ‚Basler Studie‘ [17] − haben dazu beigetragen, die Bedeutung der Risikofaktoren zu erkennen, ohne eine Hauptursache für die koronare Herzkrankheit belegen zu können.

Als ‚Risikofaktor‘ werden diejenigen Einflußfaktoren definiert, die so häufig gleichzeitig mit ei-

ner Krankheit zusammen auftreten, daß ein ursächlicher Zusammenhang anzunehmen ist. Man unterscheidet dabei insbesondere zwischen den unbeeinflußbaren oder genetischen und den sogenannten ‚beeinflußbaren Risikofaktoren‘:

− Nikotin   − insbesondere das Zigarettenrauchen,
− Hyperlipämie − insbesondere Hypercholesterinämie,
− Hypertonie   − Werte über 160 mmHg systolisch und 90 mmHg diastolisch,
− Übergewicht und Bewegungsmangel,
− Risikoreiche Verhaltensweisen. Diese werden unter dem Begriff der ‚Typ A‘-Persönlichkeit zusammengefaßt.

Das ‚Typ A‘-Verhalten ist charakterisiert durch exzessive Aggression, Eile und Konkurrenzverhalten im Überwinden jeglicher Barrieren in der Gemeinschaft. Das Gegenteil ist das ‚Typ B‘-Individuum, das als ‚entspannt, gelassen, sanft und genügsam reagierend‘ bezeichnet wird.

Das Risiko einer koronaren Herzkrankheit ist beim Typ ‚A‘ zwei- bis zweieinhalbmal größer als bei ‚Typ B‘-Persönlichkeiten [9, 14].

Innerhalb der Patienten mit koronarer Herzkrankheit ist bei Patienten mit mehreren Risikofaktoren ein zunehmend potenzierender Faktor festzustellen [1, 10].

Bei Personen unter 40 Jahren kommt die Rolle des Risikofaktors bei der koronaren Herzkrankheit insbesondere dem Zigarettenkonsum und erhöhten Cholesterinwerten zu [15, 16].

Die Erhöhung des LDL (Low-density-Lipoproteins) bei gleichzeitiger Senkung von HDL-Cholesterin (High-density-Lipoproteins) spricht für ein besonders hohes KHK-Risiko [4].

Unabhängig von den Sterbestatistiken ist eine hohe Prävalenz der koronaren Herzerkrankung bestimmter Bevölkerungsgruppen in der Morbiditätsstatistik vorhanden, die sich nachhaltig auf Berufsfähigkeit und Invalidität auswirkt. Wiederholungsuntersuchungen mit Methoden, die z. T. hinsichtlich ihrer Indikation deckungsgleich sind oder sich zumindest überlappen, führen zweifelsfrei auch zu einer Kostensteigerung, die einer klareren Steuerung bedarf. Überwiegend begegnet die gegenwärtige Medizin diesen Krankheiten durch intensivere Diagnostik und aktivere Therapie. Sie beginnt bei der ‚cardiac intensive care‘, schließt die Koronarographie [11, 18, 22], die Koronarchirurgie [2, 3, 12] und die koronare Angioplastie [5, 13, 15] ein.

Bei diesen therapeutischen Maßnahmen stellt die Koronarchirurgie mit dem aortokoronaren Venen-Bypass durch Implantation von körpereigener Vena saphena [3, 8] und der Mammaria-Bypass das wesentliche operative Verfahren dar, welches die Revaskularisation des Myokards durch Implantation eines frei präparierten Endes von Ästen der A. mammaria interna [2] abgelöst hat. Die perkutane transluminale koronare Angioplastie (PTCA) [5, 13] hat die therapeutischen Möglichkeiten erweitert und wird heute in gleicher Häufigkeit wie die Operation eingesetzt.

Der Einsatz sowohl der revaskularisierenden Koronarchirurgie als auch der rekanalisierenden Ballonangioplastie und ihrer Modifikationen ist, neben ihrer therapeutischen Absicht zur Behandlung der Angina pectoris und dem Ziel einer möglichen Lebensverlängerung, vorwiegend im Sinne einer Sekundärprävention anzusehen, um den natürlichen Verlauf der Koronarsklerose zu verlangsamen und das Auftreten lebensbedrohender Komplikationen zeitlich hinauszuschieben.

Diese wesentlichen therapeutischen Ziele müssen jedoch ergänzt werden durch die individuelle Ausschaltung der Risikofaktoren und, generell, die Intensivierung der Präventivmedizin, damit die Inzidenz der koronaren Herzerkrankung, die nachhaltig durch eine Änderung der Lebensgewohnheiten beeinflußbar ist, auch gesellschaftlich zum Tragen kommt.

Bisher besteht jedoch kein Zweifel daran, daß die subjektive Bereitwilligkeit für ein hohes Engagement bei der Änderung der Lebensgewohnheiten bei den Patienten am größten ist, die bereits einen Myokardinfarkt durchgemacht haben, oder denen eindeutige objektive Befunde für die Existenz ihrer Koronarsklerose, z. B. im Koronarogramm, vor Augen geführt werden können.

Insofern ist der Einsatz der diagnostischen Verfahren, wie sie mit Röntgenstrahlen im Rahmen der Koronarangiographie, der Cine-CT oder Radionukliden im Rahmen der Myokardszintigraphie möglich sind, als aktive Maßnahmen auch zur konservativen Therapie und Prävention gegen die Komplikationen der koronaren Herzkrankheit anzusehen.

Anhaltende epidemiologische Erfassung selektierter Bevölkerungsgruppen bleibt daher eine wesentliche Aufgabe der Medizin, um den Einfluß der Lebensgewohnheiten auf das Krankheiten-Spektrum zu erfassen.

Da auch im Rahmen aller bildgebenden Diagnostik die Anamnese, das Persönlichkeitsprofil und der gesamtklinische Aspekt in die Interpretation einfließen sollen, bleibt, auch für den Radiologen, die Notwendigkeit bestehen, den koronarkranken Patienten gesamtheitlich zu sehen, auch wenn Teile der bildgebenden Diagnostik nicht von ihm selbst ausgeführt werden.

Literatur

1. Epstein FH (1971) International trends in coronary heart disease epidemiology. Am Clin Res 3:293
2. Favaloro RJ, Effler DB, Groves LK et al (1967) Myocardial revascularization by internal mammary artery implantat procedures. J Ther Cardiovasc Surg 54:359–370
3. Favaloro RJ (1969) Saphenous vein graft in the surgical treatment of coronray artery disease. J Ther Cardiovasc Surg 58:178
4. Gordon T, Castelli WP, Jortland MC, Kannel WB (1978) The prediction of coronary heart disease by high-density and other lipoproteins: A historical perspective. In: Rifkind BM, Levy RJ (eds) Hyperlipidemia, diagnosis and therapy. Grune & Stratton, New York, p 71
5. Grüntzig A, Hirze H, Göbel N, Gattiger R, Turina M et al (1978) Die perkutane transluminale Dilatation chronischer Koronarstenosen. Schweiz Med Wochenschr 108:1721–1723
6. Heberdeen W (1768) Some account of a disorder of the breast. Med Trans Coll Phys 2:59
7. Heberer G (1978) Die Arteriosklerose als chirurgische Aufgabe. TM-Verlag, München
8. Hegemann G, Gall F, Bachmann K, Kaltenbach M (1970) Direkte Rekonstruktion bei Koronarsklerose durch aorto-koronaren Venen-Bypass. Dtsch Med Wochenschr 95:662–666

9. Jenkins CD, Rosenman RH, Zysanski SJ (1974) Prediction of clinical coronray heart disease by a test for coronary prone behaviour pattern. New Engl J Med 290:1271

10. Kannel WB, Castell WP, McNamara PW (1967) The coronary profile: 12 year follow-up in the Framingham study. J Occup Med 9:611

11. Kober G, Martin KL, Bartelt KM, Kaltenbach M (1976) Die koronare Herzerkrankung. AEOPUS-Verlag, Frankfurt/Main

12. Linder F (1966) Möglichkeiten der cardiovaskulären Chirurgie. Dtsch Med Wochenschr 115:508

13. Meier B (1987) Coronary angioplasty. Grune & Stratton, New York

14. Rosenman RH, Friedman M (1977) Modifying type A behaviour pattern. J Psychosom Res 21:323

15. Roskamm H, Reindell H (1982) Herz-Krankheiten. Pathophysiologie, Diagnostik, Therapie. Springer Berlin Heidelberg New York

16. Ross R (1988) The pathogenesis of atheroscleroses. In: Braunwald E (Hrsg) Heart disease. Saunders, Philadelphia London Toronto

17. Schweizer W (1981) Koronare Herzkrankheit In: Widmer LK, Stähelin HB, Nissen C, Da Silva A (Hrsg) Venen-Arterienkrankheiten, koronare Herzkrankheit bei Berufstätigen. Basler Studie I–III. Huber, Bern Stuttgart Wien

18. Seipel L, Jehle J (1987) Die koronare Herzkrankheit. In: Siegenthaler W, Kaufmann W, Hornbostel H, Waller HD (Hrsg) Lehrbuch der Inneren Medizin. Thieme, Stuttgart New York, S 12–22

19. Statistisches Jahrbuch 1992 Bundesrepublik Deutschland. Metzler/Poeschel, Stuttgart

20. World Health Organisation (1958) Classification of atherosclerotic lesions report. Wrld Hlth Org Techn Rep Ser 143, Genf

21. World Health Organisation (1959) Hypertension and coronary heart disease. Classification and criteria for epidemiological studies. Wrld Hlth Org Techn Rep Ser 168, Genf

22. Zeitler E, Maresta A (1971) Die Entwicklung zur selektiven Coronarangiographie. Radiologie 11:329–338

2.4 Entzündliche Erkrankungen des Herzens

H. Eichstädt, O. Danne und W. Stock

2.4.1 Endokarditis

Die Epidemiologie der entzündlichen Herzerkrankungen hat in den letzten Jahren einen erheblichen Wandel erfahren. Für das rheumatische Fieber haben zahlreiche Studien einen deutlichen Rückgang der Inzidenz und Prävalenz in den Zivilisationsländern feststellen können. So ging die Inzidenzrate pro 100000 Einwohner in einer USA-Studie von 20% zwischen 1935 und 1949 auf 3% zwischen 1965 und 1978 zurück. Die Entwicklung zeichnet sich vor allen Dingen in den industrialisierten Staaten ab, trotzdem die Pharyngitis mit Streptokokken der Gruppe A eine häufige Erkrankung geblieben ist. Für diese Entwicklung werden neben dem Einsatz von Antibiotika zur Behandlung und Prävention der Streptokokkeninfektion auch Veränderungen in der Virulenz und den Serotypen der Streptokokken sowie die verbesserten sozialen Verhältnisse verantwortlich gemacht. Trotzdem ist die rheumatische Herzerkrankung immer noch die führende Todesursache bei Herzerkrankungen in der Altersgruppe zwischen 5 und 24 Jahren. Derzeit muß man beim akuten rheumatischen Fieber je nach geographischer Lage und der untersuchten Population von einer Inzidenz zwischen 3 und 81 pro 100000 Schulkinder rechnen. Das rheumatische Fieber tritt in etwa 3% der Patienten mit einer Streptokokkenpharyngitis mit bestimmten virulenten Gruppe A-Streptokokken auf. Patienten mit einer schwachen Antistreptolysin-O-Antwort werden dabei deutlich seltener betroffen (weniger als 1%), wobei Patienten mit starken Antworten häufiger betroffen werden (>5%). Bisher konnten keine Unterschiede in der Empfänglichkeit für ein rheumatisches Fieber hinsichtlich Geschlecht, Rasse oder ethnischer Gruppe dargestellt werden. Die Wiederholungsrate nach dem ersten Schub eines rheumatischen Fiebers ist erheblich und beträgt etwa 50% während des ersten Jahres. Bei der Frage nach einer genetischen Prädisposition konnten keine Korrelationen zwischen den konventionellen HLA-Genotypen und dem rheumatischen Fieber festgestellt werden. Allerdings konnte eine Studie ein bestimmtes B-Zellalloantigen in 75% mit rheumatischem Fieber nachweisen im Vergleich zu 16,5% in einer Population gesunder Individuen. Zwillingsstudien konnten eine geringere Konkordanz des rheumatischen Fiebers bei Zwillingen zeigen (<20%) als dies bei anderen Infektionserkrankungen wie z.B. Tuberkulose oder Poliomyelitis nachweisbar ist. Insgesamt muß man das rheumatische Fieber auch heute noch als ein ernsthaftes gesundheitspolitisches Problem betrachten, besonders in den Ländern der dritten Welt.

Die genaue Inzidenz der bakteriellen Endokarditis ist schwer festzustellen, weil die Kriterien für ihre Diagnose unterschiedlich gehandhabt werden. Man muß davon ausgehen, daß eine bakterielle Endokarditis in etwa 1‰ der Krankenhausaufnahmen vorliegt. Epidemiologisch ist das mittlere Alter der Patienten mit einer bakteriellen Endokarditis in den letzten 30 Jahren konstant angestiegen. Während 1920 das mittlere Alter unter 30 Jahren lag,

lag es 1980 über 50 Jahren. Nur etwa 26% der Patienten waren 1980 jünger als 30 Jahre und 21% sind älter als 60 Jahre. Einen wichtigen Faktor bei dieser Entwicklung stellt die zunehmende Häufigkeit von nosokomial erworbenen infektiösen Endokarditiden im Rahmen von invasiven Diagnostik- und Therapieverfahren dar. Das Geschlechtsverhältnis von Frauen zu Männern in der Häufigkeit der infektiösen Endokarditis beträgt etwa 2 : 3. Die Häufigkeit einer rheumatischen Herzerkrankung als vorbestehende Erkrankung liegt zwischen 37 und 76% der Patienten mit bakterieller Endokarditis, wobei ein angeborener Herzfehler bei 6–24% der Patienten vorliegt.

2.4.2 Myokarditis

Als häufigste Ursache für eine Myokarditis oder eine Perimyokarditis werden in Europa und Nordamerika Virusinfektionen angenommen. Die Inzidenz der viralen Infektionen oder der myokardialen Beteiligung ist aufgrund der schwierigen Diagnostik unbekannt. Zwischen 1972 und 1979 hat die WHO folgende Verteilung kardiovaskulärer Symptome bei Virusinfektionen angegeben: 2,9% der Patienten mit Coxsackie-B-Virusinfektionen, 2,6% der Patienten mit Zytomegalievirusinfektionen, 1,4% der Patienten bei Influenza-B-Virusinfektionen, 1,2% der Patienten mit Influenza-A-Virusinfektionen, 1,2% der Patienten mit Parainfluenzavirusinfektionen, 1,1% der Patienten mit Echovirusinfektionen, 0,4% der Patienten mit Respiratorysizilialvirusinfektionen, und 0,4% der Patienten mit Herpes-simplex-Virusinfektionen. Man schätzt, daß etwa 5% oder mehr aller Virusinfektionen einen bestimmten Grad einer assoziierten kardialen Beteiligung haben. Die Prävalenz der Myokarditis mit angenommener viraler Genese reicht von 2,3% bis 5% bei Autopsien. Verschiedene Faktoren beeinflussen sowohl die Inzidenz als auch den Schweregrad einer viralen Myokarditis, wie dies beim Ausbruch von Virusepidemien auch der Fall ist. Während einer Epidemie mit Coxsackie-B-5-Virusinfektionen in England wurden in 5% Symptome einer kardialen Beteiligung festgestellt. Die höchste Inzidenz der Myokarditis findet man in der Neonatalperiode und im Säuglingsalter. Die Häufigkeit vermindert sich im frühen Kindesalter, beginnt aber dann im späten Kindesalter und in der Adoleszenz erneut anzusteigen. Auch bei den Myokarditiden bestehen erhebliche regionale Unterschiede, wie z.B. in Südamerika die bei uns praktisch nicht vorkommende Chagaskrankheit eine häufige Ursache einer Myokarditis darstellt.

Insgesamt zeigt die Epidemiologie der entzündlichen Herzerkrankungen einen deutlichen Wandel in den letzten Jahrzehnten, sowie eine erhebliche Abhängigkeit von der geographischen Lage, der Jahreszeit und auch den wirtschaftlichen und sozialen Verhältnissen.

Literatur

1. Argarwall BL (1981) Rheumatic heart disease unabated in developing countries. Lancet 2:910
2. Bisno AL (1985) The rise and fall of rheumatic fever. JAMA 254:538
3. Eichstädt H, Maisch B, Wessely B, Kochsiek K (1979) Untersuchungen zum Formenwandel der infektiösen Endokarditis. Med Welt 30:727
4. Gordis L (1985) The virtual disappearance of rheumatic fever in the United States; Lessons in the rise and fall of diseases. Circulation 72:1155
5. Horstkotte D, Bodnar E (1991) Infective Endocarditis. ICR Publishers, London
6. Maisch B, Eichstädt H, Kochsiek K (1983) Immune reactions in infective endocarditis. Clinical data and diagnostic relevance of antimyocardial antibodies. Am Heart J 106:329
7. Markowitz M (1985) The decline of rheumatic fever, role of medical intervention. J Pediatr 106:545
8. Stollermann GH (1982) Global changes in group A streptococcal diseases and stategies for their prevention. Adv Intern Med 27:373

2.5 Herzinsuffizienz

R. FELIX und R. LANGER

2.5.1 Definition

Die Herzinsuffizienz ist definiert als Unfähigkeit des Herzens, das vom Organismus benötigte Blutvolumen zu fördern [12, 13]. Es werden unterschieden:

- Linksherzinsuffizienz,
- Rechtsherzinsuffizienz
- und globale Herzinsuffizienz.

2.5.2 Ursachen

Einer Herzinsuffizienz können mechanische oder biochemische Ursachen zugrunde liegen.

Primär mechanisch bedingte Herzinsuffizienz. Hierbei werden unterschieden: Veränderungen des peripheren oder pulmonalen Kreislaufes als Ursache für eine Herzüberlastung:

- chronische Druck*über*lastung des Myokards durch erhöhten Widerstand im *großen* Kreislauf bei Hypertonie;
- chronische Druck*über*lastung des Myokards durch Widerstandserhöhung im *kleinen* Kreislauf;
- chronische Volumen*über*lastung bei erhöhtem Blutdurchfluß in der Peripherie (Anämie, Hyperthyreose, AV-Fistel).

Auch Veränderungen am Herzen selbst können die primäre Ursache einer chronischen Myokardüberlastung sein:

- Faserüberlastung durch Myokardausfall mit Myokardfibrose. Ursächlich kommen in Betracht: eine Koronarsklerose, ein Zustand nach Herzinfarkt, eine entzündliche Veränderung der Koronarien, eine Folge einer Myokarditis oder eines Herztraumas;
- Herzklappenfehler mit chronischer Druckund/oder Volumenüberlastung;
- Bradykarde Rhythmusstörungen mit chronischer Volumenüberlastung des Myokards;
- Perikardveränderungen oder Endomyokardveränderungen mit konsekutiver Beeinträchtigung der „Bewegungsfreiheit" des Myokards (konstriktive Perikarditis, Endomyokardfibrose, Endokarditis fibroplastica Löffler).

Primär biochemisch bedingte Herzinsuffizienz. Hierzu zählen die meisten Formen der Kardiomyopathien, die chronisch verlaufen. Selten treten auch relativ akute Herzinsuffizienzen durch Pharmaka oder durch Elektrolytstörungen auf.

Kardiomyopathien
- idiopathisch;
- endokrin (Hyperthyreose, Akromegalie, Phäochromozytom, Hyperinsulinismus, Karzinoid);
- infiltrativ (Amyloidose, Neoplasien, Speicherkrankheiten, Hämochromatose);
- toxisch (Alkohol, Kobalt, Arsen);
- neurogen (progressive Muskeldystrophie);
- nutritiv (Proteinmangel, Vitaminmangel);
- familiär (idiopathische hypertrophe Formen mit obstruktiver Komponente);
- (peripartal).

Bei den pharmakologisch bedingten Herzinsuffizienzen gibt es akute und subakute Formen (β-Rezeptorenblocker, Barbiturate, Halothan) und chronische Formen (Phenothiazine).

Auch durch Elektrolytstörungen im Kalium- und Kalziumstoffwechsel kann eine Herzinsuffizienz bedingt sein.

Von den vorgenannten Ursachen sind folgende Grunderkrankungen häufig: dekompensierte Hypertonie, Koronarsklerose, dekompensiertes Herzklappenvitium.

Bei vorwiegender Rechtsherzinsuffizienz ist die häufigste Ursache die pulmonale Hypertonie.

An der nächsten Stelle der Häufigkeit stehen die diversen Formen der Kardiomyopathien.

Unterschieden werden eine *akute* Form der Herzinsuffizienz (z. B. akute Störung der Durchblutung beim Verschluß einer Koronararterie, bei Vergiftungen oder Infektionskrankheiten) und eine *chronische* Form (z. B. chronische Überlastung bei Herzklappenfehlern oder Hypertonie).

2.5.3 Pathophysiologie

Die *akute Herzinsuffizienz* entspricht einem plötzlichen Nachlassen der Kraft des Herzmuskels, es kommt zum Absinken des Schlag- und Minutenvolumens und so zu einer schlechteren Versorgung der Peripherie und des Herzens selbst. Über die Druckrezeptoren werden die sympathischen Zentren "enthemmt". Dadurch steigt die Herzfrequenz an, und die Kraft der Kontraktion wird erhöht, was sich jedoch kaum auswirken kann, da das Herz zu wenig Blut auswirft.

Falls der periphere Kreislauf völlig ungeschädigt ist, kann dies durch eine reflektorische Mobilisierung von Blut aus dem Niederdrucksystem (Venen) teilweise ausgeglichen werden. Das Herzminutenvolumen steigt bei gleichzeitigem Anstieg des Venendrucks wieder an. Somit wird der Druck in der Aorta weitgehend normal gehalten.

Es stellt sich ein neues Gleichgewicht mit gering erniedrigtem Blutdruck, Herzminutenvolumen, erhöhter Pulsfrequenz, erhöhtem Restblut im Herzen und erhöhtem Venendruck ein. Auf diese Weise wird die Peripherie bei stärkerer Ausschöpfung des Blutes ausreichend versorgt.

Bei *schwerer* Herzinsuffizienz gibt das Herz bei der diastolischen Füllung in seinem Gefüge nach (akute Dilatation). Das erhöhte Restblut im Herzen ist nicht mehr mobilisierbar, der Blutdruck kann nicht mehr auf überkritischen Höhen gehalten werden, es kommt zum Kreislaufzusammenbruch [7, 8].

Bei *chronischer* Belastung des Herzens findet sich zunächst ein Wachstum der Muskelfasern. Diese werden dicker und länger (Hypertrophie). Bei wiederholter Volumenbelastung findet man ein *harmonisches Wachstum,* z. B. beim Sportlerherz. Dieses harmonische Wachstum entspricht einer physiologischen Anpassung, eine myogene *Dilatation* liegt nicht vor [2, 5, 12–15].

Das Herz arbeitet mit mehr Restblut, durch Steigerung des Sympatikotonus wird die Kontraktionskraft erhöht, bei akuter Belastung kann durch erhöhte Wandspannung bei vermehrtem O_2-Verbrauch mehr Restblut mobilisiert werden. Das Herzminutenvolumen in Ruhe entspricht dem Untrainierten, kann aber bei Arbeit stärker gesteigert werden.

Im Stadium I ist bei *chronischer Drucküberlastung,* wie bei arterieller Hypertonie, das Wachstum *konzentrisch,* das Fassungsvermögen und die Restblutmenge werden nicht erhöht. Das harmonische Wachstum des Herzens (z. B. Sportlerherz) ist begrenzt, bei permanenter übermäßiger *Volumenüberlastung* kommt es nach dem Überschreiten des kritischen Herzgewichtes nach LINZBACH (500 g) [9, 10] zu einem Übergang der Hypertrophie in eine Hyperplasie, d. h. die Zahl der Muskelfasern und die Zahl der Kapillaren nehmen zu [4, 7, 8]. Bei der Hyperplasie ändern sich die physikochemischen Eigenschaften des Actomyosins, der Wirkungsgrad der oxydativen Phosphorylisierung vermindert sich. Im Stadium II geben derartig geschädigte Muskelfasern dem erhöhten Innendruck nach; das Herz wird *dilatiert.* Bei der Dilatation kommt es nach LINZBACH zur „Gefügedilatation" [9]. Die erhöhte Restblutmenge ist im Gegensatz zum Sportlerherz *nicht* mobilisierbar. Die Leistungsbreite des Herzens ist stark eingeschränkt, bereits bei leichter körperlicher Belastung wird das Herzminutenvolumen unzureichend.

Bei der Herzinsuffizienz mit erhöhtem Venendruck tritt in aufrechter Position und bei Arbeit vermehrt Flüssigkeit aus der Blutbahn ins Interstitium aus, so daß Ödeme auftreten. Hierdurch erhöht sich die Aldosteronausschüttung (Natrium- und Wasserretention) [3, 6]. Es kommt sodann in Ruhe dazu, daß die Blutmenge höher ist als es der Herzgröße entspricht, der Venendruck steigt auch in Ruhe (im Liegen) an. Die Erhöhung der Blutmenge zeigt sich deutlich an der Erweiterung der Lungengefäße im Liegen, da die Gesamtkapazität der Lungengefäße kleiner ist als die des großen Kreislaufes.

Bei vorwiegender *Links* herzinsuffizienz wirft der linke Ventrikel zeitweise weniger Blut aus als der rechte, Blut wird vermehrt in den Thorax verlagert, der Druck in den Lungengefäßen steigt an.

Bei der Linksherzinsuffizienz kommt es zu einer Lungenstauung, da das rechte Herz zu Beginn normal arbeitet. Wenn die Volumenbelastung des Pulmonalkreislaufes das 2- bis 3fache des normalen erreicht hat, kommt es sekundär zu einer Rechtsherzbelastung durch Druckanstieg in der Lunge [1].

Bei einer *Rechts* herzinsuffizienz erfolgt eine Verlagerung der Blutmenge in den großen Kreislauf, bei sekundärer Zunahme der Gesamtblutmenge steigt der Venendruck auch in Ruhe an.

Wenn das kritische Herzgewicht nach LINZBACH überschritten wird, wird die Sauerstoffversorgung ungenügend, da eine dauernde Belastung des Herzens bei ungünstigen Kontraktionsbedingungen und hohem Bedarf vorliegt. Der Sauerstoffdruck des Gewebes nimmt ab, es kommt zu „Ernährungsstörungen" des Herzens und Ausfall von einzelnen Herzmuskelfasern, die bindegewebig ersetzt werden.

Durch den Ausfall der Herzmuskelfasern wird die Herzinsuffizienz verstärkt.

Durch die Insuffizienz verschlechtert sich die Versorgung des Gewebes; es kommt zu einem Circulus vitiosus. Schließlich tritt eine Ruheinsuffizienz ein [7, 8, 10, 11, 15, 16].

Bei einer Rechtsherzinsuffizienz wird das vor dem insuffizienten gestauten rechten Ventrikel liegende Blut durch die Venen und Kapillaren des großen Kreislaufs aufgefangen, eine sekundäre Linksherzinsuffizienz tritt nicht ein.

2.5.4 Klinik

Folgende *klinische* Befunde finden sich bei der manifesten Herzinsuffizienz [13].

Bei Linksherzinsuffizienz mit Lungenstauung: Dyspnoe, Zyanose, nächtlicher Husten, basale Rasselgeräusche, Lungenödem.

Bei Rechtsherzinsuffizienz mit Rückstau in den großen Kreislauf: sichtbare Venenstauung, gastrointestinale Störungen wie Stauungsgastritis, Lebervergrößerung, eventuell „cirrhose cardiaque". Ödeme in den abhängigen Körperpartien, Aszites, Proteinurie, Belastungsdyspnoe.

Klinisch werden 4 Schweregrade der Herzinsuffizienz nach der American Heart Society unterschieden:

– keine Beschwerden bei den Belastungen des täglichen Lebens;
– geringe Leistungsminderung, leichte Beschwerden bei den täglichen Belastungen;

- erhebliche Leistungsminderung bei den täglichen Belastungen;
- Ruhedyspnoe, die Patienten sind bettlägerig.

Die Röntgenmorphologie der Myokardinsuffizienz wird unter „Kardiologische Krankheitsbilder" abgehandelt.

Literatur

1. Braunwald E, Ross J jr (1963) Ventricular end-diastolic pressure: Appraisal of its value in the recognition of ventricular failure in man. Am J Med 34:147
2. Braunwald E, Sonnenblick EH, Ross J jr, Glick G, Epstein SE (1967) An analysis of the cardiac response to exercise. Circ Res 20, I:44
3. Beck D, Siegenthaler W (1965) Die Nierenfunktion bei Herzinsuffizienz und nach Rekompensation. Schweiz Med Wochenschr 95:260
4. Büchner F (1971) Herzhypertrophie und Herzinsuffizienz in der Sicht der modernen Pathologie. Dtsch Med Wochenschr 96:146
5. Ekelund LG, Holmgren A (1967) Central hemodynamics during exercise. Circ Res 20, I:33
6. Heller BJ, Jacobson WE (1950) Renal hemodynamics in heart disease. Am Heart J 39:188
7. Hort W (1967) Funktionelle Morphologie der akuten Herzinsuffizienz. Verh Dtsch Ges Pathol 51:114
8. Hort W (1968) Morphologie der akuten und chronischen Herzdilatation und Herzinsuffizienz. Verh Dtsch Ges Kreislaufforsch 34:1
9. Linzbach AJ (1950) Die quantitative Anatomie des normalen und vergrößerten Herzens im Hinblick auf die Herzinsuffizienz. Verh Dtsch Ges Kreislaufforsch 16:43
10. Linzbach AJ (1967) Funktionelle Morphologie der chronischen Herzinsuffizienz. Verh Dtsch Ges Pathol 51:124
11. Lüthy E (1961) Die Rechtsinsuffizienz des Herzens. Schweiz Med Wochenschr 91:433
12. Roskamm H, Blümchen G, Fiebig H, Schnellbacher K, Wink K, Pabst K, Schollmeyer P, Lösel E, Weidemann H, Reindell W (1972) Hämodynamik und „Kontraktilitätsreserve" bei Myokardiopathien. Dtsch Med Wochenschr 97:1981
13. Roskamm H, Reindell H (1982) Herzkrankheiten. Springer, Berlin Heidelberg New York

3 Methoden zur radiologischen Diagnostik des Herzens

S. Beyer-Enke, G. Blümchen, H. Eichstädt, R. Felix, R. Langer, R. Rienmüller,
H. C. Rücker (†), S. Sachtleben, T. Schmidt, U. Speck, T. Störk, A. Weikl und E. Zeitler

INHALT

3.1 Konventionelle Radiologie

R. Felix und R. Langer

3.1.1 Herzfernaufnahme

- p.a.-Strahlengang,
- linksanliegendes Seitenbild,
- erste (rechte) schräge Projektion (Fechterstellung),
- zweite (linke) schräge Projektion (Boxerstellung).

Am Anfang der konventionellen radiologischen Diagnostik des Herzens steht die Thoraxübersichtsaufnahme in posterior-anteriorem (p.a.) und seitlichem Strahlengang, die linksanliegend durchzuführen ist. Da die Herzgröße bei allen pathophysiologischen und klinischen Betrachtungen entscheidend ist, wird unbedingt eine größenrichtige und v.a. auch reproduzierbare Abbildung des Herzens angestrebt. Ein Fokus-Film-Abstand von mindestens 2 m muß eingehalten werden. Man vermeidet so die sog. zentrale Projektion, d.h. die Aufnahme wird in nahezu parallelem Strahlengang angefertigt, und die Abbildung der Herzgröße entspricht daher nahezu einer 1:1-Darstellung des Herzens. Zu beachten ist dabei, daß der Patient möglichst nahe an den Film herangebracht wird, also mit dem Brustbein zum Film steht, um eine projektionsbedingte pathologische Vergrößerung des Herzens zu vermeiden (Abb. 1a, b, s. S. 36).

Die seitliche Aufnahme ist linksanliegend durchzuführen, ebenfalls um eine aufnahmetechnisch bedingte Vergrößerung des Herzens zu vermeiden.

Da die Abstandgröße von 2 m im Liegen i. allg. nicht durchführbar ist (wegen der mangelnden Raumhöhe in Röntgenabteilungen), hat sich die alte Zielsetzung, die Aufnahme im Liegen durchzuführen (vermehrter Zufluß zum Herzen) nicht durchsetzen lassen und wird praktisch nicht mehr verfolgt.

Die Herzfernaufnahme soll in mittlerer bzw. leicht erreichbarer Inspirationslage (nicht forcierte Inspiration) angefertigt werden. Gleichzeitig muß darauf geachtet werden, daß der Patient nicht unwillkürlich sein Valsalva-Manöver durchführt. Durch eine derartige Preßatmung wird der venöse Rückfluß zum Herzen vermindert, so daß es kleiner erscheinen kann als es der Wahrheit entspricht.

Um bei Verlaufskontrollen Vergleiche der Herzgröße durchführen zu können, soll die Zentrierung der Röhre immer gleich sein, d.h. auf Filmmitte (6. BWK). Bei der Beurteilung von Vergleichsaufnahmen muß darauf geachtet werden, daß der Zwerchfellstand gleich hoch ist.

Bei bestimmten Fragestellungen kann die Herzfernaufnahme im p.a.- und linksanliegenden seitlichen Strahlengang durch Aufnahmen in rechter und linker vorderer Schrägstellung ergänzt werden (Abb. 1c–f). Im rechten vorderen Schrägbild dreht sich der Patient mit der rechten Schulter 45–60° zum Film. Folgende Strukturen sind vorne randbildend erfaßt (von kranial nach kaudal):

- Aorta ascendens (unvollständig),
- pulmonale Ausflußbahn,
- linkes Herzohr, linke Herzkammer im kaudalen Bildabschnitt, wenn die rechte Einflußbahn nicht zu stark dilatiert ist und sich vor die linke Kammer schiebt.

Im linken vorderen Schrägbild dreht sich der Patient 45–60° mit der linken Schulter zum Film. Vorne randbildend werden:

- Aorta ascendens
- rechtes Herzohr
- rechte Herzkammer

Dorsal randbildend sind in der rechten Schrägprojektion:

- der Aortenbogen und die Aorta descendens,
- der linke Vorhof
- der kaudale Teil des rechten Vorhofes
- die V. cava inferior

In der linken Schrägprojektion:

- Die Aorta descendens,
- der linke Vorhof,
- die linke Herzkammer.

Eine Vergrößerung des *linken* Vorhofes im Retrokardialraum wird in der rechten oder *linken* vorderen Schrägprojektion sowie im Seitbild, besonders

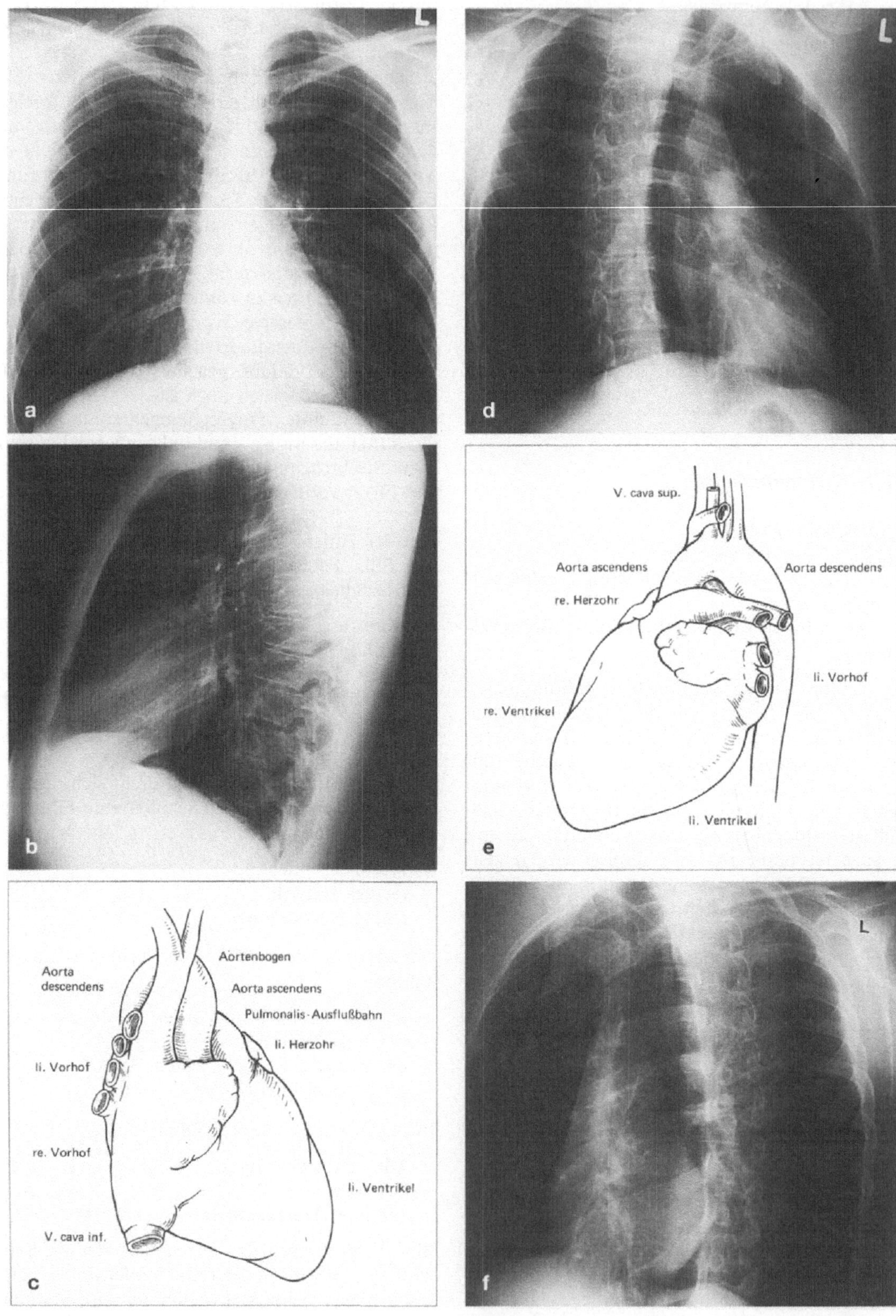
L
a
b
c
Aorta
descendens
Aortenbogen
Aorta ascendens
Pulmonalis - Ausflußbahn
li. Herzohr
li. Vorhof
re. Vorhof
li. Ventrikel
V. cava inf.
d
L
e
V. cava sup.
Aorta ascendens
Aorta descendens
re. Herzohr
li. Vorhof
re. Ventrikel
li. Ventrikel
f
L

nach Kontrastmittelfüllung des Ösophagus, deutlich. Man muß sich dabei immer vergegenwärtigen, daß der linke Vorhof bei nicht sehr starker Vergrößerung im kranialen Abschnitt der dorsalen Herzzirkumferenz liegt.

3.1.2 Herzgrößenbestimmung

Die Messung der Herzgröße wird in der konventionellen Herzfernaufnahme bei Verlaufsbeobachtungen vorgenommen. Wichtig ist hierbei die gleiche Projektion und Aufnahmetechnik der zu beurteilenden Röntgenaufnahmen. Nochmals hervorzuheben ist, daß die Aufnahmen bei gleichem Zwerchfellstand und gleicher Atemlage des Patienten angefertigt werden müssen.

Die geläufigste Messung ist die des Transversaldurchmessers des Herzens [3, 15, 22, 28]. Von der Thoraxmitte aus werden der größte rechte und linke Abstand von der Medianlinie gemessen und addiert. Normalerweise verhalten sich rechter zu linkem Medialabstand wie 1:2. Nach SIMON [28] beträgt der Transversaldurchmesser des Herzens in der Regel maximal 15,5 cm.

Der Herztransversaldurchmesser darf maximal die Hälfte des Thoraxtransversaldurchmessers, der vom Innenrand der Rippen in Höhe des linken Zwerchfells gemessen wird, einnehmen [6, 7].

Zur Volumenbestimmung des Herzens im konventionellen Röntgenbild sind 3 Meßwerte erforderlich; diese Volumenbestimmung hat sich jedoch in der Routinepraxis nicht durchsetzen können, da der Zeitaufwand nicht den Gewinn an Information gegenüber der einfachen Bestimmung des Herzquerdurchmessers rechtfertigt. Hinzu kommt, daß der Versuch einer exakten Volumenbestimmung sich wahrscheinlich nur im Liegen lohnen würde, um nicht durch einen verminderten Blutzustrom zum Herzen zu einer falschen Volumenangabe zu kommen. Die Untersuchung im Liegen scheitert ohnehin an den meist zu geringen Abstandsverhältnissen in den heutigen Röntgenabteilungen. Die erforderlichen 3 Meßwerte zur Volumenberechnung sind:

– Längen- und Breitenmaße im p.a.-Bild und
– Tiefenmaß im Seitbild.

Die bekannteste Bestimmung des Herzvolumens ist die nach ROHRER [25] und KAHLSTORF [13, 14], die von KLEPZIG u. FRISCH [16] vereinfacht wurde.

Die Herzvolumenbestimmung aus dem konventionellen Röntgenbild wurde weitgehend durch die nichtinvasive Echokardiographie abgelöst.

Aufnahmen bei Neugeborenen und Säuglingen werden in der Regel „im Hängen" angefertigt, d. h. die Patienten werden in einer Fixierhülle in aufrechter Position, p.a., vor den Röntgenfilm positioniert. Sofern dies technisch nicht möglich ist, muß die Aufnahme im Liegen angefertigt werden, wenn möglich in Bauchlage, um eine projektorische Vergrößerung des Herzens zu vermeiden. Wegen fehlender Kooperationsmöglichkeit sind Vergleichsaufnahmen in derselben Atemlage nicht immer möglich.

Bei immobilen Patienten müssen, insbesondere postoperativ, häufig Thoraxaufnahmen im Liegen in Rückenlage angefertigt werden. Die Forderung nach Aufnahmen in Bauchlage ist zwar aus projektionstheoretischen Gründen sicher angebracht, um das Herz filmnah zu positionieren. Im stationären Alltag ist dieser Forderung jedoch aus vielerlei Gründen (Unbeweglichkeit des Patienten und Intubation) nicht nachzukommen. Die stationären Aufnahmen werden mit transportablen Röntgengeräten, oft mit einem Fokus-Film-Abstand von 1 m angefertigt, so daß Vergrößerungsfaktoren bei der Beurteilung der Herzgröße zu berücksichtigen sind. Durch den höheren Zwerchfellstand in Rückenlage und oft durch die unzureichende Atmung wird das Herz zusätzlich in Rückenlage quergelagert und erscheint dadurch weiterhin gegenüber Aufnahmen im Stehen vergrößert [18, 22, 24]. Dies erschwert die postoperative Verlaufsbeurteilung der Herzgröße insbesondere nach Herzoperationen. Man kann diese Schwierigkeit eventuell umgehen, indem man unmittelbar präoperativ eine Herzaufnahme in Rückenlage anfertigt.

3.1.3 Bildverstärkerdurchleuchtung

3.1.3.1 Bildverstärkerdurchleuchtung, nativ

Die Thoraxdurchleuchtung sollte heute mit der Bildverstärkerfernsehkette durchgeführt werden. Bei der Herzdiagnostik hat sie als Zusatzuntersuchung zur Thoraxaufnahme in 2 oder 4 Ebenen folgende Indikationen:

◄ **Abb. 1a–f.** Thorax in 2 Ebenen: unauffälliger altersentsprechender Herz-/Lungenbefund. **a** p.a.-Aufnahme; **b** linksanliegendes Seitbild; **c–f** Thorax in rechter und linker Schrägprojektion: schematische Darstellung der rechten Schrägprojektion (**c**); rechte Schrägprojektion: Normalbefund (**d**); schematische Darstellung der linken Schrägprojektion (**e**); linke Schrägprojektion: Normalbefund (**f**)

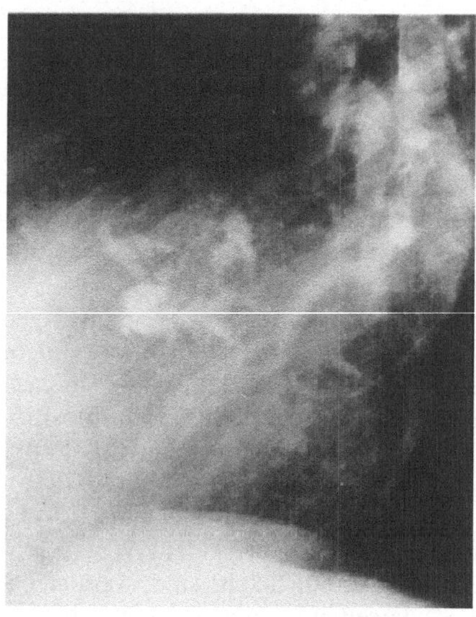

Abb. 2. Thoraxdurchleuchtung: ausgedehnte Verkalkungen der Mitralklappe

Nachweis oder Ausschluß von
- Verkalkungen der Koronararterien, des Myo- oder Perikards, der Herzklappen bei Herzklappenvitien (Abb. 2),
- verkalkten parietalen Thromben,
- Lokalisation und Funktion von röntgendichten Herzklappenprothesen,
- Lokalisation und Beweglichkeit von Herzschrittmachersonden,
- kleineren Herzwandaneurysmen,
- pleuroperikardialen Schwielen,
- Kontraktilität an den freien Herzrändern,
- Perikardzysten,
- (Fremdkörpern).

Weiterhin kann die Thoraxdurchleuchtung zusammen mit dem Ösophagusbreischluck bei Lageanomalien der Aorta sowie der Abgänge der supraaortischen Äste hilfreich sein.

3.1.3.2 Ösophagusbreischluck

Durch die enge anatomische Lagebeziehung von Herzhinterwand und Ösophagus sowie Aorta und Ösophagus hat die KM-Füllung der Speiseröhre folgende 3 Hauptindikationen:

Darstellung von
- Vergrößerungen des linken Vorhofs,
- Vergrößerungen des linken Ventrikels und
- Lageanomalien der Aorta und Abgangsanomalien der supraaortischen Äste.

Aufgrund dieser topographischen Beziehung gehört die Kontrastmittelfüllung des Ösophagus unabdingbar zur konventionellen radiologischen Herzdiagnostik [26, 27]. Nur wenn am nachfolgenden Tage eine röntgenologische Abdomenuntersuchung durchgeführt werden muß, sollte darauf verzichtet werden.

Routinemäßig sollte bei kardiologischen Fragestellungen bereits bei der Primärdiagnostik die linksanliegende Seitenaufnahme nach einem Schluck von Kontrastmittel angefertigt werden.

Bei auffälligem Befund im linken Seitbild oder der Frage nach Gefäßanomalien der Aorta und ihrer supraaortischen Äste gibt man dem Patienten einen Schluck Bariumbrei zu trinken und beobachtet den Verlauf des Ösophagus im Stehen in a.p. (p.a.), seitlichen sowie den schrägen Projektionen.

Man erkennt im a.p.- (p.a.-)Strahlengang im Normalfall am Ösophagusverlauf 2 leichte Eindellungen:

- Die 1. in Höhe des Aortenbogens von links,
- die 2. weiter kaudal in Höhe des linken Stammbronchus von links. Sie ist in der Regel geringer ausgeprägt als die erste Eindellung.

Im Seitbild komprimiert der Aortenbogen den Ösophagus von vorne, im rechten Schrägbild ebenfalls von vorne, im linken Schrägbild von hinten.

Der weitere Verlauf der Speiseröhre bis zur Kardia weist im Normalfall keine weiteren Eindellungen in der a.p.- (p.a.-)Projektion auf.

1. Hauptindikation. Der besondere Wert des Ösophagogrammes gilt der Größenbeurteilung des *linken Vorhofs* [4, 11, 12, 21, 30].

Bei einer Vergrößerung des linken Atriums wird der Ösophagus im Seitbild nach hinten verdrängt. Erst bei stärkerer Vergrößerung des linken Vorhofes kommt es in der p.a.-Aufnahme zu einer Ösophagusverlagerung nach rechts [21], in seltenen Fällen nach links. Besonderen Wert hat der Ösophagusbreischluck zur Darstellung eines vergrößerten linken Vorhofes bei der Diagnostik von Mitralklappenvitien, insbesondere der Mitralstenose.

Beim Ösophagogramm und gezielter Frage nach der Größe des linken Vorhofes sollte immer eine Aufnahme in linker Schrägstellung angefertigt werden, da der linke Vorhof in dieser Projektion dorsal konstant am deutlichsten zu sehen ist und die Speiseröhre eindellt sowie nach dorsal verlagert.

2. Hauptindikation. Auch eine Vergrößerung des *linken Ventrikels* kann den Ösophagus nach dorsal verlagern. Diese Verlagerung ist allerdings im linken Seitbild und linken Schrägbild tiefer gelegen als die durch den linken Vorhof und weist auch nicht die leichte Tendenz einer Kranialauslenkung auf. Sie ist in der Regel weniger ausgeprägt [30].

3. Hauptindikation. Eine Seitverlagerung des Ösophagus in der p.a.-Projektion ohne Dorsalverlagerung, aber mit Ventralverlagerung in der Seit- oder Schrägposition ist in den meisten Fällen durch eine *dilatierte und geschlängelt verlaufende Aorta descendens* im epiphrenischen Abschnitt verursacht.

In den frühen Jahren der konventionellen Röntgendiagnostik gab es eine ausgedehnte Betrachtung der Frage, ob die Ösophagusauslenkung aus der Medianebene nach links oder rechts im p.a.-Strahlengang ein Hinweis auf die Vergrößerung des linken oder rechten Ventrikels sein kann. Diese Betrachtungsweise ist jedoch vollständig verlassen worden, da es hierfür offensichtlich keine diagnostisch verwendbare Gesetzmäßigkeit gibt und der vorgenannte Einfluß der Aortendilatation und -elongation gerade im epiphrenischen Abschnitt größer ist als die Rechts-links-Verlagerungstendenz durch den vergrößerten linken Ventrikel.

Beim Verdacht einer *Aortenbogenanomalie,* bzw. einer Anomalie der Abgänge der *supraaortischen Äste* (A. lusoria, vgl. unten) hat der Ösophagusbreischluck ebenfalls eine Hauptindikation.

Mit dieser einfachen konventionellen Methode sind Ösophagusimpressionen durch Lageanomalie der Aorta sowie Abgangsanomalien der supraaortischen Äste erkennbar.

Ein rechtsseitiger Aortenbogen verursacht eine Eindellung der Speiseröhre in Aortenbogenhöhe von rechts. Bei einem gedoppelten Aortenbogen findet sich in gleicher Höhe eine beidseitige Ösophaguseindellung.

Bei links aus dem Aortenbogen entspringender A. subclavia dextra (A. lusoria) sieht man oberhalb des Aortenbogens eine Impression von dorsal und von links unten nach rechts oben ziehend. Meist verläuft die linksabgehende A. subclavia dextra retroösophageal, nur in seltenen Fällen vor dem Ösophagus (A. lusoria).

3.1.4 Kymographie

3.1.4.1 Flächenkymographie

Die Flächenkymographie ist ein etabliertes Verfahren der konventionellen Radiologie, um Bewegungsvorgänge bildlich darzustellen [1, 8, 17, 19, 29].

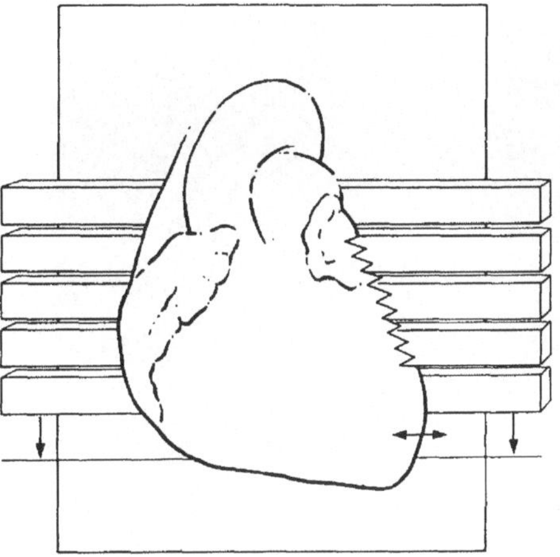

Abb. 3. Schematische Darstellung eines Kymogramms

Die Bewegungen aller randbildenden Herzabschnitte und der großen Gefäße werden gleichzeitig registriert. Das Kymogramm kann in denselben Projektionen angefertigt werden wie die Herzfernaufnahme (p.a., rechts/links schräg, seitlich). Während der Aufnahme bewegt sich ein zwischen Kassette und Patient (Objekt) befindliches Bleiraster mit in regelmäßigen Abständen angebrachten Lamellen parallel zur Filmebene. Die Strecke, über die sich das Raster bewegt, entspricht der Entfernung zwischen zwei Schlitzöffnungen (12 mm). Der zeitliche Ablauf ist individuell einstellbar und mit der Belichtungszeit gekoppelt. Bei normaler Herzfrequenz wird eine Ablaufzeit von 2,5 – 3,0 s benutzt. Durch das dazwischengeschaltete Schlitzraster zwischen Objekt (Herz des Patienten) und Röntgenfilm werden bei Bewegungen die einzelnen Abschnitte des Herzens und der großen Gefäße zu verschiedenen Zeiten von den Röntgenstrahlen getroffen. Hierdurch wird der Bewegungsablauf des Herzens in einer Röntgenaufnahme abgebildet (Abb. 3).

Beim Kymogramm werden die Herz- und Gefäßrandbewegungen objektiv dargestellt. Beurteilt werden:

— Die Herzrandbewegungen (d.h. die Größe der Randzacken),
— der zeitliche Ablauf der Randbewegungen,
— die Form der Randzacken, systolischer und diastolischer Anteil.

Der obere Anteil der Randzacken im Kymogramm entspricht im Bereich des linken Ventrikels der diastolischen Lateralbewegung, der untere Abschnitt der schnellen systolischen Medialbewegung. Bei

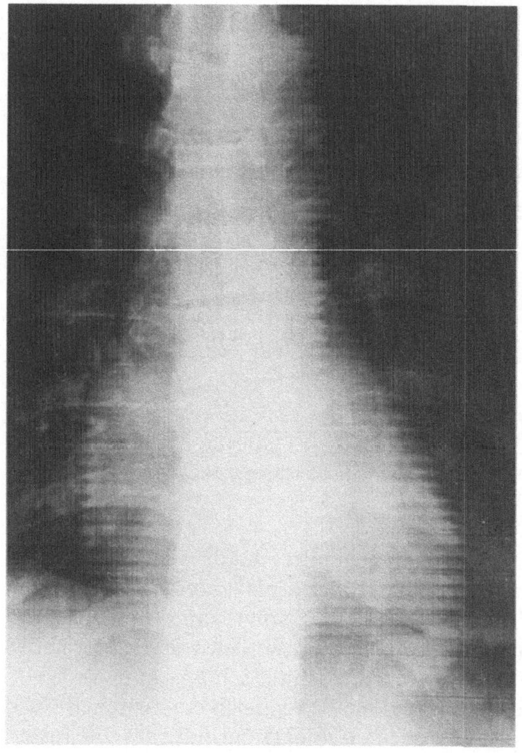

Abb. 4. Kymogramm in p.a.-Projektion: Normalbefund

höherer Herzfrequenz ist die Randzacke des linken Ventrikels spitzer (Lateralbewegung in der Diastole verkürzt), bei niedrigerer Herzfrequenz runder.

An der Aorta weist die Randzacke einen umgekehrten Verlauf auf als am linken Ventrikel. Der Aortenbogen macht während der Ventrikelsystole eine schnelle Lateral-, in der Diastole eine langsame Medialbewegung. Der rechte Vorhof (rechter Herzrand) zeigt eigene Bewegungszacken, die zeitlich versetzt gegenüber den linksventrikulären Randzacken erscheinen. Beim Gesunden sind am Truncus pulmonalis kaum Randzacken sichtbar, am linken Vorhof treten Randzacken nur durch mitgeteilte Bewegung des linken Ventrikels auf. Die normale Amplitudenhöhe beträgt 2–4 mm, sie sollte am Aortenbogen und am linken Ventrikel in etwa gleich sein (Abb. 4). Mit zunehmender Größe der linken Herzkammer wird die linksventrikuläre Wandbewegung bei gleichbleibendem Schlagvolumen kleiner [23].

Sogenannte „Schleuderzacken" treten bei Zustand nach Infarkt und konsekutiver Myokardverdünnung auf, wie wir sie heute aus zahlreichen CT-Untersuchungen kennen; die linke Ventrikelwand wird in Systole durch die Ventrikelinnendruckstei-

gerung praktisch nach außen „geschleudert". „Stumme Zonen" ohne oder mit verkleinerten Randzacken zeigen Narben nach Infarkt an. Irregularitäten in den Spitzen der Randzacken (sog. aufgesplitterte Randzacken) zeigen Unregelmäßigkeiten in der lokalen Kontraktilität an. Hingewiesen sei noch auf die verstärkten Randzacken an der Aorta ascendens bei der Aortenklappenstenose und die vergrößerten Randzacken aufgrund des starken Volumenwechsels zwischen Systole und Diastole bei der Aortenklappeninsuffizienz oder auch bei der Hyperthyreose.

Bei Vitien mit Links-Rechts-Shunt ist an der Pulmonalis eine Zwischenzacke erkennbar, welche das bei Durchleuchtung erkennbare „Hilustanzen" objektiviert.

3.1.4.2 Videodensitometrie (Fernsehkymographie)

Es werden bei einer Bildverstärkerdurchleuchtung in mittlerer Inspirationsstellung mehrere Herzaktionen in den üblichen Projektionen auf ein Videoband aufgenommen. Das Videoband wird danach abgespielt, hierbei werden entlang des sich bewegenden Herzschattens Videofenster angelegt. In ihnen wird die Änderung der Helligkeit, die durch die Bewegung des Herzschattens hervorgerufen wird, 50mal pro Sekunde elektronisch gemessen und entweder auf einem Papierstreifen dokumentiert oder vom Oszillographen abfotografiert [20].

Die Videodensitometrie hat gegenüber der Flächenkymographie einige Vorteile.

Die interessierenden Abschnitte des Herzens und der Gefäße können unter Sicht eingestellt werden.

Aufgrund der großen Menge der Meßpunkte ist der Bewegungsablauf im Detail besser erkennbar.

Das auf Videoband gespeicherte Durchleuchtungsbild kann jederzeit unter anderen Fragestellungen weiterverarbeitet werden.

Die Strahlenbelastung ist geringer als beim Flächenkymogramm.

Insgesamt sind mit der Videodensitometrie regionale Kontraktionsstörungen einfacher erkennbar als mit der Flächenkymographie.

3.1.4.3 Stufenkymographie

Im Gegensatz zur Flächenkymographie wird bei der Stufenkymographie nicht das Raster, sondern der Röntgenfilm bewegt.

3.1.5 Konventionelle Tomographie des Herzens

Die konventionelle Herztomographie ist ein longitudinales Schichtverfahren. Es können bei der Durchleuchtung festgestellte Herzklappenverkalkungen (Abb. 5), Myokard- oder Koronarverkalkungen mit der Tomographie exakter und deutlicher dargestellt werden, insbesondere wenn Verkalkungen mehrerer Herzklappen oder Koronarien bestehen [2, 5, 9, 31], und auch zu Demonstrationszwecken. Des weiteren ist die Ausprägung von Herzklappenverkalkungen im Tomogramm sicherer nachweisbar als bei der Durchleuchtung. Verkalkungen von Myokardabschnitten, von Thromben und Koronarien oder Herztumoren sind im Tomogramm vor allem auch exakter lokalisierbar als auf der Übersichtsaufnahme.

Gut darstellbar ist in der konventionellen Tomographie weiterhin der Verlauf der zentralen und peripheren Lungenarterien und -venen (Abb. 6). Nichtinvasiv sind fehlmündende Lungenvenen mit der Methode nachweisbar [10].

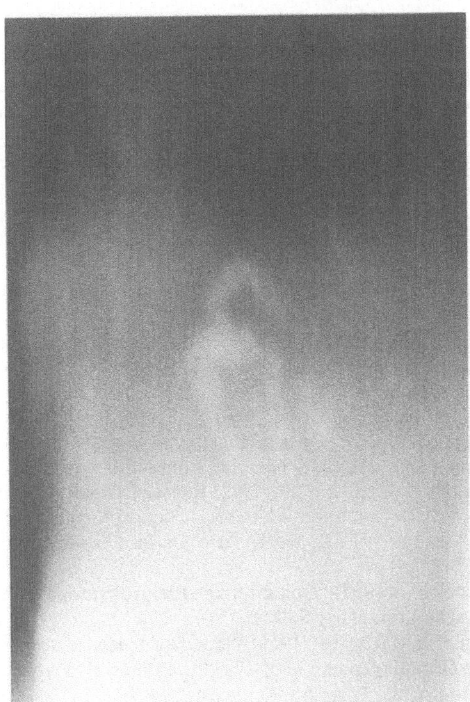

Abb. 5. Tomogramm: ausgedehnte Verkalkungen der Mitralklappe

Literatur

1. Büchner H (1965) Untersuchungsmethoden für Bewegungsvorgänge. In: Schinz HR, Baensch WE, Frommhold W, Glauner R, Mehlinger E, Wellauer J (Hrsg) Lehrbuch der Röntgendiagnostik, Bd I. Thieme Stuttgart
2. Davies P, Bucky NL (1959) Tomography of calcified aortic and mitral valves. Br Heart J 21:17
3. Dietlen H (1907) Über Größe und Lage des normalen Herzens und ihre Abhängigkeit von physikalischen Bedingungen. Dtsch Arch Klin Med 88:55
4. Durant TM (1949) Roentgenology in the diagnosis of heart disease; the value of oesophageal visualization. New Int Clin 4:74
5. Gremmel H (1962) Die Transversalschichtuntersuchung des Herzens und der großen Gefäße. Fortschr Röntgenstr 96:3
6. Groedel FM (1918) Vereinfachte Ausmessung des Herzorthodiagramms nach Theo Groedel. Münch Med Wochenschr 65:397
7. Groedel FM (1921) Wie verhält sich das vergrößerte Herz im wachsenden Körper? Arch Kinderheilkd 69:365
8. Heckmann K (1952) Grundsätzliche Betrachtungen zur Elektrokymographie. Fortschr Röntgenstr 77:723
9. Hohenner K (1940) Röntgenschnittaufnahmen des Herzens. Fortschr Röntgenstr 61:16
10. Hornykiewytsch T, Stender HS (1955) Das Verhalten der Lungengefäße bei angeborenen und erworbenen Herzfehlern. Fortschr Röntgenstr 83:26
11. Hülnhagen O (1951) Retrokardialraum und Ösophaguskontrastdarstellung im höheren Lebensalter. Fortschr Röntgenstr 74:187

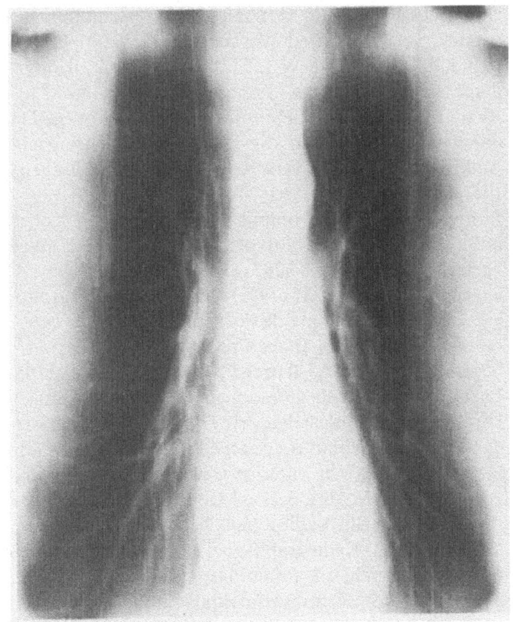

Abb. 6. Lungenflächenschicht: normale Darstellung der Lungenarterien und Lungenvenen

12. Jakobson HG, Poppel MH, Hanenson JB, Dewing SB (1952) Left atrial enlargement, the optimum roentgen method for its demonstration. Am Heart J 43:423
13. Kahlstorf A (1932) Über eine orthodiagraphische Herzvolumenbestimmung. Fortschr Röntgenstr 45:123
14. Kahlstorf A (1933) Über Korrelationen der linearen Herzmaße und des Herzvolumens. Klin Wochenschr 12:262
15. Keats TE, Enge IP (1965) Cardiac mesuration by the cardiac volume method. Radiology 85:850
16. Klepzig H, Frisch P (1965) Röntgenologische Herzvolumenbestimmung in Klinik und Praxis. Thieme, Stuttgart
17. Lackner K, Distelmaier P, Felix R, Thurn P (1978) Der diagnostische Wert der Flächenkymographie bei der Aortenisthmusstenose. Fortschr Röntgenstr 128:396
18. Larsson H, Kjellberg SR (1948) Roentgenological heart volume determination with special regard to pulse-rate and position of the body. Acta Cardiol (Stockholm) 29:1948
19. Lissner J (1957) Quantitative Elektrokymographie. Fortschr Röntgenstr 86:211
20. Lissner J, Marhoff P (1968) Videodensitometrie, technische Grundlagen und klinische Anwendung als Fernsehkymographie. Fortschr Röntgenstr 108:79
21. Lutembacher P (1950) Le Rétrécissement mitral. Masson, Paris
22. Musshoff K, Reindell H (1957) Zur Röntgenuntersuchung des Herzens in vertikaler und horizontaler Körperstellung. Dtsch Med Wochenschr 82:1957
23. Reindell H, Jaedicke W (1977) Funktionelle Röntgendiagnostik des Herzens. Röntgenblätter 30:438
24. Richter C, Cobet H, Richter K (1986) Sind Röntgenaufnahmen im Liegen für die Diagnose der chronischen Linksherzinsuffizienz verwendbar? Fortschr Röntgenstr 145, 4:428
25. Rohrer F (1916/17) Volumenbestimmung von Körperhöhlen und Organen auf orthodiagraphischem Wege. Fortschr Röntgenstr 24:285
26. Segers M, Brombart M (1953) L'oesophage en cardiologie. Etude radiologique de l'oesophage dans les cardiopathies congénitales et acquises. Masson, Paris
27. Segers M, Meyers A, Tenzer C, Uytterhoeven R (1952) La rétrodéviation de l'oesophage chez les mitraux. I. Différence entre les clichés pris en systole ou en diastole et en position debout ou couchée. Acta Clin Belg 7:289
28. Simon G (1975) The anterior view chest radiograph – criteria for normality derived from a basic analysis of the shadows. Clin Radiol 26:429
29. Thurn P (1963) Kymographie bei erworbenen und angeborenen Herzfehlern. Radiologe 3:259
30. Thurn P (1969) Kontrastmitteldarstellung des Ösophagus in der Herzdiagnostik. In: Diethelm L, Olsson O, Struad F, Vieten H, Zuppinger A (Hrsg) Handbuch der Medizinischen Radiologie, Bd X/1. Springer, Berlin Heidelberg New York
31. Vallebona A (1952) Demonstration von transversalen Schichtbildern des Herzens. Fortschr Röntgenstr 76:508

3.2 Computertomographie des Herzens

R. RIENMÜLLER

Die kardiale Computertomographie stellt eine nichtinvasive Untersuchungsmethode des Herzens dar, mit der es möglich ist, nach intravenöser Kontrastmittelapplikation durch Dichteanhebung des Blutes intrakardiale (Ventrikel, Vorhöfe) und intravasale Lumina (Koronargefäße, Bypasse, große herznahe Gefäße) schichtweise und überlagerungsfrei darzustellen.

Diese können gegeneinander und gegenüber den sie umgebenden kardialen, peri- und parakardialen Strukturen abgegrenzt werden. Liegen die computertomographischen Aufnahmezeiten im Sekundenbereich, so handelt es sich bei den computertomographischen Aufnahmen um mathematisch rekonstruierte Summationsbilder des Herzens, die aus mehreren Herzaktionen (bei 5-s-Aufnahmezeiten ca. 5 – 10 Herzaktionen) bestehen. Die örtliche Darstellung der Herzstrukturen ist von ihrer statistischen Aufenthaltswahrscheinlichkeit am Ort während der Messzeit abhängig [23]. Ohne computertomographische Geräte mit Aufnahmezeiten im Millisekundenbereich oder ohne EKG-getriggerte Untersuchungen ist keine Bewegungsanalyse des Herzens möglich. In Abhängigkeit vom zur Verfügung stehenden Gerätetyp und der vorhandenen Software einerseits und den CT-Dichtewerten intra-, peri-, para- und kardialer Strukturen andererseits können anatomische Details zwischen 1 mm und 5 mm erkannt werden.

3.2.1 Anwendungsbereich

Da bei CT-Geräten (ohne EKG-Triggerung) mit Aufnahmezeiten von 1 – 5 s keine Bewegungsanalyse des Herzens durchgeführt und ebenso keine akuten Änderungen der kardialen Hämodynamik erkannt werden können, stellt vorläufig nur der Nachweis bzw. Ausschluß morphologischer (angeborener, erworbener oder durch länger anhaltende oder irreversible kardiale Funktionsstöungen hervorgerufener) Veränderungen kardialer Strukturen eine Indikation zur computertomographischen Untersuchung des Herzens dar. Hierbei ist die Anwendung der Computertomographie in der Diagnostik peri- epikardialer Erkrankungen, v. a. jener mit Konstriktion, von besonderer Bedeutung.

3.2.2 Untersuchungsmethode

Zur Untersuchung kardiologischer Fragestellungen erscheint dem Autor folgendes Vorgehen am geeignetesten: Die CT-Aufnahmen werden am liegenden Patienten in mittlerer Inspirationsstellung, zuerst als Nativuntersuchung vom linken Diaphragma kontinuierlich (Schichtbreite 8 mm) bis zum Aortenbogen durchgeführt und anschließend nach i.v.-Kontrastmittelapplikation wiederholt. Die Gantrystellung beträgt 90° – sie kann gegebenenfalls gekippt werden. Die kraniale und kaudale Untersuchungsgrenze können durch die Anfertigung eines Radiogramms (Topogramms) bestimmt werden. Die Kontrastmittelapplikation erfolgt über eine der rechten oder linken Kubitalvenen, wobei die ersten 20–40 ml als Bolus injiziert werden. Unmittelbar danach wird mit den CT-Aufnahmen begonnen. In Abhängigkeit von der sich ändernden Kontrastmitteldichte des Blutes – sichtbar am Monitorsofortbild – wird weiteres Kontrastmittel nachinjiziert. Die erforderliche Kontrastmittelmenge beträgt 100–150 ml nichtionisches Kontrastmittel (z. B. Solutrast, Ultravist o. ä.) – in Einzelfällen sind 50 ml ausreichend. Für eine vollständige Untersuchung des Herzens sind ca. 40 CT-Aufnahmen erforderlich. Die Untersuchungszeit beträgt ca. 30 min.

3.2.2.1 Strahlenexposition

Die absorbierte Strahlenenergie (am Somatom 2 Fa. Siemens) beträgt ca. 10 mGy/Schicht und die Gonadendosis 2–20 µGy/Schicht [5]. Daraus folgt, daß bei ca. 40 CT-Schichten/Patientenuntersuchung eine Hautdosis von 60 mGy und eine absorbierte Strahlenenergie von 32 mGy zu erwarten sind, vorausgesetzt der Thoraxdurchmesser beträgt ca. 30 cm.

3.2.3 Analyse der CT-Aufnahmen des Herzens

Vergleichende Untersuchungen computertomographischer Aufnahmen mit angio-, echokardiographischen und nuklearmedizinischen Verfahren haben gezeigt, daß für diagnostische Aussagen die Analyse folgender 4 Schichtebenen von entscheidender Bedeutung ist [34, 36]. Wie Abb. 7 zeigt, handelt es sich um jene Schichtebenen, in denen

– die V. cava inferior im Vergleich zum korrespondierenden Anteil der Aorta descendens dargestellt wird, und die diaphragmanahen Anteile beider Ventrikel sichtbar sind;
– beide Ventrikel (oder zumindest der linke) in ihrem größten Umfang abgebildet werden, hierbei werden das Septum interventriculare und häufig beide Vorhöfe sowie das Septum intertriale dargestellt;
– der Abschnitt unmittelbar oberhalb der Herzbasis mit den Koronararterien, der Aorta ascen-

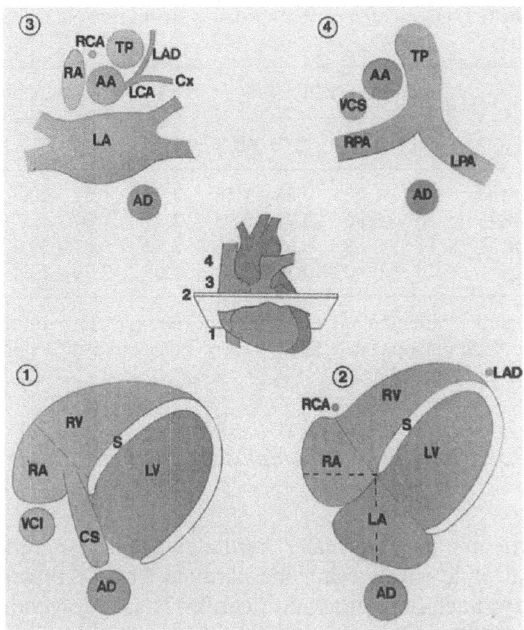

Abb. 7. Schematische Skizze der 4 diagnostisch wichtigsten CT-Schichten des Herzens. (Nach GUTHANER [15])

dens, dem Truncus pulmonalis, dem linken Vorhof mit den kranialen Pulmonalvenen und dem rechten Vorhof abgebildet wird;
– die großen kranialen herznahen Gefäße dargestellt werden, und zwar die V. cava superior, die rechte und/oder linke Pulmonalarterie, die Aorta ascendens und der korrespondierende Abschnitt der Aorta descendens.

Die computertomographischen Zwischenschichten sind notwendig, da erst aus allen angefertigten CT-Schichten die genannten 4 ausgewählt werden können und die Zwischenschichten zur diagnostischen Aussagegewichtung im positiven oder negativen Sinne unerläßlich sind. Ebenso erscheint die Anfertigung der sog. Nativschichten zum Nachweis bzw. Ausschluß peri-, epikardialer, myokardialer, intrakavitärer, koronarer und Klappenverkalkungen sowie zur Messung und Feststellung z. B. erhöhter myokardialer Dichtewerte bei Eisenspeicherkrankheiten oder der Messung erniedrigter intrakavitärer CT-Dichtewerte bei Anämien notwendig.

Tabelle 1. Quotienten einiger kardialer Strukturen bei Herzgesunden und bei Patienten mit verschiedenen kardialen Erkrankungen

	n	AD/VCI		AD/VCS		LV/RV		LV/LA		RV/RA	
		$\bar{x}$	95% VB	$\bar{x}$	95% VB	$\bar{x}$	95% VB	$\bar{x}$	95% VB	$\bar{x}$	95% VB
Gesunde	9	1,22	0,88 – 1,56	2,33	1,82 – 2,85	1,47	1,63 – 2,31	10,3	8,9 – 11,7	5,0	4,0 – 6,0
KHK	20	0,86	0,77 – 0,95	2,27	1,97 – 2,57	2,48	2,16 – 2,80	11,7	10,3 – 13,0	4,8	4,4 – 5,3
COCM	11	0,88	0,68 – 1,08	2,32	1,61 – 3,03	2,71	2,01 – 3,41	16,5	14,2 – 18,8	6,2	5,6 – 6,8
PK	10	0,40	0,26 – 0,54	1,05	0,79 – 1,31	2,46	1,85 – 3,07	8,1	6,9 – 9,2	3,0	2,5 – 3,5

Gesunde, Patienten mit unauffälligem Herzkatheterbefund; KHK, koronare Herzerkrankung NYHA II – IV; COCM, dilative Kardiomyopathie (ISFC/WHO); PK, perikarditis konstrictiva; n, Anzahl der Patienten; $\bar{x}$, 95% VB, Mittelwert und 95% Vertrauensbereich.

3.2.3.1 Computertomographische Normalbefunde des Herzens

Patienten mit normaler kardialer Hämodynamik und ohne vorangegangene kardiale Erkrankungen (bzw. nach Restitutio ad integrum) weisen folgende Charakteristika auf:

– Die Querschnittsfläche der V. cava inferior ist gleich groß oder kleiner als diejenige des korrespondierenden Abschnitts der Aorta descendens.
– Die Querschnittsfläche der V. cava superior beträgt die Hälfte oder weniger der Querschnittsfläche des korrespondierenden Abschnitts der Aorta descendens.
– Der Umfang des linken Ventrikels einschließlich des Septum interventriculare und der äußeren Myokardwand ist ungefähr doppelt so groß wie der Umfang des rechten Ventrikels.
– Der Quotient aus dem Umfang des linken Ventrikels und dem transversalen Durchmesser des linken Vorhofs (LV/LA)[1] ist doppelt so groß wie der Quotient aus dem Umfang des rechten Ventrikels und des rechten Vorhofs (RV/RA) (Tabelle 1).

Der Transversaldurchmesser des linken Vorhofs wird in jener CT-Schicht gemessen, in der der linke Vorhof am größten erscheint, indem eine Vertikale vom proximalen Punkt

des Septum interventriculare zur Hinterwand des linken Vorhofs gezogen wird. Ähnlich wird der Transversaldurchmesser des rechten Vorhofs in jener CT-Schicht gemessen, in der der rechte Vorhof am größten dargestellt wird, indem eine Horizontale vom proximalen Punkt des Septum interventriculare zur lateralen Wand des rechten Vorhofs gezogen wird (Abb. 7).

– Die Außenkonturen beider Vorhöfe und beider Kammern sind rundlich und glatt begrenzt – außer einer schmalen Einziehung im Bereich der Atrioventrikulargruben beiderseits.
– Das Septum interventriculare verläuft geradlinig. Es erscheint im Bereich der Pars membranacea schmal (mm-Bereich) und in der Pars muscularis gleichmäßig breit (ca. 1 cm) und bds. glatt begrenzt.
– Das Septum interatriale gelangt nicht regelmäßig zur Darstellung und ist meist von gerader oder leicht rechtskonvexer Verlaufsform.
– Die posterolaterale und apikale Myokardwand des linken Ventrikels ist bei ausreichender Kontrastmitteldichte regelmäßig abgrenzbar und etwa von der selben Breite oder geringfügig schmäler als die Pars muscularis des Septum interventriculare.
– Das rechtsventrikuläre Myokard ist normalerweise in seiner Breite nicht abgrenzbar.
– Das Periepikard ist als eine schmale Linie (bleistiftstrichdick) erkennbar, die vom rechten Vorhof entlang des rechten Ventrikels bis zur Herzspitze zieht und von der rechtsventrikulären Myokardwand durch einen schmalen Saum subepikardialen Fettgewebes getrennt ist (Abb. 17).
– Die Koronargefäße sind computertomographisch in folgender Reihenfolge der Häufigkeit erkennbar: LAD (60%), LCA (48%), mittleres Drittel der RCA (32%), RX (28%), proximales Drittel der RCA (20%), distales Drittel der RCA (12%).

---

[1] *Abkürzungen. LCA,* Hauptstamm der linken Koronararterie; *LAD,* R. interventricularis anterior; *RX,* R. circumflexus; *RCA,* rechte Koronararterie; *LV,* linker Ventrikel; *LA,* linker Vorhof; *RV,* rechter Ventrikel; *RA,* rechter Vorhof; *TP,* Truncus pulmonalis; *AA,* Aorta ascendens; *AD,* Aorta descendens; *VCS,* V. cava superior; *VCI,* V. cava inferior; *RPA,* rechte Pulmonalarterie; *LPA,* linke Pulmonalarterie; *EDV,* enddiastolisches Volumen; *LVMM,* linksventrikuläre Muskelmasse; *S,* Septum interventriculare.

(Die Prozentzahlen beziehen sich auf eine vergleichende Auswertung von 25 Patienten mit unauffälligem Koronarangiogramm ohne Nachweis von Koronarverkalkungen im Koronarangiogramm oder Computertomogramm [35].)

Computertomographische Befunde des Herzens, die von den beschriebenen „Normalbefunden" abweichen, deuten darauf hin, daß entweder länger anhaltende Änderungen der kardialen Hämodynamik vorliegen oder daß es sich um das Vorhandensein bzw. um die Folgen myokardialer oder perikardialer Erkrankungen (angeboren oder erworben) handelt. Technische und bewegungsbedingte Artefakte müssen hierbei beachtet werden.

3.2.3.2 Diagnostische Parameter der Computertomographie des Herzens

Morphologische (qualitative) Parameter. Die *Form, Größe, Lage, Verlauf,* die *Beziehung* (der kardialen Strukturen untereinander und zu den sie umgebenden Strukturen) und die *CT-Dichtewerte* bilden qualitative morphologische Parameter zur Beurteilung

— des Peri-/Epikards (Form, Lage, Dichte);
— des Septum interventriculare (geradlinig, verbreitert, schmal, normalbreit, asymmetrisch verbreitert, geschlängelt, rechts- und linkskonvex, rechts- und links sinusförmig, unterbrochen);
— der Ventrikel und Vorhöfe (Form, Größe, Lage, Beziehung);
— des Myokards (Atrophie, Hypertrophie, CT-Dichte);
— der großen herznahen Gefäße (Größe, Verlauf, Lage, Beziehung).

Geometrische und funktionelle (quantitative) Parameter. Unter der Annahme, daß der linke Ventrikel die Form eines Rotationsellipsoids (Abb. 8) aufweist, können die linksventrikulären Volumina als enddiastolisches Volumen (EDV, [30], Abb. 9) und als linksventrikuläre Muskelmasse (LVMM) (Abb. 10) und die Masse/Volumenrelation (LVMM/EDV) mit einer der Lävokardiographie vergleichbaren Genauigkeit bestimmt werden [32, 33]. Die kardiale Hämodynamik kann semiquantitativ aus dem Verhältnis der Durchmesser bzw. der Umfänge der großen herznahen Gefäße sowie der Vorhöfe und der Ventrikel beurteilt werden (Tabelle 1).

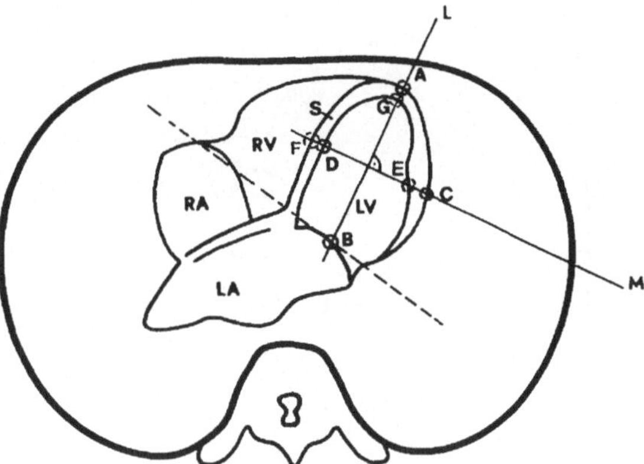

Abb. 8. Schematische Skizze der CT-Schicht 2 zur Berechnung linksventrikulärer Volumina $\mathrm{LVEDV} = \dfrac{\pi}{6} \cdot \overline{\mathrm{AB}} \cdot \overline{\mathrm{CD}}^2,$

$$\mathrm{LVMM} = \left[\left(\frac{\pi}{6} \cdot \overline{\mathrm{AB}} \cdot \overline{\mathrm{FC}}^2 \right) - \left(\frac{\pi}{6} \cdot \overline{\mathrm{GB}} \cdot \overline{\mathrm{DE}}^2 \right) \right] \cdot 1{,}05.$$

Die Längsachse *L* wird durch die Mitte des linken Ventrikels parallel zum Septum interventriculare gelegt. Die halbierende Senkrechte bildet die Querachse *M*

Koronare Parameter. Ist ein Koronargefäß computertomographisch sichtbar und zeigt dieses Gefäß nach intravenöser Kontrastmittelapplikation eine Dichtezunahme, so ist dieses Gefäß im dargestellten Bereich durchgängig. Eine *Koronarstenose* ist computertomographisch derzeit nicht erkennbar. Fehlende computertomographische Darstellbarkeit von Koronargefäßen bedeutet nicht in jedem Falle deren Verschluß. *Koronarverkalkungen* korrelieren um so häufiger mit einer koronarangiographisch nachgewiesenen Stenose, je fortgeschrittener das Stadium der koronaren Herzerkrankung ist und je weiter distal die Koronarverkalkungen computertomographisch sichtbar sind.

Für aortokoronare Venenbypasses gilt das gleiche wie für Koronargefäße. Proximale und/oder distale *Verschlüsse* können dem computertomographischen Nachweis entgehen. Zu einer genauen topographischen Zuordnung der computertomographisch nachweisbaren Bypasses ist häufig ein Operationsprotokoll notwendig. *Infarkt*bedingte linksventrikuläre Myokardwandveränderungen (Wandverschmälerung und/oder Wandausbuchtung) sind im Bereich des Septum interventriculare, der Vorderwand und der posterolateralen Myokardwand mit einer der Lävokardiographie vergleichbaren Genauigkeit erkennbar [34].

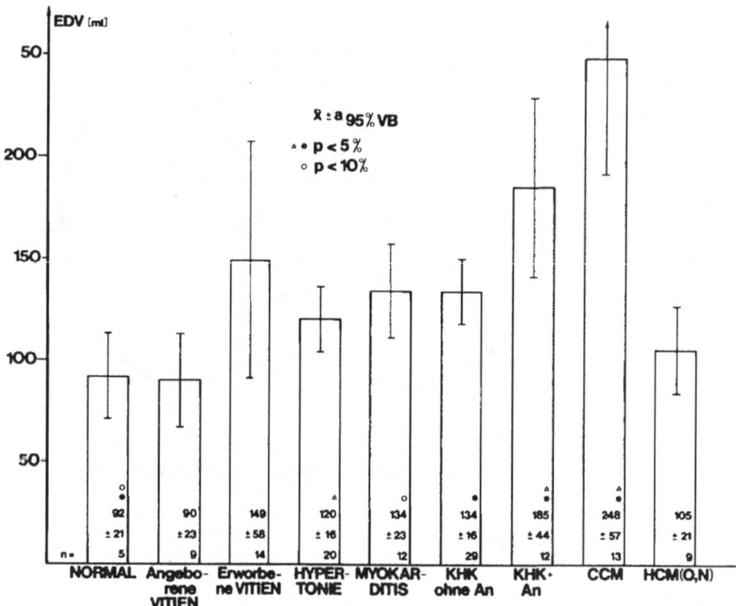

Abb. 9. Endiastolische Volumina des linken Ventrikels berechnet aus CT-Aufnahmen des Herzens bei Herzgesunden und bei verschiedenen kardialen Erkrankungen. Die 1. Zahlenreihe gibt die Mittelwerte an, die 2. deren 95%igen Vertrauensbereich und die 3. die Anzahl der untersuchten Patienten

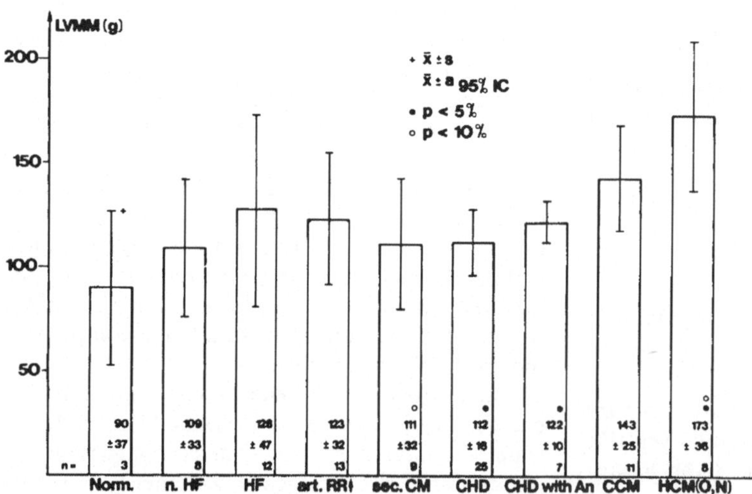

Abb. 10. LVMM berechnet aus CT-Aufnahmen des Herzens bei Herzgesunden und bei verschiedenen kardialen Erkrankungen. Die 1. Zahlenreihe gibt die Mittelwerte an, die 2. deren 95%igen Vertrauensbereich bzw. die einfache Standardabweichung. Die unterste Zahlenreihe gibt die Anzahl der Patienten an. (*Norm*, herzgesunde; *n. HF*, angeborene Herzfehler; *HF*, erworbene Herzfehler; *Art. RR*, arterielle Hypertonie; *sec. CM*, spezifische Herzmuskelerkrankungen; *CHD*, koronare Krankheit; *CHD with AM*, koronare Herzkrankheit mit LV-Aneurysma; *CCM*, dilative Kardiomyopathie; *HCM (O, N)*, hypertrophe obstruktive und nichtobstruktive Kardiomyopathie)

3.2.4 Koronare Herzerkrankung

Der koronaren Herzerkrankung (KHK) liegen als pathomorphologisches Substrat sklerotische Veränderungen der Koronararterien zugrunde, infolge derer es zu einer insuffizienten Blutversorgung des Herzmuskels kommt [1].

Die Prädilektionsorte stenosierender Prozesse der Koronararterien sind ihre Krümmungs- und Verzweigungsstellen [41].

Der ischämische Infarkt wird pathologisch-anatomisch als Totalnekrose von Parenchym und Stroma definiert. Es kann zwischen einem transmuralen (unizentrische Totalnekrose der gesamten Myokardwand) und einem Innenschichtinfarkt (partielle Nekrose der Myokardwand) unterschieden werden [11]. Die Folgen sind Narbenbildung mit und ohne Verkalkungen, Herzwandaneurysmen, intracavitäre Thrombenablagerungen, Rupturen.

3.2.4.1 Koronargefäße

Bei Patienten mit bekannter KHK ist die Zahl der computertomographisch identifizierbaren Koronargefäße wegen des häufigen Vorkommens von Koronarverkalkungen höher als bei Patienten ohne KHK. (LCA 81%, LAD 100%, RX 73%, proximales 36%, mediales 55% und distales Drittel 27% der RCA; n = 22 Patienten mit angiokardiographisch gesicherter KHK [35]).

– Zeigt ein Koronargefäß nach i.v.-Kontrastmittelapplikation eine intravasale Dichteanhebung, dann ist der dargestellte Gefäßabschnitt durchgängig.
– Aus der fehlenden Darstellung eines Koronargefäßes oder Gefäßabschnitts kann nicht auf dessen Verschluß oder dessen fehlende Anlage geschlossen werden.
– Koronargefäßverschlüsse können bei Patienten mit bekannter KHK vermutet werden wenn
  a) das entsprechende Koronargefäß nicht darstellbar ist,
  b) im entsprechenden Abschnitt Koronarverkalkungen nachweisbar sind (Abb. 11),
  c) nach Kontrastmittelapplikationen keine intraluminale Dichteanhebung erkennbar ist;
– Koronargefäßstenosen sind derzeit nicht diagnostizierbar.

3.2.4.2 Myokardinfarkt

Im Tierexperiment sind akute Myokardinfarkte vor und nach Kontrastmittelapplikation an ihrem unterschiedlichen Dichteverhalten gegenüber nicht infarziertem Myokard erkennbar [9, 19, 22, 24].

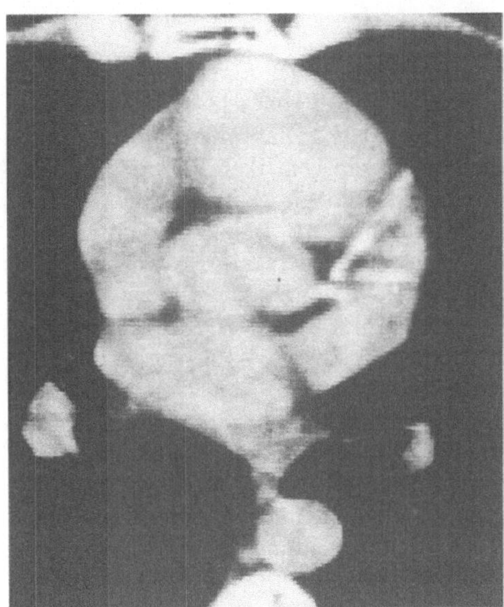

Abb. 11. CT-Schicht 3. Verkalkung der LCA der LAD und des RX

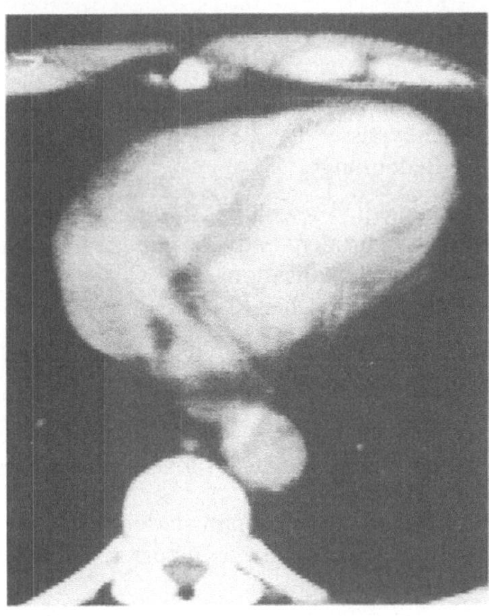

Abb. 12. CT-Schicht 2. Zustand nach Vorderwandinfarkt mit Septumbeteiligung vor 4 Monaten. Wandverschmälerung und Wandausbuchtung der linksventrikulären Herzspitze mit Septumbeteiligung

In der klinischen Diagnostik sind die Folgen ischämischer Myokardinfarkte als *regionale Wandverschmälerungen und/oder regionale Wandausbuchtungen* (Abb. 12) gegenüber den angrenzenden Myokardwänden sichtbar. Der CT-Nachweis infarktbedingter Wandveränderungen (Wandverschmälerung und/oder Wandausbuchtung) im Vergleich zu übereinstimmenden lävokardiographischen und EKG-

Befunden gelingt mit einer Sensitivität von 95%
und einer Spezifität von 100% [34]. Kleine Infarkte, die sich auf der dem Diaphragma zugewandten
Hinterwand des linken Ventrikels befinden und keine Verformung des linken Ventrikels hervorrufen,
können sich jedoch dem CT-Nachweis entziehen.

Der CT-Nachweis eines Infarktes könnte sich als
Entscheidungshilfe in der Diagnostik des Reinfark-
tes und akuten Infarktes, z.B. bei komplettem
Linksschenkelblock sowie vor herzchirurgischen
Maßnahmen wie z.B. der Aneurysmektomie und
aortokoronarer Bypassoperation erweisen. Zusätzlich bietet die Computertomographie eine den Patienten wenig belastende und reproduzierbare Möglichkeit zur Darstellung intrakavitärer Thromben.
Sie dürfte eine Entscheidung für oder gegen eine
medikamentöse bzw. chirurgische Behandlung beeinflussen.

3.2.4.3 Aortokoronare Venenbypasses

Bei einer notwendigen Funktionsprüfung aortokoronarer Venenbypasses ist die Klärung folgender
Fragen von Bedeutung:

- Durchgängigkeit, Verschluß, Grad der Stenose;
- Zustand der aortalen und koronaren Anasto-
  mose und ihre Lokalisation;
- Überbrückung kritischer Koronarstenosen.

Falls der aortokoronare Venenbypass verschlossen
ist, sind folgende *Fragen* zu beantworten:

- Lokalisation,
- Zustand des vom Bypass nicht mehr perfundier-
  ten Myokards,
- Gesamtzustand der Koronararterien und der
  evtl. zusätzlich vorliegenden Bypasses,
- Ursache.

Welche *Antworten* erlaubt die Computertomographie? Bei fehlendem Operationsbericht (Anzahl,
Verlauf und Art der Venenbypasse) und unabhängig von der angewandten Untersuchungstechnik –
ob „konventionell", Angiomode, EKG-Triggerung
oder intravasale Flußmessung – können nur folgende Aussagen getätigt werden:

- Es handelt sich am wahrscheinlichsten um einen
  aortokoronaren Venenbypass zu dieser oder jener Koronararterie, der in der vorliegenden
  computertomographischen Schicht offen oder
  verschlossen ist. Hierbei beträgt die computertomographische Sensitivität 50–92% und die
  Spezifität 50–100% [4, 8, 13, 25, 27].

- Eine Stenose oder ein proximal bzw. distal gelegener Bypassverschluß kann nicht ausgeschlossen werden.
- Der aortale und koronare Anastomosenbereich
  sind nicht ausreichend beurteilbar.
- Über die Perfundierbarkeit des Myokards sind
  derzeit keine ausreichenden Aussagen möglich.
- Über den Gesamtzustand der Koronararterien
  und der vorliegenden Bypasses können nur be-
  schränkte Angaben getätigt werden.
- Die Ursache des Verschlusses ist derzeit nicht
  klärbar.

3.2.5 Kardiomyopathien

Kardiomyopathien sind Herzmuskelerkrankungen unbekannter Ursache [28]. Sie werden eingeteilt in:

- dilative,
- hypertrophe,
- restriktive,
- latente.

Von diesen Kardiomyopathien werden unterschieden spezifische Herzmuskelerkrankungen. Diese werden definiert als
Herzmuskelerkrankungen bekannter Ursache oder als solche in Zusammenhang mit systemischen Erkrankungen.

Ausgeschlossen sind hierbei per definitionem:

- arterielle und pulmonale Hochdruckerkrankungen,
- koronare Herzerkrankungen,
- angeborene und erworbene Herzvitien.

3.2.5.1 Dilative Kardiomyopathie (COCM)

Das wesentliche pathologisch-anatomische Substrat ist die Dilatation des linken und/oder rechten
Ventrikels mit Muskelhypertrophie [37]. Die klinische Diagnose beruht im wesentlichen auf dem
Ausschluß ätiologisch bekannter und methodisch
fassbarer Erkrankungen, die zum klinischen Bild
wie bei einer COCM führen können [42].

3.2.5.2 CT-Befunde bei COCM

Entsprechend dem pathologisch-anatomischen Befund bei COCM sind die computertomographischen Befunde charakterisiert durch:

- Dilatation des linken Ventrikels (100%)
  (Abb. 13),
- Vergrößerung des rechten Ventrikels (58%),
- Vergrößerung des linken Vorhofs (89%; mit ei-
  ner begleitenden Mitralinsuffizienz),
- Vergrößerung des rechten Vorhofs (39%),

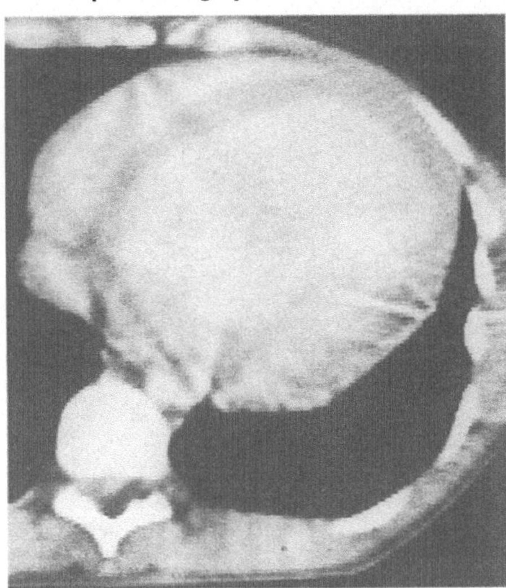

Abb. 13. CT-Schicht 1. Dilative Kardiomyopathie. Septum interventriculare rechtskonvex verlaufend. LVEDV – 400 ml. Linksventrikuläres Myokard gleichmäßig verbreitert. Rechter Ventrikel sichelförmig konfiguriert. Peri-/Epikard nicht abgrenzbar

- rechtskonvexer Verlauf des Septum interventriculare (73%) (Abb. 13),
- linksventrikuläre Myokardhypertrophie (92%),
- Vergrößerung der V. cava inferior im Vergleich zum korrespondierenden Abschnitt der Aorta descendens (46%),
- Vergrößerung der V. cava superior im Vergleich zum korrespondierenden Abschnitt der Aorta descendens (96%),
- linksventrikuläre wandständige Thromben (8%),
- fehlende Abgrenzbarkeit des Peri-/Epikards (35%; durch die Dilatation der Herzhöhlen dürfte der subepikardiale Raum aufgebraucht sein).

Die Prozentzahlen stammen von einer vergleichenden Studie mit klinisch gesicherten dilativen Kardiomyopathien (n = 26) [35].

Die Diagnose einer COCM bleibt auch bei Anwendung aller derzeit bekannten invasiven und nichtinvasiven Verfahren schwierig. Die Bedeutung der Computertomographie liegt im Nachweis bzw. Ausschluß jener Erkrankungen, die die Diagnose einer COCM nach der oben genannten Definition ausschließen würden.

3.2.5.3 Hypertrophe Kardiomyopathie (HCM)

Nach ROBERTS [37] ist die hypertrophe Kardiomyopathie pathologisch-makroanatomisch charakterisiert durch:

- eine Verbreiterung des Septum interventriculare mit und ohne asymmetrische Hypertrophie,
- kleine oder normalgroße Lumina beider Ventrikel,
- endokardiale Plaques im Bereich des links-ventrikulären Ausflußtraktes,
- verdickte Mitralklappen,
- Verkalkung des Anulus mitralis,
- Dilatation der Vorhöfe.

Klinisch kann unterschieden werden zwischen einer hypertrophen obstruktiven und einer hypertrophen nichtobstruktiven Kardiomyopathie. Die klinische Diagnose einer HCM stützt sich auf echokardiographische und angiokardiographische Befunde. Die intraventrikuläre Druckmessung evtl. mit Provokationstest dient zum Nachweis oder Ausschluß eines intraventrikulären Druckgradienten – wodurch zwischen hypertrophen obstruktiven (HOCM) und nichtobstruktiven (HNCM) Kardiomyopathien unterschieden werden kann.

3.2.5.4 CT-Befunde bei HCM

Entsprechend den pathologisch-anatomisch bekannten Befunden sind folgende computertomographischen Befunde für eine HCM charakteristisch:

- Verbreiterung des Septum interventriculare (100%),
- asymmetrische Septumhypertrophie (88%) (Abb. 14),
- normal großer oder kleiner linker Ventrikel (91%),
- normal großer oder kleiner rechter Ventrikel (97%),
- Vergrößerung des linken Vorhofs (70%; mit begleitender Mitralinsuffizienz),
- Vergrößerung des rechten Vorhofs (12%).

Die angeführten Prozentzahlen beziehen sich auf eine vergleichende Studie computertomographischer und echo- bzw. angiokardiographischer Befunde bei 33 Patienten mit einer hypertrophen Kardiomyopathie [35].

Die Computertomographie dient dem Nachweis bzw. Ausschluß pathologisch-anatomisch charakteristischer Veränderungen im Sinne einer HCM. Ei-

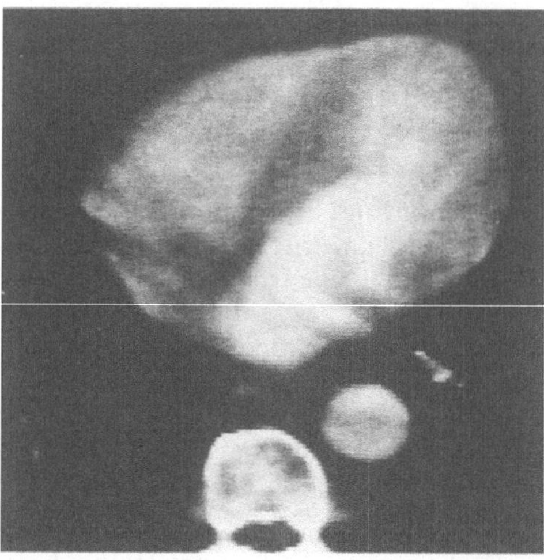

Abb. 14. CT-Schicht 2. Asymmetrische Hypertrophie des Septum interventriculare bei hypertropher nichtobstruktiver Kardiomyopathie

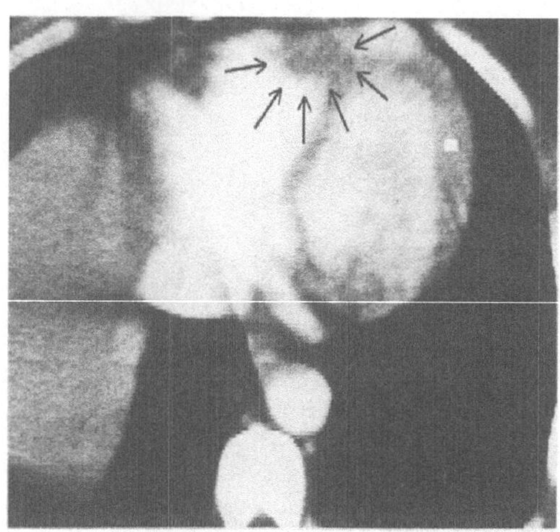

Abb. 15. CT-Schicht. 1. Restrictive Kardiomyopathie (Endomyokardfibrose bei hypereosinophilem Syndrom mit begleitender Mitralinsuffizienz). V. cava inferior vergrößert. Septum interventriculare geradlinig, normal breit. Linksventrikuläre Myokardwand teilweise verbreitert. Beide Ventrikel vergrößert. Thrombus oder hypertrophierter Papillarmuskel im Bereich der rechtsventrikulären Herzspitze. Koronarsinus und Vena cava inferior erweitert. Peri-/Epikard nicht abgrenzbar

ne sanduhrförmige Konfiguration des linksventrikulären Lumens, hervorgerufen durch eine asymmetrische Hypertrophie der posterolateralen Myokardwand und ebenso eine basisnahe Hypertrophie der freien Myokardwand, lassen computertomographisch eine hypertrophe obstruktive Kardiomyopathie vermuten. Zur Bestätigung bzw. zum Ausschluß ist eine intraventrikuläre Druckmessung ggf. mit Provokationstest erforderlich.

3.2.5.5 Restriktive Kardiomyopathie (ROCM)

Zu den restriktiven Kardiomyopathien gehören 2 Krankheitsbilder:

– Endomyokardfibrose mit und ohne Eosinophilie,
– Endokarditis parietalis fibroelastica Löffler.

Die klinische Zuordnung zur ROCM erfolgt über funktionelle Kriterien, die mit einer Ventrikelfüllungsbehinderung wegen einer eingeschränkten Dehnbarkeit des Endo- und/oder Myokards einhergehen [42]. In Spätstadien kommt es zu einer Ventrikellumenverkleinerung, hervorgerufen durch Obliteration der Herzhöhlen. Hämodynamisch läßt sich dieses Krankheitsbild nicht sicher von einer Perikarditis constrictiva unterscheiden. Pathologisch-makroanatomisch erscheint das Endokard in jenen Teilen, die fibrotisch umgewandelt sind, auf mehrere Millimeter verbreitert [37]. Es werden 3 Stadien unterschieden:

– nekrotisches Stadium mit eosinophiler Myokarditis,
– thrombotisches Stadium mit Endokardverdickungen und Thrombenbildung,
– fibrotisches Stadium.

3.2.5.6 CT-Befunde bei ROCM

Da es sich um eine endo- und/oder myokardiale Erkrankung handelt, verbleibt das Perikard unauffällig. Abbildung 15 zeigt, daß beide Ventrikel vergrößert sind. Eine Verdickung des Endokards ist derzeit computertomographisch nicht identifizierbar. Die V. cava superior und -inferior sind als Zeichen der oberen und unteren Einflußstauung erweitert.

Der wesentliche Beitrag der Computertomographie zu der Diagnose einer ROCM liegt in dem Ausschluß einer perikardialen Konstriktion.

3.2.5.7 Spezifische Herzmuskelerkrankungen

CT-Befunde bei Myokarditis. Da pathognomonische und makroskopisch-morphologisch erkennbare Charakteristika einer Myokarditis nicht bekannt sind, beschränkt sich der Beitrag der Computerto-

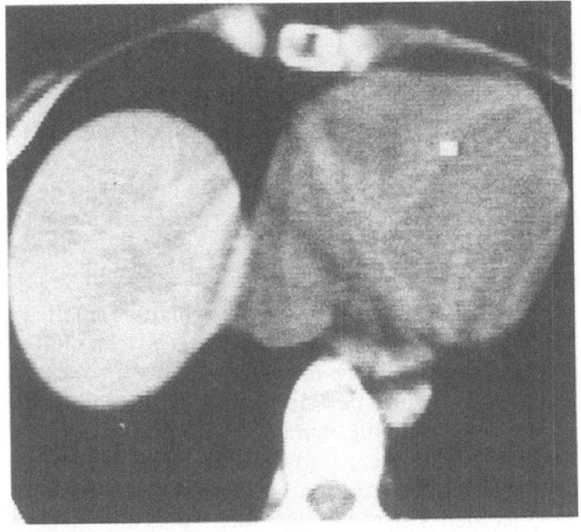

Abb. 16. CT-Schicht 1. Idiopathische Hämochromatose. Aufnahme ohne Kontrastmittel. Das Septum interventriculare ist sichtbar wegen erhöhter Eisenablagerungen. Die Dichte des Septum interventriculare beträgt 64,8 HE und die der Leber 84,2 HE

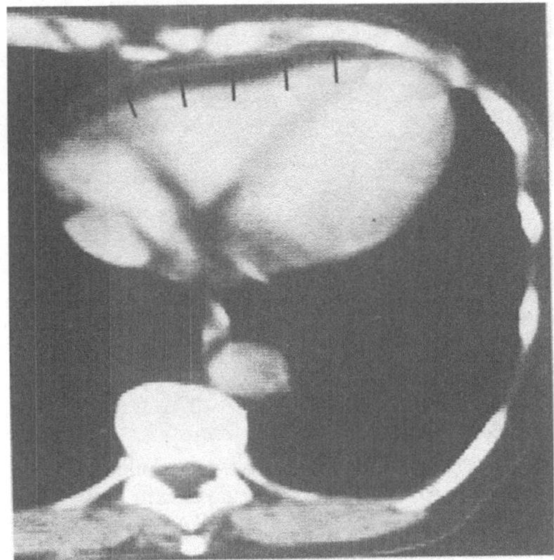

Abb. 17. CT-Schicht 1. Normales Peri-/Epikard, das sich als eine bleistiftstrichdünne Linie vom rechten Vorhof entlang des rechten Ventrikels zur Herzspitze zieht und durch subepikardiales Fettgewebe von der Wand des rechten Vorhofs und des rechten Ventrikels getrennt wird

mographie auf die Beschreibung der sichtbaren Morphologie des Herzens und den Nachweis bzw. Ausschluß zusätzlicher kardialer oder perikardialer Erkrankungen.

CT-Befunde bei Eisenspeicherkrankheiten. Im Rahmen idiopathischer Hämochromatosen und -siderosen kann es zu Eisenablagerungen im Herzmuskel kommen. Die vermehrten Eisenablagerungen im Bereich des linksventrikulären Myokards und des Septum interventriculare führen zu computertomographisch messbaren Dichteerhöhungen (Abb. 16).

Die Normalwerte für LV-Myokard betragen ca. 45–55 Houndsfield-Einheiten (HE) und für das Blut ca. 40–50 HE [10].

In Abhängigkeit vom Stadium der Erkrankung und den hämodynamischen Störungen können die Herzhöhlen und die herznahen großen Gefäße normale oder pathologisch veränderte Konfigurationen aufweisen.

Die Bedeutung der Computertomographie liegt im nichtinvasiven Nachweis bzw. Ausschluß einer Eisenmehrspeicherung und der Möglichkeit von Verlaufskontrollen unter Therapie.

3.2.6 Perikardiale Erkrankungen

3.2.6.1 Perikarditis

Die verschiedenen pathologisch-anatomischen Formen der Perikarditis werden im wesentlichen durch die Arten des Exsudats bestimmt bzw. unterschieden. Entgeht das perikardiale Exsudat dem echokardiographischen Nachweis, so wird klinisch die Perikarditis wegen unzureichender Nachweismöglichkeiten meist übersehen [38].

3.2.6.2 CT-Befunde bei Perikarditis

Eine jede Verbreiterung der peri-/epikardialen Linie vor dem rechten Herzen und/oder jede erkennbare Darstellung des übrigen Peri-/Epikards ist hinweisend auf das Vorliegen eines akuten (falls glatt begrenzt; Abb. 18) oder chronisch-entzündlichen (falls unregelmäßig konturiert oder kalzifiziert) peri-/epikardialen Prozesses [11, 36].

3.2.6.3 CT-Befunde bei Perikarderguß

Erreicht die Verbreiterung des Peri-/Epikards 1,0–1,5 cm, so ist innerhalb dieses Perikardraumes eine verhältnismäßig (beachte Artefakte) genaue

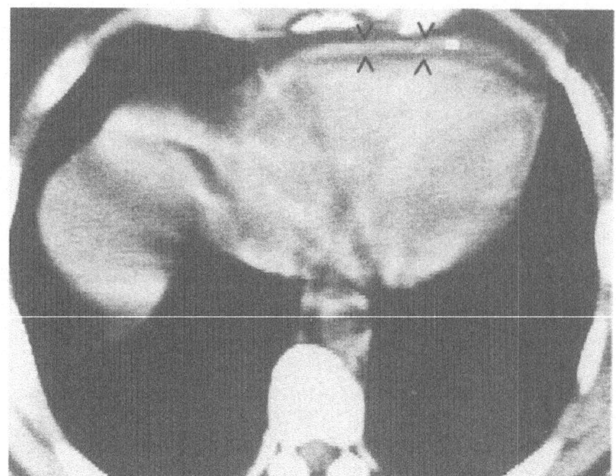

Abb. 18. CT-Schicht 1. Verbreitertes Peri-/Epikard entlang des rechten Ventrikels. Befund vereinbar mit Perikarditis. Die glatte Begrenzung des Peri- und Epikards ist mit einem akuten Prozeß vereinbar. Für eine CT-Dichtemessung ist die peri-/epikardiale Verbreiterung zu schmal und dadurch mit hohen Meßfehlern behaftet

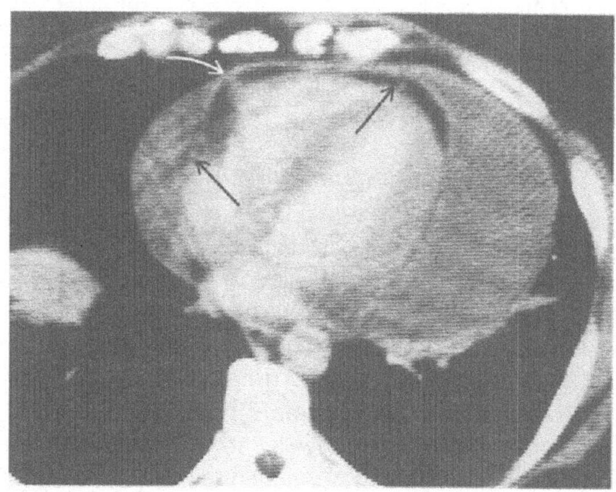

Abb. 19. CT-Schicht 2. Perikarderguß vor dem rechten und dorsal des linken Herzens. Subepikardialer Raum verbreitert. Endast der LAD vor der linksventrikulären Herzspitze und der RCA im mittleren Drittel sichtbar. Epi-/myokardiale Adhäsionen vor dem rechten Ventrikel. Partielle Lungenatelektase dorsal des linken Herzens

computertomographische Dichtemessung möglich, die eine diagnostische Differenzierung zwischen soliden, semiliquiden und liquiden Prozessen erlaubt. Luftansammlungen im Perikardsack sind entweder Folgen operativer Eingriffe, Traumen oder bakterieller Infektionen. Wegen der intrakardialen Druckverhältnisse und der Dehnbarkeit des Peri- und Epikards (weniger wegen der Position des Patienten) sind perikardiale Ergüsse häufiger und größer vor dem rechten als dorsal des linken Herzens nachweisbar (Abb. 19).

CT-Befunde bei tamponierenden Perikardergüssen. Da nicht die Menge des Perikardergusses für eine Herztamponade entscheidend ist, sondern die dehnbaren Eigenschaften des Peri-/Epikards und das Vorhandensein oder Fehlen einer kardialen Erkrankung, ist die quantitative Bestimmung des Perikardergusses auf computertomographischen Schichten nur von untergeordneter Bedeutung.

Computertomographisch ist dann an einen tamponierenden Perikarderguß zu denken, wenn

- der Perikarderguß von der Pars diaphragmatica bis zur kranialen perikardialen Umschlagfalte rund um das Herz reicht,
- der subepikardiale Raum nicht abgrenzbar ist,
- die Ventrikel eine schmale Form aufweisen,
- die Vorhöfe klein und deformiert erscheinen,
- die V. cava inferior und V. cava superior gegenüber den korrespondierenden Abschnitten der Aorta descendens vergrößert sind [35].

3.2.6.4 Perikarditis constrictiva

Die Perikarditis constrictiva wird definiert als jener Zustand, in dem durch Perikardvernarbung und/oder Verkalkung die Compliance verloren geht und dadurch das diastolische Volumen des Herzens eingeschränkt wird [38].

Folgende Formen einer perikardialen Konstriktion können unterschieden werden:

- *globale* („klassische"); hierbei sind alle Herzhöhlen gleichmäßig betroffen;
- *lokalisierte*;
    - hochsitzende (anulare) – das atrioventriculare Peri-/Epikard stellt den Hauptort der Konstriktion dar [26];
    - überwiegend rechtsseitige (Septum interventriculare rechts sinusförmig oder unauffällige Konfiguration des linken Ventrikels);
    - überwiegend linksseitige (Septum interventriculare links sinusförmig oder unauffälliger rechter Ventrikel) (Abb. 21);
- *effusive* (bei gleichzeitig vorliegendem Perikarderguß);
- *okkulte* (Erhöhung diastolischer Drucke mit Füllungsbehinderung der Herzhöhlen erfolgt nur unter Belastungstest) [6].

CT-Befunde bei Perikarditis constrictiva
- Verbreiterung und/oder Verkalkung des Peri-/Epikards entlang eines oder beider Ventrikel;
- Verschmälerung eines oder beider Ventrikel;
- Einengung einer oder beider Atrioventrikulargruben;

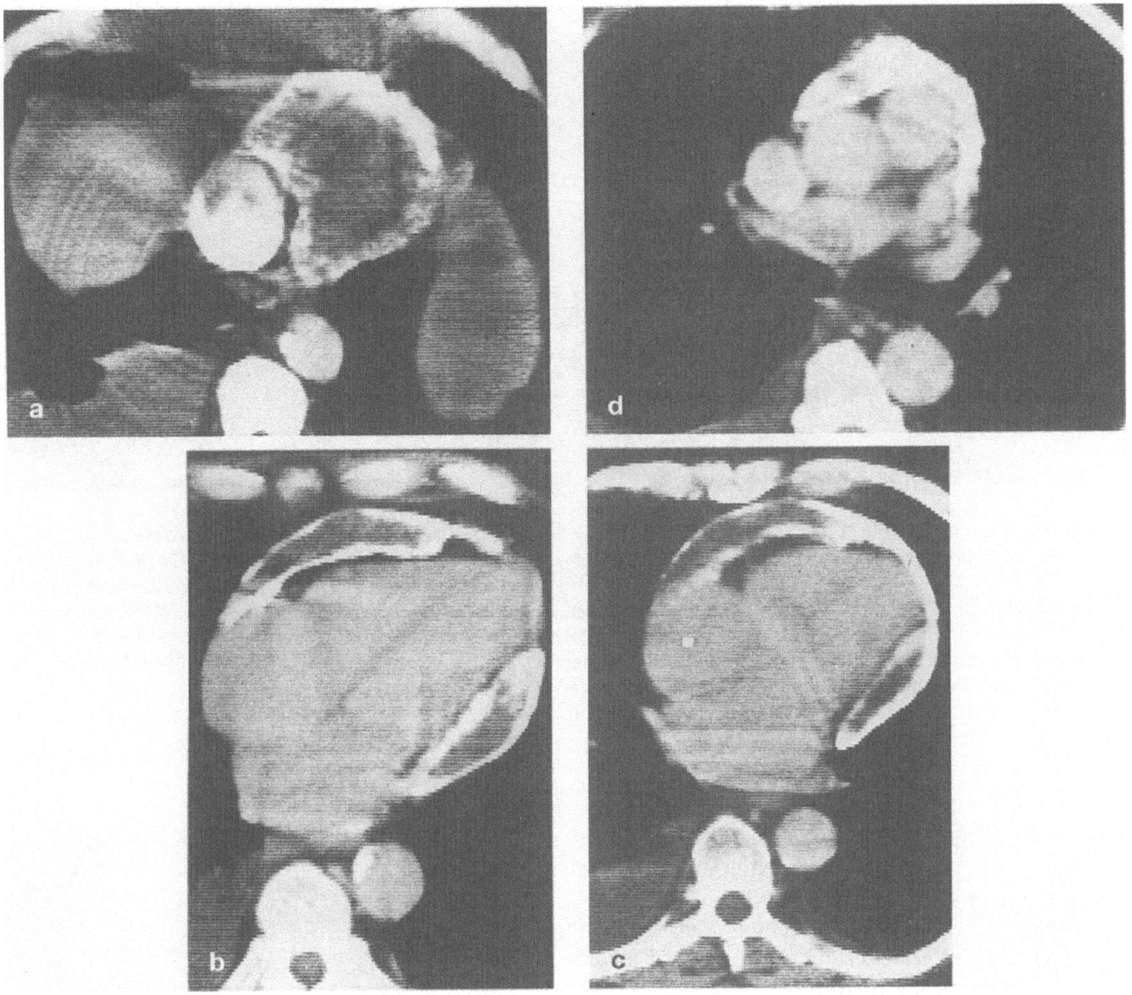

Abb. 20 a – d. Pericarditis constrictiva calcaria. **a** CT-Schicht mit Verkalkung der Pars diaphragmatica pericardii. Vergrößerung der Vena cava inferior gegenüber der Aorta descendens; **b** CT-Schicht 2. Verkalkung des Peri- und Epikards entlang des rechten und linken Ventrikels. Schmales gerades Septum interventriculare. Schmale Ventrikel. Vergrößerung beider Vorhöfe; **c** CT-Schicht 2 – 3. Verkalkung des Peri- und Epikards vom rechten Vorhof entlang des rechten Ventrikels, des linken Ventrikels bis zu den pulmonalen Venen des linken Vorhofs; **d** CT-Schicht 3 – 4. Verkalkung des Peri- und Epikards im Bereich der kranialen peri-/epikardialen Umschlagfalte. V. cava superior erweitert

– Vergrößerung beider Vorhöfe;
– gerades, rechts- oder linkssinusförmiges Septum interventriculare;
– Vergrößerung der V. cava inferior und V. cava superior im Vergleich zum korrespondierenden Abschnitt der Aorta descendens (Abb. 20 a – d).

Diese computertomographisch-morphologischen Zeichen sind pathognomonisch für das Vorliegen einer perikardialen Konstriktion. Bei einer vergleichenden computertomographischen und Herzkatheteruntersuchung von 100 Patienten mit computertomographisch nachweisbaren perikardialen Veränderungen hatten 21 % nach den Herzkatheterbefunden eine konstriktive perikardiale Erkrankung. Bei Anwendung der oben genannten computertomographischen Zeichen einer perikardialen Konstriktion betrug die Sensitivität und Spezifität der Computertomographien im Vergleich zum Herzkatheter jeweils 100 % [36].

„Myokardialer" Faktor bei Perikarditis constrictiva. Fehlende Abgrenzbarkeit der posterolateralen Myokardwand des linken Ventrikels (beachte Artefakte) und ein schmales Septum interventriculare

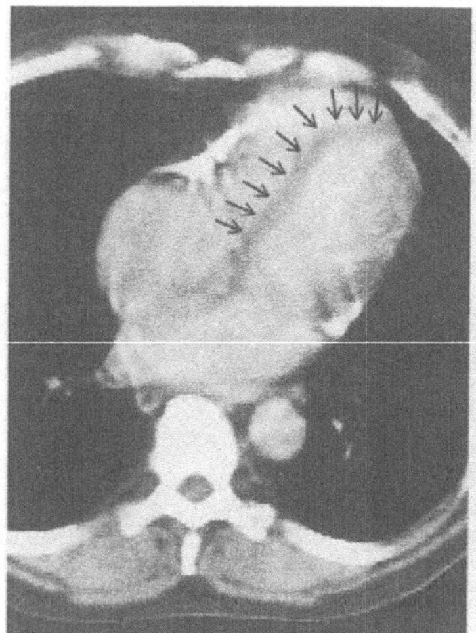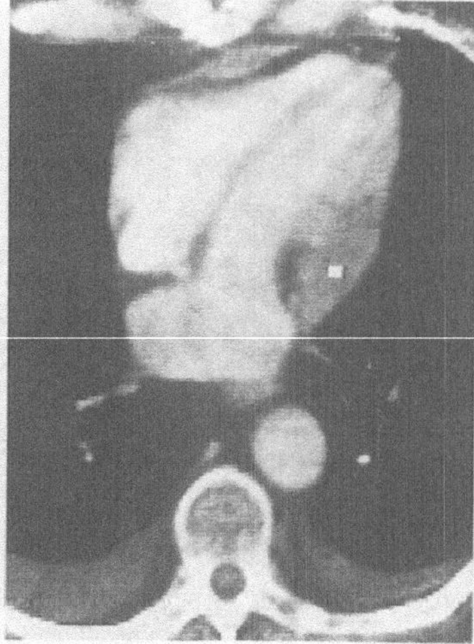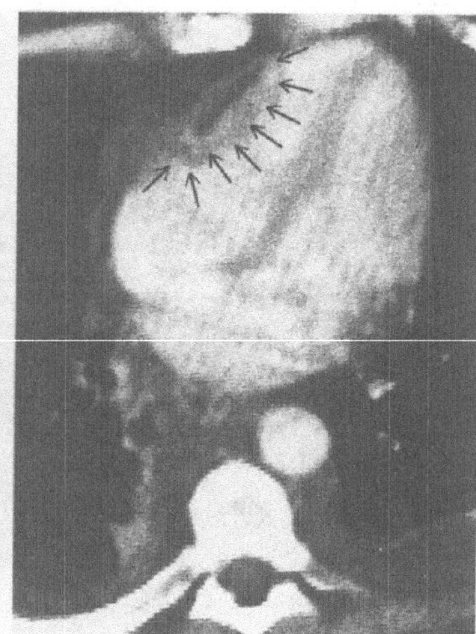

Abb. 21 (*links*). CT-Schicht 2. Linkssinusförmig verlaufendes Septum interventriculare bei konstriktiver Perikarditis

Abb. 22 (*Mitte*). CT-Schicht 2. Perikarditis constrictiva. Peri-/Epikard entlang beider Ventrikel verbreitert. Schmales Septum interventriculare. Schmale Konfiguration beider Ventrikel. Das linksventrikuläre Myokard ist nicht abgrenzbar als Hinweis auf das Vorliegen eines „myokardialen" Faktors (operativ bestätigt)

Abb. 23 (*rechts*). CT-Schicht 2. Perikarditis constrictiva. Zustand nach Bestrahlung des Mediastinums. Verbreiterung des Peri-/Epikards vor dem rechten Ventrikel. Irreguläre Verbreiterung der rechtsventrikulären Wand. Septum interventriculare geradlinig, normal breit. Schmale Konfiguration des rechten Ventrikels. Linker Ventrikel unauffällig. Beide Vorhöfe vergrößert

weisen auf das Vorliegen eines „myokardialen" Faktors, d.h. einer linksventrikulären Myokardatrophie oder -fibrose hin (Abb. 22).

Umgekehrt deutet beim rechten Ventrikel eine unregelmäßige Verbreiterung (Abb. 23) und fehlende Abgrenzbarkeit von anterior gelegenem Peri-/Epikard auf das Vorliegen narbiger (fibrotischer) peri-/epi-/myokardialer Veränderungen hin. Bei Vorliegen solcher links- oder rechtsventrikulärer Wandveränderungen, kann davon ausgegangen werden (80%, 4 von 5 Patienten mit solch einem computertomographischen Befund starben intra- oder unmittelbar postoperativ), daß ein „myokardialer" Faktor vorliegt, der weitere diagnostische Abklärung vor einer Peri-/Epikardfensterung oder Peri-/Epikardektomie erfordert.

3.2.7 Erworbene und angeborene Herzfehler und Gefäßanomalien

3.2.7.1 CT-Befunde bei erworbenen Herzfehlern

In Abhängigkeit von der Zeit und dem Ausmaß einer chronischen Druck- und/oder Volumenbelastung kommt es zu pathologisch-anatomischen

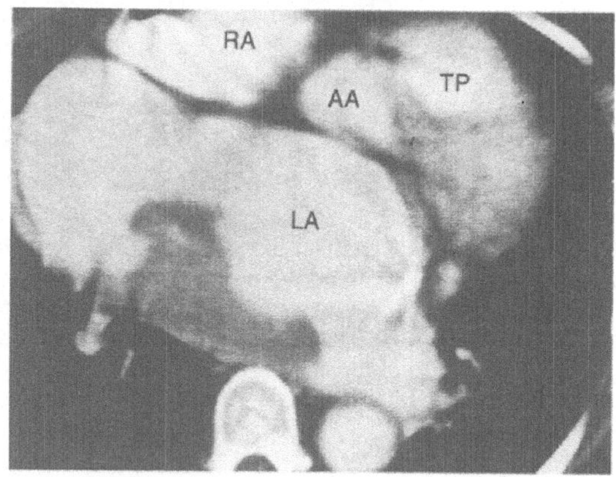

Abb. 24. CT-Schicht 3. Mitralstenose. Irreguläre Kontrastmittelaussparung an der Hinterwand des linken Vorhofs (operativ bestätigter Thrombus)

Veränderungen des gesamten Herzens und der großen herznahen Gefäße oder einzelner Abschnitte. Diese Veränderungen können computertomographisch an veränderter Lage, Form, Größe des betreffenden Herz- bzw. Gefäßabschnitts, dem Ausmaß der Lumendilatation oder Muskelhypertrophie erkannt werden.

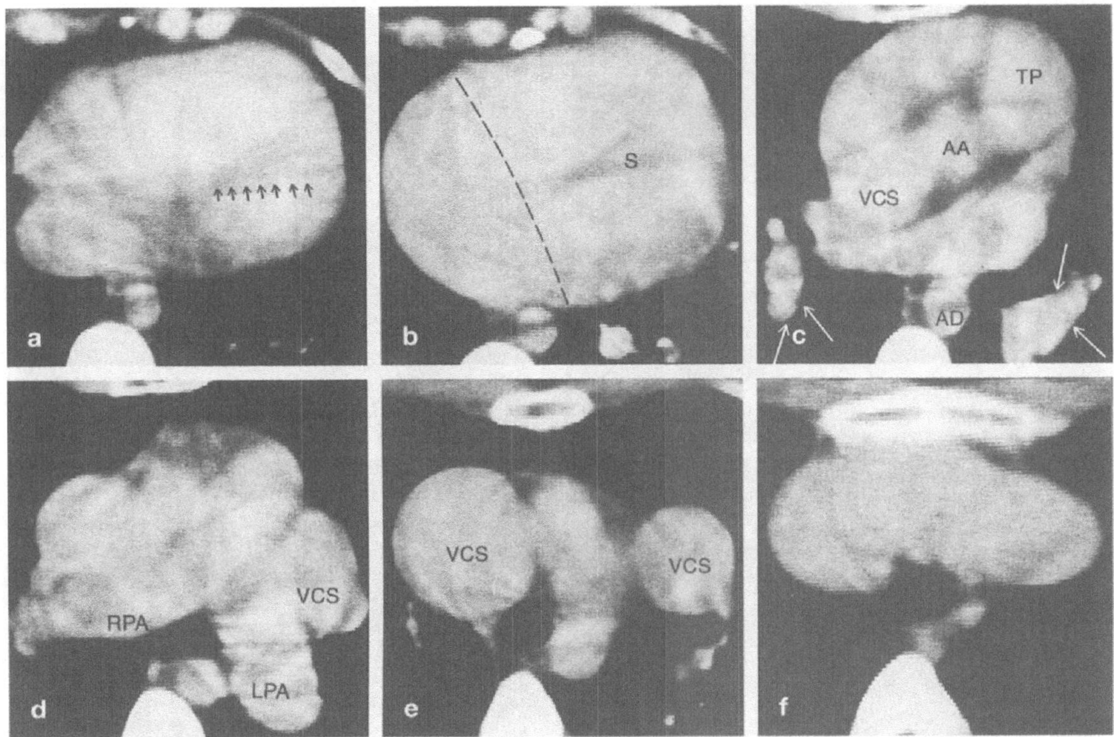

Abb. 25a–f. Suprakardiale totale Lungenvenenfehlmündung. **a** CT-Schicht 1. V. cava inferior erweitert. Aorta descendens klein. Septum interventriculare schmal, geradlinig, kaum vom Artefakt zu unterscheiden. Rechter Vorhof und rechter Ventrikel vergrößert. Linker Ventrikel klein. **b** CT-Schicht 2. Septum interatriale nicht identifizierbar. Gemeinsamer Vorhof? Rechter Ventrikel vergrößert, linker Ventrikel normal groß. Septum interventriculare schmal, geradlinig. **c** CT-Schicht 3. Aorta ascendens und descendens schmal. Truncus pulmonalis erweitert. V. cava superior erweitert. Erweiterte Pulmonalarterien; **d** CT-Schicht 4. Rechte und linke Pulmonalarterie erweitert. Erweiterte V. cava superior dextra und persistierende erweiterte V. cava superior sinistra. **e** CT-Schicht im Bereich des Aortenbogen. Beide Venae cavae superior erweitert. Aortenbogen schmal. **f** CT-Schicht oberhalb des Aortenbogens. Erweiterte Vena anonyma zwischen beiden V. cava superior

Klappenring- und Klappensegelverkalkungen sind ab ca. 2 mm sichtbar. Reflux an den Herzklappen oder intrakardiale Shunts sind ähnlich wie bei der analytischen Befundung von Thoraxaufnahmen vermutbar. Sekundäre oder begleitende Veränderungen wie z. B. intrakardiale Raumforderungen (Thromben) sind ab ca. 1–2 cm im Durchmesser nachweisbar (Abb. 24).

3.2.7.2 CT-Befunde bei angeborenen Herzfehlern oder Gefäßanomalien

Anamnestische Daten, sowie Angaben über das Vorliegen oder Nichtvorliegen einer Zyanose, die Kenntnis der normalen und pathologischen embryonalen Entwicklung des Herz-Kreislauf-Systems und das Wissen um das permanente Streben der Natur, primäre kongenitale Defekte durch sekundäre Reparationsversuche zu kompensieren [14] bilden die Voraussetzung für ein tieferes Verständnis der angeborenen Herz- und Gefäßanomalien und die richtige Interpretation computertomographischer Schichtaufnahmen.

Die *sequenzielle Analyse* einzelner Gefäß- und Herzkomponenten erlaubt eine Beurteilung der atrioventrikulären und ventrikuloatrialen Verbindungen und der Lagebeziehung zueinander. Die Beachtung der Lage der Leber, der Asplenie oder des Polyspleniesyndroms ermöglichen in den meisten Fällen die Aussage, ob es sich um einen

– viszeroatrialen Situs solitus oder einen
– viszeroatrialen Situs inversus oder einen
– Situs ambiquus handelt.

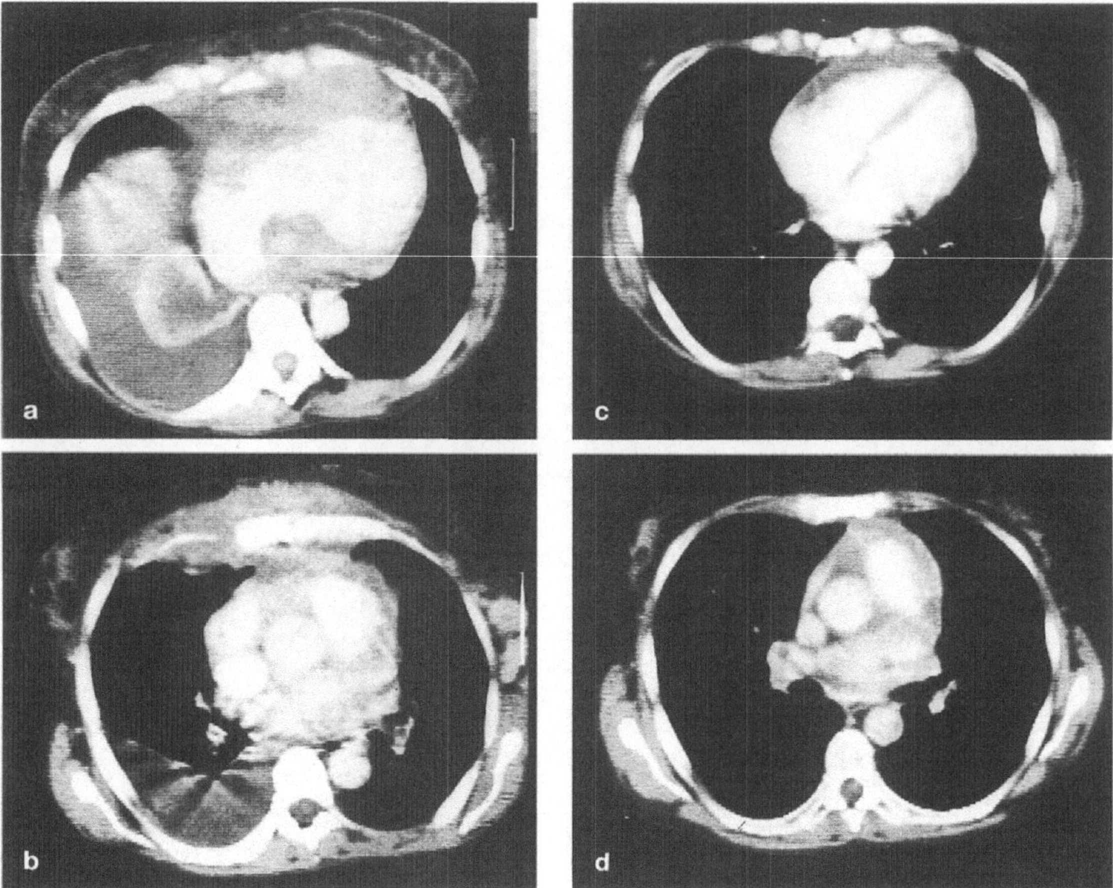

Abb. 26 a – d. Infiltrierendes Hodgkin-Lymphom vor Therapie (a, b) und nach 3 Wochen Therapie (c, d). a CT-Schicht 2. Tumor im vorderen Mediastinum mit Infiltration des Perikards, des rechten Vorhofs und des rechten Ventrikels. Tumorinfiltration, die fast den ganzen linken Vorhof füllt und sich in den rechten Vorhof und rechten Ventrikel einstülpt. b CT-Schicht 3 – 4. V. cava superior erweitert. Truncus pulmonalis, Aorta ascendens unauffällig. Tumorinfiltration des Perikards, des Mediastinums und der ventralen Thoraxwand. c CT-Schicht 2. Resttumor oder Narbe im Perikard vor dem rechten Ventrikel. Septum interventriculare geradlinig, normal breit. Beide Vorhöfe und beide Ventrikel unauffällig. d CT-Schicht 3 – 4. V. cava superior jetzt größenmäßig im Normbereich. Kraniale peri-/epikardiale Umschlagfalte verbreitert (Resttumor oder Narbe)

Im einzelnen empfiehlt es sich, ein peripher gelegenes großes Gefäß, z. B. die V. cava inferior (falls nicht vorhanden: die V. azygos), aufzusuchen und die venöse Strombahn von der V. cava inferior über den rechten Vorhof, rechten Ventrikel bis zur A. pulmonalis und ebenso die Strombahn von den Pulmonalvenen über den linken Vorhof, den linken Ventrikel zur Aorta ascendens und weiter bis zum thorakalen Ende der Aorta descendens zu verfolgen. Ebenso ist es notwendig, die V. cava superior mit der V. anonyma zum rechten Vorhof zu verfolgen und mögliche Anomalien der oberen Hohlvenen zu beachten. Bei dieser Art des Vorgehens können nahezu alle Gefäß-, Herz- und Lageanomalien einschließlich der Shuntmöglichkeiten erkannt werden (Abb. 25).

3.2.8 Tumoren des Herzens und der Herzhüllen

Ob ein primärer oder sekundärer, benigner oder maligner kardialer Tumor vorliegt, die Reaktionsmöglichkeiten des Herzens, als Organ auf diesen Reiz zu antworten, entsprechen weitgehend den aus der Pathophysiologie bekannten Reaktionen bei degenerativen, entzündlichen oder posttraumatischen kardialen Erkrankungen.

3.2.8.1 CT-Befunde bei Tumoren

Herztumoren von 1–2 cm Größe können computertomographisch erkannt werden, vorausgesetzt die Untersuchungen werden mit und ohne Kontrastmittel durchgeführt und die Tumoren weisen einen ausreichend hohen Dichteunterschied (10–20 HE) gegenüber den sie umgebenden Strukturen auf. Ihre Lokalisationsform, ihre computertomographischen Dichtewerte vor und nach Kontrastmittelapplikation sowie die Kenntnis der Anamnese und der klinischen und Labordaten ermöglichen es nicht nur, Tumoren zu erkennen, sondern auch einen Beitrag zur Unterscheidung zwischen primären und sekundären, benignen und malignen Tumoren einerseits sowie zwischen Thromben, Herzmuskel- und Gefäßanomalien andererseits zu leisten. Wenn auch echokardiographisch Tumoren nach den bisherigen Berichten mit der gleichen Sicherheit [7] erkannt werden können wie mit der Computertomographie, so scheint es, daß der entscheidende Vorteil der Computertomographie gegenüber der Angio- und der Echokardiographie darin liegt, daß alle thorakalen, mediastinalen und kardialen Strukturen gleichzeitig, während ein und derselben Untersuchung überlagerungsfrei dargestellt werden können (Abb. 26).

3.2.9 Zusammenfassung

Obwohl die Computertomographie ohne EKG-Triggerung keine Bewegungsanalyse des Herzens und ebenso keine Erkennung akuter hämodynamischer Veränderungen erlaubt, können durch die Anwendung der *morphologischen, funktionellen, geometrischen* und *koronaren Parameter* diagnostische Aussagen getroffen werden, die vergleichbar sind mit jenen, die mit invasiven Untersuchungsmethoden gewonnen werden können.

Als klinische Untersuchungsmethode läßt sich die Computertomographie zwanglos in den Funktionsablauf eines dreigegliederten kardiologisch-diagnostischen „Stufenprogramms" [29] einfügen. Als nichtinvasive Untersuchungsmethode gehört sie in „die diagnostische Stufe II", bezüglich ihres Informationsgehalts in die „diagnostische Stufe III". Es ist zu erwarten, daß durch die Einführung schneller computertomographischer Geräte mit Aufnahmezeiten im Millisekundenbereich nicht nur morphologische, sondern auch funktionelle Aussagen über das diagnostische Zielorgan Herz möglich werden.

Literatur

1. Bankl H (1981) Pathologie der Kreislauforgane. In: Holzner JH (Hrsg) Arbeitsbuch der Pathologie, Bd II, Spezielle Pathologie I. Urban & Schwarzenberg
2. Bohn J, Rienmüller R, Seiderer M, Strauer BE (1983) Die nichtinvasive Bestimmung des enddiastolischen Volumens des linken Ventrikels. Eine vergleichende angiokardiographische, zweidimensional echokardiographische, computertomographische und radionuklidventrikulographische Untersuchung. Z Kardiol 72:438–447
3. Boyd DP (1983) Computerized Transmission Tomography of the Heart using Scanning Electron Electron Beams. In: Higgins CB (ed) CT of the Heart and the Great Vessels. Futura, Mount Kisco, NY
4. Brundage BH, Lipton MJ, Herfkens RJ, Berninger WH, Redington RW, Chatterjee K, Carlsson E (1980) Detection of Patent Coronary Bypass Grafts by Computet Tomography. Circulation 61, 4:826–831
5. Bunde E, Schätzl M, Klinikum Großhadern, Radiologische Klinik und Poliklinik: Persönliche Mitteilung
6. Bush GA, Stang JM, Wooley CF, Killmann JW (1977) Occult constrictive pericardial disease. Diagnosis by rapid volume expansion and correction by pericardectomy. Circulation 56:924–930
7. Claussen C, Köhler D, Schartl M, Felix R (1983) Computertomographische und echokardiographische Diagnostik intrakardialer Raumforderungen. Fortschr Röntgenstr 138, 3:296–301
8. Daniel WG, Döhring W, Stender HS, Lichtlen PR (1983) Value and Limitations of Computed Tomography in Assessing Aortocoronary Bypass Graft Patency. Circulation 67, 5:983–987
9. Doherty PW, Lipton MJ, Berninger WH, Skiöldebrand CG, Carlsson E and Redington RW (1981) Detection and Quantitation of Myocardial Infarction in Vivo Using Transmission Computed Tomography. Circulation 63, 3:597–606
10. Doppman JL, Rienmüller R, Lissner J (1981) The Visualized Interventricular Septum on Cardiac Computed Tomography: A Clue to the Presence of Severe Anemia. J Comput Assist Tomogr 5, 2:157–160
11. Doppman JL, Rienmüller R, Lissner J, Cyran J, Bolte HD, Strauer BE, Hellwig H (1981) Computed Tomography in Constrictive Pericardial Disease. J Comput Assist Tomogr 5, 1:1–11
12. Felix R, Lackner K und Thurn P (1980) Derzeitige und zukünftige Möglichkeiten des CT-Einsatzes am Herzen. Radiologe 20:50–55
13. Godwin JD, Daliff RM, Korobkin M, Moore AV, Breiman RS, Kong Y (1983) Clinical Value of Coronary Bypass Graft Evaluation with CT. AJR 140:649–655
14. Goor DA, Lillehei CW (1975) Congenitial Malformations of the Heart. Grune & Stratton, New York
15. Guthaner DF, Wexler L and Harell G (1979) CT Demonstration of Cardiac Structures. AJR 133:75–81
16. Hall RJ, Cooley DA (1982) Neoplastic Heart Disease. In: Hurst JW (ed) The Heart. McGraw-Hill, New York
17. Heuser L, Niehues B (1982) Isolierte Lävokardie und korrigierte Transposition der großen Arterien bei Situs inversus totalis. Fortschr Röntgenstr 137, 3:275–280

18. Higgins CB (1983) CT of the heart and the great vessels. Futura, Mount Kisco, NY
19. Higgins CB, Siemers PT, Schmidt W and Newell JD (1979) Evaluation of Myocardial Ischemic Damage of Various Ages by Computerized Transmission Tomography. Circulation 60, 2:284−291
20. Howard JM, Ghent CN, Cavery LS, Flanagan PR, Valberg LS (1983) Diagnostic Efficacy of Hepatic Computed Tomography in the Detection of Body Iron Overload. Gastroenterology 84:209−215
21. Janson R, Lackner K, Grube E, Brecht G und Thurn P (1979) Computer-Kardiotomographie der idiopathischen hypertrophen subvalvulären Aortenstenose (IHSS) − ein neuartiger Beitrag zur nicht-invasiven Diagnostik. Fortschr Röntgenstr 130, 5:536−542
22. Lackner K, Hahn N, Reske SN, Eichelkraut W und Thurn P (1982) Der experimentelle Myokardinfarkt im Computertomogramm. Fortschr Röntgenstr 137, 2: 152−161
23. Lackner K and Thurn P (1981) Computed Tomography of the Heart: ECG-Gated and Continuous Scans. Radiology 140:413−420
24. Lipton MJ, Brundage BH, Doherty PW, Herfkens R, Berninger WH, Redington RW, Chatterjee K and Carlsson E (1979) Contrast medium-enhanced computed tomography for evaluation of ischemic heart disease. Cardiovasc. Medicine 4, 12:1219−1229
25. Moncada R, Salinas M, Churchill R, Love L, Reynes C, Demos TC, Hale D, Schreiber R (1980) Patency of Saphenous Aortocoronary-Bypass Grafts Demonstrated by Computed Tomography. N Engl J Med 303, 9:503−505
26. Mounsey P (1959) Annular Constrictive Pericarditis. Br Heart J 21:325−334
27. Mühlberger V, zur Nedden D, Unger F und Scharfstetter H (1982) Verbesserung der Spezifität in der computertomographischen Beurteilung aortokoronarer Venengrafts gegenüber der Angiographie durch das „Angio-Mode"-Verfahren. Z Kardiol 71, 4:315−319
28. Oakley CM (1980) Report of the WHO/ISFC task force on the definition and classification of cardiomyopathies. Br Heart J 44:672−673
29. Riecker G (1982) Klinische Kardiologie. Springer, Berlin Heidelberg New York
30. Rienmüller R, Lissner J, Kment A, Bohn J, Strauer BE, Hellwig D, Erdmann E, Cyran J, Steinbeck G, Höss D, Höfling B (1981) Das enddiastolische Volumen des linken Ventrikels in der Computertomographie im Vergleich zur Herzkatheterventrikulographie. Computertomogr 1:62−67
31. Rienmüller R (1982) Gefäßanomalien des Mediastinums in der Computertomographie. Radiologische Woche V, München
32. Rienmüller R, Baumer A, Kirsch CM, Strauer BE (1983) Quantification of Left Ventricular Function by Computed Tomography. In: Meyer J, Schweizer P, Erbel R (ed) Advances in noninvasive Cardiology. Nijhoff
33. Rienmüller R, Lissner J, Bohn J, Maier H, Nitsch J, Strauer BE (1983) Computertomography Studies on Cardiac Geometry. In: Heintzen PH, Brennecke R (eds) Digital Imaging in Cardiovascular Radiology. Thieme, Stuttgart, pp 124−136
34. Rienmüller R, Ontyd J, Krappel W, Strauer BE (1983) Infarktbedingte Veränderungen des linksventrikulären Myokards in der kardialen Computertomographie. Fortschr Röntgenstr 138, 4:391−518
35. Rienmüller R (1983) Habilitationsschrift der LMU München: Die Computertomographie in der Diagnostik kardialer Erkrankungen
36. Rienmüller R, Doppman JL, Lissner J, Bolte HD, Strauer BE (1984) CT Evaluation of patients with constrictive pericardial disease
37. Roberts WC, Ferrans VJ (1975) Pathologic Anatomy of the Cardiomyopathies. Hum Pathol 6, 1
38. Shabetai R (1981) The Pericardium. Grune & Stratton, New York
39. Skiöldebrand CG, Ovenfors CO, Mavroudis C and Lipton MJ (1980) Assessment of Ventricular Wall Thickness in Vivo by Computed Transmission Tomography. Circulation 61, 5:960−965
40. Schumacher G, Bühlmeyer K (1980) Diagnostik angeborener Herzfehler. Beiträge zur Kardiologie, Band 13, Perimed, Erlangen
41. Stolte M (1981) Anatomie und Pathologie der Koronararterien. Perimed, Erlangen
42. Strauer BE (1983) Kardiomyopathien. In: Vosschulte H (Hrsg) Innere Medizin und Chirurgie. Thieme, Stuttgart

3.3 Kernspintomographie in der Herzdiagnostik

A. Weikl und E. Zeitler

3.3.1 Einleitung

Die magnetische Kernresonanz (Nuclear Magnetic Resonance = NRM) wurde im Winter 1945/46 von Purcell, Torrey und Pound an der Harvard University [19] und von Bloch, Hansen und Packard an der Stanford University [3] voneinander unabhängig und fast gleichzeitig gefunden. Die magnetische Kernspinresonanz besaß zuerst rein physikalisches Interesse, indem sie zur Erforschung des Atomkern-Paramagnetismus und der Wechselwirkung zwischen kern- und molekularer Umgebung verwendet wurde. Durch die chemische Verschiebung der Linien im Kernspinresonanz-Spektrum war sie vorwiegend für die Chemie eine der wichtigsten analytischen Methoden. Lauterbur [15] hat mit dem Vorschlag einer Projektionsrekonstruktionsmethode die Möglichkeiten aufgezeigt, ein bildgebendes magnetisches Kernresonanzverfahren zu entwickeln. Bei der Weiterentwicklung hat sich jedoch eine abgewandelte Form der Fourier-Zeugmatographie nach Kumar, Welti und Ernst [12] weitgehend durchgesetzt. Mit dieser lassen sich nach der zeitlich gesteuerten Anwen-

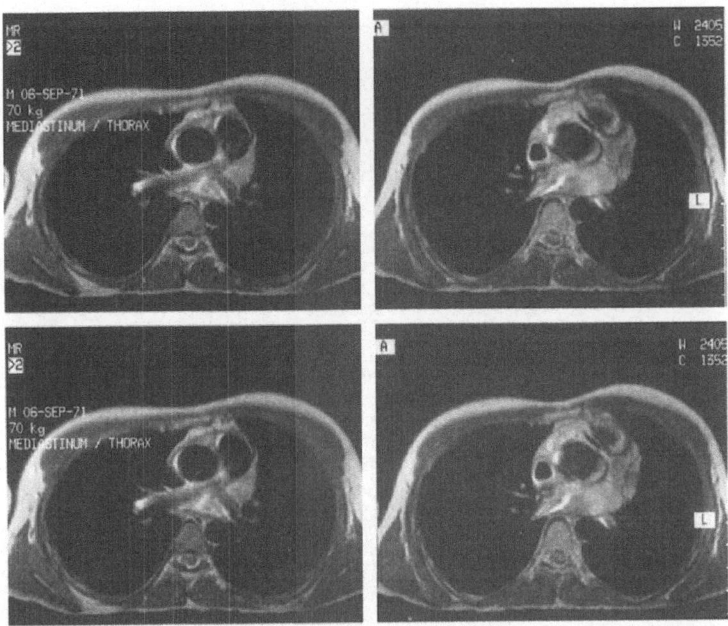

Abb. 27. EKG-getriggerte axiale Kernspintomogramme. 4 benachbarte Tomogramme von kranial nach kaudal mit Demonstration der Aorta, des linken und rechten Ventrikels, des linksventrikulären Myokards, des Septum interventriculare, des rechten und linken Vorhofs sowie dem Einstrom der Vena cava

dung von drei zueinander senkrechten Gradientenfeldern aus den von den Protonenkernen ausgestrahlten Hochfrequenzsignalen sowohl zwei- als auch dreidimensionale Bilder rekonstruieren. Die über das gesamte Bild gleichbleibende räumliche Auflösung sowie die relativ schnellen auf der Fourier-Transformation beruhenden Algorithmen haben im Vergleich zur Röntgencomputertomographie eindeutige Vorteile.

MANSFIELD u. MAUDSLEY [17] haben mit dem „planaren Spin-Imaging" oder „Echoplanar-Imaging" ein besonders schnelles bildgebendes Verfahren vorgeschlagen, welches Vorteile insbesondere für die Herz- und Gefäßdiagnostik bietet. 1980 wurden die ersten Kernspintomogramme von Gehirn und Thorax bei Versuchspersonen und Patienten veröffentlicht. Danach setzte eine rasante Entwicklung dieses bildgebenden Verfahrens ohne Einsatz von Röntgenstrahlen ein. Alle Erfahrungen aus der Röntgenphysik und Röntgencomputertomographie wie auch den gesammelten Erkenntnissen mit der Kernspinresonanz in Physik und Chemie wurden für das neue bildgebende System auf dem Boden der Protonen-Kernresonanz nutzbar gemacht. Wesentliche Weiterentwicklungen, die insbesondere auch in der Bildgebung von Herz und großen Gefäßen vorteilhaft eingesetzt werden können, waren Entwicklungen von schnellen Bildsequenzen wie FLASH, FISP und anderen [9, 17].

Vor Einführung der schnellen Bildsequenzen konnte bereits auf der Basis des Flow-Imaging mit Hilfe der EKG-Triggerung eine Darstellung der Herzhöhlen, der großen Gefäße im Thorax und des Perikards in axialer, sagittaler und koronarer Schnittführung mit relativ guter Ortsauflösung erzielt werden [1, 21].

Hinsichtlich der physikalischen und technischen Grundlagen der Kernspintomographie als bildgebendes Verfahren sei auf die Monographien zur Kernspintomographie verwiesen (z. B. [19, 24, 25]). Für die Erfassung von Koronarkalk und eine schnellere Koronargefäßdarstellung verspricht die Elektronenstrahl-CT (EBT) mit Scanzeiten von 50 ms pro Bild bessere Ortsauflösung.

3.3.2 Physiologie und normale Anatomie im Kernspintomogramm

Mit Spinecho-Sequenzen gewinnt man durch Triggerung der Impulse in Abhängigkeit von der R-Zacke des Elektrokardiogramms Bilder der einzelnen Herzabschnitte ohne wesentliche Unschärfe. Durch präzise EKG-definierte Anregungen können für jede Herzphase zugehörige Aufnahmen erzeugt werden, die dann auch Grundlage für die quantitative Bestimmung funktioneller herzphasenbezogener Parameter sind.

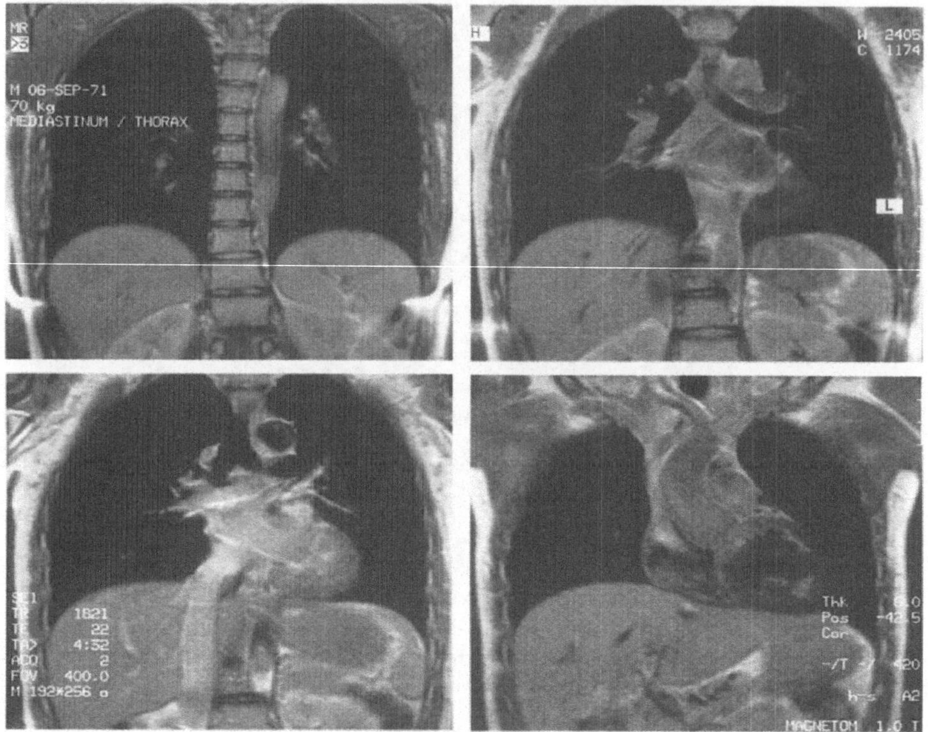

Abb. 28. Vier hintereinander gelegene EKG-getriggerte Kernspintomogramme demonstrieren den linken Ventrikel, das linksventrikuläre Myokard, den linken Vorhof, die Vena cava caudalis, die Aorta thoracalis descendens und das Tracheobronchialsystem

Die Enddiastole ist durch Beginn der R-Zacke definiert, die Systole des Herzens beginnt 70–80 ms nach der R-Zacke. Der Zeitpunkt der maximalen Systole liegt am Ende der T-Welle.

Technisch besteht die Möglichkeit, während einer Meßsequenz mehrere Schichten gleichzeitig als Multi-slice-Verfahren aufzunehmen. In Abhängigkeit von Herzfrequenz und gewählter Zeitverzögerung zur R-Zacke können bis zu 8 Schichten mit definiertem Abstand registriert werden. Der Abstand von Schicht zu Schicht entspricht dabei der gewählten Schichtdicke. Die verschiedenen Schichten werden nacheinander mit geringer zeitlicher Verzögerung angeregt. Überwiegend werden Kernspintomogramme des Herzens mit einer Schichtdicke von 5–8 mm gewählt.

Während bei der Röntgencomputertomographie primär nur axiale Schnittbilder erstellt werden können und Schnittbilder in anderen Ebenen des Raumes erst durch eine sekundäre Nachrekonstruktion möglich werden, können bei der Kernspintomographie primär sowohl axiale (Abb. 27, s. S. 59) als auch koronare (Abb. 28) oder sagittale (Abb. 29, 36) Kernspintomogramme angefertigt werden. Dar-

überhinaus ist es möglich, doppelt angulierte Aufnahmen (Abb. 30, 31, s. S. 62) zu erstellen, die exakt der Herzachse und der Senkrechten auf ihr entsprechen. Diese sind besonders zum Vergleich mit der Echokardiographie und zur Bestimmung physiologischer Parameter sinnvoll.

Bei der Computertomographie ist die Applikation eines Kontrastmittels unerläßlich, um die Herzhöhlen darzustellen und sie von ihren Begrenzungen zu differenzieren. Dies ist bei der Kernspintomographie nicht erforderlich. Vielmehr lassen sich in Abhängigkeit von der gewählten Untersuchungstechnik, beim Spinecho-Verfahren, die Herzhöhlen in gleicher Weise signalarm (= schwarz) wie die lufthaltigen Gebiete im Thorax, z. B. das Tracheobronchialsystem darstellen. Dadurch besteht die Möglichkeit, das Septum interventriculare, das Vorhofseptum, das links- und rechtsventrikuläre Myokard während der unterschiedlichen Phasen des Herzzyklus einwandfrei statisch darzustellen. Dies gibt die Möglichkeit, zu jedem beliebigen Zeitpunkt der Herzaktion das Volumen des linken Ventrikels zu bestimmen. Es ist dadurch sowohl das endsystolische als auch das enddiastolische Volu-

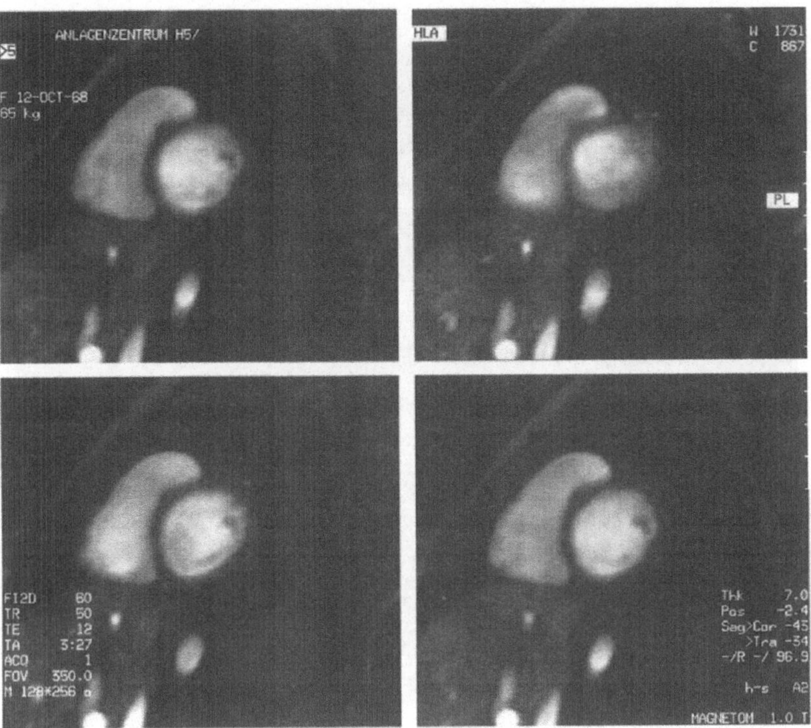

Abb. 29. Sagittale, schnelle Bildsequenz, den linken und rechten Ventrikel demonstrierend, mit Dokumentation des Septum interventriculare

men quantifizierbar und die Ejektionsfraktion (EF) kann daraus nichtinvasiv errechnet werden. Die Kernspintomographie ist, wie in mehreren Untersuchungen belegt wurde [22] mit guter Korrelation sowohl im Vergleich zur röntgenologischen Lävokardiographie als auch der Echokardiographie als gleich sichere Methode verwendbar [2, 5, 20, 24].

Im Vergleich zur Echokardiographie und auch Lävokardiographie hat die Kernspintomographie jedoch Vorteile bei der quantitativen Bestimmung der mittleren linksventrikulären Muskelmasse durch fehlende Überlagerung mit Rippen und gleich gute Erfassung der Hinter- und Vorderwand. Noch präzisere Bestimmungen der Herzvolumina sind möglich mit Gradienten-Echobildern nach dem FLASH und FISP-Prinzip [10, 17, 18].

Die sichere Differenzierung der einzelnen Herzabschnitte mit der Kernspintomographie hat ihre größte Bedeutung bei der Differenzierung und dem Staging von Tumoren im Thorax, insbesondere des Mediastinum und der Lungen. Hier ist ohne Untersuchungsrisiko eine weitergehende Information im Vergleich zu allen anderen Untersuchungsverfahren gegeben.

Voraussetzung bei der Erfassung kongenitaler und erworbener Vitien bei Myokard- und Perikarderkrankungen ist natürlich die Kenntnis der speziellen anatomischen Gegebenheiten in den unterschiedlichen Projektionen.

3.3.3 Pathologische Befunde

3.3.3.1 Angeborene Herzfehler

Der Einsatz der Kernspintomographie kann, insbesondere bei Säuglingen und Kleinkindern, von Vorteil sein. Zweifelsfrei kann nicht nur die Größe von Ventrikel und Vorhöfen erfaßt werden, sondern auch die Lokalisation und Lage der großen, vom Herzen abgehenden Gefäße, was insbesondere bei kombinierten kongenitalen Vitien, bei Transposition der großen Gefäße sowie Fallot-Tetralogie von Bedeutung ist. Sowohl mit gated MR-Imaging [4] als auch dem Cine-MR-Imaging [7] können die unterschiedlichen kongenitalen Herzerkrankungen in der jeweils adäquaten Projektionsrichtung optimal dargestellt werden und der Erfolg nach operativer Korrektur ist nichtinvasiv kontrollierbar [7, 8, 9].

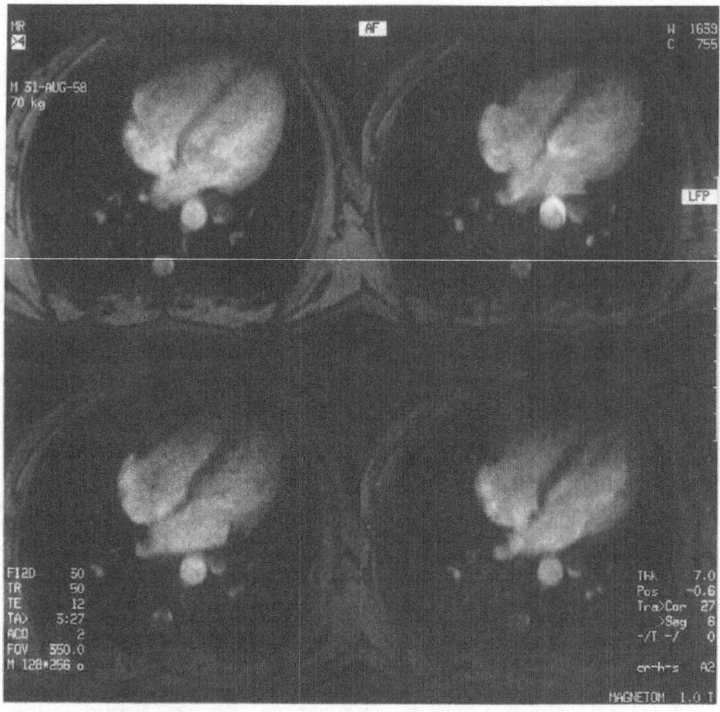

Abb. 30. Axiale Kernspintogramme während unterschiedlicher Phasen der Diastole am Übergang zur Systole. 2D-Flash-Sequenz

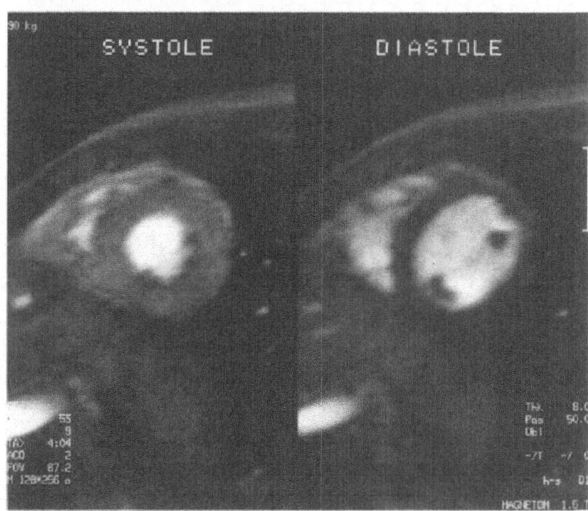

Abb. 31. Doppelangulierte Kernspintomogramme in 2D-Flash-Sequenz, während Systole und Diastole. Gute Darstellung des linksventrikulären Myokards, des Septum interventriculare und der Papillarmuskeln (gleiche Dokumentation wie bei axialer Echokardiographie)

Im eigenen Kollektiv [22] konnten Vorhofseptumdefekte vom Typ II und III mit Links-rechts- als auch Rechts-links-Shunt eindeutig dargestellt werden, ebenso die subaortalen Ventrikelseptumdefekte. Die Transposition der großen Gefäße vor und nach Korrekturoperation wie auch die korrigierte Transposition der großen Gefäße, Ductus Botalli apertus, und Aortenisthmusstenosen werden übereinstimmend als gut dokumentierbar beschrieben [20].

3.3.3.2 Erworbene Herzfehler

Nach den Untersuchungen von WEIKL [21], können erworbene Herzfehler nur unvollständig mit der Kernspintomographie beim Einsatz von EKG-getriggerten Spinechosequenzen diagnostiziert werden. Im Vergleich zur Echokardiographie besteht nur eine Sensitivität von 25% bei einer Spezifität von 95%. Beim Einsatz der schnellen Bildsequenzen [22] ist im Gegensatz dazu eine exaktere Analyse der Herzklappenbewegung mit dem Phänomen der Regurgitation erfaßbar. Während im Echokardiogramm die Herzklappendiagnostik differenzier-

te Informationen liefert, kann hier die Kernspintomographie nur indirekte zusätzliche Informationen
wie die Veränderung der Größe der einzelnen Herzhöhlen und die Veränderung der Myokarddicke als
Zusatzinformation erbringen. Weitere Entwicklungen sind nur mit schnelleren Bildsequenzen im
Rahmen des Echoplanar-Imaging oder mit den
Möglichkeiten der systematischen Cine-mode-Do-
kumentation möglich.

3.3.3.3 Kardiomyopathien

Aufgrund der gleichmäßigen und hohen Ortsauflösung, unabhängig vom Abstand der Thoraxvorder-
wand, gibt die Kernspintomographie gute Voraussetzungen für die Darstellung des dilatierten wie
auch hypertrophierten Myokards. Dies ist sowohl
bei Myokardhypertrophie als auch den Formen der
dilatativen und hypertrophen Kardiomyopathie von
Vorteil. Der Durchmesser des linken und rechten
Ventrikels sowie die Wandstärke der Muskulatur
kann mit einer Genauigkeit von ±1 mm genau in
Diastole und Systole vermessen werden. Das Septum interventriculare ist mit keinem Verfahren so
exakt zu beurteilen, wie mit der Kernspintomographie.

Auch die Dickenänderung während der systo-
lisch-diastolischen Herzaktion ist exakt möglich.
Trotzdem ist in der Funktionsanalyse des linken
Ventrikels die Echokardiographie die Methode der
ersten Wahl und kann durch die Kernspintomographie nicht abgelöst werden. Sie wird daher nur unter besonderen Bedingungen, inbesondere bei wissenschaftlichen Fragestellungen mit direkter Beurteilung der Wandbewegung des linken Ventrikels,
sinnvoll zu nutzen sein.

Im Vergleich zur Echokardiographie ist die bessere Beurteilbarkeit der dorsalen Abschnitte des
Herzens mit der Kernspintomographie und das größere Blickfeld als besonderer Vorteil anzusehen.

Auch die konventionelle Kardio-CT erlaubt
EKG-getriggerte Informationen des Herzens in
axialen Tomogrammen [13, 14, 16] mit der Möglichkeit quantitativer Analyse von Funktionspara-
metern und zur Beurteilung des Septum interventriculare wie auch der Myokarddicke.

Exaktere quantitative Beurteilung der Ventrikel-
größen und Funktionsparameter ist mit der Cine-
CT zu erzielen [16]. Im Vergleich zur Computertomographie hat die Kernspintomographie jedoch
den Vorteil, daß sie keine Röntgenstrahlen einsetzen muß und jodhaltige Kontrastmittel nicht erforderlich sind. Darüberhinaus ist die anatomische

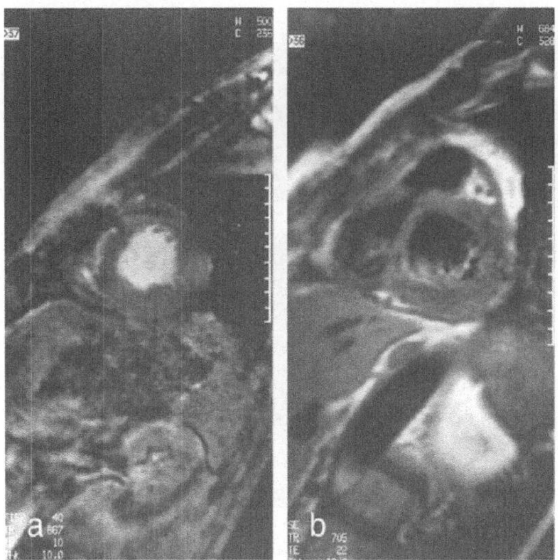

Abb. 32a, b. Patient mit hypertropher Kardiomyopathie.
a 40° angulierte FISP-Sequenz, **b** doppelangulierte Spin-
echosequenz mit EKG-Triggerung

Darstellung in allen Ebenen des Raumes möglich,
und es besteht eine größere anatomische Differenzierbarkeit der einzelnen Herzabschnitte. Dies
kommt bei dilatativer Kardiomyopathie mit einem
geringen Myokarddurchmesser des linken Ventrikels zum Tragen, aber auch bei der Differenzierung
von obstruktiver und nichtobstruktiver Kardiomyopathie. Es ist daher für die morphologische Differenzierung der obstruktiven Kardiomyopathien die
Kernspintomographie besonders geeignet [6, 11,
14, 20, 23].

Für vergleichende Untersuchungen zur Echokardiographie sind doppelt angulierte Kernspintomogramme mit Darstellung der kurzen Herzachse
(Abb. 5) von besonderem Vorteil. Andererseits ist
für die Fragestellungen nach dem rechten Ventrikel
und der Ausstrombahn des rechten Ventrikels die
sagittale oder schrägsagittale Projektion (Abb. 29,
32a, b) besonders informativ.

Als morphometrische Kriterien der dilatativen
Kardiomyopathie sind die Zunahme der enddiastolischen wie endsystolischen Diameter bei gleichzeitig eingeengter Wandbewegungsgeschwindigkeit
mit funktioneller Ventrikelbewegungsstörung zu
definieren. Die kernspintomographisch ermittelten
Werte liegen für die enddiastolischen Durchmesser
mit 7,4 cm und endsystolisch mit 5,6 cm deutlich
über den entsprechenden Durchmessern eines Nor-
malkollektivs, das bis 5,8 cm diastolisch und 4,2 cm
systolisch beträgt.

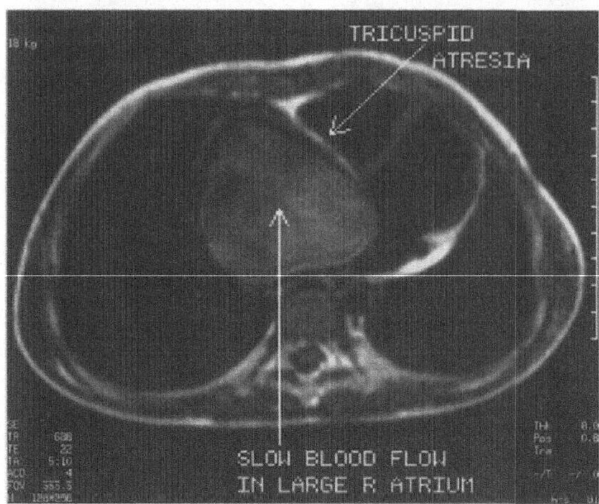

Abb. 33. Schnelle Flash-Sequenz bei einem Patienten mit Vorderwandinfarkt

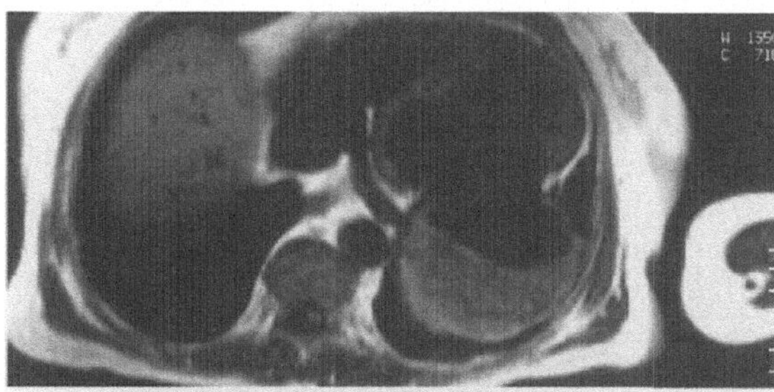

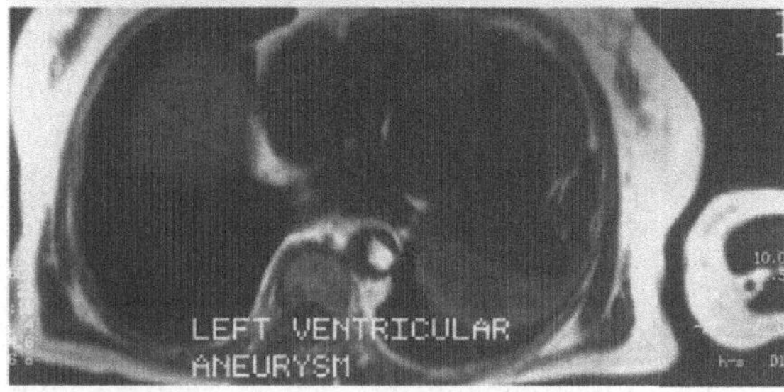

Abb. 34. Axiale Spinecho-Sequenz bei einem Patienten mit linksventrikulärem Herzwandaneurysma

Bei hypertropher Kardiomyopathie kann eine mittlere Wanddicke am Septum mit $16,6 \pm 3,3$ mm bestimmt werden. Dies ist deutlich höher als der maximale Wert bei Normalpersonen mit 12 mm. Die Dickenbestimmung des Septum interventriculare ist daher ein guter Parameter für die Charakterisierung einer hypertrophen Kardiomyopathie.

3.3.3.4 Koronare Herzerkrankung

Als ein empfindlicher Indikator der ischämischen Myokardläsion wird im CT der Nachweis einer eingeschränkten systolischen Myokarddickenzunahme des linken Ventrikels bewertet. Auch bei der Kernspintomographie können die Myokarddickeneränderung, die fehlende systolische Verkleinerung des linken Ventrikels und fehlende Verdickung des Myokards in der Systole als Kriterium des abgelaufenen Myokardinfarktes oder der chronischen ischämischen Myokarderkrankung angesehen werden. Die regionalen Kontraktionsstörungen mit Zuordnung zum jeweiligen Sektoranteil ist kernspintomographisch genausogut möglich wie im Linksventrikulogramm (Abb. 33). Die Sensitivität, bezogen auf die pathologischen Veränderungen der einzelnen Sektoren, beträgt 85%, während die Spezifität bei 92% liegt. Die voraussagbare Genauigkeit liegt bei 82% [21]. Die Veränderungen des Myokards nach abgelaufenem Infarkt sind daher gleich gut erfaßbar, wie mit der invasiven Methode der Lävokardiographie. Auch der Nachweis und die Ausdehnung linksventrikulärer Herzwandaneurysmen gelingt mit der KST sicher (Abb. 34).

Schwieriger ist die Beurteilung in den akuten und frühen Stadien des Myokardinfarktes. Dies wurde unter Verwendung von Gadolinium-DTPA geprüft [5, 6]. Bei ca. 60% aller Infarkte konnte eine mehr oder minder deutliche Abschwächung der Signalintensität innerhalb der Infarktzone quantitativ bestimmt werden. Nach Applikation von Gadolinium-DTPA in einer Konzentration von 0,1 mmol/kg Körpergewicht war ein Anstieg der Signalintensität um durchschnittlich 70% gegenüber dem Leerwert festzustellen. Im Vergleich zum umgebenden, nicht geschädigten Myokardgewebe war jedoch ein Anstieg um nur 20% meßbar.

Trotzdem ist bei den bestehenden Möglichkeiten zur Diagnostik des akuten Myokardinfarktes die Kernspintomographie kein einsetzbares Routineverfahren. Die Kenntnisse über die Signalverstärkung durch Gadolinium-DTPA nach Myokardinfarkt sind jedoch wertvoll, um bei der Diagnostik intrakardialer Raumforderungen, zur Differentialdiagnose zwischen Tumor und Thrombus beizutragen [1, 20, 23].

Sowohl auf axialen wie auch koronaren Kernspintomogrammen können Segmente der frei durchgängigen Koronararterien oder durchgängigen aortokoronaren Bypässe (ACBP) dargestellt werden. Es gelingt jedoch trotz der bisherigen technischen Verbesserungen auch mit schnellen Sequenzen noch nicht [5, 8, 9, 20, 21], die Koronargefäße sicher für diagnostische Aussagen zu dokumentieren.

Die experimentellen Studien am Phantom zeigen, daß im Rahmen der MR-Angiographie mit einer 3-D-Akquisition ein theoretischer Ansatz für die MR-Koronarangiographie gegeben ist. Seine Realisation würde wesentlich Diagnostik und Verlaufskontrolle von Patienten mit koronarer Herzkrankheit in der Zukunft beeinflussen.

3.3.3.5 Kardiale und parakardiale Tumoren

Die nichtinvasive Darstellung der intrakardialen und parakardialen Raumforderung stellt eine der Hauptindikationen für die Kernspintomographie des Herzens sowohl mit der EKG-getriggerten Spinechotechnik und gegebenenfalls auch mit Gradientenechos dar. Hier ist auch ohne Gabe des Kontrastmittels Gadolinium-DTPA in der Regel eine gute Abgrenzung von primären intrakavitären Herztumoren (Abb. 35) als auch von perikardialen (Abb. 36) und parakardialen Tumoren im Mediastinum möglich. Differentialdiagnostisch ist allerdings an die Möglichkeit der Fehlinterpretation in Herzhöhlen mit langsamem Blutfluß wie z. B. bei Trikuspidalatresie (Abb. 37, s. S. 66) zu denken.

Die kombinierte Darstellung der Herzhöhlen in axialen und sagittalen Kernspintomogrammen erlaubt in der Regel die Erkennung, Lokalisation und Beurteilung der Ausdehnung von Tumoren in unmittelbarer Nachbarschaft des Herzens und der großen Gefäße [20]. Differentialdiagnostisch ist dabei nur die Unterscheidung zwischen solider und zystischer Raumforderung möglich.

Bei den intrakavitären Tumoren handelt es sich vorwiegend um Myxome, die sowohl breitbasig der Vorhofwand aufsitzen können als auch um gestielte Tumoren, die in der Klappenöffnungsphase in die Ventrikel prolabieren können. Bei der Differentialdiagnose der an der Wand aufsitzenden Tumoren in den Vorhöfen ist sowohl die Differentialdiagnose zu Vorhofthromben als auch zu „slow motion" bei kongenitalen und erworbenen Vitien in der Differentialdiagnostik zu berücksichtigen. Von den parakardialen Raumforderungen ist insbesondere die Erkennung und sichere Differenzierung von Perikardzysten zu nennen, die allerdings auch mit der Echokardiographie oder Computertomographie sicher nachgewiesen werden können. Gegenüber der Echokardiographie und Computertomographie sind infiltrative Tumoren aus dem Mediastinum wie Lymphome und Tumormetastasen mit direkter Infiltration in das Perikard hinsichtlich ihrer Lokali-

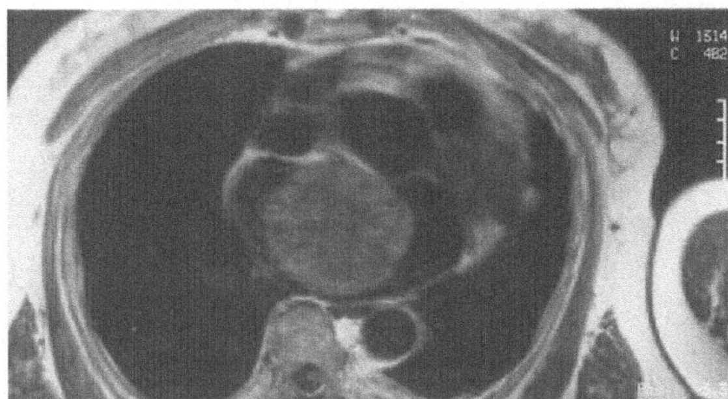
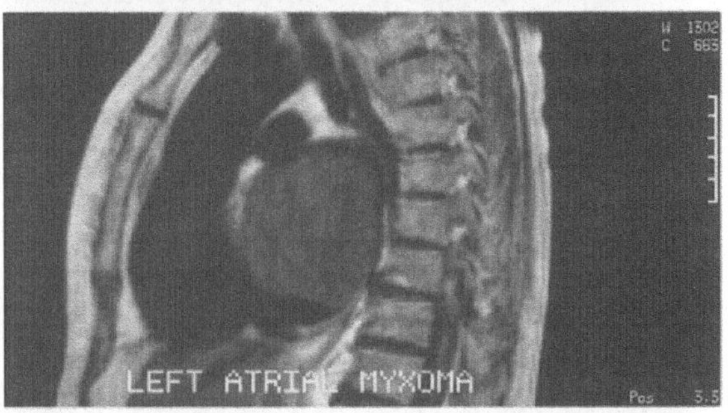

Abb. 35. Vorhofmyxom. *Oben:* Axiales EKG-getriggertes Spinecho-Kernspintomogramm. *Unten:* Sagittales Kernspintomogramm, die Vergrößerung des linken Vorhofs nach dorsal demonstrierend

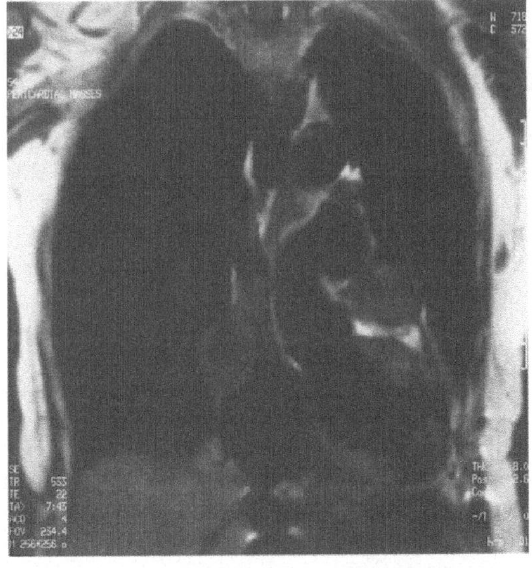

Abb. 36. EKG-getriggerte Spinecho-Sequenz mit perikardialen Tumorinfiltrationen am linken und rechten Herzrand wie auch zwischen Arteria pulmonalis und Aorta

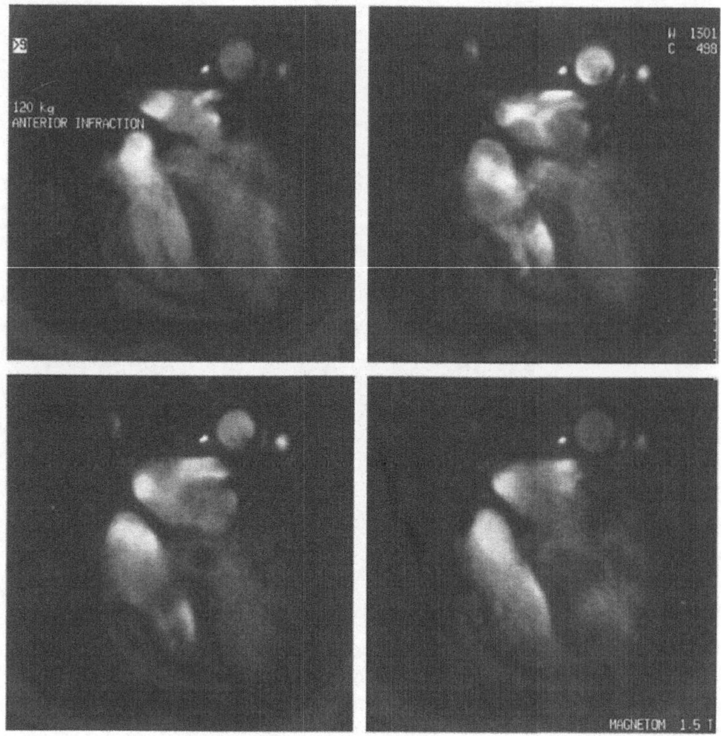

Abb. 37. Trikuspidalatresie, hohes Signal im rechten Vorhof einen Tumor vortäuschend

sation und Ausdehnung exakter zu bestimmen. Die Diagnostizierbarkeit der kardialen und parakardialen pathologischen Befunde kann mit einer Sensitivität von 96% bei einer Spezifität von 95% und voraussagbarer Genauigkeit von 96% erfaßt werden [21].

Pathologische Veränderungen des Perikards inklusive des Perikardergusses und Hämoperikards können mit Hilfe der Kernspintomographie mit einer hohen Sicherheit erfaßt werden. Hinsichtlich der Einsehbarkeit sowohl des Perikards wie des Perikardraumes ist die Kernspintomographie der Echokardiographie überlegen, da sowohl in axialen wie sagittalen und frontalen Schnittebenen die gesamte Herzoberfläche exakt beurteilbar dargestellt werden kann. Auch eine absolute Arrhythmie beeinträchtigt die Bildqualität perikardialer Strukturen nicht wesentlich.

3.3.3.6 Anatomie und Pathologie der großen Gefäße

Bei adäquater Wahl der Schnittebene kann die Dokumentation des Arcus aortae, der A. pulmonalis sowie der Vena cava cranialis und caudalis nichtinvasiv mit der Kernspintomographie erfolgen. Dabei können sowohl thorakale Aortenaneurysmen und Aortendissektionen (Abb. 38, 39) in Quer- und Längsausdehnung erfaßt werden. Tumorkompression und -invasion in die Vena cava cranialis wie auch Obstruktionen durch Thromben beim Cava superior Syndrom sind mit der Kernspintomographie erfaßbar und zu differenzieren [2, 14, 20, 21, 23]. Im Vergleich zur Angiographie und Computertomographie kann in der Regel der Intima-Flap, das heißt die Separation von Media und Adventitia, bei Patienten mit Aneurysma dissecans durch die Kernspintomographie sehr viel eindeutiger abgegrenzt werden. Wahres und falsches Lumen können exakt differenziert und zugeordnet werden. Beim Cine-Mode kann man den unterschiedlichen Blutfluß im wahren Lumen und im Aneurysmasack erkennen. Als Vorteil im Vergleich zur Computertomographie ist die fehlende Notwendigkeit von Kontrastmittel zu bezeichnen, die eine rasche Diagnostik auch unter Notfallbedingungen ermöglicht.

Die Dokumentation in axialer und sagittaler wie auch koronarer Ebene bietet schließlich alle Informationen, die der Chirurg für die Operationsplanung benötigt, so daß gegebenenfalls auf eine invasive thorakale Aortographie verzichtet werden kann. Beim Aneurysma dissecans mit Hämoperikard ist dieses zusätzlich und viel einfacher als mit

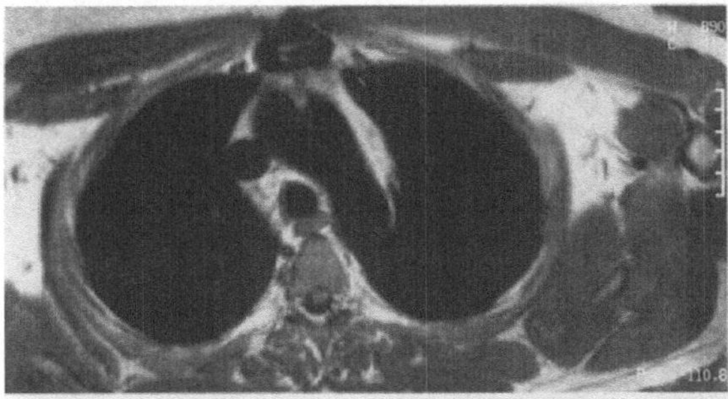
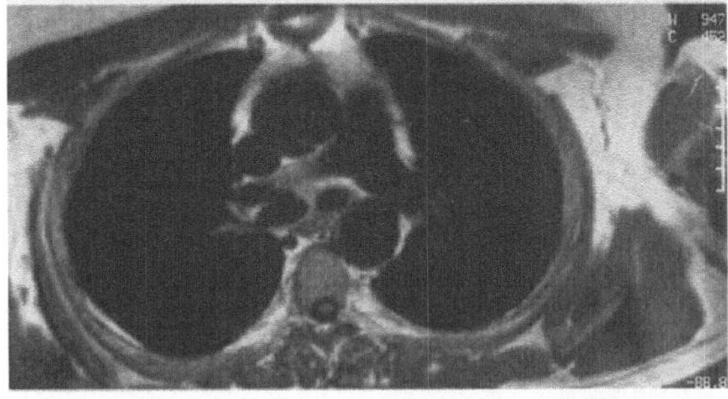
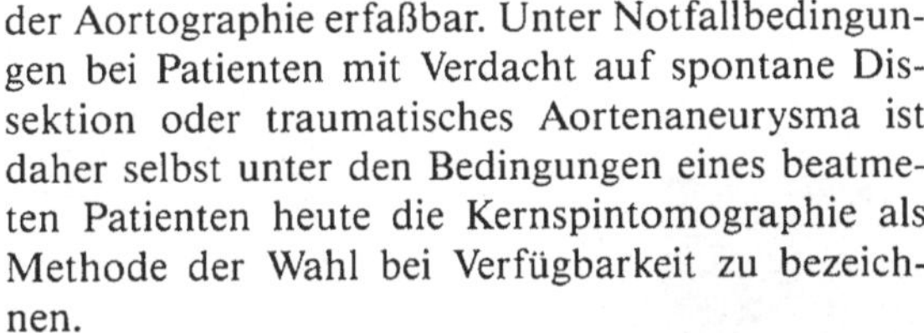
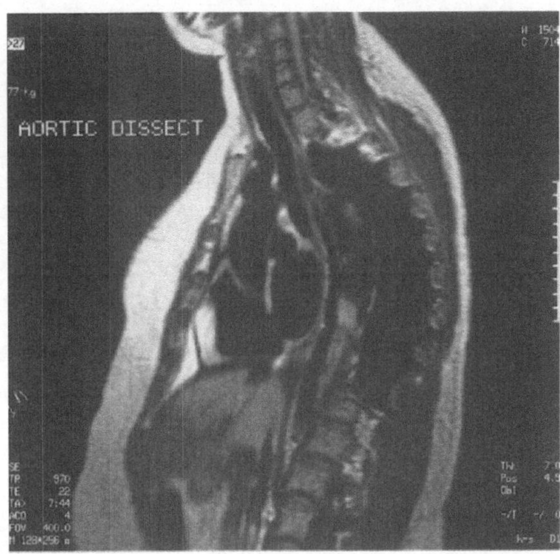

Abb. 38. Axiale EKG-getriggerte Spinecho-Sequenz, thorakales Aneurysma dissecans vom Typ de Bakey II

Abb. 39. Gleicher Patient wie Abb. 9, sagittale EKG-getriggerte Spinecho-Sequenz bei thorakalem Aneurysma dissecans

der Aortographie erfaßbar. Unter Notfallbedingungen bei Patienten mit Verdacht auf spontane Dissektion oder traumatisches Aortenaneurysma ist daher selbst unter den Bedingungen eines beatmeten Patienten heute die Kernspintomographie als Methode der Wahl bei Verfügbarkeit zu bezeichnen.

Im Bereich der großen Gefäße kommt schließlich der sicheren Darstellung der Aortenisthmusstenose in sagittaler und koronarer Aufnahmesequenz insbesondere bei Kindern eine wesentliche Bedeutung zu. Sie erlaubt sowohl die Lokalisation als auch die Bestimmung der Ausdehnung des engen Segmentes und die Erfassung vorhandener Kollateralkreisläufe. In zunehmendem Maß ist daher bei den pathologischen Veränderungen im Bereich der großen thorakalen Gefäße die invasive angiographische Diagnostik überflüssig.

Auch für postoperative Kontrolluntersuchungen kann dadurch auf invasive Verfahren oder Kontrastmittelapplikation verzichtet werden [1, 7, 9, 11, 24].

3.3.4 Cine-mode-Darstellung des Herzens

Grundlage für die Cine-mode-Darstellung ist die Möglichkeit, schnelle Bildsequenzen mittels Gradientenechos zu erstellen. Hierzu sind besonders

geeignet die FLASH-Sequenz [10] (= „fast low angle shot"), die FISP-Sequenz [18] (= „fast imaging with steady precession") und das Echoplanarimaging [17]. Diese erlauben, entweder mit einer Matrix von 256×256 oder 128×128 Repetitionszeiten von mindestens 20 ms. Dadurch gelingt es, die Untersuchungszeit auf weniger als 8 min zu verkürzen und durch eine schnelle Bildwiedergabe von 25 Bildern pro Sekunde das Herz in schlagender Funktion zu analysieren. Dies ist insbesondere bei der Erfassung von Shuntvolumina wie dem Vorhofseptumdefekt (Abb. 40), dem Ventrikelseptumdefekt (Abb. 41) und zur Erfassung komplexer kongenitaler Vitien (Abb. 42) wie auch von Klappeninsuffizienzen von Bedeutung.

Auch bei Patienten mit koronarer Herzerkrankung mit myokardialen Kontraktionsstörungen und Ventrikelaneurysmen sind die gestörte Kontraktion und dadurch bedingte Turbulenzströmungen in den Herzhöhlen im Cine-Mode besser erkennbar (s. Abb. 33). Für die Bestimmung von Ventrikelparametern als Grundlage zur Berechnung der Ejektionsfraktion ist die Definition der Enddiastole und Endsystole aus dem Bildablauf unmittelbar zu entnehmen, während dies beim Spinechoverfahren nur mit Hilfe des Elektrokardiogramms exakt möglich ist.

Die Cine-mode-Technik der Kernspintomographie erlaubt bei entsprechender Software die Be-

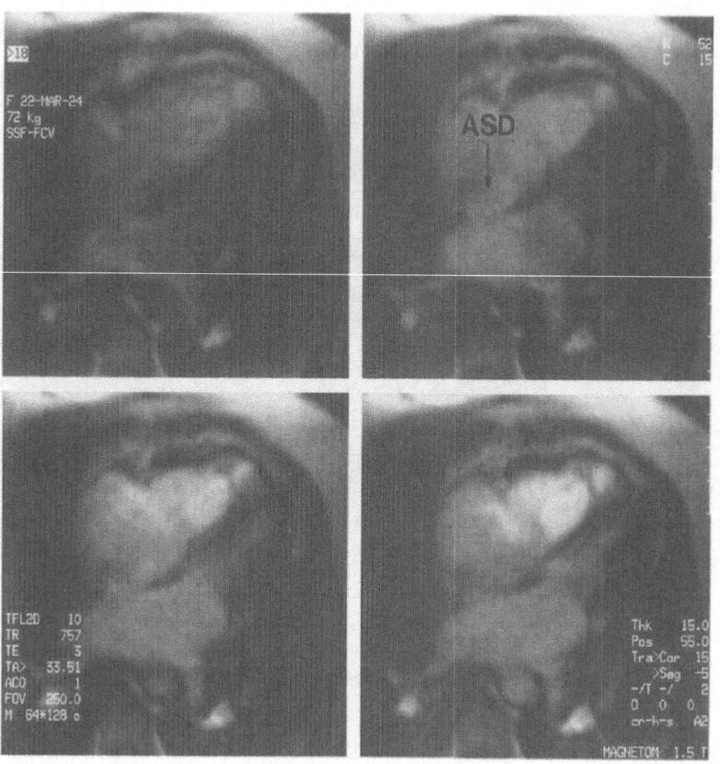

Abb. 40. Schnelle Flash-Sequenz bei Vorhofseptumdefekt

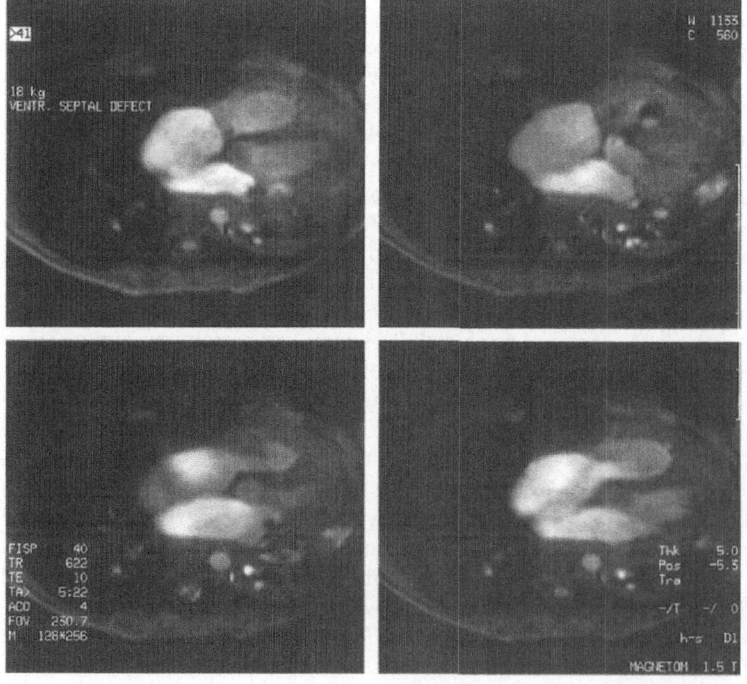

Abb. 41. Axiale FISP-Sequenz bei einem Patienten mit Ventrikelseptumdefekt

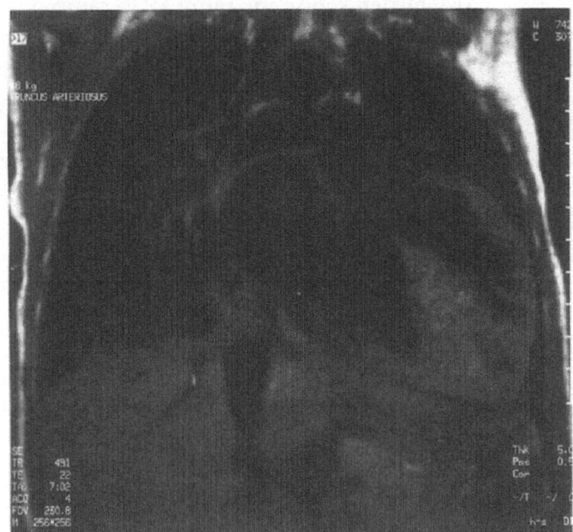

Abb. 42. Koronares EKG-getriggertes Spinecho-Kernspintomogramm demonstrierend einen Ventrikelseptumdefekt mit Truncus arteriosus persistens

rechnung von Volumen-Zeitkurven [21]. Ein besonderer Vorteil des Verfahrens ist die rasche Wiederholbarkeit wegen der fehlenden Invasivität. Echtzeitdarstellung ist nur mit dem Echoplanarverfahren [17] möglich.

3.3.5 Wertung

Die Kernspintomographie des Herzens und der großen Gefäße ist insbesondere im Vergleich zur axialen Röntgencomputertomographie wegen der bildhaften Darstellung der Mediastinalorgane inklusive Herz und großer Gefäße in mehreren Ebenen des Raumes von Vorteil. Dies ist insbesondere für die Diagnostik von kardialen und parakardialen Raumforderungen, für die qualitative und quantitative Beurteilung der Myokarddicke bei hypertrophen und dilatativen Kardiomyopathien und die Wertung pathologischer Veränderungen im Bereich des Perikards von klinischem Vorteil. Verkalkungen werden weniger gut erfaßt als mit der CT.

Für die Diagnostik und Wertung der koronaren Herzerkrankung und der erworbenen Vitien kann die Kernspintomographie nur als ergänzendes Verfahren im Ausnahmefall bei schlechter diagnostischer Möglichkeit im Rahmen der Echokardiographie und der Absicht, invasive Diagnostik zu vermeiden, sinnvoll herangezogen werden.

Die quantitative Bestimmung der Myokardmasse und die Feststellung der funktionellen Parameter des linken Ventrikels, aber auch der anderen Herzhöhlen ist nichtinvasiv exakt möglich. Hier ist in der Mehrzahl der Fälle die ebenfalls nichtinvasive Echokardiographie ausreichend. Die Weiterentwicklungen, insbesondere des Echoplanar-Verfahrens und anderer Gradientenechotechniken, geben eine begrenzte Hoffnung auf zukünftige Möglichkeiten der nichtinvasiven Beurteilung der Herzkranzarterien im MR-Koronarangiogramm.

Literatur

1. Amparo EG, Higgins ChB, Farmer D, Gamsu G, McNamara M (1984) Gated MRI of cardiac and paracardiac masses: initial experience. Am J Röntgenol 143:1151–1156
2. Barth K, Braeckle G, Kaiser W, Weikl A (1985) Vorzüge der Kernspintomographie im Vergleich zu anderen klinischen Methoden bei der quantitativen Funktionsuntersuchung des Herzens. Biomed Technik 30:2–7
3. Bloch F, Hansen WW, Packard M (1946) The nuclear induction epxeriment. Phys Rev 70:474–485
4. Didier D, Higgins ChB, Fisher MR, Osake L, Cheitlin MD (1986) Congenital heart disease: gated MR imaging in 72 patients. Radiology 158:227–235
5. Eichstaedt H, Steiner G, Lange M, Schultze E, Felix R (1985) Eine einfache Methode zur Abbildung von Herzwandkontraktionsstörungen mittels MRT. Fortschr Röntgenstr 143:186–189
6. Eichstaedt H, Felix R, Dougherty FC, Rutsch W, Schmutzler H (1987) MRT-Diagnostik verschiedener Stadien des Myokardinfarktes mit und ohne Gadolinium-DTPA. In: Felix R, Wolf K-J, Zeitler E (Hrsg) In: Neues im Kontrastbild Herz und große Gefäße. Schering, Berlin, S 101–109
7. Feiglin DHI, Moodie DS, Gill CC, Sterba R, O'Donnell JU, Grow RT, McIntyre WJ (1986) Cine-MR imaging in the evaluation of preoperative and postoperative patients with congenital heart disease. Radiology 161:198
8. Fletcher BD, Jacobstein MD, Nelson AD, Riemenschneider TA, Alfidi RJ (1984) Gated magnetic resonance imaging of congenital cardiac malformations. Radiology 150:137–140
9. Go RT, MacIntyre WJ, Yeung HN, Kramer DM, Geisinger M, Chilcote W, George C, O'Donnell JK, Moodie DS, Meaney TF (1984) Volume and planar gated cardia magnetic resonance imaging: a correlative study of normal anatomy with Thallium-201 SPECT and cadaver section. Radiology 150:129–135
10. Haase A, Frahm J, Matthei D, Haenicke W, Merboldt KD (1985) Rapid images and NMR movies. Soc Magn Res Med
11. Higgins ChB, Byrd BR, Stark D, McNamara M, Lanzer P, Lipton MJ, Schiller NB, Botvinick E, Chatterjee K (1985) Magnetic resonance imaging in hypertrophic cardiomyopathy. Am J Cardiol 55:1121–1126
12. Kumar A, Welti D, Ernst RR (1975) Imaging of macroscopic objects by NMR Fourier zeugmatography. Z Naturw 62:34

13. Lackner K, Lipton MJ, Boyd DP (1987) Cine-CT und konventionelle Cardio-CT. In: Felix R, Wolf K-J, Zeitler E (Hrsg) Neues im Kontrastbild Herz und große Gefäße. Schering, Berlin, S 131–138
14. Lackner K, Lipton MJ, Boyd DP (1987) Was bringt die Kernspintomographie am Herzen? In: Felix R, Wolf K-J, Zeitler E (Hrsg) Neues im Kontrastbild Herz und große Gefäße. Schering, Berlin, S 87–93
15. Lauterbur PC (1983) Image formation by induced local interactions: Examples employing NMR. Nature 242:190–191
16. Lipton MJ (1985) Quantitation of cardiac function by Cine-CT. Radiol Clin North Am 23:613–619
17. Mansfield P, Maudsley AA, Baines AA (1976) Fast scan proton density imaging by NMR. J Phys 9:271–278
18. Oppelt A, Graumann R, Barfuß H, Fischer H, Hartl W, Schajor W (1986) FISP: Eine neue schnelle Pulssequenz für die Kernspintomographie. Electromedica 54:15–18
19. Purcell EM, Torrey HC, Pound RV (1946) Resonance absorption by nuclear magnetic moments in a solid. Phys Rev 69:37–48
20. Rienmüller R (1987) Herz. In: Lissner J, Seiderer M (Hrsg) Klinische Kernspintomographie. Enke, Stuttgart, S 318–337
21. Weikl A (1989) Kardiologische Diagnostik. Kernspintomographie in der Kardiologie. Boehringer Mannheim GmbH, Mannheim
22. Weikl A, Bachmann K (1987) Kernspintomographie am Herzen. Münch Med Wochenschr 149:246–249
23. Zeitler E (1987) Kernspintomographie-Workshop Berlin, 7.–8. März 1986. In: Felix R, Wolf K-J, Zeitler E (Hrsg) Neues im Kontrastbild Herz und große Gefäße. Schering, Berlin, S 151–153
24. Zeitler E, Schuierer G (1983) NMR clinical results: Nuremberg. In: Partain CL, James AE, Follo FD, Price RR (eds) Nuclear magnetic resonance (NMR) imaging. Saunders Philadelphia, pp 267–277
25. Zeitler E, Schuierer G, Wojtowycz M, Reichenberger H, Wirth A, Stetter E, Wulfen H von (1985) EKG-getrigerte NMR-Tomographie des Herzens. Fortschr Röntgenstr 140:487–493

3.4 Nuklearmedizinische Herzdiagnostik

H. EICHSTÄDT

Seit nunmehr 20 Jahren haben Verfahren zur diagnostischen Darstellung des Herzens unter Zuhilfenahme radioaktiver Isotope ständig wachsenden Eingang in die kardiologische Diagnostik gefunden und stellen heute an vielen Kliniken, aber auch im niedergelassenen Bereich Routineverfahren dar. Je nach Anwendungsschwerpunkt in der Kardiologie oder in der Nuklearmedizin wird diese Isotopendiagnostik entweder als Nuklearkardiologie oder als kardiovaskuläre Nuklearmedizin bezeichnet.

Erstmals wurden schon im Jahre 1927 radioaktive Gase zum Studium der Lungenzirkulation bei herzkranken Patienten angewendet (BLUMGART und WEISS 1927), jedoch vergingen noch mehr als 40 Jahre, bis diese Techniken in den klinischen Gebrauch eingeführt wurden [13, 31, 56]. Erst die Entwicklung neuerer Radiopharmaka, wie z. B. Thallium [48, 49], das Beschreiten neuer Wege, v. a. die zunehmende Anwendung elektronischer Rechensysteme, eröffneten in den letzten Jahrzehnten neue Dimensionen der Herzdiagnostik. Die in jüngster Zeit erzielten großen Fortschritte resultieren im wesentlichen aus der grenzüberschreitenden Zusammenarbeit von Physikern, Molekularbiologen, Nuklearmedizinern und Kardiologen. Mit der zunehmenden Anwendung radioaktiver Metabolite des Herzstoffwechsels, wie z. B. Glukose oder Fettsäuren und auch der Anwendung radioaktiv markierter myokardialer Antikörper zur Herzdarstellung, wurde auch die Biochemie und die Immunologie immer stärker in die Entwicklung des kardialen Imaging involviert.

3.4.1 Nuklearpharmaka und Kameratechnik

3.4.1.1 Nuklearpharmaka

Die herzszintigraphische Darstellung hat zum Ziel, entweder die Herzhöhlen und damit Bewegungsabläufe und Funktionen darzustellen, oder aber das Myokard, wobei pathologische Stoffwechselvorgänge als Ischämien oder Narben sichtbar werden.

Die *Herzhöhlen* können durch intravenöse Injektion einer radioaktiv „markierten" Substanz, welche im Gefäßsystem verbleibt, dargestellt werden. Der am häufigsten verwendete Indikator dieses Typs sind patienteneigene Erythrozyten, die mit Technetium (99^{m}-Tc) [2, 75] in vitro oder aber häufiger in vivo markiert werden.

Das seit dem Jahr 1964 bekannte Technetium-99m hat nahezu ideale Zerfallseigenschaften bei einer Halbwertszeit von 6 h mit Aussendung einer niedrig energetischen Gammastrahlung von 140 keV ohne Alpha- oder Betaemission. Es ist in einem Generator leicht herstellbar und geht mit vielen organischen und anorganischen Substanzen Verbindungen ein. Auch die niedrigen Kosten machen Technetium zum Isotop der Wahl.

Für die *First-pass-Untersuchung* wird 99 m-Technetium als Pertechnetat sowie 99 m-Technetiumalbumin, neben den seltener verwendeten Tracern 81 m-Krypton und 195 m-Aurum verwendet. Die Radionuklidventrikulographie im *Äquilibrium* wird

nach In-vivo-Markierung der Erythrozyten durch
Vorinjektion von intaktivem Sn-Pyrophosphat mit
etwa 500–1500 MBq 99m-Technetium-O_4 durchgeführt. Die intravenöse Vorinjektion von Zinn führt
zur Einwanderung des Zinns in die Erythrozyten,
wo es das später in die Zelle eintretende Technetium
zu einer niedrigeren Oxydationsstufe reduziert und
damit nachweisbar macht. Die Strahlenexposition
des Ganzkörpers beträgt bei diesem Untersuchungsverfahren etwa 3 mGy (300 mrad).

Zur Darstellung der Wechselbeziehungen zwischen *Koronarfluß und Myokard* wurden einerseits
Verfahren entwickelt, welche die einzelnen Versor-
gungsprovinzen der epikardialen Koronargefäße im
Myokard darstellen, andererseits Verfahren zur
Darstellung der myokardialen Mikroperfusionsverteilung.

Die *Perfusionsszintigraphie* mit Inertgasen [35,
61, 74] und auch mit markierten Mikrosphären [31,
41, 77] ist heute zugunsten der Myokardszintigraphie praktisch wieder verlassen worden, da sie einerseits an invasives Vorgehen gebunden ist, andererseits hinter der Aussagekraft der heutigen Routineverfahren deutlich zurücksteht.

Zur Darstellung der *myokardialen Mikroperfusion* wird heute fast ausschließlich das Isotop
201-Thallium verwendet, andere radioaktive Isotope kaliumähnlicher Elemente wurden wegen ungünstiger strahlentechnischer Eigenschaften wieder
verlassen. *Thallium-201* besitzt von allen bisher untersuchten Isotopen die dem Kalium ähnlichsten
Eigenschaften. Das biologische Verhalten an der
Zellmembran und die Verteilungsräume von Kalium und Thallium wurden vielfach untersucht [32,
42]. Die im Tierexperiment gefundenen Ergebnisse
bestätigten sich auch beim Menschen [10, 58, 71].

Die günstigen biologischen Eigenschaften des
Thalliums und die hohe biokinetische Analogie zu
Kalium, die positiven kernphysikalischen Eigenschaften mit einer monoenergetischen, gammaka-
merageeigneten Strahlenemission und auch die gute Herstellbarkeit im Cyklotron mit problemlosem
Versand bei langer Halbwertszeit von 73,5 h haben
dem Thallium zum wesentlichen Durchbruch in der
praktisch angewendeten Myokardszintigraphie ver-
holfen.

Die applizierte Aktivität beträgt üblicherweise
50–100 MBq, die sehr rasch nach Injektion ins
Myokard aufgenommen wird und schon nach wenigen Minuten die Maximalspeicherung erreicht, so
daß sich dieses Isotop geradezu hervorragend zur
Darstellung belastungsinduzierter Mangeldurch-
blutungen eignet [4, 18, 19, 36, 59]. Das beste Verhältnis der Aktivitätsanreicherung zwischen Myo-

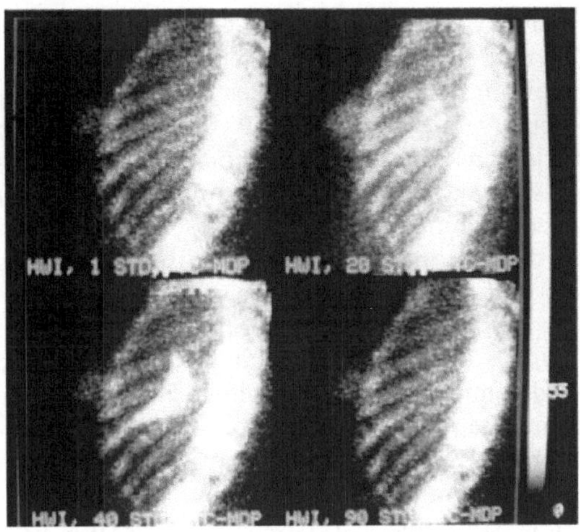

Abb. 43. Darstellung der Entwicklung eines akuten Hinterwandinfarktes mit Technetiumdiphosphonat aus linksschrä-
ger Projektion. Nach 20 h kommt eine scharf abgegrenzte
posteriore Speicherung bei Circumflexverschluß zur Darstellung, die ihre intensivste Anfärbung nach 40 h erreicht

kard und benachbarten Organen ist nach etwa
20 min erreicht. 50% des injizierten Thalliums ver-
läßt den Körper bereits nach 4–5 h. Die Strahlenexposition des Ganzkörpers beträgt etwa 1 mGy
(100 mrad).

Mit *Technetium* markierte Verbindungen haben
eine gewisse Bedeutung zur Darstellung eines akuten Myokardinfarktes erlangt, jedoch auch zur
Ischämiediagnostik werden z. B. Isonitrile (Tc-99m-
MIBI) oder Borsäureabkömmlinge (Tc-99m-Tetro-
fosmin) markiert. Besonders Tetrazykline und *Polyphosphate* (99m-Tc-Pyrophosphat, 99m-Tc-Di-
phosphonat) sind häufig verwendet worden [12, 22,
39, 66, 68, 79]. Diese Methode hat im Rahmen akuter Koronarinterventionen mit Thrombolyse und
Ballondilatation im akuten Infarktstadium etwas
an Bedeutung zurückgewonnen [64]. Eine gute Anreicherung der Polyphosphate in dem akut infarzierten Areal erfolgt allerdings nur zwischen der 20.
und 70. Stunde nach Gefäßokklusion (Abb. 43).

Phenylfettsäuren können mit Jod-123 markiert
werden und sind eventuell ebenso nützlich in der
Myokarddiagnostik wie markierte *Isonitrile* [40,
45] und *Antimyosin*, welches zur akuten Infarktdarstellung angewendet wird [43, 44].

3.4.1.2 Kameratechnik

Die vorher angesprochenen herzszintigraphischen
Untersuchungen des Myokards und der Herzbin-

nenräume werden mit einer *Gammakamera* durchgeführt, die „on-line" mit einem Aufnahme- und Auswertungsrechner verbunden ist. Die übliche Computerverarbeitung betrifft die Glättung der statistischen Strahlenschwankung, die Hintergrundsubtraktion, segmentale Auswertungen der Isotopaufnahme oder der Wandbewegung sowie auch die Isotopenkinetik mit Redistribution und „wash-out". Von vielen Arbeitsgruppen wurden hierzu methodische Beiträge geliefert [11, 19, 37, 67, 69, 72, 74, 76]. Die Myokardszintigraphie wird entweder mit einer Gammakamera in Verbindung mit einem Parallellochkollimator und mehreren Kameraprojektionswinkeln durchgeführt, oder aber als Schichtszintigraphie, wobei heute Kamerasysteme mit kontinuierlich bewegtem Detektor bzw. mehreren Kameraköpfen die frühere longitudinale Emissionscomputertomographie durch verschiedene Schichtkollimatorsysteme [73] abgelöst haben [24].

Diese bewegten Detektoren stellen heute Rotationskameras dar, die sich kreis- oder ellipsenförmig um den Patienten bewegen, weshalb bei Rechnerrekonstruktion der aufgenommenen Impulse mehrere senkrecht aufeinander stehende Schnittebenen des Herzens gewonnen werden können.

Neben den heutigen kameratechnischen Voraussetzungen, die im weiteren der nuklearmedizinischen Spezialliteratur entnommen werden können, sind nuklearkardiologische Laborplätze wie Ergometrielabors ausgestattet. Neben einem in der Position sehr variablen Ergometer gehören zu einem solchen Arbeitsplatz eine vollständige EKG-Registrierung, für Spezialfragestellungen häufig auch Pulskurven- und sogar Druckregistrierungen mit C-Bogen zur Möglichkeit der invasiven Bolusapplikation bei der First-pass-Technik. Zusätzlich müssen alle Notfalleinrichtungen vorhanden sein. Weitere Detailinformationen zur Kameratechnik und zur notwendigen Software können der Spezialliteratur entnommen werden.

3.4.2 Klinische Anwendung

3.4.2.1 Herzbinnenraumszintigraphie

Die Herzbinnenraumszintigraphie dient heute der schnellen, nichtinvasiven quantitativen Beurteilung der globalen und regionalen rechts- und linksventrikulären Funktion. Hierbei wird vorwiegend die Größe und die Beweglichkeit beider Ventrikel untersucht, allerdings können natürlich auch über

Vorhöfe, Lungen, große Gefäßabgänge und andere Kompartimente Aussagen gemacht werden.

Wie schon vorher erwähnt, wird die Herzbinnenraumszintigraphie entweder als sog. First-pass-Untersuchung oder aber in der späteren Gleichverteilung des Isotops Technetium durchgeführt.

Eine „Isotopenangiokardiographie" ergibt sich bei der *First-pass-Untersuchung*, wobei natürlich im Gegensatz zur heutigen Myokardszintigraphie ausschließlich mit einem feststehenden Detektorsystem untersucht wird. Zur besonders hohen zeitlichen Auflösung werden hierzu vereinzelt auch Multikristallkameras verwendet. Die Bolusinjektion soll möglichst nah am rechten Herzen, z. B. in die V. subclavia oder aber mit rascher Injektion in die V. cubitalis erfolgen.

Die Projektionen der Wahl sind anteriore und linksschräge Einstellungen. Die Bildfolge gibt nacheinander die einzelnen Stationen der Herz-Lungen-Passage durch das rechte Herz, die Lungen und schließlich das linke Herz wieder. Bei der Verarbeitung der während dieser Passage vom Computer gespeicherten Daten werden Zeit-Aktivitäts-Kurven zur Berechnung der Ventrikelvolumina gewonnen (Abb. 44). Anhand der Kurvenverschiebungen der rechts- und linksventrikulären Kurve können Shunts gut erkannt werden, wobei die einzelnen Ventrikelkurven und die spätere Rezirkulationswelle über eine Steward-Hamilton-Extrapolation quantifiziert werden.

Zudem kann aus den Verzögerungen auf der Zeitachse der einzelnen Kurven auf ein Auswurfhindernis in einem Ventrikel, z. B. eine Pulmonal- oder Aortenstenose geschlossen werden. Auch zur Berechnung der dynamischen Parameter der linksventrikulären Pumpfunktion bei koronarer Herzerkrankung wurde die First-pass-Methode vielfach eingesetzt [63].

Im heutigen Routinebetrieb lassen sich Kontraktilitätsparameter einfacher berechnen, wenn nach homogener Verteilung des Tracers im sog. *Äquilibrium* eine größere Zahl von Herzaktionen über eine EKG-Triggerung systolisch und diastolisch erfaßt werden. Die Aufnahmedauer im Äquilibrium richtet sich dabei nach den Zählraten der Kamera, die bei dieser Methode unter Ruhebedingung oder unter Ergostasebelastung auf einer gleichbleibenden Belastungsstufe bei ca. 10000 Counts/s liegen sollte. Zur Erlangung einer genügend guten Bildqualität sollten dann insgesamt etwa 4 Mio. Counts aufgesammelt werden, was einer Aufnahmezeit von etwa 6–7 min mit einer durchschnittlichen Registrierung von etwa 400 Herzzyklen entspricht. Linksschräge Projektionen erlauben dabei eine

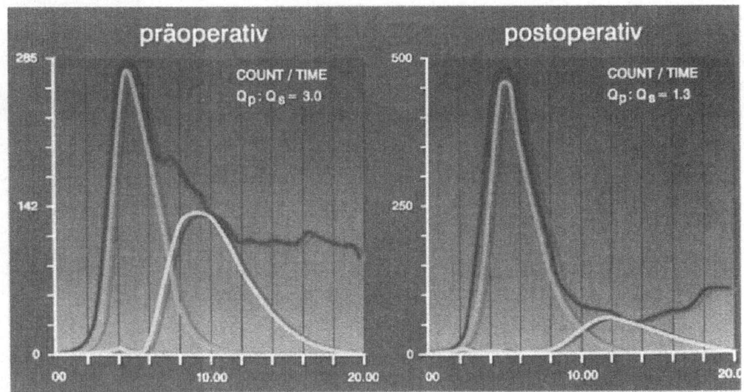

Abb. 44. Rechts- und linksventrikuläre Aktivitätskurve vor und nach Verschluß eines Ventrikelseptumdefektes

Trennung der rechten und linken Herzkammer. Über die Bildung irregulärer Regions kann der phasenhafte Ablauf von einer Enddiastole über eine Endsystole bis hin zur nächsten Enddiastole in 16 einzelne Bilder (sog. „frames") aufgeteilt werden und über eine Cinefunktion als Film dargestellt werden. Die Differenzbilder aus Endsystole und Enddiastole erlauben im Bereich des linken Ventrikels eine recht genaue Bestimmung der globalen Ejektionsfraktion, was beim rechten Ventrikel durch die schlechte Abgrenzbarkeit gegenüber dem Ausflußtrakt und dem Truncus pulmonalis nicht so gut gelingt. Hierbei spielen ventrikelgeometrische Bedingungen keine so große Rolle wie bei einer planen Auswertungsmethode wie der Kontrastmittelventrikulographie, da die Radioaktivität der strahlenden Impulse ja durch ihre Tiefeninformation eine dritte Dimension mitliefert. Somit ist man nicht auf die geometrisch etwas unrichtige Annahme eines Rotationsellipsoids angewiesen.

Zur regionalen Analyse der Ventrikelfunktion werden verschiedene Modelle benutzt, wobei sich das Sektorprinzip besonders bewährt hat. Hierbei wird der linke Ventrikel um seinen Schwerpunkt in neun Sektoren unterteilt, die sektoralen Ejektionswerte werden dann als Histogramm dargestellt. Sowohl die globale als auch die sektorale Ejektionskurve des linken Ventrikels läßt sich nach Belastung und Ruhe übereinander projezieren, das Differenzprofil erlaubt dann eine Aussage über die Kontraktionsreserven (Abb. 45). Die gleiche Differenzbildung läßt sich auch vor und nach einer Therapiemaßnahme (Bypass, Dilatation sowie Medikation) anwenden (Abb. 46, s. S. 74).

Die Verarbeitung der einzelnen Matrixpunktinformationen über eine Fouriertransformation erlaubt die Darstellung der Vorhöfe und Ventrikel als

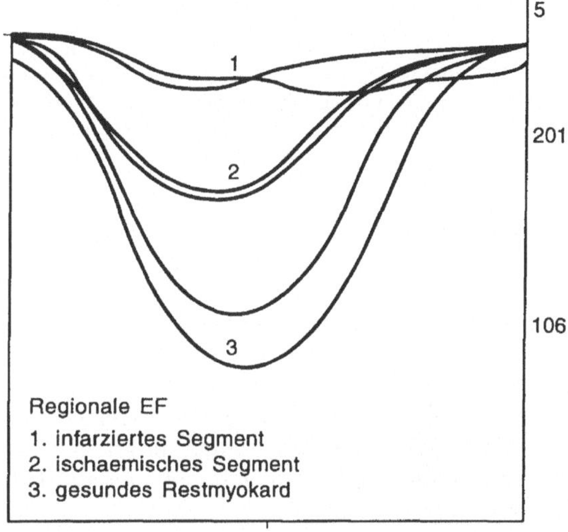

Abb. 45. Regionale Ejektionsfraktionen aus infarzierten (*oben*), ischämischen (*Mitte*) und gesunden Arealen (*unten*) des linken Ventrikels

Amplituden- und Phasenbild (Abb. 47, s. S. 74). Die Kontraktionsamplituden erlauben dabei eine quantitative Beurteilung der Wandbeweglichkeit, das Phasenszintigramm kann Phasenverschiebungen zwischen Systole und Diastole im Bereich eines Ventrikelaneurysmas oder z. B. auch bei Schenkelblockbildern aufzeigen [1].

3.4.2.2 Indikationen zur Herzbinnenraumszintigraphie

Die weitaus häufigste Indikation zur Durchführung einer Herzbinnenraumszintigraphie ergibt sich heu-

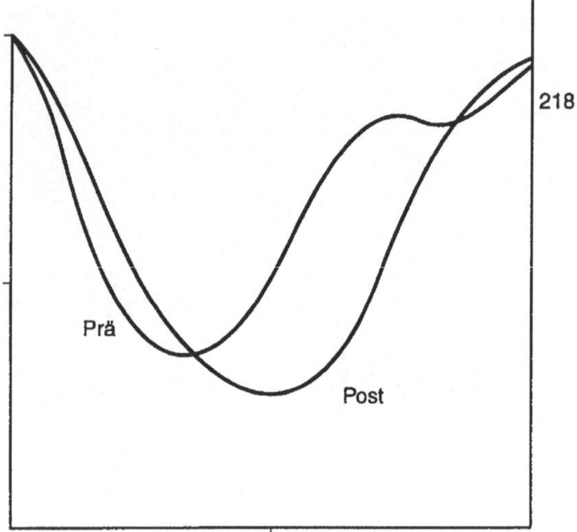

Abb. 46. Beispiel einer Therapiekontrolle durch Herzbinnenraumszintigraphie. Noch normale Ejektionsfraktion ohne Medikation. Steigerung des Auswurfvolumens unter einem Kalziumantagonisten, dabei jedoch Verzögerung der Anstiegssteilheit der Auswurfzeit (negative Inotropie)

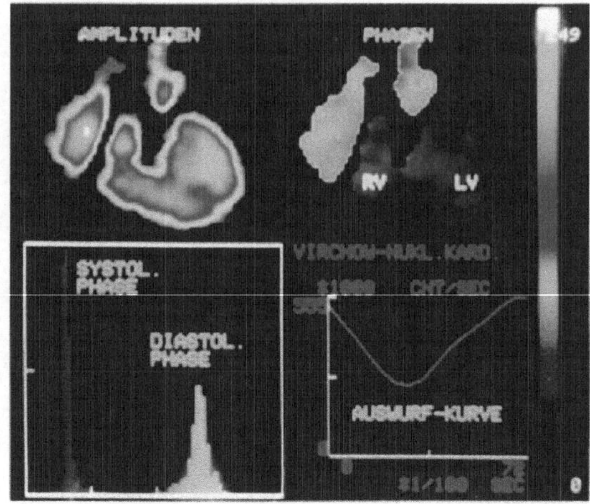

Abb. 47. Parametrische Abbildungen der Herzbinnenraumszintigraphie nach Fourier-Transformation. *Links oben* Amplitudenszintigramm, *rechts oben* Phasenszintigramm mit exakter Abgrenzung der Vorhofdiastole von der Ventrikelsystole. *Links unten* Phasenhistogramm mit deutlicher Separierung von Systole und Diastole. *Rechts unten* Auswurfkurve aus dem linken Ventrikel

te beim Krankheitsbild der koronaren Herzerkrankung und ihrer Folgezustände. Dabei spielt die Statuserhebung bei bereits funktionsgestörten Ventrikeln die weitaus größte Rolle [38 a].

1. *Ischämiediagnostik.* Bei bisher noch nicht feststehender Diagnose einer koronaren Herzerkrankung kann die Herzbinnenraumszintigraphie zur Diagnosefindung mit herangezogen werden. Tritt im Laufe einer ergometrischen Belastung eine hämodynamisch relevante Koronarinsuffizienz in einem definierten Koronarsegment auf, so läßt sich das zugehörige Myokardareal an einer nachhaltigen Verminderung der regionalen Wandbeweglichkeit und einer Reduktion der regionalen Pumpleistung erkennen. Die Konditionen zur Darstellung solcher Effekte sind bei der Herzbinnenraumszintigraphie jedoch nicht sehr günstig, da man aufgrund der etwas längerdauernden EKG-getriggerten Aufnahmezeit auf während der gesamten Aufnahmezeit gleichbleibende RR-Intervalle angewiesen ist. Dies bedeutet, daß die Herzbinnenraumszintigraphie unter Ergostasebedingungen durchgeführt werden muß, wobei eine stufenweise Steigerung der Belastung mit sich ständig ändernder Herzfrequenz nicht möglich ist. Unter Ergostasebelastung werden aber nur seltener kritische Phasen der Koronardurchblutung erreicht. Wir stellen also den Wert der in normierten Belastungsschritten erfolgenden Myokardszintigraphie zur primä-

Tabelle 2. Indikationen zur Herzbinnenraumszintigraphie

- Alle Herzerkrankungen, bei denen aus Beschleunigung oder Verzögerung der Transitzeiten sowie aus globaler und regionaler Wandbewegung diagnostische Beiträge erwartet werden können:
  - koronare Herzerkrankung
  - Kardiomyopathien
  - Klappenfehler und Shuntvitien
- Extrakardiale Erkrankungen und Anomalien im Bereich der großen Gefäße und des Mediastinums (Aortenisthmusstenose)
- Verlaufs- und Therapiekontrolle bei
  - Spontanverlauf der oben genannten Erkrankungen
  - medikamentöser Therapie
  - Intervnetionen (Lyse, Dilatation)
  - Operationen (Bypass, Klappenersatz)

ren Ischämiediagnostik weit über die Herzbinnenraumszintigraphie, wenngleich die Sensitivität im tatsächlichen Falle des Erreichens einer Ischämie bei beiden Methoden etwa gleich hoch ist. Die Spezifität der Herzbinnenraumszintigraphie liegt jedoch unter derjenigen der Myokardszintigraphie, da für die Entstehung von Wandbewegungsstörungen unter Belastung verschiedene Differentialdiagnosen in Frage kommen (vgl. Tabelle 2) [23, 38, 57, 62, 78].

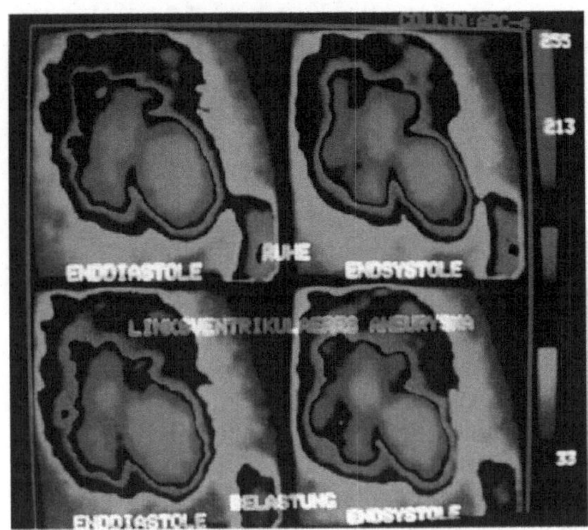

Abb. 48. Deutliche Vergrößerung des linken Ventrikels nach Vorderwandinfarkt mit nur mäßiggradiger systolischer Kontraktion und nur geringgradiger Steigerung der Auswurfleistung unter Belastung

2. Bei bereits erfolgten *Myokardinfarkten* läßt sich die definitiv verminderte regionale Pumpfunktion sowohl unter Ruhe als auch unter Belastung mit den Bedingungen der Ergostase hervorragend darstellen (Abb. 48). Führt man die Herzbinnenraumszintigraphie nach einem Myokardinfarkt in 3 Ebenen durch (RAO 30°, AP, LAO 45°) so läßt sich praktisch jeder Infarktbezirk bei genügend großer transmuraler Ausdehnung darstellen, die regionale Verminderung der Auswurfleistung kann ebenso deutlich, besonders über die Amplitudenszintigraphie, aufgezeigt werden, wie die daraus resultierende Verminderung der globalen Ejektionsfraktion. Die Bestimmung dieser ventrikulären Restfunktion ist für die weitere therapeutische und rehabilitative Führung des Patienten nach einem Myokardinfarkt von entscheidender Bedeutung.

3. Die Beurteilung von *Interventionsmaßnahmen* an den Koronarien läßt sich ebenfalls durch die Herzbinnenraumszintigraphie unproblematisch und gut quantifizierbar durchführen. Der primäre Erfolg einer thrombolytischen Maßnahme bei akutem Myokardinfarkt oder auch einer Ballondilatation im akuten Infarktstadium oder im chronischen Stadium einer koronaren Herzerkrankung wird meist vom vaskulären Faktor abhängig gemacht. Hierbei wird durch die Koronarangiographie nach Lysetherapie die erreichte Rekanalisation qualitativ beurteilt und eine eventuell verbliebene Reststenose semiquantitativ deskriptiv dargestellt. Auch bei der

Ballondilatation wird der primäre Stenosegrad mit dem Stenosegrad post dilatationem verglichen und hieraus das Resultat des Dilatationserfolges bestimmt.

Erst die Funktionsdiagnostik am Erfolgsorgan des linksventrikulären Myokards kann jedoch den tatsächlichen Nutzen der Maßnahme für den Patienten beschreiben. Hier stehen für die Verlaufskontrolle wiederholte invasive Ventrikulographien zur Verfügung, in vielen Fällen wird auch eine einfach praktikable Echokardiographie eine qualitative Übersicht geben können. Die gut quantifizierbare und im Verlauf genügend oft wiederholbare Kontrolluntersuchung stellt hier jedoch die Herzbinnenraumszintigraphie dar.

In jüngerer Zeit haben wir gerade mit dieser Methode darstellen können, daß auch die frühzeitige Thrombolyse- oder Dilatationstherapie des Myokardinfarktes bei weitem nicht den zu früheren Zeiten erhofften Erfolg am linksventrikulären Myokard zu erbringen vermögen [27].

Auch die Funktionszustände nach Bypassoperation und Aneurysmektomie lassen sich sehr gut und wiederholt durch die Herzbinnenraumszintigraphie überprüfen.

Schließlich setzen wir auch zur Überprüfung koronarwirksamer Medikation, bzw. bei stark geschädigten Infarktherzen auch zur Überprüfung einer positiv inotropen Therapie die Herzbinnenraumszintigraphie routinemäßig ein [28].

4. Nach der koronaren Herzerkrankung stellen heute die *Kardiomyopathien* die nächstgrößte Gruppe von Herzerkrankungen bei herzbinnenraumszintigraphischen Untersuchungen dar.

Hierbei hat sich die Herzbinnenraumszintigraphie insbesondere bei der Verlaufskontrolle dilatativer Kardiomyopathien als nützlichste Methode erwiesen. Gerade durch Serienuntersuchungen aus den letzten Jahren ist dabei eine gute Verlaufsdifferenzierung bei einzelnen Ursachengruppen möglich geworden. Wir haben latente Kardiomyopathien in engmaschigen Untersuchungen beobachten können, die im Laufe von nur 2 Jahren über eine zunächst nur geringgradige Ventrikelfunktionsstörung ohne jegliche Ursache schließlich schwerste globale Dysfunktionen beider Ventrikel aufwiesen. Dahingegen haben linksventrikuläre Dysfunktionen nach kürzer dauernden Alkoholexzessen bei entsprechender Karenz einen ganz erstaunlichen Wiederanstieg der Pumpleistung gezeigt. Auch bei der Unterscheidung erheblich vergrößerter Ventrikel mit und ohne Rhythmusstörungen haben sich über serielle Untersuchungen mit der Herzbinnenraumszintigraphie wesentliche Verlaufsunterschiede aufzeigen lassen.

Erst die breite Anwendung der Herzbinnenraumszintigraphie an großen Zahlen eines kardiologisch gut vorselektierten Krankengutes hat die Verlaufsbeobachtung von Ventrikelfunktionsstörungen in bisher nicht gekanntem Maße ermöglicht. Wir überblicken z. B. heute alleine an unserer Klinik mehr als 40 Patienten, die bei einem enddiastolischen Volumen von mehr als 500 ml mit einer Ejektionsfraktion zwischen nur 10–15% mindestens 2 Jahre engmaschig szintigraphiert wurden und unter Alltagsbedingungen ein nur mäßig eingeschränktes Leben führen [65]. Auch bei der Gruppe der Kardiomyopathien läßt sich die Effektivität einer medikamentösen Therapie sehr gut mit dem potentiellen Anstieg der Auswurfleistung belegen. Zudem läßt die Berechnung einer Reihe von Zeitintervallen, wie z. B. der Ejektionszeit, auch auf die Absenkung des peripheren Widerstandes unter Vasodilatanzientherapie schließen.

5. *Herzfehler* im Erwachsenenalter gehören im nuklearkardiologischen Untersuchungsgut zu den selteneren Krankheitsbildern. Aber auch bei dieser Erkrankungsgruppe läßt sich bei langjährigen Verlaufsbeurteilungen hervorragend der aktuelle Krankheitsstatus festlegen, was besonders für den Zeitpunkt der Indikationsstellung zum Herzklappenersatz von wesentlicher Bedeutung ist. Bei Kombination der First-pass-Methode mit der Äquilibriumszintigraphie kann das Regurgitationsvolumen des linken Ventrikels quantitativ ermittelt werden, wobei durch die strahlenphysikalischen Gegebenheiten der Dreidimensionalität eine größere Genauigkeit erreicht wird als mit anderen Quantifizierungsverfahren zum Regurgitationsvolumen. Gerade bei Aorteninsuffizienzen kann durch die genaue Beobachtung der Ejektionsfraktion unter Belastung der günstigste Zeitpunkt für einen Herzklappenersatz kompetent bestimmt werden [9].

6. Weitaus seltener sind die Indikationen bei übrigen kardiologischen Krankheitsbildern, obwohl sie im Spektrum einer großen Universitätsklinik dennoch häufig genug vorkommen. Hier sind zu nennen die regelmäßige Routinekontrolle der Pumpfunktion bei onkologischen Patienten unter kardiotoxischer *zytostatischer Therapie, Karditiden* verschiedenster Ursachen, die gelegentliche Suche nach *Thromben* und *Tumoren* oder die quantitative Darstellung von *Perikardergüssen*, die sich durch das Differenzbild aus Ventrikelfüllung und umgebender Hintergrundabschwächung in mehreren Ebenen exakt darstellen lassen. Auch bei vielen weiteren Einzelindikationen ist die Herzbinnenraumszintigraphie trotz Ultraschall noch eine sinnvolle Ergänzung der nichtinvasiven kardialen Funktionsdiagnostik.

3.4.2.3 Indikationen zur Myokardszintigraphie

Die Thalliummyokardszintigraphie wird heutzutage routinemäßig sowohl in der Ischämie- als auch Narbendiagnostik (Vitalität) eingesetzt.

Die Myokardszintigraphie wird im Gegensatz zur Herzbinnenraumszintigraphie nach klassischen Ergometrieprotokollen mit stufenweiser Belastungssteigerung durchgeführt, wobei die altersentsprechende Ausbelastungsherzfrequenz des Patienten oder ein definiertes Abbruchkriterium angestrebt werden. Unmittelbar vor Belastungsende wird das Isotop injiziert, wobei wir heute unter den Untersuchungsbedingungen der Rotationskameras die etwas höhere Dosis von ca. 110 Mbq Thallium-201 verwenden. Die unmittelbar nach Ergometerbelastung durchgeführte Untersuchung gibt dann bildhaft für die Dauer von mindestens 15–30 min die Ausdehnung einer belastungsinduzierten myokardialen Minderspeicherung wieder. Die sich nach Belastungsende rasch wieder regenerierende Membranfunktion läßt in den folgenden 200–300 min einen Einstrom des im Blutpool des gesamten Körpers befindlichen Thalliums auch in die vorher ischämischen Zellen zu, so daß üblicherweise etwa 4–5 h nach einer Belastung wieder eine homogene Myokardspeicherung vorliegt. Dieses von POHOST [53] erstmals im genauen zeitlichen Ablauf analysierte und beschriebene Phänomen wird seither allgemein als Redistribution bezeichnet. Während dieser Zeit nach Belastungsende ergibt sich gleichzeitig aus dem übrigen Myokardgewebe ein langsames Wiederauswandern des Thalliums aus den Zellen, was mit „wash-out" bezeichnet wird. Ischämisches Myokard nimmt also allgemein Thallium verzögert auf und gibt es auch verspätet wieder ab. Diese vermehrte Redistribution mit verzögertem „wash-out", die sich heute sehr plastisch mit der sog. Bull's-eye-Analyse darstellen läßt, hat der Thalliummyokardszintigraphie ihre Haupt-Indikation zur Vitalitätsuntersuchung gegeben.

1. Die wesentliche Indikation für eine Thalliummyokardszintigraphie besteht heute wie bei der Herzbinnenraumszintigraphie in der Darstellung unterschiedlicher Erkrankungsstadien der *koronaren Herzerkrankung*. Im Vorfeld einer invasiven

Diagnostik lassen sich hierbei *Ischämien* mit genügend guter Sensitivität und Spezifität darstellen. Die früheren Schwierigkeiten des lokalen Auflösungsvermögens bei Parallellochkollimatoren wurden durch heutige Schichtverfahren gelöst. Allerdings bleibt die Tatsache bestehen, daß ein Patient beim Vorliegen einer koronaren Mehrgefäßerkrankung meist nur durch die höchstgradige Koronarstenose ischämisch wird. Die dabei auftretenden Störungen der regionalen Mikroperfusionsverteilung markieren meist auch nur das von dieser höchstgradigen Koronarstenose abhängige Myokardareal. Eine wahrheitsgetreue Aussage über die tatsächliche Anzahl der therapiebedürftigen Koronarstenosen bei einem Patienten darf also von der Thalliumszintigraphie nicht erwartet werden. Wir haben seit Jahren dieses Problem als das Phänomen der „limitierenden Stenose" bezeichnet [25]. Beim Vorliegen einer 95%igen LAD-Stenose wird die Belastbarkeit des Patienten in erster Linie durch diese führende Stenose limitiert und ein entsprechender szintigraphischer Defekt kommt zur Darstellung. Eine dabei z. B. gleichzeitig vorliegende RCA-Stenose von 75% ist zum Zeitpunkt des Belastungsabbruches noch nicht an der Ischämieentwicklung des Myokards beteiligt, das abhängige Myokardareal wird also auch keinen Defekt aufweisen, obwohl diese Stenose bei dem lokalen Auflösungsvermögen der heutigen Kamerasysteme durchaus getrennt darstellbar wäre. Bei der Beurteilung solcher Myokardszintigramme muß also sehr genau unterschieden werden zwischen den grundsätzlichen nuklearmedizinischen und kameratechnischen Möglichkeiten einerseits und den kardiologischen und pathophysiologischen Gegebenheiten und Variationen andererseits. Läßt man das Problem der Mehrgefäßerkrankungen außer acht, so kann heute mit einer Sensitivität und Spezifität von jeweils 90% gerechnet werden [23].

Indikationen zur Ischämiediagnostik ergeben sich immer dann, wenn die Diagnose entweder durch uncharakteristische Angaben zur Symptomatik oder durch nicht verwertbare EKG-Veränderungen unsicher bleibt.

Auch nach der invasiven Diagnostik muß in vielen Fällen belegt werden, ob ein poststenotisches Areal ischämisch ist oder eventuell bereits eine Vernarbung aufweist, bevor eine eingreifende Therapiemaßnahme geplant wird. Dieser Parameter der „Vitalität" bzw. die Differenzierung von „stunned" oder „hibernating myocardium" von definitiven Narben hat heute einen hohen Stellenwert [11a].

So ist an den meisten Zentren die Thalliummyokardszintigraphie zum Ischämienachweis vor und

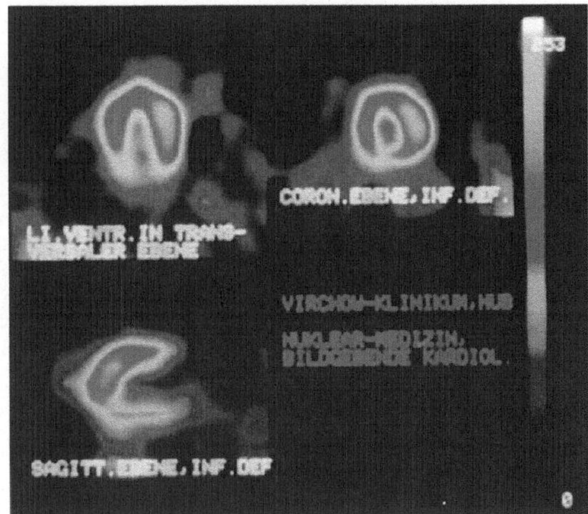

Abb. 49. Darstellung eines nur teilweise transmuralen inferioren Myokardinfarktes in 3 Ebenen (transversal, koronar und sagittal)

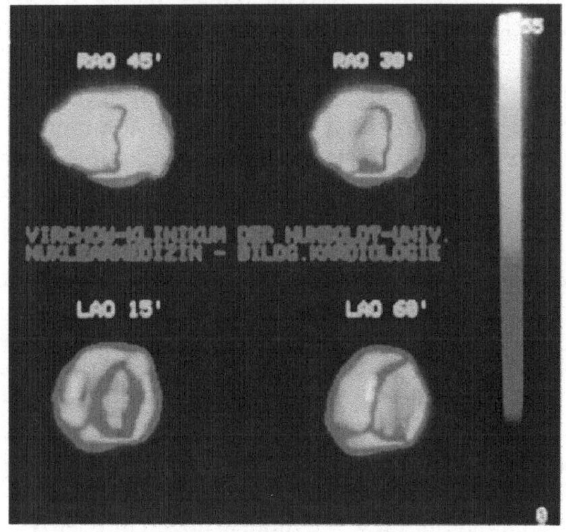

Abb. 50. Die heutige Aufnahme- und Bildverarbeitungstechnik erlaubt die Rekonstruktion von 3-D-Aufnahmen aus den 3 in Abb. 49 gezeigten Schnittebenen der Myokardszintigraphie

nach Ballondilatation und Bypassoperation zum integralen Bestandteil des diagnostischen Prozedere geworden.

Auch die antiischämische Wirksamkeit unterschiedlicher Koronarmedikation überprüfen wir mit Hilfe der Thalliummyokardszintigraphie, die uns über die subjektiven Angaben des Patienten und das allenfalls semiquantitative ST-Streckenverhalten des Belastungs-EKG hinaus hochvalide quantifizierbare Parameter zur Therapiekontrolle,

z. B. durch computerisierte Impulsratenquantifizierung ermöglicht [30a].

2. Die *Narben*darstellung mit Hilfe der Myokardszintigraphie hat ebenfalls einen erheblichen Stellenwert. Viele Patienten haben einen Myokardinfarkt subjektiv nicht wahrgenommen und fallen im weiteren Verlauf erst durch eine progrediente Herzinsuffizienz auf. Die Kombination aus Myokard- und Herzbinnenraumszintigraphie läßt in solchen Fällen hervorragend zwischen einem regionalen koronaren Geschehen oder z. B. einer Kardiomyopathie unterscheiden. Bei vielen Patienten mit dem typischen klinischen Verlauf eines Myokardinfarktes bleibt die definitive Infarktgröße aufgrund uncharakteristischer EKG-Veränderungen dennoch unklar und kann mit Hilfe der Myokardszintigraphie in mehreren Ebenen sehr gut quantifiziert werden (Abb. 49, 50).

Das gleiche gilt für Verlaufskontrollen nach koronaren Interventionsmaßnahmen wie z. B. der Thrombolyse oder einer akuten Ballondilatation.

3. Bei weiteren Indikationen, wie Kardiomyopathien, Herzfehlern, Entzündungen oder Tumoren ergeben sich absolut untergeordnete Indikationen für eine Myokardszintigraphie, die hierbei nur sehr selten in Betracht kommt.

Weitere grundsätzliche Möglichkeiten der Myokarddarstellung wurden oben besprochen, eine Übersicht über die heutigen Indikationen gibt Tabelle 3.

Nach heute etwa 20jähriger routinemäßiger Anwendung nuklearkardiologischer Verfahren kann davon ausgegangen werden, daß die Standortbestimmung für diese Methoden abgeschlossen ist. Vielfältige Studien zu allen kardiologischen Krankheitsbildern haben die Nuklearverfahren letztendlich doch auf die wenigen vorgenannten Hauptindikationen festgelegt. Die koronare Herzerkrankung stellt dabei die größte Erkrankungsgruppe der Erwachsenenkardiologie für die Nuklearkardiologie. Wenngleich die Indikationen inzwischen gut abgesteckt erscheinen, so muß doch bei der Weiterentwicklung der Kameratechniken und der Einführung zusätzlicher Radioisotope mit einer erheblichen Verfeinerung der diagnostischen Aussagen bei den vorhandenen Indikationen gerechnet werden.

Tabelle 3. Indikationen zur Myokardszintigraphie

Einsatz bei noch nicht angiographierten Patienten
1. Ruheszintigraphie
   - anamnestischer Infarkt ohne charakteristisches EKG
   - typisches Infarkt-EKG ohne Anamnese (stummer Infarkt?)
2. Biphasische Belastungs- und Ruheszintigraphie
   - Angina pectoris bei negativem oder maskiertem Belastungs-EKG („falsch-negative" Ergometrie?)
     Bei eindeutiger Angina pectoris und typischem Belastungs-EKG besteht *keine* Indikation zur Szintigraphie

Einsatz bei bereits angiographierten Patienten
1. Vor Eingriffen an den Koronarien
   - bei Diskrepanzen zwischen Klinik, EKG und Angiographie
   - bei Diskrepanzen zwischen Ventrikulographie und Koronarangiographie
   - zum segmentalen Vitalitätsnachweis vor PTCA und Bypass
   - zur Unterscheidung des stunned und hibernating myocardium von Narbengewebe
   - zum segmentalen Narbennachweis vor Aneurysmaresektion
2. Nach Eingriffen an den Koronarien
   - Quantifizierung der Infarktgröße nach Thrombolyse
   - Vitalität von Randzonen
   - Nachweis der Ischämiebeseitigung nach PTCA und Bypass
   - Nachweis der Narbenreduktion nach Aneurysmaresektion

Literatur

1. Adam WE, Sigel H, Geffers H, Kampman H, Bitter F, Stauch M (1977) Analyse der regionalen Wandbewegung des linken Ventrikels bei koronarer Herzerkrankung durch ein nichtinvasives Verfahren (Radionuclid-cinematographie). Z Kardiol 66:545
2. Alpert NM, McKusick KA (1974) Noninvasive nuclear kinecardiography. J Nucl Med 15:1182
3. Amparo EG, Higgins CB, Hoddick W, Hricak H, Kerlan RK, Ring EJ, Kaufman L, Hedgecock MW (1984) Magnetic resonance imaging of aortic disease preliminary results. Am J Roentgenol 143:1203
4. Bailey IK, Griffith SC, Strauss HW, Pitt B (1976) Detection of coronary artery disease and myocardial ischemia by electrocardiography and myocardial perfusion scanning with Thallium-201. Am J Cardiol 37:118
5. Berman DS, Salel AF (1974) Non-invasive radioisotopic determination of cardiac output utilizing a single probe and a computer model. J Nucl Med 15:478
6. Berman DS, Salel AF, DeNardo GL (1974) Rubidium-81 imaging at rest and after exercises: Screening test for myocardial ischemia. Circulation 50 (Suppl III):26
7. Bloch F (1946) Nuclear induction. Phys Rev 70:460

8. Blumgart HL, Weiss S (1927) Studies on the velocity of blood flow: VII. The pulmonary circulation time in normal resting subjects. J Clin Invest 4:399

9. Borer JS, Bacharach SL, Green MV (1978) Exercise-induced left ventricular dysfunction in symptomatic and asymptomatic patients with aortic regurgitation: assessment with radionuclide cineangiography. Am J Cardiol 42:351

10. Bradley-Moore PR, Lebowitz E, Green MW, Atkins HL, Ansari AN (1975) Thallium-201 for medical use. II: Biologic behavior. J Nucl Med 16:156

11. Büll U, Strauer BE, Hast B (1976) Thallium-Szintimetrie des Herzens bei der koronaren Herzkrankheit. Dtsch Med Wochenschr 101:1088

11a. Büll, U, Altehöfer C (1993) Die 201-Tl-Myokardszintigraphe (1974–1992): Vom Perfusionsdefekt zum Vitalitätsnachweis. Nucl Med 32:1–5

12. Buja LM, Parkey RW, Dees JH, Stokely EM, Harris RA, Bonte FJ, Willerson JT (1975) Morphological correlates of 99m-technetium stannous pyrophosphate imaging of acute myocardial infarcts in dogs. Circulation 52:596

13. Carr EA, Gleason F, Shaw J (1964) The direct diagnosis of myocardial infarction by photoscanning after administration of cesium-131. Am Heart J 68:627

14. Chandra R, Braunstein P (1973) 134m-Cs, a new myocardial imaging agent. J Nucl Med 14:243

15. Damadian R, Minkoff L, Goldsmith M, Stanford M, Koutcher J (1976) Field focusing nuclear magnetic resonance. Visualization of a tumor in a live animal. Science 194:1430

16. Damadian R, Goldsmith M, Minhoff L (1977) NMR in cancer. Image of a live human body. Physiol Chem Phys 9:97

17. Eichstädt H, Gauss A (1978) Nicht-invasive Perfusionskontrolle nach aortokoronarer Bypass-Operation durch Thallium-Myokardszintigraphie. Z Kardiol [Suppl]5:154

18. Eichstädt H, Schumacher M, Feine U, Kochsiek K (1978a) Computergesteuerte Auswertung der 201-Thallium-Myokardszintigraphie bei koronarer Herzerkrankung. Verh Dtsch Ges Kreislaufforsch 44:169

19. Eichstädt H, Schumacher M, Feine U, Kochsiek K (1978b) Rechnerunterstützte 201-Thallium-Myokardszintigraphie in der Routinediagnostik der koronaren Herzerkrankung. Nucl Med 17:233

20. Eichstädt H, Gauss A, Seybold-Epting W (1979a) Thallium-201 myocardial imaging for non-invasive assessment of regional myocardial perfusion after aortocoronary bypass-grafting. Thorac Cardiovasc Surg 27:32

21. Eichstädt H, Gauss A, Andrasch R, Feine U, Kochsiek K (1979b) Non-invasive perfusion control following aortocoronary bypass-grafting by Thallium myocardial imaging. Cardiovasc Radiol 2:243

22. Eichstädt H, Maisch B, Feine U, Kochsiek K (1980) Diagnostik des akuten Myokardinfarktes durch die Myokardszintigraphie mit 99m-Technetium-Diphosphonat. Intensivmed 17:170

23. Eichstädt H (1983) Wertigkeit nuklearmedizinischer Verfahren in der kardiologischen Diagnostik. In: Nuklearkardiologische Routinediagnostik. Eichstädt H, Felix R (Hrsg) Knoll, S 67

24. Eichstädt H, Horowitz SF (1984a) Nuklearkardiologie. Die Herzszintigraphie in Diagnostik und Therapiekontrolle. Pfützner, München, S 22

25. Eichstädt H (1984b) Quantitative Myokardszintigraphie bei Koronaroperationen. Springer, Berlin Heidelberg New York Tokyo

26. Eichstädt H, Felix R, Dougherty FC, Langer M, Rutsch W, Schmutzler H (1986) Magnetic Resonance Imaging (MRI) in different stages of myocardial infarction using the contrast agent Gadolinium-DTPA. Clin Cardiol 9:10

27. Eichstädt H, Schmutzler H, Rutsch W, Jatzkewitz A, Schneider R, Schartl M, Paeprer H, Felix R (1986) Langzeitergebnisse nach Behandlung des Infarktes. 12. Wissenschaftliches Symposium des Instituts für Arzneimittel des Bundesgesundheitsamtes, Berlin, 21. 3. 1986

28. Eichstädt H, Felix R, Langer M, Gutmann M, Dougherty FC, Huben H, Schmutzler H (1987) Use of Nuclear Magnetic Resonance Imaging to show regression of hypertrophy with Remipril treatment. Am J Cardiol 59:98 D

29. Eichstädt H, Felix R, Langer M, Dougherty FC, Huben H, Schmutzler H (1987a) Kernspintomographie zur Darstellung der linksventrikulären Hypertrophieregression unter Therapie mit einem ACE-Hemmer. Cor Vas 1:17

30. Eichstädt H, Specht N, Stavermann T, Treytnar D, Felix R, Schmutzler H (1987b) Nisoldipin in chronic heart failure caused by myocardial infarctions. First International Nisoldipine Symposium, Mainz, May 23rd, proceedings

30a. Eichstädt H, Störk T (1994) Nitrate als kardiologisches Therapieprinzip. Perfusion):399–415

31. Endo M, Yamazaki T, Konno S, Hiratsuka H (1970) The direct diagnosis of human myocardial ischemia using 131-I-MAA via the selective coronary catheter. Am Heart J 80:498

32. Gehring PJ, Hammond PB (1967) The interrelationship between thallium and potassium in animals. J Pharmacol Exp Ther 155:187

33. Gorten RJ, Hardy LB, McGraw BH, Stokes JR, Lumb GD (1966) The selective uptake of Hg-203 chlormerodrin in experimentally produced myocardial infarcts. Am Heart J 72:71

34. Hamilton GW, Ritchie JL (1974) Detection of stress induced regional myocardial ischemia in humans by injection of MAA at rest and during contrast induced coronary hyperthermia. J Nucl Med 15:499

35. Herd JA, Hollenberg M, Thornburn GD, Kopald HH, Barger AG (1962) Myocardial blood flow determined with krypton-85 in unanesthetized dogs. Am J Physiol 203:122

36. Hör G, Lichte H, Pabst HW, Luther M (1974) 201-Tl-Myokardszintigraphie bei Herzinfarkt. Compact News Nucl Med 5:77

37. Hör G, Sebening H, Sauer E (1977) Thallium-201 redistribution in coronary heart disease. Early and delayed myocardial scans. J Nucl Med 18:599

38. Hör G, Standke R (1980) EKG-getriggerte Herzbinnenraumszintigraphie (gated cardiac blood pool scanning. Equilibrium-Radionuklid-Cine-Ventrikulographie). In: Kaltenbach M, Roskamm H (Hrsg) Vom Belastungs-EKG zur Koronarangiographie. Springer, Berlin Heidelberg New York

38a.Hör G, Zöller A, Klepzig H, Hartmann A, Maul F, Hertel A, Gürtner C, Kranert T, Baum R (1994) Klinische Relevanz der Äquilibrium-Radionuklidventrikulographie. Med Klin 89:442–452

39. Holman BL, Dewanjee MK, Idoine J, Fliegel CP, Davis MA, Teves S, Edlh P (1973) Detection and localization of experimental myocardial infarction with 9 mmTc-Tetracycline. J Nucl Med 14:595

40. Holman BL, Jones AG, Lister JJ, Davison A, Abrams MJ, Kirshenbaum JM, Aumeh SS, English RJ (1984) A new Tc 99 m labeled myocardial imaging agent, Hexakis (t-Butylisonitrile) Technetium (1)(Tc 99 mTBI): Initial Experience in the Human. J Nucl Med 25:1350

41. Jansen C, Judkins MP, Grames GM, Gander M, Adams R (1973) Myocardial perfusion color scintigraphy with MAA. Radiology 109:369

42. Kawana M, Krizeh H, Porter J, Lathrop KA, Charleston D, Harper PV (1970) Use of 199-Tl as a potassium analogue in scanning. J Nucl Med 11:333

43. Khaw BA, Beller GA, Haber E (1978) Experimental myocardial infarct imaging following intravenous administration of Iodine-131 labelled antibody fragments specific for cardiac myosin. Circulation 57:743

44. Khaw BA, Strauss HW, Pohost GM (1983) Relation of immediate and delayed thallium-201 distribution to localization of iodine-125 antimyosin antibody in acute experimental myocardial infarction. Am J Cardiol 51:1428

45. Kimmerle G, Lorke D, Machemer L (1975) Inhalation toxicology investigations with tertiary butyl isonitrile on rats and mice: acute toxicity and testing for embryotoxic and mutagenic effects. Arch Toxicol 33:241

46. Kramer RJ, Goldstein RE, Hirshfeld JW, Roberts WC, Johnston GS, Epstein SE (1947) Accumulation of gallium-67 in regions of acute myocardial infarction. Am J Cardiol 33:861

47. Lauterbur PC (1973) Image formation by induced local interactions. Examples employing nuclear magnetic resonance. Nature 242:190

48. Lebowitz E, Green MW, Fairchild R, Bradley-Moore PR, Atkins HL, Ansari A, Richards P, Belgrave E (1975) Thallium-201 for medical use. J Nucl Med 16:151

49. Levenson NI, Adolph RJ, Romhilt DW, Gabel M, Sodd V, August LS (1975) Effects of myocardial hypoxia and ischemia on myocardial scintigraphy. Am J Cardiol 35:251

50. Martin ND, Zaret BL, McGowan RL (1974) Rubidium-81, a new myocardial scanning agent: noninvasive regional myocardial perfusion scans at rest and exercise and comparison with potassium-43. Radiology 111:651

51. Moore EH, Webb WR, Verrier ED, Broaddus C, Gamsu G, Amparo E, Higgins CB (1984) MRI of chronic post-traumatic false aneurysms of the thoracic aorta. Am J Roentgenol 143:1195

52. Poe ND (1972) Comparative myocardial uptake and clearance characteristics of potassium and cesium. J Nucl Med 13:57

53. Pohost GM, Beller GA, McKusick KA, Moore RH, Zir LM, Potsaid MS (1976) Thallium-201 redistribution following treatment of myocardial ischemia. J Nucl Med 17:535

54. Pretschner DP, Wolf R, Lichtlen P, Hundeshagen H (1979) Quantitative Auswertung von Myokardszintigrammen. Nuklearmedizin 2:48

55. Purcell EM, Torrey HC, Tound RV (1946) Resonance absorption by nuclear magnetic moments in a solid. Phys Rev 69:37

56. Quinn JL, Serratto M, Kezdi P (1966) Coronary artery bed photoscanning using radioiodine albumin macroaggregates (RAMA). J Nucl Med 7:107

57. Ramos M, Salzmann C, Noelpp NB, Rösler H, Gurtner HI (1979) Erste Passage- und Poolszintigraphie in der Beurteilung der lokalen Dynamik des linken Ventrikels: eine Vergleichsstudie. In: Schmidt HEA, Oritz-Berrocal (Hrsg) Nuklearmedizin. Schattauer, Stuttgart

58. Ritchie JL, Hamilton GW, Williams DL, English MT, Lebowitz E (1975) Myocardial imaging with thallium-201, correlation with intracoronary mycroaggregated albumin imaging. Circulation 52 (Suppl II):231

59. Ritchie JL, Trobaugh GB, Hamilton GW, Weaver D, Williams DL, Gould KL (1976) Rest and exercise myocardial imaging with Thallium-201. Correlation with ECG, coronary anatomy, and left ventricular function. Am J Cardiol 37:1966

60. Romhilt DW, Adolph RJ, Sodd VJ (1973) Cesium-129 myocardial scintigraphy to detect myocardial infarction. Circulation 48:1242

61. Ross RS, Ueda K, Lichtlen PR, Rees JR (1964) Measurement of myocardial blood flow in animals and man by selective injection of radioactive inert gas into the coronary arteries. Circ Res 15:28

62. Sauer E, Sebening H, Weber N, Hör G, Lutilsky L, Dressler J, Bofilias I, Pabst HP (1978) Nicht-invasive Bestimmung der linksventrikulären Auswurffraktion, des enddiastolischen und endsystolischen Volumens und der regionalen Ventrikelwandbewegung mit der EKG-getriggerten Herzbinnenraumszintigraphie. Dtsch Med Wochenschr 103:1199

63. Schad N (1977) Nontraumatic assessment of left ventricular wall motion and regional stroke volume after myocardial infarction. J Nucl Med 18:333

64. Schofer J, Marthey DG, Montz R, Bleifeld W, Strietzke P (1983) Use of dual intracoronary szintigraphy with thallium-201 and technetium-99 m-pyrophosphate to predict improvement in left ventricular wall motion immediately after intracoronary thrombolysis in acute myocardial infarction. JACC 2/4:737

65. Schwend M, Kranzbühler H, Danne O, Eichstädt H (1987) Langzeitprognose bei schwerer linksventrikulärer Funktionsstörung unterschiedlicher Genese. Z Kardiol (in press)

66. Shames DM, Botvinick E, Lappin H, Townsend R, Tybery J, Barmley W (1975) Quantitation of myocardial infarct size with Tc-99 m pyrophosphate and correlation between myocardial CPK depletion and radionuclide uptake. J Nucl Med 16:569

67. Steele PP, Van Dyke D, Trow RS, Anger HO, Davies H (1974) Simple and safe bedside method for serial measurement of left ventricular ejection fraction, cardiac output, and pulmonary blood volume. Br Heart J 36:122

68. Stokely EM, Parkey RW, Lewis SE, Buja LM, Bonte FJ, Willerson JT (1975) Computer processing of 99 m-

Tc-phosphate myocardial scintigrams. In: Proceedings of IV International Conference on Information Processing Scintigraphy, Paris 1975

69. Strauss HW, Zaret BL, Hurley PJ, Natarjan TK, Pitt B (1971) A scintiphotographic method for measuring left ventricular ejection fraction in man without cardiac catheterization. Am J Cardiol 28:575
70. Strauss HW, Zaret BL, Martin ND (1973) Noninvasive evaluation of regional myocardial perfusion with potassium-43: Technique in patients with exercise induced transient myocardial ischemia. Radiology 108:85
71. Strauss HW, Harrison K, Tangan JK, Lebowitz E, Pitt B (1975) Thallium-201 for myocardial imaging. Circulation 511:641
72. Van Dyke D, Anger HO, Sullivan RW, Vetter WR, Yano Y, Parker HG (1972) Cardiac evaluation from radioisotope dynamics. J Nucl Med 13:585
73. Vogel RA, Kirch D, LeFree M (1978) A new method of multiplanar emission tomography using a seven pinhole collimator and an Anger scintillation camera. J Nucl Med 19:648
74. Wagner HN (1964) Regional blood flow measurements with krypton-85 and xenon-133. In: Knisely RM, Tauze WW (Hrsg) Dynamic clinical studies with radioisotopes. Oak Ridge/Atomic Energy Commission
75. Watson DD, Sankey RR (1974) Cardiac evaluation. Continuing education lectures, Southeastern chapter, Society of Nuclear Medicine (November 1974)
76. Weber PM, Dos Remedios LV, Jasko IA (1972) Quantitative radioisotopic angiocardiography. J Nucl Med 13:815
77. Weller DA, Adolph RJ, Wellman NH (1972) Myocardial perfusion scintigraphy after intracoronary injection of 99m-Tc-labeled human albumin microspheres. Circulation 46:963
78. Wexler JP, Strom J, Sonnenblick EA (1978) Comparison of left ventricular ejection fraction determined by scintigraphy, echocardiography and angiography. Proc 2nd Int Congr World Fed Nucl Med Biol Washington
79. Willerson JT, Parkey RW, Bonte FJ, Meyer SL, Stokely EM (1975) Acute subendocardial myocardial infarction in patients: Its detection by technetium-99 m stannous pyrophosphate. Circulation 51:436
80. Zaret BL, Straus HW, Martin ND (1973) Noninvasive regional myocardial perfusion with radioactive potassium: Study of patients at rest, exercise, and during angina pectoris. N Engl J Med 288:809

3.5 Echokardiographie

T. STÖRK

3.5.1 Einleitung

Die Echokardiographie hat als nichtinvasive, gefahrlose Methode [64] einen festen Platz innerhalb der kardiologischen Diagnostik. Mit ihrer Hilfe können Wanddicken, Hohlräume, Klappenbeweg-

lichkeit und Flußphänomene dargestellt werden. Sie liefert einen wesentlichen Beitrag zur Diagnose der meisten kardialen Erkrankungen und erleichtert darüber hinaus die Indikationsstellung zur invasiven Diagnostik.

3.5.2 Physikalische Grundlagen

3.5.2.1 Ausbreitung von Schallwellen im Gewebe

Als Ultraschall werden Schallwellen oberhalb der hörbaren Frequenz von 20000 Hz bezeichnet. In der Echokardiographie kommen Frequenzen zwischen 2–7 MHz zur Anwendung. Die vom Schallkopf ausgehenden Schallwellen werden an den Grenzflächen des Gewebes reflektiert. Die zurückkommenden Wellen werden in einen elektrischen Impuls umgewandelt und auf dem Monitor entsprechend ihrer Entfernung und Intensität abgebildet [78].

3.5.2.2 Eindimensionale (M-mode) Echokardiographie

Bei der räumlichen Trennung der Echos werden die reflektierten Ultraschallwellen entsprechend der Tiefe der Grenzfläche, an der die Wellen reflektiert wurden, in elektronische Signale umgewandelt. Beim A-mode-Bild entspricht die Echogenität der

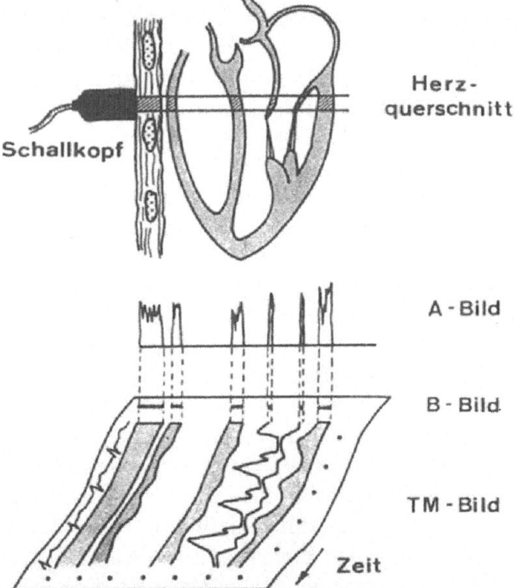

Abb. 51. Möglichkeiten der eindimensionalen Bildgebung. Zur Erläuterung s. Text (3.5.2.2)

dargestellten Struktur der Höhe der Amplitude (A = Amplitudenmodulation), beim B-mode-Bild der Helligkeitsintensiät (B = brightness) (Abb. 51). Wird das B-mode-Bild über die Zeit abgeleitet (25 – 100 mm/s), so entsteht das M-mode-Bild (M = motion). Man spricht auch von TM-Bild (TM = Time motion) (Abb. 51).

3.5.2.3 Zweidimensionale (2D) Echokardiographie

Ein zweidimensionales (2D) Bild wird durch eine kontinuierliche Abtastung des Organs und Darstellung der Echos im B-mode erreicht. In der Echokardiographie werden hierzu vorwiegend Sektorscanner benutzt, bei denen die Abtastung des Herzens durch den Ultraschallstrahl mechanisch (= mechanischer Sektorscanner) oder elektronisch (= phased array system) erfolgen kann [4, 25, 32, 33, 44 – 46, 63, 67, 68, 76].

3.5.2.4 Dopplerechokardiographie

Bewegen sich nun Grenzflächen im Gewebe, so verursachen sie nicht nur eine Reflexion der Ultraschallwellen, sondern auch eine Verschiebung der Ultraschallfrequenz. Dieses Phänomen wird nach CHRISTIAN J. DOPPLER („Über das farbige Licht der Doppelsterne", 1842) als Dopplereffekt bezeichnet. Mit Hilfe des Dopplereffektes können Flußphänomene anhand der Reflexion der Schallwellen an den Erythrozyten erfaßt werden. Dabei ist die Veränderung der Frequenz des Schallstrahls (= Doppler-shift) direkt proportional zum Cosinus des Winkels zwischen Ultraschallstrahl und Hauptströmrichtung [11, 24, 28, 30].

Kontinuierliches Verfahren (CW = continuous wave). Beim kontinuierlich sendenden und empfangenden Verfahren (CW = continuous wave-Technik) können entlang eines Schallstrahls alle Geschwindigkeiten im menschlichen Herzen erfaßt werden. Eine Zuordnung hinsichtlich der Tiefe der entsprechenden Geschwindigkeit ist nicht möglich.

Gepulstes Verfahren (PW = pulsed wave). Beim gepulsten Verfahren (PW = pulsed wave-Technik) wird nur die Dopplerverschiebung der zu einem bestimmten Zeitpunkt zum Schallkopf zurückkommenden Schallwellen berücksichtigt. Während mit der PW-Technik eine genaue Aussage zur Lokalisation der abgeleiteten Flußphänomene getroffen werden kann, ist die maximal zu erfassende Ge-

schwindigkeit begrenzt. Die Höhe der erfaßbaren Geschwindigkeiten liegt zwischen 1 – 2 m/s und nimmt mit zunehmender Entfernung vom Schallkopf ab.

Farbkodiertes Verfahren. Das farbkodierte Verfahren (Color-coded Doppler) stellt eine Weiterentwicklung der PW-Technik dar. Es wird mit Hilfe eines (elektronischen) Sektorscanners die Dopplerverschiebung der Schallstrahlen entlang des zweidimensionalen Feldes gemessen (s. 3.5.1.3). Somit kann ein zweidimensionales Bild der kardialen Flußphänomene gewonnen werden. Rote Farbe weist auf eine dem Schallkopf zugerichtete Strömung, blaue Farbe auf eine vom Schallkopf weg gerichtete Strömung hin (Abb. 71 c – e, 73 b, 74 c). Eine hohe Farbintensität spricht für einen hohen Blutfluß, ein inhomogenes Farbmuster (inklusive orange und türkis) für turbulente Blutströme [6, 24, 28, 38, 63].

3.5.2.5 Kontrastmittelechokardiographie

Zur Erhöhung der akustischen Impedanzunterschiede innerhalb des strömenden Blutes wurden „Echokontrastmittel" entwickelt, mit deren Hilfe die Schallreflexion in der Blutbahn deutlich gesteigert werden kann. Zu diesen Kontrastmitteln zählen physiologische Kochsalzlösung, 5%ige Glukose sowie gelatine- oder polypeptidhaltige Plasmaexpander. Neuere „Echokontrastmittel" stehen mit saccharidstabilisierten Mikrobläschen enthaltenden Lösungen (z. B. SHU 454) zur Verfügung, die jedoch analog zu den vorgenannten Substanzen während der Lungenpassage ihre Kontrastwirkung weitgehend verlieren [3, 18].

3.5.3 M-mode und zweidimensionale Echokardiographie

3.5.3.1 Transthorakale Anlotung

Die echokardiographische Untersuchung erfolgt zweckmäßigerweise von der links-parasternalen (3.– 4. ICR), apikalen (5.– 7. ICR), subkostalen oder suprasternalen Schallkopfposition (Abb. 52) [4, 25, 32, 33, 44 – 46, 63, 67, 68, 76].

Linksparasternale Längsachse. Die 2D-Darstellung des Herzens in der parasternalen Längsachse erlaubt eine gute Beurteilung von linkem Ventrikel, linkem Vorhof und Aorta (Abb. 53). Wird nun in

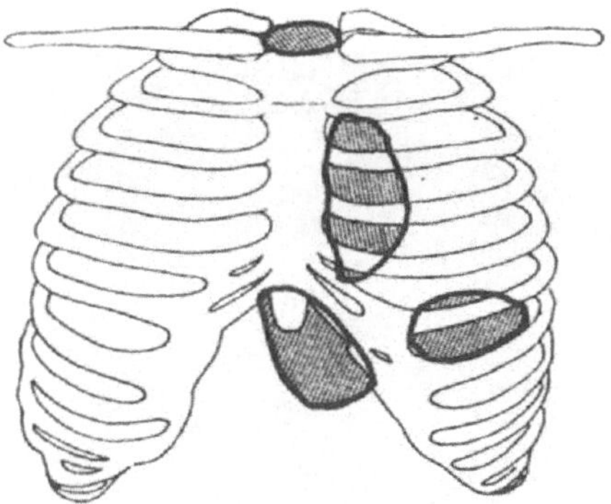

Abb. 52. Die vier häufigsten echokardiographischen Zugangswege zum Herzen

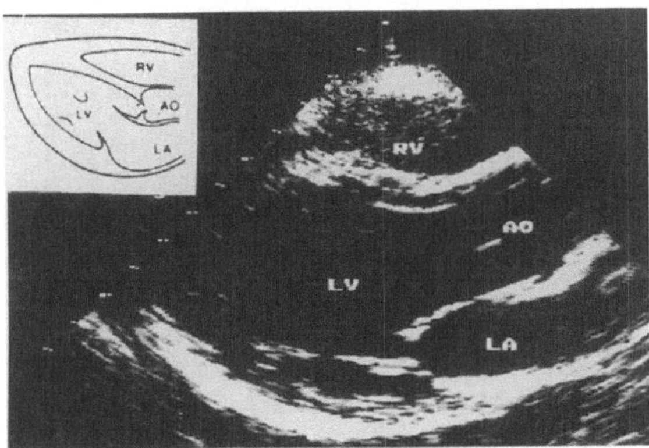

Abb. 53. Linksparasternale Längsachse. *RV*, rechter Ventrikel; *LV*, linker Ventrikel; *AO*, Aorta; *LA*, linker Vorhof

▶

Abb. 54a – c. M-mode aus der parasternalen Längsachse (jeweils rechts) in Höhe des linken Ventrikels (**a**), der Mitralklappe (**b**) und der Aorta (**c**). *RV*, rechter Ventrikel; *LV*, linker Ventrikel; *AO*, Aorta; *LA*, linker Vorhof; *VS*, Ventrikelseptum; *PW*, posteriore Ventrikelwand; *AML*, vorderes Mitralsegel (anterior mitral leaflet); *PML*, hinteres Mitralsegel (posterior mitral leaflet). *A*, *C*, *D* und *E* sind markante Punkte aus dem M-Mode des AML

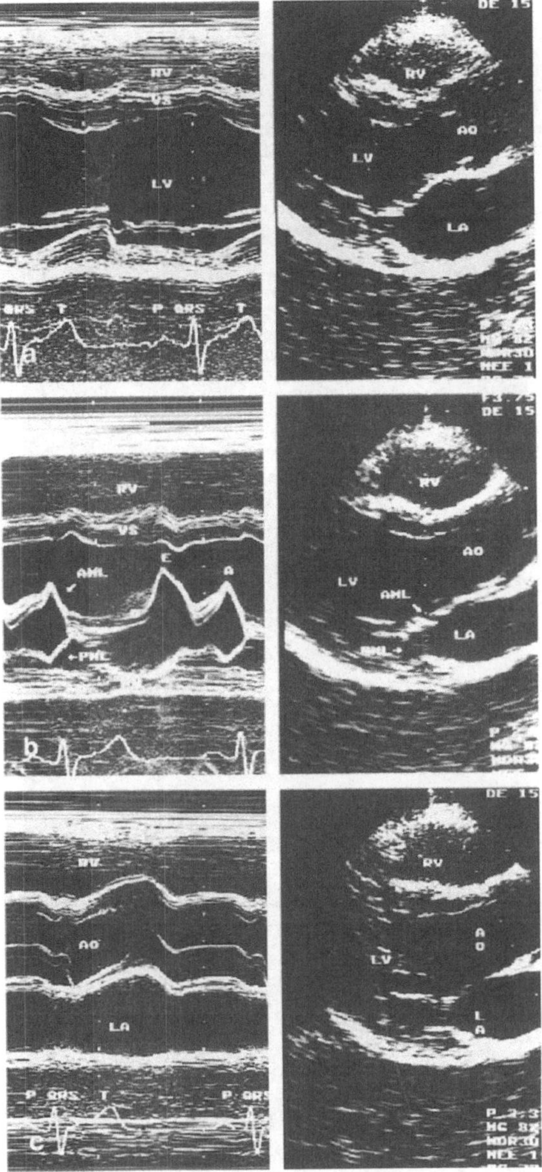

verschiedenen Höhen ein M-mode geschrieben, so kann die Beweglichkeit von linkem Ventrikel (Abb. 54a), Mitralklappe (Abb. 54b) und Aorta bzw. linkem Vorhof (Abb. 54c) beurteilt werden.

Linksparasternale kurze Achse. In der kurzen Achse können Querschnitte des linken Ventrikels (Abb. 55a), der Mitralklappe (Abb. 55b) und der Herzbasis (Abb. 55c) dargestellt werden.

Apikaler Vier- und Fünfkammerblick. Im apikalen Vierkammerblick wird besonders die Kontraktilität des linken Ventrikels und die Beweglichkeit der Atrioventrikularklappen beurteilt (Abb. 56a). Durch Drehung des Schallkopfs nach rechts entwickelt man den Fünfkammerblick, der zusätzlich eine Aussage über Aortenklappe und linksventrikulären Ausflußtrakt erlaubt (Abb.56b).

Apikaler Längsschnitt. Der apikale Längsschnitt entspricht dem parasternalen Längsschnitt bzw. der RAO-Position bei der Lävokardiographie (Abb. 57).

Subkostaler Vierkammerblick. Strukturen des rechten Herzens können im subkostalen Vierkammer-

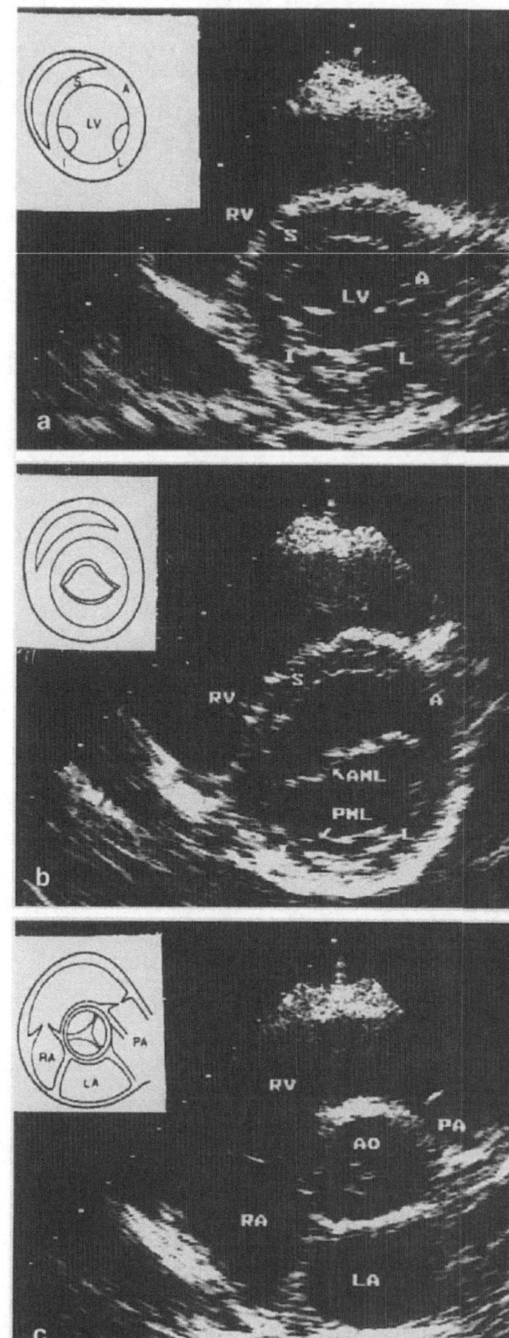

Abb. 55 a – c. Darstellung der kurzen Achse auf Höhe des linken Ventrikels (a), der Mitralklappe (b) und der Herzbasis (c). *S*, septal; *I*, inferior; *L*, lateral; *A*, anterior; *PA*, Pulmonalarterie. Weitere Abkürzungen s. Abb. 54

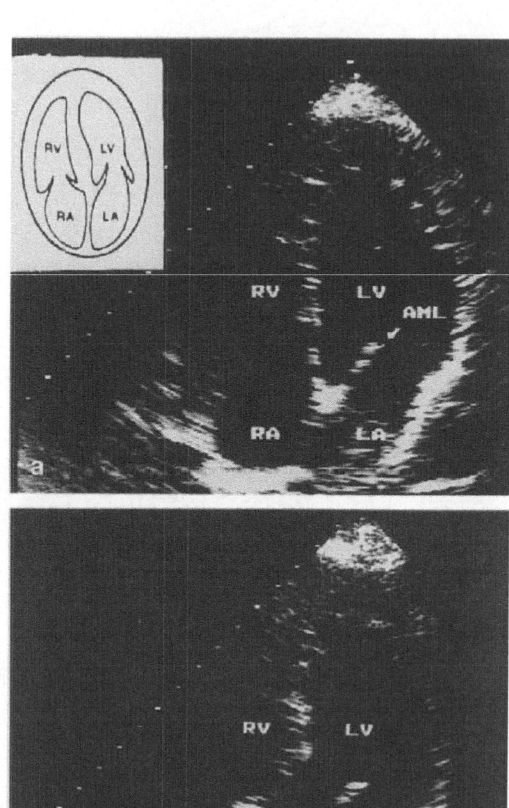

Abb. 56 a, b. Apikaler Anlotung mit Vier- (a) und Fünfkammerblick (b). Abkürzungen s. Abb. 54

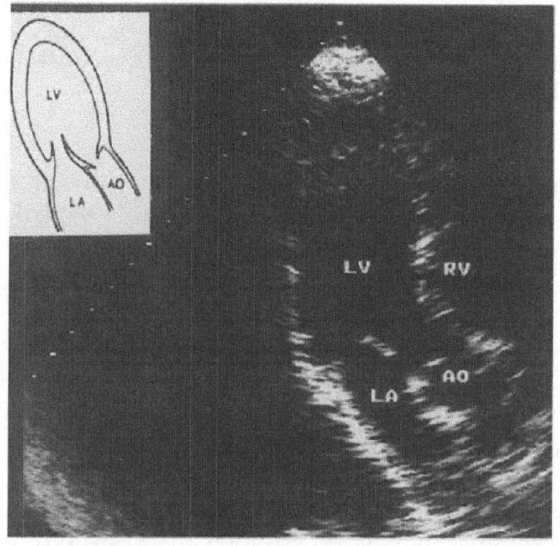

Abb. 57. Apikaler Längsschnitt (RAO-Äquivalent). Abkürzungen s. Abb. 54

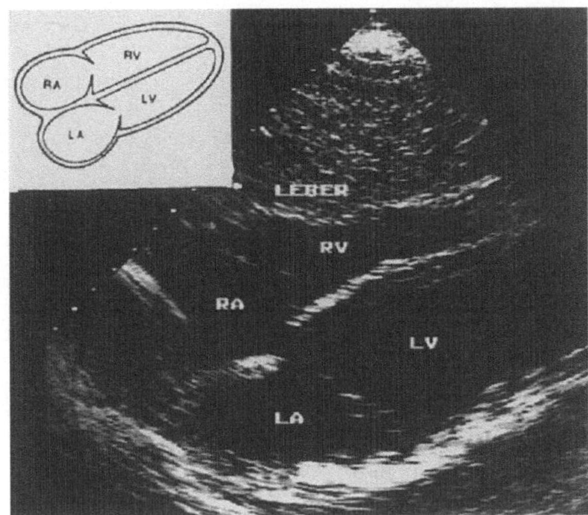

Abb. 58. Subkostaler Vierkammerblick. Abkürzungen s. Abb. 54.

blick dargestellt werden, bei dem das Herz durch die Leber hindurch beschallt wird (Abb. 58).

Subkostale kurze Achse. Analog zur parasternalen Achse können auch von subkostal bei guten Schallbedingungen die entsprechenden Strukturen dargestellt werden (s. Abb. 55).

Suprasternale Anlotung. Von suprasternal werden insbesondere Pulmonalarterie und Aorta beurteilt.

3.5.3.2 Transösophageale Echokardiographie (TEE)

Bei der transösophagealen Echokardiographie (TEE = transesophageal echocardiography) wird der Schallkopf (5 – 7,5 MHz) analog einem Gastroskop in die Speiseröhre des Patienten eingeführt. Schon mit einer monoplanen Sonde können Schnittbilder in der basalen kurzen Achse (Abb. 59, I), im Vierkammerblick (Abb. 59, II) und transgastral nach weiterem Vorschieben der Schlucksonde auch in der kurzen Achse des linken Ventrikels (Abb. 59, III) erstellt werden. Zusätzlich kann fast der gesamte Verlauf der thorakalen Aorta beurteilt werden (Abb. 59b). Heute sind jedoch meist biplane Sonden, oft auch schon multiplane Sonden im Gebrauch. Die transösophageale Echokardiographie ist besonders wertvoll bei der Beurteilung der herzbasisnahen Strukturen (Vorhöfe und Klappen) sowie der großen Gefäße [7, 23, 34, 36, 66].

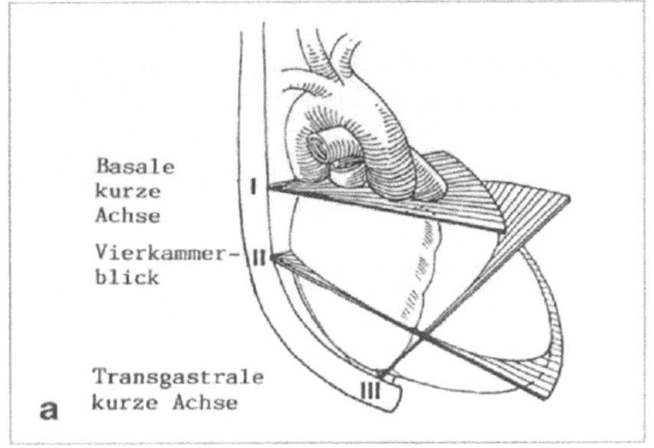

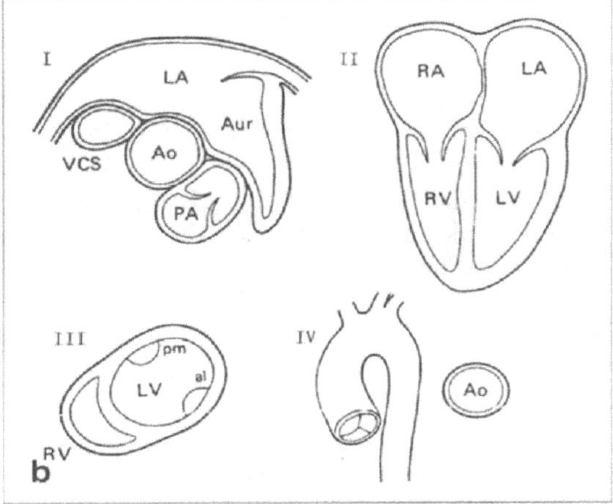

Abb. 59 a, b. Darstellung des Herzens über den transösophagealen Zugangsweg mit kurzer basaler Achse (*I*), Vierkammerblick (*II*), transgastraler linksventrikulärer kurzer Achse (*III*) und Aorta (*IV*). a verdeutlicht die Schnittebenen, b die verschiedenen Schnittbilder. *VCS*, V. cava superior; *Aur*, linkes Herzohr; *pm*, posteromedialer Papillarmuskel; *al*, antero-medialer Papillarmuskel. Weitere Abkürzungen s. Abb. 54

3.5.3.3 Quantitative Auswertung

Aus dem M-mode des linken Ventrikels wird die segmentale Faserverkürzung (FS) bestimmt. Sie repräsentiert die prozentuale Verkürzungsfraktion des linken Ventrikels und wird nach der Formel $FS(\%) = [(EDD - ESD)/EDD] \times 100$ berechnet (EDD = enddiastolischer, ESD = endsystolischer Durchmesser) [45, 47, 67]. Ferner kann die Muskelmasse des linken Ventrikels ermittelt werden: LV-Masse $= 0,832 \times (LVTDd^3 - LVIDd^3) + 0,6$ [19]. Bei der Volumenbestimmung des linken Ventrikels werden die enddiastolischen bzw. endsystolischen inneren Konturen des linken Ventrikels im apikalen Vierkammerblick und in der apikalen Längsachse umfahren. Die markierten Areale werden mit den bei der Kineventrikulographie üblichen Algorithmen zur Volumenberechnung und zur Bestimmung der Ejektionsfraktion herangezogen [33].

3.5.4 Dopplerechokardiographie

3.5.4.1 Normale Flußmuster

Die dopplersonographische Ableitung von Fluß-phänomenen über den Semilunar- und Atrioventrikularklappen (s. 3.5.3) führt zu typischen Flußprofilen [24, 28, 38, 45].

Semilunarklappen. Der systolische Ausstrom an Aorten- und Pulmonalklappe beginnt unmittelbar nach Öffnung der Klappe und ist durch eine paraboloide Form gekennzeichnet (Abb. 60). Insbesondere können linksventrikuläre Ejektionszeit (LVET), Präejektionsperiode (PEP), gesamte Systolendauer, maximale (Vmax) und mittlere (Vmean) Geschwindigkeit, Zeit von Systolenbeginn bis Vmax (PVT = peak to velocity time) sowie Flußareal (GZI = Geschwindigkeit-Zeit-Integral bzw. VTI = velocity-time integral) bestimmt werden [24, 28, 38, 45].

Atrioventrikularklappen. Der diastolische Einstrom in den linken und rechten Ventrikel über Mitral- und Trikuspidalklappe wird vom apikalen Vierkammerblick (Abb. 56a), ausgehend im ventrikulären Einflußtrakt auf Höhe des Klappenanulus, oder etwas ventrikelwärts gemessen [1, 38, 70]. Er ist charakterisiert durch einen frühdiastolisch passiven (E = early filling period) und spätdiastolisch aktiven, durch Vorhofkontraktion hervorgerufenen (A = atrial filling period) Einstrom in den Ventrikel (Abb. 61). Es können maximale (Vmax) und mittlere (Vmean) Geschwindigkeiten, Einstromdauer (ED, AD) und Flußintegrale (GZI = Geschwindigkeit-Zeit-Integral) von E- und A-Welle gemessen werden (Abb. 61). Gleichzeitig können Akzelerations- und Dezelerationszeit (AZ, DZ) sowie die Druckabfallhalbwertzeit (PHT = pressure halftime) erfaßt werden (Abb. 61) [1, 38, 39, 70].

3.5.4.2 Quantitative Auswertung

Bernoulli-Gleichung. Die Bernoulli-Gleichung stellt die Grundlage der dopplersonographischen Messung von Druckgradienten dar, indem sie den Drucksprung am Strömungshindernis quantifiziert [24, 28, 38]. In ihrer vereinfachten Form lautet sie:

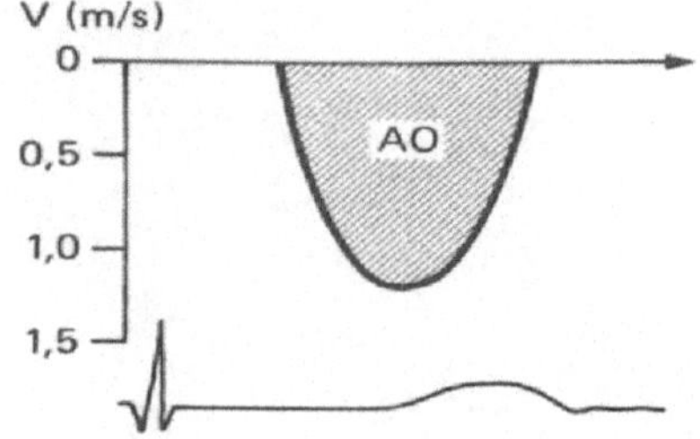

Abb. 60. Normales Flußmuster auf Höhe der Aortenklappe (PW-Doppler), im apikalen Fünfkammerblick aufgezeichnet. *AO*, Aorta; *V*, Geschwindigkeit

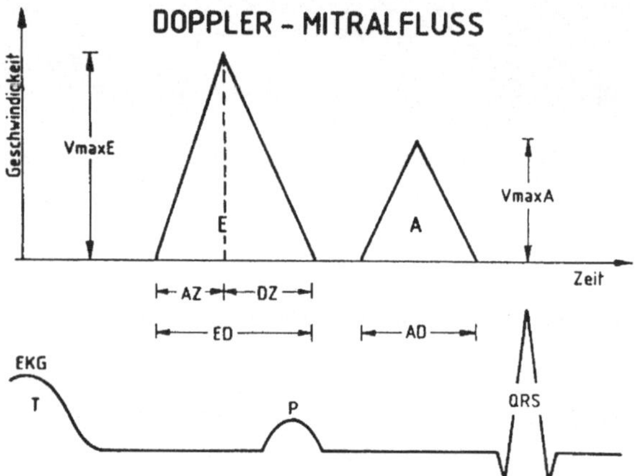

Abb. 61. Normales Flußprofil über der Mitralklappe (PW-Doppler) mit frühdiastolisch passivem (*E*, E-Welle) und spätdiastolisch aktivem (*A*, A-Welle) Einstrom in den linken Ventrikel. *Vmax*, Maximalgeschwindigkeit; *ED* und *AD* Dauer von E bzw. A; *AZ* bzw. *DZ*, Akzeleration- bzw. Dezelerationszeit der E-Welle. Weitere Abkürzungen s. Abb. 54

$p_{delta} = 4 \times v^2$, wobei p_{delta} die Druckdifferenz und v die Geschwindigkeit jenseits des stenotischen Bezirks darstellt. Die Formel erlaubt im klinischen Alltag eine zuverlässige Bestimmung des Druckgradienten bei allen Klappenvitien [38]. Es ist zu berücksichtigen, daß diese Formel eine Vereinfachung für die klinische Routinediagnostik darstellt und den Blutfluß vor dem Hindernis (z. B. bei Subaortenstenose) vernachlässigt. Desweiteren können mit der Formel nach Bernoulli Druckdifferenzen zwischen Ventrikel und Vorhof bei Mitral- oder Trikuspidalinsuffizienz abgeschätzt werden [38, 81].

Kontinuitätsgleichung. Nach der Kontinuitätsgleichung entspricht das Produkt aus Querschnittsfläche (A) und Flußintegral (GZI) vor (prä) demjenigen nach (post) der Stenose: $A_{prä} \times GZI_{prä} = A_{post} \times GZI_{post}$. Diese Methode hat sich zur nichtinvasiven Bestimmung der Stenosefläche im klinischen Alltag bewährt [24, 28, 38, 45].

Bestimmung des Herzminutenvolumens. Durch Multiplikation von Flußareal (A), Flußintegral (GZI) und Herzfrequenz (HF) kann mittels Dopplerechokardiographie zuverlässig das Herzminutenvolumen (HMV) berechnet werden: HMV $(1 \times \mathrm{min}^{-1}) = \mathrm{A}\,(\mathrm{cm}^2) \times \mathrm{GZI}\,(\mathrm{cm}) \times \mathrm{HF}\,(\mathrm{min}^{-1})$ (Abb. 62) [38, 71]. Das Herzminutenvolumen kann prinzipiell an allen vier Herzklappen gemessen werden [9, 26, 47, 53, 71, 82]. Desweiteren können durch Herzminutenvolumenbestimmungen über zwei verschiedenen Klappen Regurgitationsfraktionen und Shuntvolumina berechnet werden [38].

3.5.5 Linker Ventrikel

Bei den meisten kardialen Erkrankungen stellt die Beurteilung von Größe und Funktion des linken Ventrikels ein wesentliches Problem dar. Das M-mode-Echokardiogramm erlaubt eine Bestimmung der Kontraktionsamplituden und der diastolischen Wandstärken von anteroseptaler und posterolateraler Wand (Abb. 54a). In der kurzen Achse können sämtliche Wandabschnitte des linken Ventrikels beurteilt werden (Abb. 55a). Die apikale Schallkopfposition (Abb. 56, 57) sowie die transgastrische Anlotung bei transösophagealer Echokardiographie (Abb. 59, III) sind ebenfalls geeignet zur Erfassung der Kontraktilität des linksventrikulären Myokards [23, 25]. Globale Kontraktionsstörungen können auch durch Bestimmung des Herzminutenvolumens (s. 3.5.3.2.3) aufgedeckt werden [9, 26, 47, 53, 71, 82]. Die diastolische Ventrikelfunktion wird durch die isovolumetrische Relaxationszeit (Aortenklappenschluß bis Mitralklappenöffnung bei doppelter M-mode-Registrierung) und den Mitralfluß (Abb. 61) charakterisiert [1, 24, 27, 28, 35, 38, 48, 49, 70, 74].

3.5.5.1 Koronare Herzkrankheit

Die 2D- und M-mode echokardiographische Untersuchung erlaubt eine zuverlässige Aussage zur Kontraktilität der einzelnen Wandabschnitte des linken Ventrikels (Abb. 54a, 63, 65, 66). Die diastolische Funktion wird am besten mittels gepulster Dopplersonographie untersucht (Abb. 64).

Regionale Kontraktionsstörungen und systolische Funktion Hypo- und Akinesien des Myokards äu-

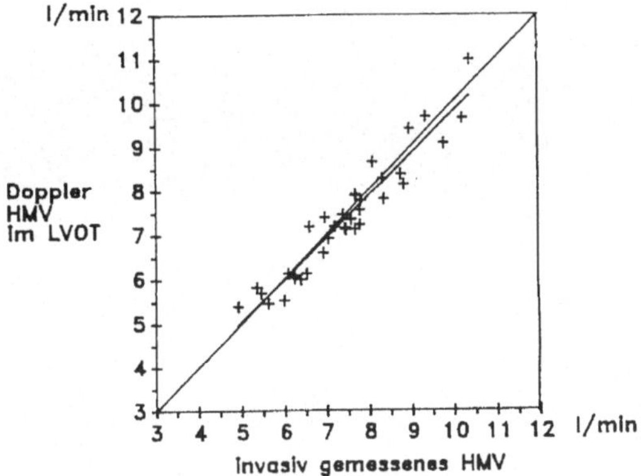

Abb. 62. Zusammenhang (Pearsonsche lineare Korrelationsanalyse) und Übereinstimmung (Intraclass-Korrelationsanalyse) zwischen invasiv mittels Thermodilution und dopplersonographisch im linksventrikulären Ausflußtrat (*LVOT*) gemessenem Herzminutenvolumen (*HMV*). Pearson'scher Korrelationskoeffizient: r = 0,96; Intraclass Korrelationskoeffizient: RI = 0,91. [70]

ßern sich in einer Abnahme der Bewegungsamplitude. Es können demnach sowohl Narben (Akinesie) (Abb. 63), ischämische Myokardareale (Hypokinesie) als auch Aneurysmata (Dyskinesie) beurteilt werden [25, 33, 45, 77]. Mittels Planimetrie der Ventrikelkonturen im 2D-Echokardiogramm können endsystolische und enddiastolische Volumina berechnet werden [33, 47]. Ferner kann eine regionale Wandbewegungsanalyse mittels einer computergestützten Auswerteinheit durchgeführt werden [29]. Die globale Ventrikelfunktion kann auch anhand des dopplersonographisch ermittelten Herzminutenvolumens bestimmt werden (Abb. 62) [51, 70, 82]. Zur Diagnostik von Wandbewegungsstörungen im Versorgungsgebiet stenosierter Koronararterien mit noch ausreichender Ruhedurchblutung wurden verschiedene interventionelle Verfahren (Streßechokardiographie) wie Dipyridamol-Test, Dobutamin-Test [58], Handgrip-Belastung [55], „cold-pressure"-Tests [31] und hochfrequente transösophageale Vorhofstimulation [10, 41] vorgeschlagen. Wenngleich den vorgenannten Methoden eine hohe Sensitivität bei der Erkennung einer koronaren Herzkrankheit bescheinigt wird [10, 31, 41, 55, 58, 65], haben sie bislang keine breitere klinische Anwendung gefunden.

Diastolische Funktion Bei Koronarkranken wird eine signifikante Beeinträchtigung des linksventrikulären Füllungsverhaltens im Sinne einer Verlagerung des Mitralflusses von der frühen (E-Welle) hin zur späten (A-Welle) Diastole beobachtet (Abb 61,

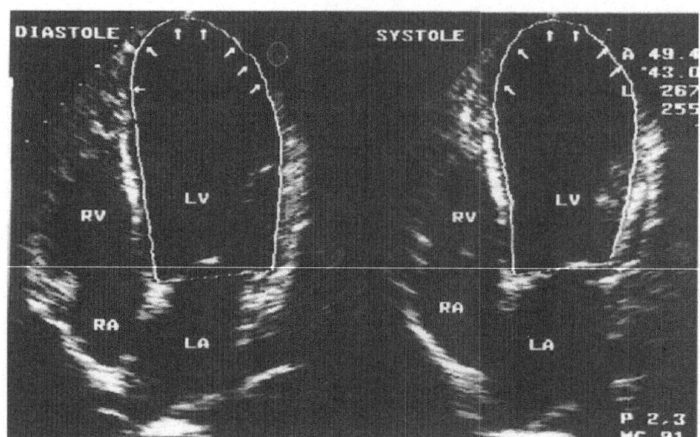

Abb. 63. Linksventrikuläre Funktion bei koronarer Herzkrankheit. Die diastolischen und systolischen Konturen des
Endokards sind markiert. Man erkennt, daß im Bereich des
distalen Septumdrittel des Apex und der lateralen apexna-
hen Myokardwand (*Pfeile*) die Kontraktilität aufgehoben
ist. Abkürzungen s. Abb. 54

64). Zusätzlich nimmt die Dezelerationszeit der
frühdiastolischen E-Welle zu (Abb. 61, 64) [1, 27,
38, 48, 70].

3.5.5.2 Hypertonieherz

Ein langjähriger arterieller Hypertonus führt in der
Regel zunächst zu morphologischen Veränderungen des linken Ventrikels und zu einer Beeinträchtigung des linksventrikulären Füllungsverhaltens
(Abb. 64, 65) [50].

Morphologie. Patienten mit hypertensiver Herzkrankheit weisen bei zunächst noch guter Kontraktilität eine Zunahme von Myokarddicke und Muskelmasse des linken Ventrikels auf (Abb. 65) [21,
50].

Funktion. Die diastolische Funktion verschlechtert
sich lange vor der systolischen im Sinne einer frühdiastolischen Einflußbehinderung (Abnahme der
E-Welle) und einer kompensatorischen Erhöhung
des Vorhofanteils (A-Welle) an der Ventrikelfüllung
(Abb. 64) [24, 28, 38, 50]. Erst im weiteren Verlauf
kommt es durch die chronische Widerstandserhöhung im großen Kreislauf auch zu einer Einschränkung der Kontraktilität des linken Ventrikels.

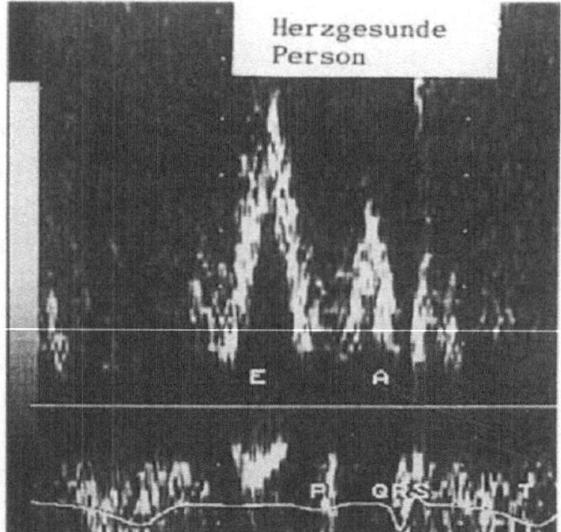

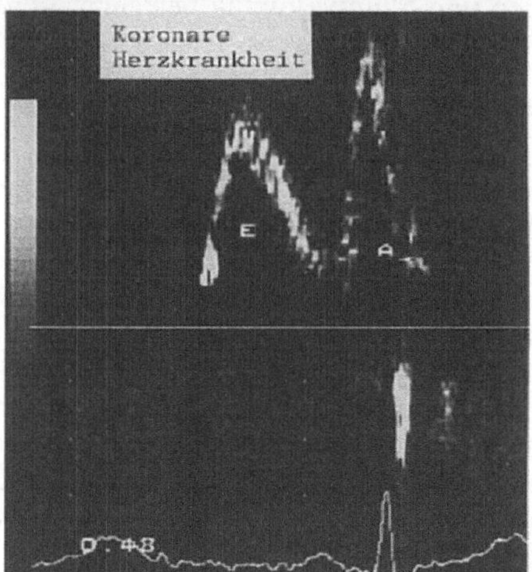

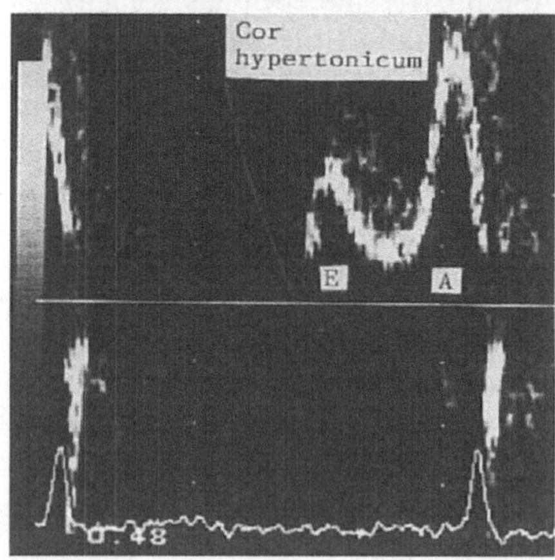

Abb. 64. Diastolische LV-Funktion. Mitralfluß bei Normal-
person (*oben*), Koronarkrankem (*Mitte*) und Hypertoniker
(*unten*). Unter pathologischen Bedingungen ist der linksventrikuläre Einstrom im Sinne eines Shifts des Mitralflusses
von der frühen zur späten Diastole verändert. Siehe auch
Abb. 61

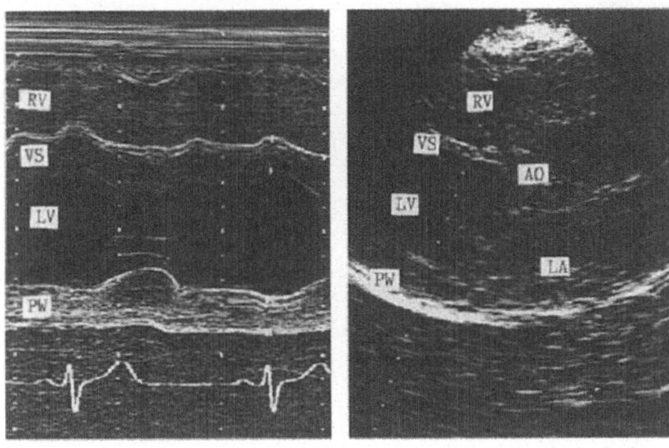

Abb. 65. Hypertonieherz. Im M-mode und 2D-Bild erkennt man eine Hypertrophie des Myokards mit einer Wanddicke > 12 mm. Abkürzungen s. Abb. 54.

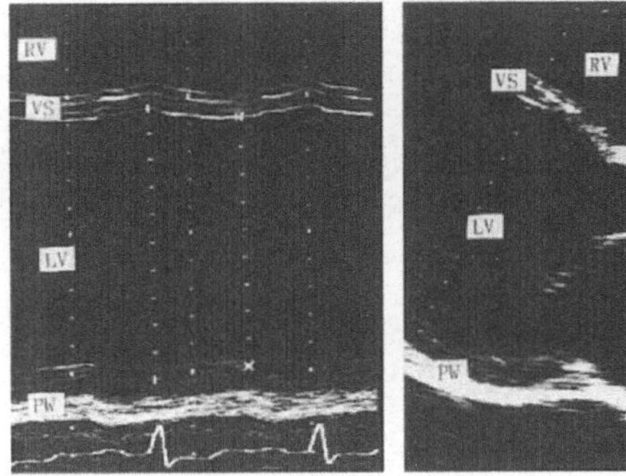

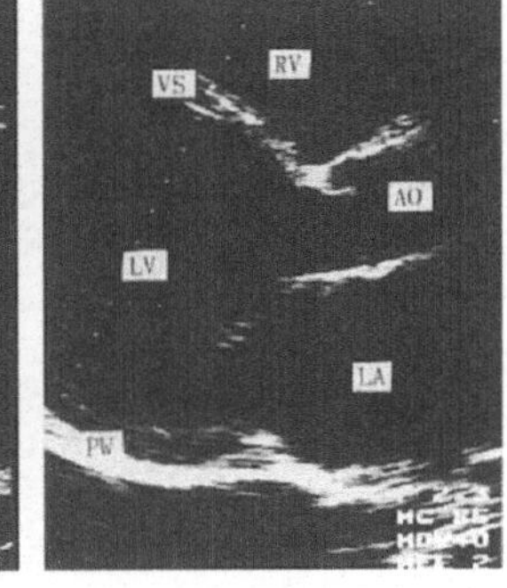

Abb. 66. Dilatative Kardiomyopathie. Der linke Ventrikel ist massiv dilatiert (98 mm) und weist eine hochgradig eingeschränkte Bewegungsamplitude auf (M-mode). Abkürzungen s. Abb. 54

3.5.5.3 Kardiomyopathien (CMP)

Die Kardiomyopathien beruhen auf einer primären oder sekundären Erkrankung des Myokards.

Dilatative Kardiomyopathie. Klinisch stehen eine Zunahme der Ventrikelvolumina und eine globale Einschränkung der linksventrikulären Pumpfunktion im Vordergrund. Echokardiographisch imponiert ein vergrößerter linker Ventrikel mit erniedrigter Bewegungsamplitude (Abb. 66) [14, 15, 17]. Die diastolische Funktion ist ebenfalls eingeschränkt im Sinne einer durch die Dehnbarkeitsstörung hervorgerufenen Einflußstörung des linken Ventrikels [49, 74].

Hypertrophische Kardiomyopathie. Die hypertrophischen, durch eine Zunahme der linksventrikulären Muskelmasse gekennzeichneten Kardiomyopathien können mit und ohne Obstruktion des linksventrikulären Ausflußtraktes einhergehen [50].

Hypertrophische Kardiomyopathie mit Obstruktion. Bei der hypertrophisch obstruktiven Kardiomyopathie (HOCM) liegt in der Regel eine massive Verdickung der linksventrikulären Muskelwände mit ausgeprägter Betonung des interventrikulären Septums vor (Abb. 67a, b, s. S. 90) [50, 52]. Während der Systole kommt es zu einer Vorwärtsbewegung („SAM" = systolic anterior movement) des vorderen Mitralsegels mit einer Obstruktion des linksventrikulären Ausflußtraktes [4, 25, 32, 45]. Dieses Phänomen kann insbesondere im M-mode über der Mitralklappe gesehen werden (Abb. 67a). Mittels gepulster Dopplersonographie können Drucksprünge im linksventrikulären Ausflußtrakt, mittels kontinuierlicher Dopplersonographie als „maximale instantane Druckgradienten" dargestellt werden [24, 28, 38, 80].

Hypertrophische Kardiomyopathie ohne Obstruktion. Die hypertrophische nichtobstruktive Kardiomyopathie (HNCM) ist durch eine massive Myokardverdickung gekennzeichnet, bei der während der Systole jedoch keine Obstruktion des linksventrikulären Ausflußtrakts beobachtet wird. Demnach kann dopplersonographisch auch keine erhöhte Geschwindigkeit, d. h. kein Druckgradient, abgeleitet werden. Der linke Ventrikel zeigt im M-mode eine normale Bewegungsamplitude (s. Abb. 54a).

Restriktive Kardiomyopathie. Charakteristisch für die restriktive Kardiomyopathie ist eine Dehnbarkeitsstörung des linksventrikulären Myokards bei normalem systolischen Kontraktionsverhalten [45].

Weitere Kardiomyopathien. Typische echokardiographische Bilder werden bei einer Reihe von Kardiomyopathien gesehen, wie sie z. B. bei chronischer Niereninsuffizienz, Amyloidose, Karzinoidsyndrom, Speicherkrankheiten, hypereosinophilem Syndrom und bei Erkrankungen des Bindegewebes auftreten.

3.5.6 Perikardiale Erkrankungen

Neben der Diagnostik bei den verschiedensten perikardialen Erkrankungen, wie z. B. bei Autoimmunerkrankungen, Tuberkulose oder Urämie, wird im Rahmen der klinischen Routinediagnostik vor-

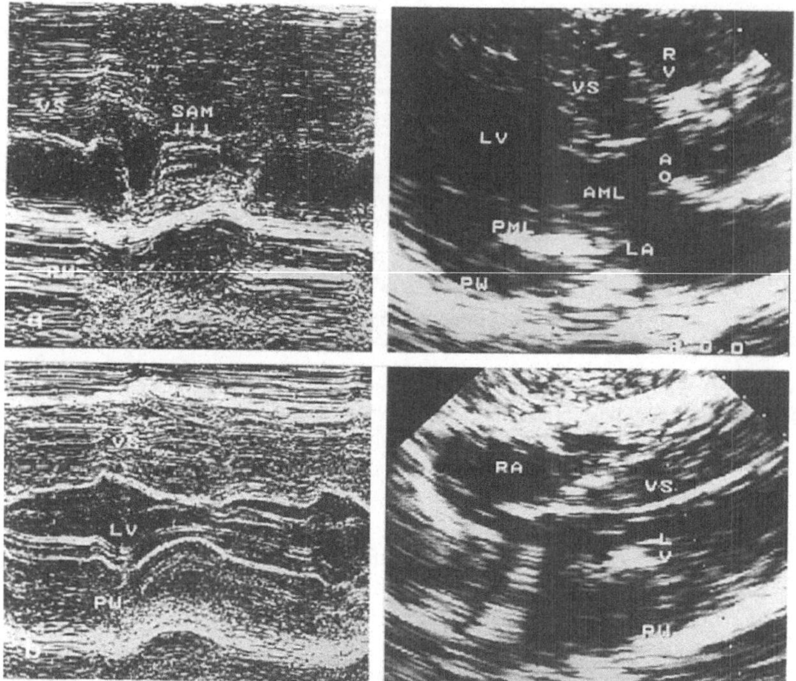

Abb. 67a, b. Hypertrophisch-obstruktive Kardiomyopathie. Auf Höhe der Mitralsegel kommt es zu einer systolischen Vorwärtsbewegung (*SAM, Pfeile* im M-mode) des vorderen Mitralsegels (**a**). Von subkostal stellen sich die massiv verdickten Muskelwände dar (**b**). Abkürzungen s. Abb. 54

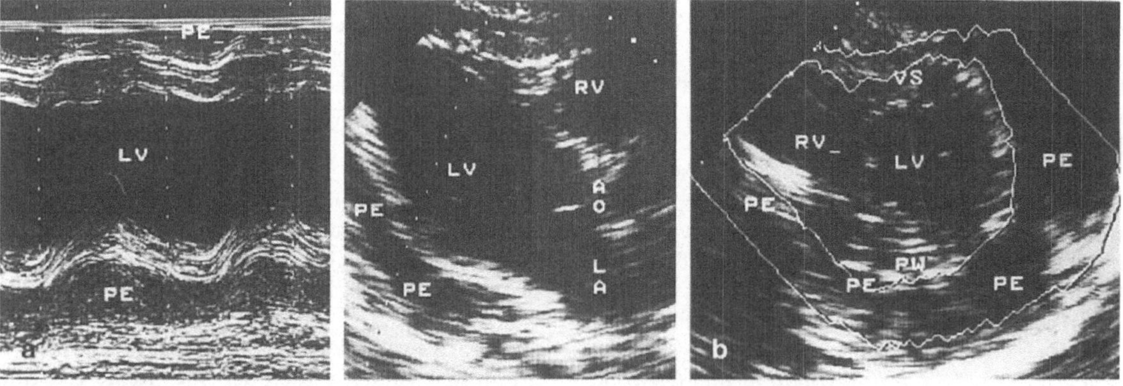

Abb. 68a, b. Perikarderguß. Von parasternal ist sowohl in der langen (**a**) als auch in der kurzen (**b**) Achse ein ausgeprägter Perikarderguß (*PE*) zu sehen, der im M-mode eine systolische und diastolische Dehiszenz von Peri- und Epikard bewirkt (**a** *links*). Abkürzungen s. Abb. 54

nehmlich der Perikarderguß einer echokardiographischen Untersuchung zugeführt. Hierbei ist die Echokardiographie die Methode der Wahl zur Erkennung von Perikardergüssen und anderen Verfahren wie Niedervoltage im EKG, Einflußstauung oder Herzsilhouette im Röntgenthoraxbild deutlich überlegen [72]. Im M-mode Echokardiogramm entspricht ein lediglich während der Systole zu erkennender echoarmer bis -freier Raum zwischen Epi- und Perikard einem minimalen, ein auch in der Diastole zu sehender echoarmer Raum einem mäßiggradigen und eine diastolische Entfernung von Epi- und Perikard von mehr als 1 cm einem ausgeprägten (Abb. 68a, b) Perikarderguß [25].

3.5.7 Intrakavitäre Massen

Die Echokardiographie weist, insbesondere nach breiter klinischer Anwendung der transösophagealen Anlotung, eine hohe Trefferquote bei der Erkennung intrakardialer Raumforderungen auf. Es ergeben sich jedoch Unterschiede je nach Größe, Lokalisation und Ausbreitungsrichtung [2, 7, 25, 34].

3.5.7.1 Thromben

Besonders nach ausgedehnten Vorderwandinfarkten können Thromben im linken Ventrikel beobachtet werden, die sich z. T. schalenförmig der Ventrikelwand anlehnen (Abb. 69), z. T. aber auch frei im Lumen des linken Ventrikels flottieren [2]. Die Echodichte variiert dabei je nach dem Organisationsgrad. Während Ventrikelthromben gut von transthorakal aus gesehen werden können, eignet sich für die Darstellung intraatrialer Thromben besonders die transthorakale Echokardiographie [7, 34, 66].

3.5.7.2 Tumoren

Der häufigste intrakardiale Tumor ist das vorwiegend im linken, z. T. aber auch im rechten Vorhof lokalisierte Myxom [25, 45]. Es kann fast den gesamten Vorhof ausfüllen (Abb. 70) und diastolisch in den Ventrikel prolabieren.

3.5.8 Vitien

Die Dopplerechokardiographie ist im Rahmen der nichtinvasiven kardiologischen Diagnostik die Methode der Wahl zur Erfassung und Schweregradbestimmung fast aller Herzfehler [24, 28, 30, 38, 61, 62, 67].

3.5.8.1 Mitralvitien

Mitralvitien zeigen typische echokardiographische Veränderungen sowohl im 2D- und M-mode- als auch im Dopplerechokardiogramm.

Mitralstenose. Neben einem vergrößerten linken Vorhof bei normal großem linken Ventrikel (Abb. 71 a, b) imponiert im konventionellen Echokardiogramm eine Domstellung der Mitralsegel

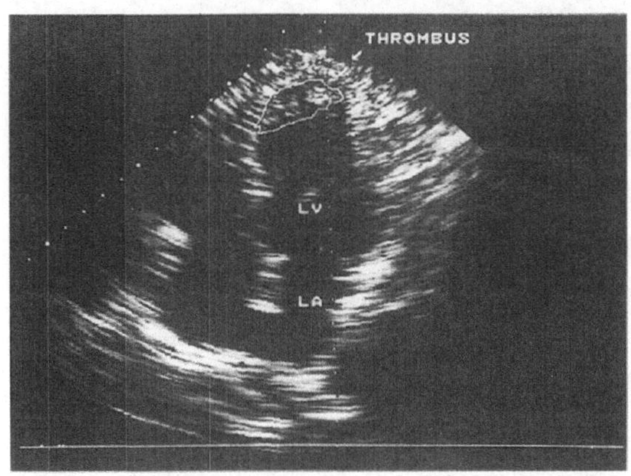

Abb. 69. Thrombus im linken Ventrikel. Bei Zustand nach anteroseptalem Myokardinfarkt wird im apikalen Vierkammerblick ein wandständiger Thrombus beobachtet

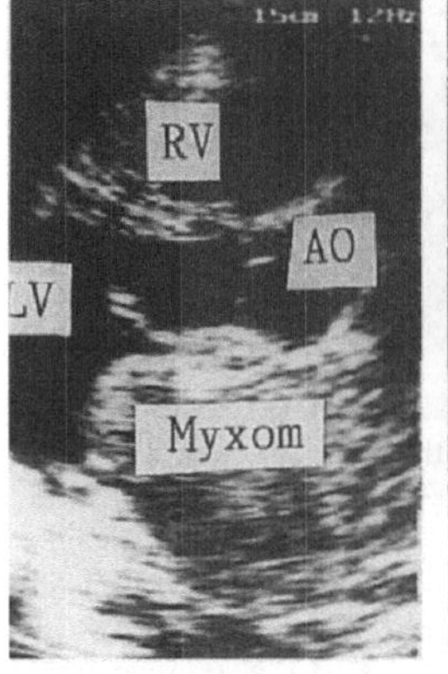

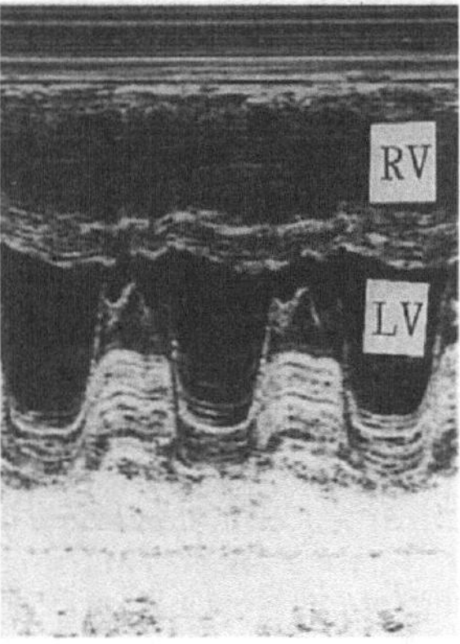

Abb. 70. Myxom im linken Vorhof. Es kommt zu einer fast vollständigen Auskleidung des Atriums durch den Tumor, was auch im M-mode (*links*) gut zu sehen ist

(Abb. 71 a, 2D-Bild) und ein abgeflachter EF-Slope des vorderen Mitralsegels (Abb. 71 a, M-mode). Bei schweren Mitralstenosen kann zusätzlich noch eine diastolische Vorwärtsbewegung des hinteren Mitralsegels gesehen werden. Dopplersonographisch fällt zum einen eine erhöhte diastolische Einstromgeschwindigkeit auf (Abb. 71 b, CW-Doppler), die gemäß der Bernoulli-Gleichung (s. 3.5.3.2) einem erhöhten instantanen Druckgradienten zwischen Vorhof und Ventrikel entspricht. Desweiteren ist das Flußprofil über der Mitralklappe im Sinne eines verminderten mesodiastolischen Flußabfalls verändert (Abb. 71 b). Anhand der Druckabfallhalbwertzeit (PHT) kann die Klappenöffnungsfläche (MÖF) berechnet werden: $MÖF = 220 \times PHT$ $(ms)^{-1}$ [39].

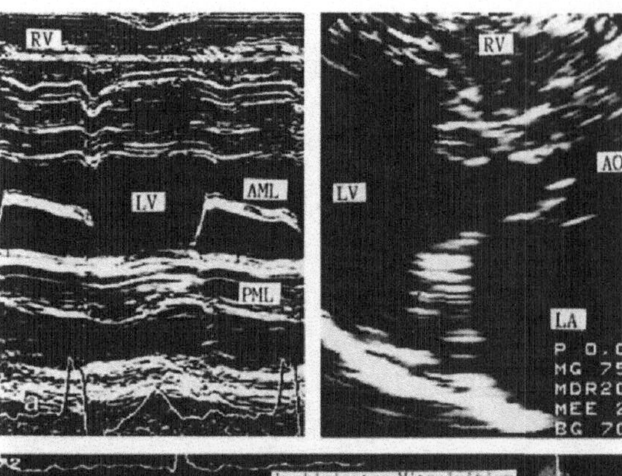

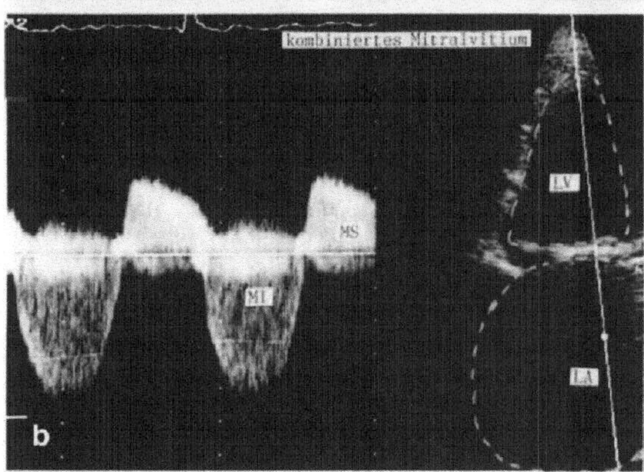

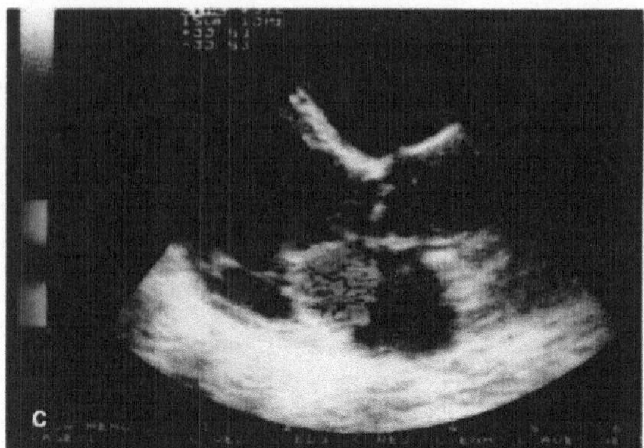

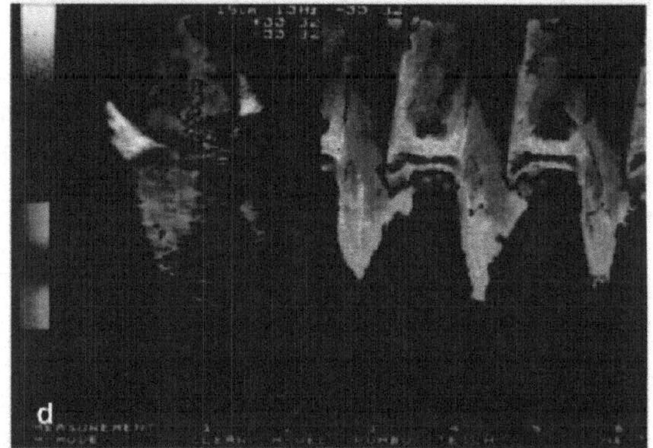

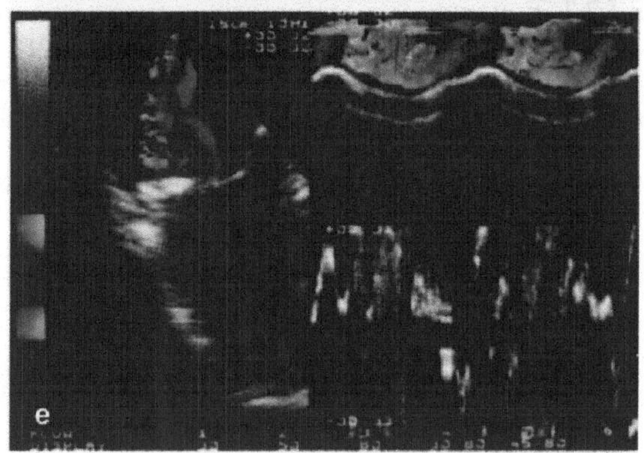

Abb. 71a – e. Mitralvitien. Mitralstenose (**a**), kombiniertes Mitralvitium mit führender Insuffizienz (**b**), Mitralinsuffizienz I – II (**c**), Mitralinsuffizienz II – III (**d**), Mitralinsuffizienz II (**e**). Die Mitralstenose ist durch einen abgeflachten EF-Slope des vorderen Mitralsegels (**a** *links*), eine Domstellung („doming") der verdickten Mitralsegel (**a** *rechts*) sowie einen vergrößerten linken Vorhof (**a, b**) gekennzeichnet. Doppler-sonographisch wird eine erhöhte Geschwindigkeit über der Mitralklappe (hier > 2 m/s mit eingeschränktem Geschwindigkeitsabfall als Hinweis auf eine verminderte Mitralklappenöffnungsfläche (s. 3.5.8.1) gesehen (**b**). Die Mitralinsuffizienz imponiert im CW-Doppler durch einen systolischen Regurgitationsjet vom linken Ventrikel in den Vorhof (**b**). **c** zeigt eine parasternale Längsachse mit farbkodierter Darstellung eines mosaikartigen systolischen Refluxes in den linken Vorhof. Von transösophageal ergibt sich eine hervorragende Darstellung der Mitralinsuffizienz (**d, e**) mit farbkodiertem systolischen Reflux über der Mitralklappe (2D-Bild). Zusätzlich kann durch eine M-mode-Ableitung des farbkodierten Dopplers die zeitliche Zuordnung der Insuffizient erfaßt werden (**d** *rechts*, **e** *rechts oben*). Abkürzungen s. Abb. 54

Mitralinsuffizienz. Bei der Mitralinsuffizienz sind sowohl Vorhof als auch Ventrikel vergrößert. In der kontinuierlichen Dopplerableitung (CW-Doppler) kommt ein systolischer Regurgitationsjet mit der Form eines Kerzenlichts („candle light"-Phänomen) über der Klappe zur Darstellung (Abb. 71 b). Die gepulste Dopplersonographie (PW-Doppler) erfaßt einen turbulenten, in beide Ableitungsrichtungen („aliasing"-Phänomen) weisenden systolischen Jet (Abb. 77 c). Im farbkodierten Dopplerechokardiogramm stellt sich ein mosaikartiges Refluxmuster während der Systole im linken Vorhof dar (Abb. 71 c – e), dessen zeitliche Zuordnung mittels einer M-mode-Ableitung des Farbdopplers erfaßt werden kann (Abb. 71 d, e).

Mitralklappenprolaps. Der Mitralklappenprolaps ist definiert als systolisches Prolabieren eines der beiden Mitralsegel in den linken Vorhof. In der Regel kann dieses Phänomen im parasternalen M-mode

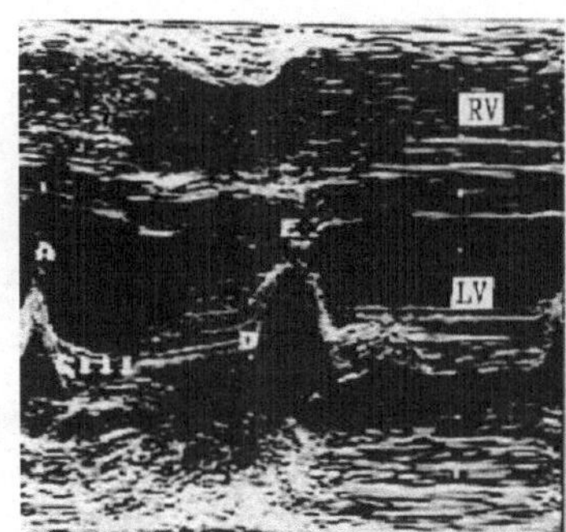
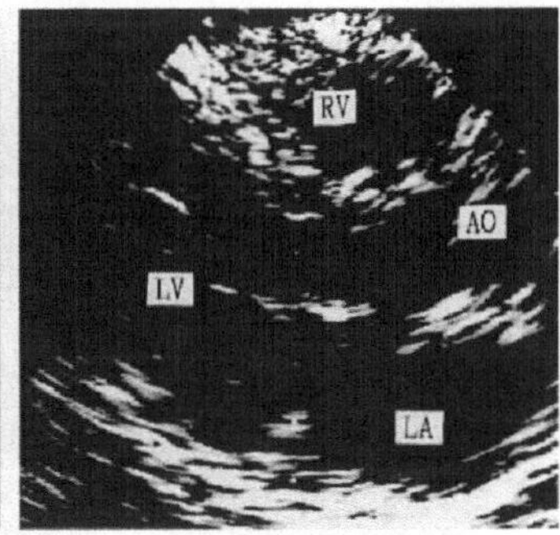

Abb. 72. Mitralklappenprolaps. Von parasternal ist im M-mode ein systolisches prolabieren des vorderen Mitralsegels zu erkennen (*Pfeile*). Abkürzungen s. Abb. 54

der Mitralklappe beobachtet werden (Abb. 72). Vom Prolaps wird jedoch erst ab einem Prolabieren um mindestens 3 mm gesprochen [25, 32, 45].

3.5.8.2 Aortenvitien

Die echokardiographische Diagnose von Aortenvitien stützt sich sowohl auf konventionelle Bilder (2D und M-mode) als auch auf die Dopplersonographie.

Aortenstenose. Der linke Ventrikel ist im Sinne einer Widerstandshypertrophie wie bei Cor hypertonicum (Abb. 65) verändert. Die dopplersonographische Diagnostik stützt sich auf die Erfassung der Maximalgeschwindigkeit über der stenosierten Aortenklappe (Abb. 73a, CW-Doppler), anhand derer mit Hilfe der Bernoulli-Gleichung (s. 3.5.3.2) die Druckdifferenz zwischen linkem Ventrikel und Aortenklappe berechnet werden kann.

Aorteninsuffizienz. Neben einem vergrößerten, oft hyperkinetischen linken Ventrikel imponiert dopplersonographisch ein diastolischer Reflux über der Aortenklappe (Abb. 73a, CW-Doppler). Ein schneller Abfall der Refluxgeschwindigkeit, d.h. ein schneller Abfall des diastolischen Druckgradienten zwischen Aorta und linkem Ventrikel, spricht für eine höhergradige Insuffizienz. Im farbkodierten Doppler kann anhand des mosaikartigen Insuffizienzjets die Eindringtiefe der Regurgitation bestimmt werden (Abb. 73b). Ferner zeigt das M-mode der Mitralklappe wegen des Blutflusses im linksventrikulären Ausflußtrakt ein diastolisches Flattern des vorderen Mitralsegels.

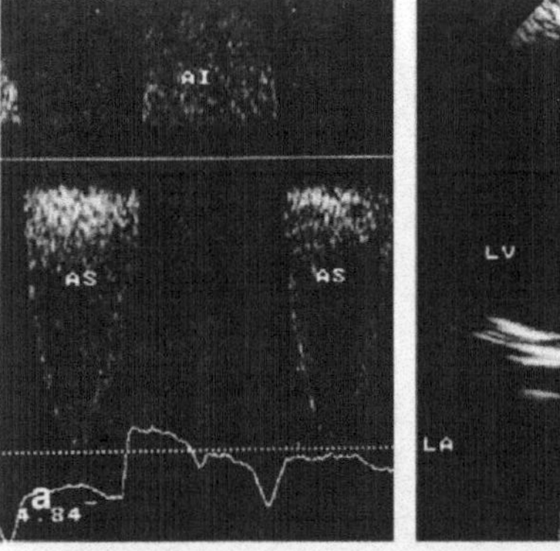
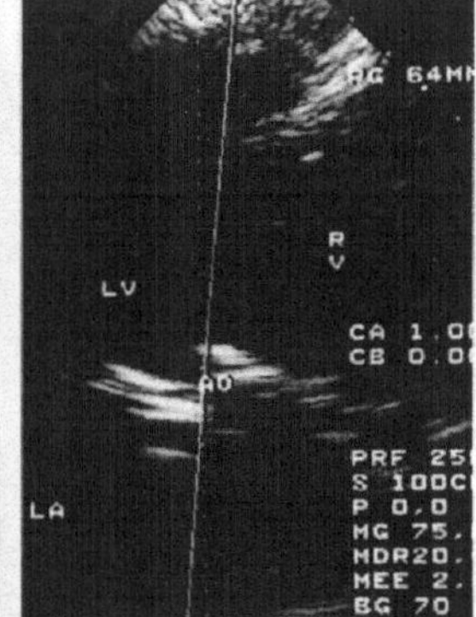
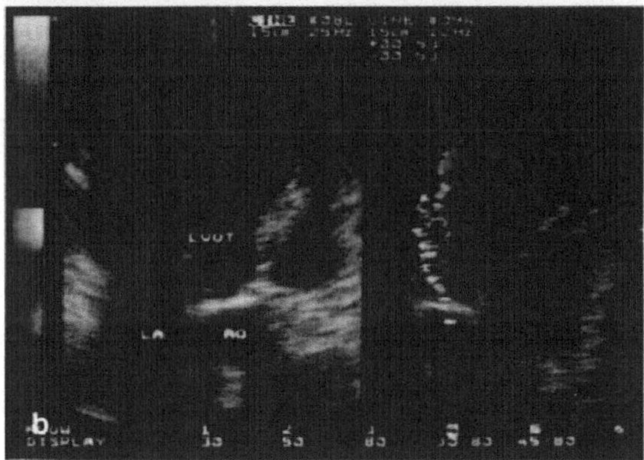

Abb. 73 a, b. Aortenvitien. In **a** ist ein kombiniertes Aortenvitium mit führender Stenose zu sehen. Der Stenoseanteil entspricht der erhöhten Flußgeschwindigkeit über der Aortenklappe (*AS*) von über 4 m/s, der Insuffizienzanteil dem diastolischen Reflux über der Aortenklappe (*AI*). In **b** ist der diastolische Regurgitationsjet über der Aortenklappe (von apikal) im Farbdoppler zu sehen. Das mosaikartige Muster entspricht dem Regurgitationsareal. Abkürzungen s. Abb. 54

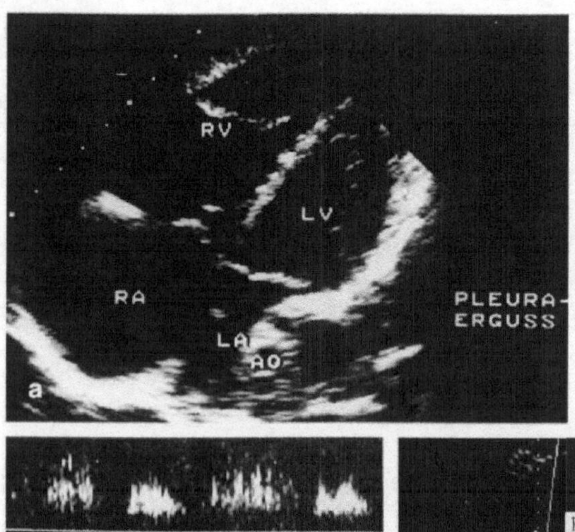

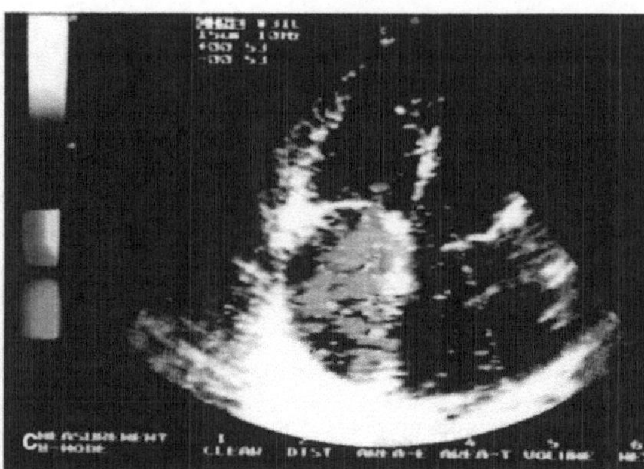

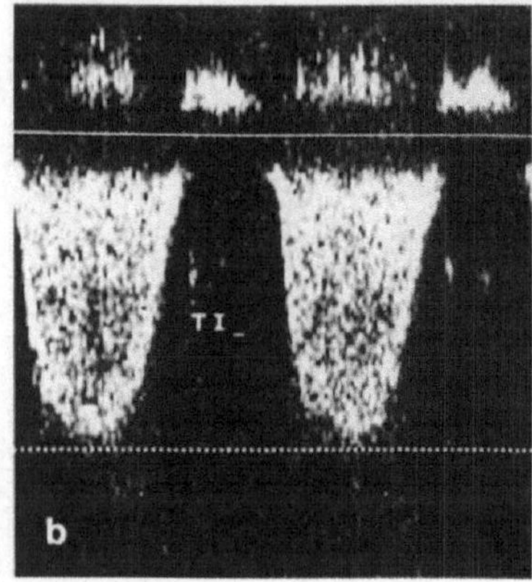

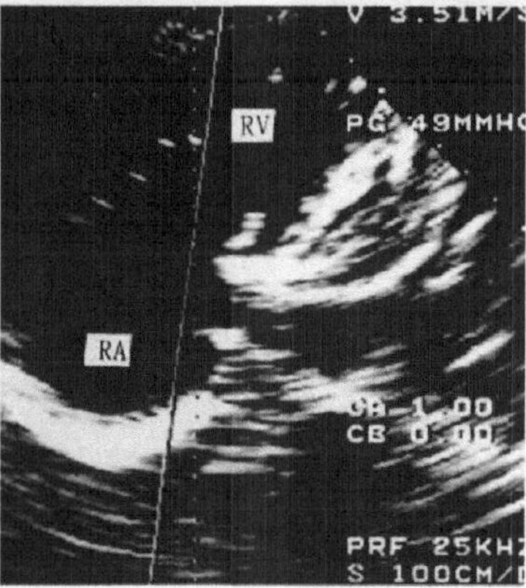

Abb. 74 a–c. Trikuspidalinsuffizienz. Zur Darstellung des Cor pulmonale eignet sich besonders die subkostale Anlotungsposition (**a**).Der CW-Doppler weist auf eine Trikuspidalregurgitation mit hoher Flußgeschwindigkeit (> 3,5 m/s) als Hinweis auf einen erhöhten systolischen Pulmonalarteriendruck hin (**b**) [81]. Die Ausdehnung des Insuffizienzjets kann durch eine farbkodierte Dopplerableitung beurteilt werden (**c**) (blaue Farbe im rechten Vorhof). Abkürzungen s. Abb. 54

3.5.8.3 Trikuspidalvitien

Es kommen typische Befunde im 2D- und im Dopplerechokardiogramm vor. Dabei zeigen sich die rechtsseitigen Herzhöhlen besonders gut von apikal und auch von der subkostalen Schallwandlerposition aus (Abb. 74 a).

Trikuspidalstenose. Dieses seltene Krankheitsbild äußert sich echokardiographisch in einem vergrößerten rechten Vorhof und einem pathologisch veränderten transtrikuspidalen Flußprofil mit erhöhter Flußgeschwindigkeit (CW-Doppler) und verlängerter Druckabfallhalbwertzeit (PHT, s. auch 3.5.7.2).

Trikuspidalinsuffizienz. Bei einer relevanten Trikuspidalinsuffizienz sind beide rechtsseitigen Herzhöhlen vergrößert (Abb. 74 a). Die kontinuierliche Dopplersonographie (CW-Doppler) bringt einen typischen systolischen Regurgitationsjet zur Darstellung (Abb. 74 b). Anhand der Flußgeschwindigkeit der Regurgitation kann über die Druckdifferenz zwischen rechtem Ventrikel und rechtem Vorhof der systolische Pulmonalarteriendruck recht genau geschätzt werden [81]. Farbdopplerechokardiographisch kann die Ausdehnung der Regurgitation in den rechten Vorhof erfaßt werden (Abb. 74 c).

3.5.8.4 Pulmonalvitien

Analog zu den Aortenvitien ergeben sich auch bei den Pulmonalvitien typische zweidimensionale und dopplerechokardiographische Befunde.

Pulmonalstenose. Dieses in der Regel angeborene Vitium zeichnet sich echokardiographisch durch eine Druckhypertrophie des rechten Ventrikels (>5 mm), eine Betonung der vorhofinduzierten „a"Welle im M-mode und eine Domstellung im 2D-Bild der Pulmonalklappen sowie einer Flußbeschleunigung im Dopplerechokardiogramm (CW-Doppler) aus.

Pulmonalinsuffizienz. Bei der Pulmonalinsuffizienz wird neben Vergrößerungen von rechtsseitigem Ventrikel und Vorhof oft eine paradoxe Bewegung des interventrikulären Septums gesehen. Dopplersonographisch läßt sich die Regurgitation als diastolische Turbulenz (PW-Doppler), farbkodierter Regurgitationsjet (Farbdoppler) oder als diastolische Refluxströmung mit steilem (schwere Insuffizienz) oder langsamem (leichte Insuffizienz) Abfall der Rückflußkurve darstellen.

3.5.8.5 Herzklappenprothesen

Im 2D-Bild können Thromben oder Vegetationen im Bereich der Klappenprothesen dargestellt werden [54]. Die echokardiographische Diagnostik mittels M-mode und 2D-Bild liefert für die verschiedenen Kunstklappen typische Bewegungsmuster [20]. Die verschiedenen Prothesen, das Vorliegen einer Prothesendysfunktion im Sinne einer Klappeninsuffizienz oder eines paravalvulären Lecks wird mittels Dopplersonographie (PW, Farbund CW-Doppler) untersucht. Gleichzeitig kann der Stenoseanteil des Implantats abgeschätzt werden (CW-Doppler), wobei grundsätzlich über Klappenprothesen höhere Flußgeschwindigkeiten als über den normalen Klappen erlaubt sind [13, 16, 79]. Grundsätzlich gelten jedoch bei der Beurteilung der Prothesenfunktion dieselben echokardiographischen Kriterien wie bei den normalen Klappen (s. 3.5.7.1 – 3.5.7.4).

3.5.8.6 Angeborene Herzfehler im Erwachsenenalter

Zu den häufigsten angeborenen Herzfehlern im Erwachsenenalter zählen der oft erst spät symptomatisch werdende Vorhofseptumdefekt und der Ventrikelseptumdefekt. Der Nachweis eines Shuntvitiums wird in der Regel mittels einer Doppleruntersuchung geführt [24, 28, 37, 38]. Die Kontrastmittelechokardiographie ist im Rahmen der klinischen Routinediagnostik von begrenztem Nutzen [45].

Wegen seines eindrucksvollen echokardiographischen Bildes ist die Ebstein-Anomalie ebenfalls aufgeführt.

Vorhofseptumdefekt. Die Vorhofseptumdefekte liegen zu 70% im Bereich des Foramen ovale („Ostium secundum" Defekt) und imponieren im 2D-Bild durch eine Vergrößerung des rechten, aber auch des linken Vorhofes, sowie einer Diskontinuität des interatrialen Septums [5]. Doppler-sonographisch kann mittels gepulster (PW), farbkodierter oder kontinuierlicher (CW) Ableitung mit einer hohen Sensitivität der Nachweis eines Links-rechts-Shunts (bzw. Rechts-links-Shunt bei Eisenmengerreaktion) geführt werden [37, 63].

Ventrikelseptumdefekt. Im 2D-Bild muß die Unterbrechung der Struktur des interventrikulären Septums in mindestens zwei Ebenen nachgewiesen werden [4, 12, 25, 67]. Doppler-sonographisch imponieren Turbulenzen im defektnahen Bereich des rechten Ventrikels, wobei der kontinuierlich ableitende Doppler (CW-Doppler) eine Bestimmung des Druckgradienten zwischen linkem und rechtem Ventrikel erlaubt [24, 28, 38, 43, 63].

Ebstein-Anomalie. Die Abb. 75 zeigt eine zweidimensionale Aufzeichnung eines Morbus Ebstein mit massiv vergrößertem rechten Vorhof bei atrialisiertem rechten Ventrikel infolge einer Trikuspidalklappendystopie [60].

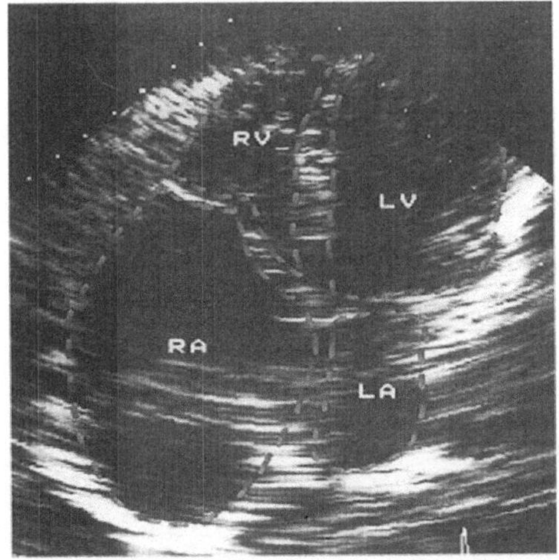

Abb. 75. Morbus Ebstein. Die Trikuspidalsegel setzen zu weit in Richtung Herzspitze an. Dadurch ist der rechte Vetrikel atrialisiert bei gleichzeitig massiv vergrößertem rechten Vorhof. Abkürzungen s. Abb. 54

3.5.9 Große herznahe Gefäße

Echokardiographisch können Aneurysmen der Aorta sowie Sinus Valsalvae Aneurysmen dargestellt werden. Im Bereich der großen Gefäße stellt jedoch der Verdacht auf eine Aortendissektion die strengste Indikation für eine echokardiographische Untersuchung dar. Die Diagnose der Aortendissektion erfolgt zweckmäßigerweise von der transösophagealen Schallkopfposition aus [7, 22, 23, 66]. Es können der erweiterte Aortenumfang, Dissektionsmembran und Thromben dargestellt werden [22]. Mittels farbkodiertem Doppler kann mit einer hohen Sensitivität das wahre vom falschen Lumen unterschieden, und oft auch die Ein- und Austrittspforte erfaßt werden (Abb. 76) [22, 42].

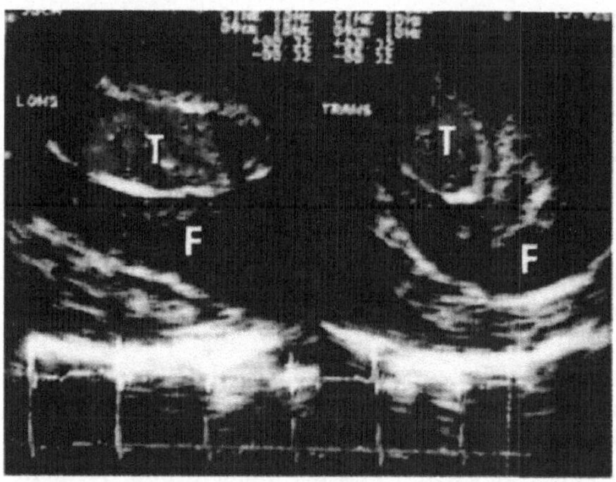

Abb. 76. Aortendissektion. Die biplane farbkodierte Doppler-Darstellung der Aorta descendens erlaubt eine exakte Beurteilung der Dissektion im Längs- (*links*) und Querschnitt (*rechts*). Im wahren Lumen (*T*, true lumen) ist ein farbkodierter Blutfluß zu beobachten, während die echoarmen Strukturen im falschen Lumen (*F*, false lumen) einem Thrombus entsprechen dürften

3.5.10 Endokardiale Erkrankungen

Während Entzündungen des parietalen Endokards in der Regel nicht mit echokardiographisch faßbaren Veränderungen einhergehen, können Vegetationen bei Klappenendokarditiden sehr gut dargestellt werden. Bei der Endokarditis kommen im 2D-Bild Vegetationen an den verschiedenen Klappen zur Darstellung (Abb. 77a), die im M-mode als feine,

Tabelle 4. Echokardiographische Zugangswege zum Herzen

Fragestellung	links para-sternal	rechts para-sternal	apikal	sub-kostal	trans-öso-phageal
Linker Ventrikel	***		***	**	**
Rechter Ventrikel	*		***	***	***
Linker Vorhof	***		***	**	***
Rechter Vorhof	*		***	***	***
Aortenstenose		***	***	*	
Aorten-insuffizienz	**		***	*	**
HOCM	***		***	**	*
Mitralstenose	**		***		***
Mitralinsuffizienz	**		***	*	***
Trikuspidal-insuffizienz	***		***	**	***
Aortendissektion	*				***
Vorhofseptum-defekt	**		**	***	***

***, sehr gut geeignete; **, mäßig gut geeignete; *, nur selten geeignete Schallkopfposition; HOCM, hypertrophisch obstruktive Kardiomyopathie.

Tabelle 5. Normwerte

Parameter		Normbereich
M-mode-Echokardiographie		
Linker Ventrikel diastolisch (LV-EDD, mm)		40 – 55
Linker Ventrikel systolisch (LV-ESD, mm)		variabel
Faserverkürzung (FS, %)		25 – 45
Linksventrikuläre Hinterwand (PW, mm)		6 – 11
Ventrikelseptum (VS, mm)		6 – 11
Linker Vorhof (LA, mm)		20 – 40
Aorta (AO, mm)		20 – 40
Rechter Ventrikel (RV, mm)		12 – 25
2D-Echokardiographie (apikaler Vierkammerblick)		
Rechter Vorhof	längs (RA, mm)	30 – 48
	quer (RA, mm)	26 – 41
	Fläche (RA, cm^2)	12 – 20
Rechter Ventrikel	längs (RV, mm)	45 – 61
	quer (RV, mm)	13 – 32
	Fläche (RV, cm^2)	17 – 48
Linker Vorhof	längs (LA, mm)	33 – 50
	quer (LA, mm)	26 – 40
	Fläche (LA, cm^2)	12 – 18
Linker Ventrikel	längs (LV, mm)	69 – 83
	quer (LV, mm)	28 – 53
	Fläche (LV, cm^2)	22 – 42
	Masse (LV, g)	105 – 162
Doppler-Echokardiographie		
Aortenareal	V_{max} (cm/s)	100 – 160
Mitralareal	V_{max}E (E-Welle, cm/s)	50 – 90
	V_{max}A (A-Welle, cm/s)	25 – 45
	Druckhalbabfallszeit (PHT, ms)	<60
Pulmonalareal	V_{max} (cm/s)	60 – 90
Trikuspidalareal	V_{max}E (E-Welle, cm/s)	40 – 70
	V_{max}A (A-Welle, cm/s)	20 – 35

zottige bzw. rasenförmige Klappenauflagerungen imponieren (Abb. 77b) [8, 69, 73]. In der Regel gehen die Vegetationen mit einer Insuffizienz der betreffenden Herzklappe einher (Abb. 77c) [8, 24, 28, 38, 69, 73].

3.5.11 Echokardiographische Zugangswege bei verschiedenen Erkrankungen

Entsprechend der klinischen Fragestellung, werden unterschiedliche Positionen des Schallwandlers bevorzugt [4, 6, 11, 17, 23, 24, 25, 28, 30, 32, 34, 45, 59, 61−63, 66, 67, 72, 75]. Tabelle 4 gibt hierzu eine Übersicht.

3.5.12 Normwerte

In Tabelle 5 sind die Normwerte für die wesentlichen echokardiographischen Parameter wiedergegeben [4, 6, 11, 17, 23−25, 28, 30, 32, 34, 40, 45, 61−63, 66, 67, 72, 75].

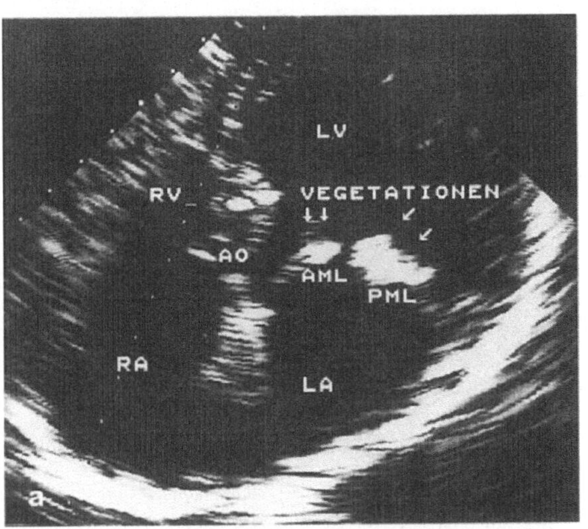

Abb. 77a−c. Vegetationen an der Mitralklappe. Im apikalen Vierkammerblick werden plumpe Strukturen im Bereich der beiden Mitralsegel (*AML* und *PML*) gesehen (**a**), die im M-mode aus der parasternalen Längsachse als flottierende schmutzige Auflagerungen imponieren (**b** *Pfeile*). Zusätzlich liegt eine durch die Endokarditis hervorgerufene Mitralinsuffizienz vor (**c** PW-Doppler). Abkürzungen s. Abb. 54

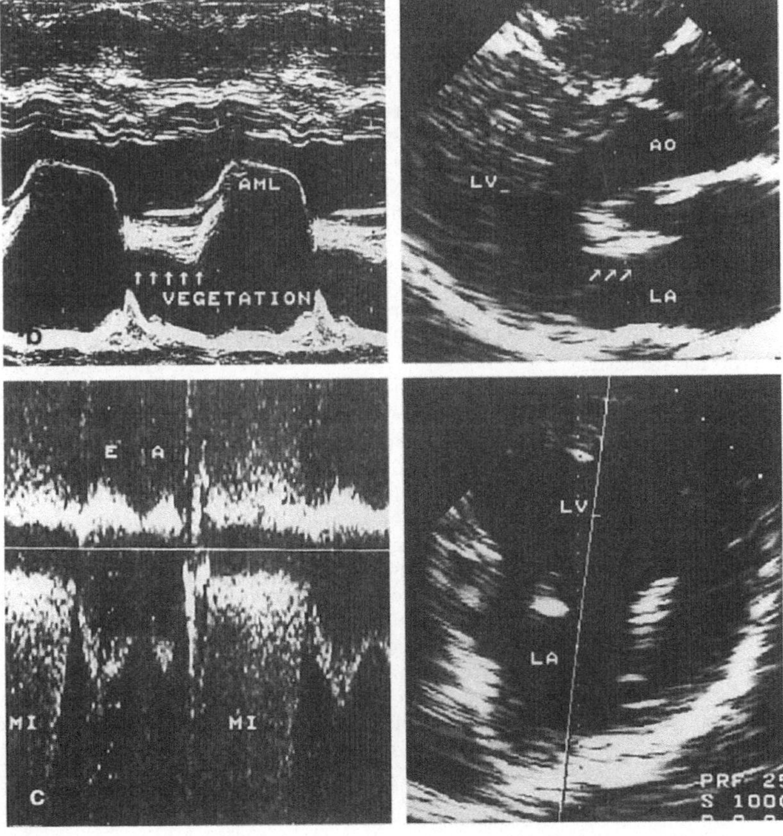

Literatur

1. Appleton CP, Hatle LK, Popp RL (1988) Relation of transmitral flow velocity patterns to left ventricular diastolic function: new insights from a combined hemodynamic and Doppler echocardiographic study. J Am Coll Cardiol 12:426–440
2. Asinger RW, Mikell FL, Sharma B, Hodges M (1981) Observations on detecting left ventricular thrombus with two-dimensional echocardiography: emphasis on avoidance of false positive diagnoses. Am J Cardiol 47:145–156
3. Becher H, Zähler K, Grube E, Schlief R, Lüderitz B (1988) Verbesserung der Farb-Doppler-Echokardiographie der rechten Herzhöhlen nach intravenöser Injektion von SHU 454. Z Kardiol 77:227–232
4. Biamino G, Lange L (1983) Echokardiographie. Stellenwert in der kardiologischen Diagnostik. Hoechst, Frankfurt
5. Bierman FZ, Williams RG (1979) Subxiphoid two-dimensional imaging of the interatrial septum in infants and neonates with congenital heart disease. Circulation 69:80–90
6. Bogunowic N, Mannebach H, Ohlmeier H (1988) Atlas der Farbdopplerechokardiographie. Springer, Berlin Heidelberg New York Tokyo
7. Bruijn NP de, Clements FM (1987) Transoesophageal echocardiography. Martin Nijhoff Publishers, Boston Dordrecht Lancaster
8. Bude AJ, Zotz RJ, LeMire MS, Bach DS (1986) Prognostic significance of vegetations detected by two-dimensional echocardiography in infective endocarditis. Am Heart J 112:1291–1296
9. Chandraratna PA, Nanna M, McKay C, Nimalasuriya A, Swinney R, Elkayam U, Rahimtoola SH (1984) Determination of cardiac output by transcutaneous continuous-wave ultrasonic Doppler computer. Am J Cardiol 53:234–237
10. Chapman PD, Doyle TP, Troup PJ, Gross CM, Wann LS (1984) Stress echocardiography with transoesophageal atrial pacing: preliminary report of a new method for detection of ischemic wall motion abnormalities. Circulation 70:445–450
11. Chapman JV, Sgalambro A (1987) Basic concepts in Doppler echocardiography. Matinus Nijhoff, Dordrecht Boston Lancaster
12. Cheatham JP, Latson LA, Gutgesell HP (1981) Ventricular septal defect in infancy: detection with two-dimensional echocardiography. Am J Cardiol 47:85–89
13. Cooper DM, Stewart WJ, Schiavone WA, Lombardo HP, Lytle BW, Loop FD, Salcedo EE (1987) Evaluation of normal prosthetic valve function by Doppler echocardiography. Am Heart J 114:576–582
14. Corya BC, Feigenbaum H, Rasmussen S, Black MJ (1974) Echocardiographic features of congestive cardiomyopathy compared with normal subjects and patients with coronary artery disease. Circulation 59:1153–1159
15. Curtius JM, Welslau K, Breuer HWM, Loogen F (1985) Verlaufbeobachtung bei Patienten mit geringen Graden einer dilatativen Cardiomyopathie. Z Kardiol 74:369–373
16. Curtius JM, Pawelzik H, Mittmann B, Breuer HW, Loogen F (1987) Dopplerechokardiographische Normwerte für verschiedene Mitralprothesentypen. Z Kardiol 76:25–29
17. DeMaria AN, Bommer W, Lee G, Mason DT (1980) Value and limitations of two dimensional echocardiography in assessment of cardiomyopathy. Am J Cardiol 46 1224–1231
18. DeMaria AN, Bommer W, Takeda P, Mason DT, Kwan OL, Rasor J (1983) Value and limitations of contrast echocardiography in cardiac diagnosis. Cardiovascular Clinics 13:167–179
19. Devereux RB, Alonso DR, Lutas EM, Gottlieb GJ, Campo E, Sachs I, Reichek N (1986) Echocardiographic assessment of left ventricular hypertrophy: comparison to necropsy findings. Am J Cardiol 57:450–458
20. Eichstädt H (1977) Surveillance clinique des prothèses valvulaires. Ann Cardiol Angeiol 26:599
21. Eichstadt H, Bubenheimer P, Ferber P, Riesterer H (1977) Welche Bedeutung hat die Echokardiographie zur Beurteilung der linksventrikulären Hypertrophie? Verh Dtsch Ges Kreislaufforsch 43:400
22. Erbel R, Börner FN, Steller D, Brunier J, Thelen M, Pfeiffer C, Mohr-Kahaly S, Iversen S, Oelert H, Meyer J (1987) Detection of aortic dissection by transoesophageal echocardiography. Br Heart J 58:45–51
23. Erbel R, Mohr-Kahaly S, Rohmann S, Schuster S, Drexler M, Wittlich N, Pfeiffer C, Schreiber G, Meyer J (1987) Diagnostische Wertigkeit der transösophagealen Dopplerechokardiographie. Herz 12:177–186
24. Fehske W (1988) Praxis der konventionellen und farbcodierten Doppler-Echokardiographie. Huber, Bern
25. Feigenbaum H (1986) Echocardiography. Lea & Febiger, Philadelphia
26. Fisher DC, Sahn DJ, Friedman MJ, Larson D, Valdes-Cruz LM, Horowitz S, Goldberg SJ, Allen HD (1983) The mitral valve orifice method for noninvasive two-dimensional echo Doppler determination of cardiac output. Circulation 67:872–877
27. Fujii J, Yazaki Y, Sawada H, Aizawa T, Watanabe H, Kato H (1985) Noninvasive assessment of left and right ventricular filling in myocardial infarction with a two-dimensional Doppler echocardiographic method. J Am Coll Cardiol 5:1155–1160
28. Gabrielsen FG (1988) Klinische Doppler-Echokardiographie. Schattauer, Stuttgart New York
29. Gillam LD, Hogan RD, Foale RA, Franklin TD, Newell JB, Guyer DE, Weyman AE (1984) A comparison of quantitative echocardiographic methods for delineating infarct-induced abnormal wall motion. Circulation 70:113–122
30. Goldberg SJ, Allen HD, Marx GR, Flinn CJ (1985) Doppler echocardiography. Lea & Febiger, Philadelphia
31. Gondi B, Nanda NC (1984) Cold pressor test during two-dimensional echocardiography: Usefulness in detection of patients with coronary disease. Am Heart J 107:278–285
32. Grube E (Hrsg) (1985) Zweidimensionale Echokardiographie. Thieme, Stuttgart New York
33. Grube E, Backs A, Backs B, Lüderitz B (1985) Automatische Konturerkennung im zweidimensionalen Echokardiogramm – Untersuchungen an einem allgemeinen Patientenkollektiv. Z Kardiol 74:445–452

34. Hanrath P (1981) Transösophageale Echokardiographie. Dtsch Med Wochenschr 106:523–525
35. Hanrath P, Mathey DG, Siegert R, Bleifeld W (1980) Left ventricular relaxation and filling pattern in different forms of left ventricular hypertrophy: an echocardiographic study. Am J Cardiol 45:15–23
36. Hanrath P, Bleifeld W, Souquet J (Hrsg) (1982) Cardiovascular diagnosis by ultrasound. Transoesophageal, computerized, contrast, dopplerechocardiography. Martin Nijhoff, The Hague Boston London
37. Hatle L (1986) Flow velocity patterns across atrial septal defects recorded with Doppler echocardiography. Acta Paediatr Scand Suppl 329:68–77
38. Hatle L, Angelsen B (1985) Doppler ultrasound in cardiology. Lea & Febiger, Philadelphia
39. Hatle L, Angelsen B, Tromsdal A (1979) Noninvasive assessment of atrioventricular pressure half-time by Doppler ultrasound. Circulation 60:1096–1104
40. Henry WL, DeMaria CA, Gramiak R, King DL, Kisslo A, Opp RL, Sahn DJ, Schiller NB, Tajik A, Teichholz LE, Weyman AE (1980) Report of the American society of echocardiography committee on nomenclature and standards in two-dimensional echocardiography. Circulation 62:212–217
41. Iliceto S, Sorino M, D'Ambrosio G, Papa A, Favale ST, Biasco G, Rizzon P (1985) Detection of coronary artery disease by two-dimensional echocardiography and transoesophageal atrial pacing. J Am Coll Cardiol 5:1188–1197
42. Iliceto S, Nanda NC, Rizzon P, Hsuing NC, Goyal RG, Amico A, Sorino M (1987) Color Doppler evaluation of aortic dissection. Circulation 75:748–755
43. Kapusta L, Hopman JCW, Daniels O (1987) The usefulnes of cross-sectional Doppler flow imaging in the detection of small ventricular septal defects with left-to-right shunts. Eur Heart J 8:1002–1006
44. Kisslo JA (ed) (1980) Two-dimensional echocardiography. Clinics in diagnostic ultrasound 4. Churchill Livingstone, New York Edingurgh London
45. Köhler E (1989) Klinische Echokardiographie, 2. Aufl. Enke, Stuttgart
46. Kraus R (ed)(1985) The practice of echocardiography. John Wiley & Sons, New York Chichester Brisbane Toronto Singapore
47. Kruck I, Biamino G (1988) Quantitative Methoden der M-Mode-, 2D- und Doppler-Echokardiographie. Boehringer, Mannheim
48. Kücherer H, Ruffmann K, Schaefer E, Kübler W (1988) Nichtinvasive Bestimmung linksventrikulärer diastolischer Füllungsparameter mittels Dopplerechokardiographie: Klinische Anwendung bei Patienten mit KHK. Z Kardol 77:179–184
49. Labovitz AJ, Pearson AC (1987) Evaluation of left ventricular diastolic function: clinical relevance and recent Doppler echocardiographic insights. Am Heart J 114:836–851
50. Levy D, Savage DD, Garrison RJ, Anderson KM, Kannel WB, Castelli WP (1987) Echocardiographic criteria for left ventricular hypertrophy: the Framingham heart study. Am J Cardiol 59:956–960
51. Lewis JF, Kuo LC, Nelson LG; Limacher MC, Qinones MA (1984) Pulsed Doppler echocardiographic determination of stroke volume and cardiac output: clinical validation of two new methods using the apical window. Circulation 70:425–431
52. Louie KE, Marron BJ (1987) Apical hypertrophic cardiomyopathy:clinical and two-dimensional echocardiographic assessment. Ann Int Med 106:663–670
53. Meijboom EJ, Rijsterborgh H, Bot H, Deboo JA, Roelandt JR, Bom N (1987) Limits of reproducibility of blood flow measurements by Doppler echocardiography. Am J Cardiol 59:133 137
54. Mikell FL, Asinger RW, Rourke T, Hodges M, Sharma B, Francis GS (1979) Two-dimensional echocardiographic demonstration of left atrial thrombi in patients with prosthetic mitral valves. Circulation 60:1183–1190
55. Mitamura H, Ogawa S, Hori S, Yamazaki H, Handa S, Nakamura Y (1981) Two dimensional echocardiographic analysis of wall motion abnormalities during handgrip exercise in patients with coronary artery disease. Am J Cardiol 48:711–719
56. Nagata S. Nimura Y, Beppu S, Park YD, Sakakibara H (1983) Mechanism of systolic anterior motion of mitral valve and site of intraventricular pressure gradient in hypertrophic obstuctive cardiomyopathy. Br Heart J 49:234–243
57. Nishimura RA, Tajik AJ, Shub C, Miller FA, Ilstrup DM, Harrison CE (1984) Role of two-dimensional echocardiography in the prediction of in-hospital complications after acute myocardial infarction. J Am Coll Cardiol 4:1080–1087
58. Picano E, Lattanzi F, Masini M, Distante A, L'Abbate A (1987) Comparison of the high-dose dipyridamole-echocardiography test and exercise two-dimensional echocardiography for diagnosis of coronary artery disease. Am J Cardiol 59:539–542
59. Popp RL, Fortuin NJ, Johnson ML, Kisslo JA (1982) Optimal resources for ultrasonic examination of the heart. Circulation 65:423–431
60. Ports TA, Silverman NH, Schiller NB (1987) Two-dimensional echocardiographic assessment of Ebstein's anomaly. Circulation 58:336–343
61. Redel DA (1988) Color blood flow imaging of the heart. Springer, Berlin Heidelberg New York London Paris Tokyo
62. Roelandt J (1986) Color Doppler flow imaging and other advances in Doppler echocardiography. Martinus Nijhoff, Dordrecht Boston Lancaster
62. Roelandt J (1987) Digital techniques in echocardiography. Martinus Nijhoff, Dordrecht Boston Lancester
64. Rott HD (1981) Zur Frage der Schädigungsmöglichkeit durch diagnostischen Ultraschall. Ultraschall 2:56–64
65. Ryan T, Armstrong WF, O'Donnell JA, Feigenbaum H (1987) Risk stratification after acute myocardial infarction by means of exercise two-dimensional echocardiography. Am Heart J 114:1305–1316
66. Seward JB, Khandheria BK, Oh JK, Abel MD, Hughes RW, Edwards WD, Nichols BA, Freeman WK, Tajik AJ (1988) Transoesophageal echocardiography: technique, anatomic correlations, implementation, and clinical applications. Mayo Clin Proc 63:649–680
67. Sold H (1986) Zweidimensionale Echokardiographie. M-Mode- und Dopplerechokardiographie. Urban & Schwarzenberg, München Wien Baltimore

68. Somer JC (1968) Electronic sector scanning for ultrasonic diagnosis. Ultrasonics 6:153–159

69. Stewart JA, Silimperi D, Harris P, Wise NK, Fraker TD, Kisslo JA (1980) Echocardiographic documentation of vegetative lesions in infective endocarditis: clinical implications. Circulation 61:374–380

70. Störk T, Müller R Ewert C, Piske G, Wienhold S, Hochrein H (1990) Die Wirkung von Nikotin auf die linksventrikuläre diastolische Funktion bei koronar-kranken Patienten. Eine echokardiographische Studie. Dtsch med Wschr 115:610–617

71. Störk T, Wienhod S, Möckel M, Piske G, Ewert C, Müller R, Hochrein H (1990) Möglichkeiten der nichtinvasiven echokardiographischen Bestimmung des Herzminutenvolumens. Untersuchungen am beatmeten und nicht beatmeten Intensivpatienten. Intensivmed 27:243–254

72. Tajik AJ, Seward JB, Hagler DJ, Mair DD (1978) Two-dimensional real-time ultrasonic imaging of the heart and great vessels. Mayo Clin Proc 53:271–303

73. Tak T, Rahimtoola SH, Kumar A, Gamage N, Chandraratna PAN (1988) Value of digital image processing of two-dimensional echocardiograms in differentiating active from chronic vegetations of infective endicarditis. Circulation 78:116–123

74. Takaneka K, Dabestani A, Gardin JM (1986) Pulsed Doppler echocardiographic study of left ventricular filling in dilated cardiomyopathy. Am J Cardiol 58:143–147

75. Talano JV, Gardin JM (1983) Textbook of two-dimensional echocardiography. Grune & Stratton, New York London Paris

76. Thomas JD, Hagege AA, Choong CY, Chir MBB, Wilkins GT, Newell JB, Weyman AE (1988) Improved accuracy of echocardiographic endocardial borders by spatiotemporal filtered Fourier reconstruction: description of the method and optimization of filter cutoffs. Circulation 77:415–428

77. Visser CA, Lie KI, Kan G, Meltzer R, Durrer D (1981) Detection and quantification of acute, isolated myocardial infarction by two-dimensional echocardiography. Am J Cardiol 47:1020–1025

78. Wells PNT (1975) Physical principles of ultrasonic diagnosis. Academic Press, London New York

79. Williams GA, Labovitz AJ (1985) Doppler hemodynamic evaluation of prosthetic (Starr-Edwards and Björk-Shiley) and bioprosthetic (Hancock and Carpentier-Edwards) cardiac valves. Am J Cardiol 56:325–332

80. Williams DE, Sahn DJ, Friedman WF (1976) Cross-sectional echocardiographic localisation of sites of left ventricular outflow tract obstruction. Am J Cardiol 37:250–255

81. Yock PG, Popp RL (1984) Noninvasive estimation of right ventricular systolic pressure by Doppler ultrasound in patients with tricuspid regurgitation. Circulation 70:657–662

82. Zhang Y, Nitter-Hauge S, Ihlen H, Myhre E (1985) Doppler echocardiographic measurement of cardiac output using a mitral orifice method. Br Heart J 53:130–136

3.6 Herzkatheterisierung

H. EICHSTÄDT

3.6.1 Historische Entwicklung

Wie bei der Entwicklung der meisten technischen Untersuchungsmethoden, so wurde die Herzkatheteruntersuchung nicht durch den blitzartigen Einfall eines Einzelnen eingeführt, sondern durch langjährige und oftmals gleichzeitige kleine Schritte verschiedenster Untersucher oder ganzer Arbeitsgruppen.

In der ersten uns bekannten Quelle schilderte der französische Physiologe BICHAT im Jahre 1822 venöse Katheterisierungen am Versuchstier [8]. Genau zehn Jahre später berichtete der Berliner Chirurg DIEFFENBACH über Aderlaßmethoden mit elastischen Kathetern, die bis in das Herz vorgeschoben wurden [13]. 1844 publizierte BERNARD dann über die arterielle und venöse Katheterisierung des Herzens von den Halsgefäßen eines Pferdes aus. 1861 berichtete CHAUVEAU über erste intrakardiale Druckmessungen mittels Herzkatheteruntersuchung bei Hunden und Pferden [11], und 1870 gab der Physiologe FICK mit einer Darstellung zur Bestimmung des Herzzeitvolumens diesen Untersuchungen einen zusätzlichen theoretischen Hintergrund [14]. 1876 beschrieb dann folgerichtig wiederum BERNARD die Herzkatheterisierung mittels Thermoelementen. In den anschließenden Jahren und Jahrzehnten erfolgten sehr zahlreiche Katheterisierungen beim Tier, wobei z. B. auch theoretische Untersuchungen zum Zustandekommen und zur Beseitigung von Luftembolien vorgelegt wurden [18].

Auf diesem reichen Hintergrund aus der Literatur beschäftigte sich 1929 auch der erst 25 Jahre alte chirurgische Assistenzarzt Dr. WERNER FORSSMANN ebenfalls mit Versuchen der transvenösen Sondierung des rechten Herzens an der Leiche, wonach er schließlich in neun aufeinanderfolgenden Selbstversuchen über die rechte Vena cephalica einen geölten Ureterenkatheter von 4 Charrières Dicke (im amerikanischen Schrifttum „french" genannt) bis zu 65 cm Länge in sein rechtes Herz einführte. Er selbst wollte damit den gefahrlosen Infusionszugang für eine lebensrettende Medikation darstellen, somit kann er letztendlich als der Erstbeschreiber des zentralen Venenkatheters angesehen werden. Die eigentliche kardiologische Bedeutung seines Vorgehens zur Gewinnung von hämodynamischen Parametern war ihm selbst damals in vielen Einzelheiten nicht klar [16].

Ganz anders hat der Privatdozent Dr. O. KLEIN an der II. Deutschen Medizinischen Universitätsklinik in Prag unter Prof. W. NONNENBRUCH in einem Sitzungsbericht des Vereins Deutscher Ärzte in Prag schon im November 1929 darüber berichtet, daß diese Art der Katheterisierung zur Bestimmung des zirkulatorischen Minutenvolumens beim Menschen nach dem Fick-Prinzip verwendet werden kann [20]. Zu diesem Zeitpunkt hatte KLEIN schon 18 Sondierungen vorgenommen, von denen 11 erfolgreich im Herzen plaziert werden konnten. Obwohl auch er durch die seit einem Jahrhundert intensiv vonstatten gehenden Vorversuche angeregt worden war, gebührt ihm wohl am ehesten Anerkennung für das Durchschauen der wahren Herzkathetermöglichkeiten [21]. Sowohl FORSSMANN als auch KLEIN wurden übrigens zunächst durch die Ignoranz und später sogar durch Verbote ihrer Chefs daran gehindert, diese Methoden rasch weiterzuentwickeln, wie dies in der klinischen Medizin oft der Fall war.

Schon 1931 erfolgten dann Pulmonalisangiogramme mittels Rechtsherzkatheterismus durch MONIZ, CARVALHO u. LIMA [24]. CASTELLANOS, PEREIRA u. GARCIA beobachteten 1937 die Kontrastmittelpassage durch das gesamte Herz und begründeten somit praktisch die Angiokardiographie [10]. Bis zum Ende der 30er Jahre dieses Jahrhunderts liegen bereits weit mehr als 100 Berichte über Herzkatheteruntersuchungen vor. COURNAND u. RANGES und auch RICHARDS publizierten am Bellevue-Hospital in New York 1941 wieder einige Berichte über die Katheterisierung des rechten Vorhofes [12]. 1942 wurden von MCMICHAEL in London Katheteruntersuchungen an einem Vorhofseptumdefekt durchgeführt [28]. 1943 wurde von LÖFFLER über die Kontrastdarstellung der Herzhöhlen und Lungengefäße am lebenden Menschen berichtet [22]. 1946 berichtete dann HOYOS erstmals über die Darstellung der Herzkranzarterien durch Aortographie [19]. 1945 hatte RADNER bereits auf die röntgenologische Sichtbarkeit der Koronararterien während der Kontrastmittelangiographie hingewiesen [25]. Im Jahre 1948 war es dann HELLEMS, der eindeutig nachweisen konnte, daß der Pulmonal-Kapillar-Druck dem diastolischen Füllungsdruck der linken Herzkammer entspricht [17]. 1949 setzte FITZPATRICK die Einschwemmkathetertechnik bereits in vielfältigen Versuchen an Tier und Mensch ein [15]. Nach den ersten Arbeiten von HELMSWORTH wurden seit 1950 zur Angiographie der Aorta und ihrer großen Äste Polyäthylenkatheter verwendet, deren Enden durch Polieren und Abflammen geglättet wurden [4].

Dem großen deutschen Kardiologen OTTO BAYER kommt zweifellos das Verdienst zu, hierzulande die Herzkatheterdiagnostik nach seinen systematischen Untersuchungen seit 1948 zur Routinereife geführt zu haben [2–7]. Er war einer der Ersten, dem 1954 unter Zuhilfenahme der Seldinger-Technik eine Katheterisierung speziell des linken Ventrikels durch Vorhofseptumdefekte hindurch gelang. Hiernach entwickelte sich auch die Linksherzkatheteruntersuchung an einigen spezialisierten Zentren zur Routinemethode. Als man sich dann der enormen Tragweite dieser nun herangereiften diagnostischen Methoden bewußt geworden war, ehrte man die verdienstvollen Arbeiten FORSSMANNS, COURNANDS u. RICHARDS 1956 mit der Verleihung des Nobelpreises, wobei die Auswahl der Namen in der heutigen Sicht der Entwicklung auch anders hätte sein können.

Der Chirurg VINEBERG hatte schon 1946 in Montreal auf die mögliche chirurgische Behandlung der Koronarsklerose hingewiesen [32] und BAILEY schlug 1957 eine lokale Endarteriektomie vor [1]. Die jetzt rasant einsetzende Entwicklung der Herzchirurgie machte eine speziellere Koronardiagnostik notwendig, und so wurde zu diesem Zeitpunkt über die ersten semi-selektiven Koronarangiographien durch THAL und andere berichtet [31]. Die im gleichen Jahr entwickelten Führungsdrahttechniken ermöglichten dann rasch die ersten selektiven Koronarangiographien, die 1959 von SONES u. SHIREY vorgestellt wurden [29]. Bereits 1962 wurde von den gleichen Autoren aus der Cleveland-Clinic über mehrere Tausend Untersuchungen berichtet [28].

Bei genauerer Betrachtung stellt sich also die Entwicklung des Herzkatheterismus durchaus recht entmystifiziert dar und hat praktisch eine gleiche Entwicklung in sehr kleinen Schritten vollzogen wie alle übrigen Verfahren der diagnostischen und therapeutischen Medizin.

Auch nach der heutigen stürmischen Entwicklung hochvalider nicht-invasiver Verfahren besteht bei vielen Fragestellungen zur genauen vaskulären Morphologie und zur exakten Druckbestimmung in verschiedenen Herzhöhlen und Gefäßen noch kein Ersatz für die Herzkatheteruntersuchung.

3.6.2 Indikationen

Folgende absolute Indikationen zur Herzkatheteruntersuchung bestehen weiterhin:

1. Wenn bei einem symptomatischen Patienten durch kein anderes diagnostisches Verfahren die

für eine gezielte Therapie notwendige detaillierte Diagnose erhoben werden kann.

2. Wenn nach eindeutiger Feststellung der Diagnose durch nicht-invasive Maßnahmen keine zweifelsfreie Entscheidung zum therapeutischen Vorgehen herbeigeführt werden kann.

3. Wenn vor und/oder nach einem interventionellen oder chirurgischen Eingriff die Funktionsreserven zur Einschätzung des Risikos oder der Prognose bestimmt werden sollen.

3.6.2.1 Konnatale Herzfehler

In ewa 35% aller angeborener Herzfehler besteht ein nicht-invasiv eindeutig zu diagnostizierender Vorhofseptumdefekt vom Sekundumtyp oder z. B. ein unkomplizierter Ventrikelseptumdefekt, die bei dem heutigen Stand der nicht-invasiven Diagnostik auch ohne Herzkatheteruntersuchung operiert werden könnten. In der Mehrzahl der Fälle wird jedoch vom operierenden Herzchirurgischen Zentrum auch eine invasive Abklärung gewünscht.

Nicht-invasiv sind diese Herzfehler bezüglich ihrer Morphologie und nach ihrem Schweregrad durch EKG, mechanokardiographische Verfahren, Farbdopplerechokardiographie und Magnetische Resonanztomographie weitgehend abzuklären, auch die Sauerstoffsättigung und der periphere Widerstand sind nicht-invasiv approximativ zu erfassen. Für die Berechnung des Herzzeitvolumens und der Widerstände auch im Pulmonalkreislauf muß allerdings auf die Rechtsherzkatheterisierung zurückgegriffen werden.

Den wesentlichen Stellenwert erhält die Herzkatheterisierung zur Darstellung oder zum Ausschluß komplexer Begleitmißbildungen.

3.6.2.2 Erworbene Herzklappenfehler

Gerade bei dieser Gruppe von Herzerkrankungen muß durch die Entwicklung moderner Technologien die absolute Notwendigkeit des Herzkatheterismus immer mehr in Zweifel gezogen werden. Jede Form von Aorten- und Mitralvitien oder auch deren Kombination kann heute morphologisch exakt und zweifelsfrei dargestellt werden, wozu wiederum im wesentlichen die Farbdopplerechokardiographie und die Magnetresonanztomographie beigetragen haben. Die Operationsindikation wird dabei meist von der Kombination aus aktueller Symptomatik des Patienten (Beschwerdestadium) und morphologischer Veränderung an der betreffenden Klappe (Schweregrad) sowie vom Funktionszustand des Myokards abhängig gemacht.

So steht beispielsweise bei einer Aortenklappenstenose die Operationsindikation bei gravierender Symptomatik und massiven Klappenveränderungen, jedoch noch gutem Funktionszustand des Myokards absolut fest, während der zusätzlichen invasiven Erhebung eines Druckgradienten an der Klappe dann praktisch keine indikatorische Relevanz mehr zukommt. Hier dient das invasive Vorgehen dem Nachweis oder Ausschluß z. B. zusätzlicher Koronarveränderungen.

Druckgradienten aus dem rechten oder linken Herzen sind gleichwohl auch heute nur invasiv zu gewinnen, was auch für die Bestimmung des Herzzeitvolumens und die Berechnung der Widerstände zutrifft.

3.6.2.3 Prä- und postoperative Untersuchung der Pumpfunktion

In den 70er Jahren kam nach der Einführung des Swan-Ganz-Katheters [30] der Erhebung der Hämodynamik unter Ruhe und Belastung mit die wesentlichste Bedeutung in der Funktionsdiagnostik zu [27]. Inzwischen sind auch diese Untersuchungen durch weniger invasive Verfahren ergänzt und teilweise abgelöst worden. Hierher gehören vor allem die szintigraphischen Maßnahmen, mit denen man mittels Darstellung einer ungestörten Myokardperfusion und gleichzeitiger Berechnung einer guten Pumpleistung unter Ruhe und Belastung eine Störung der myokardialen Funktionsreserve praktisch vollständig ausschließen kann. Gerade die Kombination aus diesen beiden Untersuchungen erlaubt in hervorragender Weise die Darstellung regionaler oder globaler Funktionsverluste und ist hierin der Einschwemmkatheteruntersuchung weit überlegen.

Ebenso haben auch die Fortschritte der Echokardiographie zu ähnlichen Aussagen geführt. Der Einsatz von Echokontrastmitteln kann evtl. ebenfalls genauere Perfusionsaussagen zulassen, die Entwicklung der Belastungs-Echokardiographie läßt die Kontraktionsreserven ebenfalls gut beurteilen.

Dennoch muß erwähnt werden, daß mit der Einschwemmkatheteruntersuchung ein äußerst kostengünstiges Verfahren zur Verfügung steht, verläßlich Parameter der Belastungshämodynamik zu erheben, während der wesentlich weiteren Verbreitung szintigraphischer Verfahren Kostengründe entgegenstehen und der breite Einsatz auch durch Strahlenschutzauflagen eingeengt wird.

3.6.2.4 Seltene Indikationen

Seltenere Erkrankungen im Bereich des Perikards und des Endokards lassen sich durch einen charakteristischen Druckkurvenverlauf aus dem Herzen recht genau diagnostizieren, wenngleich diese Erkrankungen heutzutage meist auch auf weit anschaulicherem Wege durch bildgebende Diagnostik darzustellen sind.

3.6.2.5 Stellenwert im Methodenvergleich

In den vergangenen 20 Jahren hat die Echokardiographie seit ihrer Einfühung als Routinemethode Anfang der siebziger Jahre durch die Entwicklung der Farbdopplertechnik, verbesserter Echokontrastmittel sowie der intraluminalen Techniken mit transösophagealem, transtrachealem und intravasalem Schall eine ungeahnte Bereicherung erfahren. Auch die nuklearkardiologischen Verfahren sind in diesem Zeitraum durch die Einführung der Rotationskameras sowie weiterer Radiopharmazeutika wie z. B. der Isonitrile oder myokardialer Antikörper wesentlich fortgeschritten. Ebenso leistet die Magnetische Resonanztomographie seit Jahren bedeutende diagnostische Beiträge. Unabhängig von der augenblicklich nicht zu ersetzenden angiographischen Darstellung der Koronararterien und einzelner Herzabschnitte muß die Stellung des isolierten Herzkatheterismus heute deutlich relativiert werden:

1. Die körperliche Untersuchung, namentlich die Auskultation, hilft bei erworbenen Herzklappenfehlern meistens eine durchaus auch quantitative Diagnose zu stellen. Darüber hinaus sind diese Herzerkrankungen eine ausschließliche Domäne der Echokardiographie geworden. Dennoch verzichten herzchirurgische Abteilungen bisher nur in Ausnahmefällen auf eine zusätzliche Herzkatheteruntersuchung. Diese ist jedenfalls dann notwendig, wenn bei Patienten oberhalb des 40. Lebensjahres das zusätzliche Vorliegen einer koronaren Herzerkrankung ausgeschlossen werden muß.
2. Kombinierte konnatale Herz- und Gefäßmißbildungen können heute oft mit verläßlicher Genauigkeit bei exzellenter Darstellungsqualität durch Kernspintomographie und auch durch die zweidimensionale Echokardiographie diagnostiziert werden, wobei zusätzliche Informationen über eine Shuntrichtung und -größe aus der Farbdoppleruntersuchung zu erhalten sind. Unkomplizierte angeborene Herzfehler sind oft sogar schon durch die körperliche Untersuchung und jedenfalls durch das Arsenal der übrigen nicht-invasiven Diagnostik mit hinreichender Genauigkeit abzuklären. Eine genaue Quantifizierung einzelner Shuntgrößen, der Sauerstoffsättigung und der Druckverhältnisse z. B. in der Lungenstrombahn bleiben jedoch der Herzkatheteruntersuchung vorbehalten.
3. Auch Kardiomyopathien sind heutzutage völlig zweifelsfrei echokardiographisch und mit ganz besonderer Brillanz kernspintomographisch zu diagnostizieren. Hierbei können z. B. bei der dilatativen Kardiomyopathie durch die Kernspin-Spektroskopie Phosphor-Spektren gewonnen werden, die dieses Krankheitsbild zweifelsfrei von anderen dilatierenden Herzerkrankungen unterscheiden lassen. Dennoch wird auch bei den Kardiomyopathien der Herzkatheterismus in großer Zahl angewendet, bei der hypertrophen Kardiomyopathie dient diese Untersuchung der Gewinnung von Druckgradienten, bei der dilatativen Kardiomyopathie werden häufig zusätzliche Myokardbiopsien durchgeführt.

3.6.3 Übliche Kathetermethoden

Im Rahmen der Herzkatheteruntersuchung haben sich je nach vorliegender Erkrankung, Fragestellung und Indikation unterschiedliche Vorgehensweisen etabliert.

3.6.3.1 Rechtsherz- und Pulmonaliskatheter

Üblicherweise erfolgt die Katheterisierung des rechten Herzens über die Punktion der V. femoralis rechts oder links mittels Seldinger-Technik. Auch bei gelegentlicher Wiederholung der Untersuchung obliteriert die Vene nur selten, weshalb dieser Zugangsweg bevorzugt wird. Im Gegensatz dazu wird bei Zugang über eine der Kubitalvenen meist die Venae sectio nötig, wobei die Vene nach Beendigung der Untersuchung unterbunden werden muß.

Je nach Fragestellung werden übliche Swan-Ganz-Katheter oder Multipurposekatheter mit Seitenöffnungen (z. B. Goodale-Lubin-Katheter) oder schließlich auch Katheter mit nur endständiger Öffnung verwendet (Cournand- oder Lehman-Katheter). Mit diesen Kathetern kann üblicherweise ein genügend genauer pulmonaler Kapillardruck (PCP) bzw. Verschlußdruck registriert werden.

Die Registrierung des pulmonalen Kapillardruckes läßt sehr genau zwischen pulmonalen Druckerhöhungen aufgrund von Linksherzerkrankungen und aufgrund primär pulmonaler Ursachen unterscheiden [33]. Im Rahmen der koronaren Herzerkrankung hat der pulmonale Kapillardruck in den vergangenen 25 Jahren extreme Bedeutung erlangt. Demgegenüber hat die Sondierung des Lungenkreislaufes zur Einschätzung der hämodynamischen Bedeutung von Herzfehlern aufgrund der Echokardiographie heutzutage wesentlich an Bedeutung verloren.

3.6.3.2 Der transseptale Linksherzkatheterismus

Über ein Bing-Stilett und eine Brockenbrough-Nadel ist der linke Vorhof mittels transseptaler Punktion von rechts her über die Vena cava inferior zu erreichen. Dieser Zugangsweg, der erstmals von BROCKENBROUGH u. BRAUNWALD 1960 beschrieben wurde [9], ist in der Folgezeit sehr häufig besonders bei stark verkalkten Aortenklappenstenosen angewendet worden, bei denen eine retrograde transvalvuläre Gewinnung des Druckgradienten zwischen linkem Ventrikel und Aorta nicht gelingt. Auch diese Katheterisierung, die üblicherweise das Kaliber eines 8-French-Teflon-Katheters benötigt, wird heute aufgrund der hervorragenden Weiterentwicklung der Echokardiographie seltener angewendet. Insbesondere haben schwere und tödliche Komplikationen durch Fehlpunktion in das Peri-

kard, in die Pulmonalarterie oder in die Aortenwurzel die Methode stark zurückgedrängt.

Bei transseptalem Vorschieben eines primär venösen Katheters über den rechten und linken Vorhof bis in den linken Ventrikel einerseits und bei Plazierung eines zusätzlichen arteriellen Katheters, der retrograd über den Aortenbogen bis vor die Aortenklappe plaziert wird, gelingt eine simultane Druckschreibung, die natürlich die bestmögliche Definition eines Druckgradienten gewährleistet (Abb. 78). Neben der valvulären Aortenstenose kommt dieses Vorgehen überwiegend bei hypertrophisch obstruktiver Kardiomyopathie oder auch bei Mitralstenose in Betracht, bei der ein direkter Druckgradient zwischen dem Brockenbrough-Katheter im linken Vorhof einerseits und einem retrograd über die Aortenklappe in den linken Ventrikel eingebrachten Pigtail-Katheter andererseits zu messen ist. Die Punktion des Vorhofseptums ist bei schweren Mitralstenosen oft schwierig, weil das Vorhofseptum verlagert und auch verdickt ist. Gerade hierbei muß sorgfältig auf die richtige Punktionsstelle geachtet werden, Fehlpunktionen kommen hierbei in die durch die reaktive pulmonale Hypertonie dilatierte Arteria pulmonalis vor.

3.6.3.3 Der transvalvuläre Linksherzkatheterismus

Den üblichen Zugangsweg zum linken Ventrikel stellt heute die Punktion der A. femoralis mit retrograder Sondierung über die Aorta dar. Mit Ausnah-

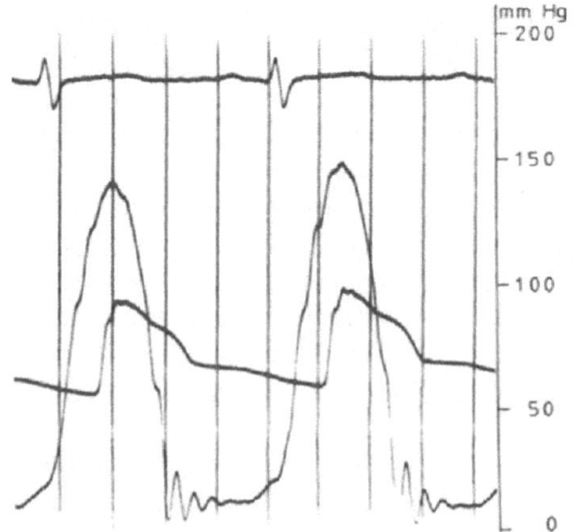

Abb. 78. *Links:* Verschiedene Katheterkonfigurationen zur Ventrikeldiagnostik, Pigtail und Pigtail gewinkelt, die für die Ventrikeldiagnostik mit Durchmessern von 5 bis 7 French verwendet werden und Flußraten von 18–36 ml/s tolerieren. Diese Ventrikelkatheter werden heute durch kreuzvernetzte Drähte verstärkt und vertragen dadurch einen Höchstdruck bis 84 bar (mit freundlicher Genehmigung durch Nycomed). *Rechts:* Simultane Druckschreibung nach transseptaler Punktion aus dem linken Ventrikel (150 mmHg) und mit retrogradem arteriellem Katheter vor der Aortenklappe (100 mmHg) bei hypertrophisch obstruktiver Kardiomyopathie

me von Aortenklappenfehlern ist diese Katheterisierung rasch und komplikationsfrei durchzuführen. Für die orientierende Druckmessung und die Kontrastmittelinjektion wird seit vielen Jahren überwiegend der sog. Pigtail-Katheter mit multiplen Seitenlöchern verwendet, bei dilatierter Aortenwurzel kann auch ein linker Amplatz-Katheter notwendig werden oder bei ungewöhnlich engem Aortenbogen ein rechter Judkins-Koronarkatheter. Wird auf eine sehr exakte Druckmessung großer Wert gelegt und sollen Kontraktilitätsparameter quantifiziert werden, so muß man über ein Tipmanometer arbeiten. Dies ist besonders wichtig, wenn von kleinen Druckveränderungen eine wissenschaftliche Aussage abhängig gemacht werden soll.

Für die übliche kardiologische Diagnostik ist, wenn heute überhaupt noch notwendig, eine transvalvuläre Druckmessung ausreichend. Die Operationsindikation bei vielen Fragestellungen orientiert sich heute inzwischen weit intensiver am klinischen Status des Patienten in Kombination mit der genauen nicht-invasiven bildgebenden Darstellung der entsprechenden Veränderung.

3.6.3.4 Der transaxilläre Zugangsweg

Wenn hochgradige Einengungen oder Verschlüsse im Bereich der A. femoralis, der A. iliaca oder der deszendierenden Aorta vorliegen, kann vom Arm aus entweder mittels Sones-Technik oder über transaxilläre Punktion die Ao. ascendens erreicht werden. Dies gilt auch für Aortenisthmusstenosen, die retrograd nicht passiert werden können.

Weitere Zugangswege zum Herzen, wie z. B. die risikoträchtige transthorakale Punktion des linken Ventrikels, sind längst verlassen worden. Dies ist zwar einerseits auf die Einführung geschickterer Zugangswege zurückzuführen, andererseits aber auch auf die zunehmende Relativierung, welche die bloße Gewinnung von Druckwerten für die kardiologische Diagnostik oder für eine Funktionsaussage in den vergangenen Jahren erfahren hat. Hier ist es wiederum vorwiegend die Echokardiographie gewesen, die in den meisten Fällen auf komplizierte Druckmessungen verzichten läßt.

3.6.4 Spezialmethoden

3.6.4.1 Tipmanometerkatheter

Für die routinemäßige kardiologische Diagnostik ist es ausreichend, wenn der kardiale Druck von der Spitze des Katheters durch den flüssigkeitsgefüllten Katheter übertragen wird und am Ende des Katheters registriert wird. Die Meßgenauigkeit eines solchen Systems wird jedoch bei langen Kathetern durch die Eigenfrequenz und verschiedene Dämpfungen im Katheter selbst und auch im Manometer eingeschränkt. Gerade kleinlumige Katheter führen häufiger zur Überschleuderung der systolischen und diastolischen Druckwerte. Je großlumiger und kürzer ein Katheter ist und je adäquater die Resonanzbedingungen im Meßsystem sind, um so besser werden Druckkurven mit hoher Resonanzfrequenz übertragen.

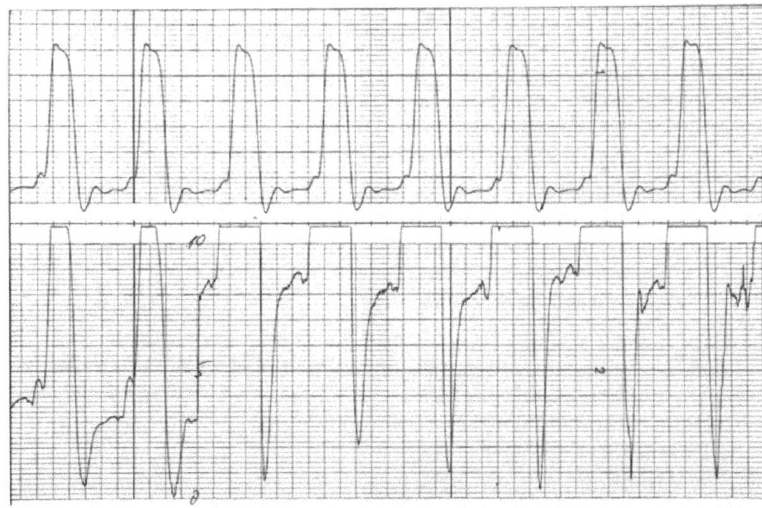

Abb. 79. Druckkurve aus dem linken Ventrikel mit Quantifizierung des enddiastolischen Druckes (*untere Kurve*)

Die genaueste Registrierung gelingt physikalisch einsichtigerweise dann, wenn sich der Druckwandler direkt an der Katheterspitze (engl. tip = Spitze) befindet. Aufgrund der dabei möglichen direkten Druckübermittlung ist die sehr genaue Bestimmung komplexer Parameter, wie z. B. der Kontraktilitätsindizes möglich.

3.6.4.2 Indikatorverdünnungsmethoden

Das Prinzip der Indikatorverdünnung besteht darin, daß dem strömenden Blut eine genau umschriebene Menge eines definierten Teststoffes beigegeben wird. Die Konzentration des Teststoffes wird stromabwärts der Injektionsstelle erneut gemessen und ist dem Herzzeitvolumen genau umgekehrt proportional. Eine geringe Teststoffkonzentration am Meßpunkt bedeutet dabei ein großes Herzzeitvolumen, eine hohe Konzentration findet sich bei geringem Herzzeitvolumen [21]. Seit langer Zeit haben sich als Indikatoren die Injektion von Kälte und von Farbstoff eingebürgert. Die *Thermodilution* wird heute vorwiegend zur orientierenden Berechnung des Herzzeitvolumens angewendet, während die Analyse der *Farbstoffverdünnungskurve* der Berechnung von Teilstreckenzeiten und Teilstreckenvolumina zwischen einzelnen Herzhöhlen z. B. bei Herzfehlern mit Shunt dient. Die Injektion des Farbstoffes erfolgt dabei je nach Fragestellung in die V. cava, in den rechten Vorhof oder Ventrikel oder auch in die A. pulmonalis. Die densitometrische Kurve wird dann aus der arteriellen Peripherie, üblicherweise aus dem hyperämisierten Ohrläppchen gewonnen.

Vereinzelt wurden auch fiber-optische Kathetersysteme angewendet, bei denen innerhalb eines bestimmten Gefäßes die Sauerstoffsättigung direkt über eine Fotozelle gemessen werden kann. Auch Dopplersonden wurden vereinzelt angewendet, um z. B. bei Regurgitationen Flußvolumina zu bestimmen. Diese Methoden werden heute durch den intravasalen Schall mittels Katheter erweitert.

3.6.4.3 Dokumentation der Katheterposition

Gerade bei komplizierten angeborenen Gefäßaberrationen und bei pathologischen Verbindungen von Gefäßen und Herzhöhlen kann eine röntgenologische Dokumentation der Katheterposition das Wesen der Mißbildung verdeutlichen.

Insbesondere bei der Katheterpassage von Vorhofseptumdefekten, bei der Sondierung fehlmündender Lungenvenen oder auch bei Ventrikelseptumdefekten und beim Ductus arteriosus apertus empfiehlt sich eine Röntgendokumentation der Katheterposition.

Neben der charakteristischen Katheterposition bringt auch die Registrierung der Druckkurve bzw. die Bestimmung der Sauerstoffsättigung und schließlich die Injektion von Kontrastmittel Aufschluß über die zugrundeliegende Mißbildung.

3.6.4.4 Sondersituation Thrombolyse

Sondersituation Thrombolyse bei Lungenembolie. Bei Zusammenfassung aller Kliniktodesfälle spielt die Lungenembolie mit einem Anteil von etwa 20% auch heute noch eine wesentliche Rolle. Kommt es hämodynamisch rasch zu einem instabilen Kreislauf mit Rechtsherzversagen, ist eine sofortige Thrombolysetherapie oder eine chirurgische Embolektomie indiziert.

Zur genaueren Beurteilbarkeit des weiteren Vorgehens wird mit einem weitlumigen Mehrzweckkatheter die Lungenstrombahn dargestellt. Hierbei muß darauf geachtet weren, daß der Pulmonaliskatheter über eine zugängliche und gut komprimierbare Vene (z. B. die V. cubitalis mediana) eingeführt wird, weil es bei der Wahl eines nicht-komprimierbaren Zuganges (z. B. V. subclavia) nach Einleitung der Fibrinolysetherapie zu nicht-komprimierbaren Blutungen kommen kann. Nach Darstellung der Gefäßverschlüsse wird die thrombolytische Therapie eingeleitet, die sich von einer Kurzzeitlyse mit 1,5 Mio E. Streptokinase über 30 min bis hin zu einer mehrtägigen Lyse ausdehnen kann. Dazu werden initial 250 000 I.E. Streptokinase i.v. über 30 min appliziert und dann 100 000 I.E. pro Stunde über insgesamt 24−72 h weitergegeben.

Alternativ können auch 4400 I.E. pro kg Urokinase i.v. über 10 min appliziert werden und dann weitere 4400 I.E. pro kg pro Stunde über insgesamt 24−72 h verabreicht werden. Auch der Gewebsplasminogenaktivator (rt-PA) hat sich bei Lungenembolien bewährt, es ist eine schnellere Wiedereröffnungszeit zu erreichen, Letalität, weitere Komplikationen und auch die Spätresultate werden gegenüber den anderen Plasminogenaktivatoren jedoch nicht verändert. Hierbei verwendet man initial 50 mg rt-PA in der ersten Stunde und dann weitere 20 mg i.v. für die zweite und dritte Stunde. Auch ist eine Bolusinjektion von 60−80 mg i.v. möglich. Gegenüber den anderen Thrombolytika liegt also ein weiterer Vorteil in der nur recht kurzen Therapiedauer.

Gegenüber den hier genannten i.v.-Applikationen hat die regionale Applikation von Thrombolytika über den Rechtsherzkatheter direkt an die Thrombusspitze nur eine unwesentliche Lysebeschleunigung gebracht, auch der Vorteil der geringeren Dosis an Streptokinase ist gegenüber dem heute verwendeten Gewebeplasminogenaktivator nicht mehr relevant.

In Einzelfällen kommt auch der mechanischen Rekanalisierung durch den Katheter mit Perforation oder Fragmentierung des zentralen Embolus eine Bedeutung zu.

Sondersituation Thrombolyse bei Myokardinfarkt. Pathologisch-anatomische Studien haben gezeigt, daß dem Auftreten eines akuten Myokardinfarktes praktisch in allen Fällen die kombinierte Situation aus einem hochgradig atheromatös stenosierten Koronargefäß und einer sich akut aufsetzenden verschließenden Koronarthrombose zugrundeliegt. Das hinter einem Verschluß liegende akut ischämische Myokardgewebe geht sukzessive in den nächsten Minuten und Stunden in eine definitive Nekrose über. Je schneller also das verschlossene Koronargefäß wieder eröffnet wird, um so mehr ischämisches Myokard kann vor der Nekrotisierung gerettet werden, womit die definitiv resultierende Infarktgröße begrenzt wird [26].

Thrombolytische Substanzen können über einen Koronarkatheter direkt an den Gefäßverschluß herangebracht werden, oder aber über eine intravenöse Applikation in höherer Dosierung systemisch zur Lyse führen.

Wegen der begrenzten Zahl von Herzkatheterlabors hat sich die intravenöse Lyse weit verbreitet. Hierbei werden üblicherweise 1,5 Mio. E. Streptokinase als Kurzzeitlyse über 30 min infundiert. Diese Dosis entspricht etwa der Anwendung von 3 – 4,5 Mio. E. Urokinase.

Bei intrakoronarer Streptokinaseinfusion über einen selektiven Koronarkatheter wird die Konzentration der thrombolytischen Substanz am verschlossenen Gefäß regional natürlich stark erhöht, systemisch dafür aber niedrig gehalten. Hierbei werden etwa 2000 – 4000 E Streptokinase pro min. infundiert, womit man nach insgesamt 40 – 60 min eine Wiedereröffnungsrate verschlossener Koronargefäße von 75 – 85 % erreicht.

Die i.v.-Infusion des Gewebeplasminogenaktivators (rt-PA) hat eine ähnlich gute Öffnungsrate erzielen lassen. Durch eine besonders hohe Fibrinaffinität bindet sich dieser Aktivator an das Fibrin im entstandenen Thrombus, aktiviert das dort vorhandene Plasminogen und setzt damit die lokale Lyse

in Gang. Weil Fibrinogen hierbei nur unerheblich lysiert wird, wurde mit weniger systemischen Komplikationen gerechnet. Dies hat sich nicht in dem erwarteten Umfange bestätigt. Auch weitere Thrombolytika (Anistreplase, Saruplase) liegen bezüglich der Öffnungsrate und auch der Komplikationsraten im Bereich der bisher eingeführten Therapie.

Nach Wiedereröffnung des Koronargefäßes läßt sich über den Koronarkatheter die Morphologie der zugrundeliegenden Stenose darstellen, die dann in einem weiteren elektiven Eingriff oder auch akut mittels Ballonkatheter dilatiert oder auch einer aortokoronaren Bypassoperation zugeführt werden kann.

3.6.5 Meßparameter der Herzkatheteruntersuchung

Die einzelnen Parameter, die durch eine Herzkatheteruntersuchung gewonnen werden können, wurden im vorausgegangenen Text bereits verschiedentlich angesprochen. Es handelt sich hierbei um die Druckwerte in den einzelnen Herzhöhlen und Gefäßen, um die daraus resultierenden Druckgradienten zwischen einzelnen interessierenden Kompartimenten sowie um die Bestimmung der Sauerstoffsättigung und des Herzzeitvolumens. Bei zusätzlicher Anwendung von Kontrastmittel können die Volumina der Ventrikel quantifziert werden sowie auch Aussagen über die regionale und globale Pumpfunktion gemacht werden.

3.6.5.1 Druckmessung

Viele Herzerkrankungen sind durch Veränderungen der normalen Druckwerte in einzelnen Herzhöhlen charakterisiert. Die Normwerte finden sich in Tabelle 6. Krankhafte Abweichungen werden in Tabelle 7 dargestellt.

Die häufigste Druckerhöhung im Bereich der Vorhöfe finden wir heute im linken Vorhof bzw. im vorgeschalteten Lungenkreislauf bei Schädigung

Tabelle 6. Druckwerte

Normale Druckwerte bei Herzkatheteruntersuchung

Druck (in mmHg)
rechts: RAm 5, RV 30/5, PA < 20, PC < 12
links   LAm 12, LV 120/0/12, Aorta 120/70, m < 110

Tabelle 7. Druckerhöhungen bei Herzerkrankungen

RA	erhöht bei Trikuspidal- und Pulmonalklappenfehlern, reaktiv bei Spätformen der Mitral- und Aortenklappenfehler. *Merke:* primäre LV-Erkrankungen (KHK, Kardiomyopathien) führen im Gegensatz zu den Klappenfehlern meist vor der „Durchstauung" (Arrhythmien) zum Tode.
RV	Pulmonalklappenfehler, primäre pulmonale Hypertonie, passive pulmonale Hypertonie durch Blutrückstau (Koronarinsuffizienz, LV-Myokardinsuffizienz), hyperkinetische pulmonale Hypertonie bei Mehrdurchblutung (z.B. Vorhofseptumdefekt), reaktive pulmonale Hypertonie mit anatomischer und funktioneller Komponente (z.B. Mitralstenose).
PA	erhöhter Mitteldruck bei pulmonaler Hypertonie, sowie allen funktionell wirksamen Erkrankungen des linken Herzens.
PC	bei primär pulmonaler Hypertonie niedrig, bei Erkrankungen des linken Herzens erhöht.
LA	erhöht bei Mitralklappenfehlern, Perikardkonstriktion im Sulcus atrioventricularis, Vorhoftumoren, späterer Verlauf aller linksventrikulären Erkrankungen.
LV	systolisch erhöht bei allen Auswurferschwernissen: art. Hypertonie, Ao. Isthmusstenose, Ao. Stenose, enddiastolische Druckerhöhung bei Volumenbelastungen (Ao. ins., Mitr. ins., VSD, Ductus), bei allen fortgeschrittenen Herzmuskelerkrankungen (KHK, Kardiomyopathie, Hypertonie).

des linken Ventrikels durch Koronar- oder Myokardinsuffizienz. Demgegenüber sind Mitralklappenfehler heute erheblich in den Hintergrund getreten. Druckerhöhungen im rechten Vorhof finden wir heute bei Zustand nach Lungenembolie, in zunehmendem Maße verursacht durch Immobilität während langer Flug- und Autoreisen. Lungenembolien im Gefolge chirurgischer Maßnahmen an den unteren Extremitäten oder im Beckenbereich sind aufgrund konsequenter Heparinisierung seltener geworden, auch die früher häufige pulmonale Hypertonie nach Appetitzüglern wird nur noch vereinzelt angetroffen.

Während Herzklappenfehler selten geworden sind, findet man eine Druckerhöhung im Bereich der Vorhöfe aufgrund einer konsekutiven Druckerhöhung bei enddiastolischem Druckanstieg in den Ventrikeln bei dilatativen Kardiomyopathien.

Systolische Druckerhöhungen in den Ventrikeln finden sich vorwiegend bei Widerstandserhöhungen im nachgeschalteten Kreislauf, vorwiegend bei der arteriellen Hypertonie oder bei pulmonalem Hochdruck. Seltener sind demgegenüber Herzfehler der Semilunarklappen.

Einzelheiten sind der Tabelle 7 zu entnehmen.

3.6.5.2 Bestimmung von Druckgradienten

An den einzelnen Herzklappen lassen sich Druckgradienten zwischen dem Druck vor der Klappe und dem Druck hinter der Klappe bestimmen, die man mit zwei simultanen Kathetern vor und hinter der stenosierten Klappe bestimmen kann oder aber auch über eine Rückzugskurve durch die betreffende Klappe. Bei hochgradig stenosierten Semilunarklappen gelingt die transvalvuläre Bestimmung des Druckgradienten meist nicht, zudem wird der Meßfehler bei hochgradigen Stenosen auch intolerabel groß, da der Katheter selber das Klappenlumen fast vollständig verlegt und damit die Stenosewirkung erheblich verstärkt. In solchen Fällen wird auch heute noch eine transseptale Punktion vorgenommen, um einen Katheter vor die Klappe und einen Katheter hinter die Klappe zu positionieren. Dieses in einigen Prozent der Fälle mit Komplikationen behaftete Vorgehen sollte nur noch gewählt werden, wenn von der exakten Ermittlung des Druckgradienten tatsächlich die wesentliche therapeutische Entscheidung für den Patienten abhängig gemacht wird, was nur noch selten der Fall ist.

3.6.5.3 Widerstände im großen und kleinen Kreislauf

Die wesentlichste Bedeutung kommt heute der Berechnung des Strömungswiderstandes im Lungenkreislauf bei der Abschätzung der Operabilität von Shuntvitien zu. Hierbei muß zwischen dem Lungenarteriolenwiderstand mit der Druckdifferenz zwischen dem pulmonalarteriellen Mitteldruck und dem Pulmonalkapillarmitteldruck unterschieden werden und dem Gesamtlungenstrombahn-Widerstand mit dem Druckabfall vom mittleren Pulmonalarteriendruck bis zum mittleren diastolischen Ventrikeldruck.

Lungenarteriolen-Widerstand

$$R_{Pa} = \frac{PA_m - PC_m}{HMV} \qquad (1)$$

Pulmonaler Gesamt-Gefäßwiderstand

$$R_{Pv} = \frac{PAm}{HMV} \quad [dyn \times s \times cm^{-5}] \qquad (2)$$

In Analogie hierzu kann auch der periphere Gesamtwiderstand des großen Kreislaufes berechnet werden, der bei arterieller Hypertonie von Interesse ist. Hierzu spielt der Druckabfall vom mittleren

Aortendruck bis zum mittleren diastolischen Druck des rechten Ventrikels die entscheidende Rolle.

Peripherer Gesamtwiderstand

$$R_{TP} = \frac{Ao_m - LA_m}{HMV} \quad [dyn \times s \times cm^{-5}] \quad (3)$$

Üblicherweise liegt der Lungenarteriolenwiderstand unter 100 $dyn \times s \times cm^{-5}$. Der Gesamtlungenwiderstand beträgt um 150 $dyn \times s \times cm^{-5}$ und der periphere Gesamtwiderstand kann um 1100 $dyn \times s \times cm^{-5}$ angenommen werden (dabei ist 1 dyn diejenige Kraft, die einer definierten Masse zu einer Beschleunigung von 981 cm/s verhilft).

3.6.5.4 Bestimmung von Ventrikelvolumina

Zur exakten Quantifizierung der rechtsventrikulären Volumina mittels Angiographie wurden bisher nur wenige Modelle entwickelt, da die Geometrie des rechten Ventrikels praktisch nicht in einer Projektion und nur sehr schlecht in zwei Projektionen erfaßt werden kann. Demgegenüber stellt der linke Ventrikel ein geometrisch gut definiertes Gebilde dar, weshalb die Volumina schon aus der Ebene, welche die größte Längsachse des linken Ventrikels erfassen läßt (meist RAO 30°), mit großer Genauigkeit bestimmt werden können.

Linksventrikuläres Volumen

$$V = \frac{4}{3} \pi \times \frac{D}{2} \times \frac{D}{2} \times \frac{L}{2} \quad (4)$$

Aus dem Differenzbetrag der linksventrikulären enddiastolischen und endsystolischen Volumina läßt sich die Auswurfleistung des linken Ventrikels bestimmen, die in der prä- und postoperativen Beurteilung sowohl bei Herzfehlern als auch bei koronarer Herzerkrankung und bei Kardiomyopathien von wesentlicher Bedeutung ist. Die Auswurfleistung läßt sich heute jedoch mit großer Genauigkeit und gut reproduzierbar auch nicht-invasiv (mittels Radionuklidventrikulographie und Echokardiographie) bestimmen.

3.6.5.5 Bestimmung von linksventrikulären Kontraktilitätsparametern

Die Bestimmung der Kontraktilität ist großen Fehlern unterworfen, da viele kardiale und extrakardiale Faktoren permanenten Einfluß auf den Füllungsdruck und die Förderleistung nehmen, wie z.B. Schwankungen des Blutvolumens, der Sauerstoffversorgung, des Sauerstoffverbrauches, der Atmung sowie auch wesentliche neurohormonale Größen. Eine näherungsweise Beschreibung der Kontraktilität gelingt durch die Kombination von geschwindigkeitsbezogenen Parametern der isovolumetrischen Phase und auch der Austreibungsphase. Hierzu kann z.B. die maximale Verkürzungsgeschwindigkeit der kontraktilen Elemente in ihrer Beziehung zur Wandspannung gemessen werden, wozu die Bestimmung des enddiastolischen Volumens und die Messung des Druckes in der isovolumetrischen Phase mit Hilfe eines Tip-Manometers notwendig ist.

Über die Bestimmung des enddiastolischen und endsystolischen Volumens sowie der Austreibungszeit kann etwas einfacher die zirkumferenzielle Faser-Verkürzungsgeschwindigkeit berechnet werden.

Relative Verkürzungsgeschwindigkeit

$$V_{CF} = \frac{2\pi \times dr_i/dt}{2\pi \times r_i} \quad [circ/s] \quad (5)$$

Recht einfach kann die regionale Ventrikelfunktion z.B. über die Berechnung der Halbachsenverkürzung beschrieben werden. Die Bestimmung regionaler Funktionsparameter ist besonders in der Funktionsdiagnostik der koronaren Herzerkrankung von Bedeutung.

3.6.5.6 Bestimmung der Sauerstoffsättigung

Die Bestimmung der Sauerstoffsättigung kann arteriell und auch gemischt-venös erfolgen, wobei eine gute Abschätzung des Herzminutenvolumens möglich ist. Hierzu wird zusätzlich die Sauerstoffaufnahme gemessen.

Herzminutenvolumen

$$HMV = \frac{O_2\text{-Verbrauch (ml/min)}}{AVD_{O2} \text{ (ml/100 ml)} \times 10} \quad [l/min] \quad (6)$$

Beim Vorliegen eines Shuntvitiums wird die O_2-Sättigung an verschiedenen Punkten im Bereich der großen Venen sowie an verschiedenen Stellen im Bereich der Herzhöhlen durchgeführt. Hierbei kann eine Berechnung des Shuntvolumens und auch der Widerstände im großen und kleinen Kreislauf vorgenommen werden, was auch heute noch für die Operationsindikation von gewisser Bedeutung ist, während die Lokalisationsdiagnostik eines intrakardialen Shunts heutzutage schon besser mit Farbdopplerechokardiographie gelingt.

Abschätzen eines Links-rechts-Shunts

Prozentualer Shunt =

$$\frac{\% \; HbO_2 \; in \; PA - \% \; HbO_2 \; venös}{\% \; HbO_2 \; arteriell - \% \; HbO_2 \; venös} \times 100 \quad (7)$$

3.6.6 Komplikationen bei invasiver Diagnostik

Lokale Veränderungen an der Punktionsstelle sind heute die häufigsten Komplikationen des Herzkatheterismus, nachdem Thrombosen und Embolien durch eine konsequente Heparinisierung in ihrer Inzidenzrate erheblich vermindert werden konnten. Am häufigsten treten bleibendes Druckgefühl und Mißempfindungen mit derber Induration des Gefäßstranges als Residuen perivaskulärer Hämatome in der Regio subinguinalis auf. Bei längerem Liegen größerer Gefäßschleusen, z. B. im Rahmen von kardiologischen Interventionsmaßnahmen, sind embolische Verschlüsse der Arteria poplitea beschrieben worden, Thrombosierungen längs der Schleuse, häufiger ein Aneurysma spurium und AV-Fisteln. Gerade bei arteriosklerotischen Gefäßen wird durch den Führungsdraht häufig eine Gefäßdissektion erzeugt. Oftmals heilen diese Dissektionen erstaunlich komplikationsarm ab. Auch Lungenembolien werden als nicht seltene Ereignisse nach Katheteruntersuchungen beschrieben, gerade wenn durch längere Kompression der Arterie in der benachbarten tiefen Vene eine ausgedehnte Thrombusbildung eintritt. Seltener kann auch bei Patienten mit prädisponierenden Vorerkrankungen, wie z. B. einem Diabetes mellitus, eine ausgedehnte Lokalinfektion mit der Ausbildung eines komplizierten Abszesses folgen, selten ist auch eine Sepsis beschrieben worden.

Zu den kardialen Komplikationen gehört die Auslösung von Extrasystolen durch mechanische oder auch reflektorische Reize bis hin zu schweren Arrhythmien und auch Kammerflimmern. Gelegentlich werden Intimaverletzungen von Aorta und Koronargefäßen erzeugt, insbesondere im Rahmen von Interventionsmaßnahmen. Hierunter werden häufiger Myokardinfarkte verzeichnet, als durch thrombotisches oder atheromatöses Material.

Diese Embolisationen können auch zu cerebrovaskulären Komplikationen führen, weitere Allgemeinkomplikationen können mit einer Kontrastmittelallergie, mit akutem Nierenversagen, mit Luftembolien oder auch Embolisation von Kathetermaterial in Zusammenhang gebracht werden. Schwere Komplikationen unterschreiten nach heutigen Sammelstatistiken ein Niveau von 0,1% der Gesamtkatheterzahl in Zentren mit routinemäßigem Einsatz.

Eine Sonderstellung nehmen die Komplikationen bei transseptaler Punktion ein. Hierbei kann durch eine fehlerhafte Positionierung der Punktionsnadel die Wand des rechten Vorhofes perforiert werden, wobei das Perikard mit der sich entwickelnden Folge eines Hämoperikards und einer Herzbeuteltamponade punktiert werden kann. Wird die Punktionsnadel fälschlicherweise etwas zu weit ventral und kranial positioniert, kann eine Punktion der Aortenwurzel, seltener auch des Truncus pulmonalis erfolgen. Diese Fehlpunktionen werden üblicherweise rasch an der veränderten Druckkurve erkannt, die durch den Brockenbrough-Katheter registriert wird. Falls jedoch nur eine gedämpfte Druckregistrierung oder keine Druckregistrierung gelingt, kann die Fehlpunktion dann deletäre Folgen haben, wenn der Katheter endgültig über die Punktionsnadel fehlplaziert wird.

Literatur

1. Bailey CP, May A, Lemmon W (1957) Survival after coronary endarterectomy in man. J Am Med Ass 164:641
2. Bayer O (1951) Die Bedeutung des Herzkatheterismus für die Diagnostik angeborener Angiokardiopathien. Dtsch Med Wochenschr 101
3. Bayer O, Wolter HH (1953) Über den diagnostischen Wert des Herzkatheterismus bei den erworbenen Klappenfehlern des Herzens. Die Medizinische Nr. 29/30
4. Bayer O, Landen HC, Dortmann A, Effert S (1950) Zur Diagnostik angeborener Herz- und Gefäßmißbildungen: I. Mitteilung: Herzkatheterismus, Blutgasanalyse und intrakardiale Druckmessung als Hilfsmittel zur Erkennung angeborener Mißbildungen des Herzens und der großen Gefäße. Arch Kreislaufforsch 16:319
5. Bayer O, Drewes J, Effert S (1952) Der Katheterismus des rechten Herzens. Technik, Zwischenfälle, Indikation. Münch Med Wochenschr 801
6. Bayer O, Wolter HH, Teige I, Rippert E (1952) Die Berechnung der Klappenöffnungsfläche stenosierter Herzklappen, demonstriert am Beispiel der Stenose der Mitralis und Pulmonalis. Z Kreislaufforsch 41:926
7. Bayer O, Loogen F, Rippert R, Wolter HH (1953) Klinische und physiologische Untersuchungsergebnisse beim Vorhofseptumdefekt (Bericht über 16 Fälle). Z Kreislaufforsch 42:335
8. Bichat X (1822) Recherches physiologiques sur la vie et la mort
9. Brockenbrough EC, Braunwald, Ross J Jr (1962) Transseptal left heart catheterization. A review of 450 studies

and description of an improved technique. Circulation 25:15

10. Castellanos A, Garcia A (1937) La angiocardiografia radio-opaca. Arch Soc Estud Clin Habana 31:462
11. Chauveau JB, Marey EJ (1862) Appareils et expériences cardiographiques. Mem Aca Imp Med 26:151
12. Cournand A, Ranges HA (1941) Catheterization of the right auricle in man. Proc Soc Exper Med 46:462
13. Dieffenbach JF (1832) Physiologisch-chirurgische Betrachtungen bei Cholera-Kranken. Cholera-Archiv 1.1:86–105
14. Fick A (1870) Über die Messung des Blutquantums in den Herzventrikeln. Sitz Ber Phys-Med Ges Würzburg 16
15. Fitzpatrick HF (1949) A small plastic tubing technique for right and left heart catheterization. Fred Proc 8:46
16. Forssmann W (1929) Die Sondierung des rechten Herzens. Klin Wochenschr 8:2085
17. Hellems HK, Haynes FW, Dexter L (1949) Pulmonary „capillary" pressure in man. J Appl Physiol 2:24
18. Hoff H (1963) The early history of cardiac catheterization. Arch Int Hist Sci 16:377–404
19. Hoyos JM, DelCompo CG (1948) Angiography of the thoracic aorta and coronary vessels with direct injection of an opaque solution into the aorta. Radiology 50:211
20. Klein O (1930) Sitzungsbericht des Vereins Deutscher Ärzte in Prag. November 1929. Bericht in der Medizinischen Klinik, 1929, Nr. 49. Münch Med Wochenschr 77:4
21. Klein O (1930) Zur Bestimmung des zirkulatorischen Minutenvolumens beim Menschen nach dem Fickschen Prinzip. Münch Med Wochenschr 77:4
22. Löffler L (1943) Die Kontrastmitteldarstellung der Herzhöhlen und der Lungengefäße am lebenden Menschen. 65. Tagung der Deutschen Gesellschaft für Chirurgie, Dresden, 1943
23. McMichael J, Sharpey-Schafer EP (1944) The action of intravenous digoxin in man. Q J Med 13:1123
24. Moniz E, Carvalho L de, Lima A (1931) Angiopneumographie. Presse Med 39:996
25. Radner S (1945) An attempt at the roentgenologic visualization of coronary blood vessels in man. Acta Radiol 26:497
26. Rentrop P, Blanke H, Karsch KR, Kreuzer H (1979) Initial experience with transluminal recanalization of the recently occluded infarct-related coronary artery in acute myocardial infarction. Clin Cardiol 2:92
27. Roskamm H, Weidemann H, Meinecke B, Petersen J, Reindell H (1970) Diagnostik einer beginnenden Herzinsuffizienz mit Hilfe des Einschwemmkatheterverfahrens. Z Kreisl Forsch 59:119
28. Sones FM, Shirey EK (1962) Cine coronary arteriography. Mod Conc Cardiovasc Dis 31:735
29. Sones FM, Shirey EK, Proudfit WL, Westcott RN (1959) Cine coronary arteriography. Circulation 20:773
30. Swan HJC, Ganz W, Forrester J, Marcus H, Diamond G, Chonette D (1970) Catheterization of the heart in man with use of a flow-directed balloon-tipped catheter. New Engl J Med 283:447
31. Thal AP, Richards LS, Greenspan R, Murray MJ (1958) Arteriographic studies of the coronarcy arteries in ischemic heart disease. J Am Med Ass 168:2104
32. Vineberg AM (1946) Development of anastomosis between coronry vessels and transplanted internal mammary artery. Canad Med Ass J 55:117
33. Wolter HH, Bayer O, Loogen F, Rippert R (1953) Die sogenannte Pulmonalkapillardruckkurve und ihre Beziehung zur Druckkurve des rechten und linken Vorhofs. Cardiologia 23:21

3.7 Kontrastmittel in der Herzdiagnostik: Eigenschaften und pharmakologische Grundlagen

U. SPECK

Die verbreiteten radiologischen Untersuchungsmethoden des Herzens und der großen Gefäße können durch die Anwendung kontrastgebender Substanzen entweder in ihrer Aussagekraft wesentlich verbessert werden oder sind sogar ohne Kontrastmittel undenkbar. Andererseits wurden Kontrastmittel i. allg. nicht in erster Linie für die Darstellung des Herzens entwickelt. Wegen der ganz besonderen Anforderungen an die Verträglichkeit der Kontrastmittel zur Darstellung des Herzens und seiner Gefäße sind nicht alle im Handel befindlichen Produkte gleichermaßen dafür geeignet. Eine Beschreibung der in Frage kommenden Kontrastmittel und ihrer Wirkungen auf das Herz und den übrigen Organismus soll helfen, die für die Untersuchungen geeignetsten Produkte auszuwählen und Patienten, für die die Anwendung eines Kontrastmittels ein spezielles Risiko darstellt, möglichst zu erkennen.

3.7.1 Röntgenkontrastmittel für die Kardioangiographie

Die derzeit im Handel befindlichen Kontrastmittel teilen sich in 3 Gruppen (Tabelle 8):

– Die konventionellen, ionischen Kontrastmittel,
– das ionische, dimere Ioxaglat,
– die nichtionischen Kontrastmittel.

Alle im weiteren Sinne für die Kardioangiographie geeigneten Röntgenkontrastmittel müssen eine ausreichend hohe Jodkonzentration aufweisen, um einerseits feine Seitenäste der Koronararterien darzustellen, andererseits bei der Ventrikulographie und bei der Darstellung großer Gefäße trotz starker Verdünnung noch eine ausreichende Kontrastdichte zu gewährleisten. Wünschenswert sind 370 mg Jod/ml; unter bestimmten Umständen können auch

Tabelle 8. Kontrastmittel für die Angiokardiographie

Salze	Kation	Natrium	
		Meglumin	
	Säure	Amidotrizoat = Diatrizoat	Urografin 76 Renografin 76
ionisches Dimer		Ioxaglat	Hexabrix (320)
nichtionisches Kontrastmittel		Iopamidol	Solutrast-370
		Iohexol	Omnipaque-350
		Iopromid	Ultravist-370

Tabelle 9. Osmolalität und Viskosität unterschiedlicher Kontrastmittel für die Kardioangiographie

Kontrastmittel/ Jodkonzentration	Osmolalität (mosm/kg H_2O)	Viskosität CP bei 37 °C
Urografin 76 (370)	2100[b]	8,9[b]
Hexabrix (−320)	580[b]	7,5[a]
Omnipaque-350	823[b]	10,5[a]
Solutrast-370	832[b]	9,5[a]
Ultravist-370	774[b]	9,5[b]

[a] Angaben des Herstellers.
[b] Messungen Schering AG.

niedrigere Konzentrationen ausreichen, etwa 350 oder sogar nur 320 mg Jod/ml. Deutlich höhere Jodkonzentrationen sind vor allem wegen der rasch zunehmenden Viskosität und zunehmender Verträglichkeitsprobleme nicht erwünscht.

Bei den ionischen Kontrastmitteln ist außerdem eine dem Blutserum annähernd entsprechende Natriumionenkonzentration Voraussetzung für die Eignung in der Kardioangiographie. Unter Berücksichtigung dieser Aspekte verbleiben von den zahlreichen Zubereitungen der einzelnen ionischen Kontrastmittel jeweils allenfalls eine einzige für die Kardioangiographie. In tierexperimentellen Untersuchungen konnte gezeigt werden, daß neben der Wahl des geeigneten Verhältnisses von Natrium zu Meglumin auch die Wahl der Kontrastmittelsäure einen Einfluß auf die Verträglichkeit hat [2, 45]. Die verbreitete Anwendung von Urografin 76 in der Kardioangiographie läßt sich durch die Wahl der geeigneten Natriumkonzentration und die gute Herzverträglichkeit der Amidotrizoesäure erklären. Natriummegluminioxaglat bietet darüber hinaus den Vorteil einer geringeren Osmolalität (Tabelle 9).

Die nichtionischen Röntgenkontrastmittel sind durchweg auch in der Kardioangiographie besser verträglich als die ionischen Kontrastmittel [28]. Sie stellen den größten Fortschritt in der Entwicklung der Kontrastmittel seit Einführung des Urografin Anfang der fünfziger Jahre dar.

3.7.2 *Wirkungen der konventionellen Kontrastmittel auf Herz und Kreislauf*

Die Beeinträchtigungen der Herzfunktionen durch Röntgenkontrastmittel im Laufe angiographischer und speziell kardioangiographischer Untersuchungen ist in den vergangenen 25 Jahren tierexperimentell und klinisch sorgfältig erforscht worden. Die meisten Arbeiten zu diesem Thema beziehen sich auf die konventionellen ionischen Kontrastmittel, insbesondere Megluminnatriumamidotrizoat. Die im folgenden beschriebenen Wirkungen treten unter den neuen nichtionischen Kontrastmitteln nur noch in stark vermindertem Ausmaß oder nicht mehr auf.

Bei angiographischen Untersuchungen sind das ganze Herz oder ausgewählte Gefäßgebiete zunächst kurzzeitig einer mehr oder weniger hohen Kontrastmittelkonzentration ausgesetzt. Die Wirkung der Kontrastmittel hängt wesentlich davon ab, wie das Kontrastmittel injiziert wird (Tabelle 10).

Bei der Injektion des Kontrastmittels vor das rechte Herz, in die rechte Herzkammer, die A. pulmonalis oder den linken Ventrikel gelangt die Kontrastmittellösung nur noch deutlich verdünnt in die Koronargefäße. Dennoch treten einige der auch in der Koronarographie beobachteten direkten Wirkungen des Kontrastmittels auf das Herz auf. Die schnelle intravenöse Injektion von 1 ml/kg Megluminnatriumamidotrizoat (370 mg Jod/ml) führte bei Hunden zu einer kurzzeitigen Minderung der Kontraktilität des Myokards und zu einem entsprechenden Abfall des systolischen Blutdruckes; etwas später stiegen dann kompensatorisch Kontraktilität und Druck über die Vorwerte an. Nahezu gleichzeitig mit der Kontraktilitätsminderung kommt es zu der bekannten, osmotisch bedingten peripheren Vasodilatation und einer Steigerung des Blutflusses, die den anfangs beobachteten Blutdruckabfall verstärkt [11]. Klinisch ist zusätzlich über ein gehäuftes Auftreten von pectanginösen Beschwerden bei Patienten mit koronarer Herzerkrankung berichtet worden [7].

In der Koronarographie sind 3 Qualitäten von direkten Wirkungen des Kontrastmittels auf das Herz zu unterscheiden: Die Beeinflussung der Reizentstehung bzw. Reizleitung, die Beeinflussung der mechanischen Leistungen [24] und metabolische Veränderungen.

Tabelle 10. Wirkung von konventionellen Kontrastmitteln (Megluminnatriumamidotrizoat) auf das Herz

Injektionen	Herz direkte Wirkung	Folgewirkung und Kompensation	Periphere Wirkung
i.v. V. cava rechter Vorhof	Kontraktilitätsminderung Druckabfall (systolisch)	Kontraktilitätssteigerung Druckerhöhung u.U. anginöse Beschwerden	Vasodilatation Blutdruckabfall
Koronararterien	Verlangsamung des Sinusrhythmus bis Stillstand	Bradykardie Herzstillstand Kammerflimmern	–
	Verminderung der Leitungs- geschwindigkeit		
	ST-Strecken und T-Wellen- Abflachung		
	Verlängerung der Aktionpoten- tialdauer		
	Erhöhung des Na/Ca^{++}	Kontraktilitätsminderung Blutdruckabfall, Zunahme des linksventrikulären enddiast. Drucks	
	Steigerung des koronaren Blut- flusses		
Linker Ventrikel	Herzfrequenzminderung	kurzzeitig; keine Blutfluß- steigerung;	Vasodilatation Blutflußsteigerung Blutdruckabfall
	Kontraktilitätsminderung	Abnahme des systolischen Blut- drucks, linksventrikulärer enddiastolischer Druck steigt	

Kontrastmittel wie Urografin können zu einer Verlangsamung des Sinusrhythmus führen und gegebenenfalls zu dessen vollständiger Unterbrechung, ohne daß dafür vorher Anzeichen erkennbar wären. Der Effekt setzt sich aus 2 Teilwirkungen zusammen: einem offenbar stärkeren direkten Einfluß auf den Sinusknoten, wenn das Kontrastmittel beim Hund nur in den den Sinusknoten versorgenden Seitenast der rechten schwächeren Koronararterie injiziert wurde und einem über einen Reflexmechanismus vermittelten Effekt, wenn das Kontrastmittel in die linke Koronararterie injiziert wird, die den Sinusknoten nicht erreicht [8, 10, 40]. Weiterhin kommt es zu einer Verlangsamung der Reizleitung in unterschiedlichen Bereichen zwischen dem Sinusknoten und dem Myokard [5, 8] und einer Hyperpolarisation bzw. Verlängerung der Aktionspotentialdauer der Myokardzellen [10, 43, 44]. Arrhythmien einschließlich der Bradykardie treten beim Hund und Menschen am ehesten nach Injektion in die rechte Koronararterie auf, die den Sinusknoten und wesentliche Teile des Reizleitungssystems versorgt.

Die zweite auffällige Wirkung der konventionellen Kontrastmittel im Laufe der Koronarangiographie ist die Minderung der Kontraktilität. Sie wird auf eine Beeinflussung des Na^+/Ca^{++}-Quotienten im Myokard zurückgeführt [28]. Die Minderung der Kontraktilität des Herzens verursacht einen Blutdruckabfall, eine Zunahme des linksventrikulären enddiastolischen Druckes und andere Veränderungen. Sie hält nur wenige Sekunden an. Der Blutdruckabfall als Folge der Kontraktilitätsminderung ist nicht von einer Zunahme des peripheren Blutflusses begleitet, wie sie für die hochdosierte intravenöse oder linksventrikuläre Kontrastmittelinjektion typisch ist [10]. Andererseits führt die selektive Injektion der ionischen wie der nichtionischen Kontrastmittel zu einer Steigerung des koronaren Blutflusses [28].

Schließlich wurden in klinischen Studien metabolische Veränderungen nach Injektion ionischer Kontrastmittel beschrieben, die einige Zeit anhielten [3]. Veränderungen im EKG, wie eine Abflachung der ST-Strecke und T-Wellen [33] deuten auf kurzzeitige Ischämie, die sich ebenfalls im Stoffwechsel bemerkbar machen könnte.

Bei der Ventrikulographie überlagern sich die direkten, nur Sekunden anhaltenden Wirkungen des Kontrastmittels am Herzen (Bradykardie und Kontraktilitätsminderung) mit den länger dauernden peripheren Wirkungen (Vasodilatation). Das Ergebnis können Blutdruckabfall und Tachykardie sein [5, 10]. Die direkten Wirkungen des Kontrastmittels auf das Herz sind bei der Lävokardiographie zwar durchaus nachweisbar, aber bei weitem

Tabelle 11. Wirkungen der Komponenten und Eigenschaften der Kontrastmittel auf Herz und Kreislauf

Kontrastmitteleigenschaften	Wirkung auf das Herz Elektrophysiologie	Mechanik	Periphere Wirkungen
Elektrolytgehalt Kalzium^{++}	Ca^{++}-Mangel verstärkt die arrhythmogene Wirkung der Kontrastmittel, Kammerflimmern; osmotisch bedingte Bradykardie durch Ca^{++}-Zusatz nicht zu vermindern	Verminderung bewirkt Abnahme der Kontraktilität des Myokards. Zunahme der intrazellulären Ca^{++}-Konzentrationen verursacht Zunahme der Kontraktilität	
Natrium^{++}	Unphysiologisch hohe ($>200-250$ m Äquivalent) Natriumkonzentrationen und zu niedrige Na-Konzentrationen (<40 m Äquivalent) führen verstärkt zu Kammerflimmern	Natrium$^+$ wirkt kontraktilitätsmindernd	Hohe Natrium$^+$-Konzentrationen hypertoner Kontrastmittel bewirken stärkere Vasodilatation; Blutdruckabfall
Sonstige physiologische Ionen	Hyperpolarisation und Verlängerung der Aktionspotentialdauer von Myokardzellen durch Hypokaliämie bzw. Hyponatriämie bedingt	Mg^{++}, K$^+$ ohne erkennbaren Einfluß	
Osmotischer Druck	Verlangsamung oder Unterbrechung des Sinusrhythmus, Verzögerung der AV-Überleitung	Erhöht die Kontraktilität; vermutlich durch Wasserverschiebung aus der Myokardzelle Anstieg der intrazellulären Ca^{++}-Konzentration	Vasodilatation, Blutdruckabfall
Chemotoxizität	Alle Arten von Arrhythmien		Vasodilatation
Viskosität	Langsameres Abströmen aus Kapillaren (Koronarographie), länger anhaltende Gefäßdarstellung, verlängerte Kontraktionszeit, verstärkte sonstige Wirkungen		—

nicht so ausgeprägt wie in der Koronarographie. Zusätzlich tritt bei der Lävokardiographie fast regelmäßig ein starkes Hitzegefühl auf, das naturgemäß tierexperimentell nicht erfaßt wird.

3.7.3 Eigenschaften der Kontrastmittel, die für die Kardioangiographie von Bedeutung sind (Tabelle 11)

Im Gegensatz zu anderen Organen und Gefäßgebieten genügt beim Herzen eine kurzfristige Veränderung des Ionengleichgewichts durch das Perfusionsmedium, um die Funktion gravierend zu stören. Bei den ionischen Kontrastmitteln ist die Natriumkonzentration in der Injektionslösung von gro-

ßer Bedeutung, da sowohl eine gegenüber dem Blut zu niedrige als auch eine zu hohe Natriumkonzentration zu Nebenwirkungen führt. Während sich reine Megluminsalze z. B. in der zerebralen und peripheren Angiographie noch am besten bewährt haben, verursachen sie in der Kardioangiographie, und zwar insbesondere bei der Darstellung der rechten Koronararterie, vermehrt Kammerflimmern [2, 22, 31]. Andererseits wirken Kontrastmittel mit Natriumionenkonzentrationen höher als der Plasmaspiegel kardiodepressiv, was sich durch die Erhöhung des Na$^+$/Ca^{++}-Quotienten erklären läßt. Da Natriumsalze im Fall der stark hypertonen, konventionellen Kontrastmittel auch eine noch stärkere periphere Vasodilatation verursachen als

Megluminsalze, kann es insgesamt zu einem sehr starken anhaltenden Blutdruckabfall kommen.

Es war zunächst erstaunlich, daß nichtionische Kontrastmittel auch ohne Natriumionen sehr gut vertragen werden. Inzwischen konnte allerdings tierexperimentell gezeigt werden, daß der Zusatz von Natrium in geringer Konzentration die ohnehin geringe arrhythmogene Wirkung der nichtionischen Kontrastmittel zumindest unter den Bedingungen einer länger anhaltenden Perfusion der Koronararterien mit dem Kontrastmittel weiter vermindert [18]. Das Herz reagiert ebenfalls sehr empfindlich auf Änderungen der Kalziumionenkonzentration. Die Ursache einer Änderung der Kalziumionenkonzentration in der Kardioangiographie ist in erser Linie die Kalziumbindung durch die Kontrastmittellösung selbst. Die Kontrastmittellösungen enthalten i. allg. keine Kalziumionen (Ausnahme Isopaque Coronar, das allerdings sehr stark bradykard wirkt und deshalb wenig Bedeutung erlangt hat). Darüber hinaus wurden den Kontrastmitteln früher kalziumbindende Komplexbildner zugesetzt, die nach der Injektion die Konzentration des freien Kalzium im Plasma vermindern. Am ausgeprägtesten ist das bei dem Präparat Renografin (Squibb, USA), das außer dem Komplexbildner Na_4 EDTA noch Zitratpuffer enthält, der ebenfalls Kalzium komplexiert. Auch die Kontrastmittelsäuren selbst komplexieren Kalzium [20, 43]. Alles in allem vermindern die ionischen Kontrastmittel die Konzentration des verfügbaren Kalziums. Das wirkt sich in einer Minderung der Kontraktionskraft des Myokards [24, 28] und unter experimentellen Bedingungen in einer größeren Häufigkeit von Kammerflimmern aus [21, 35]. Durch die Vermeidung kalziumbindender Zusätze lassen sich Häufigkeit und Stärke von Nebenwirkungen in der Kardioangiographie deutlich senken. Der Zusatz von Kalziumionen zu den Kontrastmitteln führt zu einer weiteren Reduktion der Kontraktilitätsminderung, ohne daß diese Nebenwirkung bei den konventionellen Kontrastmitteln jedoch ganz zu beseitigen wäre [36, 45]. Der Zusatz von Magnesium^{++} und Kalium$^+$ blieb bei der Darstellung der linken Koronararterie des Hundes ohne nachweisbaren Zusatznutzen [36]. Andererseits wurden Veränderungen der elektrischen Erregbarkeit der Myokardzellen wie Hyperpolarisation nach Injektion konventioneller Kontrastmittel in die linke Koronararterie unter anderem auf eine Hypokaliämie zurückgeführt [43, 44].

Neben der Beeinflussung der Elektrolytkonzentration spielt die Osmolalität der Kontrastmittel eine wesentliche Rolle für die Wirkungen auf das Herz. Alle heute für die Kardioangiographie verfügbaren Röntgenkontrastmittel sind hyperton (Tabelle 9), wenn auch deutliche Unterschiede zwischen dem Urografin 76 (2100 mosm/kg Wasser) und den nichtionischen Kontrastmitteln (ca. 600 – 850 mosm/kg Wasser) bestehen. Die auffallendste und relativ gefährlichste Wirkung der stark hypertonen konventionellen Kontrastmittel ist die plötzliche Unterbrechung des Sinusrhythmus verbunden mit Verzögerungen der Reizleitung und Reizübertragung. Häufiger und klinisch weniger auffällig ist die Verlangsamung des Sinusrhythmus und Verzögerung der AV-Überleitung. Diese Wirkungen sind eindeutig auf den hohen osmotischen Druck der Kontrastmittel zurückzuführen, wie Versuche mit hypertonen Glukose- oder Mannitlösungen gezeigt haben [8, 40]. Hypertone Lösungen wirken positiv inotrop [10, 24]. Die kontraktilitätssteigernde Wirkung wird durch eine Erhöhung der Kalzium^{++}-Konzentrationen in den Herzmuskelzellen erklärt, die ihrerseits durch den osmotisch bedingten Wasserentzug verursacht wird [28]. Unklar bleibt, warum hypertone konventionelle Kontrastmittel selbst nach Zusatz von Kalzium noch negativ inotrop wirken.

Hypertone Kontrastmittel verursachen eine Vasodilatation sowohl der direkt perfundierten Koronararterien als auch, nach höherer Dosierung z. B. bei der Ventrikulographie, in der Peripherie.

Außerordentlich auffällig war die unterschiedliche Herzverträglichkeit der konventionellen Kontrastmittelsäuren wie sie z. B. bei Koronarographien am Kaninchen beobachtet wurde [2]. Einzelne Kontrastmittel, die sich in ihrer chemischen Struktur nur wenig unterschieden, lösten sehr viel häufiger oder seltener Arrhythmien aus. Die Wahl des Meglumin-Natrium Amidotrizoat (Urografin 76) für die Kardioangiographie ist aus dieser Untersuchung gut abzuleiten.

Bei einem Vergleich der nichtionischen Kontrastmittel fanden sich bisher keine Hinweise auf Wirkungen, die nicht durch die physikochemischen Eigenschaften der Lösungen zu erklären wären [28]. Anzeichen chemotoxischer Wirkungen der in Tabelle 8 und 9 aufgeführten, gut verträglichen nichtionischen Kontrastmittel gibt es in der Kardioangiographie nicht.

Die Viskosität von Kontrastmitteln, wie sie in der Kardioangiographie benötigt werden, ist einerseits für die Injizierbarkeit, aber auch für die Darstellungsqualität und Verträglichkeit von Bedeutung. Eine Viskosität des Kontrastmittels von 10 cP bei 37 °C darf schon aus technischen Gründen nicht wesentlich überschritten werden. Da die Viskosität mit steigender Konzentration überproportional zunimmt, ist bei einigen Produkten bereits auf die Einführung der als Standard anzusehenden Konzentration mit 370 mg Jod/ml verzichtet worden (Tabelle 9). Viskösere Kontrastmittel werden langsamer aus engen Gefäßen ausgewaschen. Sie erzeugen damit eine länger anhaltende Darstellung [19], haben aber auch mehr Gelegenheit, Nebenwirkungen zu verursachen.

Nichtionische Kontrastmittel wie Iohexol, Iopamidol und Iopromid enthalten kein kardiodepressiv wirksames Natrium. Sie verursachen überraschenderweise auch nicht die von den reinen Megluminsalzen bekannten Arrhythmien. Sie binden kein Kalzium. Ihre Lösungen mit 350 – 370 mg Jod/ml sind noch immer hyperton gegenüber dem Blut, jedoch in wesentlich geringerem Maß als z. B. Urografin 76.

Die verfügbaren nichtionischen Kontrastmittel üben nur eine sehr geringe Wirkung auf die Reizentstehung, Reizleitung und Reizübertragung aus. Das gilt auch für das ischämische Herz [41]. Unter den unterschiedlichen experimentellen Bedingungen wirken sie meist leicht positiv [9, 28], gelegentlich auch etwas negativ inotrop [36, 45]. Bedingt durch die geringere Osmolalität verursachen sie weniger Vasodilatation als konventionelle Kontrastmittel, obwohl die Vasodilatation noch die auffälligste Nebenwirkung der nichtionischen Kontrastmittel ist.

Neben den Kontrastmittelwirkungen selbst sind Interaktionen der Kontrastmittel mit Therapeutika zu beachten. Die hemmende Wirkung des Kalziumantagonisten Verapamil auf die elektrophysiologischen und mechanischen Funktionen des Herzens addiert sich zu der Wirkung der stark hypertonen Kontrastmittel. Nichtionische Kontrastmittel verursachen keine zusätzlichen Effekte zum Verapamil [12, 23].

Alpha- oder Betaagonisten oder Antagonisten beeinflußten die Verträglichkeit von intravenös injiziertem Megluminamidotrizoat bei Mäusen nur sehr wenig [38].

3.7.4 Sonstige unerwünschte Nebenwirkungen der Kontrastmittel

Neben den direkten Wirkungen auf das Herz und die Blutgefäße sind auch in der Kardioangiographie eine Reihe von zusätzlichen Nebenwirkungen und Risiken zu bedenken (Tabelle 12). Nebenwirkungen wie Übelkeit und Erbrechen und selbst das Hitzegefühl beunruhigen den Patienten und stören letztlich die Untersuchung. Allergieartige Reaktionen und

Tabelle 12. Sonstige Nebenwirkungen von Kontrastmitteln

Art der Nebenwirkungen	Seltener oder weniger intensiv mit nichtionischen Kontrastmitteln
Hitzegefühl Übelkeit, Erbrechen	ja, sehr deutlich
Allergieartige Reaktionen	ja, sehr deutlich
Hypervolämie	etwas weniger ausgeprägt
Beeinträchtigung der Lungenperfusion und -funktion	bei pulmonaler Hypertonie deutlich
Gerinnungshemmung	deutlich, besonders bei Addition zur Wirkung therapeutischer Antikoagulantien
Beeinflussung der Nierenfunktion	geringer

respiratorische Symptome könne sich zu schwer beherrschbaren Zwischenfällen entwickeln. Ionische Kontrastmittel verursachen in jedem Fall eine mehr oder weniger stark ausgeprägte Gerinnungs- und Thrombozytenaggregationshemmung, die gegebenenfalls in Verbindung mit Antikoagulantien zu Blutungen führen kann. Andererseits schützt die stärkere gerinnungshemmende Wirkung ionischer Kontrastmittel zumindestens unter experimentellen Bedingungen in gewissem Umfang vor der Bildung von Thromben im Katheter. Ob dieser Effekt von klinischer Relevanz ist, ist umstritten. Da die geringere gerinnungshemmende Wirkung der nichtionischen Kontrastmittel letztlich Ausdruck ihrer besseren Verträglichkeit ist, wird im allgemeinen keine Rückkehr zu den ionischen Kontrastmitteln empfohlen. Gute angiographische Technik [30] und ggf. der Zusatz von 3 – 5 IU Heparin/ml zu den nichtionischen Kontrastmitteln [4] beugen der Bildung von Thromben im Katheter mit größerer Sicherheit vor, als die Verwendung der toxischeren ionischen Produkte.

Weiterhin ist zu beachten, daß für kardioangiographische Untersuchungen meist relativ hohe Kontrastmittelmengen je Patient notwendig werden. Unter ungünstigen Umständen kann es zu einer Verschlechterung der Nierenfunktion oder in seltenen Fällen auch zu einem akuten Nierenversagen kommen. Risikofaktoren von seiten der Patienten sind eingeschränkte Nierenfunktion, lange bestehender Diabetes mellitus, höheres Alter, mehrere Untersuchungen mit Anwendung intravasaler Kontrastmittel im Laufe weniger Tage und Dehydration. Die wirksamste Prophylaxe ist eine Begrenzung der Kontrastmitteldosis und eine ausreichende

Flüssigkeitszufuhr auch noch Stunden nach der Untersuchung.

Nichtionische Kontrastmittel verursachen eindeutig weniger Übelkeit und Erbrechen sowie allergieartige Reaktionen. Sie beeinträchtigen die Blutgerinnung weniger. Hitzegefühl und Hypervolämie sind weniger ausgeprägt. Bei venöser Injektion oder Darstellung des rechten Herzens bzw. der A. pulmonalis sind die Wirkungen auf die Lunge deutlich vermindert, was insbesondere bei pulmonaler Hypertonie von Bedeutung sein dürfte [29]. Es war anfangs nicht sicher, ob nichtionische Kontrastmittel unter den Bedingungen der Kardioangiographie besser von den Nieren vertragen werden. Die Nieren müssen über längere Zeit (Halbwertszeit ca. 2 h) große Kontrastmittelmengen ausscheiden. Wegen ihrer geringeren osmodiuretischen Wirkung erreichen nichtionische Kontrastmittel bei hoher Dosierung eindeutig höhere Konzentrationen im Tubulus als ionische Kontrastmittel, müssen also schon aus diesem Grund sehr gut vertragen werden. Die Ergebnisse tierexperimenteller Untersuchungen sind widersprüchlich [32]. Klinische Prüfungen zeigen – wenn als Parameter der Nierenschädigung die Ausscheidung von Enzymen oder β-Microglobulin genommen wird – bei niedriger Dosis eine bessere Verträglichkeit nichtionischer Kontrastmittel [6, 37], bei hoher Dosis keinen Unterschied [15]. Werden Plasmakreatinin und -harnstoff als Kriterien der Nierenverträglichkeit herangezogen, so fanden sich in früheren Studien keine bedeutenden Unterschiede zwischen ionischen und nichtionischen Kontrastmitteln [34]. Inzwischen wurde jedoch eine bessere Verträglichkeit der nichtionischen Kontrastmittel auch im Hinblick auf die Nierenfunktion gezeigt [1, 14].

3.7.5 Neue Entwicklungen

Neuentwicklungen müssen sich an der Qualität der bereits verfügbaren wenig viskösen, niederosmolalen, sehr gut verträglichen nichtionischen Kontrastmittel messen. Tatsächlich ist die Herz-Kreislauf-Verträglichkeit dieser Kontrastmittel so gut, daß es kaum noch gerechtfertigt wäre, ein längeres Referat über ihre Nebenwirkungen zu schreiben. Erstaunlich bleibt dennoch, daß nichtionische Kontrastmittel bisher ohne den Zusatz von Elektrolyten, wie z.B. Natrium$^+$ und Kalzium^{++} gut verträglich sind, während reine Megluminsalze Kammerflimmern verursachen. Es wird geprüft, ob sich die Verträglichkeit nichtionischer Kontrastmittel durch Elektrolytzusätze weiter verbessern läßt.

Auch die heute verfügbaren nichtionischen Kontrastmittel weisen noch bei den in der Kardioangiographie gebräuchlichen Konzentrationen einen gegenüber dem Blut 2,5fach höheren osmotischen Druck auf. Untersuchungen mit nichtionischen dimeren Röntgenkontrastmitteln zeigen, daß nahezu blutisotone Kontrastmittellösungen noch etwas besser vertragen werden [27].

In Zukunft werden sich Kontrastmittel für die Herzdiagnostik nicht nur auf die Röntgentechnik beziehen. Mit Echovist wurde ein erstes Kontrastmittel für die Echokardiographie durch einige europäische Länder zugelassen [15]. Es ist in ähnlich standardisierter Weise zu gebrauchen wie die Röntgenkontrastmittel, basiert aber auf einer Suspension feinster Gasbläschen. Weitere Ultraschall-Kontrastmittel (Levovist, Albunex) befinden sich in fortgeschrittenen Stadien der klinischen Prüfung oder Zulassung [25]. Auch für die Kernspintomographie zeichnet sich ab, daß die Anwendung von Kontrastmitteln für die Herzdiagnostik nützlich sein könnte. In tierexperimentellen Studien wurde gezeigt, daß das paramagnetische Gadolinium DTPA als Indikator für die Perfusion des Myokards geeignet ist [39]. Über die klinische Bedeutung dieser Beobachtungen kann noch wenig gesagt werden.

Literatur

1. Barrett BJ, Carlisle EJ (1993) Metaanalysis of the relative nephrotoxicity of high- and low-osmolality iodinated contrast media. Radiology 188:171–178
2. Carter M, Olin T (1975) Toxicity of roentgen contrast media at selective injection into the coronary artery in the rabbit. Invest Radiol 10:73–79
3. Gertz EW, Wisneski JA, Neese R, Akin JR (1984) Effects of standard ionic and nonionic contrast media on myocardial metabolism. Invest Radiol [Suppl] 19:110–111
4. Grollman JH Jr (1990) Letter to the Editor. Radiology 177:282
5. Hahn N, Raqué B, Schuppert J, Schmidt I, Mählmann J, Logemann N, Potthoff E, Pantenburg R, Stiemert D, Siering T, Steinijans V, Diletti E, Felix R (1981) Contrast media-induced side effects on excitation and conduction of electrical activity in the heart on intracardiac application. Eur J Radiol 1:270–277
6. Hartmann HG, Jutzler GA, Bambauer R, Keller HE, Maruhn D (1984) Enzymbestimmungen im Harn zur Beurteilung der Nierenverträglichkeit des wasserlöslichen Röntgen-Kontrastmittels Iopamidol. Radiologe 24:442–445
7. Hesselink JR, Hayman LA, Chung KJ, McGinnis BD, Davis KR, Taveras JM (1984) Myocardial ischemia during intravenous DSA in patients with cardiac disease. Radiology 153:577–582

8. Higgins CB (1977) Effects of contrast media on the conducting system of the heart. Radiology 124:599–606

9. Higgins CB, Sovak M, Schmidt WS, Kelley MJ, Newell JD (1980) Direct myocardial effects of intracoronary administration of new contrast materials with low osmolality. Invest Radiol 15:39–46

10. Higgins CB (1980) Overview and methods used for the study of the cardiovascular actions of contrast materials. Invest Radiol [Suppl] 15:188–193

11. Higgins CB, Gerber KH, Mattrey RF, Slutsky RA (1982) Evaluation of the hemodynamic effects of intravenous administration of ionic and nonionic contrast materials. Radiology 142:681–686

12. Higgins CB, Kuber M, Slutsky RA (1983) Interaction between verapamil and contrast media in coronary arteriography: comparison of standard ionic and new nonionic media. Circulation 68:628–635

13. Hill JA, Winniford M, Cohen MB, Van Fossen DB, Murphy MJ, Halpern EF, Ludbrook PA, Wexler L, Rudnick MR, Goldfarb S (1993) Multicenter trial of ionic versus nonionic contrast media for cardiac angiography. Amer J Cardiol 72:770–775

14. Katholi RE, Taylor GJ, Woods WT, Womack KA, Katholi CR, McCann WP, Moses HW, Dove JT, Mikell FL, Woodruff RC, Miller BD, Schneider JA (1993) Nephrotoxicity of nonionic low-osmolality versus ionic high-osmolality contrast media. A prospective double-blind randomized comparison in human beings. Radiology 186:183–187

15. Khoury GA, Hopper JC, Varghese Z, Farrington K, Dick R, Iriving JD, Sweny P, Fernando ON, Moorhead JF (1983) Nephrotoxicity of ionic and non-ionic contrast material in digital vascular imaging and selective renal arteriography. Br J Radiol 56:641–635

16. Klow NE, Levorstad K, Berg KJ, Brodahl U, Endresen K, Kristoffersen DT, Laake B, Simonsen S, Tofte AJ, Lundby B (1993) Iodixanol in cardioangiography in patients with coronary artery disease. Acta Radiol 34:72–77

17. Lange L, Fritzsch T, Schartl M, Hilmann I, Rasor J, Reiser J (1984) A new safe contrast agent for echocardiography (SH U 454). Invest Radiol 19:132–133

18. Morris TW (1988) Ventricular fibrillation during right coronary arteriography with Ioxaglate, Iohexol and Iopamidol in dogs. Invest Radiol 23(3):205–208

19. Morris TW, Kern MA, Katzenberg RW (1982) The effects of media viscosity on hemodynamics in selective arteriography. Invest Radiol 17:70–76

20. Morris TW, Sahler LG, Violante M, Fischer HW (1983) Work in Progress: reduction of calcium activity by radiopaque contrast media. Radiology 148:55–59

21. Morris TW, Sahler LG, Whynot LK, Hayakawa K (1984) Contrast media induced fibrillation: comparison of Angiovist 370 and Renografin 76. Radiology 152:203–204

22. Paulin S, Adams DF (1971) Increased ventricular fibrillation during coronary arteriography with a new contrast medium preparation. Radiology 101:45–50

23. Peck WW, Slutsky RA, Mancini GBJ, Higgins CB (1984) Combined actions of verapamil and contrast media on atrioventricular conduction. Influence of osmolality of the media. Invest Radiol 19:202–207

24. Popio KA, Ross AM, Oravec JM, Ingram JT (1978) Identification and description of separate mechanisms for two components of Renografin cardiotoxicity. Circulation 58:520–528

25. Schlief R (1991) Ultrasound contrast agents. Curr Opin Radiol 3:198–207

26. Schraeder R, Abel J, Sievert H, Kober G (1990) Direct effects of contrast media with different osmolality (isotonic, "low", and "high") on the coronary circulation in patients. Eur Heart J 11:381

27. Schräder R, Hoeft T, Wolpers HG, Hellige G (1983) Iodecol: evaluation of the acute cardiac side effects of a new, nearly isoosmotic contrast medium during coronary arteriography in dogs. Naunyn Schmiedebergs Arch Pharmacol 322 [Suppl]:R 48

28. Schräder R, Baller D, Hoeft A, Korb H, Wolpers HG, Hellige G (1983) Reduced side effects of low osmolality non-ionic contrast media in coronary arteriography. Comparative experimental study in dogs. Fortschr Geb Röntgenstr Nuklearmed Ergänzungsband [Suppl] 118:67–77

29. Schräder R, Wolpers HG, Korb H, Hoeft A, Klepzig H, Kober G, Hellige G (1984) Zentralvenöse Injektion großer Kontrastmittelmengen – Vorteile eines niederosmolaren Kontrastmittels bei experimentell erzeugter pulmonaler Hypertonie. Z Kardiol 73:434–441

30. Shoenfeld R (1990) Guidelines for safe use of contrast media in arterial catheterizations. In: Eloy R (ed) Thromboembolic risks in angiography: Role of iodinated contrast media. Springer, Berlin Heidelberg New York Tokyo, pp 68–69

31. Snyder CF, Formanek A, Frech RS, Amplatz K (1971) A role of sodium in promoting ventricular arrhythmia during selective coronary arteriography. AJR 113:567–571

32. Speck U, Mützel W, Press WR (1984) Kidney toxicity testing in animals. Invest Radiol [Suppl] 19:S123

33. Sullivan ID, Wainwhright RJ, Reidy JF, Sowton E (1984) Comparative trial of iohexol 350, a non-ionic contrast medium, with diatrizoate (Urografin 370) in left ventriculography and coronary arteriography. Br Heart J 51:643–647

34. Taliercio CP, Vlietstra RE, Ilstrup DM, Burnett JC, Menke KK, Stensrud SL, Holmes DR jrg (1991) A randomized comparison of the nephrotoxicity of iopamidol and diatrizoate in high risk patients undergoing cardiac angiography. JACC 17(2):384–390

35. Thomson KR, Violante M, Kenyon T, Fischer HW (1977) Reduction in ventricular fibrillation using calcium-enriched Renografin 76. Invest Radiol 12:439

36. Trägardh B, Almen T, Lynch P (1975) Addition of calcium or other cations and of oxygen to ionic and non-ionic contrast media. Invest Radiol 10:231–238

37. Uthmann U, Geisen HP, Glück E, Bürk R (1984) Vergleich der renalen Wirkung nieder- und hochosmolaler Röntgenkontrastmittel. Urologe [B] 24:291–296

38. Virkkunen P, Luostarinen M, Johansson G (1984) Diazepam, alpha and beta neurotransmission modifying drugs and contrast media mortality in mice. Acta Radiol (Diagn) 25:249–251

39. Wesbey GE, Higgins CB, McNamara MT, Engelstad BL, Lipton MJ, Sievers R, Ehman RL, Lovin J, Brasch

RC (1984) Effect of gadolinium-DTPA on the magnetic relaxation times of normal and infarcted myocardium. Radiology 153:165−169

40. White CW, Eckberg DL, Inasaka T, Abboud FM (1976) Effects of angiographic contrast media on sino-atrial nodal function. Cardiovasc Res 10:214−223
41. Wolf GL, Mulry CS, Laski PA, Kilzer K (1983) Changes in ventricular fibrillation threshold induced by contrast agents during acute coronary artery occlusion. Invest Radiol 18:145−148
42. Wolpers HG, Hunneman DH, Stellwaag M, Hellige G (1981) Calcium binding by arteriography contrast media. J Pharm Sci 70:231−232
43. Wolpers HC, Baller D, Ensink FBM, Hoeft A, Korb H, Hellige G (1982) Einfluß von Röntgenkontrastmitteln auf das Membranpotential am schlagenden Herzen. Z Kardiol 71:82−86
44. Wolpers HG, Baller D, Hoeft A, Korb H, Schräder R, Zipfel J, Hellige G (1984) The effect of ion composition on cellular membrane potentials during selective coronary arteriography. Invest Radiol 19:291−295
45. Zipfel J, Baller D, Blanke H, Karsch KR, Rentrop P, Wiegand VW, Wolpers HG, Hellige G (1980) Reduktion kardialer Nebenwirkungen von Röntgenkontrastmitteln in der Angiokardiographie durch Zusatz von Kalzium und Verwendung eines nichtionischen Kontrastmittels. Klin Wochenschr 58:1339−1346

3.8 Strahlenexposition bei kardiologischen Untersuchungen und Interventionen

T. SCHMIDT

3.8.1 Vorbemerkung

Die Strahlenexposition bei Untersuchungen mit Herzkathetern, bei Angiokardiographien und Koronarangiographien ist im Vergleich zu allen anderen röntgendiagnostischen Maßnahmen groß. Dies ist seit langem bekannt und hat sich auch durch Einführung neuer Techniken (z. B. DA, DSA) nicht geändert.

Jede Strahlenexposition wird bestimmt durch Eigenschaften des Patienten, des Untersuchers, des gewählten Untersuchungsverfahrens, der geometrischen Anordnung und der Geräteparameter (s. Abb. 80). Dies ist auch bei kardiologischen Untersuchungen nicht anders: jedoch bestimmt die Komplexität des Untersuchungsverfahrens und damit die Untersuchungsdauer sowie die Verwendung der Kino- oder Serientechnik die Höhe der Dosis.

Bereits bei weitgehend standardisierten Untersuchungen − wie z. B. der Aufnahme der Lunge − schwankt die Strahlenexposition in weiten Grenzen. Wie nicht anders zu erwarten, variiert der Bereich für die Strahlenexposition bei kardiologischen Untersuchungen von Labor zu Labor mindestens um den Faktor 10 (s. unten).

Angiographien und vor allem Interventionen am Herzen zeigen deutliche Zuwachsraten, in Abb. 81 a ist aufgrund von Markterhebungen und Veröffentlichungen der Deutschen Gesellschaft für Herz- und Kreislaufforschung [13] der Zuwachs über 10 Jahre dokumentiert.

3.8.2 Geeignete Dosisgrößen zur Charakterisierung der Strahlenexposition

Die Strahlenexposition interessiert sowohl im Hinblick auf genetische und somatische Effekte als auch, wie jüngste Beobachtungen zeigten, im Hinblick auf deterministische Schäden (akute Hautreaktionen). Diese Effekte sind entweder korreliert mit der Dosis in den Keimdrüsen bzw. in den Organen mit einem relativ hohen Erwartungswert für maligne Entartungen oder mit der Dosis an der Haut. Die Wahrscheinlichkeit für das Auftreten

Abhängigkeit der Exposition von

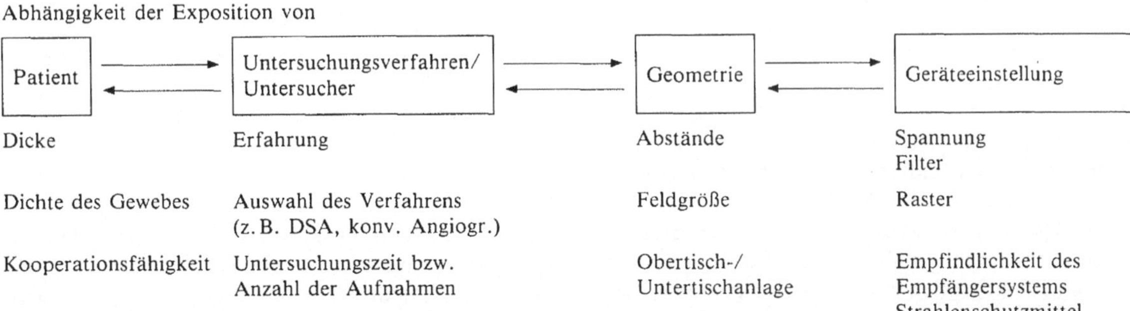

Abb. 80. Einige, die Strahlenexposition beeinflussende Parameter

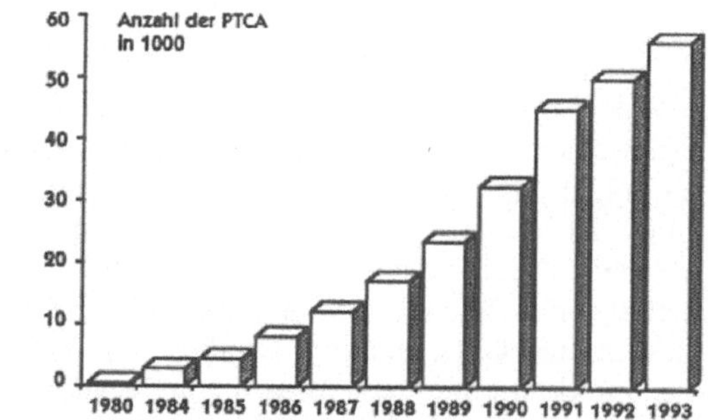

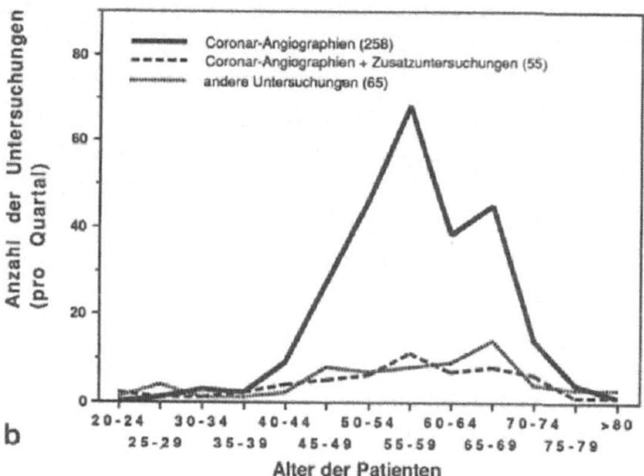

Abb. 81. a Zunahme der PTCA in Deutschland. **b** Stichprobe für die Altersverteilung bei kardiologischen Untersuchungen

von Schäden ist auch abhängig vom Alter der untersuchten Patienten. Abbildung 81b zeigt eine Stichprobe der Altersverteilung eines Vierteljahres (1989) für kardiologische Untersuchungen. 80% aller untersuchten Patienten sind älter als 50 Jahre. Allein aus diesem Grund schon kommt der Gonadenbelastung eine geringe Bedeutung zu. Da in der Vergangenheit bei den Folgegenerationen strahlenexponierter Eltern strahleninduzierte Mutationen nicht nachgewiesen werden konnten, hat sich auch das Interesse fast ausschließlich auf die somatisch-stochastischen Spätschäden konzentriert.

Prinzipiell wäre anzustreben, die Dosis für Organe mit einem hohen Erwartungswert für eine maligne Entartung zu kennen. Darüber hinaus wird die Effektive Dosis (früher: effektive Äquivalentdosis) als geeignete Dosisgröße angesehen. Ihr Betrag ist dem Risiko einer malignen Entartung proportional und eine Funktion des Alters des Patienten.

Da Organdosen und damit auch die Effektive Dosis Messungen nicht direkt zugänglich sind, müssen Ersatzgrößen gefunden und gemessen werden, aus denen Organdosen bzw. die Effektive Dosis abgeleitet werden können. Meßbar sind Oberflä-

chendosen, die Einfalldosis und das Flächendosisprodukt. Unter bestimmten Annahmen kann aus diesen Größen die Organdosis und Effektive Dosis abgeschätzt werden. Als pauschales Maß kommt dem Flächendosisprodukt besondere Bedeutung zu, da in guter Näherung angenommen werden kann (entsprechende Einblendung vorausgesetzt), daß wesentliche Teile der im Strahlenbündel enthaltenen Energie im Patienten absorbiert werden [2, 6, 32]. In Tabelle 13 sind mögliche Dosisgrößen zur Charakterisierung der Strahlenexposition zusammengestellt. Während die Oberflächendosis früher praktisch keine Bedeutung hatte, kommt ihr neuerdings aufgrund der aufgetretenen akuten Strahlenschäden zunehmende Bedeutung zu. Wie Wolf und Heinrich [38] berichten, konnten nach PTCA an zwei Patienten die Ausbildung eines Erythem und im weiteren Verlauf oberflächliche nässende Ulcerationen mit schlechter Abheilungstendenz beobachtet werden. Die Durchleuchtungszeit wird dabei mit 51 bzw. 53 min angegeben. Durchleuchtungszeiten in dieser Größenordnung sind sicher nicht die Regel; wie stichpunktartige Erhebungen jedoch gezeigt haben, ist in 1% der Fälle mit Durchleuchtungszeiten bei der PTCA von mehr als 60 min zu rechnen (schwierige Fragestellung, Hochfrequenzkatheterablation u. ä.).

Zur Abschätzung der Strahlenexposition des Personals sind von verschiedenen Autoren Kurven berechnet worden, die es erlauben, aus der Personendosis (Meßwert des Personendosimeters, im allgemeinen Filmplakette) auf Organdosen bzw. die Effektive Dosis zu schließen [10, 23, 29, 37].

3.8.3 Strahlenexposition des Patienten

Die Aufnahmespannung bei kardiologischen Untersuchungen liegt meist im Bereich zwischen 70 und 90, selten bei 120 kV. Die Wahl der Spannung wird u. a. von den Absorptionseigenschaften des Kontrastmittels bestimmt. Alle anderen Aufnahmeparameter variieren in weiten Grenzen. Dies gilt insbesondere für die Strahlrichtung, Anzahl der Kinoszenen, Dauer der einzelnen Szenen und die Anzahl der Bilder pro Sekunde. Tabelle 14 zeigte einige Parameter für die Aufnahmebedingungen, wie sie von verschiedenen Autoren angegeben werden. Zur Erkennung feiner Führungsdrähte ist bei modernen Anlagen eine sog. Hochkontrast-Durchleuchtung (engl. High-Level-Mode) möglich. Hierbei wird bei niedriger Spannung der Strom deutlich erhöht. Die Exposition des Patienten (und natürlich auch des Untersuchers) kann sich dabei um den

Tabelle 13. Geeignete Dosisgrößen zur Charakterisierung der Strahlenexposition von Patient und Personal

Größe	Einheit	Eignung/Bemerkung
Oberflächendosis oder Einfalldosis	Gray (Gy)	bedingt: da Tiefendosisverlauf oder Feldgröße nicht berücksichtigt werden
(mittlere) Organdosis	Gray (Gy) oder Sievert (Sv)	gut geeignet aber schwer zu bestimmen
Effektive Dosis	Sievert (Sv)	gut geeignet für Vergleiche aber schwer zu bestimmen
Flächendosisprodukt	Gray·Quadratmeter (Gy·m^2)	gut geeignet für Vergleiche leicht zu messen; Folgerungen für das Risiko schwierig, aber möglich
Körperdosis	Sievert (Sv)	unter bestimmten Annahmen ermittelbar
Personendosis	Sievert (Sv)	an repräsentativer Körperregion gemessene Dosis (wird als Ersatzgröße für die Körperdosis verwendet, solange die Grenzwerte für strahlenexponierte Personen nicht überschritten werden)

Faktor 2 bis 3 erhöhen. Diese Betriebsart muß deutlich angezeigt werden (siehe später). Auch wenn die Durchleuchtungszeit sehr verschieden ist, liegt der Mittelwert bei hinreichend großen Kollektiven bei etwa 13 min. Dies hat sich auch über viele Jahre hinweg nicht geändert. Die Dauer der einzelnen Szene ist weitgehend konstant und variiert etwa zwischen 5 und 20 s. Die Anzahl der Bilder liegt im Mittel zwischen 20 und 100 Bildern pro Sekunde. Über die Anzahl der Szenen pro Untersuchung liegen in der Literatur wenige Angaben vor (s. auch Tabelle 15). In Abb. 82a wurden die Durchleuchtungszeiten pro Untersuchung für einen Arbeitsplatz für einen willkürlich gewählten Zeitraum erhoben. Untersuchungsdauern über 16 min sind die Ausnahme. Bei gleichzeitig durchgeführten Zusatzuntersuchungen treten gelegentlich Durchleuchtungszeiten bis zu 20 min auf.

Jüngste Veröffentlichungen [4] lassen allerdings einen Trend zu längeren Untersuchungszeiten erkennen. So geben BUCHMANN et al. [4] für PTCA-Patienten und schwierige Fälle Durchleuchtungszeiten bis zu 100 min an. Abbildung 82b zeigt die Verteilung der Durchleuchtungsdauer für PTCA an zwei Anlagen 1989 bzw. 1993.

Der Beitrag der Strahlenexposition aufgrund der Kino- oder Serientechnik (DA, DSA) läßt sich aus den Geräteparametern relativ einfach abschätzen. Er wird wesentlich von der Anzahl der Serien bestimmt. Wie Tabelle 16 zeigt, liegt der Anteil der Dosis durch die Kinematographie, je nach Autor, zwischen 0 und 85%. Diese große Varianz wird offensichtlich von den Gewohnheiten des Untersuchers sowie von der Schwierigkeit des Untersuchungsfalles bestimmt. Im allgemeinen ist davon auszugehen, daß bei heute üblicher Untersuchungs-

Tabelle 14. Übliche Einstellparameter bei kardiologischen Untersuchungen

Spannung	70 – 90 (120) kV
Durchleuchtungsstrom	1 – 3 mA
Dosisleistung am BV-Eingang	0.2 – 0.4 $\frac{\mu Gy}{s}$ (hinter Raster)
Kinotechnik	20 – 100 (50) Bilder/s
Szenendauer	5 – 20 s
Dosis am BV-Eingang	0.1 – 0.4 $\frac{\mu Gy}{Bild}$ (hinter Raster)

technik der Dosisbeitrag durch die gepulste Kinematographie etwa ebenso groß ist wie durch die eigentliche Durchleuchtung. In grober Näherung kann die Dokumentation mit DA oder DSA dem Kinobetrieb gleichgesetzt werden.

Angaben zur Strahlenexposition nach verschiedenen Autoren sind in Tabelle 17 eingetragen. Die Oberflächendosis liegt etwa zwischen 200 und 500 mGy. Dieser geringe Schwankungsbereich überrascht, da sich während der Untersuchung im allgemeinen die Projektionsrichtung und damit der Bezugsort für die Dosis auf der Oberfläche des Patienten verschiebt.

Die Gonadendosis liegt deutlich unter 1 mGy; Abschirmmaßnahmen würden diese Dosis sicherlich reduzieren. Diese sind jedoch in der Routine problematisch.

Angaben zum Flächendosisprodukt bei kardiologischen Untersuchungen sind in der Literatur nur spärlich zu finden, obwohl nach den Richtlinien zur Röntgenverordnung von 1972 vorgeschrieben und auch nach den überarbeiteten Richtlinien von

Tabelle 15. Mittlere Durchleuchtungszeit, mittlere Anzahl der Kinoszenen pro Untersuchung, mittlere Szenendauer und mittlere Bildfrequenz bei Koronarangiographien

Autor	Mittlere Durchleuchtungszeit min	Anzahl der Szenen pro Untersuchung	Szenendauer s	Bilder/s
JÖTTEN [17]	13		(10 – 20)	32 (12 – 150)
LEIBOVIC et al. [19]	22 (PA) + 5 (LAT)	2 – 3	5 – 10 (PA)	60
ARDRAN et al. [1]	15,5 (2 – 40)	1 (?)	13 (6 – 32)	
GUSTAFSSON et al. [12]	18 (13 – 23,5)			30/75
NOEL et al. [22]	32		(55)	
MILLER et al. [21]	(7 – 50)			
JEANS et al. [16]	(2,5 – 70)		(0 – 160)	
GOUGH et al. [11]				32
SCHMIDT [26]	13	9 (bis 12)	6 (5 – 10)	50
JANSSEN [15]	5 – 10			25
STEINBACH [34]	10 Filmangio 13 DSA		8 (DSA) 10 Kino	25 – 50
COULDEN et al. [8]	1,5 – 15			25

Tabelle 16. Vergleich des Beitrages zur Dosis von Kinematographie und Durchleuchtung nach verschiedenen Autoren

Autor	Anteil der Dosis an		Bemerkungen
	Kino ca.	DL ca.	
JÖTTEN	85%	15%	
LEIBOVIC et al. [19]	30 – 60%	70 – 40%	Kinder
ARDRAN et al. [1]	10%	90%	Offensichtlich nur eine Kinoszene
GUSTAFSSON et al. [12]			Keine Aufteilung
JEANS et al. [16]	0 – 50%	100 – 50%	
GOUGH et al. [11]	5 – 30%	95 – 70%	
POPP et al. [24]	50%	50%	
SCHMIDT [26]	70 – 60%	30 – 40%	

Tabelle 17. Angaben zur Strahlenexposition des Patienten (alle Angaben in mGy bzw. mGy·m^2)

Autor	Oberfläche	Schilddrüse	Brust	Knochenmark	Gonaden	Flächendosisprodukt
FIEBACH et al. [9]	–	–	–	170 (78 – 333)[a]	0,15 ♂ 0,8 ♀	0.01 J[b]
ARDRAN et al. [1]	210 (10 – 1000)	–	–	–	–	2,3 (0.2 – 7.5)
MILLER et al. [21]	–	2,5	11	–	0,1	–
GOUGH et al. [11]	470	–	–	14 (10 – 40)	0,25 ♂ 0,4 ♀	
NOEL et al. [22]	200	70[c]	–	–	–	–
LEIBOVIC et al. [19][d]	–					PA 0.4 (0.01 – 1) LAT 0.3 (0.01 – 1.2)
UNSCEAR [30]	470			2		0.6 J[b]
HALLERMEIER [13]	111 – 350					4,5 – 12,4

[a] Nur auf Wirbelsäule bezogen.
[b] Integraldosis.
[c] Ösophagus.
[d] Kinder.

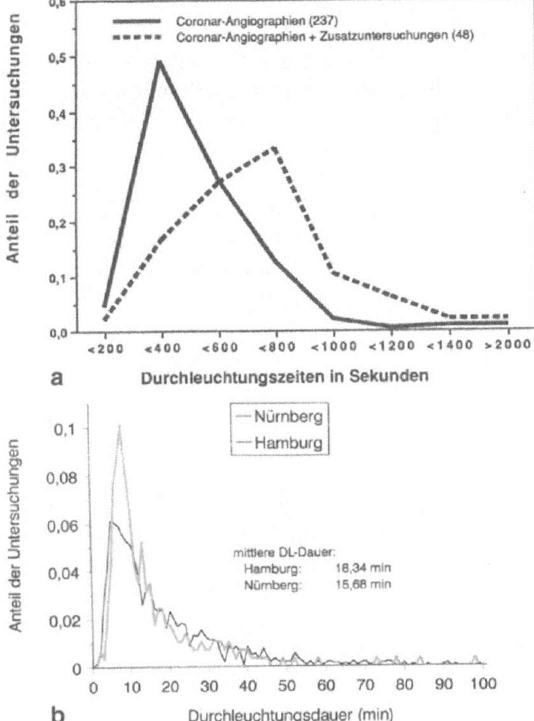

Abb. 82. a Durchleuchtungszeiten pro Untersuchung für einen Arbeitsplatz für einen willkürlich gewählten Zeitraum. **b** Häufigkeitsverteilung der Durchleuchtungsdauer bei PTCA. Untersuchungen in Hamburg (1420) 1989 [4]. Untersuchungen in Nürnberg (287) 1993 [4, 30]

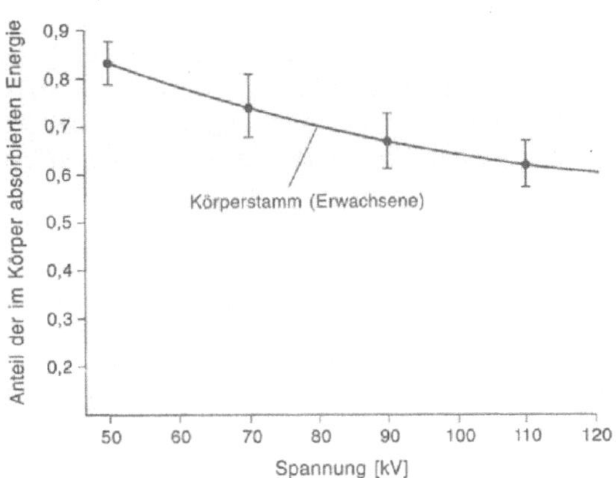

Abb. 83. Abhängigkeit der im Körperstamm absorbierten Energie von der verwendeten Spannung

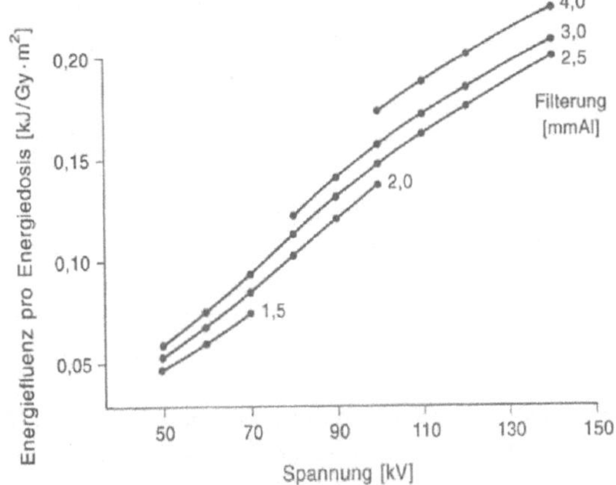

Abb. 84. Betrag der Energiefluenz pro Energiedosis in Abhängigkeit von der Spannung (12-Puls oder Konverter). Parameter ist die Filterung

1989 die Messung und Dokumentation des Flächendosisproduktes dringend empfohlen ist (s. auch Abschn. 3.8.3.1).

Gerade bei einer so komplexen Untersuchung (eventuell Untersuchung in 2 Ebenen) eignet sich das Flächendosisprodukt besser als die Angabe der Dosis an irgendwelchen Bezugsorten am Patienten zur Charakterisierung der Strahlenexposition.

Wie verschiedene Autoren nachgewiesen haben [3], kann für Fragen zur Abschätzung der Strahlenexposition des Patienten in guter Näherung davon ausgegangen werden, daß 75% der einfallenden Strahlung im Patienten absorbiert werden. Selbstverständlich ist die Absorption im Patienten von der Energie (Spannung), den Patientenabmessungen und vielen anderen Parametern abhängig. Abbildung 83 zeigt den Anteil der absorbierten Energie in Abhängigkeit von der Spannung (nach [1]).

Aus dem Flächendosisprodukt kann dann direkt die Energiefluenz aus Abb. 84 abgelesen werden. Mit Hilfe von Abb. 83 läßt sich die absorbierte Energie (E) im Patienten abschätzen. Auch EBER-

MANN et al. [9] geben Tabellen an, aus denen einfach aus dem Flächendosisprodukt die absorbierte Energie in Abhängigkeit von der Spannung abgelesen und hieraus die Effektive Dosis annäherungsweise errechnet werden kann.

Heron [19] verknüpft das Dosisflächenprodukt direkt mit der Effektiven Energie. Er umgeht dabei die umständliche Berechnung über die Organdosen.

Aufgrund der Veröffentlichungen der Vereinten Nationen [18, 35, 36] wird die Effektive Dosis für kardiologische Untersuchungen im Mittel mit 0,01 – 0,03 Sv abgeschätzt. Coulden und Readman [8] schätzen für einen Standardpatienten und eine Standarduntersuchung die Effektive Dosis mit 0,006 Sv ab. Läßt man zunächst die Zulässigkeit der

Übertragung der in Hiroshima und Nagasaki gefundenen Ergebnisse auf die hier betrachteten Fälle außer acht, so kann rein formal aus diesen Werten ein Risiko für die Induktion maligner Neoplasmen berechnet werden. Bei einer angenommenen effektiven Dosis von 0,01 Sv pro kardiologischer Untersuchung muß nach den neueren Rechnungen (DS 86-Dosimetrie) mit einem Risiko von 0,4 bis $0,7 \cdot 10^{-3}$, gemittelt über die Altersklassen, gerechnet werden. Dabei wird das Risiko schon allein deswegen überschätzt, weil das Patientengut für Koronaruntersuchungen in seinem Altersaufbau nicht dem der Bevölkerung entspricht (s. auch Abb. 81).

3.8.3.1 Gesetzliche Regelungen

Wegen der möglichen hohen Strahlenexposition, vor allem bei therapeutischen Eingriffen, haben der Gesetzgeber und die wissenschaftlichen Gesellschaften Regelungen bzw. Empfehlungen über die Ausstattung der Röntgengeräte bzw. Herzkatheterlabors erlassen.

Neuinstallierte Röntgengeräte für kardiologische Untersuchungen müssen ab 1994 mit Dosisflächenproduktmeßgeräten ausgerüstet sein. Für Altgeräte gilt eine Übergangsfrist bis Ende 1996. Die Anzeige der Hochkontrastdurchleuchtung (High Level Mode) wird Bedingung.

Die Deutsche Gesellschaft für Kardiologie [7] hat weitreichende Empfehlungen zur räumlichen und apparativen Ausstattung von Herzkatheterlabors erlassen. Für die Strahlenexposition des Patienten sind folgende Empfehlungen von Bedeutung:

Der Generator mit einer Mindestleistung von 100 kW soll Bildfrequenzen bis 50 Bilder pro Sekunde bei Pulszeiten von 1 bis 10 ms erlauben. Die gepulste Durchleuchtung sollte unter Verwendung des digitalen „Gap-Fillings" erfolgen. Wichtig ist die Empfehlung einer Zusatzfilterung von 0,1 mm Kupfer ggf. umschaltbar auf 0,3 mm. Die Bildverstärker-Fernsehkette sollte mit einem BV von mindestens zwei Eingangsformaten und mindestens 625 Zeilen ausgestattet sein. Wie einfache Überlegungen zeigen, kann bei Ausschöpfung aller Möglichkeiten (Zusatzfilterung, Spannung mindestens 70 kV, Gap-Filling, usw.) die Strahlenexposition um mindestens den Faktor 5 reduziert werden.

3.8.4 Strahlenexposition des Personals

Die Strahlenexposition des Personals ist ebenfalls von den Einstellparametern abhängig und wird darüber hinaus von dem Verhalten des Untersuchers und des Hilfspersonals beeinflußt. Eine irgendwie geartete Korrelation zwischen der Strahlenexposition des Patienten und der des Untersuchers konnte nicht gefunden werden [31]. Die Strahlenexposition des untersuchenden Arztes ist abhängig von seinem Standort bei der Katheterisierung (Sones- oder Judkinstechnik). Bei der Sonestechnik wird der linke Arm höher exponiert. Einen wesentlichen Einfluß hat auch die Injektionstechnik. Wie Grant et al. [15] gezeigt haben, kann die Dosis für den Untersucher mindestens um den Faktor 5 bei Verwendung von mechanischen Injektionsspritzen reduziert werden.

Es ist davon auszugehen, daß bei derartigen Untersuchungen Bleischutzschürzen in der sog. „Rundumausführung" mit mindestens 0,5 mm Bleigleichwert getragen werden. Diese Schürzen stellen für Untersucher und Hilfspersonal einen ausreichenden Schutz für den Körperstamm dar: meßbare Werte werden deswegen für das Personal nur an Kopf, Schilddrüse und v. a. an den Händen auftreten. Die Strahlenexposition an den Händen variiert in sehr weiten Grenzen, was sicherlich auf die Technik bei der Injektion zurückzuführen ist. In Tabelle 18 sind einige Werte verschiedener Autoren zur Strahlenexposition pro Untersuchung zusammengefaßt. Im Bereich des Kopfes muß offensichtlich mit Dosen pro Untersuchung bis 0,5 mSv, an den Händen bis 1 mSv gerechnet werden.

Wie verschiedene Veröffentlichungen gezeigt haben [12] kann die Strahlenexposition, insbesondere im Kopfbereich, durch bewegliche deckenhängende Schutzschilde aus 6–10 mm Glas mit einem Bleigleichwert von 1 mm oder am Tisch oder Boden montiertes schwenkbares Schutzschild wesentlich reduziert werden. Je nach Strahlrichtung kann im Schädelbereich eine Reduktion zwischen dem Faktor 10 und 60 erreicht werden. Nur bei Verwendung von Schutzschildern kann evtl. auf eine Schilddrüsenabschirmung verzichtet werden. Schutzeinrichtungen in Herzkatheterlabors sind zwingend notwendig.

Rein theoretisch könnten auch Bleihandschuhe zum Schutz der Hände verwendet werden. Bleihandschuhe sollten, um einen effektiven Schutz darzustellen, jedoch mindestens einen Bleigleichwert von 0,5 mm haben (DIN 6813). Diese Art von Handschuhen verbieten sich jedoch bei koronarangiographischen Untersuchungen, da jedes Gefühl

Tabelle 18. Angaben zur Strahlenexposition des Untersuchers (alle Angaben in mGy pro Untersuchung)

Autor	Auge	Schilddrüse	Hände	Gonaden	H_{EFF}
JEANS et al. [16]	0,56 0,05[b]		2,1 0,15[b]		
MILLER et al. [21]	0,2	0,02 − 0,16	0,1 − 0,3		
GUSTAFSSON et al. [12]	0,2[a] (0,1 − 0,5)[a]		0,05 − 0,8		bis 0,1
BOGNER et al. [3]	0,9 − 1,3[a]		1		

[a] Stirn.
[b] Herzschrittmacherimplantation.

an den Fingern verloren geht. Neuerdings werden auch dünne Handschuhe mit geringer Schutzwirkung angeboten. Diese Handschuhe sind zwar für Injektion und andere Handhabungen am Patienten weit besser geeignet, jedoch ist ihre Schutzwirkung gering, so daß Vor- gegen Nachteil sorgfältig abgewogen werden muß.

3.8.4.1 Gesetzliche Regelungen

Die Röntgenverordnung in der Fassung vom 08.01.1987 nennt als Grenzwerte für strahlenexponierte Personen der Kategorie A an den hier interessierenden Körperstellen bzw. -bereichen eine Dosis von 50 mSv für den Ganzkörper, 150 mSv für den Kopf, 300 mSv für die Schilddrüse und von 500 mSv für Hände und Unterarme. Während der Grenzwert für die Ganzkörperdosis bei Herzkatheter-Untersuchungen wohl nur in den seltensten Fällen erreicht wird, läßt sich für die Hände, die Schilddrüse und den Kopf bei 2 − 3 Untersuchungen pro Arbeitstag durchaus eine Dosis im Bereich des Grenzwertes abschätzen [s. auch 3].

Da ein Drittel der für die Extremitäten festgelegten Dosisgrenzwerte mit großer Wahrscheinlichkeit erreicht bzw. sogar überschritten wird, ist nach der Röntgenverordnung an den Händen ein weiteres Dosimeter zu tragen.

MCPARLAND et al. [25] ermittelten für zwei angiographische Arbeitsplätze die effektive Dosis des Personals; sie kommen zu dem Ergebnis, daß zwischen 25 und 40% der zulässigen Körperdosis (50 mSv) ausgeschöpft werden.

Literatur

1. Ardran GM, Hamill J, Emrys-Roberts E, Oliver R (1970) Radiation dose to the patient in cardiac radiology. Br J Radiol 43:391 − 394
2. Bengtsson G, Blomgren P-G, Bergman K, Aberg L (1976) Patient exposures in swedish diagnostic radiology SSI: 1976-013 (1976) National Inst. of Radiation Protection
3. Bogner L, Czempiel H, Gfirtner H, Gohlke H, Lössl H-J, Maier W, Schaetzl M, Schmidt Th, Wucherer M (1992) „Studie Wilhelm": Strahlenexposition des Personals bei Angiographie und percutaner transluminaler Angioplastie (PTA). Röntgenpraxis 45:77 − 81
4. Buchmann F, Koster WG, Lau HJ (1991) Klinische Anforderungen an Röntgenröhren, Röntgenstrahlen 66: 22 − 29
5. Bunde E (964) Experimentelle Untersuchungen zur Frage der Patientendosimetrie in der Röntgendiagnostik. Bericht der 44. Tagung der Deutschen Röntgengesellschaft, 1964, S 153 − 164
6. Carlsson C (1963) Determination of integral absorbed dose from exposure measurements. Acta Radiol 1:6, 433 − 458
7. Deutsche Gesellschaft für Kardiologie, Herz- und Kreislaufforschung (1994) Richtlinien zur Einrichtung und zum Betreiben von Herzkatheterräumen. Z Kardiologie 83:525 − 528
8. Coulden RA, Readman LP (1993) Coronary angiography: an analysis of radiographic practice in the UK. BJ Radiol 66:327 − 331
9. Ebermann L, Menzel B, Neßler J, Petrasch G, Steuer J (1991) Ermittlung der Strahlenexposition des Patienten in der Röntgendiagnostik aus dem Flächendosisprodukt. Z Med Phys I:178 − 182
10. Faulkner K, Harrison RM (1988) Estimation of effective dose equivalent to staff in diagnostic radiology. Phys Med Biol 33:1, 83 − 91
11. Fiebach BJO, Schmitt G, Ewen K (1977) Neuere Daten über die Strahlenexposition der Patienten in der Röntgendiagnostik. Radiologe 17:401 − 407
12. Gertz EW, Wisneski JA, Gould RG, Akin JR (1982) Improved radiation protection for physicians performing cardiac catheterization. Am J Cardiol 50:1283 − 1286
13. Gleichmann U, Mannebach H, Lichtien P (1990) 6. Bericht über Struktur und Leistungszahlen der Herz-

katheterlabors in der Bundesrepublik Deutschland. Z Kardiologie 79:802–809

14. Gough JH, Davis R, Stacey AJ (1968) Radiation doses delivered to the skin, bone marrow and gonads of patients during cardiac catheterisation and angiocardiography. Br J Radiol 41:508–518

15. Grant SCD, Bennett DH, Mather JM (1992) Reduction of radiation exposure to the cardiologist during coronary angiography by the use of a remotely controlled mechanical pump for injection of contrast medium. Catheterization and cardiovascular diagnosis 25:107–109

16. Gustafsson M, Lunderquist A (1981) Personnel exposure to radiation at some angiographic procedures. Radiology 140:807–811

17. Hallermeier JK (1991) Die Strahlenbelastung des Patienten bei Konventioneller und Digitaler Angiographie. Dissertation, München

18. Hashizume T, Maruyama T, Noda Y, Iwai K, Nishizawa K, Tateno Y (1981) Stochastic risk-extimation from medical X-ray diagynostic examinations. 2. risk-estimates of individuals from X-ray diagnosis. Nippon Acta Radiol 41:1, 59–70

19. Heron JC (1992) Estimation of effective dose to the patient during medical x-ray examinations from measurements of the dose-area product. Phys Med Biol 11:2117–2126

20. Janssen JHA (1989) Clinical application of video imaging processing in cardiac angiology. Van Gorcum, Assen Maastricht

21. Jeans SP, Faulkner K, Love HG, Bardsley RA (1985) An investigation of the radiation dose to staff during cardiac radiological studies. Br J Radiol 58:419–428

22. Jötten G (1979) Röntgen-Technik. In: Zölch KA (Hrsg) Koronarangiographie von Lichtlen PR, Straube, Erlangen, S 19–52

23. Kramer R, Drexler G (1982) On the calculation of the effective dose equivalent. Radiation Protection Dosimetry 3:1/2:13–24

24. Leibovic SJ, Fellows KE (1983) Patient radiation exposure during pediatric cardiac catheterization. Cardiovasc Intervent Radiol 6:150–153

25. McParland BJ, Nosil J, Burry B (1990) A survey of the radiation exposures received by the staff at two cardiac catheterization laboratories. Br J Radiol 63:885–888

26. Miller SW, Castronovo FP (1985) Radiation exposure and protection in cardiac catheterization laboratories. Am J Cardiol 55:171–176

27. Noel A, Claudon M, Hoeffel JC, Aletti P, Lostette Y (1981) Dosimetri par sonde intra-oesophagienne au cours des catheterismes intra-cardiaques. J Biophys Med Nucl 5:3, 173–177

28. Popp W (1979) Strahlenexposition bei der Herzkatheteruntersuchung von Kindern. Dissertation 1979

29. Rosenstein M (1988) Handbook of selected tissue doses for projections common in diagnostic radiology. U.S. Department of Health and Human Services

30. Schmidt T (unveröffentlichte eigene Erhebungen)

31. Schregelmann EJ (1976) Ein sterilisierbares Dosimeter zur Messung der Strahlenbelastung der Hände bei Operationen unter Durchleuchtungskontrolle. Dissertation 1976

32. Shrimpton PD, Wall BF (1982) An evaluation of the Diamentor transmission ionisation chamber in indicating exposure-area product (R cm^2) during diagnostic radiological examinations. Phys Med Biol 27:6, 871–878

33. Shrimpton PC, Wall BF, Jones DG, Fisher ES (1984) The measurement of energy imparted to patients during diagnostic x-ray examinations using the Diamentor exposure-area product meter. Phys Med Biol 29:10, 1199–1208

34. Steinbach WR, Richter K, Uhlich F, Boewer V, Schröder G, Waigand J (1990) Strahlenbelastung und -risiko von Patienten und Untersuchern bei Angiokardiographie und Koronarangiographie. Electromedia 58:66–69

35. UNSCEAR Report (1977) Sources and effects of ionizing radiation. United Nations 1977

36. UNSCEAR Report (1988) Sources, effects and risks of ionizing radiation. United Nations 1988

37. Veröffentlichungen der Internationalen Strahlenschutzkommission (1987) Data for use in protection against external radiation. ICRP publication 51 Pergamon

38. Wolff D, Heinrich KW (1993) Strahlenschäden der Haut nach Herzkatheterdiagnostik und -therapie; 2 Kasuistiken. Hautnah 5:450–452

3.9 Digitale Kardangiographie

H.C. RÜCKER (†), S. SACHTLEBEN
und G. BLÜMCHEN

Die digitale Kardangiographie hat in den 80er Jahren keine relevante Bedeutung im diagnostischen Arsenal der Kardiologie finden können. Erst zu Beginn der 90er Jahre stehen sinnvolle Entwicklungen zur Erprobung und Einführung bereit. Dieser Stand erstaunt insofern, als die ersten Impulse von Heintzen bereits Anfang der 70er Jahre mit Schwerpunkt Kardiologie ausgingen. Die erst unmittelbar danach publizierten Entwicklungen der DSA führten ab 1980 zur klinischen Einführung in praktisch allen nicht kardiologischen Gefäßprovinzen und sind heute weitverbreiteter Standard in allen zivilisierten Ländern.

Die Hauptursache dafür, daß erst fast 10 Jahre später rein kardiologische Systeme auf dem Markt erschienen, ist der Tatsache zu verdanken, daß der Hauptaspekt – die Subtraktion – am schlagenden Herzen wegen der Bewegungsartefakte meist nicht zu verwenden ist. Bewegung und Subtraktion passen zueinander wie Hund und Katze. Alle Versuche, die Subtraktion durch spezielle Techniken zu verbessern, führten mehr oder weniger zu besseren, meist aber doch nicht ausreichenden Ergebnissen. Die EKG-getriggerten Zuordnungen gleicher Abschnitte in unterschiedlichen Herzzyklen (Zeit-Intervall-Technik) etwa oder die Kreation unscharfer Masken durch Addition unterschiedlicher Phasen aus Leerbildzyklen wurden angewendet. In keinem Falle konnten qualitativ konstant gute Bilder gewonnen werden. Der Verzicht auf die Subtraktion bedeutet Verzicht auf wesentliche methodische Vorzüge der DSA:

1. Wie bei der konventionellen Kardiographie sind Kathetermanipulationen erforderlich zur Kontrastmittelinjektion.
2. Relevante Kontrastmittelmengeneinsparungen sind nicht möglich.

Ein weiterer Punkt ist die anfallende Datenmenge. Pro Einzelbild müssen 512^2 oder 1024^2 Pixel in mindestens 8 Bit Tiefe gespeichert werden [15].

Die hierzu nötige Speicherkapazität und Rechnerschnelligkeit übersteigen bei weitem die der radiologischen Anlagen.

Es bleiben dennoch zahlreiche Vorteile der digitalen (nicht Subtraktions-) Angiographie:

1. Sofortige Ergebnisverfügbarkeit am Monitor.
2. Linearität von Dosis und Schwärzung:
   Der höhere Belichtungsspielraum ohne die Begrenzung der Filmgradation stellt im Grenzbereich liegende Strukturen besser dar und führt weniger zu Fehlbelichtungen. Abschwächung durch Wirbelsäule oder Bauchweichteile ist seltener so vollständig, daß man nicht die Herzmorphologie sehen könnte.
3. Alle digitalen Bildbearbeitungsmodalitäten im Postprocessing-Programm stehen zur Verfügung und können sofort eingesetzt werden:
   Konturanhebung, Rauschunterdrückung, Helligkeits- und Kontrastoptimierung, Fensterung usw.

Die Folge sind qualitativ bessere Filme im digitalen Speicher, die auch noch am hochauflösenden Monitor überzeugen können. Die Langzeitarchivierung rein digital ist zwar technisch machbar, benötigt aber erheblichen Aufwand und eine totale Umorganisation im Sinne eines PACS-Systems im Krankenhaus. Solange dies nicht möglich ist, muß man entweder mit qualitativ wesentlich schlechteren analogen Speichermedien nach DA-Wandlung vorlieb nehmen oder doch wieder den Kinofilm parallel belichten. Solange also der Film Dokument bleibt und das Verständigungsmedium etwa vom Diagnostiker zum operativen Therapeuticer sein muß, stellt die digitale Angiographie im Katheterlabor ein elegantes, aber sehr teures Durchleuchtungsgerät dar.

Erst das Vorhandensein der volldigitalen Bild- und Datenverarbeitung und Speicherung hat den Einsatz der digitalen Angiographie am Herzen sinnvoll zur Folge.

Eine Umfrage zum Einsatz der digitalen Anlagen läßt zumindest 1992 noch die Tendenz erkennen, daß digitale Anlagen dort, wo sie installiert wurden, auch angewendet werden. Als Hauptvorteil wird die sofortige Ergebnisverfügbarkeit genannt.

Während in einem kinderkardiologischen Zentrum kaum ein Zugewinn verzeichnet wurde durch die Installation des Digitalzusatzes [2], wird dieser in einem anderen Zentrum breit und mit großem Gewinn eingesetzt [3, 4].

Wirklich hilfreich ist eine solche Anlage in der Hand des Interventionalisten.

An einzelnen klinischen Anwendungsbeispielen sei aber jetzt schon aufgezeigt, was digitale Angiographie und digitale Subtraktionsangiographie bei kardiologischen Fragestellungen zu leisten in der Lage sind und wo ihr Einsatz auch heute schon sinnvoll erscheint.

3.9.1 Digitale Ventrikulographie – Morphologie und Funktion

Die genaue Kenntnis von Morphologie und Funktion der Herzkammern, besonders des linken Ventrikels ist zur Prognosebeurteilung und zur Therapieentscheidung bei zahlreichen Herzerkrankungen, besonders der KHK nötig. Da zumindest bei letztgenannter Erkrankung die Koronarographie die entscheidende diagnostische Maßnahme darstellt, wird zusammen mit dieser die Ventrikulographie mit intraventrikulärer Kontrastmittelapplikation durchgeführt. Zahlreiche Publikationen belegen, daß die Darstellungsqualität der DSA wie der Filmventrikulographie praktisch identisch sind bei deutlich reduzierter Kontrastmittelmenge ($1/3 - 1/4$) in Digitaltechnik (Abb. 85 a–c).

In Fällen, in denen man auf die Koronarangiographie und Druckdatenregistrierung verzichten kann, bietet sich die intravenöse Applikation an.

Vorteile sind
1. geringe Invasivität
2. Fortfall der Rhythmusprobleme durch intraventrikuläre Injektion und Katheterreiz
3. homogene Durchmischung von Kontrastmittel und Blut bei der Lungenpassage
4. sofortige Bildverfügbarkeit und schnelle Berechnung der Funktionsdaten

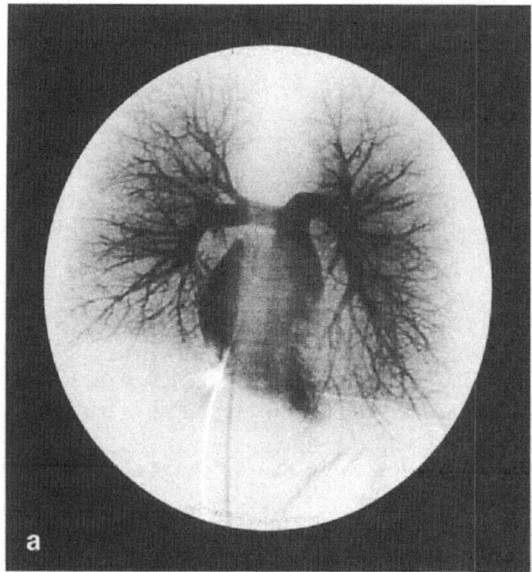

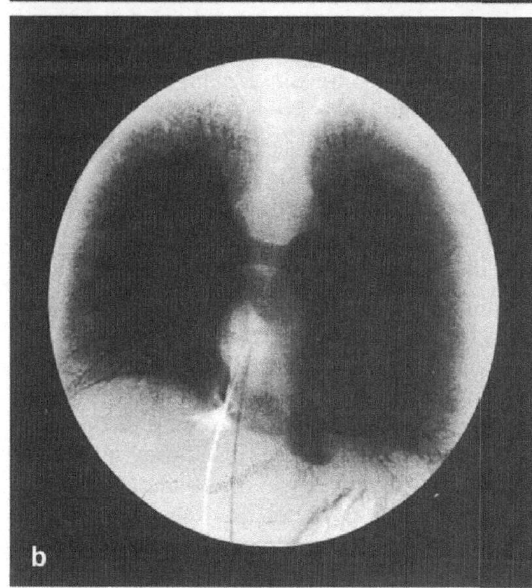

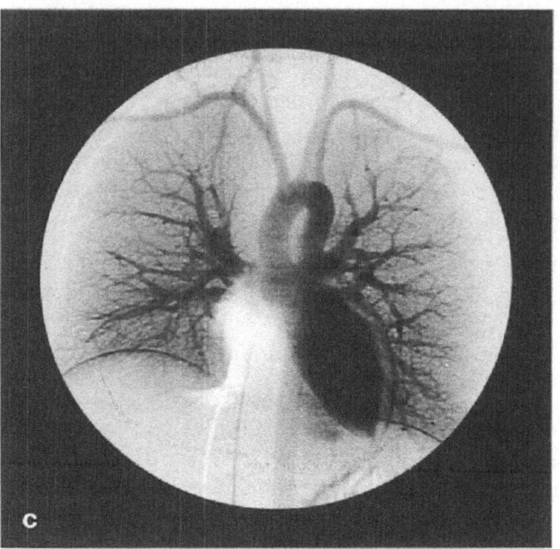

Abb. 85 a–c. Mit einer venösen Kontrastmittelinjektion können in Folge die vier Herzkammern und die größeren thorakalen Gefäße gezeigt werden. a Frühphase: Rechtes Herz, Lungenarterien. b Mittelphase: Lungenparenchym. c Spätphase: Venöser Lungenrückstrom, linkes Herz, Aorta mit Aortenbogenästen

Nachteile der intravenösen Ventrikulographie
1. schlechtere Abgrenzbarkeit der Vorhof-Kammergrenze
2. Überlagerung durch Lungengefäße

Beim Einsatz der Zeitintervalltechnik läßt sich die Ventilebene exakt festlegen, d. h. die Vorhofkammergrenze ebenso wie die Ventrikelaortengrenze wegen der gegenläufigen Bewegungsrichtungen der jeweiligen Wand (Abb. 86).

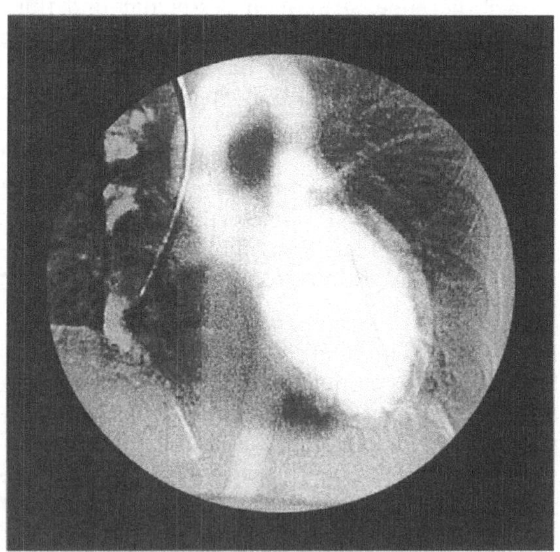

Abb. 86. i.v. Lävogramm: gute Abbildung der tangential getroffenen kontrastierten Myokardareale und des Ventrikellumens

3.9.1.1 Belastungsuntersuchungen

Venöse Katheter stellen für Ergometerbelastungen, besonders wenn man sie von der Vena cubitalis ausführt, keinen Hinderungsgrund dar. Während Infarktnarben in Ruheuntersuchungen schon gut abgrenzbar sind und unter Belastung lediglich akzentuierter gegenüber gesundem Myokard reagieren, treten Ischämiereaktionen in dieser Situation eben nur unter definierter Belastung auf. Die Verkettung der Folgen der koronaren Minderdurchblutung und die jeweils optimale Dokumenation sind:

Koronarstenose   ⟶   Koronarangiographie

Myokardischämie   ⟶   Myokardbelastungs-szintigraphie

Myokardnarbe   ⟶   Myokardszintigraphie, Echokardiographie, Kernspintomographie

Ventrikelfehl-funktionen (global − regional)   ⟶   Ventrikulogramm, Radionuklidventrikulogramm

Entwicklung pathologischer Ventrikeldrucke   ⟶   Intraventrikuläre Druckmessung, Messung pulmonalkapillärer Drucke

Wir haben eine Methode entwickelt zur Diagnose und Schweregradbeurteilung bei koronarer Herzerkrankung und Zustand nach Herzinfarkt. Mit einem modifizierten Swan-Ganz-Injektionsballonkatheter können wir so zu einer Vielzahl von Daten aus einer einzigen intravenösen Untersuchung mit Ergometrie gelangen:

A) Druckmessung   Pulmonalarteriell
                    Pulmonalkapillär
                    Rechtsventrikulär
                    Zentral − venös

B) Lävogramme   Enddiastolisches Volumen
                    Endsystolisches Volumen
                    Herz-Zeit-Volumen
                    Auswurffraktion

Die Lävogramme werden in 30° RAO-Projektion aufgenommen. Die Maske wird aus den letzten Bildern nach der Ventrikelentleerung als sog. „unscharfe Maske" gebildet. Als Folge sind nur 5 s als Apnoephase nötig. Diese kann von einem vorher richtig instruierten Kranken auch nach Belastung eingehalten werden. Das jeweilige Lävogramm in Ruhe und unmittelbar (< 10 s) nach Belastung wird qualitativ und quantitativ verglichen.

Als Injektionsort ist der rechte Schenkel der Pulmonalarterie am günstigsten, da hierbei der kontrastierte rechte Lungenflügel ebenso wie die Lungenvenen in der gewählten 30° RAO-Projektion nicht durch Überlagerung des linken Ventrikels das Filmbild stören.

Bei der Fragestellung nach dem Vorliegen eines Links-rechts-Shunts ist das völlige primäre Freisein des rechten Herzens von Kontrastmittel günstig.

Nach Abschluß der Druckmessungen und der Darstellung des linken Herzens kann man, wenn gewünscht, den Katheter unter Druckregistrierung in die Vorhof-Cava-Grenze zurückziehen, um von hier aus eine Kontrastdarstellung des rechten Herzens im Digitalfilm aufzuzeichnen, bevor man den Katheter entfernt.

C) Bestimmung von Kreislaufparametern aus der Blutgasanalyse (Fick-Prinzip)   Herzzeitvolumen $O_2 - CO_2$-Partialdruckentwicklung Erkennung von Shunts

3.9.1.2 Technische Möglichkeiten zur digitalen Bestimmung der linksventrikulären Funktion

Das Lävokardiogramm in Standardtechnik bedient sich der geometrischen Auswertung, meist nach SANDLER und DODGE. Die digitale Umsetzung bringt keine zusätzlichen Probleme, ist zwar sehr rasch, bedingt aber nach wie vor Auswerteexpertise.

Die densitometrische Auswertung sollte dagegen prinzipiell noch genauere Ergebnisse liefern und weitestgehend automatisierbar sein [5, 10, 11, 14, 15, 17].

Gerade der durch Infarktnarben und Aneurysmen stärker deformierte pathologische Ventrikel liefert bei der geometrischen Rechnung ungenaue, von der Realität abweichende Resultate (Abb. 87).

Bei der Densitometrie stehen idealen Meßergebnissen von Laboruntersuchungen an Phantomen deutlich schlechtere Ergebnisse aus dem klinischen Alltag gegenüber. Hauptstörgrößen sind bei der Pixeldensitometrie:

1. Begrenzung der Systemdynamik (Bildverstärker-Fernsehen).
2. Verfälschung durch Lungengefäße (Background ähnlich wie beim Radionuklidventrikulogramm).
3. Störung durch im Strahlengang liegende, unterschiedlich einwirkende Strukturen (Knochen − Gewebe − Luft) durch unterschiedliche Ab-

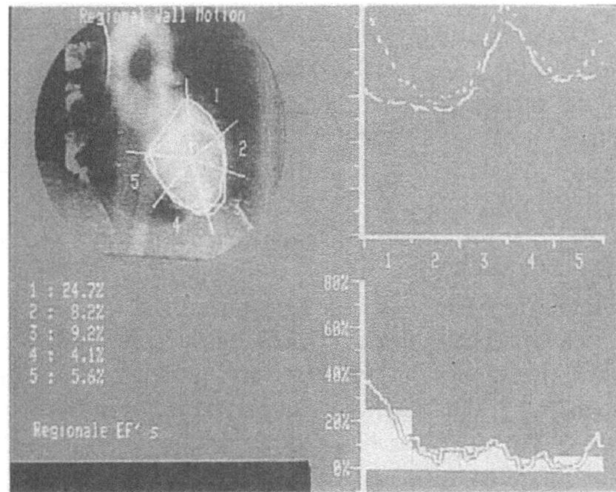

Abb. 87. Schlechter linker Ventrikel mit global und regional deutlich erniedrigter Auswurffraktion (geometrische Auswertung)

schwächung sowie Änderung der Strahlenqualität (Aufhärtung).

Die Fehlerbreite ist also derzeit bei der densitometrischen und geometrischen Berechnung in etwa gleich.

Bei der Berechnung der rechtsventrikulären Funktion dagegen ist die densitometrische Methode überlegen wegen der nicht vorhandenen Störung durch kontrastmittelgefüllten Lungenuntergrund und der geometrisch schlechter erfaßbaren komplexeren Gestalt der rechten Herzkammer. Zahlreiche Studien in den letzten Jahren belegen die Gleichwertigkeit der Ergebnisse der konventionellen und digitalen Ventrikulographie.

3.9.1.3 Myokarddarstellung

Wegen der erheblich besseren Kontrastdarstellung, insbesondere bei Anwendung der Subtraktionstechnik, gelingt eine relativ gute Abbildung der Myokardphase bei Kontrastmittelpassage. Nachteilig zeigt sich beim Projektionsradiogramm, daß nur die tangential getroffenen Wandareale beurteilbar sind. Erst tomographische Abbildungen führen aber zu routinemäßig brauchbaren Resultaten. Deshalb ist die Myokardszintigraphie als PET (Positronen-Emissions-Tomographie) oder SPECT (Single-Photon-Emissions-Computer-Tomographie) ausgeführt, hier weiterhin die Methode der Wahl trotz ihrer prinzipiellen Mängel.

3.9.2 Digitale Koronarangiographie

Parallel mit der Einführung der DSA der peripheren und viszeralen Gefäße wurde auch der Wunsch zur Verwirklichung der Digitalen Subtraktionskoronarangiographie (DSCA) geäußert. In diesem Bereiche sind allerdings einige besondere Bedingungen zu erfüllen:

1. Je geringer der Gefäßdurchmesser ist, desto höher muß die intravasale Kontrastmittelkonzentration sein. Koronaräste weit unter 1 mm Lumen müssen scharf abgebildet werden.
2. Je geringer die Kontrastmittelkonzentration im Gefäß ist, desto höher muß die Strahlendosis sein, um ein rauschfreies Bild zu erhalten.
3. Je schneller das untersuchte Gefäß sich bewegt, desto kürzer hat die gepulste Belichtungszeit zu sein. Für die Koronararterien sind Schaltzeiten um 5 ms pro Einzelbild erforderlich.

Diese Bedingungen sind mit der herkömmlichen Technik nicht zu erreichen. Hofstädter fand, daß die im Synchrotron erzeugten Röntgenstrahlen die nötige Energiedichte besitzen. Die bislang unter anderem in Hamburg von der DESY-Arbeitsgruppe erzielten Ergebnisse sind noch weitab von der Reife zur Praxiseinführung. Die Arbeit einer nächsten Forschergeneration ist sicher noch erforderlich. Die digitale selektive Koronarangiographie ohne Subtraktion (DCA) ist dagegen nunmehr eingeführt und erste Ergebnisse werden berichtet. Sie bietet folgende Vorteile:

1. Die Ausschöpfung der vollen dynamischen Breite der transmittierten Röntgenstrahlen erlaubt die Gefäßdarstellung auch hinter der Wirbelsäule oder den abdominellen Weichteilen.
2. Die sofortige Verfügbarkeit der Bildergebnisse in optimaler Qualität kommt besonders dem Interventionalisten für schnelles Arbeiten zugute.
3. Die bessere Bildqualität ist auch beim Durchleuchtungsbetrieb vorhanden – wiederum besonders bei interventionellen Maßnahmen hilfreich.
4. Alle Programme des Postprocessingbetriebs, wie Densitometrie und quantitative Operationen werden in Sekundenschnelle möglich und damit erst praktikabel.

FLECK hat mit einem kommerziellen System für die Kardiologie seit mehreren Jahren Erfahrung und kommt zum Schluß: „Das Ergebnis ist eine mit dem normalen Kinobild zumindest vergleichbare, wenn nicht überlegene Bilddarstellung, die zu diagnostischen Zwecken aber auch als Handlungshilfe,

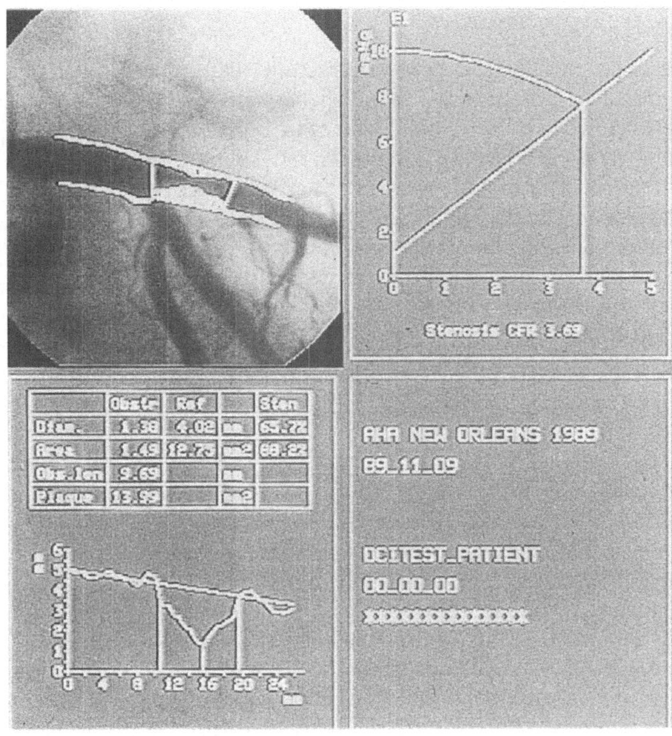

Abb. 88. Geometrische Auswertung des Stenosegrades und der jeweiligen Gefäßdurchmesser, die dem Interventionalisten verzögerungsfrei zur Verfügung stehen. (Aus FLECK u. OSWALD [8])

z. B. bei komplizierten PTCA-Manipulationen zur Verfügung steht." [8]

Hinzuzufügen ist dem nur noch, daß diese Vorteile im diagnostischen Alltag der Koronarangiographie erst zum Tragen kommen, wenn das Problem der Hardcopy gelöst ist und nicht der Zwang zur Verwendung des Kinofilmes bislang diese Vorteile an der Tür des Untersuchungsraumes enden läßt.

Die Digitalaufzeichnung ermöglicht praktisch verlustlos die Bildfrequenz flickerfrei auf 12,5 Bilder/s zu senken (Abb. 88, 89).

Die Frage nach der optimalen Matrix muß rein theoretisch 1024^2 Pixel lauten. Die Ausschöpfung aller Möglichkeiten der Bildverarbeitung hat aber mit einer Matrix von 512^2 Bildpunkten schon zu vergleichbarer Qualität der Digitalaufzeichnung und des Kinofilmes geführt, bei geringerer Dosisbelastung für den Kranken.

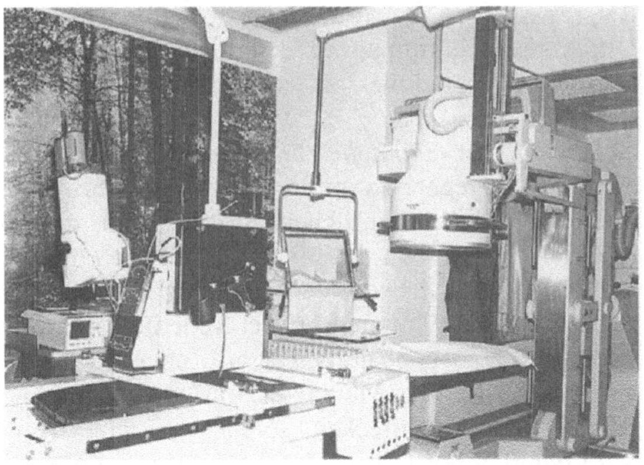

Abb. 89. Untersuchungsraum mit Fahrradergometer, welches vom Deckenstativ rasch an dem Patiententisch angebracht werden kann. Zusätzlich erforderlich sind EKG- und Druckmonitoring

3.9.2.1 Bypassdarstellung

Versuche mit intravenöser Kontrastmittelgabe haben in der Literatur nicht zu ausreichender Qualität geführt, wenn es nur um die Beantwortung der Frage geht, ob der Bypass noch offen ist. Hier ist die Computertomographie weitaus besser. Vergleichbar mit letzterer ist die Digitalangiographie bei Aortenwurzelinjektion. Die Frage nach feineren morphologischen Details, insbesondere der distalen Anastomose, kann nur bei selektiver Kontrastmittelinjektion beantwortet werden.

3.9.2.2 Stenosegradbestimmung und Flußmessung in Koronararterien

Stenosegradbestimmungen können geometrisch und densitometrisch vorgenommen werden. Die Theorie und die praktische Durchführung haben ihren Niederschlag in einer Fülle von Literatur gefunden. Die digitale Bildverarbeitung fügt zum bisher gewesenen einen ganz entscheidenden Punkt hinzu: Schnelligkeit und damit Praktikabilität.

Für den Interventionalisten lassen sich ohne Umstände die Behandlungsfortschritte sofort dokumentieren.

Die *geometrische Stenosegradbestimmung* erfordert gute Bildqualität und vom Untersucher die Markierung der Stenosestrecke und der normalen Referenzstrecke. Neben dem Stenosegrad wird der Durchmesser in mm angegeben, ideal z. B. zur Festlegung des Durchmessers eines Dilatationskatheters.

Die *densitometrische Stenosegradbestimmung* erfordert dagegen im biologischen Substrat, daß man auch die wesentlichen Störfaktoren mitberücksichtigt, die zu Meßfehlern führen können. Das geringere Meßvolumen der Herzkranzgefäße gegenüber dem Volumen bei der Ventrikulographie wirkt sich aber eher günstiger aus, ebenso wie die geringe Größe des Meßareals und die räumliche Nähe beider Meßstrecken, so daß bei guter Auswahl der Referenzstrecke gegen die Stenose mit einer hohen Genauigkeit der Messung gerechnet werden kann.

Insbesondere irreguläre Stenosemorphologien werden genauer erfaßt als bei geometrischer Messung, wie LUNDBERG in einer experimentellen und klinischen Arbeit an unserem Institut zeigte [12].

Im Regelfall reicht eine freie Projektion. Während bei geometrischer Messung bei sehr hohen Stenosegraden eine Unterschätzung resultiert, bleibt die Densitometrie real, da die Matrixgröße eine weniger entscheidende Rolle spielt.

Die funktionelle Auswirkung von Stenosen ist nicht nur vom Stenosegrad abhängig. Die Beschaffenheit des poststenotischen Gefäßbettes (Infarkt, Mikroangiopathie, Vorhandensein von Kollateralen etc.) spielt eine wesentliche Rolle. Auch bei hochgradigen Stenosen kann die Ruheperfusion ausreichen, unter Belastungsbedingungen dann aber keine Reserve mehr aufweisen.

MANCINI u. VOGEL [13] haben herausgefunden, daß Stenosen unter 25% funktionell ohne Bedeutung sind und über 75% Stenosegrad immer relevante Reduktion der Perfusion bedeuten. Die Gruppe dazwischen wird in ca. 1/4 der Fälle falsch eingeschätzt, wenn man nur die Kaliberreduktion berücksichtigt. Hier sind sowohl die Messung des koronaren Flusses mit Bestimmung der Funktionsreserve als auch die Myokardszintigraphie die entscheidenden Tests. Nur die volldigitale Aufzeichnung und schnelle elektronische Auswertung im Rahmen der Koronarangiographie läßt solche relativ komplizierten Bearbeitungsschritte in der Routinediagnostik einführbar erscheinen.

Somit ist also die Messung der Perfusion in Ruhe und unter definierter Belastung wichtig.

DECKER u. BLÜMCHEN [6] kamen bei cinedensitometrischen Messungen auf Genauigkeiten bei Flußmengen der Koronarien mit Fehlerbreiten um 20%, bei Bypässen um 10%. Nach RUTISHAUSER werden der Gefäßdurchmesser bestimmt, eine Strecke festgelegt und aus der Geschwindigkeit des Kontrastmittelbolus die Flußdaten errechnet.

Quantitative Bestimmungen, auch in anderen Gefäßprovinzen, von Heuck und Heintzen, z. T. auch in Form parametrischer Bilder dargestellt, belegen die Exaktheit dieser Messungen.

3.9.2.3 Kontrastmittelapplikation

Beim venösen Ventrikulogramm wird in der Literatur wegen der besseren Steuerbarkeit dem zentralvenösen Zugang über Katheter der Vorzug gegeben.

Zur Darstellung der rechten Kammer genügen 20 ml bei einer Flußrate von 10 ml/s, für die linke Kammer sind Mengen von > 30 ml und Flußraten von > 20 ml/s sinnvoll.

Bei intraventrikulärer Darstellung sollte die Kontrastmittelmenge 10 ml nicht überschreiten, ggf. auf 20 ml verdünnt; dies dient einer besseren Durchmischung.

Refluxdarstellungen z. B. über die Aorten- oder Mitralklappe in Subtraktionstechnik stellen den Reflux-Jet deutlicher dar. Hierzu ist die absolute

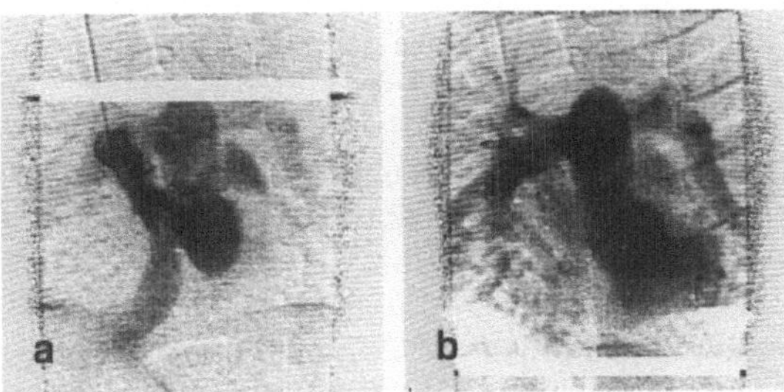

Abb. 90a, b. Kontrastmittelinjektion über einen in der rechten Vena jugularis liegenden Infusionskatheter in die Vena cava superior bei einem 15 Monate alten Säugling mit kompletter Transposition der großen Arterien und Zustand nach Vorhofumlagerung nach SENNING-BROM am 3. postoperativen Tag. a Darstellung der oberen und unteren Hohlvene und des linken Vorhofes einschließlich des linken Herzohres sowie kontrastschwächer des Pulmonalisstammes mit beiden Pulmonalishauptästen. In b erkennt man den linken Ventrikel, den Pulmonalisstamm und seine beiden Äste einschließlich der peripheren Lungengefäße. Damit können ein störungsfreier Ablauf des Kontrastmittels aus den Hohlvenen über den linken Vorhof, linken Ventrikel in die Lunge dokumentiert und Obstruktionen im Bereich der Vorhofumlagerung ausgeschlossen werden. (2 ml Conray 60, Injektion per Hand, 50 KV und 0,6 mA)

Kontrastmittelmenge um etwa auf die Hälfte reduzierbar.

Bei der selektiven Koronarangiographie und Bypassdarstellung ohne Subtraktion ist dagegen nicht mit einer wesentlichen Kontrastmittelersparnis zu rechnen.

Diagnostisch ausreichende Ergebnisse mit wesentlich geringeren Kontrastmittelmengen (1/4 bis 1/5) werden in der Kinderkardiologie bei der Vitiendiagnostik benötigt, da man sich bei kooperativen oder sedierten Kindern leicht der Subtraktionstechnik bedienen kann.

Bei Säuglingen stören geringe Bewegungen deutlich weniger als beim Erwachsenen.

Über die erforderliche Konzentration des Kontrastmittels gehen die Meinungen der Literatur etwas auseinander. Im allgemeinen gilt, daß bei selektiver Kontrastmittelinjektion eine mittlere Konzentration ausreicht; in diesem Falle ist die Verträglichkeit des Kontrastmittels deutlich günstiger.

Literatur

1. Barth KH, Kremers PW, Lindisch D, Wang P, Mertens MA (1989) Quantitative digital subtraction arteriography with a calibration catheter. Cardiovasc Intervent Radiol 12:281 – 285
2. Bühlmeyer K (1984) Was leistet die DSA in der Kinderkardiologie? In: Standortbestimmung der digitalen Subtraktionsangiographie (DSA) Medizinisch wissenschaftliche Buchreihe von Schering
3. Bürsch JH (1985) Kardiologische Funktionsdiagnostik mit der digitalen Angiographie. In: Riemann HE, Kollath J (Hrsg) Digitale Radiographie. Schnetztor, Konstanz
4. Bürsch JH (1984) Digital angiocardiography for assessment of congenital heart disease. In: Friedmann WF, Higgins B (eds) Pediatric cardiac imaging. Saunders, Philadelphia London Toronto
5. Chappuis FP, Wichmann TF, Nicod P, Peterson KL (1988) Densitometric regional ejection fraction. A new three-dimensional index of regional left ventricular function-comparison with geometric methods. J Am Coll Cardiol II:72 – 82
6. Decker D, Blümchen G (1983) Coronary flow measurements using cinedensitometry. In: Heuck FHW (ed) Radiological functional analysis of the vascular system. Springer Berlin Heidelberg New York
7. Fiedler V (1987) Quantifizierende Methoden der DSA für die Radiologie. In: Riemann HE, Kollath J (Hrsg) Digitale Radiographie. Schnetztor, Konstanz
8. Fleck E, Oswald H (1988) Digitales Röntgen in der Diagnostik und invasiven Therapie der koronaren Herzerkrankung. Röntgenstrahlen 59:4 – 9
9. Gould KL (1990) Detecting and assessing severity of coronary artery disease in humans. Cardiovasc Intervent Radiol 13:5 – 13
10. Lange PE (1985) Clinical relevance of video-angiocardiometry in the pediatric age group. Herz 4:238 – 247
11. Lange PE, Radtke W, Fellows KE, Onnasch DGW, Heintzen PH (1988) Comparison of Digital with Conventional Ventriculography for Quantitative Right Ventricular Studies. Cardiovasc Intervent Radiol II:5 – 9
12. Lundberg H (1987) Densitometrische Bestimmung des Stenosegrades im arteriellen Gefäßsystem mittels digitaler Subtraktionsangiographie. Dissertationsschrift
13. Mancini GBJ, Vogel RA (1988) Digital subtraction angiography. In: Miller DP (ed) Clinical cardiac imaging. McGraw-Hill, New York London
14. Mancini GBJ, Norris SL, Peterson KL, Gregoartas G, Widmann TF, Ashburn WL, Higgins CB (1983) Quantitative assessment of segmental wall motion abnormalities at rest and after atrial pacing using digital intravenous ventriculography. JACC 2:70 – 76
15. Moodie DS, Yianmikas J (1986) Digital subtraction angiography of the heart and lungs. Gruner and Stratten New York
16. Onnasch DGW, Heintzen PH (1988) Steps to a fully computerized catheterization laboratory. In: Computers in cardiology. IEEE Comp Soc Washington, pp 497 – 500
17. Onnasch DGW, Meißner F, Heintzen PH (1989) Densitometrische Bestimmung der kardialen Auswurffraktion und der Klappenregurgitation mit dem Digitron. Electromedica 57:88 – 93
18. Rücker HC, Schmitt WGH, Sachtleben S (1984) Einfluß der DSA auf das angiographische Leistungsspektrum. In: Standortbestimmung der digitalen Subtraktionsangiographie (DSA). Medizinisch-wissenschaftliche Buchreihe von Schering
19. Rücker HC, Buschhaus J, Tönnesmann G, Schmitt WGH, Scharf-Bornhofen E, Sachtleben S, Blümchen G

(1984) Hat die Einführung der digitalen Subtraktionsangiographie (DSA) die angiographische Landschaft
verändert? Vasa Suppl 12:43 – 51

20. Schumacher G, Bühlmeyer K (1989) Diagnostik angeborener Herzfehler. Perimed, Erlangen

21. Vogel M, Sebening W, Schumacher G, Sauer U, Bühlmeyer K (1985) Anwendung der digitalen Subtraktionsangiokardiographie zur Darstellung der Anatomie unmittelbar nach Herzoperationen im Kindesalter. Herz
10:201 – 207

3.10 Koronarangiographie und Ventrikulographie

A. WEIKL und E. ZEITLER

3.10.1 Historie

Bestrebungen, die Herzkranzarterien röntgenologisch mittels Kontrastmittel darzustellen, gehen auf
die Untersuchungen 1933 von ROUSTHOI [32], RE-
BOUL und RACINE [30] zurück. Erste Untersuchungen am Menschen führte RADNER 1945 [29] durch.
Er punktierte die Aorta ascendens transsternal und
stellte durch Kontrastmittelinjektion die Herzkranzgefäße semiselektiv dar.

An Angiokardiographien auf Großformat-Roll-
filmen haben DI GUGLIELMO u. GUTTADAURO
1952 [12] die Darstellbarkeit der Herzkranzgefäße,
die Probleme ihrer anatomischen Charakterisierung und erste pathologische Befunde aufgezeigt.
Die unsichere Darstellung der Kranzarterien im
Rahmen der Angiographie wurde versucht durch
unterschiedliche methodische Ansätze in den Fol-
gejahren zu verbessern. Zu diesen gehörte die Anwendung des acetylcholininduzierten Herzstillstan-
des unmittelbar vor der Kontrastmittelinjektion in
den Bulbus aorticus [5], der Einsatz eines Okklu-
sionsballonkatheters in der Aorta ascendens [14],
die Entwicklung von Spezialkathetern für die transfemorale retrograde Katheterisation der Aorta thoracalis ascendens [1, 24] und von Spezialkathetern,
deren seitliche Öffnungen das Kontrastmittel gezielt zu den Koronarostien bei der Hochdruckinjek-
tion entleeren [15, 20, 27].

Letztere, die semiselektive Darstellung der
Kranzarterien, erfolgte sowohl in simultaner 2-Ebe-
nen-, als auch Stereo-Technik, hatte aber trotzdem
Probleme bei Aufnahmeserien von 6 Bildern pro
Sekunde, um eine überlagerungsfreie Darstellung
aller Koronargefäße zu sichern.

Während dieser Phase der Entwicklung der Koronarangiographie wurde das Interesse an der morphologischen Diagnostik der Koronararterien
durch Studien mittels postmortaler Koronarangiographie immer deutlicher, obwohl sich ein chirur-
gisch-therapeutisches Konzept nur bei singulären
Endkaterektomien andeutete. An postmortalen Koronarangiographien wurde das röntgenmorpholo-
gische Erscheinungsbild der Koronarsklerose im
Vergleich zu pathologisch-anatomischen Befunden
analysiert und die theoretische Leistungsfähigkeit
einer intravitalen Koronarangiographie von vielen
Arbeitsgruppen [21, 22, 25, 42] geprüft. Es konnte
dabei auf wesentlichen alten pathologisch-anatomischen Studien mit Korrosionspräparaten zur
Darstellung der Koronarangiographie [39] aufge-
baut werden.

Ganz entscheidende Voraussetzungen für eine sichere intravitale selektive Intubation der Koronarostien für die selektive Koronarangiographie war die
Entwicklung leistungsfähiger Bildverstärker, des
Röntgenfernsehen und der Röntgenkinematographie. Mit diesen Voraussetzungen entwickelte M.
SONES 1959 und 1961 [37, 38] das leistungsfähige
Verfahren der selektiven transbrachialen kombinierten Koronarangiographie und Lävokardiographie.

Er benutzte dazu einen Katheter, der transbrachial in die Aorta ascendens vorgebracht wird
(Abb. 91 d). Mit seiner weichen Spitze erlaubt er,
sowohl die rechte wie die linke Kranzarterie zu sondieren. Die Möglichkeit, über Seitenlöcher größere
Kontrastmittelmengen zu applizieren, lassen ihn
auch geeignet erscheinen, herznahe Gefäßabschnitte und den linken Ventrikel für Cine-Aufnahmen
ausreichend mit Kontrastmittel zu füllen. Diese
Technik der transbrachialen Koronarangiographie
wird nahezu unverändert bis zum heutigen Tage in
vielen Herzkatheterlaboratorien angewendet. Viele
Patienten werden auch heute noch mit dieser Technik untersucht.

Die Notwendigkeit der chirurgischen Freilegung
der A. brachialis für die Katheterisierung nach
SONES wurde vielerorts als Nachteil der Methode
angesehen, so daß Bestrebungen, die Kranzarterien
transfemoral nach Punktionsmethoden zu erreichen, breiten Raum einnahmen. Es wurden eine
Reihe von Katheterkurven vorgeschlagen, die in einer Großzahl von Patienten das Erreichen der
Kranzarterien transfemoral ermöglichten. Diese
Arbeiten sind mit Namen wie AMPLATZ (1967) [4],
JUDKINS (1967) [21] und BOURASSA et al. (1970)
[8] verbunden. Allerdings haben sich für die klinische Routine die Katheter, die JUDKINS (1967) [21]

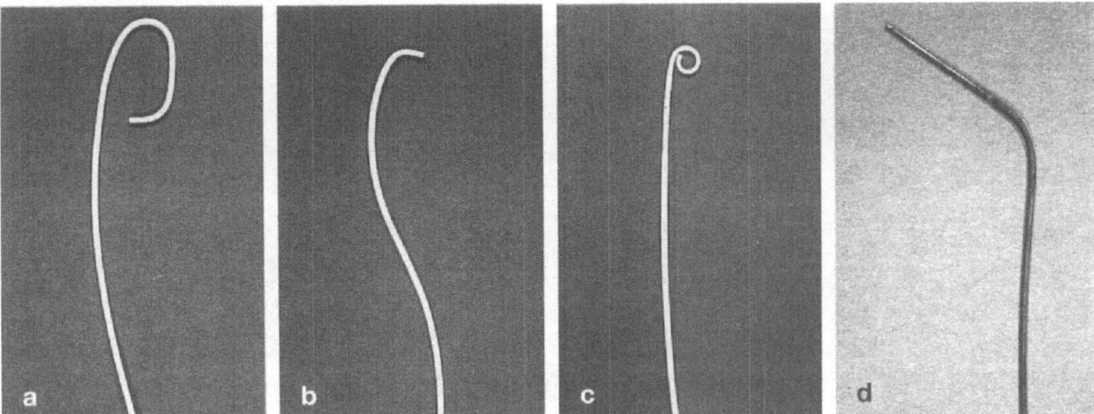

Abb. 91 a – d. Typische Katheterformen für die Koronarangiographie nach JUDKINS (**a, b**) und SONES (**d**): Für die transfemorale Technik nach JUDKINS sind drei verschiedene Katheter notwendig, während mit der Form *a* die linke Kranzarterie und Form *b* die rechte Kranzarterie sondiert wird, erlaubt die Form c (Pigtail) die Applikation großer Kontrastmittelmengen in den linken Ventrikel oder die gro-ßen Arterien. Im Gegensatz dazu benötigt man nach der Untersuchung mit dem Katheter nach SONES (**d**) lediglich einen Katheter, der sowohl selektiv die linke wie die rechte Kranzarterie erreicht. Zusätzlich kann, da die Spitze mit Seitenlöchern versehen ist, die Angiographie der großen Gefäße und des linken Ventrikels mittels Druckinjektor durchgeführt werden

vorstellte, durchgesetzt, da sie im Vergleich zu den Kathetern nach AMPLATZ die höchste „Trefferquote" bei selektiver Koronarangiographie boten. Der einfache perkutane transfemorale arterielle Zugang mit der Seldinger-Technik, die eminente Zunahme der koronaren Herzerkrankungen in den letzten Jahrzehnten sowie die therapeutisch chirurgischen Möglichkeiten führten zu einer Verbreitung dieser röntgenologischen Methode, wie sie für ein invasives Verfahren beispiellos ist.

An über 200 Herzkathetermeßplätzen in Deutschland werden mehr als 200000 Koronarangiographien jährlich ausgeführt.

3.10.2 Sones-Technik

Die Methode der Koronarangiographie nach SONES basiert auf einem von ihm entwickelten Katheter (Abb. 91 d). Dieser Katheter besteht aus einem PVC-Schaft der Frenchstärke 7 oder 8, weist am distalen Ende einen Lürlock-Anschluß auf und ist in seiner Bauart sehr drehstabil ausgeführt. Nach einer Biegung um ca. 30° läuft der Katheter an der Spitze in einem etwas dünneren „fingerartigen" Endteil aus und weist wenige Millimeter vor der Katheterspitze, die abgerundet ist, zwei Seitenlöcher auf.

3.10.2.1 Transbrachialer Zugang

Als Zugang zum Arteriensystem wird man im Normalfall die rechte A. brachialis wählen. Nur wenn dies z. B. durch Amputation oder Gefäßanomalien nicht möglich ist, bietet sich die linke A. brachialis als Zugang an.

Direkt in der Ellenbeuge (Abb. 92 a) wird das Gefäß getastet und wenn nötig markiert. Nach ausreichender Desinfektion und sterilem Abdecken wird das Operationsfeld mit Lidocain 1- bis 2%ig infiltriert (Abb. 92 b). Quer zum Verlauf der Arterie wird ein Hautschnitt je nach anatomischen Erfordernissen zwischen 2 und 4 cm durchgeführt. Es empfiehlt sich, zur Präparation das Unterhautfettgewebe mittels Wundspreizer (Abb. 92 d) oder Haken (Abb. 92 e) freihalten zu lassen. Die stumpfe Präparation führt primär zur Faszie (Abb. 92 f): Nach palpatorischer Kontrolle wird direkt über der Arterie die Faszie gespalten, so daß diese freigelegt werden kann.

Die Arterienbegleitvenen werden freipräpariert und, wenn benötigt, mit Katgut angeschlungen. Es empfiehlt sich, die Arterie vorsichtig auf eine Länge von ca. 3 cm freizupräparieren (Abb. 92 g). Nicht selten sind Gefäßabgänge in diesen Bezirken zu berücksichtigen und mit in die Präparation einzubeziehen. Das Unterfahren und Anschlingen der Arterie mit dafür vorgesehenen Nabelbändchen ist meist problemlos (Abb. 92 h). Nach Luxation des

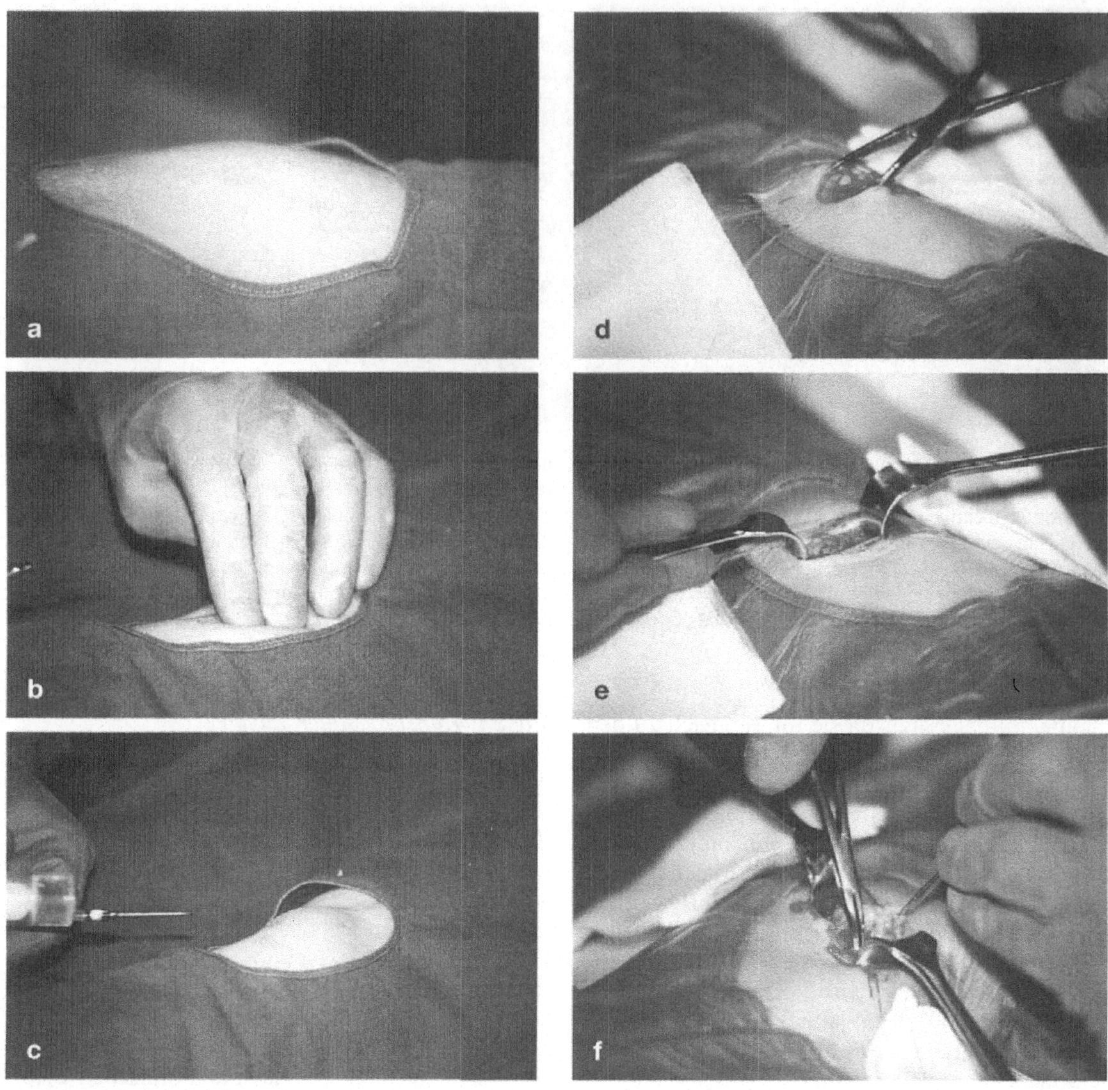

Abb. 92 a–l. Technik der Präparation der A. brachialis nach Sones; Einzelheiten s. Text. **g–l** s. S. 137

Arteriensegmentes werden in der Mitte des freipräparierten Teiles mit einer Kanüle 5000 E Heparin in das Lumen der Arterie injiziert (Abb. 92 i). Die Bändchen werden von einer Hilfsperson so gehalten, daß keine arterielle Blutung an der Punktionsstelle entsteht. Mit einer feinen Klemme oder einer Splitterpinzette wird das Punktionsloch so aufgedehnt, daß die Katheterspitze in die Arterie eingeführt werden kann (Abb. 92 k, l).

Meist gelingt es problemlos, den Katheter die ersten Zentimeter vorzuschieben. Danach werden weitere 2500 E Heparin, verdünnt mit 10 ml Kochsalz, über den Katheter in die Arterie instilliert. Der Katheter dichtet das Arterienostium in einer Weise

ab, daß die Haltebändchen entspannt werden können. Dies gewährleistet bei ausreichend dimensionierter Brachialarterie einen Blutfluß am Katheter vorbei, der eine arterielle Thrombosierung zu verhindern in der Lage ist.

Das Vorführen des Katheters erfordert seitens des Untersuchers Gefühl und Erfahrung. Besonders ist darauf zu achten, daß das Manipulieren des Katheters leicht möglich ist. Nicht selten weicht die Katheterspitze in die Karotis rechts ab. In diesem Falle ist die Dorsalflektion des Kopfes mit Überstreckung oft von entscheidendem Nutzen. Bei elongiertem Arteriensystem, wie es bei Hypertonikern häufig vorkommt, kann auch der Übergang

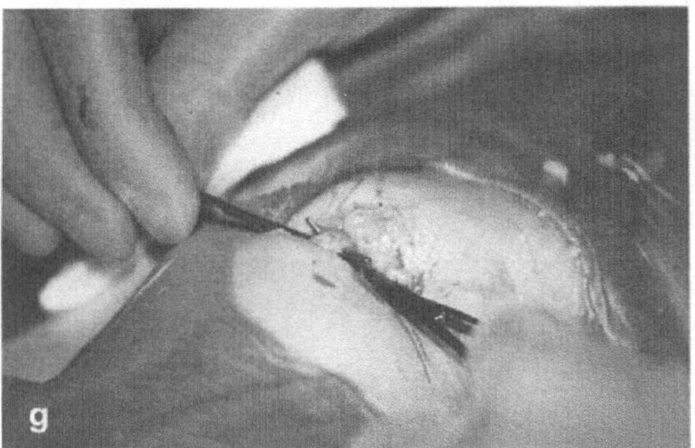

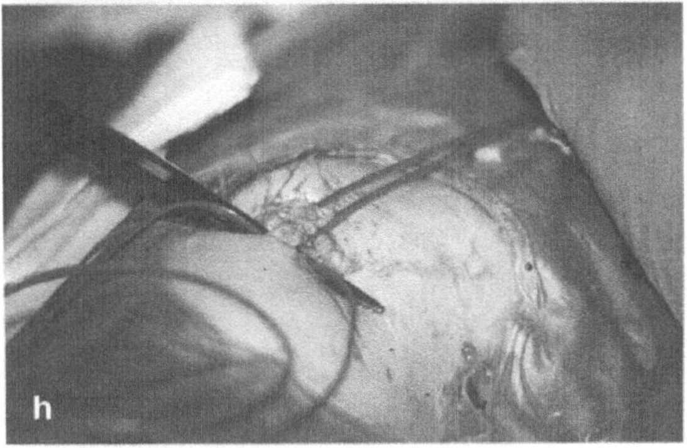

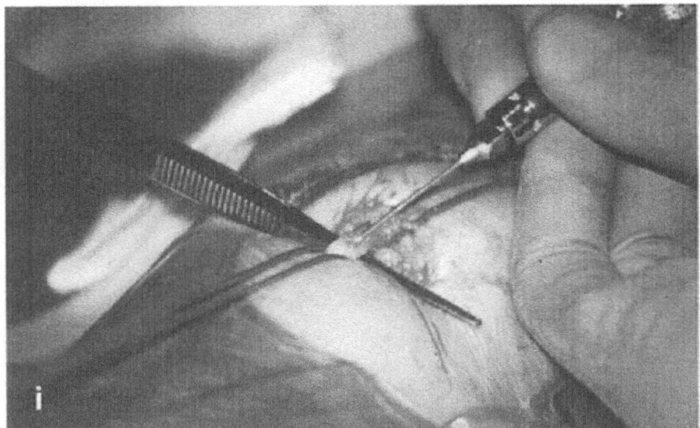

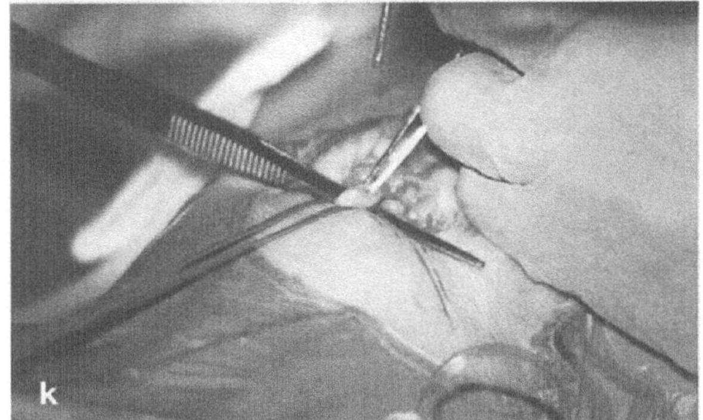

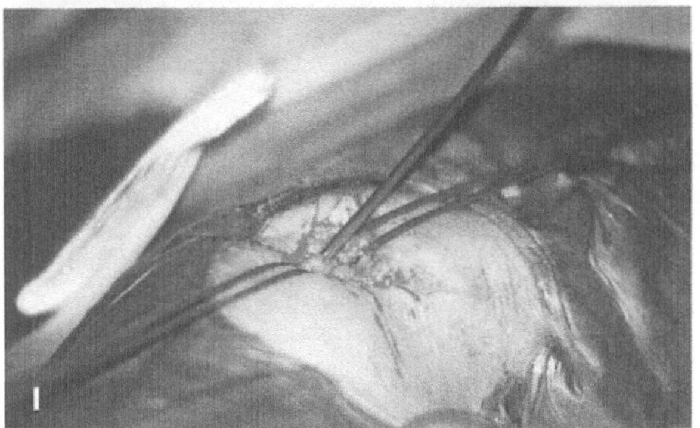

Abb. 92 (*Fortsetzung*). g−l Legende s. S. 136

von der Anonyma in die Aorta ascendens Schwierigkeiten bereiten. Der Einsatz eines Führungsdrahtes mit J-förmiger Spitze, der dann das Ostium des Katheters 10−15 cm überragen kann, ist unter Umständen hilfreich.

3.10.2.2 Sondierung der Kranzarterien

Wird der Angiographiekatheter kontinuierlich vorgeführt, so stützt sich der weiche verdünnte Finger meist im rechten Sinus Valsalvae ab, so daß er in a.p.- oder LAO-Position eine nahezu U-förmige Form annimmt. Er ragt dann in den gegenüberliegenden Sinus Valsalvae des links vorderen Aortensegels, aus dem die linke Kranzarterie entspringt. Mit Hilfe wohldosierter Vorwärts- und Torsionsbewegung kann die Spitze des Katheters meist recht rasch im Ostium der Kranzarterie verankert werden. Intermittierende Injektionen geringer Mengen von Kontrastmittel zeigen häufig den richtigen Weg (Abb. 93 a). Conditio sine qua non ist eine kontinuierliche elektrokardiographische Kontrolle sowie die Monitorisierung des arteriellen Druckes. Darüberhinaus darf der Katheter nur unter fluoroskopischer Kontrolle bewegt werden.

Die Darstellung der linken Kranzarterie erfolgt durch manuelle Injektion von 6−10 ml eines Kontrastmittels mit hohem Jodgehalt. Der gesamte Injektionsvorgang wird kineangiographisch festgehalten. Üblicherweise wird die Filmsequenz 1−2 s vor der Injektion gestartet. Erst wenn die Kranzarterie von ihrem Ursprung bis in die Endaufzweigung für 1 s kontrastiert ist, wird die Kontrastmittelapplikation unterbrochen. Die Filmsequenz wird bis zur Passage des Kontrastmittels in die Koronarvenen fortgeführt.

Üblicherweise sind zur zweifelsfreien Beurteilung des linken Kranzgefäßes mindestens drei Projektionen notwendig. Als Standardprojektionen gelten 30° RAO, 60−70° LAO und 30° RAO mit

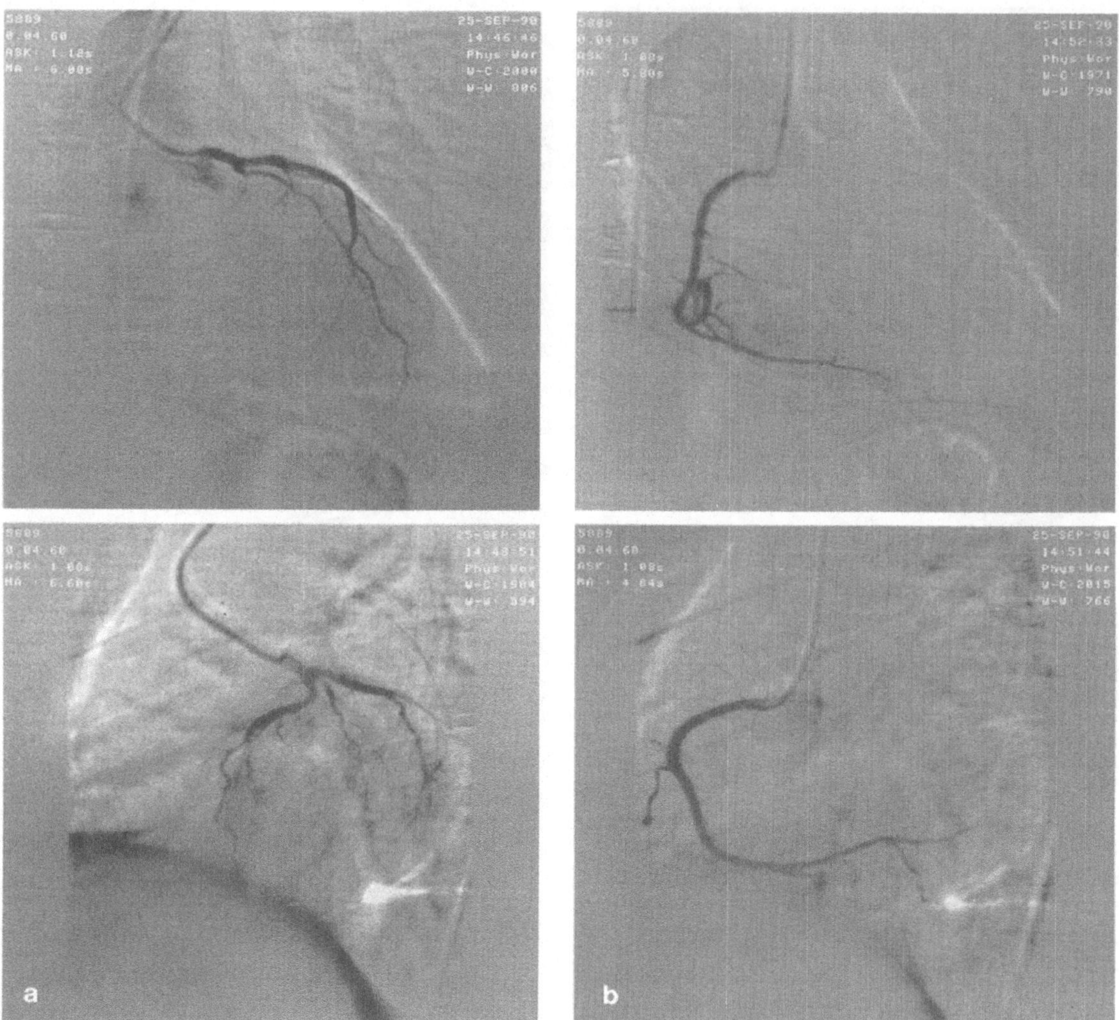

Abb. 93a, b. Sondierung der linken Kranzarterie (a) und rechten Kranzarterie (b) nach JUDKINS: Einzelheiten im Text

Kranialisation der Aufnahmeebene um 15°. Bei multipler Überlagerung von Gefäßästen gerade im Bereich der Bifurkation der linken Kranzarterie werden nicht selten weitere Projektionen zur einwandfreien Beurteilung des Kranzgefäßsystems benötigt. Waren auch zeitweise exakte Standardprojektionen mit kranialer und kaudaler Angulation empfohlen worden [6], so erlaubt die Fluorokinematographie heute eine individuell angepaßte Zahl von Projektionen.

3.10.2.3 Sondierung der rechten Kranzarterie

Die Intubation der rechten Kranzarterie erfolgt zweckmäßigerweise in 30°-LAO-Projektion. Es hat sich bewährt, die Katheterspitze im rechts vorderen Sinus Valsalvae aufzustützen und in Richtung Ostium der linken Kranzarterie zeigen zu lassen und dann, solange die Spitze noch frei beweglich ist, den Katheter im Uhrzeigersinn zu drehen, bis die Primärkurve des Katheters im links vorderen und damit die Spitze des Katheters im rechts vorderen Sinus zu liegen kommt. Meist ist dann die Katheterspitze schon in der rechten Kranzarterie stabilisiert.

Um die rechte Kranzarterie darzustellen, genügen geringere Mengen an Kontrastmittel als bei der

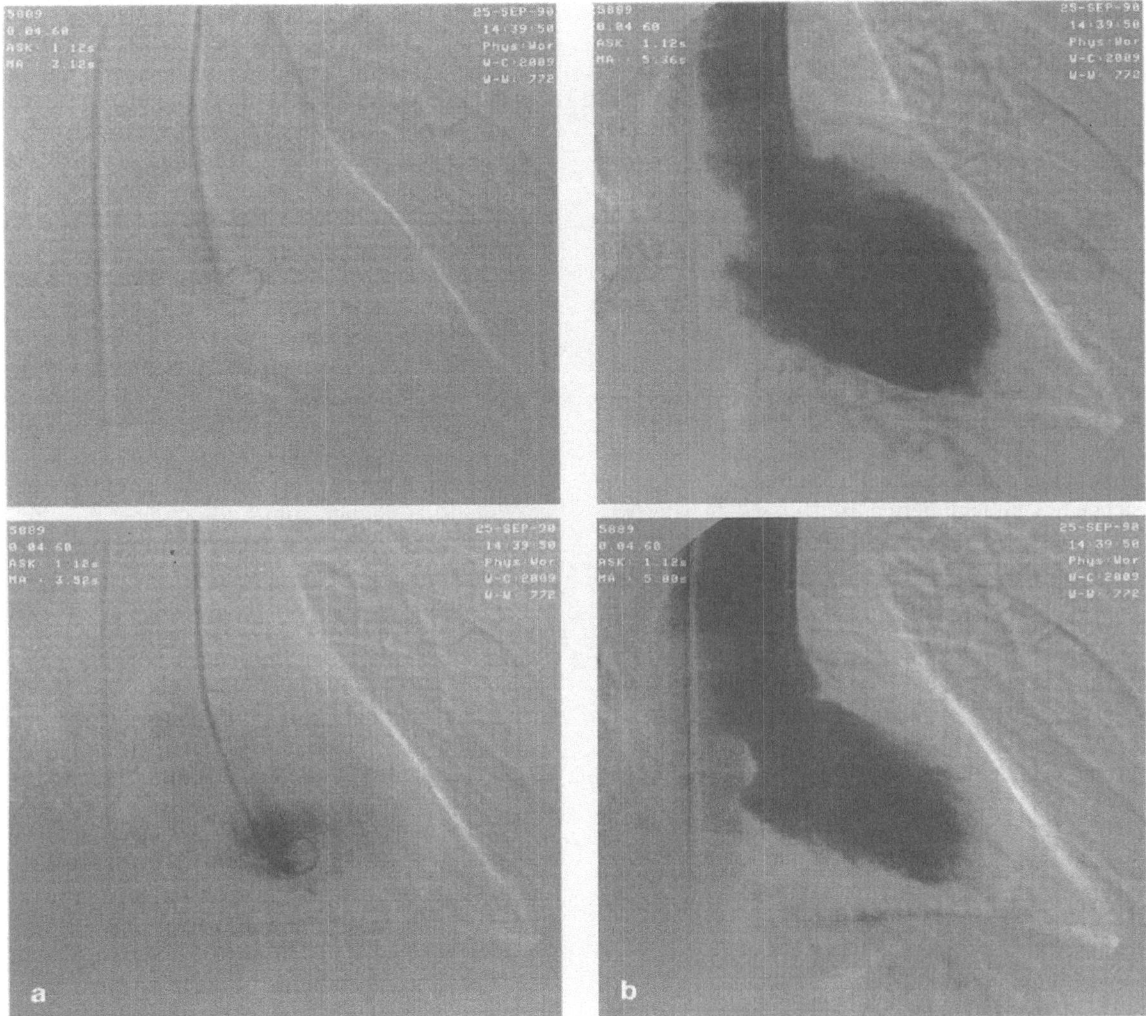

Abb. 94a, b. Lage der Katheter nach JUDKINS (a) und SONES (b) im linken Ventrikel zur Lävokardiographie. Die distalen Enden der Katheter sind in etwa der Mitte des linken Ventrikels plaziert

Darstellung der linken Kranzarterie (LICHTLEN, ZEITLER). Es ist wiederum darauf zu achten, daß die Filmsequenz bereits vor der Injektion gestartet wird, daß das applizierte Kontrastmittel frei abfließen kann und daß die Injektion solange erfolgt, bis vom Ostium bis zur Endaufzweigung das Kranzgefäß für 1–2 s voll gefüllt ist. Die Cine-Sequenz soll auch bei der rechten Kranzarterie den Abfluß des Kontrastmittels nach Passage des Myokards erkennen lassen. Die Tatsache, daß die rechte Kranzarterie in LAO-Projektion in ihrem wesentlichen Verlauf im weiten Bogen gut abzugrenzen ist, daß proximal nur wenige Äste abgehen und sich die Arterie distal meist ohne Überkreuzungen verzweigt, er-

laubt es, standardmäßig die rechte Kranzarterie in zwei Ebenen (RAO 30° und LAO 30–50°) für klinische Zwecke ausreichend beurteilbar darzustellen (Abb. 93a, b). Nur in wenigen Fällen sind mehrfache Injektionen in die rechte Kranzarterie notwendig.

Zur kompletten Herzuntersuchung ist die Ventrikulographie unerläßlich (Abb. 94a, b). Hierzu wird die Katheterspitze transvalvulär in den linken Ventrikel vorgeführt, was meist mit geringen Manipulationen verbunden ist. Die Katheterspitze wird so in den linken Ventrikel gelegt, daß eine größere Menge Kontrastmittel problemlos appliziert werden kann. Wir gehen dabei so vor, daß wir den Finger des Sones-Katheters so in die Aortenklappe plazieren, daß der Primärbogen des Katheters an der Klappe lokalisiert ist. An Kontrastmittel verwenden wir 30−45 ml mit einem Flow zwischen 6 und 10 ml/s, der durch die Tatsache, daß der Sones-Katheter mit Seitenlöchern versehen ist, problemlos angewendet werden kann. Druckregistrierung im linken Ventrikel und während des Rückzuges in die Aorta komplettieren die arterielle Herzkatheteruntersuchung.

Das Zurückziehen des Katheters und Entfernen aus der Arterie ist selten mit Komplikationen behaftet. Es ist darauf zu achten, daß nach Entfernung des Katheters unbehinderter Blutfluß von proximal und auch von distal besteht. Zur Prüfung dieses Phänomens ist es notwendig, zunächst die proximale Anschlingung der Arterie zu lockern und sich eines unbehinderten Blutflusses zu vergewissern. Danach wird der Fluß aus dem distalen Abschnitt geprüft. Hier wird durch den Kollateralfluß ebenfalls ungehinderter Blutfluß verifiziert. Ist das nicht der Fall, so wird sowohl nach proximal wie nach distal mit einem Fogarty-Katheter die Arterie sondiert, um mögliche Blutkoagel auszuräumen. Die Versorgung des Arterientraumas erfolgt durch fortlaufende überwendelige Arteriennaht mittels 6.0 monofilen Fadens. Es ist darauf zu achten, daß bei der Naht die Arterienwand in ihrer Gesamtheit, also von Adventitia bis zur Intima auf ca. 1/2 mm gefaßt wird. Die Stichkanäle sollten in einem Abstand von ca. 1 mm liegen. Nach Verschluß der Arterie muß der Blutfluß durch Palpation des Radialispulses überprüft werden. Danach erfolgt schichtweiser Wundverschluß.

Als weitere Maßnahmen empfehlen sich ein lockerer Bandageverband und die Ruhigstellung des rechten Unterarmes mittels Schiene für 24 h.

3.10.3 Judkins-Technik

Im Gegensatz zum transbrachialen Zugang basiert die Judkins-Technik auf perkutanem transfemoralen Zugang. Da die arterielle Punktion in jedem Röntgenlabor vielfach durchgeführt wird, empfiehlt es sich an dieser Stelle, nur die wesentlichen Schritte zu beschreiben.

Nach Desinfektion und steriler Abdeckung wird in der rechten oder auch linken Leiste die Arteria femoralis palpiert und mit Zeige- und Mittelfinger ca. 1−2 cm distal des Leistenbandes fixiert. Nach Anästhesie mit ca. 10 ml 1- bis 2%iger Lidocain-Lösung wird die Arterie mit einer Arterienpunktionsnadel anpunktiert. Bei freiem Blutstrom durch

die Kanüle läßt sich ein Führungsmandrin meist problemlos in das Gefäß vorführen. Nach Entfernung der Punktionskanüle kann über den liegenden Guidewire ein Einführungsbesteck mit Dilatator und koaxial darübergeschobener Einführungsschleuse arteriell appliziert werden. Die an diesen Einführungsbestecken meist vorhandenen Ventile vermeiden eine arterielle Blutung durch das Einführungsbesteck.

Im Gegensatz zur Sones-Untersuchung sind bei der Angiographie nach JUDKINS drei Katheter unterschiedlicher Vorbiegung notwendig. Die Katheterkurven, die für linke wie rechte Kranzarterie sowie für die Ventrikulographie verwendet werden, sind aus Abb. 91 a−c ersichtlich. Üblicherweise besitzen die rechts- wie linkskoronaren Katheter keine Seitenlöcher, während der Ventrikulographiekatheter (Pigtail) zusätzlich zum Endloch über eine Reihe von Seitenlöchern vor dem endgültigen Endteil verfügt.

3.10.3.1 Sondierung der linken Kranzarterie

Das Einführen der Judkins-Katheter erfolgt mit Hilfe eines Führungsmandrins. Diese meist teflonbeschichteten Stahldrähte (Teflon-coated safety guide wire) sind zweckmäßigerweise an der Spitze J-förmig gebogen. Zum Vorführen des Katheters wird der Mandrin 10−15 cm an der Katheterspitze hinausgeschoben. Die J-förmige Vorbiegung wirkt wie eine Schlittenkufe, so daß beim Vorführen des Systems die Arterienwand nicht verletzt wird. Mit Hilfe des Führungsdrahtes wird die Katheterspitze bis in den Anfangsteil der Aorta descendens vorgeführt. Nach Entfernen des Führungsdrahtes tragen eine Reihe von Maßnahmen dazu bei, arterielle Embolisationen möglichst gering zu halten. Erstens ist darauf zu achten, daß am Katheterende ein kontinuierlicher Rückfluß besteht. Dieser kontinuierliche Rückfluß zeigt an, daß das Ostium der Katheterspitze nicht flach der Arterienwand anliegt. Zusätzlich werden Clots innerhalb des Katheters mit abgeschwemmt. Ist diese Bedingung erfüllt, werden aus dem Katheter 4−5 ml Blut rasch abgesaugt. Das rasche Absaugen gewährleistet ebenfalls, daß evtl. im Katheter befindliche Clots nach peripher abgeführt werden. Danach soll der Katheter zügig mit heparinisierter Kochsalzlösung gespült werden. Nach Anschluß des Katheters an das Hahn-Bänkchen erfolgen die weiteren Manipulationen unter kontinuierlicher Drucküberwachung (Abb. 95). Bei ungedämpftem arteriellen Druck wird der gesamte Katheterschaft mit Kontrastmittel gefüllt, so daß

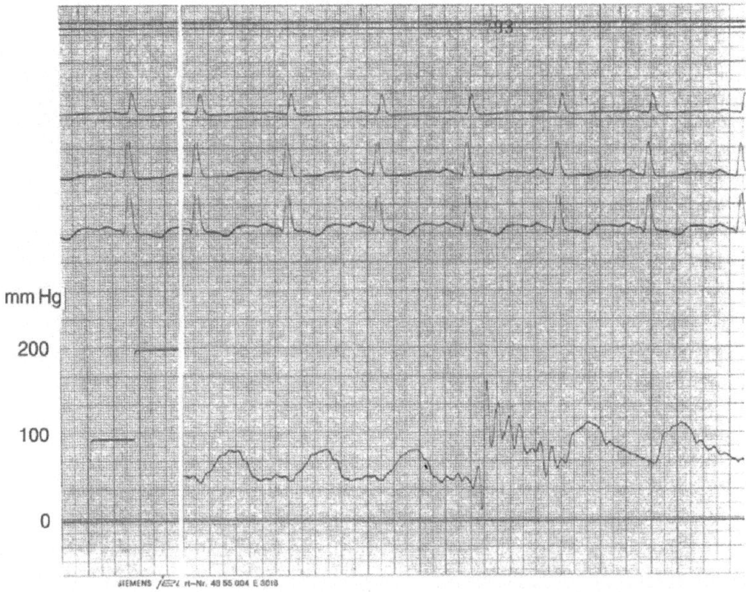

Abb. 95. Fortlaufende Blutdruckmonitorisierung über den Angiographiekatheter: Die scharf abgesetzten Kurven am Ende der Diastole und die Schleuderzacken zeigen die einwandfreie Lage des Katheterostiums

an der Spitze die röntgenologisch sichtbare Doppelkontur des Katheters verschwindet. Danach erfolgt die Sondierung der linken Kranzarterie durch langsames kontinuierliches Vorschieben des Katheters. Intermittierend können 1 – 2 ml Kontrastmittel zur Spülung der Katheterspitze appliziert werden. Darüberhinaus wird die korrekte Lage der Katheterspitze im linken Kranzgefäß dann schnellstmöglich röntgenologisch verifiziert. Das Eintreten der Katheterspitze in die linke Kranzarterie erfolgt meist problemlos. Besonders zu beachten ist hierbei, daß sich die Druckkurve nicht wesentlich verändert (ventrikularisiert). Eine Ventrikularisierung ist ein Indiz für eine Abgangsstenose der linken Kranzarterie, die dann nach Möglichkeit nicht mit Judkins-Kathetern selektiv sondiert werden sollte. Bei Vorliegen einer Abgangsstenose empfiehlt sich auch heute noch eine semiselektive Darstellung aus dem Bulbus aortae oder die Darstellung der linken Kranzarterie nach der Technik von Sones.

Ist die Katheterspitze einmal in der linken Kranzarterie (s. Abb. 93a) verankert, so liegt der Judkins-Katheter ungleich stabiler im Kranzgefäßsystem als der Sones-Katheter.

Bei der Darstellung der linken Kranzarterie wird analog zur Darstellung mittels Sones-Katheter vorgegangen. Besonderes Augenmerk ist bei der Judkins-Technik auf den freien Abfluß des Kontrastmittels zu lenken. Nach Möglichkeit soll die Spitze

des Linkskoronar-Katheters frei im Hauptstamm liegen und das Ostium der Kranzarterie nur wenige Millimeter überschreiten.

3.10.3.2 Sondierung der rechten Kranzarterie

Zur Darstellung der rechten Kranzarterie ist ein speziell geformter Rechtskoronarkatheter notwendig. Nach Entfernung des Linkskoronarkatheters wird dieser ebenfalls, armiert mit einem J-förmigen Guidewire, in den proximalen Anteil der Aorta descendens vorgeführt. In dieser Position muß der Rechtskoronarkatheter ebenfalls so behandelt werden wie der Linkskoronarkatheter, d. h. nach freiem Blutfluß muß 6 – 8 ml Blut abgezogen werden und daraufhin heparinisierte Kochsalzlösung instilliert werden. Nach Vollfüllung mit Kontrastmittel wird der Katheter über den Aortenbogen in die Aorta descendens vorgeschoben und primär der Sinus Valsalvae ausgetastet. Danach wird der Katheter gestrafft, so daß die Spitze des Katheters nicht wesentlich aus dem Sinus Valsalvae herausgezogen wird und im Uhrzeigersinn gedreht. Am günstigsten erweist sich zur Sondierung der rechten Kranzarterie die 35 °-LAO-Projektion. Bei gut drehstabilem Kathetersystem läßt sich die rechte Kranzarterie meist problemlos unter geringgradigem Rückzug intubieren (s. Abb. 93b). Bei Intubation der

Tabelle 19. Vor- und Nachteile der transbrachialen (SONES) und transfemoralen (JUDKINS) koronarangiographischen Techniken. Heparinisierung, Monitoring und Erfahrung reduzieren das Risiko (ABRAMS u. ADAMS 1975, LICHTLEN 1979)

	Sones	Judkins
Zugang	transbrachial	transfemoral
	Arteriae sectio	perkutan
Katheter	1 Katheter	3 Katheter
	End- + Seitlöcher	nur Endloch
Intubation	erfordert Übung	einfach
Gesamt-Kompli-kationsrate	2,6%	3,8%
Lokales Thromboserisiko	2,0%	1,0%
Infarktrisiko	0,14%	0,18%
Mortalität	0,14%	0,16%

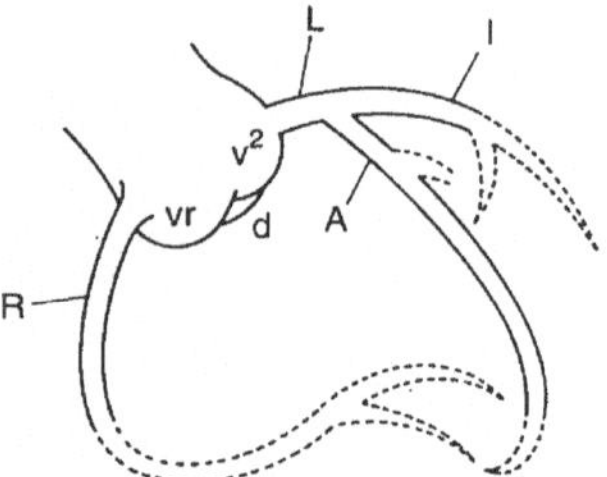

Abb. 96. Aortenklappe mit Hauptstämmen der Koronararterien. Aortenklappe: *Vr*, vorderer rechter Sinus; *Vl*, vorderer linker Sinus; *d*, dorsaler Sinus. Koronararterien: *L*, linker koronarer Hauptstamm; *A*, R. interventricularis anterior; *C*, R. circumflexus; *R*, rechte Kranzarterie

rechten Kranzarterie ist es von besonderer Wichtigkeit, das Druckverhalten im Auge zu behalten. Ist der arterielle Druck ventrikularisiert, muß der Katheter sofort aus dem Ostium entfernt werden. Es darf kein Kontrastmittel instilliert werden. Kontrastmittelinjektion in proximal abgehende Konusarterien führt häufig zu Kammerflimmern.

Es ist darauf zu achten, daß auch die Katheteruntersuchung nach JUDKINS unter Liquemin-Schutz (5000 – 7000 E) erfolgt. Nach Abschluß der Untersuchung werden Katheter und Einführungsbesteck entfernt. Es erfolgt wie üblich Blutstillung durch Druck auf die Arterie und Druckverband.

Sowohl Sones- wie Judkins-Methode haben Vor- und Nachteile, die im einzelnen in Tabelle 19 aufgeführt sind. Daraus ergibt sich, daß für größere Herzkatheterlaboratorien das Beherrschen beider Techniken notwendig ist. So ist eine kardiale Untersuchung bei Patienten mit aortofemoralem Bypass transfemoral mit Problemen verbunden. Andererseits ist die Katheterisierung nach SONES bei Patienten mit engkalibrigen Brachialarterien wie z. B. bei zarten Damen oder Jugendlichen nicht unproblematisch.

3.10.4 Anatomie der Koronararterien

In der embryonalen Entwicklung werden die Herzkranzgefäße bereits sehr früh angelegt, wobei die Venen noch früher als die Arterien entwickelt werden. Am Ende der 8. Embryonalwoche sind nahezu alle Gefäße vorhanden. Stammesgeschichtlich sind sie als alte arterielle Ringe im Bereich der Einschnürungen zwischen den embryonalen Herzabschnitten anzusehen. Alle Abschnitte des embryonalen Truncus arteriosus haben dort, wo sich die Endokardwülste befinden, die prospektive Potenz zur Entwicklung von Koronarostien. Somit sind die Ursprungsanomalien erklärt. Hierbei bleiben die nach den Prinzipien der Gefäßbildung durch den Fluß begünstigten Abschnitte erhalten. Die vielfältigen Varietäten und Anomalien müssen nicht unbedingt pathologische Bedeutung gewinnen. Das Verteilungs- und Verzweigungsmuster der humanen Koronararterien variiert stark. Besonders betroffen ist dabei die Hinterwand des Herzens.

Das menschliche Herz wird von zwei Kranzarterien – der rechten Kranzarterie und der linken Kranzarterie (Abb. 96) – versorgt. Weil sich die linke Kranzarterie schon kurz nach ihrem Ursprung aus dem Ostium der Aorta in zwei weitere wesentliche Äste aufteilt, wird aus praktisch-klinischen Gründen heute meist von drei Kranzarterien gesprochen. Dabei werden die beiden Hauptäste der linken Kranzarterie als eigenständige Gefäße angesehen.

Bei Normalpatienten mit ausgeglichenem Versorgungstyp entspringt die linke Koronararterie aus dem links vorderen Aortensinus (Sinus Valsalvae), die rechte aus dem rechts vorderen Sinus. Der dorsale Sinus valsalvae trägt üblicherweise kein Koronarostium.

Die linke Kranzarterie (Abb. 97a, b; 98a, b) weist meist nur einen kurzen Hauptstamm auf, der sich nach 1 – 3 cm in einen R. interventricularis anterior (RIVA) und den R. circumflexus (CX) teilt. Ein getrennter Ursprung von R. interventricularis anterior und R. circumflexus ist nichts außergewöhnliches. Der R. interventricularis anterior verläuft im Sulcus zwischen rechtem und linkem Ventrikel (Interventrikularsulcus) zur Herzspitze und ist durch eine Vielfalt von septalen Ästen (Rami septales anteriores), die fächerförmig in das muskuläre Inter-

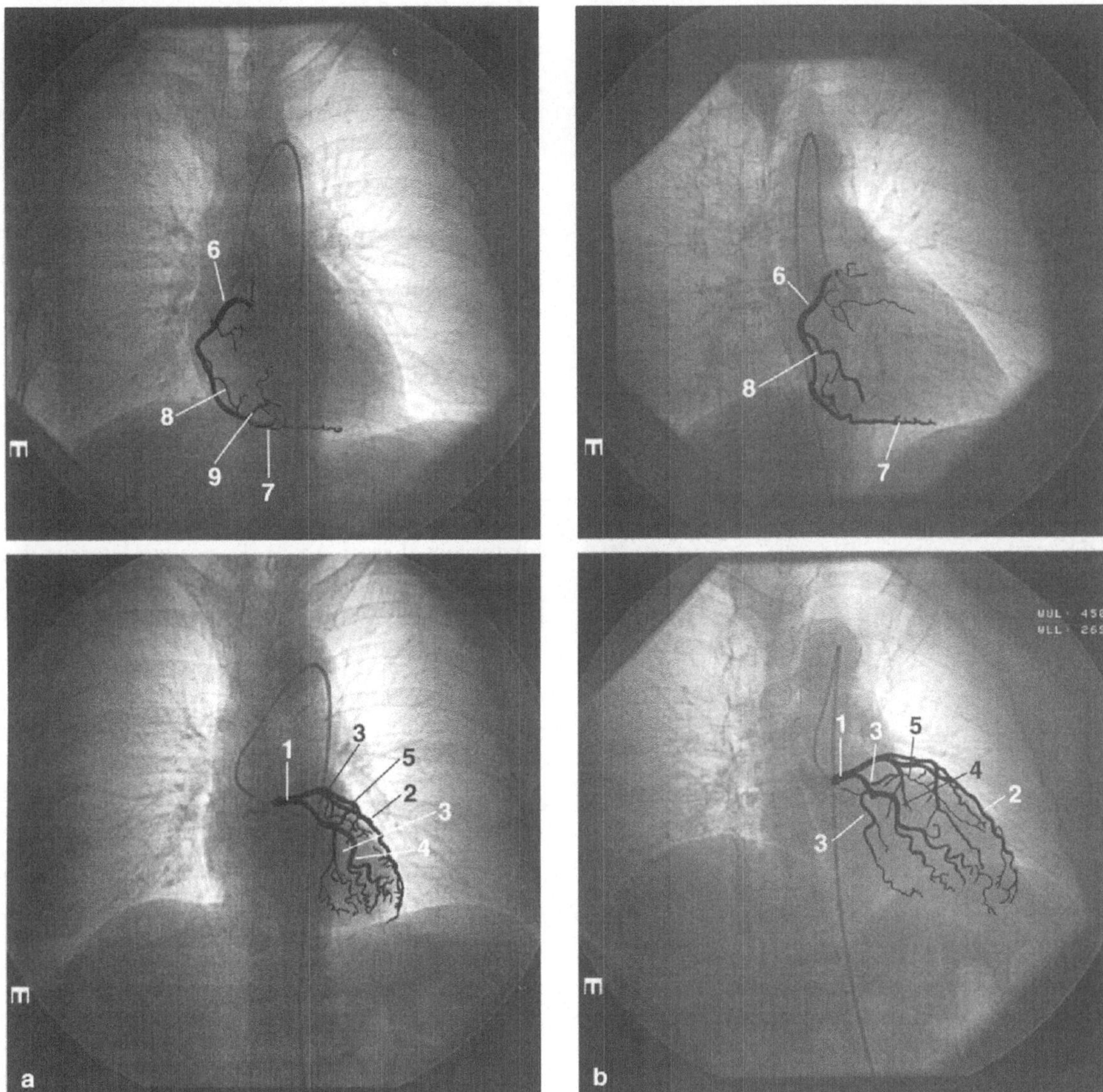

Abb. 97a–c. Die rechte und linke Kranzarterien ist jeweils im Thorax dargestellt in den Positionen **(a)** a.p.-, **(b)** RAO-, und **(c)** LAO-Projektion: die einzelnen Gefäßabschnitte der linken und rechten Kranzarterie sind mit Ziffern von *1* bis *9* belegt. Es handelt sich dabei um *1* Hauptstamm der linken Kranzarterie; *2*, R. interventricularis anterior (Riva); *3*, R. circumflexus (RCX); *4*, R. marginalis sinister; *5*, R. diagonalis sinister. Die rechte Kranzarterie ist bezeichnet mit den Abschnitten *6*, Rechte Kranzarterie (RCA); *7*, interventricularis posterior; *8*, R. ventricularis dexter; *9*, R. posterolateralis dexter. **c** s. S. 144

ventrikularseptum einstrahlen, gekennzeichnet. Meist läuft der R. interventricularis an der Spitze in einer Aufzweigung in zwei Endäste, die die Herzspitze umfangen, aus. Zudem gibt der RIVA ein bis mehrere diagonale Äste, die vom Sulcus aus in die Muskulatur des linken Ventrikels anterior einstrahlen, ab. Variationen, bei denen die Diagonaläste in Größe und Versorgungsgebiet den R. interventricularis insgesamt übertreffen, sind möglich. Der R. interventricularis anterior ist trotz aller Variationen des Kranzgefäßsystemes ein weitgehend konstant anzutreffendes Gefäß und ist aus klinischer Sicht das „strategisch" bedeutendste Gefäß.

Der R. circumflexus (CX) entspringt ebenfalls frühzeitig aus dem Hauptstamm der linken Kranzarterie und verläuft im Sulcus atrioventricularis

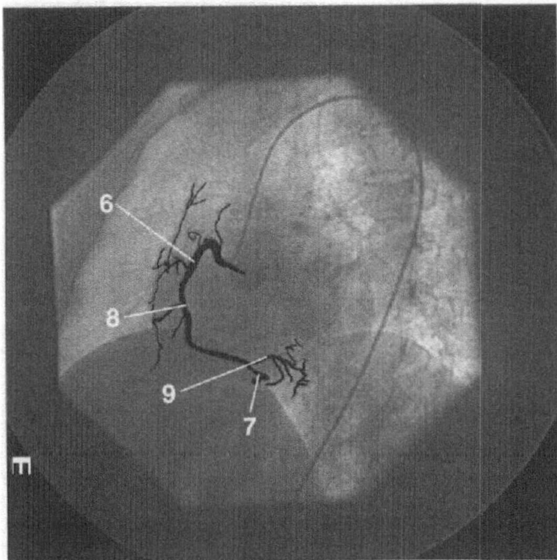

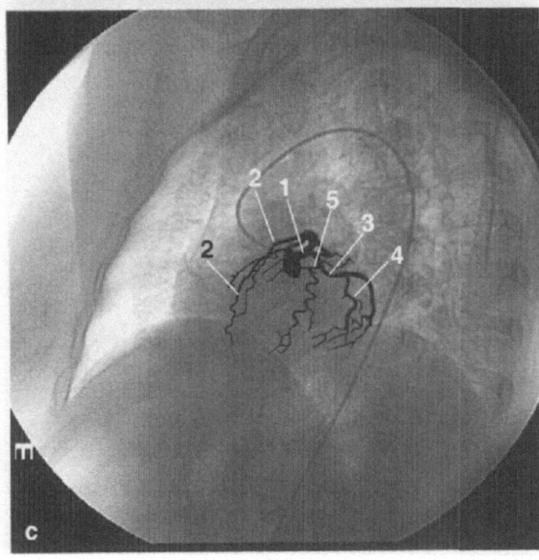

Abb. 97 (*Fortsetzung*). c Legende s. S. 143

nach dorsal und erreicht unter Abgabe von ein bis
zwei marginalen Ästen und des R. postero-lateralis
sinister den Sulcus interventricularis posterior. Die
marginalen Äste und der R. postero-lateralis sinister versorgen den linken Ventrikel an der Hinterwand.

Die rechte Kranzarterie (Abb. 98) entspringt im
rechts vorderen Sinus Valsalvae und gibt sehr bald
einen kleinen Ast für den Konus pulmonalis (Konusarterie) ab. Des weiteren entspringt aus ihm
frühzeitig der R. nodi sinuatrialis, der den Sinusknoten versorgt. Auch können mehrere Vorhofäste
aus dem proximalen Anteil abgehen. Dieser Ast va-

riiert in seiner Stärke sehr und kann unter Umständen auch noch Teile der Vena cava superior mitver-
sorgen. Im unteren Bereich wird häufig ein rechts-
marginaler Ast (R. marginalis dexter) und mehrere
Äste zur Versorgung des rechten Ventrikels (R. ventricularis dexter) abgegeben. Der Stamm der RCA
verläuft dann weiter in der rechten Kranzfurche bis
zum R. interventricularis posterior. In der Zone des
Kreuzes (Crux cordis) biegt er dann mit einem
scharfen Knick oder einer Schleife um und verläuft
wieder im Interventrikularsulcus ebenfalls zur
Herzspitze, wobei aus diesem Ast ebenfalls fächerförmig Äste zum Septum interventriculare abgegeben werden können. Auch die AV-Knotenarterie
entspringt meist in dieser Region. Nicht selten führt
die rechte Kranzarterie noch einen Ast an die Hinterwand des linken Ventrikels ab, der über die Crux
cordis und den Sulcus interventricularis posterior
hinausgeht. Dieser Ast – R. postero-lateralis dexter – verzweigt sich dann fächerförmig auf der
diaphragmalen und hinteren Fläche des linken Ventrikels.

Wird die arterielle Versorgung des Myokardes
vorwiegend von der rechten Kranzarterie vorgenommen, so spricht man vom Rechtsversorgungstyp (Abb. 99, 100). In diesem Falle übersteigt das
Lumen der rechten Kranzarterie das der linken. Zudem wird das Septum interventriculare vorwiegend
von der rechten Kranzarterie aus dem Sulcus interventricularis posterior und die Hinterwand des linken Ventrikels durch einen oder mehrere kräftige
Rami postero-laterales dexter versorgt. Naturgemäß ist dabei der R. circumflexus mit seinen posterolateral linken und marginalen Ästen hypotroph.

Im Gegensatz dazu stammt beim sog. Linksversorgungstyp (Abb. 101, 102) der R. interventricularis posterior aus dem R. circumflexus der linken
Kranzarterie, so daß die gesamte posteriore Wand
des linken Ventrikels und die diaphragmale Wand
von der linken Kranzarterie mitversorgt werden.
Hierbei kann es sein, daß die rechte Kranzarterie
derart klein entwickelt ist, daß sie vom unerfahrenen Untersucher als arteriosklerotisch abgebroche-
nes Gefäß angesehen wird, Konusäste und Sinusknotenarterie jedoch meist aus diesem gering entwickelten rechten Kranzgefäß versorgt werden.

Wegen der großen Variation der Kranzarterien ist
eine Beurteilung der myokardialen Blutversorgung
nur dann möglich, wenn sowohl die linke wie die
rechte Kranzarterie in mindestens 2–3 Ebenen qualitativ ausreichend röntgenologisch dargestellt sind.

Alle genannten epikardialen Kranzarterien erfahren während der Herzrevolution deutliche Form-
und Längenveränderungen. Das drückt sich in ver-

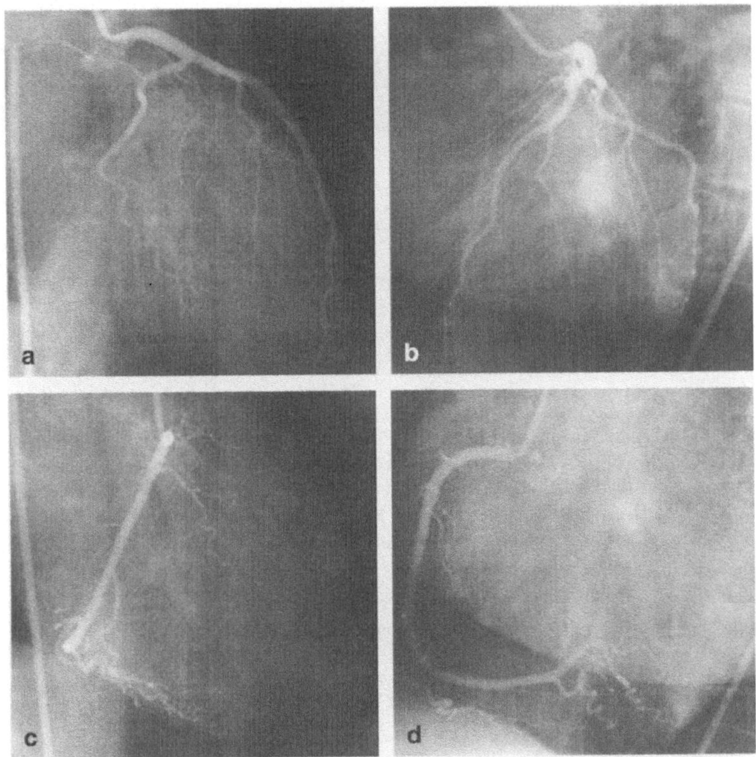

Abb. 98a–d. Normale Anatomie der linken (**a, b**) und rechten (**c, d**) Kranzarterie in 30° RAO- (**a, c**) und 60° LAO- (**b, d**) Projektion

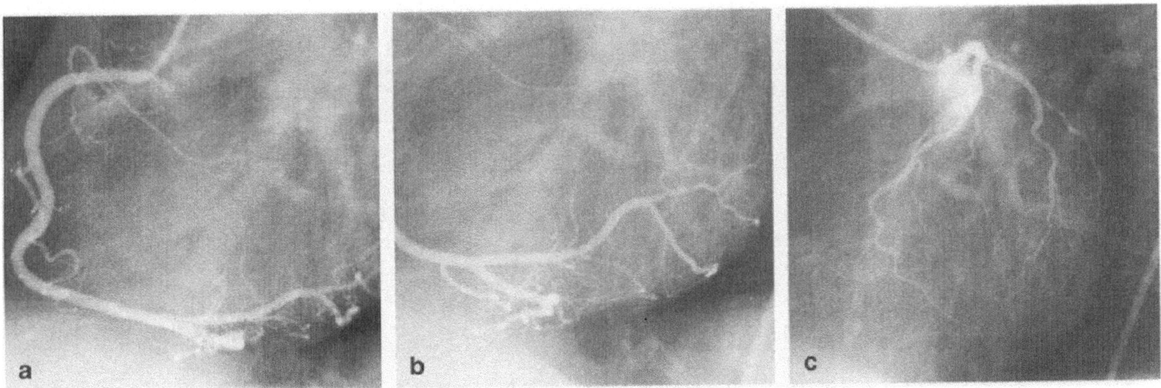

Abb. 99a–c. Koronarangiogramm bei Rechtsversorgungstyp: Die rechte Kranzarterie in 30° LAO-Projekten ist außerordentlich kräftig ausgebildet (**a, b**). Neben dem rechten Ventrikel werden die diaphragmale Wand und die posterolaterale Wand des linken Ventrikels sowie die Hinterwand weitestgehend von der rechten Kranzarterie versorgt. Im Gegensatz dazu ist die linke Kranzarterie (**c**) ebenfalls in LAO-Projektion dargestellt, hypoplastisch. Der R. interventricularis anterior erreicht nur knapp die Herzspitze. Der R.circumflexus ist engkalibrig ausgebildet und läuft in einem hypoplastischen marginalen Ast aus

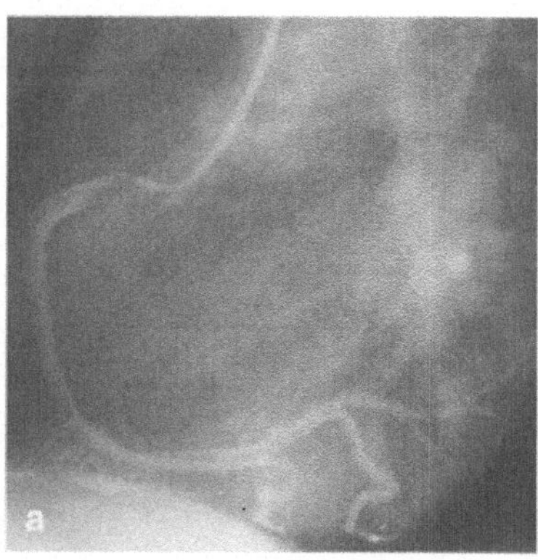
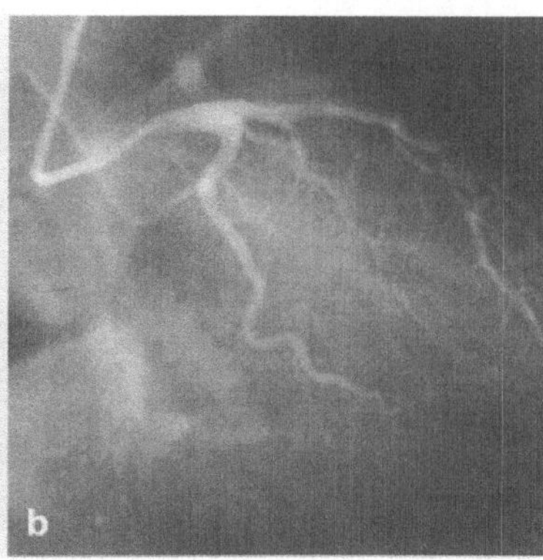

Abb. 100 a, b. Koronarangiographie bei Rechtsversorgungstyp: Die rechte Kranzarterie zeigt in 60° RAO-Projektion auffallende Kaliberstärke. Der R. interventricularis posterior und der R. postero-lateralis versorgen große Anteile des linken Ventrikels (**a**), während die linke Kranzarterie in 30° RAO-Projekten (**b**) keinen R. circumflexus im engeren Sinne aufweist. Auch ist der R. interventricularis anterior wesentlich engkalibriger als die rechte Kranzarterie. Die Kontrastmittel-Schlieren-Bildung sowohl im RIVA als auch in der rechten Kranzarterie ist Zeichen eines besonders hohen Kontrastmitteldurchsatzes

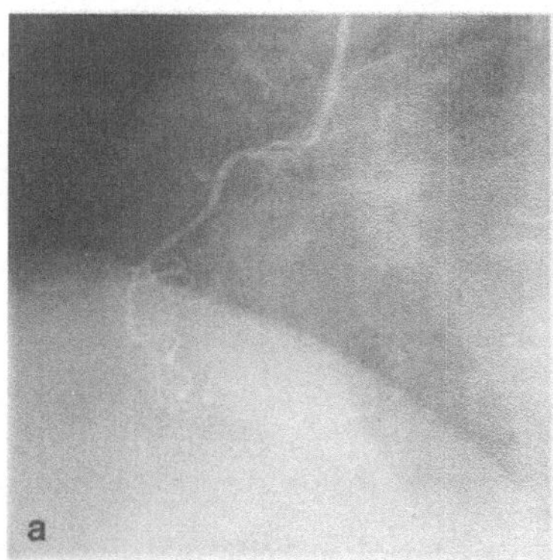
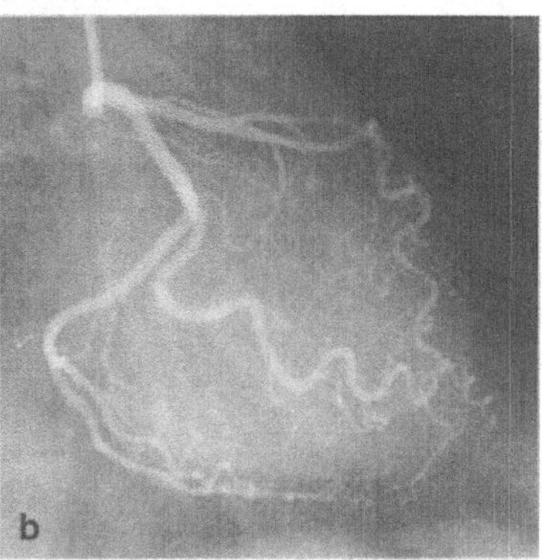

Abb. 101 a, b. Koronarangiogramm bei Linksversorgungstyp: Die linke Kranzarterie in 30° RAO-Projekten (**a**) ist besonders weitlumig. Auffallend ist die dominierende Circumflexa, die sich in dominante Endgefäße aufzweigt. Sie gibt auch den R. interventricularis posterior mit den septalen Ästen ab. Der R. interventricularis anterior verläuft stark geschlängelt und umschlingt die Herzspitze, während die rechte Kranzarterie (**b**) hypoplastisch erscheint und häufig sogar vollkommen übersehen wird

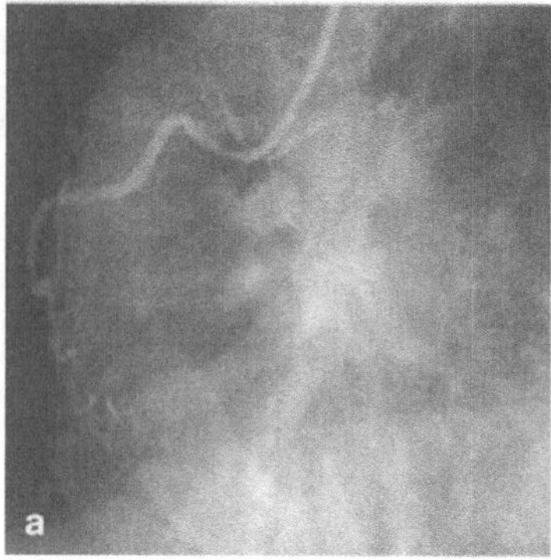
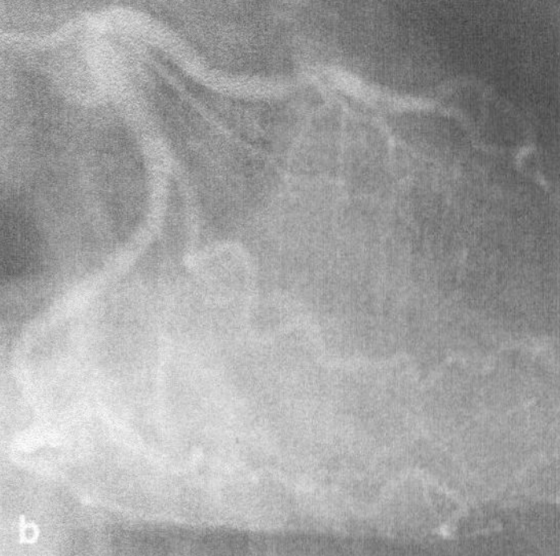

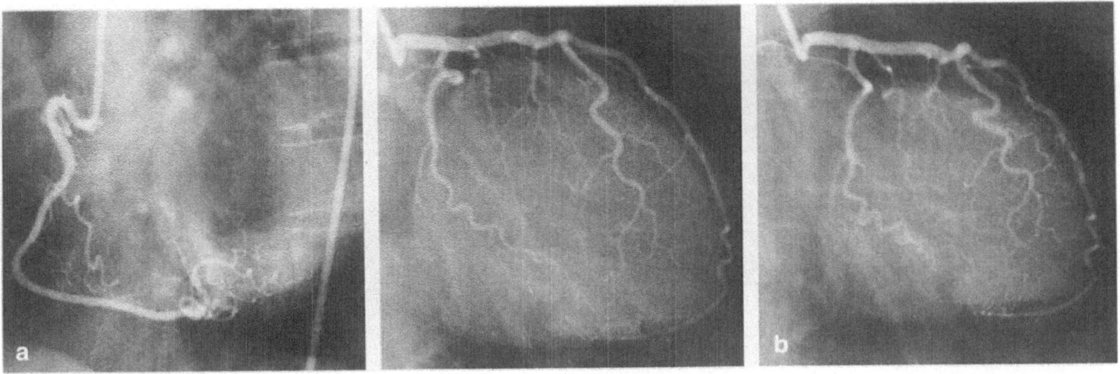

Abb. 103a, b. Koronarangiogramm der linken Kranzarterie während Diastole (a) und Systole (b): Durch die Verkleinerung des linken Ventrikels während der Systole wirkt der R. interventricularis anterior vermehrt geschlängelt

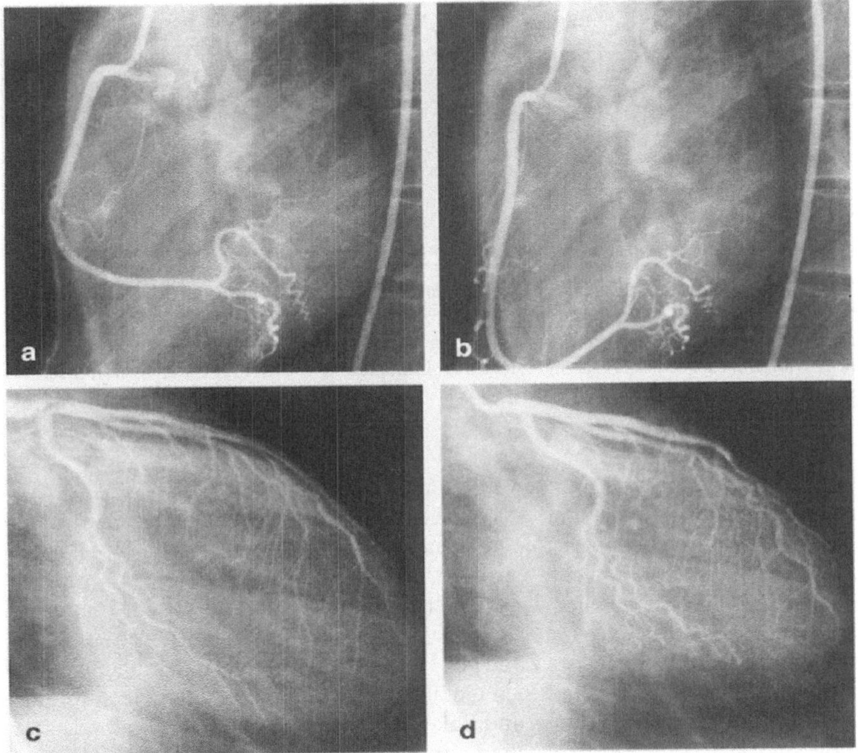

◄ **Abb. 102a, b.** Koronarangiographie bei Linksversorgungstyp: Die linke Kranzarterie versorgt mit einem kräftigen R. interventricularis anterior und circumflexus nahezu das gesamte Herz (b), während die rechte Kranzarterie (a) in LAO-Projektion dargestellt, sich nicht einmal bis zum Crux cordis erstreckt und sich in der Versorgung des rechten Ventrikels erschöpft

Abb. 104a–d. Lageänderung der rechten Kranzarterie während Diastole (a) und Systole (b): Die rechte Kranzarterie, in 45° LAO-Projektion aufgenommen, zeigt ein deutliches Tieftreten des Hauptstammes während der Systole (b) im Vergleich zur Diastole (a). Die Lageveränderungen der linken Kranzarterie sind demgegenüber geringer (c Diastole, d Systole)

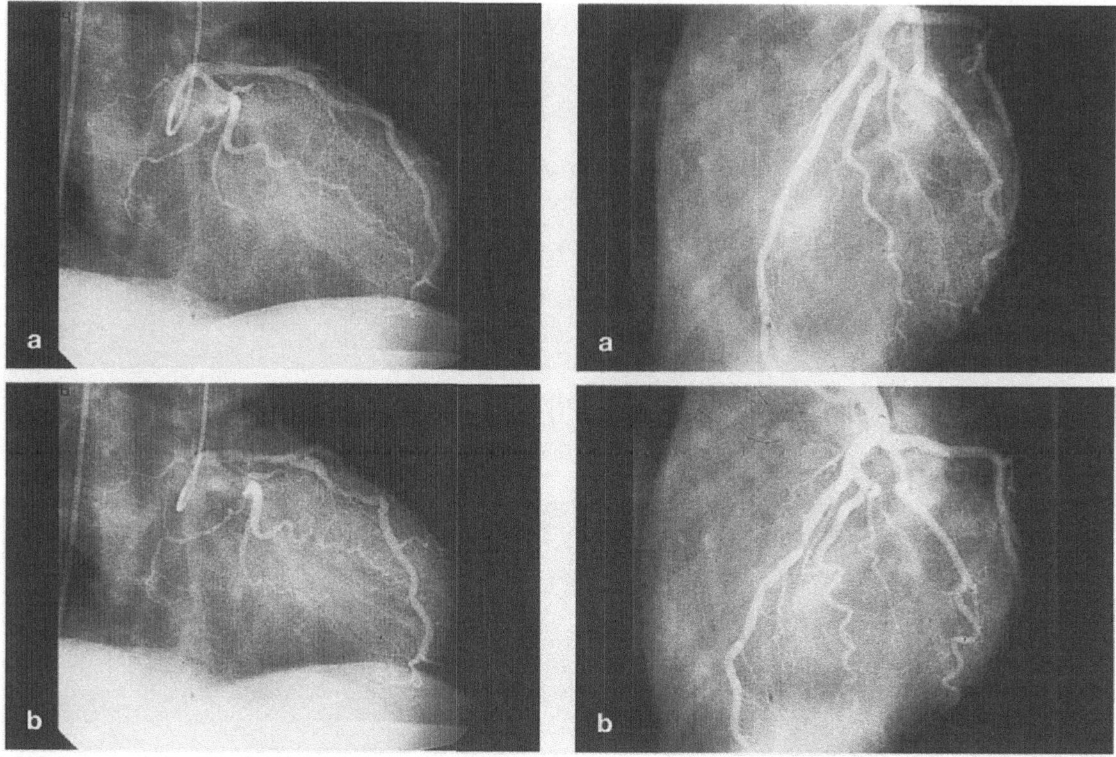

Abb. 105a, b. Koronarangiographie bei Muskelbrücke: Die Darstellung der linken Kranzarterie in RAO-Projektion zeigt im zweiten Drittel einen normalen Gefäßverlauf des RIVA (a). Während der Systole verengt sich das Lumen langstreckig zu Grad III (b)

Abb. 106a, b. Kurzstreckige Muskelbrücke: Während der Diastole in LAO-Projektion ungehinderter Kontrastmitteldurchfluß im Bereich des R. interventricularis anterior (a), während der Systole zeigt sich am Ende des ersten Drittels des RIVA eine kurzstreckige Lumeneinengung Grad III (b)

mehrter Schlängelung während der Systole aus (Abb. 103, 104). Während der Diastole nehmen die Kranzarterien eine mehr gestreckte Form an. Eine Ausnahme davon macht lediglich der R. interventricularis posterior, da der Sulcus interventricularis posterior die relativ unbeweglichste Zone des Herzens ist.

Kollateralen zwischen einzelnen Gefäßästen und Anastomosen zwischen rechter und linker Kranzarterie sind vielfältig. Besondere Bedeutung kommt hierbei der Kugel-Arterie zu sowie den Anastomosen über Kammerseptum und vordere und hintere Interventrikuläräste. Bei normalem Kranzgefäßsystem sind Kollateralen allerdings nicht sichtbar.

Das Verzweigungsmuster der intramuralen Äste ist in der rechten und linken Kammer deutlich unterschiedlich. Die Kranzarterien verzweigen sich in der Wand der linken Kranzarterie etwa in der Mitte ganz plötzlich büschelförmig, während dieses Verzweigungsmuster in der rechten Kammer kaum zu beobachten ist.

3.10.4.1 Muskelbrücken

Die großen Stämme der Kranzgefäße verlaufen epikardial. Nicht selten werden allerdings koronare Muskelbrücken im Bereich des R. interventricularis anterior beobachtet. Die Kranzarterie verläuft an dieser Stelle intramural. Angiographisch ist dieses Phänomen dadurch gekennzeichnet, daß der Kontrastmittelfluß während der Diastole aufrechterhalten und uneingeschränkt ist, während der Systole jedoch verengt sich das intramural verlaufende Gefäßsegment kontinuierlich bis hin zur hochgradigen Stenose der Kranzarterie (Abb. 105, 106). Da der Blutfluß in der Kranzarterie eben vorwiegend während der Diastole stattfindet, spielt die Muskelbrücke bezüglich einer Minderdurchblutung und einer konsekutiven anginösen Symptomatik eine untergeordnete Rolle. Relevant wird die Darstellung und Beschreibung der Muskelbrücke allerdings, wenn im Rahmen einer Bypass-Operation eine koronare Anastomose im Bereich des intramuralen Verlaufes geplant ist.

Muskelbrücken werden bei Patienten mit linksventrikulärer Hypertrophie und hypertropher Kardiomyopathie besonders häufig beobachtet.

3.10.5 Komplikationen

Die Entwicklung der Koronarangiographie war von einer enormen Senkung des Untersuchungsrisikos für den Patienten begleitet. Dabei spielten die Art der gewählten Technik — transbrachial nach SONES oder transfemoral nach JUDKINS —, die Reihenfolge — zuerst Lävokardiographie oder Koronarangiographie —, der Einsatz routinemäßiger Antikoagulation, die jährliche Untersuchungsfrequenz eines Herzkatheter-Teams und vor allem die persönliche Erfahrung des Untersuchers eine Rolle.

Die multizentrischen Studien von ABRAMS u. ADAMS (1975) [2] über 46000 Koronarangiographien und ADAMS u. ABRAMS (1979) [3] über mehr als 89000 Untersuchungen konnten zeigen, daß bei adäquater apparativer Ausrüstung und persönlicher Erfahrung mit ausreichend hoher Untersuchungsfrequenz die Sicherheit für den Patienten sowohl mit der Sones- als auch der Judkins-Technik gewährleistet ist [1–3, 22, 25].

Permanente Analysen der eigenen Komplikationen in jedem Katheterlabor schaffen die Sicherheit für Patienten, damit das Letalitätsrisiko nicht höher als 0.1% ist [22, 25]. Unterschiede, wie sie für die Sones- und Judkins-Technik angegeben werden, sind in Tabelle 1 gegenübergestellt. Das Komplikationsrisiko ist bei Patienten mit Mehrgefäßkoronarerkrankung und Patienten mit signifikanter Hauptstammstenose eindeutig höher als bei Patienten mit geringerer Ausprägung der koronaren Herzerkrankung oder Veränderungen an anderen Lokalisationen.

Zu unterscheiden sind folgende Komplikationstypen:
- Lokale Komplikationen am Punktionsort,
- katheterbedingte Komplikationen am Herzen,
- zerebrovaskuläre Komplikationen, die embolisch oder kreislaufbedingt sind und
- periphere Komplikationen distal des Punktionsortes an den Extremitäten.

Kardiale Komplikationen können sein:

Embolien von Thromben, Atheromen oder Luft in den Koronargefäßen. Diese können durch kontinuierliches Monitoring und fortlaufende Kontrolle des arteriellen Druckes an der Katheterspitze vermieden werden. Eine Dämpfung der Druckkurve deutet auf eine mögliche Thrombosierung an der Katheterspitze hin. In derartigen Situationen empfiehlt es sich, den Katheter in die Aorta thoracalis descendens zurückzuziehen, das im Katheter befindliche Material abzusaugen und anschließend den Katheter mit heparinisierter Kochsalzlösung zu spülen, bevor der Katheter wieder in die Aorta thoracalis ascendens vorgeführt wird. Es ist immer günstiger, den Katheter mit Kontrastmittel gefüllt zu halten als mit Spülflüssigkeit. Das Sondieren der Koronarostien geschieht mit dem luftfreien kontrastmittelgefüllten Katheter.

Bei der transfemoralen Judkins-Technik empfiehlt es sich, sowohl den Koronarkatheter als auch den Pigtail-Katheter bis in den Bereich der Aorta thoracalis ascendens mit einem Führungsdraht vorzuführen, damit Atheromablösungen aus der thorakalen Aorta vermieden werden. Bei Bildung von Thromben an der Spitze des Katheters ist es nicht erlaubt, mit dem Führungsdraht über den Aortenbogen über die Aorta ascendens vorzugehen. Vor Erreichen des Ostiums wird jeweils eine minimale Menge von Kontrastmittel injiziert, die sich wölkchenförmig in der Aorta ascendens verteilt. Der auf diese Weise sicher luft- und thrombenfreie Koronarkatheter kann dann in die Nähe des Ostiums der linken Kranzarterie vorgeführt werden. Mittels flushartiger Kontrastmittelinjektion wird das Ostium der linken Kranzarterie dargestellt und nach einer gravierenden Abgangsstenose gefahndet. Erst danach wird die linke Kranzarterie selektiv sondiert und die selektive Koronarangiographie angeschlossen.

Gelegentlich beobachtete Luftembolien in den Kranzgefäßen können ST-Hebungen oder Rhythmusstörungen zur Folge haben. Luftembolien mit gravierenden Komplikationen sind sehr selten und vermeidbar.

Als zentrale Komplikation kann im Rahmen der Judkins-Technik besonders an der rechten Kranzarterie gelegentlich ein Spasmus beobachtet werden. Die nicht adäquate Interpretation kann Anlaß zu Fehldiagnosen sein. Die Möglichkeiten der Dissektion im Rahmen der diagnostischen Koronarangiographie sind gegeben und können einen ventilartigen akuten Verschluß der Kranzarterie zur Folge haben. Das Resultat ist die Myokardischämie und der Myokardinfarkt; es wurden aber auch Rhythmusstörungen, Kammerflimmern, kardiogener Schock und Tod als Folge beschrieben. Als Präventivmaßnahme ist auch hier während der Koronarintubation die Kontrolle der arteriellen Druckkurve eine wesentliche Hilfe. Sollte der arterielle Druck

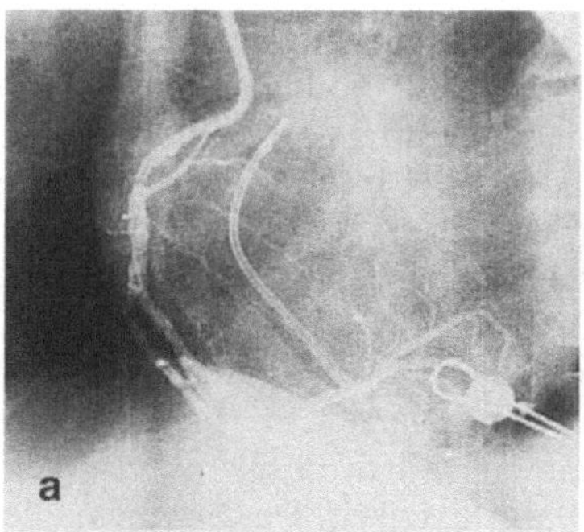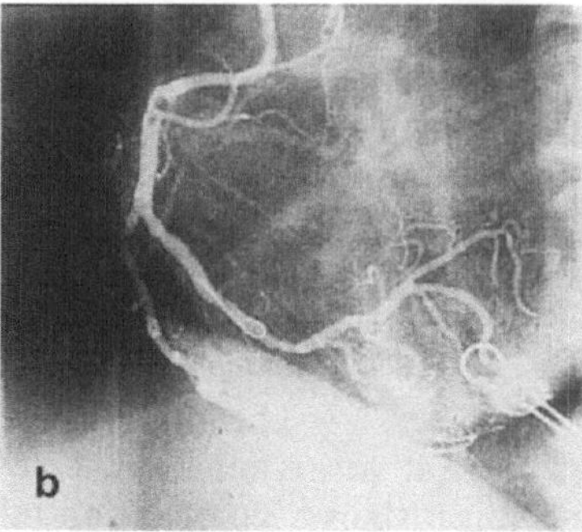

Abb. 107a, b. Dissektion der rechten Kranzarterie: Im Rahmen einer Koronardilatation ist es zu einer Dissektion des proximalen Anteils der rechten Kranzarterie, erkenntlich an der Doppelkontur im Kontrastmittelverlauf, gekommen (a). Durch Einlegen des Stents (intraluminale Gefäßprothese) konnten normale Blutflußverhältnisse wiederhergestellt werden (b)

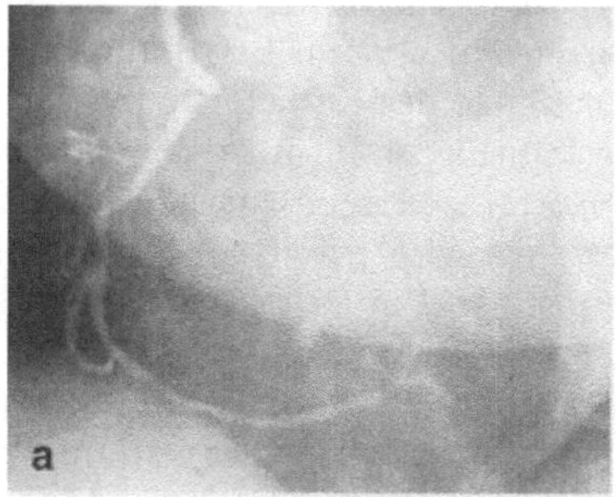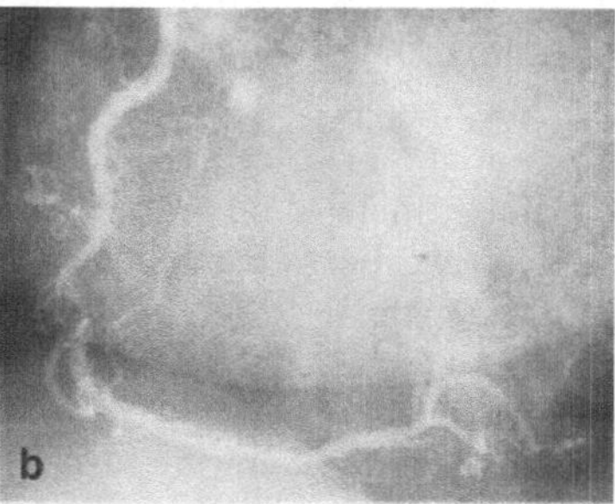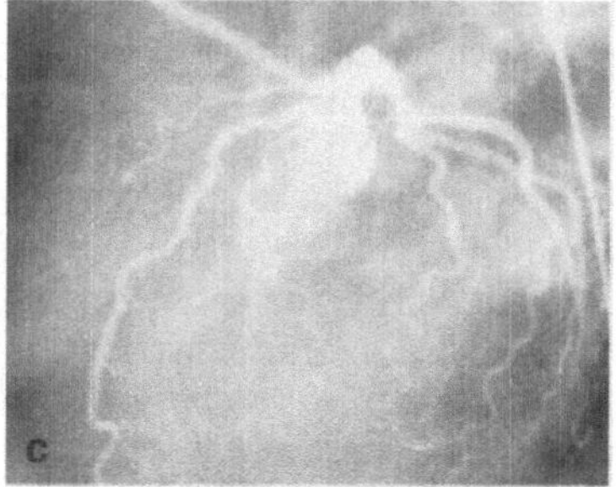

Abb. 108a–c. Abknicken des proximalen Anteils der rechten Kranzarterie durch unkorrekte Lage der Katheterspitze: Beim Einführen der Spitze des rechten Koronarkatheters kann es durch übermäßige Rotation des Katheters zur Vortäuschung einer Stenose des Abganges der rechten Kranzarterie an der Katheterspitze kommen. Bei dieser Art der Katheterlage ist häufig ein Spasmus am proximalen Anteil der Arterie zusätzlich zu beobachten (a). Nach Korrektur der Katheterlage einwandfreie Darstellung des Kranzgefäßes (b). Dieses Phänomen ist als „Judkins-Effekt" in die Literatur eingegangen. Stabile Lage des linkskoronaren Katheters im Ostium der linken Kranzarterie (c)

abrupt abfallen, sich die Amplitude einengen oder die normale arterielle Form in eine dreieckige Stenoseform der Kurve umwandeln, so ist der Katheter sofort in die Aorta zurückzuziehen und ein erneuter Sondierungsvorgang in Abhängigkeit von der jeweiligen Situation einzuleiten. Die Dissektion der Kranzarterie ist an der typischen Doppelkontur (Abb. 107a, b) bei Injektion von Kontrastmittel erkennbar.

Ein weiteres Problem ist die superselektive Intubation der Konusarterie oder der Sinusknotenarterie im Rahmen der Intubation der rechten Kranzarterie. Während die Injektion geringer Kontrastmittelmengen in die Konusarterie meist keinerlei Rhythmusstörungen nach sich zieht, ist die superselektive Injektion in die Sinusknotenarterie häufig mit Bradykardien und Tachykardien bis hin zum Kammerflimmern belastet. Auch bei der superselektiven Intubation wird sich der monitorisierte arterielle Blutdruck schlagartig verändern. Bei Abfall des Druckes oder „Ventrikularisierung" der arteriellen Druckkurve ist sofort das Rückziehen des Katheters in die Aortenwurzel erforderlich.

Der oben beschriebene Spasmus an der rechten Kranzarterie entsteht, wenn die Spitze des Judkins-Katheters nach kranial abweicht und dadurch die Kranzarterie selbst abknickt. Die hierdurch ausgelösten Spasmen (Abb. 108a–c), können durch Korrektur der Katheterlage beseitigt werden.

Zentrale zerebrale Komplikationen können durch Embolien bedingt sein. Während der Vorführung der Katheter über den Aortenbogen ist es nicht ausgeschlossen, daß atheromatöses Material aus den Wänden der Arterien oder aus der Aorta in die Karotiden oder Vertebralarterien verschleppt wird. Flüchtige zerebrale Phänomene, wie transitorisch ischämische Attacken bis hin zu Krämpfen und manifesten apoplektischen Insulten sind beschrieben. Dies gilt vor allem, wenn bei der Technik nach Judkins die Empfehlungen, den Führungsdraht in der Aorta descendens zu entfernen und nachfolgendes subtiles Absaugen des Katheterinhaltes und Nachspülen von heparinisierter Kochsalzlösung im Verein mit vorsichtiger Manipulation des Katheters, nicht beachtet werden.

Bevorzugte Lokalisation peripherer Komplikationen ist naturgemäß die Eintrittspforte des Katheters in das arterielle System. Bei der Judkins-Technik ist insbesondere nach ungenügender, nicht fachgerechter Versorgung der Punktionsstelle mit Hämatomen zu rechnen. Selbst bei großen Hämatomen ist konservative Therapie nach Möglichkeit zu bevorzugen. In der Regel ist mit wenig Problemen zu rechnen, wenn die Punktionsstelle von geschultem ärztlichen Personal zunächst per Hand über einen Zeitraum von 20–30 min versorgt wird und anschließend ein Druckverband von 24 h angelegt wird. Eine Spezialkompression aus Styropor oder mit Blutdruckmanschette kann Komplikationen am Ort der Katheterisation reduzieren.

Im eigenen Krankengut ist bei ca. 10000 Patienten in zwei Fällen durch die Punktion ein Verschluß der A. femoralis superficialis verursacht worden. In einem Fall konnte arteriosklerotisches Material, in einem zweiten Fall eine arterielle Thrombose durch Fogarty-Katheter entfernt werden. Bei beiden Patienten waren keine Dauerschäden aufgetreten. Bei der Durchführung der Sones-Technik können insbesondere bei Individuen mit schlanken Brachialarterien und langer Untersuchungsdauer arterielle Verschlüsse vorkommen. Auch hier ist die Therapie mit der Fogarty-Technik Mittel der Wahl. Nur selten sind bei gravierenden arteriellen Problemen gefäßchirurgische Revisionen notwendig.

3.10.5.1 Kontrastmittelbedingte Komplikationen

Wie in der gesamten Röntgenologie ist das Problem der kontrastmittelbedingten Komplikation auch bei der Herzkatheterisierung und Koronarangiographie letztlich nicht gelöst. Die derzeit zur Verfügung stehenden nichtionischen Kontrastmittel minimieren geringe und mittelschwere anaphylaktioide Reaktionen. Auch zeigen sowohl Histaminfreisetzung wie das Verhalten des arteriellen Pulmonalisdruckes, daß mit nichtionischem Kontrastmittel anaphylaktoide Reaktionen seltener und in geringeren Schweregraden zu erwarten sind.

Bei der Injektion in die Kranzarterien selbst tritt unter Verwendung ionischer Kontrastmittel ein deutlicher Frequenzabfall auf, der bei Verwendung von nichtionischen Kontrastmitteln nicht nachzuweisen ist. Die elektrokardiographischen Zeichen sind jedoch sowohl bei ionischen wie bei nichtionischen Kontrastmitteln einheitlich. Es zeigt sich bei Injektion in die linke Kranzarterie eine Überhöhung der R-Welle in den linksgerichteten Ableitungen. Eine Erhöhung der R-Zacken ist bei Injektion in die rechtsgerichteten Ableitungen mit Negativierung der T-Wellen die Folge. Zusätzlich besteht eine Vektordrehung nach rechts. Die unter Verwendung ionischer Kontrastmittel beobachtete Frequenzverlangsamung während der Kontrastmittelpassage ist bei den nichtionischen Spezifikationen signifikant geringer. Die Auswirkungen auf die Ventrikeldynamik sind gering, so daß mit Ausnahme bei schwerkranken Patienten wiederholte Injektionen gerechtfertigt sind.

Bei Patienten mit bekannter Kontrastmittelallergie empfiehlt sich eine zweitägige Prophylaxe mit Kortikosteroiden. Hierfür werden 40 mg Kortikosteroid (Urbason) 2mal täglich empfohlen. Zusätzlich sind am Untersuchungstag mindestens 20 min vor der Untersuchung H_1- und H_2-Antagonisten in ausreichender Dosierung zu verabreichen. Ist es notwendig, den Patienten früher zu untersuchen, empfiehlt es sich, 1 g Urbason und die H_1- und H_2-Antagonisten 30 min vor der Kontrastmittelapplikation zu injizieren.

Bestehen deutliche Unterschiede bezüglich der Nebenwirkungen ionischer oder nichtionischer Kontrastmittel am Herzen, so ist deren Auswirkung auf die renale Funktion einheitlich. Die Inzidenz nephrotoxischer Nebenwirkungen nach Gabe von jodiertem angiographischen Kontrastmittel wird auf 1% geschätzt. Allerdings ist ein akutes Nierenversagen bei normaler Nierenfunktion selten. Bei eingeschränkter Nierenfunktion, d.h. im Stadium der kompensierten Retention, bei einer glomerulären Filtrationsrate von unter 30 ml/min, kann ein akutes Nierenversagen ausgelöst werden. Die oligo- bis anurische Phase dauert zumeist 12–48 h, dann tritt eine polyurische Phase ein. In der Regel kann mit einem Kreatininanstieg um 2 mg/dl gerechnet werden. Allerdings ist es durchaus möglich, daß intermittierende Hämodialyse notwendig wird. Die pathophysiologische Grundlage des Nierenversagens ist dabei unklar. Diskutiert werden eine Senkung der glomerulären Filtrationsrate durch Obstruktionen der Tubuli, möglicherweise durch Ausfall des Tamm-Horsefall-Proteins oder ein direkt toxischer Effekt des Kontrastmittels auf die Filtrationsmembran. Ein erhöhtes renales Risiko durch Injektion von Kontrastmittel wird bei Patienten mit

- Diabetes mellitus,
- präexistenten Nierenerkrankungen und
- Niereninsuffizienz,
- eingeschränkter Leber- und Herzfunktion,
- Dehydratation,
- Vorbehandlung mit nephrotoxischen Substanzen,
- Hypertonie,
- Plasmozytom,
- höherem Lebensalter

beobachtet. Eine prophylaktische Hydrierung vor Kontrastmittelapplikation und regelmäßige Kontrolle des Serumkreatinins nach der Untersuchung sind notwendig.

3.10.6 Ventrikulographie

Zur Koronardiagnostik gehören:

Koronarographie

+

Lävokardiographie

nach Anamnese, Ruhe- und Belastungs-EKG

Weniger invasive, evtl. vorgeschaltete Untersuchungs-Verfahren sind:

Myokardszintigraphie nach Ergometerbelastung

Echokardiographie

Cine-CT mit *Colcificationsscore*

Zur kardialen Diagnostik ist neben der Koronarangiographie die Durchführung und Interpretation des Lävokardiogrammes unerläßlich. Aus diesem Grunde ist die koronarangiographische Untersuchung in jedem Fall durch eine Lävokardiographie zu komplettieren, weil erst in der Lävokardiographie die Auswirkung einer koronaren Herzerkrankung auf das Myokard nachgewiesen werden kann [25]. Prinzipiell ist es dabei von sekundärer Bedeutung, mit welcher Technik die Funktion des linken Ventrikels dargestellt wird. Voraussetzung ist, daß die verwendete Technik die Funktion auch einzelner Myokardabschnitte regelrecht wiedergibt. Somit sind lävokardiographische Darstellung durch Röntgenmethoden − Kontrastmittelinjektion in den linken Ventrikel −, Kernspintomographie, Ra-

dionuklidventrikulographie und Echokardiographie denkbar.

Üblicherweise wird die Lävokardiographie durch eine Kontrastmittelinjektion in den linken Ventrikel, aufgenommen mit 35 mm Filmmaterial − 25−50 Bilder/min −, vorgenommen. Lediglich bei Vorliegen gravierender Funktionseinschränkungen des linken Ventrikels, wie z. B. bei der fortgeschrittenen kongestiven Kardiomyopathie oder koronarer Herzerkrankung mit hochgradig eingeschränkter Funktion des linken Ventrikels, empfehlen sich Alternativmethoden zur Lävokardiographie. Kontrastmittelmengen zwischen 40 und 50 ml, wie sie die röntgenologische Darstellung eines dilatierten linken Ventrikels benötigt, sind − wenn auch gering − negativ inotrop und belasten per se die Funktion des linken Ventrikels.

3.10.6.1 Technik der Lävokardiographie

Zur röntgenologischen Darstellung des linken Ventrikels ist es notwendig, zwischen 20 und 40 ml Kontrastmittel innerhalb kurzer Zeit in den linken Ventrikel einzubringen. Eine derartige Menge von Kontrastmittel, die in 3−4 s appliziert werden muß, benötigt bei den zur Verfügung stehenden Katheterstärken von 6−8 French einen Applikationsdruck von mehreren Atmosphären. Diese hohen Drücke können nicht mehr per Hand gefördert werden, so daß Hochdruckinjektionsmaschinen notwendig sind. Die meisten derzeit zur Verfügung stehenden Injektoren sind flußgesteuert, d. h. daß sich in Abhängigkeit vom eingestellten Kontrastmittelfluß der Druck automatisch regelt. Je nach Katheterlumen und Zahl der Seitenlöcher sind Druckwerte von 10−30 psi erforderlich.

Lävokardiographie-Katheter. Nach der Methode von JUDKINS wird zur Lävokardiographie vorwiegend ein sog. Pigtail-Katheter verwendet (s. Abb. 91 c). Dieser Katheter besitzt an der Spitze ein endständiges Loch, so daß er über einen Führungsdraht appliziert werden kann. Die Spitze selbst ist ringförmig vorgeformt mit einem Durchmesser von 2−3 cm. Am Übergang zum Katheterschaft sind bis zu 12 Seitenlöcher angebracht. Die Anordnung der Seitenlöcher erlaubt die Injektion großer Mengen Kontrastmittel in wenigen Sekunden, da aus diesen Öffnungen sich das Kontrastmittel in sämtliche Richtungen wie aus einer Gießkannenbrause rieselnd verbreiten kann. Damit wird der Fluß am endständigen Loch derart reduziert, daß kein nennenswerter Rückstoß erfolgt. Verwendet man Ka-

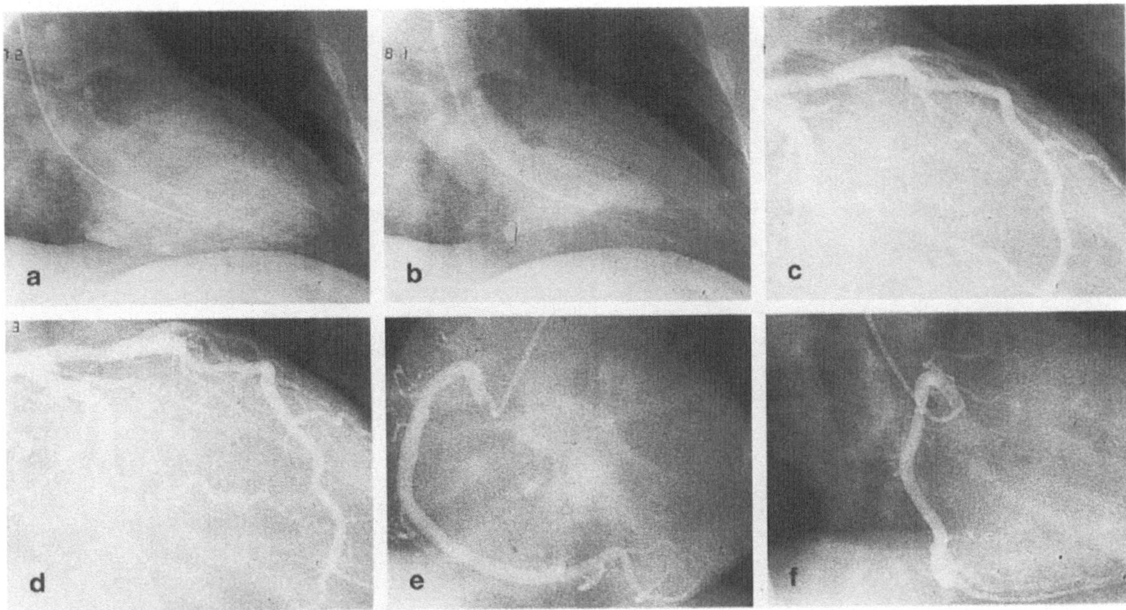

Abb. 109 a – f. Normale Lävokardiographie: In 30° RAO-Projektion erkennt man die Katheterspitze in der Mitte des linken Ventrikels (**a**). Das Kontrastmittel füllt das Cavum kontrastreich, deutlich erkennbar ist die Aortenklappe. Während der Systole (**b**) zeigen sich in sämtlichen Regionen harmonische kräftige Kontraktionsamplituden, die ein nur geringes Restlumen erkennen lassen. Deutlich ist die systolische Stärkenzunahme des linksventrikulären Myokards nachzuweisen. An der Mitralklappe besteht kein Reflux. Zur Komplettierung ist die linke Kranzarterie in Diastole (**c**) und Systole (**d**) und die rechte Kranzarterie in gleichen Kontraktionsphasen (**e, f**) ebenfalls in RAO-Projektion aufgezeigt

theter mit lediglich einem endständigen Loch, so entwickelt sich bei der Applikation ein derartiger Rückstoß, daß der Kontrastmittelstrahl das Endokard verletzen kann, hierbei kann in die Wand des linken Ventrikels Kontrastmittel eingebracht werden, was als Kontrastmitteldepot erkenntlich wird. Gravierende Rhythmusstörungen bis hin zum Kammerflimmern können die Folge sein. Außerdem wird durch den eminenten Jeteffekt der Katheter meist disloziert, wodurch ebenfalls Verletzungen des Endokards oder der Gefäßintima hervorgerufen werden können.

Bei der Sones-Technik ist es üblich, über den Katheter, der zusätzlich zu dem endständigen Lumen über zwei Seitenlöcher an der Spitze verfügt (s. Abb. 91 d), die Lävokardiographie vorzunehmen.

Es hat sich bewährt, die Katheterspitze in die Mitte des linken Ventrikels vorzuführen. Der beim Sones-Katheter durchaus nachzuweisende Jet sorgt für eine kontrastreiche Füllung der Spitze und des linken Ventrikels selbst. Es werden Flußgeschwindigkeiten von 10 ml nicht überschritten.

Nur selten ist es notwendig, Angiographie-Katheter, die endständig verschlossen sind und über Seitenlöcher verfügen, zu verwenden. Diese Katheter erlauben eine sichere Angiographie, sind aber im Vergleich zu Pigtail- und Sones-Kathetern in der Regel ungünstiger zu plazieren.

Projektionen. Analog zu den Darstellungsebenen in der Koronarangiographie wird die Aufnahmeprojektion der Lävokardiographie in 30–45° RAO und 60–90° LAO durchgeführt (Abb. 109 a – f).

In der RAO-Projektion ist die Kinetik der Vorderwand, der Spitze und der diaphragmalen Wand des linken Ventrikels wie der posterobasalen Abschnitte zu erkennen (Abb. 110). Bewegungsstörungen der strikt posterioren Wand und des Septums werden in dieser Ebene nicht deutlich. Für die Berechnung der Ventrikeldynamik in monoplaner Technik eignet sich diese Ebene ebenfalls. Zusätzlich werden Aortenklappeninsuffizienz und Mitralklappeninsuffizienz in dieser Projektion am deutlichsten.

LAO-Projektion. Der Strahlengang im Winkel von 45–60° LAO bringt die strikt posteriore Wand im Bild rechts und das Septum interventriculare am besten zur Darstellung. Injiziert man simultan in den linken und in den rechten Ventrikel, stellt sich das Septum besonders gut dar. Bewegungsablauf, systolische Verdickung und Bewegungseinschrän-

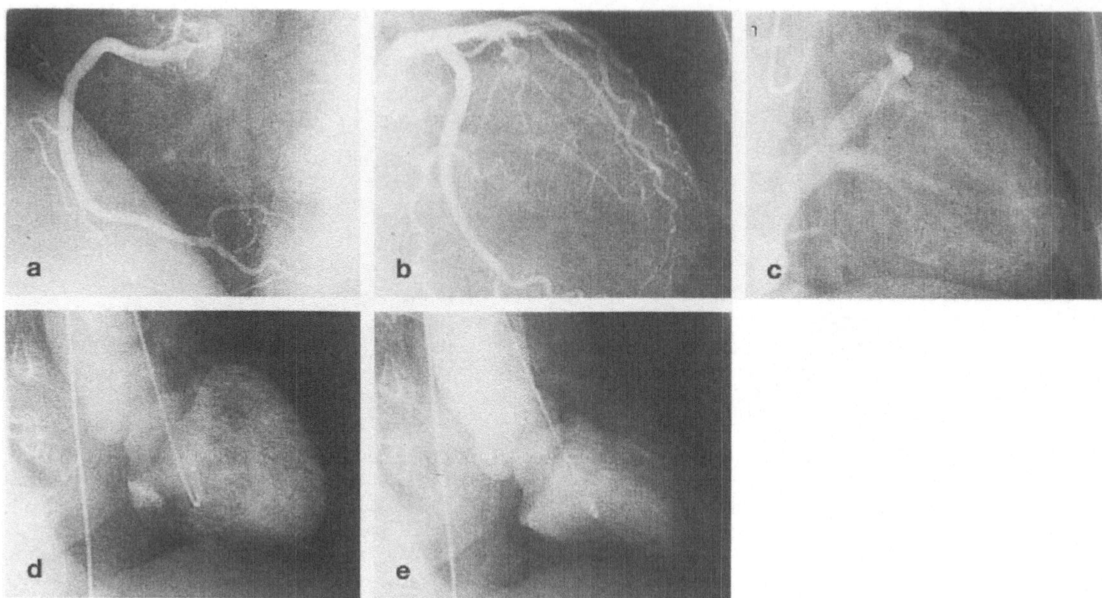

Abb. 110a – e. Koronarvenendarstellung: Nach Füllung der rechten (**a**) und der linken (**b**) Kranzarterie ist nach der kapillären Phase die venöse Phase (**c**) erkennbar. Deutlich zeigt sich der Sinus coronarius, die Vena cordis magna und Vena interventricularis posterior. Bei hochgradiger Rivastenose zeigt die Ventrikulographie in Diastole (**d**) und Systole (**e**) eine Kontraktionsstörung der Vorderwand

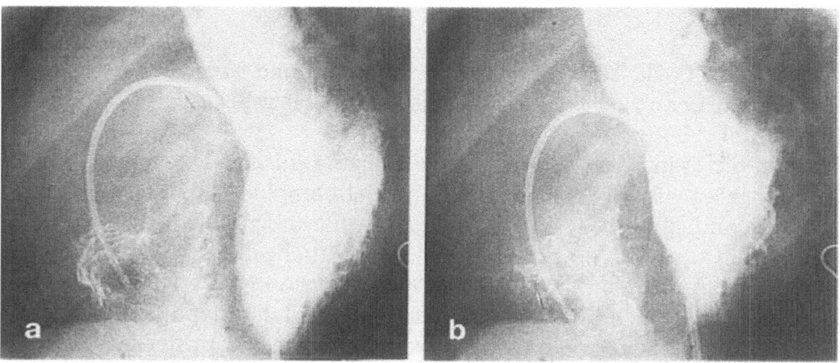

Abb. 111a, b. Simultane Darstellung des rechten und linken Ventrikels durch maschinelle Injektion in den linken und manuelle Injektion in den rechten Ventrikel: Besonders deutlich wird die linksventrikuläre Hinterwand und das Septum in Diastole (**a**), während der Systole deutliche Dickenzunahme in den entsprechenden Muskelbezirken (**b**)

kungen sowie paradoxe Kinesie des Septums können in dieser Technik am besten dargestellt werden (Abb. 111a, b).

Auch kleine Aneurysmen der Hinterwand oder Wandveränderungen stellen sich in dieser Projektion deutlich dar. Diese Ebene empfiehlt sich auch bei der röntgenologischen Visualisierung von Ventrikelseptumdefekten. Bei KM-Injektion in den linken Ventrikel wird der Übertritt in den rechten eindeutig erkennbar, so daß auch kleine Shunts erfaßt werden können.

3.10.6.2 Ventrikelkontraktilitätsstörungen

Der röntgenologischen Darstellung entsprechend wird die Zirkumferenz des linken Ventrikels in 7 Segmente eingeteilt (Abb. 112). 1967 wurden von Hermann [19] die Bewegungsstörungen des linksventrikulären Myokards eingeteilt in:

normal   = keine Bewegungseinschränkung
Hypokinesie = gegenüber normal geringgradig
                 eingeschränkte Beweglichkeit

Akinesie = keine Kontraktionsamplitude nachweisbar

Dyskinesie = systolische Auswärtsbewegung eines Wandareals

Aneurysma = dyskinetisches Areal mit paradoxer Pulsation, wobei auch in der Diastole der erkrankte Wandbereich abgrenzbar ist

Asynchronie = zeitlich nicht uniform koordinierter Ablauf der Wandkontraktion.

Diese Einteilung ist von der Mehrzahl der Kardiologen übernommen worden. Zudem hat sie sich klinisch bewährt.

In Abb. 113 sind diese Bewegungsstörungen schematisch wiedergegeben. Die unterschiedlichen Kontraktionsstörungen müssen besonders vor Operationen exakt analysiert werden. Einfache Hypoki-

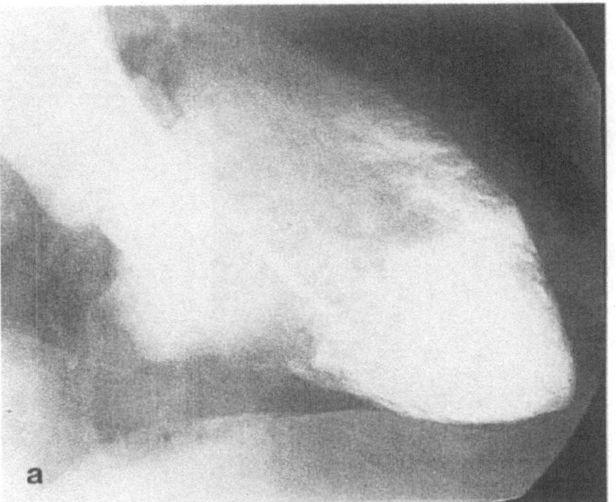
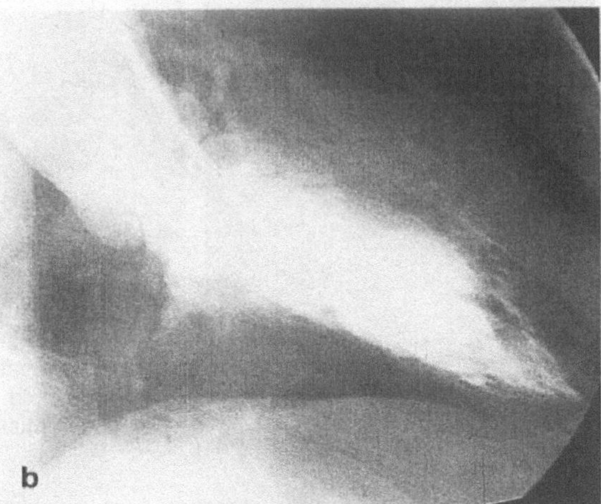

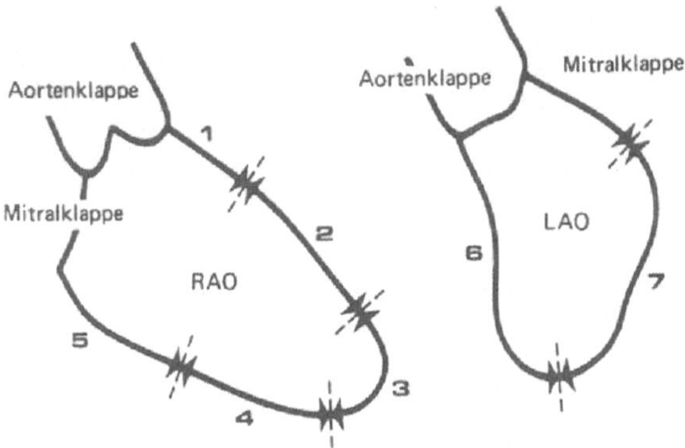

Abb. 112. Einteilung des Lävokardiogrammes in 7 Segmente zur semiquantitativen Funktionsbeurteilung, *1* anterobasal, *2* anterolateral, *3* apikal, *4* diaphragmal, *5* posterobasal, *6* septal, *7* posterolateral. (Aus PETERSEN [28])

Abb. 114a, b. Lävokardiographie bei geringgradiger Hypokinesie der Herzspitze: Während der Diastole unauffällige Ventrikelkonturierung (**a**), während der Systole (**b**) harmonische Kontraktion in den Segmenten 1, 2, 4 und 5. Geringgradige Hypokinesie in Sektor 3

Abb. 113. Schematische Darstellung der Bewegungsstörungen des linken Ventrikels. (Aus PETERSEN [28])

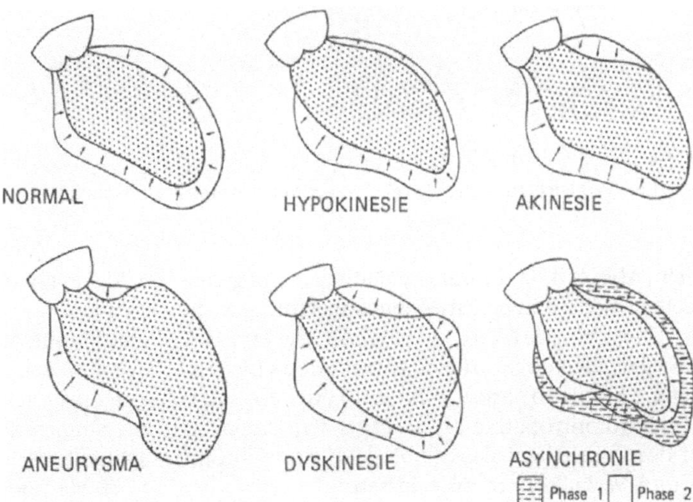

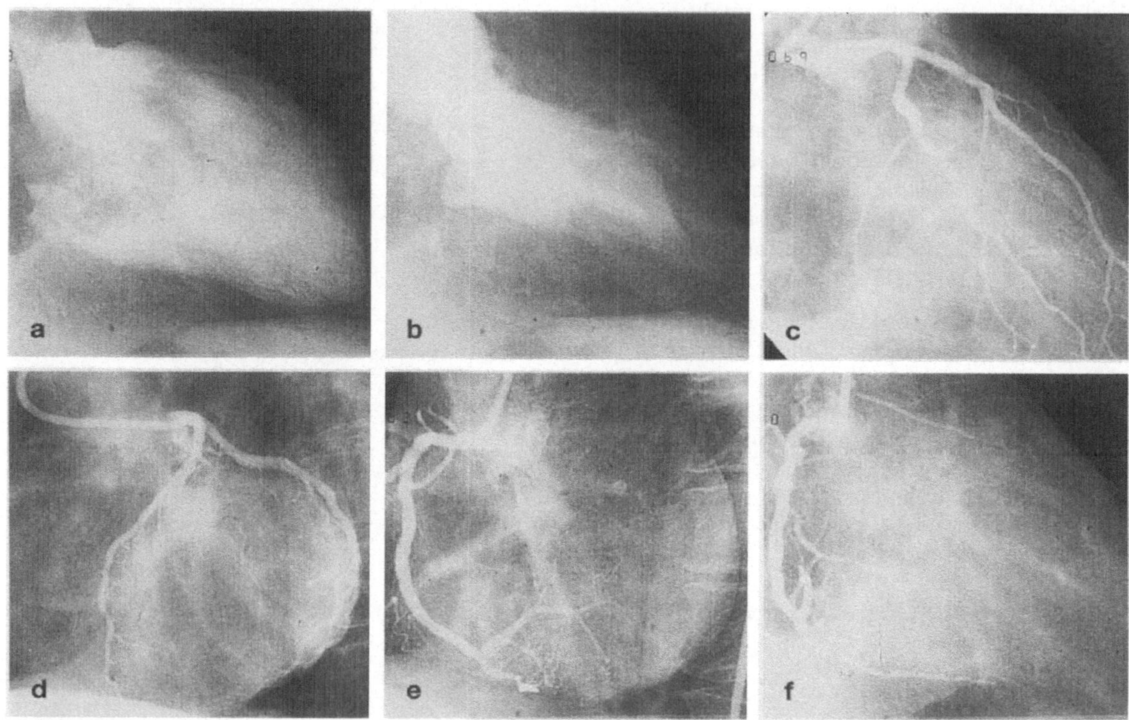

Abb. 115a–f. Lävokardiographie bei Hypokinesie in Sektor 2: Geringgradig vergrößerter linker Ventrikel während der Diastole (a), während der Systole geringgradige Hypokinesie im Sektor 2 (b). Dieser Hypokinesie liegt ein Verschluß des R. diagonalis zugrunde. Koronarangiographische Dokumentierung in RAO- (c) und LAO- (d) -Projektion. Die rechte Kranzarterie (e, f) ist unauffällig

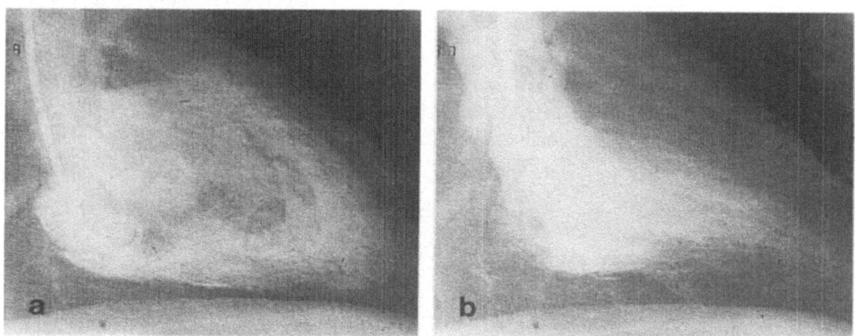

Abb. 116a, b. Hypokinesie im Sektor 5: Während der Systole (b) ist im Vergleich zur Diastole (a) eine geringere Amplitude im Sektor 5 nachzuweisen. Dieser Hypokinesie liegt ein rekanalisierter Verschluß der rechten Kranzarterie zugrunde

nesien (Abb. 114–116) unterschiedlicher Segmente sprechen nicht immer für einen abgelaufenen Infarkt. Die Akinesie (Abb. 117) und diffuse Hypokinesie zeigen den abgelaufenen Infarkt und eine ausgedehnte Myokardfibrose (Abb. 118) oder eine dilatative Kardiomyopathie (Abb. 119). Bei Aneurysmen des linken Ventrikels (Abb. 120) sind Thromben und Verkalkungen zu erfassen.

3.10.6.3 Quantifizierung

Zur Quantifizierung der Lävokardiogramme stehen geometrische Methoden zur Verfügung, die aus einer oder mehr Projektionen anhand von Flächenmessungen auf das Volumen des linken Ventrikels schließen. Im wesentlichen haben sich in der Klinik zwei Methoden durchgesetzt.

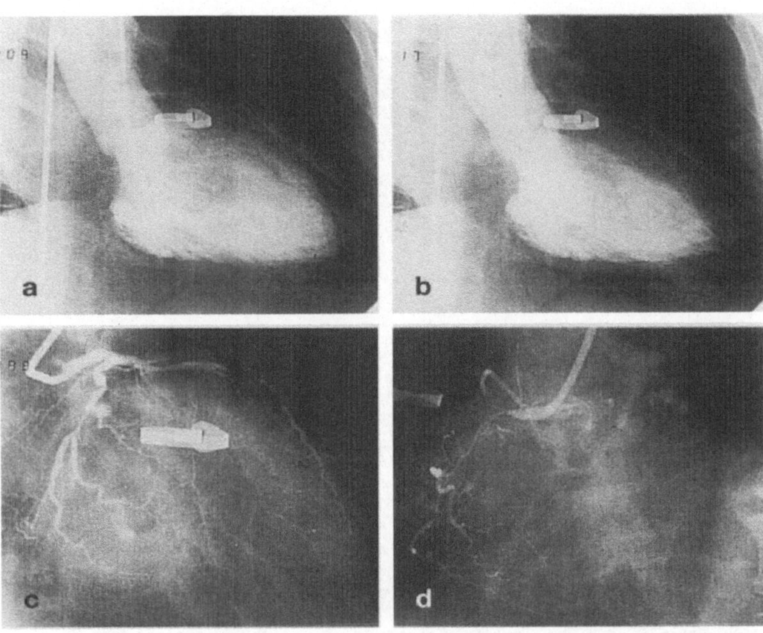

Abb. 117a–d. Akinesie der Hinterwand: Im Vergleich zur Diastole (a) wird während der Systole (b) lediglich im Bereich des Sektors 1–3 eine Kontraktion deutlich. Die Sektoren 4 und 5 bleiben akinetisch. Die selektive Koronarangiographie der linken (c) und rechten (d) Koronararterie zeigen eine diffuse multilokuläre KHK

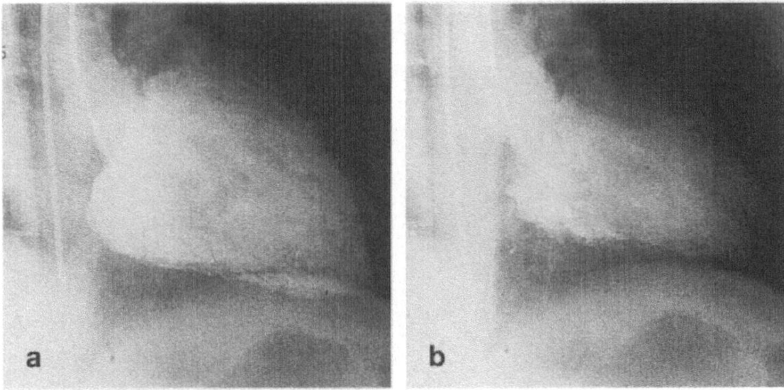

Abb. 118a, b. Eingeschränkte linksventrikuläre Funktion: Während der Systole (b) sieht man im Vergleich zur Diastole (a) im gesamten Verlauf der Zirkumferenz des linken Ventrikels eingeschränkte Kontraktionsamplituden. Die Ejektionsfraktion errechnet sich auf 50%

— die Flächenlängenmethode nach DODGE u. SANDLER [13, 35],
— die Scheibchensummationsmethode von CHAPMAN [9].

Daneben ist eine Vielzahl von Berechnungsmethoden bekannt. Allen gemeinsam ist jedoch die Schwierigkeit der exakten Bestimmung des Vergrößerungsfaktors sowie die Tatsache, daß sich das Herz nicht an eine mathematisch geometrische Form hält [25].

Flächenlängenmethode. Dieses Modell geht davon aus, daß der linke Ventrikel einem Rotationsellipsoid gleicht. Durch die Einbeziehung der gesamten Fläche der Projektionsebene sollen Irregularitäten des Cavums des linken Ventrikels weitgehend ausgeschlossen werden. Zur Berechnung des Volumens bedient man sich der Gleichung [35]:

$$V = 8/3 \cdot \pi \cdot F^2 / L$$

(V, Volumen; F, Projektionsfläche; L, Längsachse).

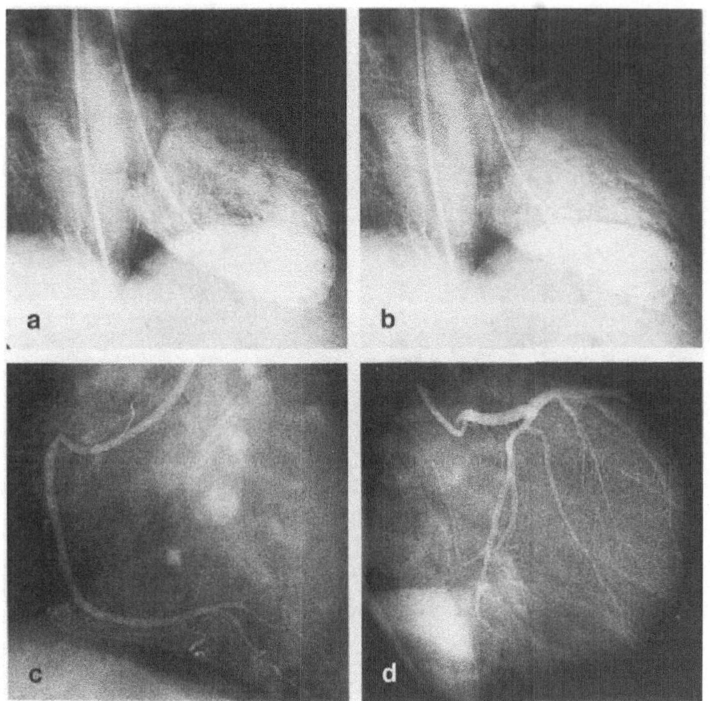

Abb. 119a–d. Deutliche Einschränkung der linksventrikulären Funktion: Ejektionsfraktion 35%. Reduzierte Kontraktionsamplituden in sämtlichen Bereichen des linken Ventrikels. Diastole (a), Systole (b). Im Koronarangiogramm (c, d) hochgradige Rivastenose bei dilatativer Kardiomyopathie

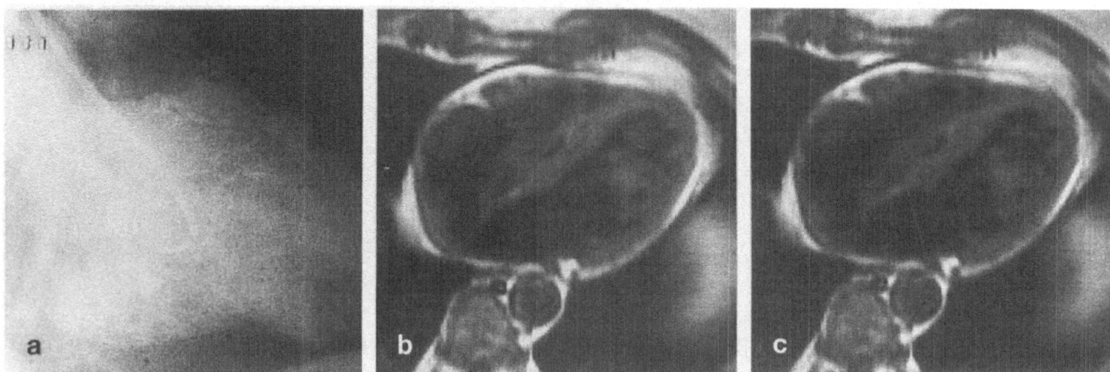

Abb. 120a–c. Linksventrikuläres Aneurysma mit Thrombenbildung: In RAO-Projektion ist das Aneurysma bereits in der Diastole (a) abzugrenzen. Es reicht vom Sektor 2 bis zum Sektor 4. Die Kontrastmittelaussparung in der Spitze des linken Ventrikels entspricht einem Thrombus, erkennbar auch im Kernspintomogramm (b, c)

Eine Vielzahl von Arbeiten konnte aufzeigen, daß mit dieser Methode eine klinisch brauchbare Genauigkeit der Bestimmung der Volumina des linken Ventrikels erreicht werden kann. Allerdings zeigten Untersuchungen im Vergleich zu postmortal bestimmten Volumina bei kleinen linken Ventrikeln, d. h. bei Volumina unter 20 ml, Streuungen bis zu 30%.

Scheibchensummationsmethode. Um Irregularitäten der Form des linken Ventrikels auszugleichen, haben CHAPMAN et al. [9] 1958 als erste vorgeschlagen, den linken Ventrikel in Scheibchen zu zerlegen und diese Scheibchen volumenmäßig aufzuaddieren. Dabei werden ebenfalls wieder monoplane und biplane Aufnahmetechniken verwendet. Jeder Scheibe wird ein Zylinder mit elliptischem

Querschnitt zugrundegelegt, so daß sich für die Volumenberechnung folgende Formel ergibt:

$$V = \sum_{i=1}^{n} \cdot \pi/4 \cdot d \cdot h$$

(V, Volumen; n, Anzahl der Scheibchen; d_i, Scheibchendurchmesser; h, Scheibchenhöhe)

Da sich mit dieser Technik in gewissem Maße Irregularitäten des linken Ventrikels miterfassen lassen, hat sich dieses Verfahren als das beste zur Bestimmung des linksventrikulären Volumens erwiesen. Die Standardabweichung von der Regressionsgerade wird mit ± 8 ml angegeben. Die Genauigkeit nimmt mit der Zahl der angenommenen vermessenen Scheibchen zu. Auch eignet sich die Methode in idealer Weise für die rechnergestützte Auswertung.

Bestimmung des Vergrößerungsfaktors. Um durch die Projektion bedingte Veränderungen der Volumina auszugleichen, ist es unabdingbar, eine Kalibration des Röntgenfilmes durchzuführen. Dazu müssen folgende Punkte bekannt sein:

- Abstand zwischen Röntgenröhre und Bildverstärker-Eingangsebene,
- Vergrößerungsfaktor des Bildverstärkers,
- Vergrößerungsfaktor der Kamera,
- Vergrößerungsfaktor der Reproduktionsoptik,
- Verhalten der Bildverstärker-Eingangsebene (Pin-cushion-Effekt).

Diese Faktoren sind relativ konstant und können zur Berechnung einfach in den Rechner eingegeben werden. Der von Patient zu Patient unterschiedliche Maßstab kann durch Referenzgrößen in Höhe des linken Ventrikels bestimmt werden. Hierzu eignen sich röntgendichte Kugeln mit exakt definiertem Durchmesser, röntgendichte Lineale mit Zentimeterangabe bzw. röntgendichte Gitter mit definierter Längsausdehnung. Zusätzlich ist es auch möglich, über eine definierte Längsverschiebung des Tisches die Längsverschiebung des im linken Ventrikel lokalisierten Katheters zu bestimmen und daraus den Vergrößerungsfaktor zu errechnen.

Um endsystolische und enddiastolische Volumina interindividuell vergleichen zu können, müssen die Volumina auf Körperoberfläche reduziert werden.

Zur Bestimmung der linksventrikulären Kontraktilität erwies sich die Bestimmung der Ejektionsfraktion als am sichersten. Hierbei wird die Performance des linken Ventrikels nach der Formel angegeben:

$$EF\ (\%) = \frac{ESV}{EDV} \cdot 100$$

Alternative Methoden zur Bestimmung der Lävokardiographie. Einige Herzerkrankungen mit hochgradig reduzierter Ventrikelfunktion lassen es gerechtfertigt erscheinen, auf Kontrastmittelapplikation zu verzichten und alternative Bestimmungen der Lävokardiographie zu wählen.

3.10.6.4 Radionuklid-Ventrikulographie

Die Methode der Radionuklid-Ventrikulographie im sog. Gated Bloodpool-Scanning hat sich als der Lävokardiographie nahezu ebenbürtige Methode Bestimmung der linksventrikulären Volumina erwiesen. Im Gegensatz zur Lävokardiographie beinhaltet die Radionuklid-Methode über die Anzahl der Counts, die aus der Tiefe des linken Ventrikels kommen, auch einen Parameter über den Durchmesser im Strahlengang des linken Ventrikels. Insofern gibt die Methode ein in allen drei Dimensionen gemessenes Volumen wieder, so daß auf die Annahme eines Rotationsellipsoids verzichtet werden kann. Sowohl mit Einkristallkammer als auch mit Multiszintillationsgeräten durchgeführte Vergleichsuntersuchungen zeigten die Radionuklid-Ventrikulographie der röntgenologisch erfaßten Lävokardiographie gleichwertig.

3.10.6.5 Kernspintomographische Ventrikulographie

Bei der MR-Ventrikulographie ist es nicht notwendig, dem Patienten Kontrastmittel zu instillieren. Das lebende Myokardgewebe selbst ist hierbei das signalgebende Medium, so daß mit dieser Methode der linke Ventrikel direkt abgebildet wird. Allerdings handelt es sich dabei um ein Schnittbild, nicht um ein Projektionsbild wie bei der Lävokardiographie. Dennoch werden Schnittbilder in der langen Achse durchgeführt, da dieselben Algorhythmen wie bei der Scheibchensummationsmethode und Flächenlängenmethode zur Berechnung der linksventrikulären Volumenparameter herangezogen und Volumina des linken Ventrikels errechnet. In Abb. 121 ist ein Beispiel dafür angegeben. Die Vergleiche mit den cineangiographischen Lävokardiographien zeigen in hohem Maße Übereinstimmungen. Bei der Bestimmung der linksventrikulären Muskelmasse erscheint die Kernspintomographie der Lävokardiographie sogar deutlich über-

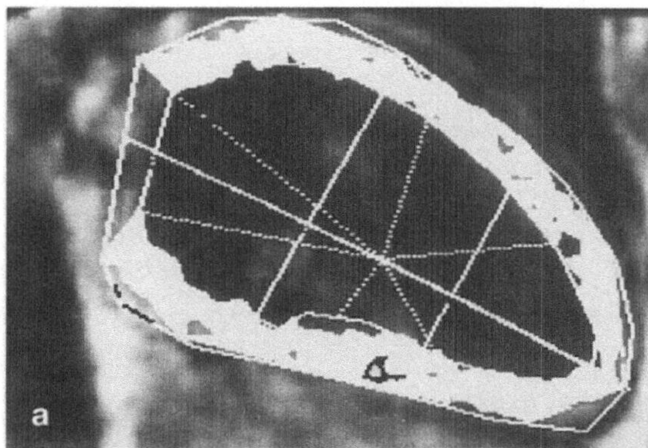

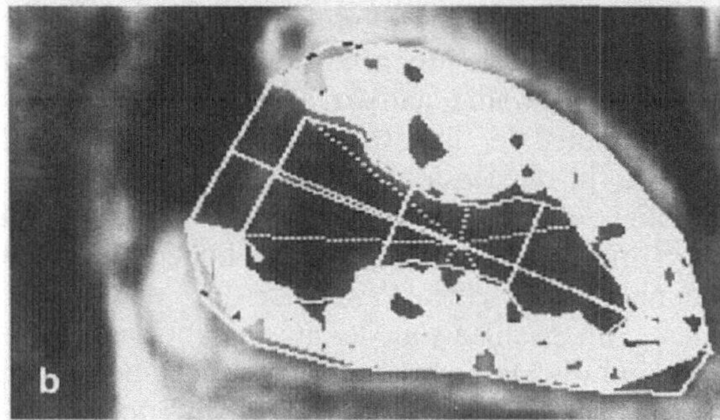

Abb. 121 a, b. Kernspintomographische Analogie des linken Ventrikels in Diastole (a) und Systole (b)

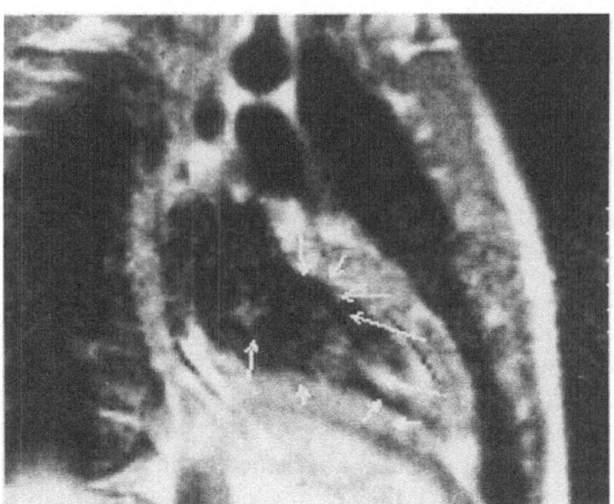

Abb. 122. Kontraktionsverhalten des linken Ventrikels, gemessen mittels Phasenanalyse in der Kernspintomographie: Die *Pfeile* geben die Bewegungsrichtung des Flußpunktes wieder, wobei die Länge der Pfeile der Geschwindigkeit proportional ist. Diese Messung wurde 150 ms nach der R-Zacke vorgenommen

legen. Zudem ist die Kernspintomographie in der Lage, weitere Informationen über die Funktion des Herzens zu geben. So können z. B. zu jedem beliebigen Zeitpunkt Richtung und Geschwindigkeit der Herzwand angegeben werden, wie das in Abb. 122 durch Vektorpfeile dargestellt ist, wobei die Länge des Pfeiles die Geschwindigkeit des Fußpunktes und die Richtung repräsentiert.

Die Tatsache, daß die Muskelmasse direkt signalgebend wirkt, ist bei geringgradigen subendokardialen Läsionen von großem Vorteil. In Abb. 123 ist z. B. ein umschriebener endokardialer Hinterwandinfarkt wiedergegeben, der sich ansonsten leicht einer elektrokardiographischen oder ventrikulographischen Diagnostik entzieht.

Literatur

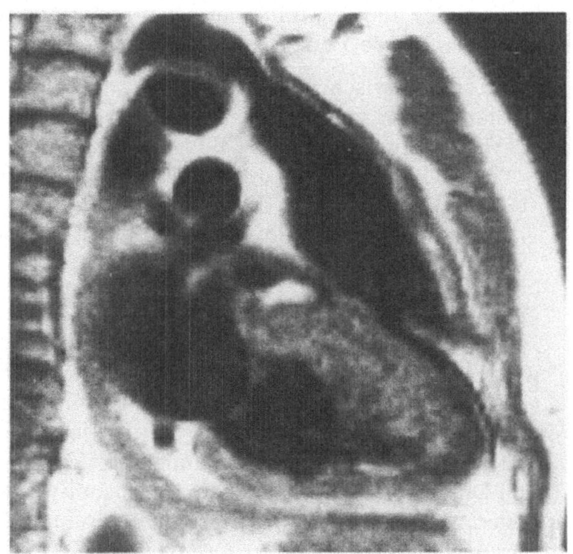

Abb. 123. Kernspintomographischer Längsschnitt durch den linken Ventrikel: Im Bereich der diaphragmalen Wand erkennt man eine geringgradige Wandverdünnung, bedingt durch einen kleinen subendokardialen Hinterwandinfarkt, der sich angiographisch und elektrokardiographisch leicht der Diagnostik entzieht

1. Abrams HL, Adams DF (1969) The coronary arteriogram. Structural and functional aspects. New England J Med 281:1276
2. Abrams HL, Adams DF (1975) The complications of coronary arteriography. Circulation 51/52:II-27
3. Adams DF, Abrams HL (1979) Complications of coronary arteriography: a follow-up report. Cardiovasc Radiol 2:89

4. Amplatz K, Formanek G, Stanger P, Wilson W (1967) Mechanics of selective coronary artery catheterisation via femoral approach. Radiology 89:1040

5. Arnulf G, Charconac R (1958) L'artériographie méthodique des artères coronaires grace à l'utilisation de l'acétylcholine. Lyon Chir 14:212

6. Baltaxe H, Amplatz K, Levin D (1973) Coronary arteriography. Charles C Thomas, Springfield/Ill

7. Baron MG (1973) Angiographic determination of ejection fraction in coronary artery disease. Am J Cardiol 31:8031

8. Bourassa MG, Lespérance J, Campeau J, Bois MA, Saltiel J (1970) Selective coronary angiography using a percutaneous femoral technique. Can Med Ass 102:170

9. Chapman CB, Baker O, Reynolds J, Bonte FJ (1958) Use of biplane cinefluorography for measurement of ventricular volume. Circulation 18:1105

10. Cohn PF (ed) (1985) Diagnosis and therapy of coronary artery disease, 2nd edn. Martinus Nijhoff, Boston Dordrecht Lancaster

11. Cohn PF, Gorlin R (1975) Dynamic ventriculography and the role of the ejection fraction. Am J Cardiol 36:529

12. Di Guglielmo L, Guttadauro M (1952) A roentgenologic study of the coronary arteries in living. Acta Radiol Suppl 97

13. Dodge HT (1971) Determination of left ventricular volume and mass. Radiol Clin North Am 9:459

14. Dotter CT, Frische LH (1958) Visualisation of the coronary circulation by occlusion aortography: A practical method. Radiology 71:502

15. Düx A (1966) Koronarangiographie. Thieme, Stuttgart

16. Forssmann W (1929) Sondierung des rechten Herzens. Klin Wschr 8:2085

17. Grüntzig AR, Senning A, Siegenthaler WE (1979) Nonoperative dilatation of coronary artery stenoses percutaneous transluminal coronary angioplasty. New Engl J Med 301:61

18. Hegemann G, Bachmann K, Dittrich H (1969) Die Revaskularisierung des Myokards bei koronarer Herzkrankheit. Dtsch Med Wochenschr 94:1903–1908

19. Hermann MV, Gorlin R (1969) Implications of left ventricular asynergy. Am J Cardiol 23:538

20. Hettler M (1960) Angiographische Probleme und Möglichkeiten II. Der perkutane Arterienkatheterismus mit an der Spitze verschlossenem Katheter als Grundlage der Etagen-Aortographie. Röfo 92:198–206

21. Judkins MP, Gander MP (1974) Prevention of complications of coronary arteriography. Circulation 49:599

22. Kaltenbach M, Hartmann A, Sommerfeldt D, Kober G (1991) 20 Jahre selektive Koronarangiographie (1968–1987). DMW 39:1463–1467

23. Kohlhardt MH, Müller-Marienburg H, Vita G, Zeitler E (1964) Koinzidenzprüfung zwischen Koronarangiographie und pathologisch-anatomischen Befunden. Fortschr Röntgenstr 98:399–408

24. Lehmann JSt, Boyer RA, Winter FS (1959) Coronary arteriography. Am J Roentgenol 81:749

25. Lichtlen PR (Hrsg) (1979) Koronarangiographie. Perimed D. Straube, Erlangen

26. Meier W, Senning A (1969) Die Chirurgie der koronaren Durchblutungsstörungen. Med Klin 64:732

27. Paulin S (1964) Coronary angiography. A technical, anatomic and clinical study. Acta Radiol Suppl 233

28. Petersen J (1989) Herzkatheterisieung und Angiokardiographie. In: Roskamm H, Reindell H (Hrsg) Herzkrankheiten, 3. Aufl. Springer, Berlin Heidelberg New York Tokyo, S 359

29. Radner S (1945) An attempt at the roentgenologic visualisation of coronary blood vessels in men. Acta Radiol 29:178

30. Reboul H, Racine M (1933) La ventriculographie cardiaque expérimentale. Presse Méd I:763

31. Roskamm H, Görnandt L, Stürzenhofecker P (1982) Coronarangiographie. In: Roskamm H, Reindell H (Hrsg) Herzkrankheiten. Springer, Berlin Heidelberg New York

32. Rousthoi P (1933) Über Angiokardiographie: Vorläufige Mitteilung. Acta Radiol 14:419

33. Schoenmackers J (1960) Technik der postmortalen Angiographie mit Berücksichtigung verwandter Methoden postmortaler Gefäßdarstellung. Ergebnisse der allgemeinen Pathologie und pathologischen Anatomie. Springer, Berlin Göttingen Heidelberg

34. Schoenmackers J (1965) Die Angiomorphologie der Koronarogramme. Fortschr Röntgenstr 102:349–368

35. Sandler H, Dodge HT (1968) The use of single plane angiocardiograms for the calculation of left ventricular volume in men. Am Heart J 75:325

36. Seldinger JS (1953) Catheter replacement of the needle in percutaneous arteriography. A new technique. Acta Radiol 39:368–376

37. Sones FM, Shirey EK (1962) Cine coronary arteriography. Med Concepts Cardiovasc Disease 31:735

38. Sones FM, Shirey EK, Proudfit WL, Westcott RN (1959) Cine coronary arteriography. Circulation 20:773

39. Spalteholz W (1924) Die Arterien der Herzwand. Hirzel, Leipzig, 1929

40. Sos TA, Baltaxe HA (1977) Cranial and caudal angulations for coronarography revised. Circulation 56:119

41. Stolte M (1981) Anatomie und Pathologie der Koronararterien. Perimed, Erlangen

42. Weikl A, Durst OE, Lang E (1975) Komplikationen der selektiven Koronarangiographie in Abhängigkeit vom verwendeten Kontrastmitteln. Fortschr Röntgenstr 123:218

43. Williams JA, Littmann D, Hall JH, Bellman S, Lambert PB, Frank HA (1960) Coronary arteriography II. Clinical experiences with the loop-end catheter. New England J Med 262:328

3.11 Thorakale Aortographie

S. BEYER-ENKE

3.11.1 Direkte Kathetertechniken: Technik, Indikation, Nebenwirkungen

Angiographische Techniken zur Darstellung der thorakalen Aorta, wie die in den späten 30er Jahren dieses Jahrhunderts entwickelte ungezielte intravenöse Injektion (die Darstellung der Aorta erfolgte sekundär nach Passage des Kontrastmittels durch den kleinen Kreislauf) haben heute nur noch historisches Interesse.

Weiterentwicklungen waren selektive Kontrastmittelapplikationen in die rechte oder linke Herzkammer sowie transseptale Katheterisierungen.

Die heute gebräuchlichen Techniken unterscheiden sich nach Lage des Punktionsortes und verwendetem Bilddokumentations- bzw. -aufzeichnungssystem. Im Gegensatz zu anderen Gefäßregionen ist die klinische Fragestellung hierbei von untergeordneter Bedeutung. Das Spektrum der Indikationen zeigt Tabelle 20.

Meist wird die Untersuchung in Seldinger-Technik von der A. femoralis durchgeführt. Der Katheter wird in der Aorta oder ggf. selektiv in den supraaortalen Gefäßästen plaziert. Die Häufigkeit von klinisch relevanten Nebenwirkungen (Embolie, Thrombose, retroperitoneale Blutung) liegt unter 1%.

Bei speziellen Problemen, wie Verschluß der infrarenalen Bauchaorta (Leriche-Syndrom) oder dissezierendem Aortenaneurysma muß an der oberen Extremität (A. brachialis, A. axillaris (rechts oder links) punktiert werden.

Die Risiken der Katheterangiographie von der A. brachialis aus sind ähnlich niedrig verglichen mit der Punktion der A. femoralis (ausreichende Heparinisierung!).

Eine deutlich höhere Komplikationsrate, meist durch irreversible Nervenläsionen, besteht bei Punktion der A. axillaris. Diese Plexusschäden werden in 3–10% der Axillariskatheterisationen beobachtet.

Mit den heute verfügbaren verschiedenen Führungsdraht- und Kathetermaterialien sind alle Gefäßregionen selektiv und super-selektiv sondierbar. Für die Aortenübersichtsangiographie ist die technisch einfache und risikolose Plazierung eines Pigtail-Katheters ausreichend. Die Katheterisierung aller, auch kleinster Gefäßäste ist durch eine Vielzahl von kommerziell erhältlichen Katheterkonfigura-

Tabelle 20. Indikationen zur Katheteruntersuchung der Aorta und der supraaortalen Äste

Kongenitale Anomalien
Entzündliche oder degenerative Stenosen
Aneurysmata
Traumata

tionen möglich und wird meist im Rahmen interventioneller Verfahren durchgeführt.

3.11.1.1 DSA

In den letzten Jahren hat die digitale Subtraktionsangiographie (DSA) die konventionelle Blattfilmangiographie fast vollständig ersetzt (Tabelle 21).

Letztere wird nur noch bei speziellen Fragestellungen, die eine hohe räumliche Auflösung voraussetzen, angewendet. Die Darstellung einer kongenitalen Anomalie (A. lusoria) in konventioneller Technik, manuell angefertigtem Subtraktionsverfahren und arterieller DSA zeigen die Abb. 124a–c.

Der Vorteil des hohen Kontrastes der Gefäße und der fehlenden Überlagerung durch Knochen- oder Weichteilstrukturen der DSA wird bisweilen durch eine schwierige anatomische Zuordnung gemindert. Nachteilig sind eine limitierte örtliche Auflösung und Artefakte durch bewegte Organstrukturen. Nach anfänglicher Bevorzugung der intravenösen Technik wird die DSA heute hauptsächlich arteriell durchgeführt. Die Tendenz geht hierbei zur Verwendung immer schmalkalibrigerer Katheter (Außendurchmesser ≤ 5 French), die aufgrund des geringen Innendurchmessers erheblichen Drucken (maximal 1000 psi) standhalten müssen. Hierbei auftretende mechanische Phänomene (Peitschenschlag-, Jet-Effekt können Gefäßverletzungen verursachen.

Die intravenöse DSA wird nur noch bei ambulanten Patienten und seltenen Kontraindikationen zur arteriellen Punktion durchgeführt. Die Bildqualität ist (kardiale Pumpleistung, Artefakte!) meist erheblich schlechter.

Zusätzlich sind Strahlenbelastung und Kontrastmittelverbrauch höher. Die Boluspassage durch das Herz läßt die Anwendung nur bei Patienten ohne kardiale Begleiterkrankungen geraten erscheinen. Gerade bei Patienten mit Fragestellungen, die die thorakale Aorta und die supraaortalen Äste betreffen, wird dies die Ausnahme sein.

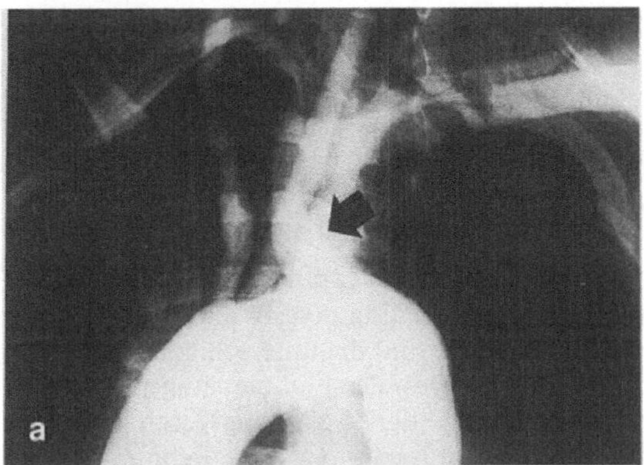

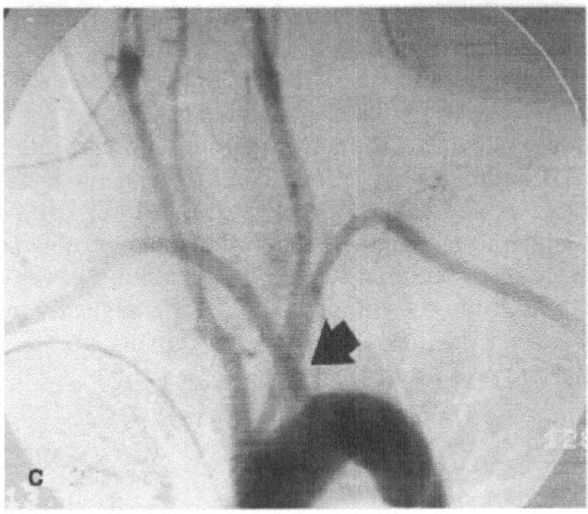

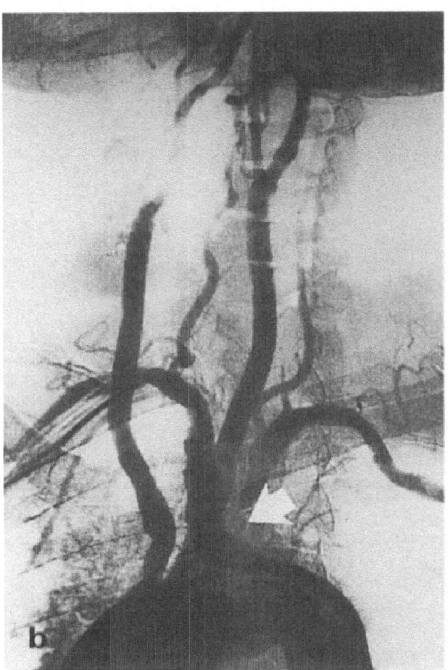

Abb. 124a–c. Darstellung des Aortenbogens bei Patienten mit kongenitaler Anomalie (A. lusoria) →. **a** In konventioneller Technik (hohe räumliche Auflösung, geringer Kontrast), **b** in konventioneller Subtraktionstechnik (hohe räumliche Auflösung, hoher Kontrast), **c** mit arterieller DSA (hoher Kontrast, geringe räumliche Auflösung)

Tabelle 21. Untersuchungszahlen von Angiographien der Aorta in DSA und konventioneller Technik am Klinikum Nürnberg in den Jahren 1988–1990

	1988	1989	1990
DSA	173	125	95
Konventionelle Angiographie	11	15	4

3.11.1.2 Kontrastmittel

Die Kontrastmittelgabe beinhaltet für den Patienten das (statistisch gesehen) höchste Risiko bei der Untersuchung. Sichere prognostische Kriterien zum Auftreten von Nebenwirkungen existieren nicht. Prädisponierend sind Alter, kardiale Vorschädigung und vor allem eine allergische Diathese.

Neuere Studien an großen Untersuchungskollektiven belegen das Auftreten von allgemeinen Nebenwirkungen nach Anwendung von ionischem Kontrastmittel bei 12,7% der Patienten gegenüber nur etwa 3,1% nach Gabe von nichtionischem Kontrastmittel [2].

Ernste Komplikationen betrafen 0,26% (ionisch) bzw. 0,044% (nicht-ionisch). Bei bekannter Überempfindlichkeit fand sich eine deutlich höhere Inzidenz an Nebenwirkungen. Bei diesen Patienten ist vor Applikation von nicht-ionischen Kontrastmitteln die Gabe von Kortisonpräparaten und H1 und H2-Blockern obligat. Bei der Applikation von nichtionischem Röntgenkontrastmittel muß die fehlende gerinnungshemmende Wirkung beachtet werden, da bei Aspiration von Blut in die Druckspritze kleinste Thromben zu Embolien führen können. Dies muß durch Zugabe von kleinen Dosen Heparin zum Kontrastmittel verhindert werden.

3.11.1.3 Strahlenbelastung

Bei der thorakalen Aortographie sind für das somatische, stochastische Strahlenrisiko vor allem die Dosen an den Organen Knochenmark, Lunge, Schilddrüse und weiblicher Brust von Bedeutung. Die unterschiedliche Möglichkeit einer malignen Transformation wird bei Angabe einer effektiven Äquivalentdosis berücksichtigt (Tabelle 23).

Tabelle 22. Nebenwirkungsrate nach Applikation von ionischem bzw. nicht-ionischem Röntgen-KM. (Zit. nach KATAYAMA et al. [2])

	ionisch	nicht-ionisch
gesamt	12,7	3,1
schwer	0,2	0,04
sehr schwer	0,04	0,004
bekannte KM-Über-empfindlichkeit	0,73	0,18
Allergien	0,53	0,1

Tabelle 23. Orientierende Werte für effektive Äquivalentdosen bei Röntgenuntersuchungen. (Mod. nach SCHMITT [5])

Exposition	Effektive Dosis (mSv)
Thoraxaufnahme	0,1
Thorax DSA	5−10
Herzkatheter	bis 100
Natürliche Exposition (p.a.)	2−3

Die Angaben der Strahlenbelastung beinhalten eine hohe Variabilität, weil technische Parameter der Untersuchungseinheit sowie patienten- und untersucherabhängige Einflüsse zu beachten sind. Generell kann davon ausgegangen werden, daß eine Dosisreduktion durch die Anwendung der 100 mm-Bildverstärkertechnik (gegenüber der konventionellen Blattfilmangiographie) bedingt wird. Die intraarterielle DSA des Thorax kann, in Abhängigkeit vom verwendeten Aufzeichnungsmode (Continous- oder Puls-Mode), eine Dosiseinsparung bedeuten, wohingegen die intravenöse DSA meist mit einer Strahlenmehrbelastung verbunden ist.

3.11.2 Indirektes Darstellungsverfahren: Thoraxaufnahme

Das einfachste Verfahren zur Darstellung von pathologischen Veränderungen im Bereich der thorakalen Aorta ist die Thoraxübersicht in a.-p.- und Seit-Projektion oder ggf. schräger Projektion. Gefäßweite, Kalibersprünge und Klappen- bzw. Gefäßverkalkungen sowie Herzgröße und -konfiguration geben Hinweise auf kongenitale oder erworbene Klappenfehler, Aortenmiß- oder -fehlbildungen sowie erworbene degenerative Veränderungen. Auch Hinweise auf Aortenaneurysmata, auch im Gefolge von traumatischen Ereignissen, lassen sich als Verdachtsdiagnose ableiten. Zur definitiven

Diagnose von klinisch relevanten Gefäßprozessen wird sich jedoch immer eine der invasiveren Untersuchungsmethoden anschließen.

3.11.2.1 Ultraschall

In Abhängigkeit vom Applikationsort des Schallkopfes nicht oder mäßig invasiv und frei von einer Strahlenbelastung sind die unterschiedlichen Ultraschallverfahren. Doppler-Flußmessungen gestatten eine Beurteilung der Strömungsgeschwindigkeit und mittels B-Bildverfahren oder Echographie ist eine morphologische Beurteilung der Herz- und Gefäßstrukturen möglich. Beide Verfahren können perkutan oder transösophageal angewendet werden [4, 6, 7]. Bei letzterem Zugangsweg besteht der Vorteil in einer durch die enge anatomische Nachbarschaft bedingten guten Einschallbarkeit von Herz und descendierender Aorta. Der Vorteil der Ultraschallmethoden liegt neben der fehlenden Strahlenbelastung in der unmittelbaren Beurteilung bewegter Strukturen. Nachteilig ist die Abhängigkeit von der Erfahrung des Untersuchers und die nur bedingte Reproduzierbarkeit.

3.11.2.2 Computertomographie

Ein aussagekräftiges Verfahren zur Beurteilung der thorakalen Aorta ist die Röntgencomputertomographie (CT). Durch Absorptionsmessung werden bei rotierender Röntgenröhre und Detektorsystem transversale Schnittbilder vom untersuchten anatomischen Volumen erzeugt. Bei Untersuchungen der thorakalen Gefäßstrukturen können Veränderungen an Gefäßlumina, der Wandstruktur und des Durchmessers erkannt werden. Einen Normalbefund zeigt die Abb. 125. Der Vorteil gegenüber den angiographischen Verfahren liegt bei dieser Untersuchungstechnik in der Beurteilung von Gefäßwand und umgebenden Strukturen. Hauptindikation ist die Bestätigung oder der Ausschluß von Aneurysmata, auch traumatischer Genese, sowie von Dissektionen. Bei diesen Fragestellungen ist die intravenöse Kontrastmittelapplikation obligat. Die Mengen können die bei der arteriellen DSA verwendeten übersteigen. Die Strahlenbelastung entspricht etwa der der DSA.

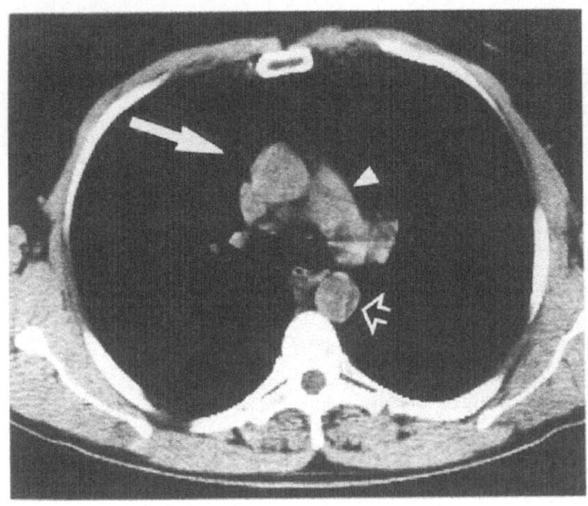

Abb. 125. CT-Schnitt (axial) in Höhe des Truncus pulmonalis (▶) mit Aorta ascendens (←) und descendens (0)

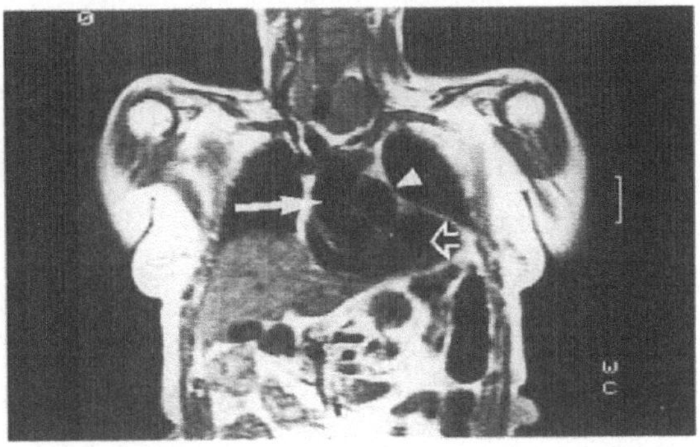

Abb. 126. MR-Schnitt (koronal) in Höhe des Truncus pulmonalis (▶) mit Aorta ascendens (←) und linkem Ventrikel(0) (TR = 600, TE = 17 ms)

3.11.2.3 Magnetresonanztomographie

Die MRT hat sich innerhalb kürzester Zeit zur Darstellung von Gefäßstrukturen aus dem Experimentalstadium zur klinischen Einsetzbarkeit entwickelt. Während bei den vorher angesprochenen Verfahren (abgesehen vom Ultraschall) die Absorption von Röntgenquanten der Bilderzeugung dient, ist bei der MRT die Magnetisierung der Atomkerne das entsprechende Signal. Dies bietet den Vorteil, daß im Gegensatz zur Verwendung von Röntgen- oder Gammaquanten (Nuklearmedizin), die nur nach Häufigkeit und räumlicher Verteilung die Bildgeometrie bestimmen und deswegen Kontrastmittel zur Angiographie benötigen, sich bei der Kernspintomographie spezielle Eigenschaften (Phasen- und sog. time-of-flight Phänomene) bewegter Spins zur unmittelbaren Darstellung des Blutflusses nutzen lassen [1, 8]. Während die initial bei der MR-Angiographie verwendeten Spinechosequenzen sich nur an großen Gefäßen bewährt haben, bieten die Gradientenechoverfahren den Vorteil einer höheren Geschwindigkeit und der Beurteilbarkeit auch kleiner Gefäßstrukturen [3]. Bei der Signalakquisition wird zwischen zwei- und dreidimensionalen Methoden unterschieden. Die Bildwiedergabe erfolgt, da die Rekonstruktionsalgorithmen von der CT und der Nuklearmedizin bekannt sind, meist dreidimensional.

Vorteilhaft bei der MR-Angiographie sind die fehlende Invasivität und Strahlenbelastung und die zusätzlich zur Gefäßbeurteilung mögliche Aussage über die umliegenden anatomischen Strukturen. Diese können anders als beim CT in allen Schnitt-

ebenen dargestellt werden. Einen Transversalschnitt durch Herz und Aorta ascendens zeigt Abb. 126.

Nachteilig sind die, verglichen zur konventionellen Angiographie, geringere räumliche Auflösung und die Notwendigkeit, eine Vielzahl von Artefakten zu eliminieren.

Literatur

1. Dumoulin CL, Cline HE, Souza SP, Wagle WA, Walker MF (1989) Three-dimensional time-of-flight magnetic resonance angiography using spin saturation. Magn Reson Med 11:35 – 46
2. Katayama H, Yamaguchi K, Takashima T, Matsuura K, Kozuka T, Seez P (1989) Adverse reactions to contrast media. The Japanese Commitee of Safety of Contrast Media
3. Keller PJ, Drayer BP, Fram EK, Williams KD, Dumoulin CL, Souza SP (1989) MR angiography with two-dimensional acqisition and three-dimensional display. Radiology 173:527 – 532
4. Lavandier B, Cathingol D, Muchada R, Bui Xuan B, Motin J (1985) Noninvasive aortic blood flow measurement using an intraesophageal probe. Ultrasound Med Biol 11:451 – 460
5. Schmitt T, Persönl. Mitteilung
6. Seward JB, Khandheria BK, Oh JK, Abel MD, Hughes RW, Edwards WD, Nichols BA, Freeman WK, Tajik J (1988) Transesophageal-echocardiography. Mayo Clin Proc 63:649 – 680
7. Smith HJ, Grottum P, Simonsen S (1985) Doppler flowmetry in the lower thoracic aorta. Acta Radiol (Diagn) 26:257 – 263
8. Walker MF, Souza SP, Dumoulin CL (1988) Quantitative flow measurement in phase contrast MR angiography. J Comput Assist Tomogr 12:304 – 313

4 Therapeutische Maßnahmen
unter besonderer radiologischer Mitwirkung

A. GEBAUER, B. MEIER, K.F. SEIDL und A. WIRTZFELD

INHALT

4.1 Röntgenologische Beurteilung
von Schrittmacherpatienten

A. WIRTZFELD und K.F. SEIDL

Neben der Elektrokardiographie kommt der Röntgenuntersuchung des Thorax eine wesentliche Bedeutung für die Beurteilung der Funktion implantierter Herzschrittmacher zu. Dabei lassen sich Aussagen machen zur Integrität des Schrittmacherelektrodensystems, zur Lage der Elektrode und zum implantierten Impulsgeber, und es können eine Reihe von Komplikationen aufgedeckt und genau definiert werden [13, 21, 22].

4.1.1 Normales Röntgenthoraxbild

Die Stimulation des Herzens wird heute überwiegend über transvenös eingeführte, endokardial stimulierende Schrittmacherelektroden durchgeführt. Eintrittsstellen in das Venensystem sind die V. cephalica im Bereich der Einmündung in die V. axillaris, die V. subclavia (Punktionstechnik) oder die V. jugularis externa bwz. interna. Prinzipiell ist sowohl das linksseitige, wie auch das rechtsseitige Venensystem geeignet. Bei Vorliegen einer persistierenden linken oberen Hohlvene jedoch ist i. allg. mit großen Schwierigkeiten bei der Elektrodenverlegung von links her zu rechnen [5] und eine stabile Positionierung in den rechten Ventrikel ist nur ausnahmsweise möglich [14]. Die Technik der direkten myokardialen Reizung durch epikardial auf den linken Ventrikel aufgenähte oder in den Herzmuskel eingeschraubte Spezialelektroden wird heute fast nur noch im Rahmen herzchirurgischer Eingriffe angewandt, die ohnehin eine Thorakotomie erforderlich machen. Der Verlauf der Elektrode und ihre Integrität läßt sich am besten auf leicht überbelichteten Röntgenbildern (Hartstrahltechnik) erkennen, wobei zur genauen Beurteilung der anatomischen Lage immer Aufnahmen in 2 Ebenen (posteroanteriorer und lateraler Strahlengang) erforderlich sind. Neben der Stimulation des rechten Ventrikels werden heute auch in zunehmendem Maße Elektroden in den rechten Vorhof verlegt, sei es zusätzlich zur Kammerelektrode bei vorhofgesteuerter oder bifokaler Stimulation oder auch als alleinige Vorhofelektrode bei der atrialen Stimulation, die bei Patienten mit gestörter Sinusknotenfunktion und intakter artrioventrikulärer Überleitung zur Anwendung gelangt.

4.1.1.1 Transvenöse Ventrikelelektrode

Der Kopf der transvenös verlegten Kammerelektrode sollte im Apexbereich des rechten Ventrikels lokalisiert sein, der sich bei normal großen Herzen im p.a.-Strahlengang etwas nach links von der Mittellinie bzw. 2 – 3 Qf medial vom linken Herzschatten projiziert und bei Atemmittellage leicht in den Zwerchfellschatten eintaucht (Abb. 1 a). Dabei sollte insgesamt nur ein geringes Spiel im Elektrodenverlauf bestehen, erkennbar an einer leichten Abknickung der Elektrode im Bereich der Trikuspidalklappe während der Systole bei flachem, nur angedeutet S-förmigem Verlauf zum Zeitpunkt der Diastole bzw. bei tiefer Inspiration. In seitlicher Projektion beschreibt die Elektrode einen j-förmigen Bogen von kranial hinten nach kaudal vorne, der Elektrodenkopf liegt dabei knapp hinter dem Sternum (Abb. 1 b).

4.1.1.2 Transvenöse Vorhofelektroden

Transvenöse Vorhofelektroden werden in das rechte Herzohr [2, 10, 15, 20] oder den Koronarsinus [3, 8] verlegt bzw. unter Verwendung einer Schraubelektrode an der lateralen oder anterioren Wand des rechten Vorhofes [2, 7] fixiert. Bei regelrechter Lage im rechten Herzohr verläuft die Elektrode in einem j-förmigen Bogen nach vorne und der Elektrodenkopf macht eine schwingende Bewegung nach lateral mit jeder Vorhofkontraktion, die bei der Durchleuchtung deutlich zu erkennen ist (Abb. 2, 3). Die Lage der Elektrode im Koronarsinus ist erkennbar an ihrem Verlauf entsprechend

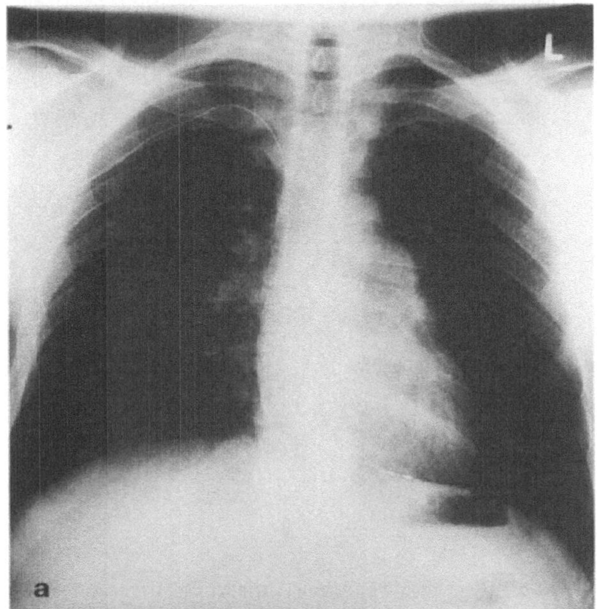

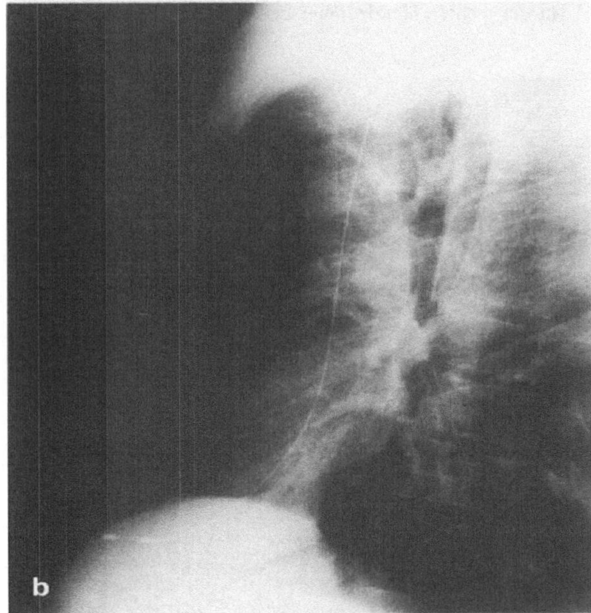

Abb. 1 a, b. Regelrechte Lage einer temporären, bipolaren Schrittmacherelektrode im rechten Ventrikel

dem Sulcus coronarius nach links lateral bzw. links kranial im posteroanterioren und nach hinten im lateralen Strahlengang. Schraubelektroden können an verschiedenen Stellen der freien Wand des rechten Vorhofes oder des Vorhofseptums fixiert sein (Abb. 4); wesentlich ist auch hier wieder ein ausrei-

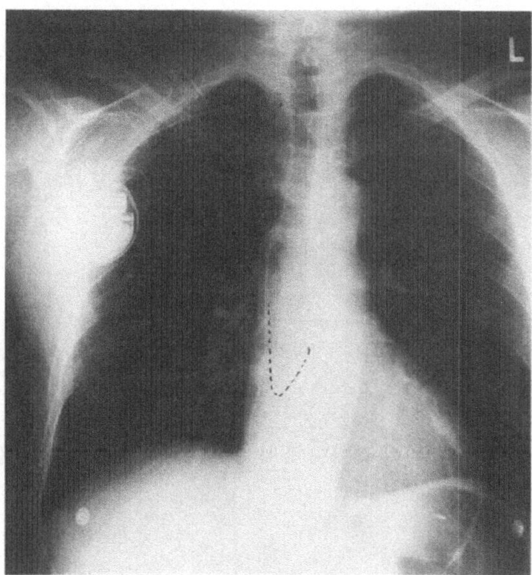

Abb. 2. Regelrechte Lage einer atrialen Elektrode im rechten Herzohr (nachgezeichnet) und einer ventrikulären Elektrode in der rechten Herzkammer bei bifokaler Stimulation

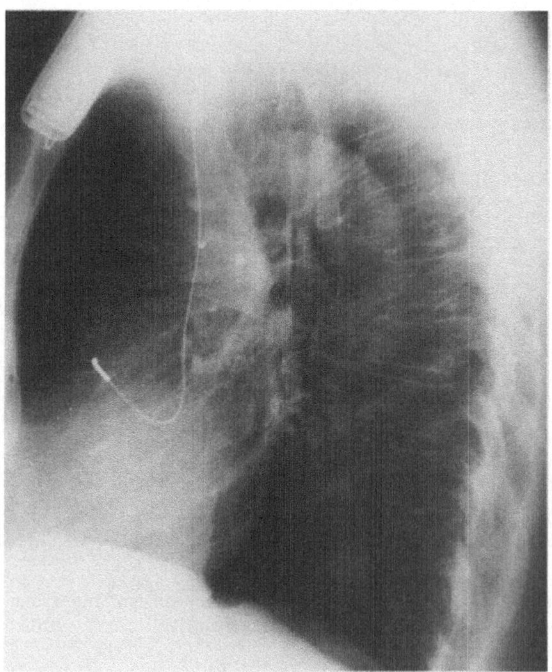

Abb. 3. Regelrechte Lage einer atrialen Elektrode im rechten Herzohr, lateraler Strahlengang

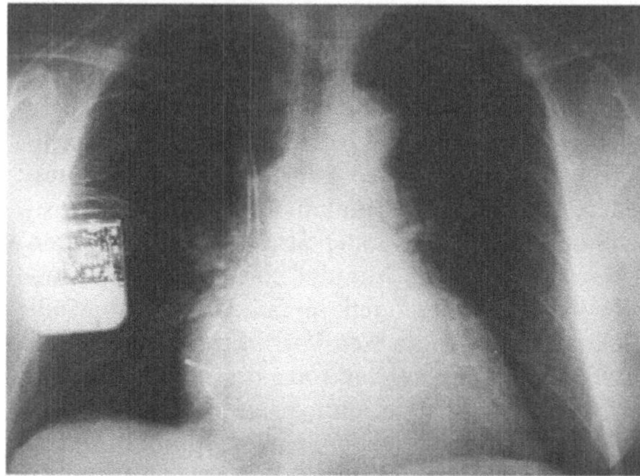

Abb. 4. Fixation einer atrialen Schraubelektrode an der lateralen Wand des rechten Vorhofs, Kammerelektrode im rechten Ventrikel

chendes Elektrodenspiel, das auch bei tiefer Inspiration und beim Husten noch erkennbar sein muß.

4.1.1.3 Impulsgeber

Bezüglich der Beurteilung des Impulsgebers läßt sich aus dem Röntgenbild das genaue Modell des Schrittmachers bestimmen. Tafeln zur röntgenologischen Identifizierung der verschiedenen Modelle liegen vor [11, 13, 16]. Einige Hersteller sind dazu übergegangen, ihre Schrittmacher mit im Röntgenbild erkennbaren Buchstabencodes zu versehen, wodurch die Bestimmung des individuellen Impulsgebertyps erleichtert wird.

Bei den früher verwendeten Schrittmachermodellen mit Zink-/Quecksilberbatterien war eine gewisse Abschätzung der verbliebenen Batterieladung bzw. die Diagnose einer bevorstehenden Batterieerschöpfung an charakteristischen, im Röntgenbild erkennbaren Veränderungen der Schrittmacherbatterie möglich [12, 13], eine Methodik, die jedoch bei den heute verwendeten Lithiumbatterien keine Rolle mehr spielt.

4.1.2 Komplikationen der Schrittmachertherapie

Als wesentliche Komplikationen der Schrittmachertherapie lassen sich die Fehllage der Stimulationselektrode und der Elektrodenbruch durch eine Röntgenuntersuchung des Thorax eindeutig nachweisen.

4.1.2.1 Fehllage der Schrittmacherelektrode

Bei Fehllage einer Schrittmacherelektrode kann es sich entweder um die Dislokation einer zunächst an richtiger Stelle implantierten Elektrode oder um eine primäre Fehlplazierung handeln.

Dislokationen ereignen sich i. allg. innerhalb der ersten Tage nach Schrittmacherimplantation, gelegentlich jedoch auch noch Jahre später bei vermeintlich fest eingeheilter Elektrode. Die Elektrode kann dabei in den Ausflußtrakt des rechten Ventrikels, die Pulmonalarterie, den rechten Vorhof oder in die V. cava inferior und von dort auch in eine Lebervene verlagert sein. Hat sich die Elektrode gelöst, liegt aber immer noch im rechten Ventrikel, so läßt sich bei der Durchleuchtung meist ein Flottieren der Elektrode, d.h. ein Lagewechsel des Elektrodenkopfes mit Bewegungen des Herzens, tiefer Inspiration oder auch mit einem Lagewechsel des Oberkörpers erkennen. Gefährdet für Dislokationen sind insbesondere Patienten mit stark dilatiertem rechten Ventrikel oder mit Trikuspidalinsuffizienz. Auch ein zu weites Vorschieben der Elektrode mit überschüssiger Schleifenbildung im rechten Vorhof (Abb. 7) oder eine zu kurze Elektrodenverlegung prädestinieren zu Dislokationen. Gelegentlich kann die Elektrode auch infolge ungenügender Fixation im Bereich des Veneneintritts nach primär korrekter Lage später weiter in das Venensystem vordringen und eine Spätdislokation verursachen. Als „Twiddler"syndrome [1, 19, 21] wurde das Herausziehen der Elektrode durch Drehungen des Impulsgebers innerhalb einer zu großen Schrittmachertasche beschrieben, wodurch die Elektrode regelrecht um den Schrittmacher herum aufgespult wird. Derartige Rotationen können spontan durch Bewegungen des Armes oder auch vom Patienten selbst durch bewußtes oder unbewußtes Drehen an seinem Impulsgeber verursacht sein.

Eine weitere röntgenologisch erkennbare Katheterfehllage stellt die Perforation des Elektrodenkopfes durch das rechtsventrikuläre Myokard dar [4, 13, 17]. Diese Komplikation tritt i. allg. bereits während der Katheterverlegung selbst oder innerhalb der ersten postoperativen Tage auf. Bei Perforation durch die freie Wand des rechten Ventrikels kann die Elektrode innerhalb des Perikardraumes weiter nach links wandern und von epikardial her den linken Ventrikel stimulieren (Abb. 5). Bei Durchleuchtung und durch Zielaufnahmen in verschiedenen Ebenen ist es i. allg. möglich, die Lage des Elektrodenkopfes außerhalb des rechten Ventrikelcavums zu dokumentieren. Bei Perforation der Elektrode durch das Kammerseptum liegt die Spit-

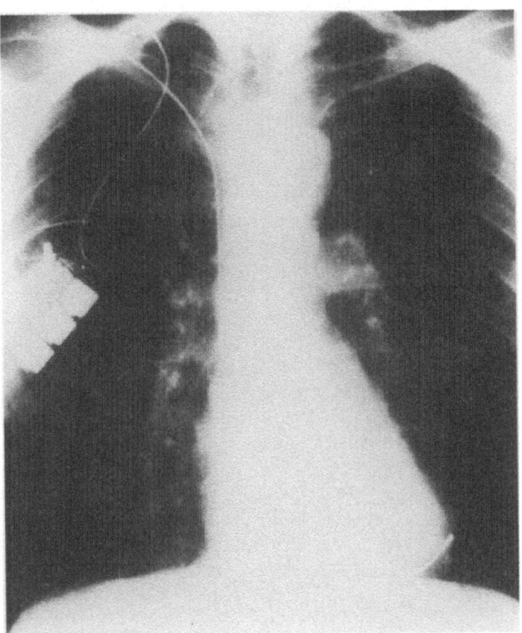

Abb. 5. Lage einer Schrittmacherelektrode im Perikardraum nach Perforation des rechten Ventrikels

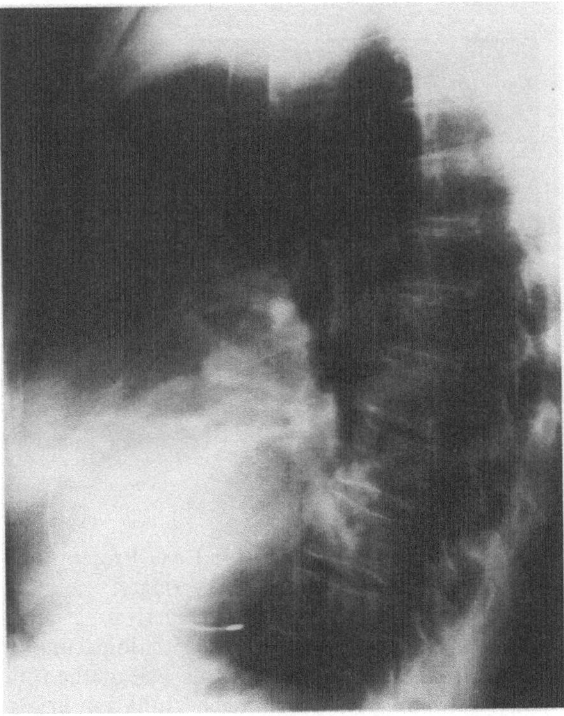

Abb. 6. Seitenbild des Herzens bei Fehlplatzierung einer Schrittmacherelektrode im Sinus coronarius

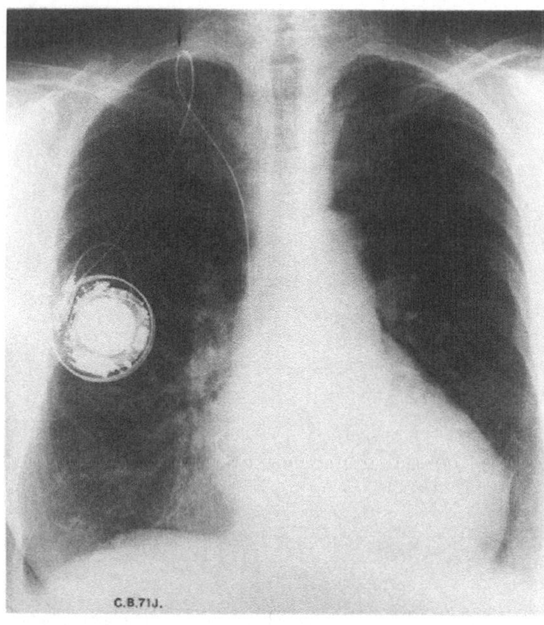

Abb. 7. Bruch einer Schrittmacherelektrode an der Eintrittsstelle in die Vena jugularis externa. Als Nebenbefund unerwünschte Schleifenbildung der Kammerelektrode im Bereich
des rechten Vorhofes

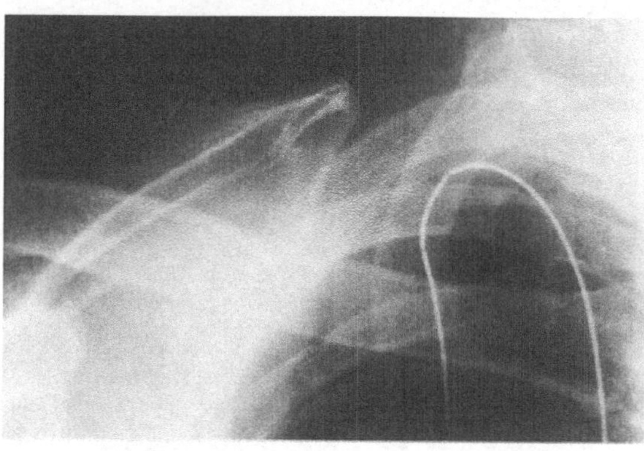

Abb. 8. Röntgenzielaufnahmen zur Darstellung eines Elek-
trodendoppelbruchs

ze im linken Ventrikel und ist in LAO-Projektion in
die dorsal gelegene Herzhälfte verlagert.

Als wichtigste primäre Fehlverlegung einer
Schrittmacherelektrode ist die Positionierung in
den Koronarsinus zu nennen, die gelegentlich mit
einer einwandfreien Schrittmacherfunktion infolge
Stimulation des linken Ventrikels von außen her
einhergehen kann [4, 6, 13, 18]. Diese fehlortige
Elektrodenlage ist meist daran zu erkennen, daß
der Katheter nicht in Richtung auf die Herzspitze,
sondern mehr nach kranial verläuft. Je nach Lage

des Herzens kann jedoch der Koronarsinus mehr in
der Horizontalen oder sogar geringgradig nach
links kaudal verlaufen, so daß im p.a.-Strahlengang
eine regelrechte Elektrodenlage vorgetäuscht wird.
Das gleiche gilt für die Fälle, in denen der Katheter
über das Koronarsinusostium weiter in die Vena
cordis media vorgeschoben wurde. Entscheidend ist
in jedem Falle das Seitenbild des Herzens, auf dem
die posteriore Lage des Katheters klar erkennbar ist
(Abb. 6).

Schließlich kann auch eine Fehlplazierung in die
linke Lebervene in p. a.-Projektion eine rechtsventrikuläre Elektrodenlage vortäuschen. Eine effektive Herzstimulation wird dann allerdings nicht bestehen.

4.1.2.2 Elektrodenbrüche

Bruchstellen an Schrittmacherelektroden treten
meist an Orten mechanischer Beanspruchung auf,
besonders an Knickstellen, wie sie im Bereich der
Eintrittsstelle in das Venensystem, am Übergang
des Elektrodenkabels in die Schrittmacherstecker-
verbindung oder bei in der Bauchhaut implantierten Impulsgebern an der Übertrittsstelle Abdomen
− unterer Rippenkorb gegeben sind (Abb. 7). Nur
ausnahmsweise sind Elektrodenbrüche auf äußere
Schädigung (Thoraxtrauma) zurückzuführen [9].
Meist sind sie auf Hartstrahlthoraxaufnahmen erkennbar. Röntgenzielaufnahmen können zur eindeutigen Dokumentation der Bruchstelle von Nutzen sein (Abb. 8). Falls die Isolierung im Bereich
der Bruchstelle intakt geblieben ist und die Drahtenden nicht auseinander gewichen sind, kann jedoch der Nachweis des Bruches unerwartete
Schwierigkeiten bereiten, zumal in diesen Fällen
auch die Schrittmacherfunktion − zumindest intermittierend − noch intakt sein kann. Durch genaue Begutachtung des Elektrodenkabels unter
Durchleuchtung mit Drehung des Patienten in verschiedenen Ebenen ist es jedoch fast immer möglich, die Diagnose eines Elektrodenbruches eindeutig zu stellen [21].

Literatur

1. Bayliss CE, Beanslands DS, Baird RJ (1968) The pacemaker twiddler's syndrome: a new complication of implantable transvenous pacemaker. Can Med Ass J 99:371
2. Bisping HJ, Kreuzer J, Birkenheier H (1980) Three-year clinical experience with a new endocardial screw-in lead with introduction protection for use in the atrium and ventricle. PACE 32:424
3. Greenberg R, Castellanet M, Messenger J, Ellestad MH (1978) Coronary sinus pacing: clinical follow-up. Circulation 57:98
4. Hall MW, Rosenbaum H (1971) The radiology of cardiac pacemakers. Radiol Clin North Am 9:343
5. Harthorne JW, Dinsmore RE, DeSanctis RW (1969) Superior vena caval anomaly preventing pervenous pacemaker implantation. Br Heart J 31:809
6. Hewitt MJ, Chen JTT, Ravin CE, Gallagher JJ (1981) Coronary sinus atrial pacing: radiographic considerations. AJR 136:323
7. Kleinert M (1982) Neue Entwicklungen auf dem Gebiet der Vorhofelektroden. Herz/Kreislauf 14:459
8. Kramer DH, Moss AJ (1970) Permanent pervenous atrial pacing from the coronary vein. Circulation 42:427
9. Kronzon I, Mehta SS (1976) Broken pacemaker wire in multiple trauma: a case report
10. Kruse I, Ryden L, Ydse B (1980) A new lead for transvenous atrial pacing and sensing. PACE 3:395
11. Lampadius MS (1983) Herzschrittmacher-Typenkartei. Alpha Medizinische Geräte GmbH, Köln
12. Lillehei CW, Cruz AB, Johnsrude I, Sellers RD (1965) New method of assessing state of charge of implanted cardiac pacemaker batteries. Am J Cardiol 16:717
13. McHenry MM, Grayson CE (1970) Roentgenographic diagnosis of pacemaker failure. Am J Roentgenol 108:94
14. McWilliams HL, Neir VS (1977) Transvenous pacing by way of a left superior vena cava. Angiology 28:614
15. Messenger JC, Castellanet MJ, Stephenson NL (1982) New permanent endocardial atrial J lead: implantation techniques and clinical performance. PACE 5:767
16. Morse D, Steiner RM, Parsonnet V (1983) A guide to cardiac pacemakers. Davis, Philadelphia
17. Ormond RS, Rubinfire M, Anbe DT, Drake EH (1971) Radiographic demonstration of myocardial penetration by permanent endocardial pacemakers. Radiology 98:35
18. Präuer H, Schmück L, Wirtzfeld A (1974) Langzeit-Elektrostimulation über den Sinus coronarius. Thoraxchirurgie 22:207
19. Rodan BA, Lowe JE, Chen JTT (1978) Abdominal twiddler's syndrome. Am J Roentgenol 131:1084
20. Smyth NPD, Citron P, Keshishian JM, Garcia JM, Kelly LC (1976) Permanent pervenous atrial sensing and pacing with a new J. shaped lead. J Torac Cardiovasc Surg 72:565
21. Sorkin RP, Schuurmann BJ, Simon AB (1976) Radiographic aspects of permanent cardiac pacemakers. Radiology 119:281
22. Steiner RM, Morse D (1978) The radiology of cardiac pacemakers. JAMA 240:2574

4.2 Fremdkörperentfernung aus Herz- und Lungenstrombahn

A. Gebauer

4.2.1 Einleitung

In Herz- und Lungenstrombahn eingeschwemmte Fremdkörper sind fast ausschließlich iatrogener Natur und stammen von zentralen Venenkathetern, Ableitungsventilen bei Hydrozephalus, Dialysekathetern und Schrittmachersonden.

Durch Materialdefekte, aber noch häufiger durch unsachgemäße Handhabung wie Zurückziehen des Katheters bei noch liegender Punktionskanüle, kann ein Katheterfragment abgeschert und in die Herzhöhlen und die Lungenstrombahn eingeschwemmt werden.

Diese Katheterfragmente sind die häufigsten Fremdkörper in den großen Venen, dem Herzen und der Lungenstrombahn.

Funktionsuntüchtige Schrittmachersonden werden meist in situ belassen. Diese sind fixiert im Myokard und an der venösen Punktionsstelle. Komplikationen ergeben sich, sobald das an der V. subclavia fixierte Kabelende sich löst und in der V. cava superior oder inferior flottiert.

Fisher u. Ferreyro [15] berichteten aus der Literatur über insgesamt 220 dokumentierte Fälle einer Katheterembolisation bis 1978.

Die tatsächliche Rate muß weit höher angesetzt werden, da wohl nur über einen Bruchteil von Katheterembolisationen berichtet wird.

Burri et al. [8] berichteten anhand eigener Beobachtungen über 3 Embolisationen bei insgesamt 3200 Katheterisierungen und geben die Häufigkeit der Katheterembolie entsprechend mit 1‰ an.

4.2.2 Komplikationen durch Fremdkörper in Herzhöhlen und Lungenstrombahn

In der Abwägung des Risikos durch einen iatrogenen Fremdkörper muß zwischen belassenen und fixierten *Schrittmachersonden* und *Katheterfragmenten* unterschieden werden.

So stellt die Katheterembolisation ein lebensbedrohliches Ereignis dar, während die belassene Schrittmachersonde nur bei Infektionen eine vitale Bedrohung bedeutet.

Fisher u. Ferreyro [15] gaben in der genannten Sammelstatistik von 220 Katheterembolisationen ernsthafte Komplikationen und Todesfälle in 71% der Fälle an.

Der Tod war in 38% ursächlich auf die Katheterembolisation zurückzuführen.

Nach RICHARDSON et al. [31] sind Schwere und Häufigkeit einer Komplikation von der Lage des embolisierten Katheterfragmentes abhängig:

Die großen Venen als häufigster Sitz der Katheterembolie zeigen die geringste Komplikationsrate, gefolgt vom rechten Vorhof der Lungenperipherie und den Pulmonalarterien. Nach den genannten Autoren war bei fast der Hälfte der Patienten ein Katheterfragment im rechten Ventrikel Ursache für eine schwere Komplikation oder die direkte Todesursache.

Lebensbedrohliche Komplikationen können bereits nach wenigen Stunden aber auch erst nach einer Latenzzeit von 1 Jahr in Erscheinung treten [5].

DRUSKIN u. SEIGEL [13] berichteten bereits 1963, daß pathologische Keime aus der Katheterspitze embolisierter Fragmente schon nach einer Liegezeit von nur 48 h bei 52% der Proben gewonnen werden können.

So stellen auch Septikämien die weitaus häufigste Komplikation dar [1, 8, 20, 31, 38].

Weitere bedrohliche Komplikationen umfassen Myokardperforation mit Perikardtamponaden [7, 11, 21, 22] bakterielle oder mykotische Endokarditiden [34, 38], Herzinfarkt [36] und Arrhythmien mit Herzstillstand [11, 18, 21].

Verbliebene Schrittmachersonden, die am Implantationsort und im Myocard fixiert sind, stellen erst bei einer Infektion eine akute Bedrohung dar.

So wird über eine Sepsis oder Endokarditis bei verbliebenen, funktionsuntüchtigen Schrittmachersonden in der Literatur nur in Einzelfällen berichtet [3, 9, 17, 28, 30].

Während in früheren Jahren die Indikation zur Entfernung iatrogener Fremdkörper zurückhaltend gestellt wurde [8, 25, 35, 36] besteht Einigkeit über die dringliche Indikation zur möglichst raschen Fremdkörperextraktion [6, 12, 24, 29, 39, 40].

Die Indikation zur möglichst raschen Fremdkörperextraktion wurde unterstützt durch die risikoarme, nicht chirurgische, transluminale Entfernungstechnik, welche erstmals erfolgreich von MASSUMI [27] angewandt wurde.

Verbliebene und funktionsuntüchtige Schrittmachersonden dagegen sollten erst bei sich abzeichnender Komplikation entfernt werden [3, 6].

4.2.3 Technik der transluminalen Fremdkörperextraktion

Die verschiedensten Techniken sind von FISHER u. FERREYRO [15] in einer Übersichtsarbeit zusammengestellt. Drahtschlinge und Drahtkörbchen sind die am häufigsten angewandten Entfernungsinstrumente und sind als gebrauchsfertige Sets im Handel erhältlich.

Endoskopische Biopsiezangen [2] sind weniger gebräuchlich. Auch speziell zur Fremdkörperentfernung entwickelte Faßzangen [19] sind lediglich für die Anwendung in großen Gefäßen geeignet, für die Manipulation im Herzen jedoch zu starr. Es besteht weiterhin die Gefahr der Zerreißung von Herzbinnenstrukturen durch die Zangengabeln.

Die Drahtschlinge kann am Angiographiearbeitsplatz mit einem dünnen Führungsdraht und einem weitlumigen Katheter selbst hergestellt werden. Die Schlingenöffnung kann unterschiedlich geformt werden (Abb. 9) und eignet sich nach GÜNTHER [20] auch zur Fremdkörperextraktion bei Säuglingen.

VASEUSORN [32] berichtet über die Möglichkeit, die Öffnung der Drahtschlinge durch einen zügelnden Nylonfaden zu variieren (Abb. 10).

Im deutschen Schrifttum überwiegen die Mitteilungen über erfolgreiche Extraktionen mit dem Drahtkörbchen (Dormia-Körbchen) [17, 24, 29, 39].

Dieses Körbchen war ursprünglich für die Entfernung von Uretersteinen konzipiert und wurde von LASSERS u. PICKERING 1967 erstmals zur Entfernung eines iatrogenen Fremdkörpers aus der Aorta angewandt [26].

Drahtschlinge und Drahtkörbchen wie auch die Faßzange eignen sich auch zur Extraktion von Ka-

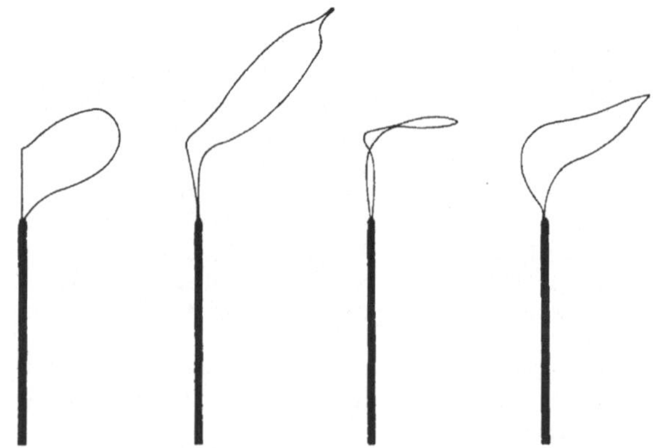

Abb. 9. Unterschiedliche Schlingenöffnungen in Abhängigkeit vom Zug an den Drahtenden

Abb. 10. Modifizierte Drahtschlinge nach Vaseusorn. Am Führungsdraht fixierter Nylonfaden. Verformbare Schlingenöffnung durch unterschiedlichen Zug an Nylonfaden und Drahtende ▶

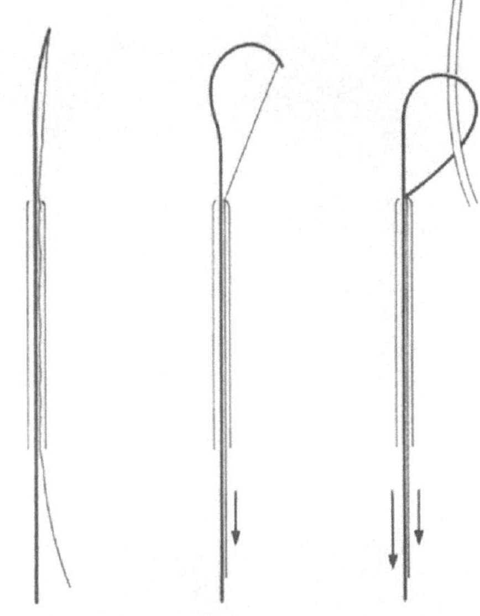

Abb. 11 a–c. Vorgehen bei fixiertem Katheterfragment. **a** In der V. subclavia und im rechten Ventrikel adhärentes Katheterfragment, das weder durch Drahtschlingen noch Dormia-Körbchen gefaßt werden kann; **b** Mobilisierung des Fragmentes mit einem Pigtailkatheter; **c** das nun in der V. cava gelegene freie Ende wird mit einem Dormia-Körbchen gefaßt. **d** Fixation des Katheterfragmentes im Dormia-Körbchen durch Zug und Entfernung des Fremdkörpers ▼

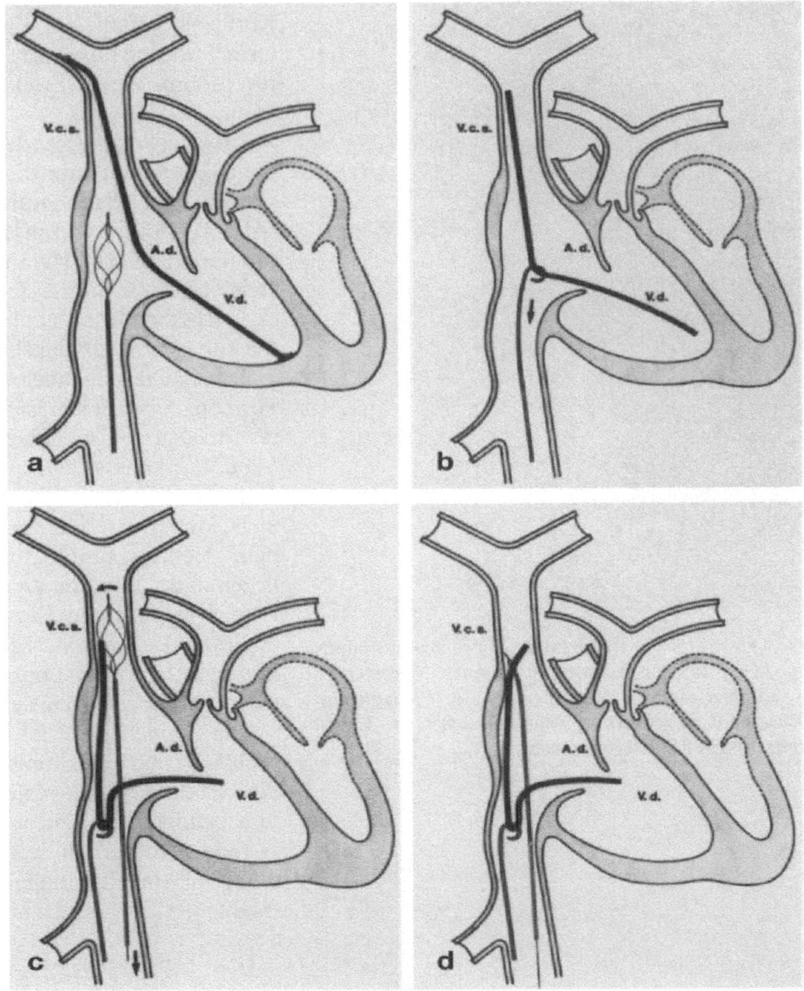

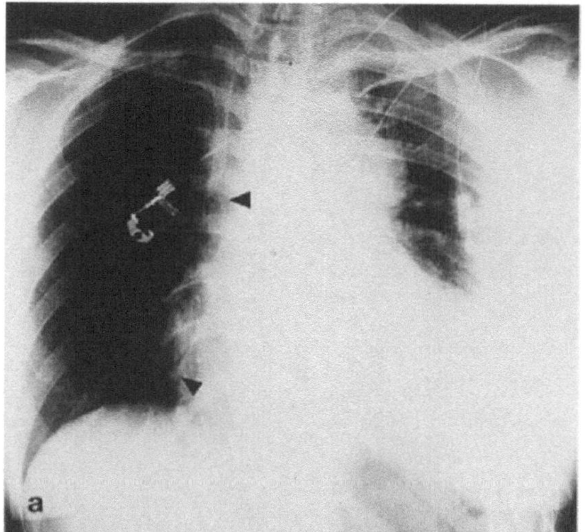

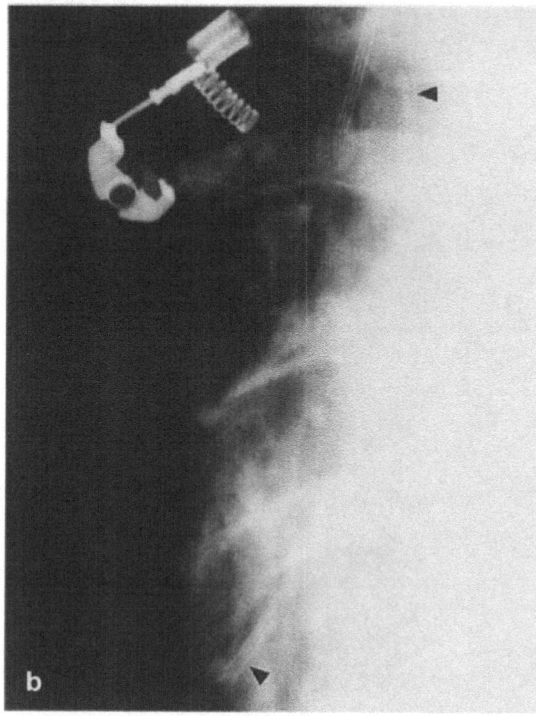

Abb. 12. a Patientin ST., K. 42 Jahre. Thoraxbettaufnahme 1 Tag nach operativer Teilentfernung eines Mediastinaltumors. Katheterfragment im rechten Vorhof (*Pfeilspitzen*); **b** die Ausschnittsvergrößerung zeigt deutlicher die Enden (*Pfeilspitzen*) des Katheterfragmentes

theterfragmenten aus dem arteriellen System des großen Kreislaufes [10, 23]. In den Herzhöhlen und der Lungenstrombahn sollte nur die Drahtschlinge angewandt werden.

Voraussetzung für die Fremdkörperentfernung ist eine gute Lokalisation mittels einer Röntgendurchleuchtungseinheit. Weiterhin muß ein freies Ende des Katheterfragmentes vorhanden sein, das durch Schlinge oder Drahtkörbchen gefaßt werden kann.

Sind beide Enden des Katheterfragmentes wandadhärent, so muß durch gebogene Drähte oder Katheter eine Mobilisation des Fragmentes erfolgen, bis ein Ende frei in einem herznahen Gefäß zu liegen kommt. Dieses kann dann durch Schlinge oder Körbchen gefaßt werden (Abb 11).

GRABENWOEGER [19] beschreibt für diese Situation den Zugang von beidseits femoral: Über einen gebogenen Katheter wird das fixierte Fragment angeschlungen. Das freie Ende dieses Katheters wird über ein von der Gegenseite eingeführtes Dormia-Körbchen gefaßt, auf Katheter und Dormia-Körbchen wird Zug ausgeübt, bis ein Ende des Fragmentes mobilisiert ist, welches dann gefaßt werden kann.

Liegt das zu fassende Katheterende im rechten Ventrikel, so darf nur die Drahtschlinge angewandt werden, da das Drahtkörbchen zu starr ist (Abb. 12 – 14). Wenn möglich, sollte aber eine Manipulation in den Herzhöhlen vermieden und ein freies Ende bis in die V. cava gezogen werden.

FISHER u. ROMERO [14] und ROSSI [32] gaben hierfür eigens entwickelte Katheter an.

Es eignen sich aber auch die handelsüblichen Formen. Sind beide Enden des Katheterfragmentes in den Pulmonalgefäßen fest eingewachsen (Abb. 15), kann eine Mobilisierung unmöglich werden.

Besonderheiten in der Extraktion von verbliebenen, funktionsuntüchtigen Schrittmachersonden liegen in der Fixation an der venösen Seite sowie im Bereich des rechten Herzens.

Eine transluminale Entfernung einer infizierten Sonde ist nur bei Lockerung eines Sondenendes meist an der venösen Seite möglich.

Die Sondenspitze ist in der Regel im Myokard fixiert, so daß eine direkte, forcierte Extraktion, die die Gefahr der Herzwandschädigung mit Perforation beinhaltet, meist nicht gelingt.

Eine erforderlich werdende Kardiotomie kann durch die transluminale Entfernung eines Sondenfragmentes, mittels Dauerzug [17] vermieden werden.

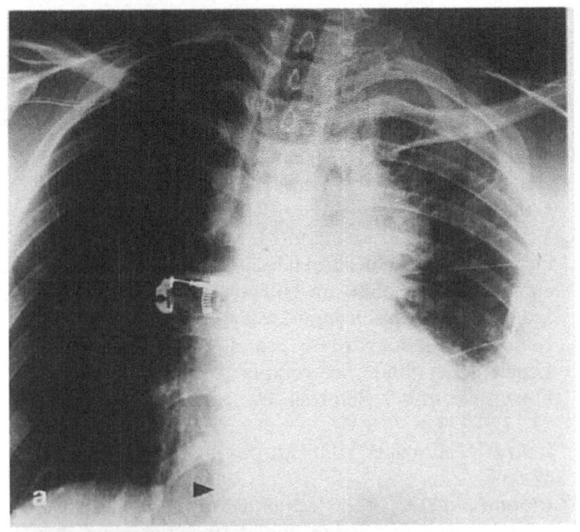

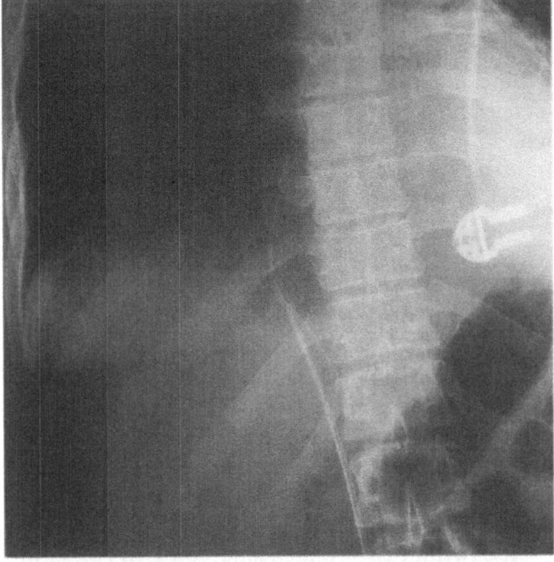

Abb. 14. Aufgrund der rein intrakardialen Lage des Fragmentes Extraktion mit der Drahtschlinge. Kein Mobilisationsversuch wegen der Gefahr einer Einschwemmung in die Lungenstrombahn

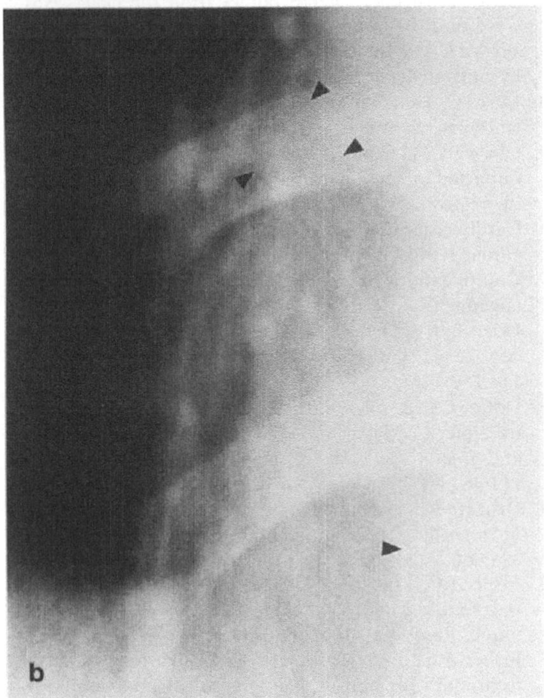

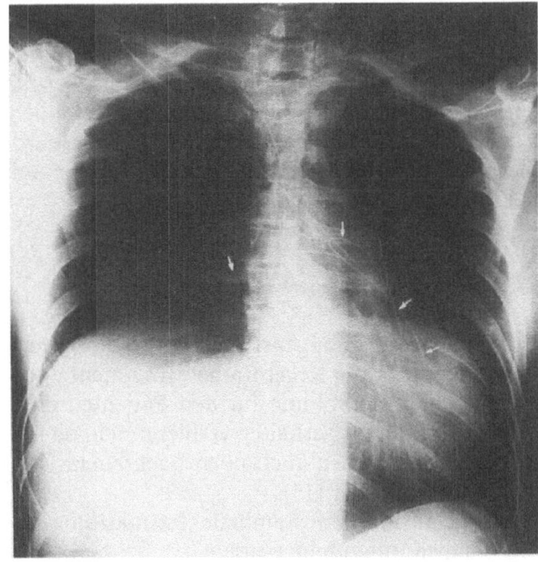

Abb. 13. a Die Kontrollaufnahme der selben Patientin 4 h später zeigt bereits eine Lageveränderung des Fragmentes; b die Ausschnittsvergrößerung läßt eine Schlingenbildung im rechten Vorhof erkennen (*Pfeilspitzen*)

Abb. 15. In periphere Pulmonalarterien eingeschwemmter Venenkatheter mit Schlingenbildung im Truncus pulmonalis. Eine Mobilisation mit einem Pigtailkatheter gelang nicht

Dieses transluminale Verfahren erfolgt analog der von BILGUTAY [4] beschriebenen Technik.

Eine intensive Überwachung des Patienten ist aber während des Extensionsversuches erforderlich, da FURMANN [16] über einen mit der Extension abgerissenen, 3 cm langen Myokardstreifen berichtet.

4.2.4 Komplikationen der transluminalen Fremdkörperentfernung

Die gefürchteten Herzwandperforationen durch Extraktionskatheter sind bisher nicht beschrieben. Sollte das freie Ende des Fremdkörpers intrakardial oder intrapulmonal gelegen sein, sollte zur Vermeidung einer Perforation nur die flexible Schlinge angewandt werden.

Herzrhythmusstörungen sind von DOTTER et al. [12], FISHER u. FERREYRO [15], MATHIAS et al. [29] beschrieben. Die Rhythmusstörungen waren in allen Fällen jedoch medikamentös gut zu beherrschen.

Todesfälle sind bisher nicht veröffentlicht worden.

Ein Veneneinriß am Punktionsort kann entstehen, wenn ein forcierter Extraktionsversuch unternommen wird, das Fremdkörperfragment aber mit der Schlinge oder Körbchen nicht in den umhüllenden Extraktionskatheter zurückgezogen wurde oder werden konnte. In diesem Fall sollte eine kleine Venotomie erfolgen.

4.2.5 Schlußfolgerungen

In Herz- und Lungenstrombahn embolisierte Fremdkörper, in der Regel Katheterfragmente, stellen eine vitale Bedrohung für den Patienten dar.

Ein abwartendes Verhalten verbietet sich, da tödliche Komplikationen auch noch nach einem Jahr beschrieben wurden [15].

Die gefahrlose transluminale Extraktion sollte unverzüglich angestrebt werden.

Aufgrund möglicher Komplikationen durch die Manipulation sollte sie erfahrenen Angiographen vorbehalten bleiben.

Eine Indikation zur Entfernung von verbliebenen, funktionsuntüchtigen Schrittmachersonden besteht erst bei auftretenden Komplikationen, in der Regel infektiöser Natur.

Kompliziert wird die Sondenextraktion bei Fixation an der Gefäßwand und im Myokard.

Literatur

1. Ayers WB (1957) Fatal intracardiac embolization from indwelling intravenous polyethylene catheter. Arch Surg 75:259–262
2. Bashour TT, Banks T, Cheng TOC (1974) Retrieval of lost catheters by a myocardial biopsy catheter device. Chest 66:395–396
3. Beyer J, Alt E, Gottsmann M, Kreuzer E (1978) Sepsis bei infiziertem Schrittmachersystem: Entfernung der endokardialen Sonde mit Hilfe der extrakorporalen Zirkulation. Thoraxchirurgie 26:394–397
4. Bilgutay AM, Jensen NK, Schmidt WR, Garamella JJ, Lynch MF (1969) Incarceration of transvenous pacemaker electrode. Removal by traction. Am Heart J 77:377–379
5. Blair ER, Hunziker ME (1970) Catheter embolism. Surg 67:457
6. Bloomfield DA (1971) Techniques of nonsurgical retrieval of iatrogenic foreign bodies from the heart. Am J Cardiol 27:538–545
7. Brown CA, Kent A (1956) Perforation of right ventricle by polyethylene catheter. South Med J 49:466–467
8. Burri C, Henkemeyer H, Pässler HH (1971) Katheterembolien. Schweiz med Wschr 101:1537–1544
9. Chavez CM, Conn HJ (1977) Septicemia secondary to impacted infected pacemaker wire. Successful treatment by removal with cardiopulmonary bypass. J Thorax Cardiovasc Surg 73:796
10. Chuang VP, Wallace S, Gianturco C, Soo Ch-Sh (1981) Complications of coil embolization: prevention and management. AJR 137:809–813
11. Doering RB, Stemmer EA, Connolly JE (1967) Complications of indwelling venous catheters. Am J Surg 114:259–266
12. Dotter CT, Rösch J, Bilbao MK (1971) Transluminal extraction of catheter and guide fragments from the heart and great vessels; 29 collected cases. Am J Roentgenol 111:467–472
13. Druskin MS, Seigel PD (1963) Bacterial contamination of indwelling intravenous polyethylene catheter. JAMA 185:966
14. Fisher RG, Romero JR (1975) Extraction of an embolized central venous catheter using percutaneous technique. Radiology 116:735–736
15. Fisher RG, Ferreyro R (1978) Evaluation of current techniques for nonsurgical removal of intravascular iatrogenic foreign bodies. Am J Roentgenol 130:541–548
16. Furmann S (1975) Removal of myocardial fragment containing a pacemaker electrode. Ann Thor Surg 19:716–718
17. Gebauer A, Seiderer M, Beyer J, Hemmer W (1983) Perkutane transluminale Extraktion einer gebrochenen, fest eingewachsenen Schrittmachersonde durch Dormier-Körbchen und Dauerzugextension. Fortschr Röntgenstr 139:445–447
18. Geraci AR, Selman MW (1973) Pulmonary artery catheter emboli successful nonsurgical removal. Ann Intern Med 78:600–605
19. Grabenwoeger F, Dock W, Pinterits F, Appel W (1988) Fixed intravascular foreign bodies: a new method for removal. Radiology 167:555–556

20. Günther R (1980) Perkutane transfemorale Extraktion eines abgerissenen Jugulariskatheters bei einem Säugling. Fortschr Röntgenstr 133:439

21. Henzel JJ, de Weese MS (1971) Morbid and mortal complications associated with prolonged central venous cannulation. Amer J Surg 121:600–605

22. Johnson CE (1966) Perforation of right atrium by polyethylene catheter. JAMA 195:584–586

23. Kim MS, Horton JA (1983) Intra-arterial foreign body retrieved using endoscopic biopsy forceps. Radiology 149:597

24. Küffer G, Gebauer A, Antes G, Rath M (1981) Perkutane transluminale Entfernung embolisierter Katheterteile. Fortschr Röntgenstr 135:691–694

25. Lamprecht W (1965) Zur Kasuistik iatrogener intrakardialer Fremdkörper. Der Chirurg 36:182–183

26. Lassers BW, Pickering D (1967) Removal of an iatrogenic foreign body from the aorta by means of a ureteric stone catheter. Am Heart J 73:375–378

27. Massumi RA, Ross AM (1967) Atraumatic nonsurgical technique for removal of broken catheter from cardiac chambers. New Engl J Med 277:195–196

28. Maisch B, Ertl G, Kulke H (1984) Extraktion einer chronisch-iinfizierten endokardialen Schrittmacherschraubelektrode mittels Pigtailkatheter und Drahtschlinge über die Vena femoralis. Röntgen-Berichte 13:63–74

29. Mathias K, Seyfert W, Gebauer A (1981) Fremdkörperextraktion aus Herz und Gefäßen. Herbsttagung der Bayerischen Röntgengesellschaft und der Berliner Röntgengesellschaft 25.–27. 9. 1981, Nürnberg

30. Rettig G, Doenecke P, Sen S, Volkmer I, Bette L (1978) Komplikationen bei stillgelegten Schrittmacherelektroden. Vortrag auf der Deutschen Gesellschaft für Thorax.-Herz- und Gefäßchirurgie, 16.–18. 2. 1978, Bad Nauheim

31. Richardson JD, Grover FL, Trinkle JK (1974) Intravenous catheter emboli. Amer J Surg 128:722–5727

32. Rossi P (1970) "Hook catheter", technique for transfemoral removal of foreign body from right side of the heart. Am J Roentgenol 109:101–106

33. Selby JB, Tegtmeyer CJ, Bittner GM (1990) Experience with new retrieval forceps for foreign body removal in the vascular, urinary, and biliary systems. Radiology 176:535–538

34. Steiner ML, Bartley TD, Byers FM, Krovetz LJ (1965) Polyethylene catheter in the heart. JAMA 193:1054–1056

35. Tulgan H, Budnitz J (1963) Prolonged survival after catheter embolus. Ann Intern Med 59:564

36. Turner DD, Sommers SC (1964) Accidental passage of a polyethylene catheter from cubital vein to right atrium. New Engl J Med 251:744–745

37. Vaseusorn N, Burodom N, Harnchonboth A, Noiklang P, Viranuvatti J (1982) Modified loopsnare for percutaneous removal of intravascular catheter fragments. Radiology 145:839–840

38. Wellmann KF, Reinhard A, Salazar EP (1968) Polyethylene catheter embolism. Circulation 37:380–392

39. Zeitler E (1976) Perkutane Entfernung eines Führungsdrahtes aus dem rechten Ventrikel und der Arteria pulmonalis. Fortschr Röntgenstr 124:454–457

40. Zollikofer C, Nath PH, Castaneda-Zuniga WR, Probst P, Barreto A, Tadavarthy SM, Amplatz K (1979) Nonsurgical removal of intravascular foreign bodies. Fortschr Röntgenstr 130:590–593

4.3 Koronardilatation: Technik, Indikation und Erfolgsbeurteilung

B. MEIER

4.3.1 Einleitung

Bei der Koronardilatation handelt es sich um eine nichtchirurgische Rekonstruktion von Herzkranzgefäßen zur Verbesserung der myokardialen Durchblutung. Sie wird im angelsächsischen Sprachraum perkutane transluminale koronare Angioplastie (PTCA) genannt. Sie ist eine Weiterentwicklung der von DOTTER [5] 1964 erstmals beschriebenen, von ZEITLER [22] in Europa eingeführten und von GRUENTZIG [7] modifizierten Katheterdilatation peripherer Gefäße. Seit der Einführung der Koronardilatation in die Humanmedizin im Jahre 1977 in Zürich [8] wurde sie weltweit an Zehntausenden von Patienten angewendet. Ihr Platz unter den Behandlungsmöglichkeiten der koronaren Herzkrankheit ist heute unumstritten. Ihr Anwendungsbereich wird laufend neuen Erkenntnissen und technischen Verbesserungen angepaßt.

4.3.2 Technik

4.3.2.1 Personal

Neben dem ausführenden Arzt ist mindestens eine steril arbeitende Hilfsperson empfehlenswert. Zwei steril arbeitende Hilfspersonen können in gewissen Phasen den Eingriff erleichtern und beschleunigen. Es kann sich dabei um Ärzte, Krankenschwestern oder medizinisch-technische Assistenten handeln. Allgemein gilt, daß eine erfahrene Hilfsperson 2 unerfahrenen vorzuziehen ist. Zumindest eine zusätzliche Hilfsperson wird zur Protokollerstellung, zur Bedienung der Apparaturen, zum Herbeischaffen zusätzlichen Materials und für den Komfort des Patienten benötigt. Im Idealfall stehen hierfür eine Krankenschwester und ein medizinisch-technischer Assistent zu Verfügung.

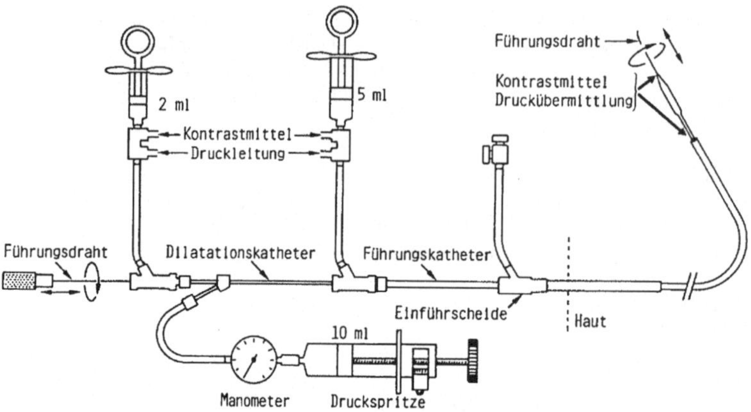

Abb. 16. Dilatationssystem. Ein durchgehender Führungsdraht, der gegenüber dem Dilatationskatheter verschiebbar und drehbar ist, ermöglicht das selektive Sondieren der einzelnen Koronaräste. Simultane Druckmessung an der Ballonspitze und an der Spitze des Führungskatheters erlaubt die Bestimmung des transstenotischen Druckgradienten

4.3.2.2 Material

Abbildung 16 zeigt schematisch die wichtigsten Bestandteile des Kathetersystems zur Koronardilatation.

Dilatationskatheter. Der Dilatationskatheter wird wegen des an seiner Spitze angebrachten zylindrischen Ballons auch Ballonkatheter genannt. Zur Aufdehnung der Koronararterie wird er in das stenosierte Arteriensegment eingeführt und der Ballon wird mit Flüssigkeit gefüllt. Meist genügt ein Druck von 2 – 6 atm im Balloninneren, um die Stenose zu dilatieren. Mitunter müssen Drucke über 10 atm verwendet werden. Moderne Dilatationsballone sind so konstruiert, daß sie schon bei geringem Druck ihre endgültige Größe einnehmen. Erhöhung des Druckes macht den Ballon härter aber nicht größer. Bei Überschreitung der Drucktoleranz reißt der Ballon längs ein. Der Durchmesser des Ballons wird anhand des Durchmessers der zu dilatierenden Arterie gewählt. Am häufigsten kommt ein 3-mm-Ballon zur Anwendung. Verschiedene Hersteller bieten ein breites Sortiment von Ballonkathetern für die Koronardilatation an mit Durchmessern von 1,5 – 5,0 mm. Bezüglich Ballonlänge variiert das Angebot von 1 – 6 cm. Abbildung 17 veranschaulicht den Aufbau eines koronaren Dilatationskatheters. Neben dem Lumen, das die Füllung des Ballons gewährleistet, besitzt der Dilatationskatheter ein zweites, durchgehendes Lumen, das zur Kontrastmittelinjektion durch die Ballonspitze und zur Druckmessung distal der Stenose dient. Ein durch dieses Lumen vorgeschobener Führungsdraht macht das Sondieren der Arterie

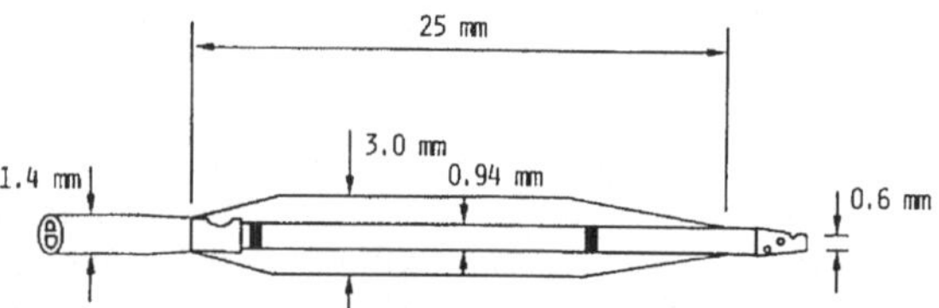

Abb. 17. Dilatationskatheter in gefülltem Zustand. Das eine Lumen wird zur Ballonfüllung verwendet. Das andere ist durchgehend, bietet Platz für den Führungsdraht und erlaubt Druckmessung und Kontrastmittelinjektion. Der Außendurchmesser von nur etwa 1 mm in leerem Zustand ermöglicht das Passieren enger Stenosen

gefahrloser. Führungsdrähte, die an der Spitze leicht gebogen und vom anderen Ende her drehbar sind, ermöglichen die Steuerung des Dilatationskatheters (Abb. 16). Sie sind in verschiedenen Steifegraden mit Durchmessern von 0,25 – 0,53 mm erhältlich. Spezielle Führungsdrähte von 3 m Länge, Führungsdrahtverlängerungen oder das Monorailprinzip erlauben das Auswechseln des Ballons nach Passieren der Stenose, ohne daß der Führungsdraht zurückgezogen werden muß.

Führungskatheter. Die Führungskatheter wurden von Kathetern für die diagnostische Koronarangiographie abgeleitet. Sie sind in French 6 – 11 erhältlich (Außendurchmesser: 2,0 – 3,6 mm). Ihr Lumen beherbergt den Dilatationskatheter (French 2 – 5) und erlaubt gleichzeitig Druckmessung oder Kontrastmittelinjektion. Alle gängigen Formen der diagnostischen Koronarkatheter sind als Führungskatheter erhältlich. Das gilt für den femoralen wie für

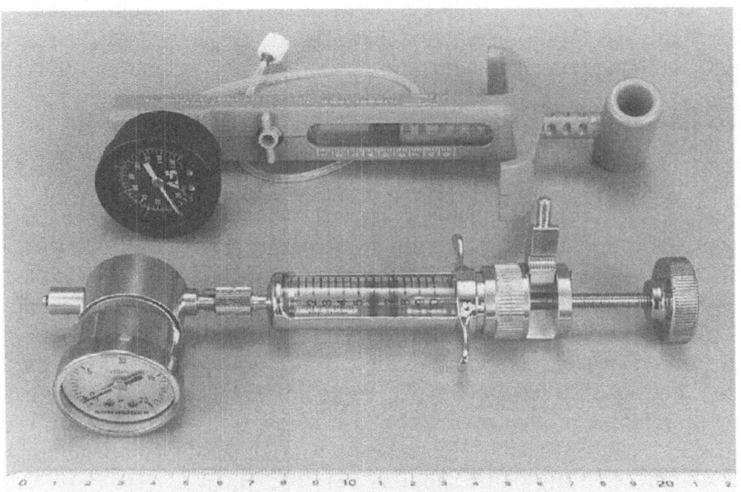

Abb. 18. Manuelle Druckspritzen zur Ballondilatation. Beide Modelle erlauben dauerhaften Über- und Unterdruck. Beim unteren Modell wird der Druck durch einen ausklinkbaren Schraubmechanismus erzeugt

den brachialen Zugang. Bei Bedarf können Führungskatheter unter Heißluft geformt und besonderen anatomischen Verhältnissen angepaßt werden. Führungskatheter mit Seitenlöchern etwa 2 cm proximal der Katheterspitze ermöglichen den längeren Verbleib im Eingang kleiner Koronararterien, ohne den Blutfluß zu unterbrechen. Das Blut gelangt via Seitenlöcher und Katheterspitze in die Koronararterie, auch wenn der Katheter den Eingang vollständig ausfüllt.

Neben dem Heranführen des Dilatationskatheters an die Koronararterie besteht die Aufgabe des Führungskatheters auch darin, Rückhalt zu bieten beim Vorschieben des Dilatationskatheters in der Koronararterie. Dieser Rückhalt ist zusammen mit dem möglichst kleinen Durchmesser des entleerten Ballons entscheidend, dafür, ob es gelingt, den Ballon in die Stenose zu schieben, um die Dilatation durchzuführen.

Einführungsbesteck. Beim femoralen Zugang wird eine Einführscheide verwendet, die mittels Seldinger-Technik in der Arterie eingelegt wird. Sie wird in der Größe des vorgesehenen Führungskatheters gewählt. Sie ist je nach Hersteller 10–25 cm lang und mit oder ohne automatischer Verschlußmembran und Seitenspülarm erhältlich. Die Einführscheide gewährleistet ein müheloses Auswechseln der Führungskatheter. Sie kann nach dem Eingriff bis zum Abklingen der Heparinwirkung mehrere Stunden belassen werden, wodurch die Kompression nach Katheterextraktion erleichtert wird.

Beim brachialen Zugang ist eine Freilegung der Arterie üblich [3]. Gewisse Operateure verwenden gleichwohl eine Einführscheide. Die Einführung einer Scheide in eine Armarterie (Radial-, Brachial- oder Axillärarterie) mittels Seldinger-Technik ist ebenfalls möglich und wird von einigen Zentren bevorzugt.

Druckspritze zur Ballonfüllung. Zur Ballonfüllung wird Kontrastmittel verwendet, um den Ballon sichtbar zu machen. Es wird verdünnt, da sonst der Entleerungsvorgang wegen der hohen Viskosität und des kleinen Lumens zu lange dauert. Die Verwendung von Luft ist wegen der Gefahr der koronaren Luftembolie bei Ballonruptur nicht statthaft. Der im angelsächsischen Sprachraum übliche Begriff der „Balloninsufflation" (inflation) ist somit eine Fehlbezeichnung. Obwohl im Ballon ohne weiteres mit einer von Hand bedienten konventionellen Glasspritze ein Druck bis zur Rupturgrenze von bei gewissen Ballontypen über 20 atm erzeugt werden kann, ist es bequemer, eine Spezialspritze zur Ballonfüllung zu verwenden (Abb. 18). Die meisten Spritzen haben einen Gewindekolben. Mit dem Gewindekolben kann der Druck durch Drehen des Kolbengriffes mühelos erzeugt, reguliert und unterhalten werden. Zur raschen Entleerung dient eine Vorrichtung, die das Gewinde entkoppelt und den unbehinderten Rückzug des Kolbens bis zum Anschlag ermöglicht. Dort wird der Kolben durch Wiedereinkoppeln des Gewindes arretiert, wodurch ein kräftiger und dauerhafter Unterdruck im Ballon entsteht. Zur Kontrolle des Druckes wird ein mechanisches Manometer zwischen Druckspritze und Ballonkatheter geschaltet (Abb. 18).

Röntgenanlage. Koronardilatationen können im Prinzip mit jeder Röntgenanlage ausgeführt werden, die zur Koronarangiographie taugt. Besondere Bedeutung ist der Möglichkeit beizumessen, steil kraniale und kaudale Projektionen zu verwenden. Eine linksschräge kraniale Projektion ist zum Beispiel oft unabdingbar, um die Abzweigung eines Diagonalastes vom Ramus interventricularis anterior ohne Überlagerung darzustellen. Weiterhin ist ein hohes Auflösevermögen der Röntgenfernsehkette wichtig. Umschaltmöglichkeit auf kleine Bildausschnitte, großflächige Kontrollmonitore, digitale Bildaufbereitung und Erhöhung der Bildzeilenzahl [6] sind Mittel zur diesbezüglichen Verbesserung einer Anlage. Ein Bildaufzeichnungsgerät mit Sofortwiedergabe und Standbildmöglichkeit ist unerläßlich. Ein Zusatzmonitor mit Dauerstandbild leistet während der Sondierung der Koronararterie hervorragende Dienste als Orientierungshilfe. Dauerstandbilder können wegen erhöhtem Verschleiß nicht von einem Bandgerät abgelesen werden, sondern müssen entweder von einer Bildplatte oder digital reproduziert werden.

Obwohl Koronardilatationen mit monoplanen Röntgenanlagen möglich sind und auch vielerorts durchgeführt werden, ist eine biplane Anlage empfehlenswert. Sie verkürzt die Dauer des Eingriffes und somit den Komfort für Patient und Arzt. Beide Ebenen sollten qualitativ gleichwertig und mit den angeführten Möglichkeiten und Zusatzaggregaten ausgestattet sein.

Da Koronardilatationen in der Regel länger dauern als diagnostische Eingriffe, ist die zeitliche Belastbarkeit der überhitzungsempfindlichen Komponenten der Anlage von Bedeutung.

Je weitergehend die Röntgenanlage vom Operateur bedienbar ist, desto reibungsloser läuft der Eingriff ab. Spezielle Röntgenanlagen für Koronardilatation wurden entwickelt [13].

Die Strahlenbelastung während einer Koronardilatation ist ungefähr doppelt so groß wie die während einer diagnostischen Koronaruntersuchung [2]. Den üblichen Strahlenschutzvorkehrungen für das Personal [11] ist besondere Beachtung zu schenken.

Überwachungsgerät. Auf dem Bildschirm zur Patientenüberwachung werden EKG, Druckkurven und bei gewissen Geräten Daten über die Dilatationsvorgänge wiedergegeben. Vorteilhaft sind mehrere EKG Ableitungen einschließlich der Ableitung, die das in Frage stehende Myokardgebiet am besten reflektiert. Während des eigentlichen Dilatationsvorgangs kann zudem über den Führungsdraht das intrakoronare EKG distal der Stenose abgeleitet werden, das spezifisch die Veränderungen im betroffenen Myokardgebiet wiedergibt.

Normalerweise werden 2, bei Eingriffen mit 2 Ballonkathetern aber 3 Druckkurven benötigt. Die Druckwandler müssen äquikalibriert sein. Durch den Führungskatheter wird der Aortendruck am Koronareingang und durch den Dilatationskatheter (nachdem die Stenose passiert ist) der distale Koronardruck wiedergegeben. Die wichtigen Phasen des Eingriffes werden durch Papieraufzeichnung der Überwachungskurven dokumentiert (Abb. 19), sofern das Aufzeichnungsgerät nicht automatisch eine Zusammenfassung des Druckverlaufs liefert (Abb. 20).

4.3.2.3 Ausführung

Der Eingriff wird am nüchternen Patienten ausgeführt. Allfällige Vorkehrungen für den Fall einer Notfalloperation wie Rasur der Beine oder Bereitstellung von Blutkonserven sind gemäß Wunsch der für den Rückhalt zuständigen Anästhesisten und Herzchirurgen zu treffen. Das vorsorgliche Einlegen einer transvenösen Schrittmachersonde oder das Bereithalten einer Vorrichtung, um über den Führungsdraht des Dilatationssystems das Herz zu stimulieren [18], sind empfehlenswert.

Bei Vorliegen einer höchstens ein paar Wochen alten Ventrikulographie und Koronarographie kann man sich auf die Darstellung des zu dilatierenden Gefäßes beschränken, falls der Zustand des Patienten unverändert geblieben ist. Andernfalls wird zuerst eine Ventrikulographie mit bilateraler Koronarographie durchgeführt.

Nach Darstellung der zu dilatierenden Arterie in mehreren Projektionen wird die günstigste Projektion als Standbild festgehalten, um sie als primäre Arbeitsebene zu verwenden. Im Falle einer biplanen Röntgenanlage werden zwei geeignete Projektionen als Standbilder festgehalten und isozentrisch als Arbeitsprojektionen benutzt. Gelegentlich wird es notwendig, die Projektionen während des Eingriffes zu verändern, um eine schwierige Passage zu überwinden. Dabei können Standbilder neu erstellt oder vom Videogerät kopiert werden, falls es sich um eine zu Beginn aufgezeichnete Projektion handelt.

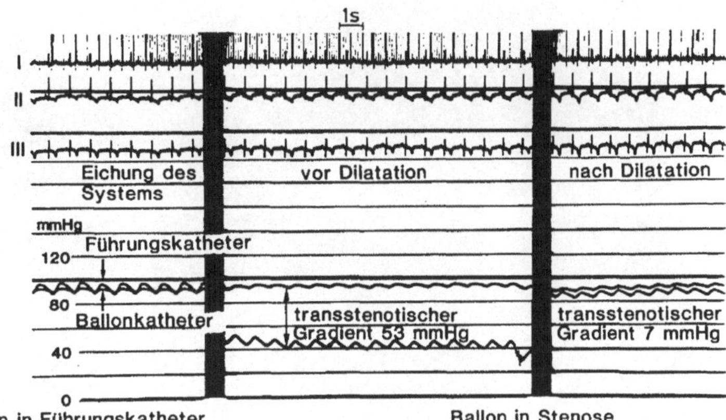

Abb. 19. EKG und Druckkurven der entscheidenden Phasen einer Koronardilatation. Der Führungskatheter übermittelt stets den Aortendruck. Nach dem Passieren der Stenose übermittelt der Ballonkatheter den distalen Koronardruck. Die Differenz entspricht dem transstenotischen Druckgradienten. Die Dämpfung der Kurven ist durch die kleinen Lumina und die Druckübertragung über hochvisköses Kontrastmittel bedingt. Die abgelesenen Daten entsprechen faktisch Mitteldrucken

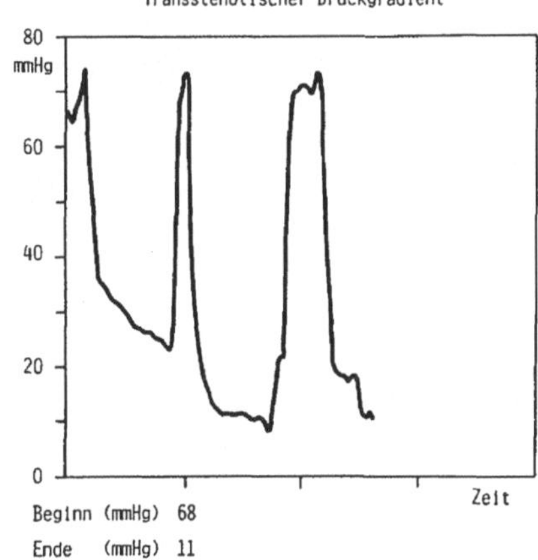

Abb. 20. Automatische Registrierung des Verlaufs des transstenotischen Druckgradienten. Die Drucke in der Aorta und in der Koronararterie werden elektronisch gemittelt und die Differenz wird graphisch und numerisch wiedergegeben. Die Druckspitzen werden durch die Dilatationsvorgänge verursacht. Eine Bildbreite entspricht etwa 20 min

Vor dem Eintritt in die Koronararterie ist zu überprüfen, ob der durch den Dilatationskatheter gemessene Druck identisch ist mit dem durch den Führungskatheter gemessenen (Abb. 19). Falls eine Differenz besteht, die nicht auf falscher Kalibration beruht, wird das System mit dem niedrigeren Druck auf Dichtheit geprüft. Undichte Anschlüsse oder Verbindungsstücke (Y-Weichen, Vielweghähne etc.) werden abgedichtet oder ersetzt. Eine Differenz, die nicht beseitigt werden kann (systemintrinsischer Druckgradient), muß bei der Bestimmung des transstenotischen Druckgradienten berücksichtigt werden.

Bei der Einführung des steuerbaren Führungsdrahtes in die Koronararterie erleichtern Kontrastmittelinjektionen durch den Führungskatheter und/oder Dilatationskatheter sowie das Standbild die topographische Orientierung. Der Führungsdraht kann auf drei prinzipielle Arten eingeführt werden:

1. Der Dilatationskatheter wird mit etwa 10–15 cm herausragendem Führungsdraht vorgeschoben, wobei die Spitze des Führungsdrahtes von einem Assistenten in die gewünschte Richtung gedreht wird.
2. Der Dilatationskatheter wird am oder im Eingang der Koronararterie plaziert und der Führungsdraht wird allein vorgeschoben und dabei vom Operateur selbst in die gewünschte Richtung gedreht.
3. Bei Verwendung der Langdrahttechnik oder der Monorailprinzips wird der Draht vor der Verwendung des Ballonkatheters plaziert.

Ist der Führungsdraht durch die Stenose hindurch bis in die Peripherie der zu dilatierenden Arterie vorgeschoben, wird der Dilatationskatheter auf dem als Schiene dienenden Führungsdraht durch die Stenose geschoben. Dabei müssen der Führungsdraht zurückgehalten und der Führungskatheter stabilisiert werden. In dieser Phase helfen vier aufeinander abgestimmte Hände.

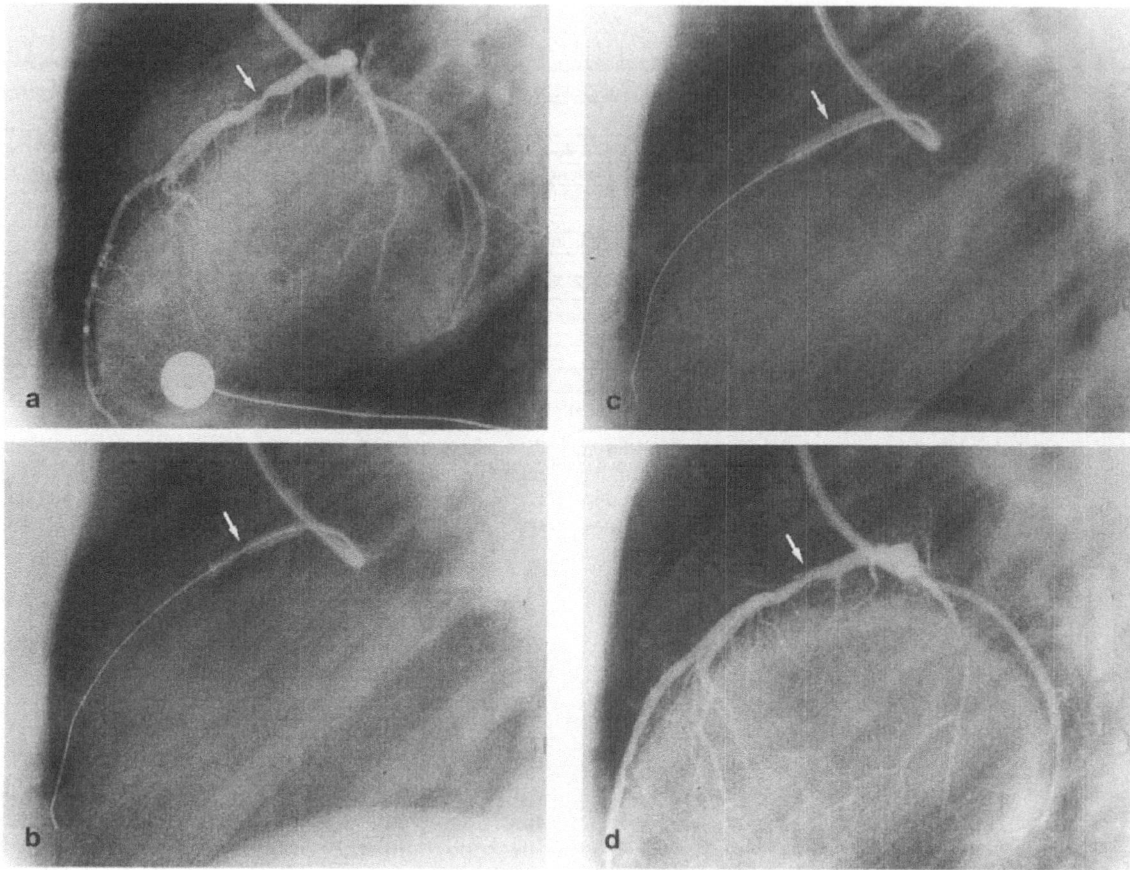

Abb. 21 a – d. Koronardilatation einer Stenose des Ramus interventricularis anterior einer 53jährigen Frau (laterale Projektion). **a** Stenose vor Dilatation; **b** Ballon mit 4 atm gefüllt, Einschnürung durch die Stenose; **c** Ballon mit 6 atm gefüllt, Einschnürung ist verschwunden; **d** Resultat nach Dilatation, typische Doppelkontur der gesprengten Plaque

Werden Ballonkatheter mit fixer Drahtspitze verwendet, erfordert dies eine Anpassung der Technik.

Liegt der Ballon wunschgemäß in der Stenose, wird der initiale transstenotische Druckgradient aufgezeichnet (Abb. 19), sofern das verwendete System es erlaubt. Dann wird die eigentliche Dilatation ausgeführt. Druck, Dauer und Anzahl der Ballonfüllungen sind abhängig von der Toleranz des Patienten, den Gewohnheiten des Operateurs und dem erzielten Resultat. Dieses wird aufgrund des transstenotischen Druckgradienten und/oder wiederholter Kontrastmittelinjektionen beurteilt. In der Regel wird der Druck von Füllung zu Füllung gesteigert (z. B. 2, 4, 6, 8, 10 atm). Falls eine Einschnürung des Ballons durch die Stenose sichtbar ist (Abb. 21), sollte der Druck bei der ersten Füllung so weit gesteigert werden, bis sich die Einschnürung sichtbar öffnet. Jede neue Ballonposition wird auf Film festgehalten.

Es empfiehlt sich, vor dem Rückzug des Führungsdrahtes eine Angiographie in mindestens 2 Projektionen zu machen. Da weder durch den Führungskatheter (Lumenverlegung durch den Dilatationskatheter) noch durch den Dilatationskatheter große Mengen Kontrastmittel injiziert werden können, sollte mit kleinkalibrigen Spritzen simultan injiziert werden (z. B. 5 ml Spritze auf den Führungskatheter und 2 ml Spritze auf dem Dilatationskatheter). Bei Verwendung eines 3-m-Führungsdrahtes [12], einer Drahtverlängerung oder des Monorailprinzips kann der Dilatationskatheter unter Belastung des Führungsdrahtes aus dem Führungskatheter entfernt werden, was die Kontrastmittelinjektion erleichtert. Vor dem Entfernen des Dilatationskatheters wird noch einmal die Kongruenz der beiden Drucksysteme überprüft.

Die abschließende Kontrollangiographie kann mit dem Führungskatheter oder mit einem diagnostischen Katheter erfolgen und sollte in mindestens

2 Projektionen ausgeführt werden. Abbildung 21 zeigt ein Beispiel einer Koronardilatation.

4.3.2.4 Begleitmedikation

Neben der Sedierung der Patienten ist die intravenöse Heparinisierung während des Eingriffes allgemein akzeptiert in Form von 10 000 – 20 000 Einheiten Heparin nach Einlegen der Einführscheiden. Bei brachialem Zugang wird das Heparin in die kanülierte Arterie verabreicht. Ist der Eingriff nach 1 h nicht beendet, wird oft Heparin nachgegeben. Nach dem Eingriff wird die intravenöse Heparinisierung nur bei speziellen Indikationen fortgesetzt, wie bei Vorliegen eines Parietalthrombus in der Arterie oder bei ausgedehnter Dissektion, die zu Thrombusbildung führen könnte. Die Einführscheide wird dabei belassen bis zum Absetzen des Heparins nach 24 – 48 h.

Acetylsalicylsäure wird von den meisten Zentren verwendet. Die Verabreichung wird vor der Koronardilatation begonnen und über einige Monate fortgesetzt. Die empfohlene Dosierung variiert von 100 – 1500 mg/Tag. Einige Zentren empfehlen den Zusatz eines andern Thrombozytenaggregationshemmers wie Ticlopidin, Dipyridamol oder Anturan. Überzeugende Beweise für Wirksamkeit liegen indes nur für Acetylsalicylsäure zur Verhinderung akuter Gefäßverschlüsse vor.

Kumarinderivate werden kaum verwendet, da sie einerseits der Acetylsalicylsäure nicht überlegen [20] und andererseits aufwendiger zu verabreichen sind.

Dextran während des Eingriffes ist wirkungslos zur Thromboseprophylaxe, kann aber zur Volumenexpansion nützlich sein.

Zur Vasodilatation eignet sich eine Kombination von Nitraten und Kalziumantagonisten. Diese Medikamente sollten bereits zur Vorbehandlung verwendet, zumindest aber zu Beginn des Eingriffes sublingual oder intrakoronar verabreicht werden. Eine maximal relaxierte Koronararterie ist leichter zu kanülieren und mechanisch induzierte Spasmen können verhindert werden. Intrakoronare Injektionen von Nitroglyzerin, Isosorbiddinitrat oder Nifedipin können während des Eingriffes mehrfach wiederholt werden. Sie haben kaum systemische Wirkung.

Die routinemäßige Verabreichung von Atropin zur Vermeidung von Bradykardien nach Kontrastmittelinjektion erübrigt sich bei Verwendung von nichtionischem Kontrastmittel.

Zur Langzeitbehandlung werden neben den bereits erwähnten Thrombozytenaggregationshemmern von vielen Zentren Kalziumantagonisten verabreicht, obschon die Rezidivrate durch diese Medikamente in keiner der bislang veröffentlichten Studien signifikant vermindert wurde.

Betablocker werden bei unvollständiger Revaskularisierung, bei Rhythmusstörungen oder bei Hypertonie weiter verabreicht. Sonst können sie nach der erfolgreichen Koronardilatation abgesetzt werden.

4.3.3 Indikationen

4.3.3.1 Klinische Indikationen

Klinische Symptome sind Vorbedingung für die Annahme eines Patienten zur Koronardilatation. Dabei kann es sich durchaus um einen pathologischen Belastungsversuch eines im Alltagsleben symptomfreien Patienten handeln.

Eine proximale Stenose einer dominanten Arterie bei einem Patienten, der dank guter Kollateralisation auch bei Belastung beschwerdefrei ist, kann eine Ausnahme bilden, insbesondere wenn Hinweise auf eine Miterkrankung der Ursprungsarterie der Kollateralen bestehen.

Beim akuten Myokardinfarkt wird die Koronardilatation zunächst in Kombination mit fibrinolytischen Medikamenten eingesetzt [19]. Inzwischen wurde sie weitgehend durch die intravenöse Fibrinolyse ersetzt, ist aber nach wie vor eine sehr gute, wenn auch aufwendige Behandlung des akuten Herzinfarktes. Die Dilatation beseitigt im Gegensatz zur Fibrinolyse die zugrundeliegende Gefäßstenose. Die mechanische Einwirkung auf den Thrombus kann allerdings eine erneute Thrombusbildung auslösen.

4.3.3.2 Angiographische Indikationen

Eingefäßerkrankung. Einzelstenosen sind die beste Indikation der transluminalen Koronardilatation. Sie erlauben eine einfache Korrelation zwischen Beschwerden und Angiographiebefund. Der Eingriff ist meist kurz, Komplikationen beschränken sich auf ein limitiertes Myokardgebiet, die Ventrikelfunktion ist in der Regel normal oder wenig eingeschränkt, und oft kann von Kollateralen seitens der gesunden Arterien profitiert werden.

Für serielle Stenosen in einem Gefäß gilt weitgehend das gleiche. Mit einer Verlängerung des Eingriffes und einer Erhöhung der Komplikations- und Rezidivrate ist zu rechnen.

Mehrgefäßerkrankung. Dilatationen von ausgewählten Mehrgefäßerkrankungen sind gängig. In unserem Zentrum bleibt der Anteil der Mehrgefäßdilatationen allerdings unter 20%. Folgende Regeln werden beachtet:

- Patienten werden nur angenommen, wenn mittels Koronardilatation der gleiche Revaskularisierungsgrad erhofft werden kann wie mittels Bypassoperation.
- Das Angehen von 3 Stenosen in einer Sitzung ist die obere Grenze bezüglich Risiko, Zeitaufwand, Kontrastmitteldosis und Strahlenbelastung.
- Die schwierigste Stenose wird zuerst angegangen.
- Sind die zu dilatierenden Gefäße durch Kollateralen verbunden, wird die kollateralenspendende Arterie nach der kollateralenempfangenden dilatiert.
- Die linke Hauptstammstenose als Spezialfall einer Zweigefäßerkrankung gilt namentlich bei Linksdominanz als Kontraindikation zur Koronardilatation, da das Risiko im Falle eines iatrogenen Gefäßverschlusses beträchtlich ist.

Zustand nach Bypassoperation. Venenbrücken werden bezüglich Indikation nativen Gefäßen gleichgestellt. Die Kanülierung der aortalen Anastomose bedarf mitunter der Wahl oder Herstellung besonderer Katheterformen. Das Vorschieben des Dilatationskatheters ist einfach, da Windungen und Abzweigungen fehlen. Vorsicht ist geboten bei alten Venenbrücken mit ausgeprägten endothelialen Ablagerungen. Auch durch die umgeleitete Arteria mammaria können Ballondilatationen durchgeführt werden.

Lokalisation der Stenose. Dank der steuerbaren Dilatationssysteme spielt die Lokalisation der Stenose eine unbedeutende Rolle. Wichtiger ist die Größe und Unversehrtheit des betroffenen Myokardgebietes.

Morphologie der Stenose. Auch lange und exzentrische Stenosen sind für die Koronardilatation geeignet. Naturgemäß sind sie häufiger Anlaß zu Mißerfolgen und Komplikationen [14].

Stenosen in Verzweigungen großer ·Gefäße werden gegebenenfalls mit 2 Dilatationssystemen simultan angegangen [16].

Grenzwertige Stenosen (weniger als 60% Durchmessereinengung) sind nur als Indikation zur Koronardilatation zu betrachten, wenn aufgrund objektiver Tests ihre hämodynamische Bedeutsamkeit erwiesen ist. Die Möglichkeit einer Komplikation oder eines über das Vorstadium hinausgehenden Rezidivs sprechen gegen rein prophylaktische Dilatationen [9].

Thromben bilden ein ungeeignetes Substrat für die Koronardilatation, da sie elastisch sind und der mechanische Reiz thrombogene Substanzen freisetzt. Ausnahmen bilden Thromben in Nachbarschaft subtotaler anatomischer Stenosen. Der vermehrte Fluß nach Beseitigung der Stenose führt oft zur spontanen Lyse des Thrombus.

Totalverschlüsse. Totalverschlossene Gefäße können angegangen werden, falls es sich um akute Verschlüsse handelt oder um relativ frisch aufgetretene kurze Verschlüsse, deren Ausdehnung angiographisch ersichtlich ist. Eine Koronardilatation lohnt sich nur, falls zugehöriges Myokardgebiet durch Kollateralen konserviert wurde, und der Patient Beschwerden hat. Verschlüsse älter als 3 Monate sind im allgemeinen fibrosiert und unpassierbar.

4.3.4 Mechanismus

Die 2 hauptsächlichen Mechanismen, die bei der Koronardilatation zur Lumenerweiterung führen, sind das Sprengen der Plaque und die Ausweitung des Gefäßumfanges [1].

Das Sprengen der Plaque manifestiert sich histologisch als Einriß der erkrankten Intima und Media unter Erhaltung der Adventitia. Es trägt entscheidend zum dauerhaften Erfolg der Koronardilatation bei, ist aber auch für die Mehrzahl der Komplikationen verantwortlich. Durch Reendothelialisierung der unregelmäßigen Lumenbegrenzung kommt es innerhalb weniger Monate zu einer Ausglättung der inneren Oberfläche. Diese Neointima kann im günstigen Fall die Durchgängigkeit des Gefäßes zusätzlich verbessern, im ungünstigen Fall aber eine erneute Stenose bewirken [21].

Ob die akut nachgewiesene Erweiterung des äußeren Gefäßumfanges von Dauer ist, ist fraglich. Der ursprünglichen Theorie der Kompression des Atheroms [10] wird heute kaum mehr Bedeutung beigemessen.

4.3.5 Komplikationen

Angaben über die Mortalität der Koronardilatation variieren von 0,1% bis zu mehreren Prozenten, je nach Erfahrung und Aggressivität des Zentrums. Die Mortalität ist höher bei Patienten mit Mehrgefäßerkrankung und vorangegangener Bypassoperation [4]. Sie ist ebenfalls erhöht bei Patienten mit durchgemachtem Herzinfarkt, wenn nichtinfarziertes Gebiet angegangen wird.

Die Notwendigkeit einer notfallmäßigen Bypassoperation wird zwischen 1% und 7% angegeben. Sie ist nur in etwa der Hälfte der dilatationsbedingten Gefäßverschlüsse gegeben, da häufig Kollateralarterien eine wesentliche Ischämie verhindern oder ein Wiedereröffnen des Gefäßes durch erneute Dilatation oder fibrinolytische Medikamente erreicht werden kann. Auch kann das ischämische Myokardgebiet auch als zu klein erachtet werden, um einen chirurgischen Eingriff zu rechtfertigen, z. B. ein Ramus circumflexus oder eine nicht übergroße rechte Kranzarterie oder gar ein Ramus interventricularis anterior, wenn ein Infarkt vorausgegangen ist.

Die perioperative Infarktrate und Mortalität sind bei Notfalloperationen deutlich höher als bei Wahleingriffen, wahrscheinlich aber doch geringer als bei konservativer Behandlung der Dilatationskomplikationen. Sie sind abhängig von der Ischämiezeit, d. h. der Zeitspanne zwischen Eintreten des Gefäßverschlusses und Anschluß an die Herz-Lungen-Maschine bzw. Inbetriebnahme der koronaren Brücke. Das Ausmaß des bleibenden Schadens ist demnach von der Präsenz und Schnelligkeit der Anästhesisten und Kardiochirurgen abhängig. Eine vorherige interdisziplinäre Absprache ist angezeigt Koronardilatationen, die ein großes, intaktes Myokardgebiet betreffen, das nicht erwiesenermaßen durch Kollateralen abgesichert ist.

Eine Voraussage des Komplikationsrisikos aufgrund der Morphologie der Stenose ist nur bedingt möglich. Exzentrizität und Länge der Stenose sowie Lokalisation in einer Kurve stellen Risikofaktoren dar. Die rechte Kranzarterie scheint vermehrt zu langen, okklusiven Dissektionen zu neigen.

Die Infarktrate bei der Koronardilatation beträgt etwa 6%. Die Hälfte dieser Infarkte manifestiert sich lediglich als leiche Erhöhungen der Kreatinphosphokinase ohne neue Q-Zacken im EKG. Sie können verursacht sein durch Verschluß eines Nebenastes oder durch Verschluß des dilatierten Gefäßes selbst, falls dieses kollateralisiert oder klein ist, oder das betroffene Myokardgebiet vorinfarziert war. In etwa 3% kommt es zum Vollbild eines Infarktes, wobei hier die Patienten mit Notfalloperationen mitgerechnet sind.

Die typischen Komplikationen der Koronardilatation und mögliche Abhilfen sind im folgenden besprochen. Sie sind nach Häufigkeit und Bedeutsamkeit gegliedert.

4.3.5.1 Okklusive Dissektion

Eine okklusive Dissektion ist meist Folge des Dilatationsvorganges selbst. Das zur Lumenerweiterung notwendige Sprengen der Plaque kann zu langen zirkulären Intimarissen führen. Diffus veränderte Gefäße sind hierfür besonders anfällig, während sich Risse in gesunden Wandpartien in der Regel nicht fortsetzen. Falls das Dissektat eine gegen den Blutfluß offene Tasche bildet, kann sich Thrombusmaterial ansammeln und das Gefäß okkludieren. Eine maximale Vasodilatation durch intrakoronare und intravenöse Medikamente kann gelegentlich wieder einen gewissen Fluß herstellen. Liegt der Führungsdraht noch distal der Okklusion, kann der Ballon mühelos erneut plaziert und eine längere Dilatation versucht werden, um die dissezierten Wandabschnitte gleichsam zu verkleben. Eine andere Möglichkeit besteht darin, die Thrombosebildung durch fibrinolytische Medikamente rückgängig zu machen, womit allerdings das mechanische Problem nicht behoben ist. In etwa 30–50% der Fälle gelingt es, das Gefäß wieder dauerhaft zu öffnen. In den übrigen Fällen muß der Verschluß chirurgisch überbrückt werden. Bei ungünstigen Voraussetzungen oder hämodynamischer Instabilität des Patienten ist eine rasche Operation einem konservativen Öffnungsversuch vorzuziehen. Notfalls kann bis zur Operation die distale Partie des okkludierten Gefäßes durch den Ballonkatheter oder einen dafür ausgetauschten Perfusionskatheter mit arteriellem oder venösem Blut versorgt werden. Auch die intraaortale Gegenpulsation kann die Ischämie lindern.

Tritt der Gefäßverschluß nach Entfernen des Dilatationssystems ein, sind in den meisten Fällen eine erneute Angiographie und ein kurzer Versuch angezeigt, das Gefäß wie oben beschrieben zu öffnen. Das Passieren der okkludierten Stelle ist nicht immer möglich und kann die Situation verschlimmern.

Okklusive Dissektionen durch den Führungskatheter sind selten und meist irreversibel. Okklusive Dissektionen durch den Führungsdraht kommen vereinzelt vor beim Versuch, subtotale exzentrische Stenosen zu sondieren. Oft gelingt es, mit einem anderen Führungsdraht die Stelle dennoch zu überwinden und die Dilatation erfolgreich durchzuführen.

4.3.5.2 Nichtokklusive Dissektion

Nichtokklusive Dissektionen stellen den eigentlichen Mechanismus der Koronardilatation dar (Abb. 21) und werden häufig gesehen. Falls sie sehr lang sind, empfiehlt es sich, während 24–48 h Heparin und Nitroglyzerin intravenös zu verabreichen, da gehäuft akute Gefäßverschlüsse zu erwarten sind. Nach den ersten Tagen bieten nichtokklusive Dissektionen kein erhöhtes Risiko mehr. Sie neigen insbesondere nicht zu vermehrten Rezidiven.

4.3.5.3 Thrombose

Bei Vorbehandlung mit Heparin und Vasodilatantien kommen Thrombosen praktisch nur als Folge von flußverlangsamenden Dissektionen vor. Obschon durch fibrinolytische Medikamente fast immer eine Reperfusion erreicht werden kann, sollte in erster Linie die der Thrombose zugrundeliegende Dissektion angegangen werden.

4.3.5.4 Spasmus

Frisch dilatierte Gefäßstellen neigen zu spastischen Reaktionen. Eine spasmolytische Behandlung während und nach der Koronardilatation ist wichtig und sehr effektiv im Verhindern von okklusiven Gefäßspasmen.

4.3.5.5 Ruptur und Perforation

Koronarrupturen wurden vereinzelt beschrieben und können sehr dramatisch verlaufen oder auch spontan abheilen [17]. Ein Zusammenhang mit Ballonrupturen scheint zu bestehen, obschon diese in der Regel problemlos toleriert werden. Als Zweitfaktoren kommen z. B. ein übergroßer Ballon oder eine subintimale Plazierung des Ballons in Frage. Die Therapie der Koronarruptur beginnt mit der Neutralisation des Heparins. Sie kann eine Perikardpunktion oder gar eine Notfalloperation mit zwischenzeitlichem Gefäßverschluß durch den Dilatationsballon erfordern.

Koronarperforationen mit dem Führungsdraht mögen sich gelegentlich unentdeckt ereignen, da sie ohne Folgen bleiben. Abweichungen des Führungsdrahtes in angiographisch schlecht sichtbare kleine Nebenäste können optisch eine Perforation vortäuschen.

Im Zusammenhang mit der Koronardilatation wurden Perikardtamponaden infolge Perforationen des rechten Ventrikels durch die prophylaktische Schrittmachersonde beschrieben, was in vielen Zentren zur Verwendung von weichen Schrittmachersonden oder zu deren Weglassen führte.

4.3.5.6 Rhythmusstörungen

Kontrastmittelinduzierte Bradykardien kommen bei Verwendung von nichtionischen Kontrastmitteln praktisch nur noch bei Injektionen in blockierte Gefäße vor. Sie reagieren in der Regel gut auf die üblichen Manöver wie Freigabe des Koronarflusses und Husten. Bei vorbestehender Bradykardie kann Atropin als prophylaktische Gabe nützlich sein. Schrittmachersonden oder alternative Schrittmachertechniken wie die koronare Stimulation über den Führungsdraht [18] müssen in höchstens 1% der Koronardilatationen eingesetzt werden.

Atrioventrikuläre Überleitungsstörungen oder Schenkelblockbilder werden ab und zu als unerwünschte Begleiterscheinungen beobachtet, sind aber reversibel.

Ventrikuläre Tachykardien und Kammerflimmern kommen in etwa 2% vor. Sie beruhen auf dem gleichen Mechanismus wie die Bradykardien und sind mit Flußfreigabe und nötigenfalls mit Elektroschock zu behandeln.

4.3.5.7 Hypotonie

In etwa 2% der Koronardilatationen kommt es zu protrahierter Hypotonie, die eine Unterbrechung oder gar den Abbruch des Eingriffes erfordert. Die häufigste Ursache ist eine Überreaktion auf Kalziumantagonisten oder Nitrate, die zu Beginn des Eingriffes sublingual verabreicht werden. Rasche Infusion von isotonischen Lösungen oder Dextran wirkt meist. Hypotonien können auch auf Allergien gegen das Kontrastmittel oder ein verwendetes Medikament beruhen. Sie sind dann zusätzlich mit Steroiden anzugehen.

Hypotonien durch Pumpversagen treten auf bei akutem Gefäßverschluß, massiver koronarer Luftembolie oder Perikardtamponade. Nur bei Luftembolie kann spontane Besserung erwartet werden.

4.3.5.8 Nichtkardiale Komplikationen

Die nichtkardialen Komplikationen sind die gleichen wie bei der diagnostischen Koronarangiographie. Punktionshämatome sind allerdings häufiger, da z. T. größere Katheter verwendet werden, diese länger belassen werden und mehr Heparin verabreicht wird.

4.3.6 Erfolgsbeurteilung

4.3.6.1 Primärerfolg

Für einen Primärerfolg sind mehrere Bedingungen zu erfüllen.

- Eine eindeutige angiographische Verbesserung aller angegangenen Stenosen oder zumindest der strategisch wichtigen Stenosen ist erforderlich.
- Der transstenotische Druckgradient als hämodynamischer Parameter muß verringert sein.
- Waren zu Beginn Kollateralen auf die zu dilatierenden Gefäße gerichtet, so müssen sie nach dem Eingriff verschwunden sein oder ihre Richtung geändert haben.
- Der Verlauf bis zur Spitalentlassung muß frei sein von Beschwerderezidiven, Infarzierung des angegangenen Myokardgebietes oder Notwendigkeit zur Bypassoperation.
- Wenn möglich sollte ein Belastungsversuch vor und nach dem Eingriff durchgeführt werden, wobei der zweite Test negativ oder zumindest gegenüber dem Vortest gebessert sein muß.
- Belastungsinduzierte reversible Perfusionsdefizite im Thalliumszintigramm und Wandmotilitätsstörungen im Technetiumszintigramm müssen normalisiert oder gebessert sein, falls paarige Tests vorliegen.

4.3.6.2 Langzeiterfolg

Bei Patienten, die vor dem Eingriff schwer symptomatisch waren, ist der Langzeiterfolg meist schon aus der Befragung ersichtlich. Beschwerdefreiheit kann indes in Ausnahmefällen auch bei einem Rezidiv vorliegen, falls sich zwischenzeitlich die Kollateralisation verbesserte. Regelmäßige Ergometrien geben auf einfache und recht zuverlässige Weise Auskunft über das Langzeitresultat [15]. Sind sie nach 6 Monaten negativ, kann von einem klinischen Langzeiterfolg gesprochen werden, da Rück-

fälle nach mehr als 6 Monaten sehr selten sind. Im Idealfall wird diese Beurteilung noch durch ein Kontrollangiogramm nach 6–12 Monaten untermauert, das an den dilatierten Stellen keine signifikanten Stenosen mehr zeigt.

Rezidive werden meist vom Patienten selbst bemerkt, was den betreuenden Arzt zu einer außerplanmäßigen Ergometrie veranlassen sollte. Bestätigt diese das Rezidiv oder ist sie zweifelhaft, sollten umgehend eine Kontrollangiographie und eventuell eine erneute Koronardilatation durchgeführt werden.

Der wesentliche Vorteil der Koronardilatation gegenüber der chirurgischen Revaskularisation liegt in der kurzen Hospitalisationszeit und den geringen eingriffsbedingten Nachbeschwerden. Ist der Primärerfolg durch die angeführten Kriterien erwiesen, sollte nicht gezögert werden, den Patienten unmittelbar nach Spitalaustritt in ein normales Privat- und Berufsleben zurückzusenden und die medikamentöse Nachbehandlung auf ein Minimum zu beschränken. Sind auch die Kriterien für einen Langzeiterfolg erfüllt, können die Medikamente bis auf die Acetylsalicylsäure abgesetzt werden, was dem Patienten das Gefühl gibt, wiederhergestellt zu sein. Selbstverständlich bleibt er Koronarpatient und der Arzt hält ein wachsames Auge auf ein eventuelles Spätrezidiv oder ein Fortschreiten der Grundkrankheit, ohne dem Patienten das Gefühl zu geben, auf einer Zeitbombe zu sitzen.

4.3.7 Entwicklungsmöglichkeiten

Technische Mißerfolge sind mit den heutigen steuerbaren und kleinkalibrigen Dilatationssystemen trotz der erweiterten Indikation selten ($<5\%$). Gewisse Fortschritte können noch durch Verbesserung der Führungsdrähte, weitere Reduktion des leeren Ballondurchmessers, bessere Drucktoleranz der Ballone und spezielle Ballonformen wie biegsame, überlange, konische oder serielle Ballone erzielt werden. Verbesserte Führungskatheter, die bei kleinerem Außendurchmesser mehr Rückhalt bieten und bessere Kontrastmittelinjektionen ermöglichen, und bessere Fernsehstandbilder mit Markierungs- und Überlagerungsmöglichkeiten werden den Eingriff erleichtern und beschleunigen.

Eine drastische Verbesserung der technischen Erfolgsrate ist bei Totalverschlüssen möglich. Laserkatheter haben das Potential, solche Verschlüsse zu überwinden. Komplikationen sind wohl nur im akzeptablen Rahmen zu halten, wenn Laser in Verbindung mit konventionellen Dilatationssystemen und idealerweise mit angioskopischen Vorrichtungen verwendet wird.

Bei der Behandlung der Komplikationen werden neue Techniken zur vorübergehenden artifiziellen Koronarperfusion die Ischämiezeit vermindern und temporäre Kreislaufhilfen die Mortalität vermindern. Die zunehmende Erfahrung der Koronarchirurgen mit akuten Eingriffen wird Verbesserungen bringen. Neue koronaraktive Sbustanzen werden hoffentlich die Rezidivrate vermindern.

Der Ballonkatheter wird indes seine zentrale Stellung in der transluminalen Behandlung der koronaren Herzkrankheit behalten, unterstützt durch Stents.

Literatur

1. Block PC (1984) Mechanism of transluminal angioplasty. Am J Cardiol 53:69C–71C
2. Dash H, Leaman DM (1984) Operator radiation exposure during percutaneous transluminal coronary angioplasty. J Am Col Cardiol 4:725–728
3. Dorros G, Stertzer SH, Bruno MS, Kaltenbach M, Myler RK, Spring DA (1982) The brachial artery method to transluminal coronary angioplasty. Cathet Cardiovasc Diagn 8:233–242
4. Dorros G, Cowley MJ, Simpson J, Bentivoglio LG, Block PC, Bourassa M, Detre K, Gosselin AJ, Grüntzig AR, Kelsey SF, Kent KM, Mock MB, Mullins SM, Myler RK, Stertzer SH, Williams DO (1983) Percutaneous transluminal coronary angioplasty: Report of complications from the National Heart, Lung, and Blood Institute PTCA Registry. Circulation 67:723–730
5. Dotter CT, Judkins MP (1964) Transluminal treatment of arteriosclerotic obstruction: description of a new technique and a preliminary report of its application. Circulation 3:654–670
6. Gray JE, Wondrow MA, Smith HC, Holmes DR Jr (1984) Technical considerations for cardiac laboratory high-definition video systems. Cathet Cardiovasc Diagn 10:73–86
7. Grüntzig A, Hopff H (1974) Perkutane Rekanalisation chronischer arterieller Verschlüsse mit einem neuen Dilatationskatheter. Dtsch Med Wochenschr 99:2502–2505
8. Grüntzig A (1978) Transluminal dilatation of coronary-artery stenosis. Lancet 1:263
9. Ischinger T, Gruentzig AR, Hollman J, King III S, Douglas J, Meier B, Bradford J, Tankersley R (1983) Should coronary arteries with less than 60% diameter stenosis be treated by angioplasty? Circulation 68:148–154
10. Isner JM, Salem DN (1984) The persistent enigma of percutaneous angioplasty. Int J Cardiol 6:391–400
11. Judkins MP (1984) Guidelines for radiation protection in the cardiac catheterization laboratory. Cathet Cardiovasc Diagn 10:85–92
12. Kaltenbach M (1984) Neue Technik zur steuerbaren Dilatation von Kranzgefäßverengungen. Z Kardiol 73:669–673
13. Levsen CH, Aiken RE (1983) A dedicated system for percutaneous transluminal coronary angioplasty (PTCA). Medicamundi 28:85–86
14. Meier B, Gruentzig AR, Hollman J, Ischinger T, Bradford J (1983) Does length or eccentricity of coronary stenoses influence the outcome of transluminal dilatation? Circulation 67:497–499
15. Meier B, Gruentzig AR, Siegenthaler WE, Schlumpf M (1983) Long-term exercise performance after percutaneous transluminal coronary angioplasty and coronary artery bypass surgery. Circulation 68:796–802
16. Meier B (1984) Kissing balloon coronary angioplasty. Am J Cardiol 54:918–920
17. Meier B (1985) Benign coronary perforation. Brit Heart J 54:33–35
18. Meier B, Rutishauser W (1985) Coronary pacing during percutaneous transluminal coronary angioplasty. Circulation 71:557–561
19. Meyer J, Merx W, Schmitz H, Erbel R, Kiesslich T, Dörr R, Lambertz H, Bethge C, Krebs W, Bardos P, Minale C, Messmer BJ, Effert S (1982) Percutaneous transluminal coronary angioplasty immediately after intracoronary streptolysis of transmural myocardial infarction. Circulation 66:905–913
20. Thornton MA, Gruentzig AR, Hollman J, King III SB, Douglas JS (1984) Coumadin and aspirin in prevention of recurrence after transluminal coronary angioplasty: a randomized study. Circulation 69:721–727
21. Waller BF (1983) Early and late morphologic changes in human coronary arteries after percutaneous transluminal coronary angioplasty. Clin Cardiol 6:363–372
22. Zeitler E, Müller R (1969) Erste Ergebnisse mit der Katheter-Rekanalisation nach Dotter bei arterieller Verschlußkrankheit. Fortschr Röntgenstr 111:345–352

5 Kardiologische Krankheitsbilder (Myokardinsuffizienz und Koronarerkrankungen)

G. Blümchen, J. Buschhaus, R. Felix, C. Höchter, U. Klein, R. Langer, J. Meyer, E. Scharf-Bornhofen, A. Weikl und E. Zeitler

INHALT

5.1 Myokardinsuffizienz

R. Felix und R. Langer

5.1.1 Definition und Ursachen der Myokardhypertrophie

Unter einer Myokardhypertrophie versteht man eine Zunahme der Muskelmasse des Herzens, die mit einer Gewichtsvermehrung einhergeht.

Bei der *konzentrischen* Hypertrophie ist die Kammerlichtung nicht erweitert und verlängert, die Kammerwand ist verdickt. Da eine Dilatation fehlt, findet sich im Röntgenbild keine Herzvergrößerung.

Eine Myokardhypertrophie kann durch eine *Drucküberlastung* oder *Volumenüberlastung* (relativ spät) bedingt sein.

Eine *Druckhypertrophie* des linken Ventrikels entsteht z. B. bei einer Hypertonie im großen Kreislauf. Dabei ist die Ursache der arteriellen Hypertonie für die Druckhypertrophie unbedeutend (Kreislaufperipherie, Aortenklappenstenose).

Bei der *Volumenhypertrophie* ist die Ventrikellichtung dagegen dilatiert (Beispiel: Aorten- und Mitralklappeninsuffizienz).

Eine Myokardhypertrophie kann sich nach Ende der Belastung wieder zurückbilden, falls nicht irreversible Veränderungen im Herzmuskel eingetreten sind, zum Beispiel durch begleitende rheumatische selbständige Muskelerkrankungen.

Bei der „physiologischen" Hypertrophie (Sportlerherz) kann das Herzgewicht um etwa die Hälfte ansteigen, überschreitet aber das kritische Herzgewicht nach LINZBACH (500 g) nicht [32].

Beim Hypertrophiewachstum vermehren sich die Myofibrillen in den Muskelfasern, die Mitochondrien nehmen zu. Jenseits des kritischen Herzgewichtes findet sich eine Vermehrung der Herzmuskelfasern, wohl durch Längsspaltung von Herzmuskelfasern [27].

5.1.2 Myokardinsuffizienz

5.1.2.1 Pathologische Anatomie

Bei der Myokardinsuffizienz wird eine akute und eine chronische Form unterschieden. Eine *akute* Insuffizienz tritt beim zuvor gesunden Herzen, beispielsweise nach Lungenembolie oder Herzinfarkt auf, der kontraktionsinsuffiziente Teil des Ventrikels ist dilatiert.

Das *chronisch* insuffiziente Herz hat dagegen bereits ein vermehrtes Herzgewicht, eine oder mehrere Herzhöhlen bzw. Teile derselben sind dilatiert. Es besteht eine *exzentrische* Hypertrophie, die Ventrikellichtung ist stark erweitert, die Herzform wird röntgenologisch zunehmend entrundet.

Zugrunde liegen pathologisch-anatomisch ein Längenwachstum der Herzmuskelfaser und gleitende Muskelfaserverschiebungen durch winzige Nekrosen (sog. Gefügedilatation) [27]. Man findet die chronische Myokardinsuffizienz am häufigsten bei dekompensierter Hypertonie und bei dekompensierten Herzklappenvitien. Eine der wichtigsten Ursachen für das Versagen von chronisch insuffizienten Herzen ist die ausgeprägte Dilatation. Die notwendige „systolische Spannkraft" ist nach dem LaPlace-Gesetz umso höher, je größer der Radius der Kammer ist. In der erhöhten Vordehnung der Kammer liegt damit gleichzeitig ein Kompensationsversuch, um die reduzierte Kontraktionskraft auszugleichen. Gleichzeitig erhöht sich damit aber zwangsläufig die Wandspannung des betreffenden Muskels, und damit steigt auch der Sauerstoffverbrauch und somit der des Myokardfibrillen an, der oft aufgrund der bestehenden Koronarsklerose nicht ohne weiteres gedeckt werden kann und daher den Anfang zur weiteren Insuffizienz legt.

5.1.2.2 Ursachen der Myokardinsuffizienz

Unmittelbare Schädigung der Struktur des Herzmuskels:

1. Akute Schädigung
   - infektiös-toxisch,
   - rheumatisch,
   - O2-Mangel (Anaemie, Anoxie, funktionelle/organische Minderdurchblutung),
   - Vergiftung,
   - traumatisch,

2. Chronische Schädigung des Herzmuskels
   - Myokarditis,
   - Koronarsklerose mit Koronarinsuffizienz,
   - metabolische Störungen (Eiweiß-, Kohlenhydrat-, Mineralstoffwechsel).

Chronische Druck-/Volumenbelastung:
- Widerstandserhöhung (Belastung in der Systole),
- Belastung in der Diastole,
- des gesamten Herzens (AV-Shunt, extreme Bradykardie),
- des linken Ventrikels (Aorten-/Mitralklappeninsuffizienz, Ductus Botalli),
- des rechten Ventrikels (Trikuspidal-/Pulmonalklappeninsuffizienz, VSD).

5.1.2.3 Hypertrophie/Dilatation

Eine radiologisch nachweisbare Herzvergrößerung wird durch eine Dilatation, häufiger jedoch durch eine Dilation *und* Hypertrophie bedingt. Eine isolierte Hypertrophie allein führt nicht zu einer röntgenologischen Herzvergrößerung (Ausnahme: Speicherkrankheiten mit Befall des Myokards). Das Ausmaß der Herzvergrößerung im Röntgenbild wird durch das Maß der Dilatation bedingt.

5.1.3 Röntgenbefunde bei der Herzinsuffizienz

Veränderungen bei Herzinsuffizienz betreffen einerseits das Herz, andererseits die Lungen.

5.1.3.1 Befunde am Herzen

Herzgröße. Die Herzgröße selbst ist kein absoluter Hinweis für eine Kontraktionsinsuffizienz des linken (oder rechten) Ventrikels, da auch bei normal großem Herz bei Belastung bereits eine Kontraktionsinsuffizienz bestehen kann und ein vergrößertes Herz in Ruhe noch kontraktionssuffizient sein kann. Unter Berücksichtigung der Einschränkungen ist der Herz-Lungen-Quotient nach GROEDEL noch ein brauchbares Maß, wobei dieser maximal 1 : 2 betragen darf [21].

Der Thoraxinnendurchmesser wird dabei vom Innenrand des Rippenbogens der einen Seite bis zum Innenrand des Rippenbogens der anderen Seite in Höhe der Zwerchfellspitzen vermessen.

Nach Untersuchungen von SIMON beträgt die obere Grenze des transversalen Herzdurchmessers meist 15,5 cm [14, 36].

Beim Gesunden sollte der systolisch-diastolische Größenunterschied 5 – 8 mm nicht überschreiten.

Von besonderer Wichtigkeit sind Verlaufskontrollen der Herzgröße im Röntgenbild bei der Frage nach einer Myokardinsuffizienz (Abb. 1). Bei einer Zunahme der Herzgröße ist eine zunehmende Kontraktionsinsuffizienz anzunehmen. Wichtig sind bei Verlaufskontrollen gleiche Aufnahmeparameter, um exakte Vergleiche anstellen zu können [17].

Hinzu kommt zur Größenänderung noch die Formänderung des Herzens (Abb. 2). Bei einer Vergrößerung des linken Ventrikels verlängert sich der linke Herzrandbogen, und die linke Ventrikelspitze entwickelt sich nach links unten. Das Herz macht also eine deutliche Formänderung durch, die man früher auch als die „Aortenform" oder die „Holzschuhform" bezeichnete.

Daneben ist noch auf das Seitenbild zu achten, das natürlich eine Vergrößerung des Herztiefendurchmessers (ventral-dorsal) zeigt. Zusammen mit einer begleitenden Vergrößerung des linken Vorhofs, der sich nach hinten oben entwickelt, wird dadurch umschrieben der Ösophagus nach dorsal verlagert, oder der Ösophagus kann zur Seite treten und linker Vorhof und linker Ventrikel überragen den Ösophagus nach dorsal.

Des weiteren kann als recht zuverlässiges Zeichen im Seitenbild die Tatsache angesehen werden, daß die dorsale Wand des linken Ventrikels den hinteren Rand der V. cava nach dorsal überschreitet (Abb. 3).

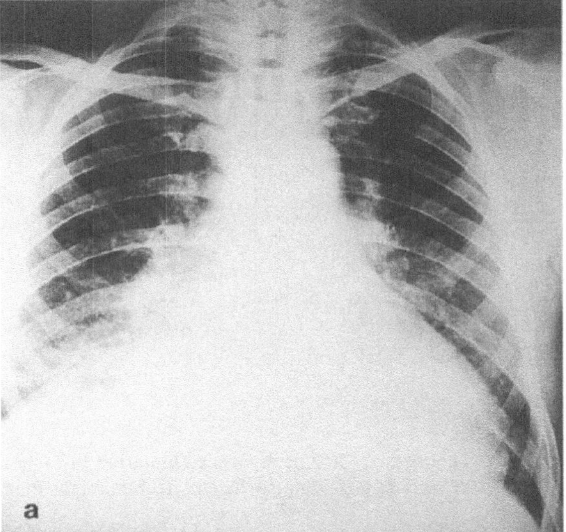

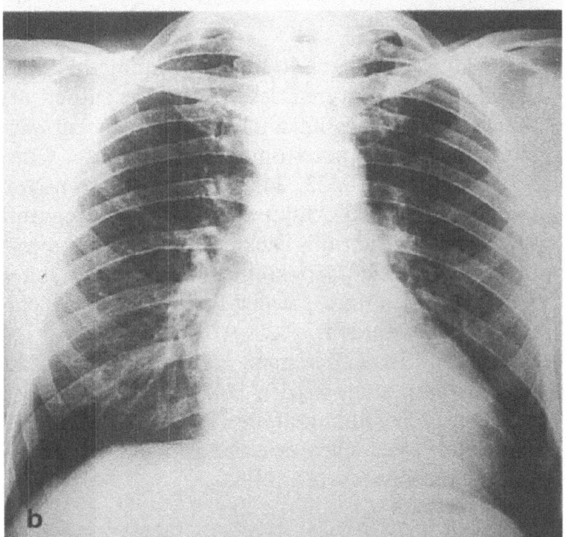

Abb. 1. a Thorax p.a. bei kombinierter Rechts- und Linksinsuffizienz mit globaler Herzvergrößerung, rechtsseitigem Pleuraerguß, rechtsbasaler Einschleierung und Gefäßunschärfe; **b** Thorax p.a. nach Rekompensation; Rückgang der Herzgröße und der akuten Stauungszeichen

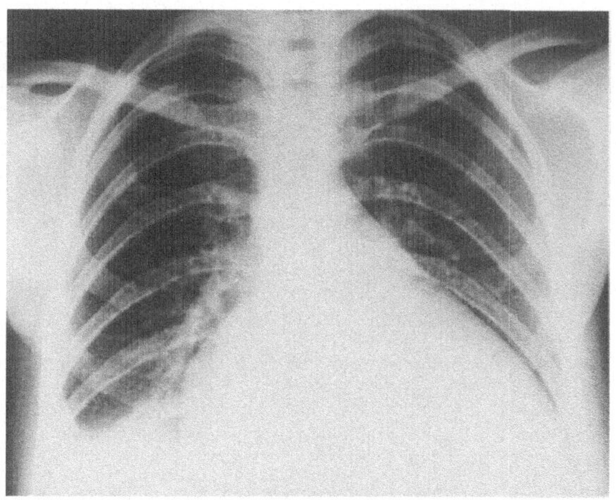

Abb. 2. Thorax p.a.: Globale myogene Dilatation mit relativer Mitral- und Trikuspidalinsuffizienz, rechtsseitiger Pleuraerguß

Bei konventionellen Röntgenaufnahmen können nur die Außenkonturen des Herzens, eventuell der „Kernschatten" des linken Vorhofes beurteilt werden. Mit der Computertomographie und der Cine-CT [15, 16, 25, 26, 33, 34], der Kernspintomographie [6, 7, 19, 26, 37, 39] und der Echokardiograhie [35] kann dagegen die Dicke des Myokards direkt dargestellt werden. So können Verschmälerungen des Myokardsaumes sowie Myokardnarben sichtbar gemacht werden.

Mit der Cine-CT können Funktionsabläufe des Herzens dargestellt werden [26, 33]. Mit der Positronenemissionstomographie (PET) und der MRS werden z. Z. in vitro Metabolismusvorgänge erforscht [3, 26].

5.1.3.2 Veränderungen der Lunge

Bei einer Kontraktionsinsuffizienz des linken Ventrikels kommt es durch die Steigerung des Füllungsdruckes der linken Kammer zu einer Druckerhöhung in den Lungenvenen.

Diese pulmonalvenöse Drucksteigerung ist im konventionellen Röntgenbild gut erkennbar [11, 13, 14].

Die folgenden Veränderungen sind an der Lunge festzustellen:

Erweiterung der Lungenvenen. Ein frühes Röntgenzeichen ist die Erweiterung der Lungenvenen (Abb. 3), wobei besonders auf eine Erweiterung der rechten Oberlappenvene im konventionellen Tho-

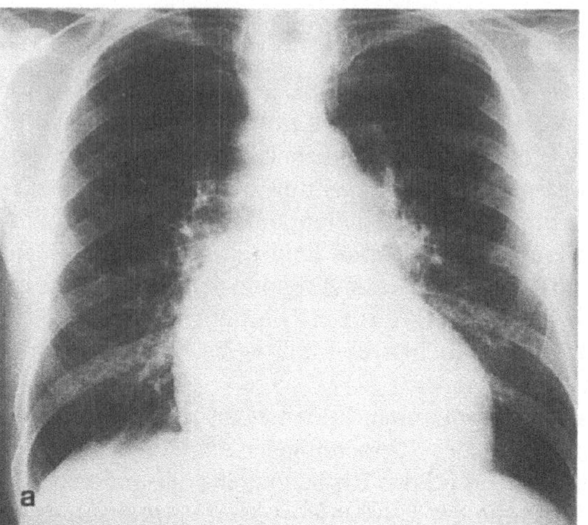

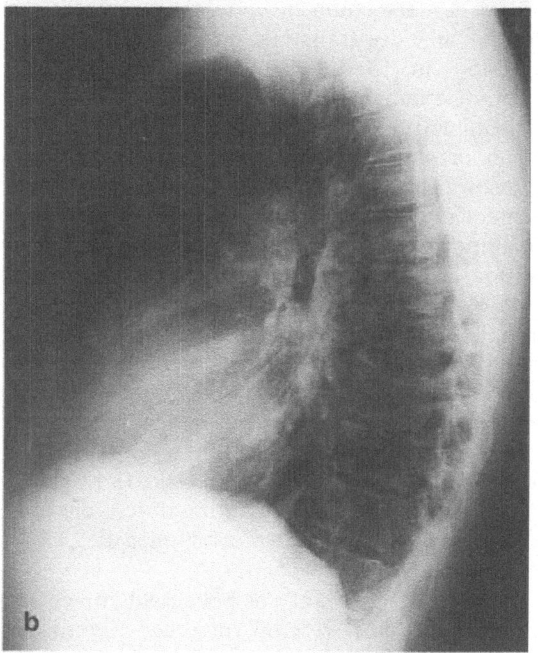

Abb. 3a, b. Herzinsuffizienz mit globaler Herzvergrößerung. **a** p.a. Aufnahme: Erweiterte Lungenvenen, Pseudobronchialwandverdickung; **b** Seitbild: Einengung des Retrokardialraumes mit positivem Cavazeichen

raxbild im Stehen zu achten ist [1, 12]. Da die rechte Oberlappenvene aufgrund ihrer Dünnwandigkeit nur einen zarten Schatten zeigt, muß dieses Zeichen bewußt gesucht werden. Es drängt sich nicht auf.

Kerley-A-, B-, C-Linien. Sofern der pulmonalvenöse Druck auf 15 mmHg und mehr erhöht ist, erkennt man im konventionellen Röntgenbild die Kerley-Linien [2, 4, 5, 8, 18, 23, 28–31, 39] (Abb. 4).

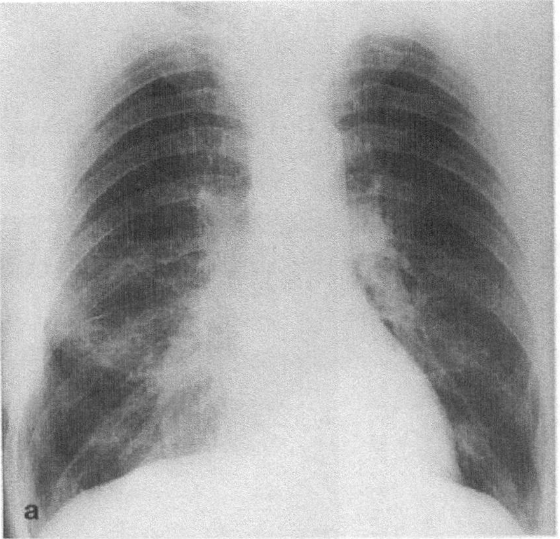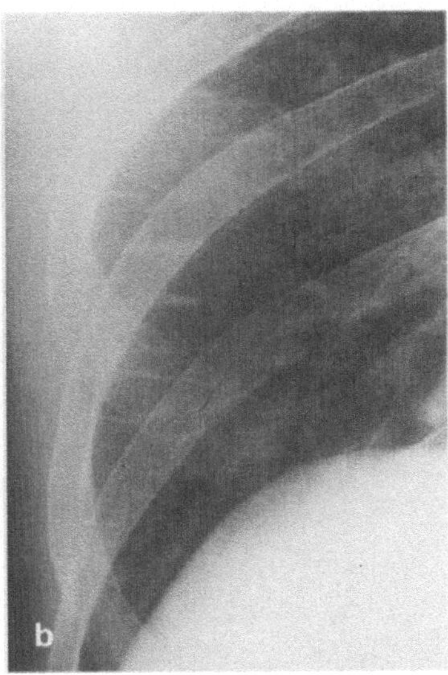

Abb. 4. a Thorax p.a.: Linksherzinsuffizienz bei normaler Herzgröße, Kerley-A- und -B-Linien, verdicktes Interlobärseptum rechts, basale Einschleierung und Gefäßunschärfe;

b Ausschnittsaufnahme: Typische Kerley-B-Linien im kostophrenischen Winkel rechts

Kerley-A-Linien sollen durch gestaute und erweiterte Lymphwege verursacht sein. Sie sind feine Strichschatten von 3 – 7 cm Länge und können perihilär sowie direkt von der Pleura ausgehend und auf dieser senkrecht stehend beobachtet werden [28].

Kerley-B-Linien (kostophrenische Septumlinien) sind gestaute Lymphbahnen in erweiterten interlobulären Septen. Sie verlaufen als streng waagerechte 1 – 2 mm breite, 1 – 3 cm lange Schatten oberhalb des Sinus phrenicocostalis. Kerley-B-Linien sind regelmäßig anzutreffende typische Röntgenzeichen der pulmonalvenösen Hypertonie [28].

Das morphologische Korrelat der Kerley-C-Linien ist nicht eindeutig geklärt. Möglicherweise sind es übereinander projizierte Kerley-B-Linien in den unteren Lungenabschnitten bei einer netzartig vermehrten Lungenzeichnung in den Unterfeldern bei ausgeprägtem interstitiellen Ödem.

Nach histologischen Untersuchungen von HEITZMANN sollen die linearen Schatten der Kerley-A-, B- und C-Linien durch verdickte interlobuläre Septen bedingt sein, in denen dilatierte Lymphbahnen oder Venen verlaufen können [24].

Verbreiterte Interlobärspalten. Im Röntgenbild sind bei venöser Stauung verbreiterte Interlobärspalten zu erkennen. Im p.a.-Bild ist nur der kleine Lappenspalt sichtbar, im Seitbild sind der kleine und die großen Lappenspalte erkennbar. Ob es sich um eine ödematöse Verbreiterung des subpleuralen Gewebes

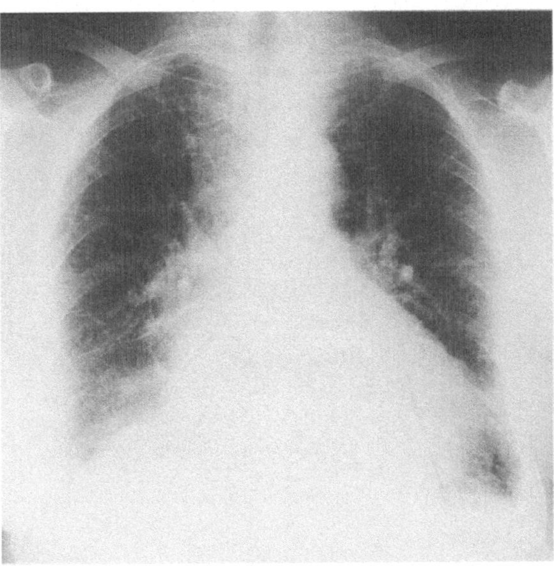

Abb. 5. Thorax p.a.: Dekompensierte Herzinsuffizienz mit globaler Herzvergrößerung, deutlicher Gefäßunschärfe, verbreitertem Interlobärseptum und basaler Einschleierung

– welches hier von 2 Seiten aneinanderstößt – oder eine Flüssigkeitsansammlung zwischen beiden Pleurablättern im Sinne eines kleinen Interlobulärergusses handelt, ist letztlich ungeklärt [14] (Abb. 5).

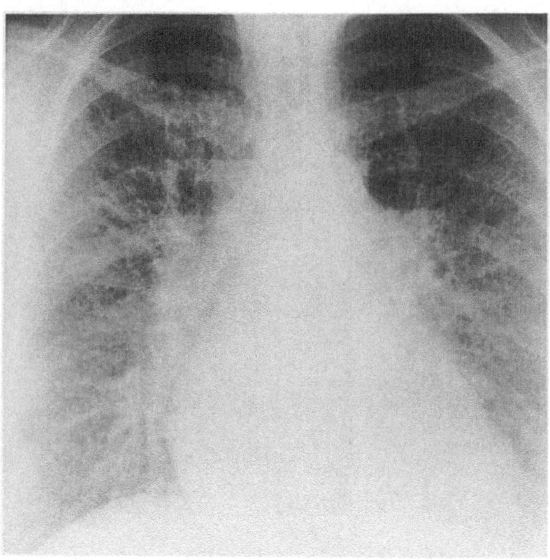

Abb. 6. Thorax p.a.: Dekompensierte Mitralstenose mit vorwiegend interstitiellem Lungenödem

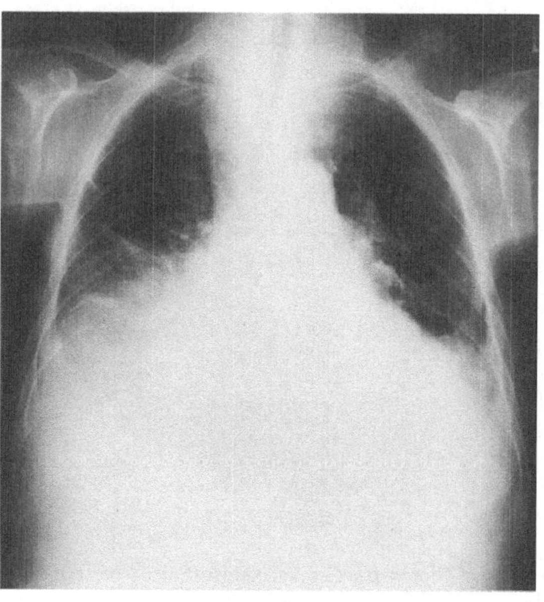

Abb. 8. Thorax p.a.: Dekompensierte Herzinsuffizienz mit deutlicher globaler Herzvergrößerung und ausgedehnten beidseitigen Pleuraergüssen, rechts mehr als links

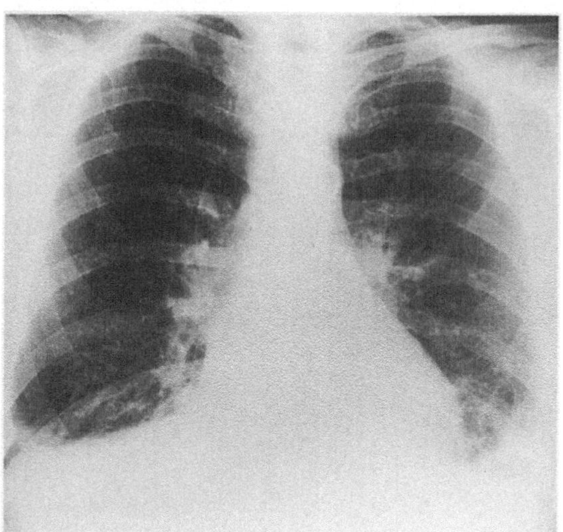

Abb. 7. Thorax p.a.: Zeichen der globalen Herzinsuffizienz mit beidseitiger Ergußbildung, deutlicher Pseudobronchialwandverdickung

Gefäßunschärfe. Die Unschärfe der Gefäßstrukturen (Abb. 6) ist bedingt durch ödematöse Infiltration des perivaskulären und peribronchialen Interstitiums. Hinzu kommt eine perihiläre Verschleierung, die ebenfalls durch interstitielles Ödem bedingt ist. Sie kann als „schmetterlingsförmige" perihiläre Verschattung vorliegen [20, 22, 38].

Bronchialwandverdickung. Im konventionellen Röntgenbild weist der anteriore Oberlappenbronchus eine scheinbare Verdickung seiner Wand auf (Abb. 7). Sie ist ebenfalls durch ein perivaskuläres interstitielles Ödem bedingt – ein sehr typisches und sicheres Zeichen, das auch nach Rekompensation als sicherer Hinweis der früher durchgestandenen Dekompensation noch längere Zeit – im Gegensatz zu den anderen Veränderungen – bestehen bleibt.

Pleuraerguß. Der rechtsseitige, beidseitige oder selten isoliert linksseitige Pleuraerguß ist ebenfalls ein typischer Röntgenbefund bei Herzinsuffizienz. Die Ursache der Bevorzugung der rechten Seite ist ungeklärt, möglicherweise liegt sie in der vergleichsweise größeren pleuralen Oberfläche rechts (Abb. 8).

Kleine Pleuraergüsse müssen durch Aufnahmen in Rechts- bzw. Linksseitenlage oder sonographisch verifizert werden.

Hilusverbreiterung. Die Verbreiterung des oberen Hilusabschnittes rechts durch Dilatation der Oberlappenarterien ist ein weiteres, späteres Röntgenzeichen der Herzinsuffizienz. Die Ursache ist eine Umverteilung des Blutflusses zugunsten der kranialen Strombahn [9].

Verlaufskontrollen bei Myokardinsuffizienz. Für Verlaufskontrollen sind eine gleiche Aufnahmetechnik, Zentrierung und Inspirationslage notwendig. Im konventionellen Röntgenbild können die oben beschriebenen Veränderungen der Lungenstauung rückläufig sein, wenn der linke Ventrikel wieder kontraktionssuffizient wird.

Allerdings können die Röntgenzeichen der Lungenstauung auch zurückgehen, wenn zusätzlich zum linken auch der *rechte* Ventrikel kontraktionsinsuffizient wird. Im letztgenannten Fall findet man jedoch zusätzlich radiologisch eine Vergrößerung des rechten Ventrikels, des rechten Vorhofes und/oder der V. cava superior sowie der V. azygos.

Literatur

1. Baumstark A, Swensson RG, Hessel SJ et al (1984) Evaluating the radiographic assessment of pulmonary venous hypertension in chronic heart disease. AJR 142:877
2. Bruwer AF, Ellis FH, Kirklin JW (1955) Costophrenic septal lines in pulmonary venous hypertension. Circulation 12:807
3. Caputo GR, Higgins CB (1990) Advances in cardiac imaging modalities: fast computed tomography, magnetic resonance imaging, and positron emission tomography. Invest Radiol 25:830
4. Carmichael JHE, Julian DG, Jones GT, Wren EM (1954) Radiological signs in pulmonary hypertension. The significance of lines B of Kerley. Br J Radiol 27:393
5. Dihlmann W (1958) Beitrag zur Pathogenese der Kerley-Septumlinie im Thoraxröntgenbild. Z Ges Inn Med 13:562
6. Eichstädt H, Felix R, Steiner-Peleny G, Langer M (1984) Gadolinium-DTPA in der Kernspintomographie des Myokardinfarkts. Z Kardiol 74 [Suppl 5]:45
7. Eichstädt H, Langer M, Steiner-Peleny G, Schneider R, Felix R (1985) Die magnetische Kernspinresonanz-Tomographie zur Diagnostik linksventrikulärer Funktionsstörungen. Kli Wo (Suppl) 63:9
8. Esch D, Thurn P (1957) Zur Pathogenese und diagnostischen Bedeutung der kostodiaphragmalen Septumlinien bei der Mitralstenose. Fortschr Röntgenstr 87:7
9. Esch D, Thurn P (1959) Zur Diagnose der pulmonalen Hypertonie im gewöhnlichen Röntgenbild. Fortschr Röntgenstr 90:434
10. Felix R (1973) Das cor pulmonale im konventionellen Röntgenbild. Röntgenpraxis 26:193
11. Felix R (1974) Lungengefäßveränderungen und ihre Folgen im Röntgenbild. Teil I. Röntgenblätter 27:304
12. Felix R (1976) Die Zeichen der pulmonal-arteriellen und -venösen Hypertonie im Thoraxübersichtsbild. Radiolog Praxis 1:80
13. Felix R (1978) Röntgenologie der Herzinsuffizienz. Röntgenpraxis 31:243
14. Felix R (1980) Röntgendiagnostik der Herzinsuffizienz. Fortsch Med 98:153
15. Felix R, Lackner K, Simon H, Grube E, Thurn P (1978) Das Herz im ‚schnellen Computertomogramm'. „Computer-Kardiotomographie" (CKT). Methodik und erste Ergebnisse. Fortschr Röntgenstr 129:401
16. Felix R, Lackner K, Thurn P (1980) Derzeitige und zukünftige Möglichkeiten des CT-Einsatzes am Herzen. Radiologe 20:50
17. Felix R, Thurn P (1972) Röntgenologie der Myokarderkrankungen. Therapiewoche 31:2406
18. Fleischner FG, Reiner L (1954) Linear x-ray shadows in acquired pulmonary hemosiderosis and congestions. N Engl J Med 250:900
19. Fisher MR, Schulthess GK v, Higgins CB (1985) Multiphasic cardiac magnetic resonance imaging: normal regional left ventricular wall thickness. AJR 145:27
20. Grainger RG (1958) Interstitial pulmonary oedema and its radiological diagnosis: sign of pulmonary venous and capillary hypertension. Br J Radiol 31:201
21. Groedel FM (1918) Vereinfachte Ausmessung des Herzorthodiagramms nach Theo Groedel. Münch Med Wochenschr 65:397
22. Harley HRS (1961) The radiological changes in pulmonary venous hypertension with special reference to the root shadows and lobular pattern. Br Heart J 23:75
23. Heathman D, Hicken P (1960) The relation between left atrial hypertension and lymphatic distension in lung biopsies. Thorax 15:54
24. Heitzmann ER, Ziter FM Jr, Markarian B, McClennan BL, Sherry HS (1967) Kerley's interlobular septal lines: Roentgen pathologic correlation. AJR 100:578
25. Heuser L, Neufang KFR, Jansen W (1984) Computertomographische Befunde bei Mitralvitien. Fortschr Röntgenstr 140:435
26. Higgins CB (1985) New horizons in cardiac imaging. Radiology 156:577
27. Hort W (1984) Spezielle pathologische Anatomie. Herz. In: Eder M, Gedigk P (Hrsg) Lehrbuch der allgemeinen Pathologie und der pathologischen Anatomie. Springer, Berlin Heidelberg New York Tokyo
28. Kerley P (1933) Radiology in heart disease. Br Med J 224:594
29. Kerley P (1951) Textbook of x-ray diagnosis. Saunders, Philadelphia
30. Kerley P (1958) Lung changes in acquired heart disease. AJR 80:256
31. Levin B (1955) On the recognition and significance of pleural lymphatic dilatation. Am Heart J 49:521
32. Linzbach AJ (1950) Die quantitative Anatomie des normalen und vergrößerten Herzens im Hinblick auf die Herzinsuffizienz. Verh Dtsch Ges Kreislaufforsch 16:43
33. Lipton MJ, Higgins CB, Farmer D, Boyd DP (1984) Cardiac imaging with high-speed cine-CT scanner: preliminary results. Radiology 152:579
34. Pietras RJ, Wolfkiel CJ, Neselik K (1991) Validation of ultrafast computed tomographic left ventricular volume measurement. Invest Radiol 26:28
35. Reichek N, Devereux RB (1981) Left ventricular hypertrophy: relationship of anatomic, echocardiographic and electrocardiographic findings. Circulation 63:1391

36. Simon G (1975) The anterior view chest radiograph –
    criteria for normality derived from a basic analysis of
    the shadows. Clin Radiol 26:429
37. Steiner-Peleny G, Eichstädt H, Langer M, Felix R (1985)
    Physikalische Grundlagen der Kernspintomographie des
    Herzens. Herz/Kreisl 7:326
38. Stender HS, Schermuly W (1961) Das interstitielle Lun-
    genödem im Röntgenbild. Fortschr Röntgenstr 95:461
39. Whitaker W, Lodge T (1954) Radiological manifesta-
    tions of pulmonary hypertension in patients with mitral
    stenosis. J Fac Radiol (London) 5:182
40. Zeitler E, Kaiser W, Schuierer G, Wojtowycz M, Kunigk
    K, Stetter E, Oppelt A, Wulfen H v (1985) EKG-getrig-
    gerte NMR-Tomographie des Herzens. Fortschr Rönt-
    genstr 142:275

5.2 Koronare Herzerkrankung

A. Weikl, E. Zeitler, U. Klein,
C. Höchter und J. Meyer

Kardiovaskuläre Erkrankungen und maligne Neubildungen sind die häufigsten Erkrankungen, mit
denen Menschen dieses Jahrhunderts belastet sind.
In der Bundesrepublik sind etwa 50% der Todesursachen auf kardiovaskuläre Erkrankungen zurückzuführen. Man rechnet mit 400 000 neu an KHK erkrankten Personen jährlich. Dieses Problem gewinnt immer größere soziale und ökonomische Bedeutung, weil kardiovaskuläre Erkrankungen lange
Arbeits- und Leistungsunfähigkeiten mit sich bringen und die Lebensqualität Einzelner unter Umständen stark beeinträchtigt wird. Während in den
USA bereits eine abnehmende Tendenz der Anzahl
der Todesfälle und kardiovaskulär Erkrankten beobachtet wird, ist in den europäischen Staaten noch
eine ständige Zunahme der Erkrankungshäufigkeit
erkennbar. Nach Statistiken der nationalen Ge-
sundheitsbehörde der USA leiden ca. 5 Mio. der
amerikanischen Bevölkerung an einer ischämischen
Herzerkrankung. Während im Alter bis 50 Jahren
die Todesrate bei der männlichen Bevölkerung
fünfmal höher ist als bei der weiblichen, ist ab 60
Jahren die Infarktinzidenz bei Frauen genauso
hoch wie bei Männern [2, 7, 12].

An Risikofaktoren werden Hyperlipidämie, arterielle Hypertonie, Diabetes mellitus und Zigarettenrauchen angesehen [2, 3, 5, 9, 12, 14]. Zudem sollen
in Familien mit Infarkten bei Mitgliedern unter 50
Jahren die Verwandten ersten Grades – Vater,
Mutter, Bruder, Schwester und Kinder – ein acht-
mal höheres Risiko als die Normalbevölkerung tragen [8]. In den Vereinigten Staaten stieg die Todesrate durch koronare Herzerkrankung zwischen den
Jahren 1940 und 1960 rapide an und erreichte ihren
Gipfel im Jahr 1963. Seit den 70er Jahren ist für alle Altersstufen ein deutlich rückläufiger Trend erkennbar. Damit wird die Vorreiterrolle der Vereinigten Staaten in der Prevention, Diagnostik und Therapie der koronaren Herzerkrankung deutlich. In
anderen Teilen der Welt ist jedoch die Todesrate infolge der koronaren Herzerkrankung weiterhin an-
steigend. Die deutliche Reduktion in den USA von
über 20% der Erkrankungshäufigkeit in der Altersgruppe zwischen 35 und 55 Jahren seit 1976 ist auf
die veränderten Ernährungsgewohnheiten, die Verminderung des Zigarettenrauchens und die Verminderung des Konsums tierischer Fette und Choleste-
rin sowie die frühzeitige Erfassung der arteriellen
Hypertonie zurückzuführen. Die Mortalitätsrate in
den mitteleuropäischen Staaten liegt nach Eintritt
in das symptomatische Stadium bei 4% jährlich,
wobei bei Patienten mit pathologischen EKG-Veränderungen und einer arteriellen Hypertonie eine
jährliche Mortalitätsrate von 8%, bei Patienten mit
normalem EKG und normalem Blutdruck eine
Mortalitätsrate von 2% jährlich vorliegt [10, 12,
14].

Risikofaktoren der koronaren Herzkrankheit (KHK)
Hyperlipidämie Nikotin Hypertonie Diabetes mellitus Alter

Obwohl in den Industriestaaten die koronare Herzkrankheit die häufigste kardiovaskuläre Todesursache ist, bestehen doch deutliche Unterschiede zwischen den einzelnen Ländern. Die höchste Todesrate bei Männern in der Altersgruppe 45–54 Jahre
haben Finnland, USA, Schottland, Nordirland,
Australien, Neuseeland und Kanada. Wesentlich
geringer ist die Todesrate in den lateinamerikani-
schen Ländern und in Japan [10]. Vergleicht man
Japan mit den USA, so beträgt die Letalität in Japan nur 20% derjenigen in USA. Allerdings leiden
die oberen sozialen Schichten, die die westliche Le-
bensweise übernommen haben, in ähnlichem Maße
wie die Bevölkerung in den USA an KHK. Auch
sind die Erkrankungsraten von nach USA einge-
wanderten Japanern wesentlich höher als die Er-
krankungsrate in Japan selbst.

Die auffälligsten Unterschiede bestehen in der Gesamtkalorienzufuhr, im Fettgehalt der Nahrung und in der körperlichen Arbeit bzw. körperlichen Belastung. Einwanderer in die Vereinigten Staaten tendieren dazu, ein höheres Mortalitätsrisiko infolge einer KHK zu haben als gleichaltrige Verwandte in deren Heimat.

Nach den Untersuchungen von GOLDSTEIN [3, 4] ist der Cholesterinstoffwechsel in hohem Maße an das Vorhandensein von Rezeptoren in der Leber, deren Häufigkeit eindeutig genetisch bedingt ist, gebunden. Mittlerweile ist nachgewiesen, daß Patienten mit niedrigerem Gesamt-Cholesterin- und LDL-Cholesterin-Spiegel deutlich niedrigere Inzidenz einer koronaren Herzerkrankung haben.

Auch der Risikofaktor Hypertonie kommt teilweise familiär gehäuft vor. Genetische Grundlagen sind jedoch nicht bekannt.

Eindeutig belegt ist als Risikofaktor auch der Diabetes mellitus und das Zigarettenrauchen.

Im multifaktoriellen Ansatz der Risikofaktoren für die koronare Herzerkrankung kommt den Störungen des Lipidstoffwechsels eine zentrale Rolle zu. Die heute vorliegenden gesicherten wissenschaftlichen Ergebnisse dienen als Basis für die Empfehlungen von Grenzwerten sowohl für das weitere diagnostische Vorgehen wie auch für evtl. notwendige therapeutische Maßnahmen: Zielmarke für das Gesamtcholesterin ist ein Wert von 200 mg/dl. Wird diese Schwelle überschritten, ist in jedem Fall der Grund dafür zu eruieren, denn bereits bei Cholesterinwerten um 250 mg/dl hat sich das Risiko einer koronaren Herzerkrankung mit tödlichen Folgen verdoppelt [15].

Die Empfehlungen zur Verhütung der koronaren Herzerkrankung sind in Europa ähnlich wie die in den USA, betonen aber zusätzlich die individuelle Abwägung von Risiko und Therapienotwendigkeit durch die Parameter Triglyzeride, HDL-Cholesterin und das sonstige Gesamtrisiko durch Hypertonie, Diabetes mellitus, Rauchen und Familienanamnese [1, 2, 6, 12, 14].

Bei der primären Prophylaxe der KHK liegt das Hauptgebiet auf der Therapie der obengenannten Risikofaktoren, deren günstige Auswirkung auf das Vorkommen der KHK durch Untersuchungen in den Ländern Belgien, Frankreich, Großbritannien, Schweden, Schweiz ebenso wie Finnland, Israel und Norwegen bestätigt wird [10].

Die Koagulabilität des Blutes ist zweifellos vor dem Hintergrund einer arteriellen Thrombose ein außerordentlich wichtiger Gesichtspunkt, dessen Bedeutung erst in jüngster Zeit unterstrichen wird. Auch physiologische Einflüsse und psychosoziale Strukturen müssen berücksichtigt werden. Berufliche Spannungen und Probleme im Partnerschaftsverhältnis können ebenfalls dazu beitragen, das Risiko einer koronaren Herzerkrankung oder deren Folgen zu erhöhen.

Die Mechanismen der Athero- und Thrombogenese. Die Pathogenese der Koronararteriosklerose ist noch nicht endgültig geklärt. Fest steht, daß keiner der bekannten pathogenetischen Faktoren allein verantwortlich ist, sondern daß es sich vielmehr um ein multifaktorielles Geschehen handelt. Mit sklerogener Diät läßt sich am Tier eine Arteriosklerose erzeugen. Die Plasmalipide insertieren in die Intima und lösen hier den arteriosklerotischen Prozeß, der möglicherweise eine uniforme Antwort auf eine multigene Läsion ist, aus [4, 11, 13, 16].

Demgegenüber ist die Thrombogenese an drei Faktoren gebunden:

- den hämodynamischen Faktor,
- den Wandfaktor,
- den Blutfaktor.

Der hämodynamische Faktor ist dann gegeben, wenn das Lumen einer Kranzarterie derart weit eingeengt ist, daß es infolge der Geschwindigkeitsbeschleunigung innerhalb der Stenose und kurz dahinter zur Überschreitung der Reynoldschen Zahl kommt und damit das lineare Flußprofil in eine turbulente Strömung umschlägt. Zusätzlich sind Rauhigkeiten an der Arterienwand verantwortlich für die Thrombozytenaggregation.

Eine besondere Bedeutung kommt dem Wandfaktor zu. Das subintimal liegende atheromatöse Material bleibt solange ohne Einfluß auf die Thrombogenität, solange es von der Intima nahtlos überzogen ist. Reißt allerdings diese wenigzellige Schicht ein, so daß das atheromatöse Material an die Oberfläche und in das Lumen der Arterie eindringen kann, so entsteht an dieser Stelle vulkanartig [16] eine arterielle Thrombose. Dieser Mechanismus dürfte eine besonders dominierende Rolle bei nicht kritischen Koronararterienstenosen und bei den Infarkten jüngerer Männer spielen. Die Hyperkoagulabilität des Blutes ist insbesondere nach Adrenalinausschüttungen und nach kalorienreichen lipidreichen Mahlzeiten gegeben. Infolge dieser Trias kann es an der Arterienstenose zu einer intraarteriellen Koagulation mit Thrombose kommen, eine Myokardischämie oder ein Myokardinfarkt ist die Folge.

Literatur

1. Bachmann K, Emde Jvd, Dittrich H, Bornhofen E (1972) Aktuelle Therapie der Koronarerkrankungen. Münch Med Wschr 114:867–876
2. Cohn PF (1985) Diagnosis and therapy of coronary artery disease. 2nd edn. Martinus Nijhoff, Boston
3. Goldstein JL, Brown MS (1983) Familial hypercholesterolemia. In: Standbury JB, Wyngaarden JB, Frederickson DS et al (eds) The metabolic basis of inherited disease, 5th edn. Mc Graw-Hill, New York, pp 672–712
4. Goldstein JL, Hazzard WR, Schroth HG et al (1983) Hyperlipidemia in coronary heart disease. J Clin Invest 52:1533
5. Gorlin R (1976) Coronary artery disease. Philadelphia, Saunders
6. Hurst JW, Logue RB (1978) The heart. McGraw-Hill, New York
7. Kannel WB, Gordon T (eds) (1976) The Framingham study: The epidemiological investigation of cardiovascular disease. NHLI, US Dept. HEW Publication. NIH (76–1083)
8. Kannel WB, Feinleib M, McNamara PM et al (1979) An investigation of coronary disease in families: The Framingham Offspring Study. Am J Epid 110:281
9. Kannel WB, Schatzkin A (1983) Risk factor analysis. Prog Cardiovasc Dis 26:309
10. Keys A (1970) Coronary heart disease in seven countries. Circulation (Suppl 1) 41:1
11. McAlpine WA (1975) Heart and coronary arteries. Springer, Berlin Heidelberg New York
12. Roskamm H, Reindell H (Hrsg) 1982) Herzkrankheiten. Springer, Berlin Heidelberg New York
13. Ross R, Glomset JA (1976) The pathogenesis of arteriosclerosis. New Engl J Med 295:369–420
14. Schweizer W (1981) Koronare Herzkrankheit In: Widmer LK, Stähelin HB, Nissen C, Da Silva A (Hrsg) Venen-Arterienkrankheiten, koronare Herzkrankheit bei Berufstätigen. Basler Studie I–III. Huber, Bern Stuttgart Wien
15. Stamler J, Wentworth D, Neaton JD (1986) Is relationship between serum cholesterol and risk of premature death from coronary heart disease continuous and graded? Findings in 356, 222 primary screens of the Multiple Risk Factor Intervention Trial (MRFIT). JAMA 256:2823–2828
16. Stolte M (1981) Anatomie und Pathologie der Koronararterien. Perimed, Erlangen
17. Strauer BE (1991) Koronare Herzkrankheit. In: Riecker G (Hrsg) Klinische Kardiologie, 3. Aufl. Springer, Berlin Heidelberg New York Tokyo, S 357–474

5.2.1 Klinik der koronaren Herzkrankheit (KHK)

A. WEIKL und E. ZEITLER

Eine regionale Myokardischämie entsteht in den überwiegenden Fällen als Folge einer Koronarstenose oder einer Koronarokklusion, der fast immer eine Koronarsklerose zugrundeliegt.

Die klinische Manifestation der KHK ist durch eine regionale Durchblutungsstörung des Myokards gegeben (Koronarinsuffizienz). Pathophysiologisch wird dieser Begriff als Mißverhältnis zwischen Sauerstoffbedarf und Sauerstoffangebot an den Herzmuskeln definiert. Das klinische Bild ist von der Angina pectoris, dem Herzinfarkt oder dem plötzlichen Herztod geprägt [3].

Entzündliche Erkrankungen wie Thrombangiitis obliterans, Periarteriitis nodosa und toxische Gefäßschädigungen durch Schwermetalle und Alkaloide spielen als primäre Ursache nur eine untergeordnete oder im Falle des Ergotamin-Testes eine diagnostische Rolle. Bei chronischer Toxizität begünstigen sie wiederum die Entwicklung einer Arteriosklerose.

Als Komplikationen der Ischämie sind Herzrhythmusstörungen und subintimale Läsionen in Form von zellulären oder multizellulären Nekrosen die Folge. Rein neurogen spastische Zustände wie die Prinzmetal-Angina ohne pathologische Gefäßwandbefunde sind klinisch wesentlich seltener [3].

Dem Myokardinfarkt selbst liegt je nach Untersuchungstechnik in 46–78% ein thrombotischer Verschluß eines Koronargefäßes zugrunde, der durch die oben beschriebenen Mechanismen entsteht oder durch primäre Intimaschädigung, wie z. B. der erwähnten Thrombangiitis obliterans oder in seltenen Fällen durch Embolien [6].

5.2.1.1 Pathophysiologie der Angina pectoris

Ein gesunder Herzmuskel mit intakten Kranzgefäßen kann nicht soweit belastet werden, daß die Koronarreserve, d. h. die Durchblutungsreserve und damit die Sauerstoffkapazität, so ausgeschöpft wird, daß die Muskulatur in einen ischämischen Zustand gerät. Die Koronarreserve beträgt ungefähr das Fünffache der maximal benötigten Durchblutung. Besteht aber eine hämodynamisch wirksame Stenose eines Kranzgefäßes, kann bei Belastung nicht genügend Blut und damit Sauerstoff an den von dieser Kranzarterie versorgten Herzmuskelbezirk herangebracht werden. So entsteht zunächst die subendokardiale, später aber dann die transmurale Ischämie. Die subendokardialen Bezirke sind deshalb am meisten ischämiegefährdet, weil sie naturgemäß schon am weitesten von den großen zuführenden Gefäßstämmen entfernt sind. Zusätzlich kommt hier dem intrakavitären Blutdruck − dem linksventrikulären enddiastolischen Füllungsdruck (LVEDP) − eine besondere Bedeutung zu. Bei Anstieg des LVEDP wird der Perfusionsdruck an den Kapillaren leicht überschritten, so daß zunächst die subendokardialen Muskelbezirke einer Ischämie unterliegen. Elektrokardiographisch resultiert dabei eine horizontale bis deszendierende ST-Streckensenkung über den Ableitungen der entsprechenden Myokardbezirke.

Klinisch resultiert daraus die Angina pectoris, die gekennzeichnet ist durch Brennen hinter dem Brustbein, unspezifischem Druck − „wie ein Fels auf der Brust liegend" −, Ausstrahlung in den linken Arm aber auch in die Halsregion und u. U. in den rechten Arm. Besonders Ischämien der Hinterwand können auch Ausstrahlung in das Epigastrium und in den Rücken verursachen. Die Beschwerdesymptomatik schwillt in wenigen Sekunden an und ist unter körperlicher oder psychischer Belastung zunehmend. Zeitlich ist die reine Angina pectoris auf wenige Minuten begrenzt. Üblicherweise ist der typische Anfall nitrosensibel, d. h. daß schon 1−2 min nach Verabreichung von Kurzzeitnitraten der Schmerz verschwindet.

Lokalisationen des Angina pectoris-Schmerzes (in abnehmender Häufigkeit):
1. vorderer Brustkorb (>90%),
2. zum linken Arm ausstrahlend (ca. 30%),
3. zum Hals ausstrahlend (ca. 20%),
4. im rechten Arm (ca. 15%),
5. im Rücken (ca. 15%),
6. perioral (ca. 5%),
7. im Epigastrium (ca. 5%),
8. bis in die Stirn ausstrahlend (ca. 3%).

5.2.1.2 Stumme Ischämie

Allerdings ist nicht jede Myokardischämie von der typischen Schmerzsymptomatik begleitet. Neuere Untersuchungen mittels mehrkanaliger langzeitelektrokardiographischer Registrierung zeigen, daß eine Vielzahl von ischämischen Attacken über Stunden ablaufen, gekennzeichnet durch eindeutig horizontale oder deszendierende ST-Streckensenkungen in den entsprechenden Ableitungen. Diese Episoden werden als stumme Ischämieattacken bezeichnet. Klinisch kommt diesen Attacken die selbe diagnostische wie prognostische Bedeutung wie den von Angina pectoris begleiteten Attacken zu, so daß deren Diagnostik und Therapie ebenso wichtig erscheint wie die der symptomatischen Angina pectoris.

Literatur

1. Gorlin R (1976) Coronary artery disease. Saunders, Philadelphia
2. McAlpine WA (1975) Heart and coronary arteries. Springer, Berlin Heidelberg New York
3. Prinzmetal M, Kennammer R, Merliss R et al (1959) A variant form of angina pectoris. Am J Med 27:375
4. Roskamm H, Reindell H (Hrsg) (1982) Herzkrankheiten, Springer, Berlin Heidelberg New York
5. Sampson JJ, Cheitlin MD (1971) Pathophysiology and differential diagnosis of cardiac pain. Prog Cardiovasc Dis 13:507
6. Stolte M (1981) Anatomie und Pathologie der Koronararterien. Perimed, Erlangen

5.2.2 Diagnostisches Gewicht des Stenosegrades

A. WEIKL und E. ZEITLER

5.2.2.1 Charakterisierung von Koronarstenosen

Die Koronarangiographie stellt die Innenwandverhältnisse des entsprechenden Koronargefäßes dar. Diffuse Veränderungen der Intima oder flache arteriosklerotische Plaques sowie Veränderungen in der eigentlichen Arterienwand können nicht sichtbar gemacht werden. Man schließt aus dem Verlauf des Lumens auf pathologische Veränderungen. Da bei der heutigen Röntgenfilmtechnik Gefäße bis zu einem Durchmesser von 0,1 mm Innendurchmesser dargestellt werden können, sind unregelmäßige Verläufe der Innenwand der Kranzgefäße jedoch sehr gut beurteilbar [7, 10, 13]. Bereits minimale Lumenschwankungen werden ohne weiteres bei der Visualisierung des Gefäßes erkannt. Bei größeren Gefäßen werden die Luminaschwankungen ab 20%iger Einengung zweifelsfrei sichtbar.

Die röntgenologisch sichtbar gemachten Stenosen (Abb. 9) werden nach ihrer Längsausdehnung − kurzstreckig, langstreckig, diffus langstreckig und dilatiert − eingestuft (Abb. 10a). Auch werden konzentrische von exzentrischen Stenosen unterschieden (Abb. 10b). Während die konzentrische arteriosklerotische Läsion durch unterschiedlichen

Koronartonus nicht mehr beeinflußt ist, zeigen exzentrische Stenosen, solange auch nur ein Teil der Zirkumferenz von einer intakten Wand gebildet wird, deutlich vom Koronartonus abhängige Lumenschwankungen. Die überwiegende Zahl der Stenosen sind exzentrisch, etwa die Hälfte geringgradig exzentrisch, 40% deutlich exzentrisch, und in ungefähr 10% der Stenosen ist das Restlumen zentral lokalisiert [9, 10].

Sehr kurzstreckige Stenosen werden auch Ringstenosen genannt. Sie können sich durch Schrägansicht einer Diagnostik entziehen oder aber in ihrem Schweregrad deutlich unterschätzt werden, was be-

Graduierung von Koronarstenosen		
I°	Lumenreduktion	20 – 49%
II°	Lumenreduktion	50 – 74%
III°	Lumenreduktion	75 – 99%
IV°	Lumenreduktion	100%
		Koronararterienverschluß

sonders deutlich wird, wenn der entsprechende Gefäßabschnitt nicht parallel zur Filmebene, sondern verkürzt dargestellt wird (Abb. 11).

5.2.2.2 Stenosegradbestimmung

Die Erfahrungen beim Vergleich intravitaler und postmortaler Koronarogramme wie auch bei der Bewertung unterschiedlicher Untersuchungen haben gezeigt, daß die subjektive Bewertung von Koronarstenosen erheblichen Schwankungen unterliegt. Der Vergleich der subjektiven Einschätzung mit objektiven Messungen ergab, daß geringgradige Läsionen subjektiv eher unterschätzt und höhergradige Stenosen subjektiv eher überschätzt werden. Die Beobachtung im Rahmen einer Multizenter-Studie beim akuten Myokardinfarkt unterstreicht, daß ein Großteil der arteriellen Thrombosen aus Stenosengrad II entstanden. Die Infarkte, denen eine höhergradige Stenose (Grad III) zugrunde lag,

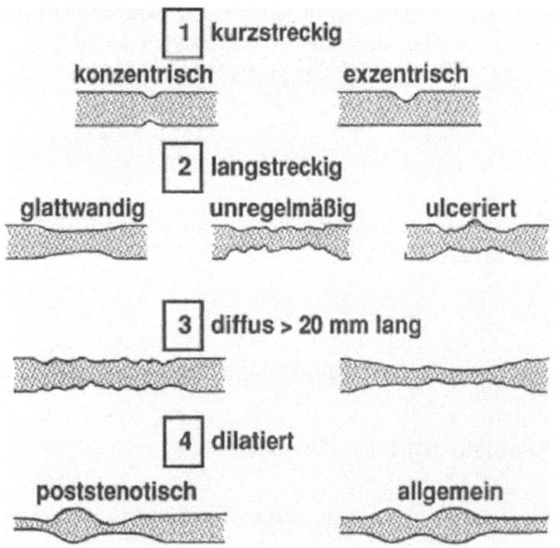

Abb. 9. Morphologische Formen von Koronargefäßstenosen. (Mod. nach RÖSCH, aus KOBER [9])

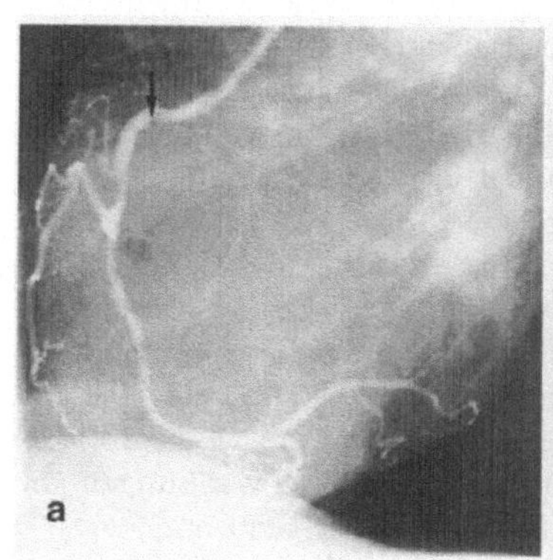

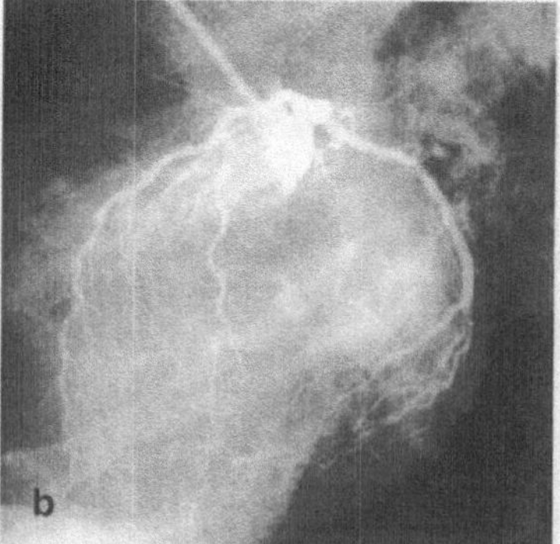

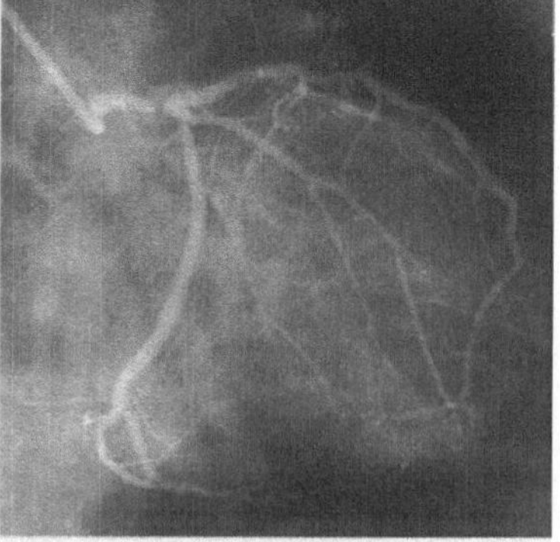

Abb. 10 (*links*). Rechte Kranzarterie (**a**) und linke Kranzarterie (**b**) in LAO-Projektion: Neben multiplen arteriosklerotischen Veränderungen geringeren Grades ist die rechte Kranzarterie proximal subtotal ringförmig obstruiert (*Pfeil*). Derartige Stenosen sind manchmal nur in einer einzigen Ebene zu erkennen. Schrägprojektionen lassen solche Läsionen als gringgradiger erscheinen

Abb. 11 (*rechts*). Hauptstammstenose: Die direkte Injektion in den linken Hauptstamm in RAO-Projektion zeigt vor Aufzweigung in den R. interventricularis anterior, der insgesamt nur geringgradig verändert ist, und R. circumflexus eine subtotale, das Lumen höchstgradig reduzierende Stenose direkt vor Aufzweigung in die einzelnen Äste

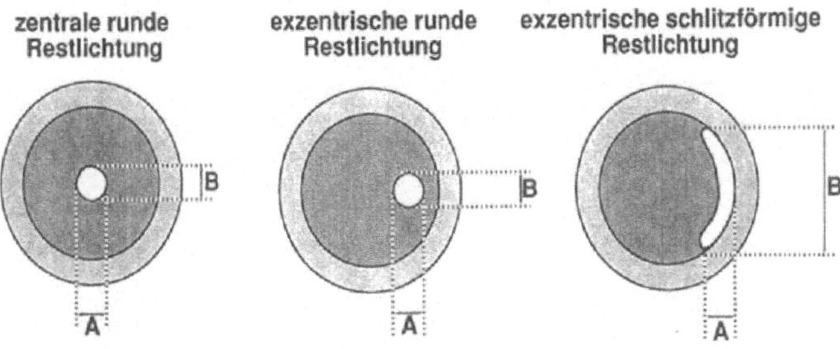

Abb. 12. Lokalisation von Restlumina. (Aus KALTENBACH [7])

waren in dieser Untersuchung eher in der Minderzahl. Die Bewertung wird zusätzlich erschwert dadurch, daß nicht immer konzentrische Stenosen, sondern auch exzentrische und schlitzförmige Stenosen vorkommen, die in Abhängigkeit von der Projektion leichter fehlinterpretiert werden. Dies ist eine der wesentlichen Ursachen für die Notwendigkeit, die linke Koronararterie mindestens in drei Projektionen, gegebenenfalls sogar als „Rotationskoronarangiographie", und die rechte mindestens in zwei Projektionen zu dokumentieren. Für die quantitative Beurteilung wäre im Hinblick auf die Indikation zu einem kardiochirurgischen Eingriff oder für eine exakte Beurteilung vor und nach PTCA eine quantitative Beurteilung des Stenosegrades mit geeigneten technischen Ausrüstungen wünschenswert [12]. Die Kardangiographie-Arbeitsplätze mit digitaler Verarbeitung können hier durch Densitometrie und automatische Konturbestimmung einen Beitrag für eine objektivere Beurteilung von Koronarstenosen leisten.

Bei gleicher prozentualer Lumeneinengung ist die Hämodynamik der Stenose abhängig von ihrer Längsausdehnung. Eine kurze Ringstenose ist hämodynamisch weniger wirksam als eine Läsion, die zwar den selben Querschnitt aufweist, sich aber über zwei oder mehr Zentimeter erstreckt. Im allgemeinen wird der Stenosegrad auf die Reduktion des Durchmessers bezogen, wobei sich aber die Einteilung der American Heart Association [17], die entsprechende dem Lumen oder Querschnitt exakter die hämodynamische Bedeutung anzeigt, bewährt hat. Danach ist ein Grad I bei einer Lumenreduktion von 20−49%, Grad II 50−74%, Grad III 75−99% und Grad IV 100%. Bei dieser Gradeinteilung müssen auch schlitzförmige Restlumina (Abb. 12) und irregulär begrenzte Lumina besonders berücksichtigt werden, desgleichen muß in die Beurteilung der hämodynamischen Auswirkung die Länge der Stenose einbezogen werden. Generell gilt, daß die Stenose an der maximalen Lumenreduktion gemessen wird. An dieser Stelle sei darauf

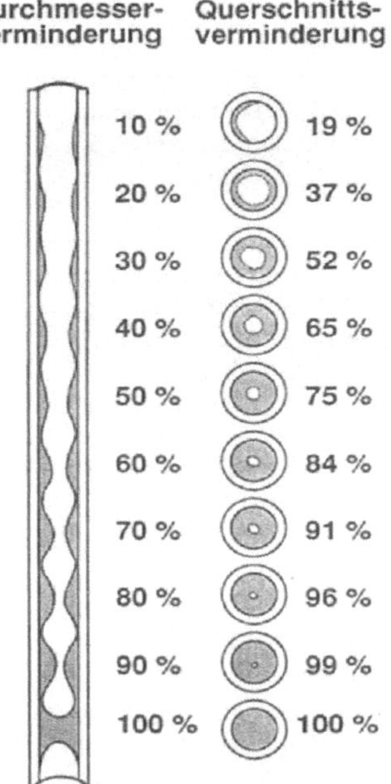

Abb. 13. Schematische Darstellung unterschiedlicher Grade der Koronargefäßeinengung im Vergleich zu Stenosegraden − bestimmt mittels Verminderung des Durchmessers und Querschnitts des Koronarlumens. (Aus KALTENBACH [7])

hingewiesen, daß die für die Strömung des Blutes zur Verfügung stehende Fläche in Prozent (Abb. 13) viel schneller abnimmt als der Durchmesser des Gefäßlumens in Prozent [7, 13].

5.2.2.3 Klassifikation der Koronarsklerose (nach DE BAKEY)

Für klinische Belange hat sich die Klassifizierung der koronaren Herzerkrankung nach DE BAKEY, auch wenn sie in manchen Beziehungen verbesserungsbedürftig ist, bewährt. Hierbei werden der Versorgungstyp, die Anzahl der erkrankten Gefäße und die Art der Erkrankung, ob diffus oder lokalisiert, der Grad der Stenosierung, die Lokalisation der Stenosen sowie ergänzend die Ventrikelfunktion und der subjektive Beschwerdegrad der New York Heart Association berücksichtigt (Abb. 14).

Mit dem ersten Buchstaben wird der koronare Versorgungstyp beschrieben. Während DE BAKEY in N = Normalversorgungstyp, L = Linksversorgungstyp und R = Rechtsversorgungstyp unterteilt, wird von einigen Kliniken (KALTENBACH) noch eine weitere Unterteilung wie NL = Normalversorgungstyp mit Tendenz zum Linksversorgungstyp

Kriterien

Subjektiver Beschwerdegrad Klassifikation der New York Heart Association	Versorgungstyp	Anzahl und Ausdehnung der erkrankten Gefäße	Zustand der Koronararterie		Ventrikel-funktion
			Grad der Obstruktion	Lokalisation	
– Physische Leistungsfähigkeit nicht eingeschränkt trotz erwiesenen Befundes. Gewöhnliche körperliche Arbeit macht nicht übermäßig müde, erzeugt weder Dyspnoe noch anginöse Schmerzen – Physische Leistungsfähigkeit etwas eingeschränkt. Gewöhnliche körperliche Arbeit provoziert Symptome, leichte Arbeit nicht – Physische Leistungsfähigkeit stark eingeschränkt. Symptome schon bei leichterer Belastung wie Treppensteigen oder Gepäcktragen – Es kann keinerlei Arbeit verrichtet werden, ohne daß Symptome (Dyspnoe oder Anginaschmerzen) auftreten. Diese sind zeitweilig auch in Ruhe vorhanden	N = Normalversorgungstyp L = Linksversorgungstyp R = Rechtsversorgungstyp NL = Normal mit Tendenz zum Linksversorgungstyp NR = Normal mit Tendenz zum Rechtsversorgungstyp	1 bis 4 Koronargefäße L = lokalisiert D = diffus erkrankt	Der Stenosegrad I = 20 bis 49% II = 50 bis 74% III = 75 bis 95%ige Lumeneinengung IV = Verschluß	r = rechte Koronarie d = Ramus descendens anterior c = Ramus circumflexus l = Hauptstamm der linken Kranzarterie	Hypokinesie Akinesie Dyskinesie Aneurysma

Abb. 14. Klassifizierung der koronaren Herzkrankheit nach DEBAKEY

und NR = Normalversorgungstyp mit Tendenz zum Rechtsversorgungstyp bevorzugt [7].

Mit dem zweiten Großbuchstaben wird die Art der Gefäßerkrankung charakterisiert, wobei L eine lokalisierte Erkrankung eines Gefäßes bedeutet, während D für diffuse Erkrankung steht. Mit einem arabischen Index von 1 – 4 wird die Anzahl der erkrankten Gefäße bezeichnet, wobei wegen der strategischen Bedeutung des Hauptstammes der linken Kranzarterie zusätzlich zu den eigentlichen drei großen Ästen: der rechten Kranzarterie, dem R. interventricularis anterior und dem R. circumflexus eine vierte Komponente, der Hauptstamm der linken Kranzarterie mit eingeführt wird.

Mit kleinen Buchstaben wird mit r die rechte Kranzarterie, d der R. descendens anterior, c der R. circumflexus und l der Hauptstamm der linken Kranzarterie bezeichnet. Die zusätzlichen römischen Indizes von I – IV stehen für den Grad der Stenosierung. Grad I bedeutet Reduktion des Gefäßdurchmessers um 20 – 49%, Grad II 50 – 74%, Grad III 75 – 99%, Grad IV bedeutet Verschluß der

entsprechenden Kranzarterie. Entsprechend dieser Klassifikation, die im weiteren Verlauf angewendet wird, bedeutet z.B. N/D 3/d III, c II, r I, daß es sich um einen Normalversorgungstyp mit einer diffusen Dreigefäßerkrankung handelt, wobei der R. interventricularis anterior subtotal, der R. circumflexus um 50 – 74% und die rechte Kranzarterie nur geringgradig mit 20 – 49% lumenreduziert sind.

Als Nachteil dieser Methode erwies sich, daß kein Aufschluß über anastomotische oder kollaterale Füllung von anderen Kranzarterien gegeben wird. Aus diesem Grund wird zusätzlich zur Angabe der Stenosierung in Klammern K für Kollateralisation und A für Anastomosierung angegeben.

Ein weiterer Nachteil des Schemas ist, daß kein Aufschluß über die Kurz- oder Langstreckigkeit der Stenosen und über proximale oder distale Lage der Läsionen gegeben wird. Im klinischen Alltag kann zusätzlich zum Stenosegrad in Klammern die Ausdehnung langstreckig oder kurzstreckig oder proximal oder distal verwendet werden. Bewährt hat sich die Möglichkeit, die Lage der Stenosen im proxima-

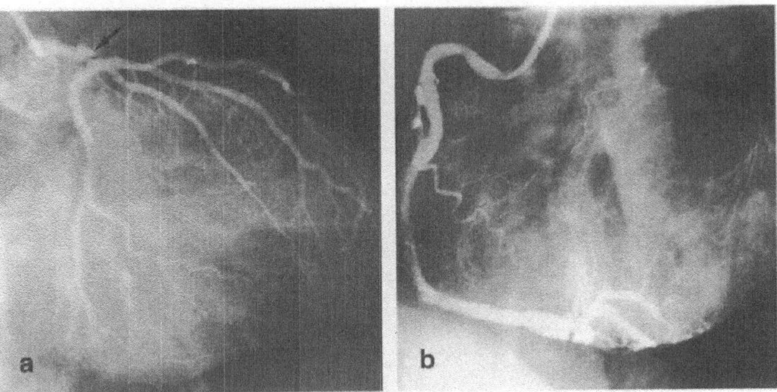

Abb. 15a, b. Koronarangiographie bei Hauptstammstenose: Die Injektion in die linke Kranzarterie zeigt den Hauptsamm direkt vor Aufzweigung subtotal lumenreduziert (**a**). In diesem Bereich kommt noch ein kleines Aneurysma zur Darstellung (*Pfeil*). R. interventricularis anterior, circumflexus und Nebenäste sind nur geringgradig wandverändert. Die rechte Kranzarterie (**b**) ist dominierend angelegt und zeigt nur unwesentliche Wandveränderungen. Über septale und Hinterwandanastomosen ist bereits eine geringgradige retrograde Füllung der linken Kranzarterie zu erkennen

len, mittleren oder distalen Drittel als Fußnote zur Klassifikation anzugeben.

5.2.2.4 NYHA-Klassifikation der Angina pectoris

Klassifikation der Angina pectoris nach der New York Heart Association
I Keine subjektiven Beschwerden bei pathologischem Koronarbefund
II Geringfügige Verminderung der Belastbarkeit
III Stark eingeschränkte Belastbarkeit
IV Beschwerden bereits in Ruhe

Eine Einschätzung des Erkrankungsbildes ohne den klinischen Beschwerdegrad nach der New York Heart Association (NYHA) ist unvollständig. Der subjektive Beschwerdegrad NYHA I bedeutet nachgewiesene koronare Herzkrankheit ohne subjektive Beschwerden, physische Leistungsfähigkeit nicht eingeschränkt, gewöhnliche körperliche Arbeit macht nicht übermäßig müde und erzeugt weder Dyspnoe noch anginöse Beschwerden. Grad II: Physische Leistungsfähigkeit geringgradig eingeschränkt; nur bei stärkerer körperlicher Belastung, wie z. B. mehrere Stockwerke Treppensteigen, Angina pectoris oder Dyspnoe. Grad III: Die physische Leistungsfähigkeit ist bereits stark eingeschränkt. Bereits bei geringer Belastung, wie z. B. 1 Stockwerk Treppensteigen oder Gepäcktragen, treten Angina pectoris oder Dyspnoe auf. Grad IV: Beschwerden bereits in Ruhe. Es kann keinerlei Arbeit verrichtet werden. Dyspnoe oder Anginaschmerz treten zeitweilig auch in Ruhe auf.

5.2.2.5 Hauptstammstenosen (L)

Die Einengung des linken Hauptstammes findet sich isoliert lediglich in ca. 1% aller Patienten mit positivem Angiogramm [3, 10, 15]. Bei Berücksichtigung der Stenosen weiterer Gefäßäste ist allerdings in bis zu 11% der positiven Angiogramme der linke Hauptstamm signifikant involviert. Die Prognose dieser Erkrankung ist ausgesprochen ungünstig. Es werden 20–50% jährliche Mortalität angegeben, wobei diese Erkrankung mit einer noch wesentlich ungünstigeren Prognose als eine schwere Dreigefäßerkrankung [10, 12] eingeschätzt werden muß, siehe dazu Abb. 11 und 15a, b.

Bei Vorliegen einer kritischen Hauptstammstenose besteht die absolute Indikation zur Bypassoperation. Damit ist diese Indikation die am wenigsten umstrittene [3, 4, 13, 17].

Wegen ihrer ungünstigen Prognose wird die Hauptstammstenose im Angloamerikanischen auch als sog. „widow-maker" bezeichnet.

5.2.2.6 Dreigefäßerkrankung

Entsprechend der DeBakey-Klassifikation wird der sklerotische Befall dreier verschiedener Koronar-

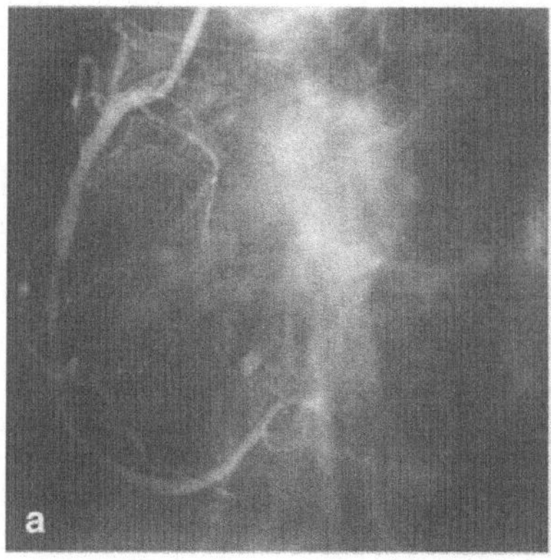
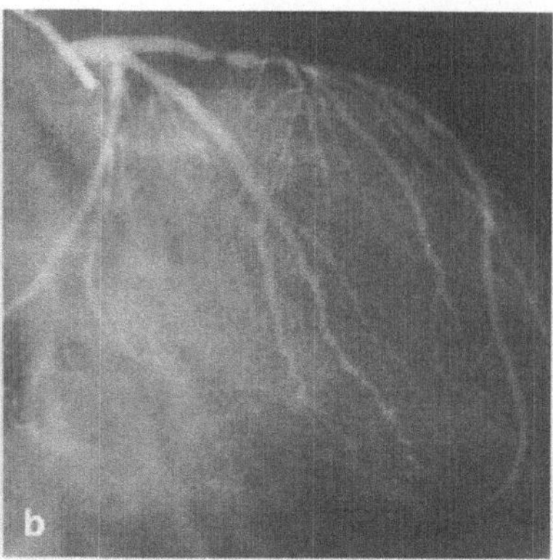

Abb. 16a, b. Koronare Dreigefäßerkrankung: Die Injektion in die rechte Kranzarterie (a) zeigt in RAO-Projektion eine das Lumen subtotal reduzierende Ringstenose in der Mitte des Hauptstammes. Die linke Kranzarterie (b) ist gekenn-zeichnet durch eine Tandemstenose im RIVA-Bereich vor Abgang der Septum- und diagonalen Gefäße und einer Stenose Grad II im Bereich des R. marginalis des R. circumflexus. $(NL - D_3 - d_{III} - r_{III} - C_{II})$

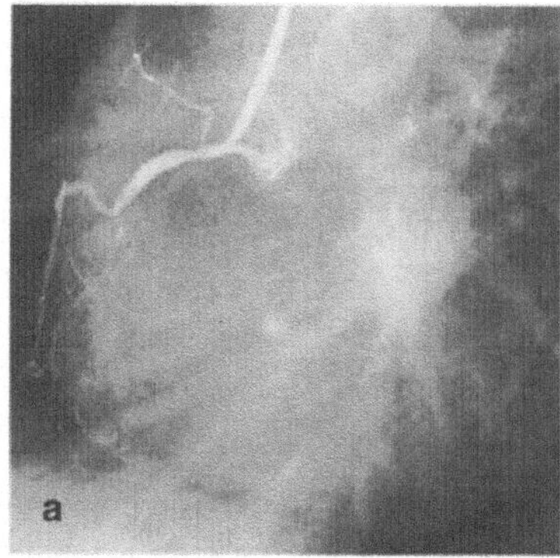
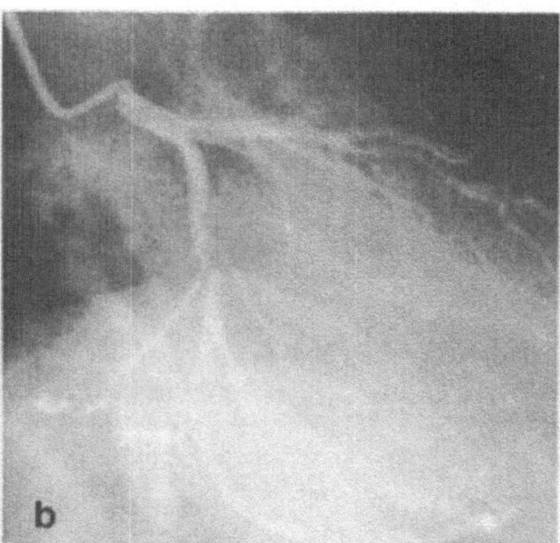
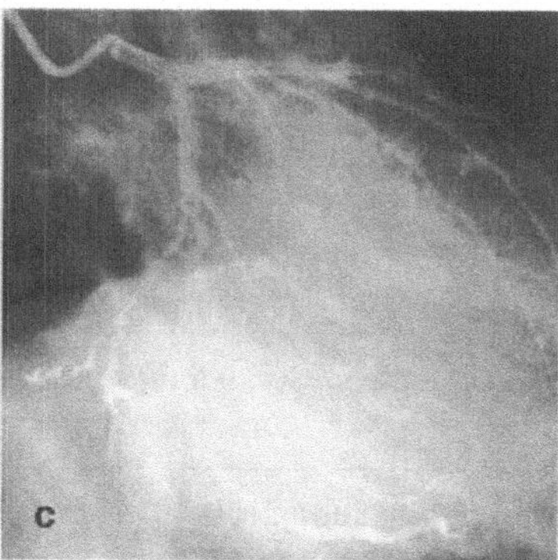

Abb. 17a–c. Koronare Zweigefäßerkrankung: Die rechte Kranzarterie (a) ist bereits proximal nach Abgang des rechtsventrikulären Astes abgebrochen. Im weiteren Verlauf sind lediglich geringgradige Sekundäräste zu erkennen. Die linke Kranzarterie in RAO-Projektion (b) zeigt einen unauffälligen Hauptstamm. Der R. interventricularis anterior ist nur geringgradig wandverändert. Im Bereich des R. circumflexus besteht eine hochgradige, das Lumen subtotal reduzierende Stenose nach Abgang des ersten kleinen marginalen Astes. In der Peripherie wird eine geringgradige retrograde Perfusion der rechten Kranzarterie (c) erkennbar. $(NL - D_2 r_{IV} c_{III})$

äste als Dreigefäßerkrankung bezeichnet, wobei die Nebenäste der rechten bzw. R. descendens anterior und des R. circumflexus als mit zum Originalgefäß gehörig bezeichnet werden, so daß eine Stenose des R. diagonalis z. B. dem R. interventricularis anterior zugeordnet wird (Abb. 16). Sind die Stenosen im ersten oder zweiten Drittel an kaliberstarken Gefäßen lokalisiert, so ist die Prognose dieser Erkrankung ebenfalls sehr ungünstig, so daß unstrittig eine nach Möglichkeit invasive Therapie, z. B. aortokoronare Bypassoperation oder komplexe Koronarangioplastie anzustreben ist.

5.2.2.7 Zweigefäßerkrankung

Der arteriosklerotische Befall zweier wesentlicher Kranzarterien wird als Zweigefäßerkankung bezeichnet (Abb. 17, 18). Bei der Indikation zur invasiven Therapie sind Zusatzinformationen notwendig. So zeigt die European Cardiac Surgery Study, daß bei zusätzlichem Vorliegen einer peripheren Gefäßerkrankung, einer signifikanten ST-Senkung oder einer reduzierten Ventrikelfunktion im Vergleich zur konservativen Therapie operativ günstigere Prognosen erzielt werden können. Nach den guten Erfahrungen mit der PTCA wird man derzeit jedoch bei Zweigefäßerkrankungen vorwiegend ei-

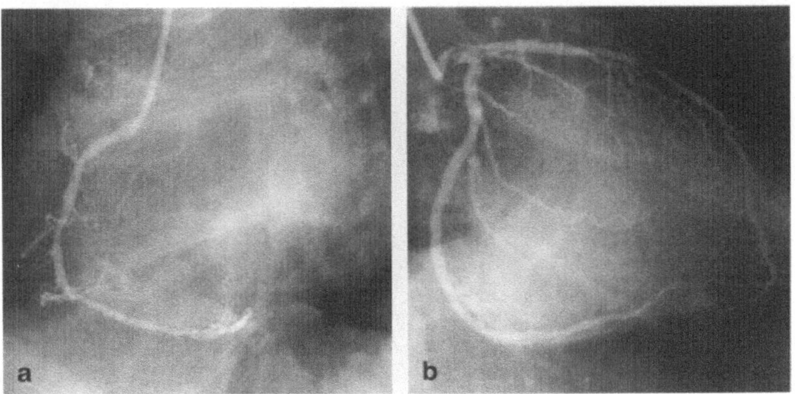

Abb. 18a, b. Koronare Zweigefäßerkrankung: Die rechte Kranzarterie in LAO-Projektion (**a**) zeigt nur unwesentliche Wandveränderungen wie der R. interventricularis anterior in RAO-Projektion (**b**). Der R. circumflexus ist weitgehend unauffällig. (N D_2 d_{III} r_1)

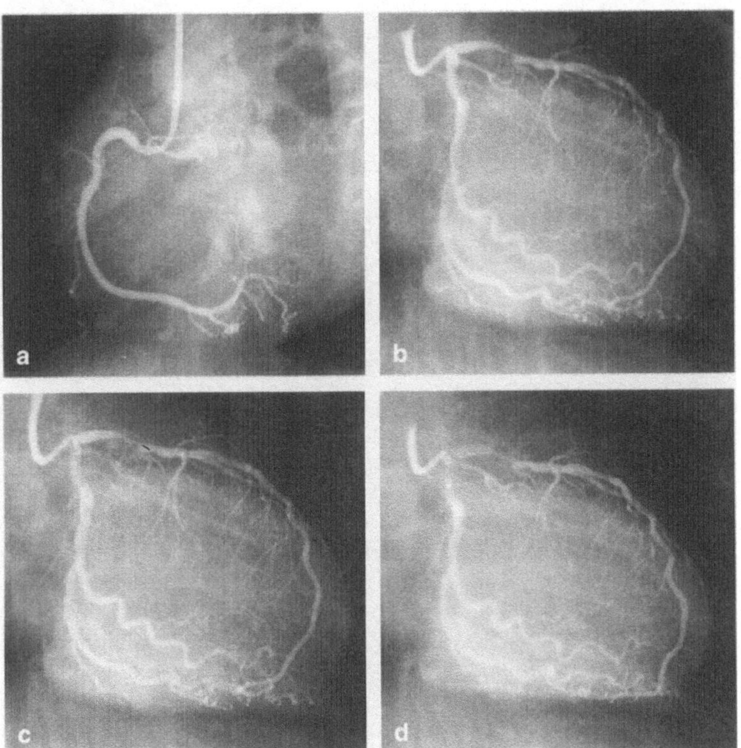

Abb. 19a–d. Koronare Eingefäßerkrankung: Die rechte Kranzarterie in RAO-Projektion (**a**) ist unauffällig. Die linke Kranzarterie in LAO-Projektion (**b**) zeigt im proximalen Bereich des RIVA eine ca. 1,5 cm lange, unregelmäßig begrenzte, hochgradige Stenose, die vor Abgang des ersten wesentlichen septalen Astes und des diagonalen Astes gelegen ist (**c, d**). Der R. circumflexus mit Nebenästen ist weitgehend unauffällig. Linksversorgungstyp (NL L_2 d_{III} c_1)

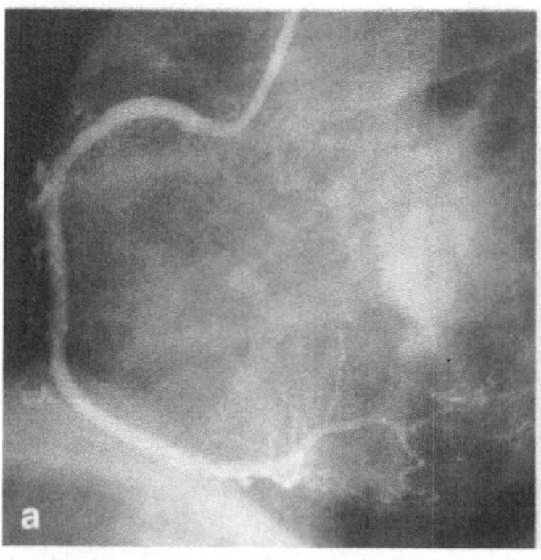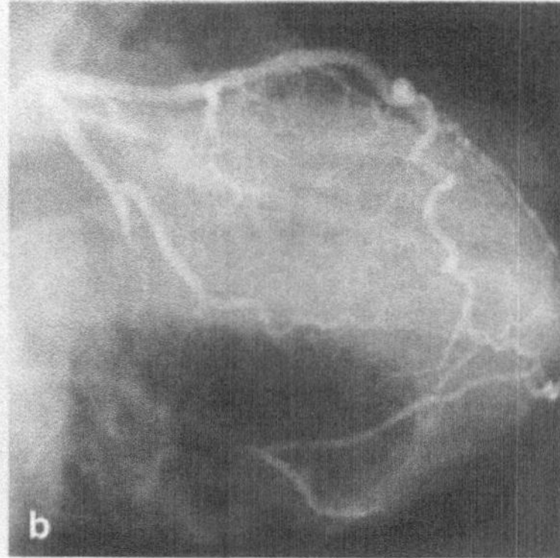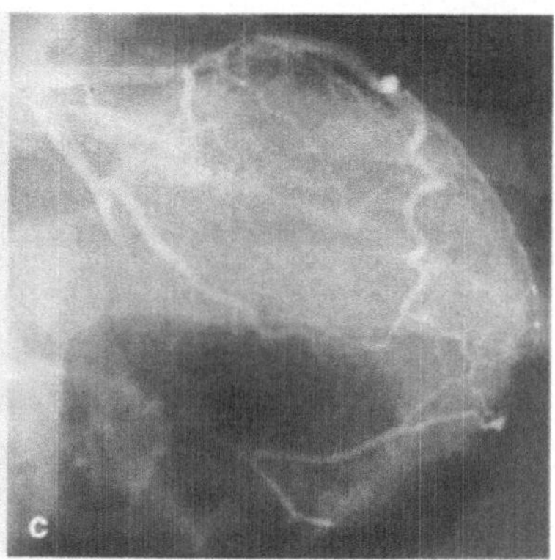

Abb. 20 a – c. Koronare Eingefäßerkrankung: Unauffällige rechte Kranzarterie in LAO-Projektion (**a**), Abbruch des R. circumflexus nach Abgang des ersten marginalen Astes der linken Kranzarterie in 30° RAO-Projektion (**b**). Der R. circumflexus wird in der Peripherie über Kollateralen aus dem R. interventricularis anterior und dem R. marginalis hervorragend kontrastreich aufgefüllt (**c**). (N L$_1$ C$_{IV}$ Kollaterale)

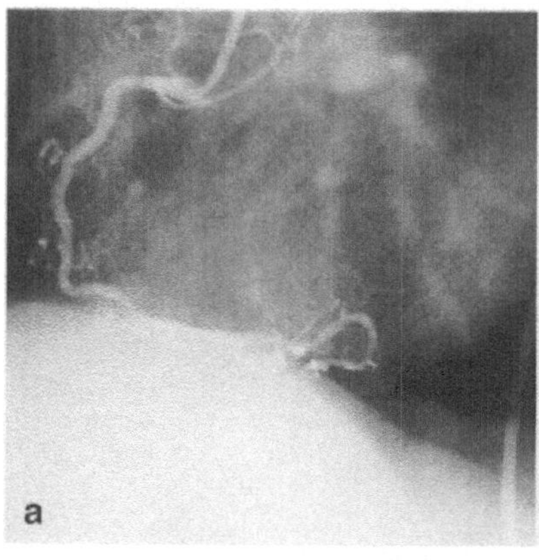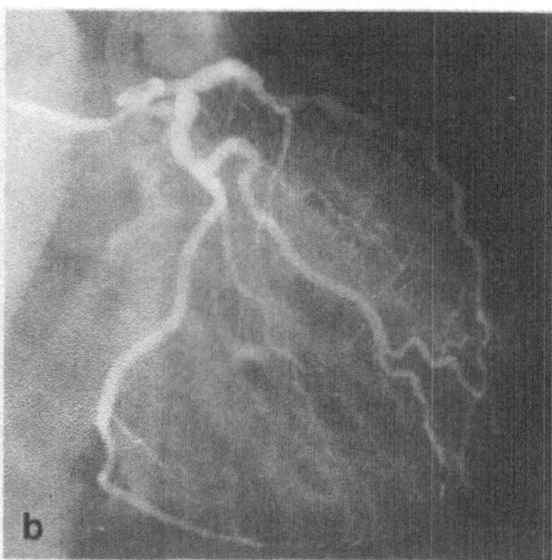

Abb. 21 a, b. Koronare Eingefäßerkrankung: Die rechte Kranzarterie in LAO-Projektion (**a**) ist unauffällig. Die linke Kranzarterie zeigt nach Abgang des ersten septalen Astes im Bereich des RIVA proximal eine kurzstreckige konzentrische Stenose Grad III – RAO-Projektion 30° (**b**). (NL$_1$ d$_{III}$)

ne Dilatation und nur in Einzelfällen eine Bypassoperation anstreben.

5.2.2.8 Eingefäßerkrankung

Ist lediglich eine Kranzarterie – mit Ausnahme natürlich des Hauptstammes – von einer Stenose betroffen, so spricht man von Eingefäßerkrankung, deren Prognose im allgemeinen nicht ungünstig ist. Ausnahme hierbei bildet die proximale RIVA-Stenose, die vor Abgang des ersten septalen Astes gelegen ist (Abb. 19, 22). Im Gegensatz zu den sonstigen Eingefäßerkrankungen (Abb. 20, 21) hat diese Lokalisation wegen der strategisch hohen Bedeutung des RIVA eine etwas ungünstigere Prognose, so daß in diesen Fällen auch eine invasive Therapie angestrebt werden sollte. Je nach Lokalisation und Beziehung zu anderen Gefäßen, insbesondere zum R. circumflexus und zum evtl. kräftig ausgebildeten R. diagonalis, ist eine PTCA oder in seltenen Fällen ein aortokoronarer Bypass indiziert. Ansonsten ist die Eingefäßerkrankung die Domäne der PTCA. Auch bei Stenosen, die im zweiten oder dritten Drittel der Gefäßetage lokalisiert sind und die eine signifikante medikamentös wenig zu beeinflussende Angina pectoris verursachen, kann das Verfahren durchgeführt werden, wobei mit den heute üblichen Techniken, entsprechende Erfahrung des Untersuchers vorausgesetzt, mit Komplikationsraten unter 1% und Erfolgsraten, die 90% übersteigen, kalkuliert werden kann.

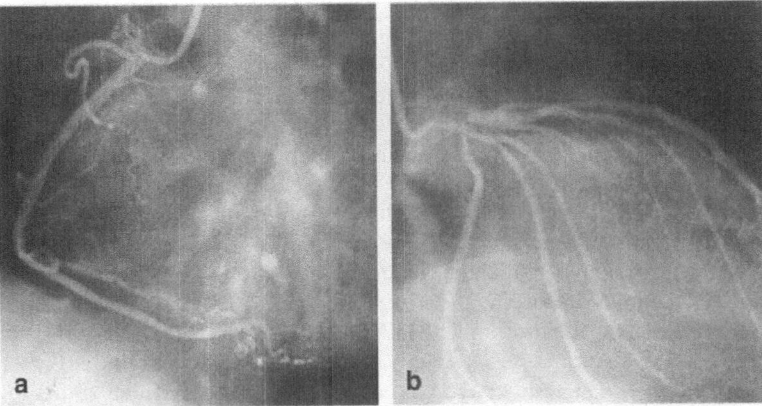

Abb. 22a, b. Koronare Eingefäßerkrankung: Große unauffällige rechte Kranzarterie in RAO-Projektion (**a**), die linke Kranzarterie zeigt in RAO-Projektion (**b**) eine das Lumen subtotal reduzierende kurzstreckige proximale Stenose des R. interventricularis anterior direkt am Abgang aus dem Hauptast. Bei der Lage dieser Stenose ist aus Sicherheitsgründen eine Bypassung zu bevorzugen. Die PTCA birgt die Gefahr des Verschlusses des R. circumflexus zusätzlich in sich. (NL L_I d_{III})

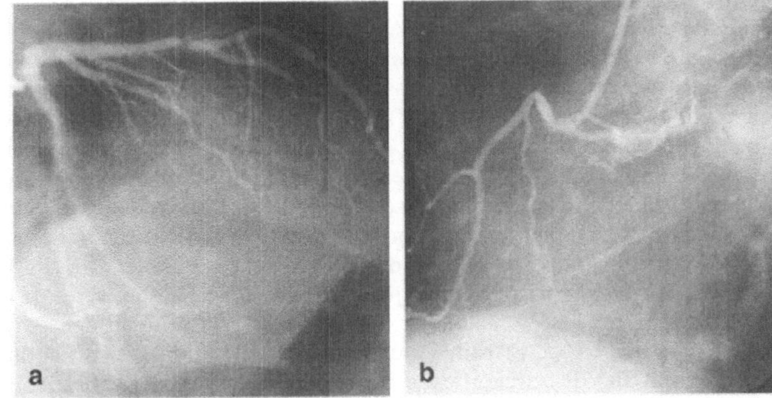

Abb. 23a, b. KHK bei Linksdominanztyp mit 90%iger Rivastenose (**a**) diffuser Koronarsklerose Cx bei hypoplastischer rechter Kranzarterie (**b**) (LL$_2$ d$_{III}$‘ $_{II}$)

R. interventricularis anterior (RIVA). Die Angina pectoris-verursachenden Stenosen liegen in mehr als 75% im Bereich des R. interventricularis anterior [1, 2, 6, 12] und hierbei vorwiegend im proximalen Drittel nach Abgang aus dem Hauptstamm (Abb. 23). In diesem Bereich überlagern sich häufig R. diagonalis, R. circumflexus und evtl. der Hauptstamm der linken Kranzarterie. Zudem ist das Gefäßbündel so gelagert, daß auch durch hemiaxiale oder kaudal und kranial angulierte Aufnahmen in verschiedenen Ebenen die Freiprojektion des proximalen RIVA-Abschnittes schwierig werden kann. Dennoch ist es für die klinische Routine infolge der häufigen und meist schweren Stenosierung in diesem Bereich unumgänglich, auch u. U. extremen Projektionen das Koronargefäßsystem zu dokumentieren. Wie oben bereits angedeutet, ist die Stelle des Abganges des ersten septalen Astes eine Prädilektionsstelle für Stenosen. In diesem Bereich geht häufig auch ein erster kräftiger R. diagonalis ab, so daß manchmal diese Äste aus der Stenose heraus entspringen. Stenosen im mittleren Bereich sind nicht selten langstreckig von mehreren Zentimetern und unregelmäßig begrenzt. In diesem Bereich werden Muskelbrücken, die keine wesentliche klinische Bedeutung mit Ausnahme bei der Operationsplanung haben, beobachtet. Ansonsten ist der R. interventricularis anterior wegen des in üblichen Angiographie-Ebenen parallelen Verlaufes gut einsehbar. Er läßt sich durch linksanteriore Aufnahmen (LAO) auch leicht vom R. diagonalis abgrenzen. Ein Koronarverschluß im proximalen Teil führt je nach Ausbildung des Gefäßes häufig zu erheblichen Infarktausdehnungen und Vorderwandaneurysmen, wobei dies erheblich vom Kollateralisierungsgrad des RIVA abhängig ist. Der R. interventricularis anterior wird vorwiegend über den R. interventricularis posterior der rechten Kranzarterie und die septalen Äste kollateralisiert. Auch Anastomosen zu diesem Ast sind keine Seltenheit, so daß es durchaus auch RIVA-Verschlüsse gibt, die nicht zu einem Myokardinfarkt führen. Diese Kollateralen zwischen der rechten Kranzarterie und dem RIVA haben daher eine nicht geringe prognostische Bedeutung beim akuten RIVA-Verschluß.

R. diagonalis (D). Der R. diagonalis ist sehr variabel. Neben einem großen kräftigen und weite Anteile des Myokards versorgenden Ast sind mehrere kleine Ästchen bis zur Hypoplasie des R. diagonalis denkbar. Die klinische Bedeutung einer Stenosierung des R. diagonalis ist, auch wenn sie höhergradig ist, in erster Linie abhängig von seiner anatomischen Größe. So wird dieser Ast nicht selten bei einer Dreigefäßerkrankung zusätzlich mit einem vierten aortokoronaren Bypass versorgt. Die angiographische Beurteilung des R. diagonalis ist häufig in einer linksanterioren 60°-Einstellung möglich. Hierbei biegt der R. interventricularis weit nach links ab, während der R. diagonalis über die Bildmitte verläuft. Auch kranial und kaudal angulierte Aufnahmen in 30° RAO können geeignet sein, den R. diagonalis frei zu projizieren.

R. circumflexus (Cx). Proximal aus dem Hauptstamm biegt der R. circumflexus in einer engen Kurve nach hinten ab und versorgt vom Sulcus atrio-ventricularis ausgehend die Hinterwand des linken Ventrikels, wobei hämodynamisch wirksame Stenosen häufig proximal und in der Gegend des Abganges des R. marginalis − distal oder proximal − zu finden sind. Nicht selten sind ein oder mehrere Rr. marginales abgebrochen und werden retrograd über Äste des R. diagonalis, des RIVA oder die rechte Kranzarterie versorgt (Abb. 20). Klinisch wichtig erscheint die Tatsache, daß isolierte Gefäßverengungen des R. circumflexus oder Verschlüsse im Vergleich zu entsprechenden Stenosen des RIVA prognostisch günstiger erscheinen. Der R. circumflexus läßt sich ebenfalls in der 60°-LAO- bzw. in der seitlichen Einstellung gut darstellen. Überprojektionen sind im Bereich des Ursprungs aus dem Hauptstamm häufig. Halbaxiale Projektionen und kraniokaudale Rotationen machen es unter Umständen möglich, direkt senkrecht auf Hauptstamm und Verzweigung in RIVA und Circumflexa zu blicken. Die Rr. marginales werden in Bildmitte besonders in der RAO-Projektion 30−40° darge

stellt. Bei der PTCA lassen sich R. circumflexus mit marginalen Ästen in der Regel gut erreichen. Ist eine Versorgung mit aortokoronaren Bypässen indiziert, so ist eine Anastomosierung im Bereich eines kräftigen R. marginalis besonders günstig.

Rechte Kranzarterie. Stenosierungen der rechten Kranzarterie begleiten häufig arteriosklerotische Läsionen der linken Kranzarterie. Neben Ostiumstenosen, Hauptstammstenosen und peripheren Stenosen gibt es besonders Läsionen, die an Bifurkationen auf Nebenäste übergreifen. Wegen der häufigen transseptalen Kollateralgefäße zur linken Kranzarterie ist der R. interventricularis posterior (RIVP) von besonderer Bedeutung. Beim Normalversorgungstyp oder Rechtsversorgungstyp ist der Aufzweigungsstelle in R. interventricularis und posterolateralis dexter besondere Aufmerksamkeit zuzuwenden. Die rechte Kranzarterie ist in 30−60° LAO-Projektion in der Regel gut freiprojiziert. Bei tiefer Inspiration kommt dieses Gefäß dann großbogenförmig zur Darstellung. Auch ist hierbei meist eine Beurteilung des Aufzweigungsbezirkes in Posterolateralis dexter und Interventricularis posterior möglich. Der R. interventricularis posterior läßt sich allerdings in dieser Projektion häufig nicht beurteilen, so daß eine zweite Serie von Aufnahmen im RAO-Strahlengang notwendig wird. Hierbei verläuft die rechte Kranzarterie im Profil, während der R. interventricularis posterior langgestreckt am kaudalen Rand des Herzens abgebildet wird (Abb. 20). Stenosen der rechten Kranzarterie werden, wenn sie zusätzlich zur Verengung der linken Kranzarterie auftreten, entweder einer Bypassoperation zugeführt, wobei am Crux cordis dem R. atrioventricularis eine besondere Rolle zukommt.

Bei isolierten Ein- oder Zweigefäßerkrankungen ist eine PTCA anzustreben, wobei die PTCA von Abgangsstenosen problematisch werden kann.

5.2.2.9 Kollateralgefäße

Im Koronarangiogramm Herzgesunder lassen sich keine kollateralen Verbindungsgefäße innerhalb eines Gefäßabschnittes − oder Anastomosen mit Verbindung zu einer anderen Kranzarterie − nachweisen. Zur Bildung von Kollateralen wird eine 90%ige Einengung eines Gefäßes gefordert, wobei offensichtlich unterschiedliche Individuen eine unterschiedliche Tendenz zur Kollateralenbildung aufweisen. Kollateralen werden nach Verschluß eines Kranzgefäßes durch retrograde Füllung deutlich

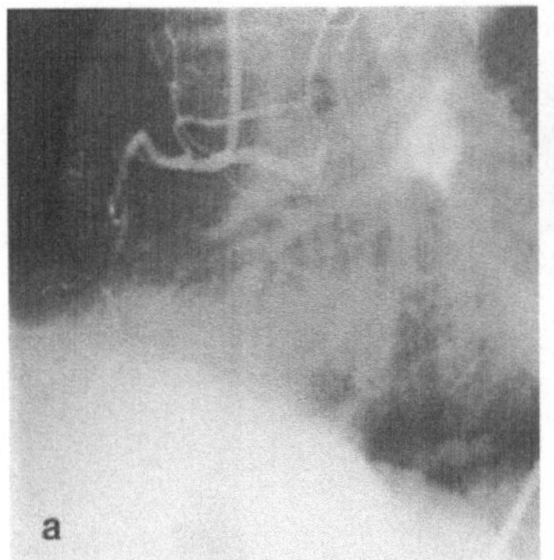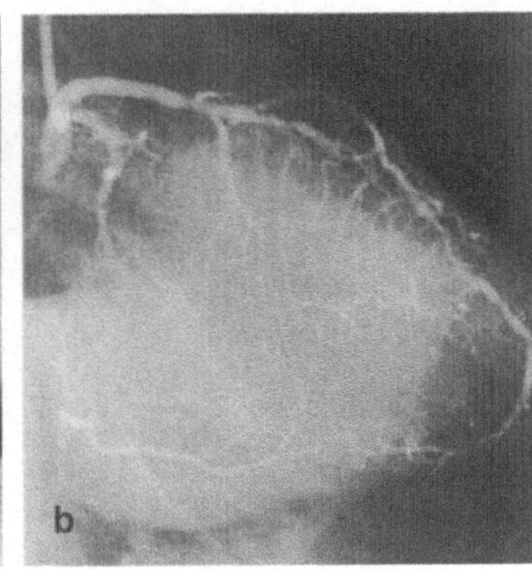

Abb. 24a, b. Kollateralisierter Verschluß der rechten Kranzarterie: die Injektion in die rechte Kranzarterie in RAO (a) zeigt diese proximal verschlossen. Die linke Kranzarterie, die im Bereich des RIVA und des R. circumflexus ebenfalls arteriosklerotische Wandveränderungen aufweist, füllt über ausgeprägte septale Anastomosen die rechte Kranzarterie und Teile des R. marginalis kontrastreich retrograd an (b). Das Lävokardiogramm dieses Patienten zeigte keine Bewegungsstörungen

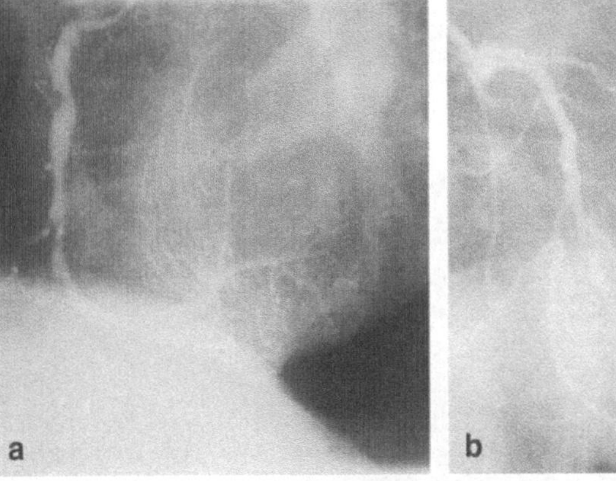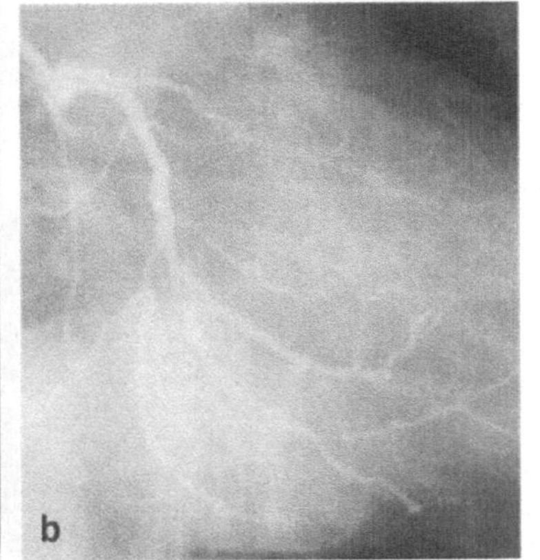

Abb. 25a, b. Unzureichende Kollateralisation des RIVA: Die rechte Kranzarterie in RAO-Projektion (a) zeigt deutliche vom R. interventricularis posterior ausgehende septale Anastomosen zum RIVA, der sich bei der Injektion in die linke Kranzarterie (b RAO-Projektion) nicht darstellt. Lediglich eine geringe Kollateralisation vom R. diagonalis her ist nachzuweisen

(Abb. 24 – 27). Sie ist häufig unterschiedlich ausgeprägt und kann in Einzelfällen soweit ausgebildet sein, daß keine Funktionseinschränkung des von der kollateralisierten Koronararterie versorgten Myokardareals nachzuweisen ist [1, 10, 15, 17]. Auch bei Verschlüssen des Hauptstammes kann in extrem seltenen Fällen eine Versorgung des linken Kranzgefäßes ausnahmslos durch die rechte Kranzarterie erfolgen und somit die Funktion des linken Ventrikels aufrechterhalten werden. Die hauptsächlichsten Anastomoseverbindungen laufen über die Konusarterie und die linke Kranzarterie, den R. ventricularis dexter und den RIVA über septale Äste des R. interventricularis posterior zum RIVA. Nicht selten anastomosiert der R. interventricularis anterior über die Spitze mit dem R. interventricularis posterior. Auch Gefäßverbindungen von R. posterolateralis dexter zum R. posterolateralis sinister und R. marginalis sinister sind denkbar (Abb. 28). Besonders ausgeprägte Kollateralflüsse werden bei Patienten mit hochgradiger KHK beobachtet (Abb. 29 – 33). Kleinere Kollateralen, z.B. von einem diagonalen Ast zum anderen oder von den diagonalen Ästen zu den marginalen Ästen oder im Bereich der linken Kranzarterie vom Konusast zum rechtsventrikulären Ast und zum R. marginalis dexter sind keine Seltenheit. Nach erfolgreicher PTCA oder Bypassoperation eines kollateralisierten Astes sind die Anastomosen und Kollateralen häufig nicht mehr nachweisbar. Sie

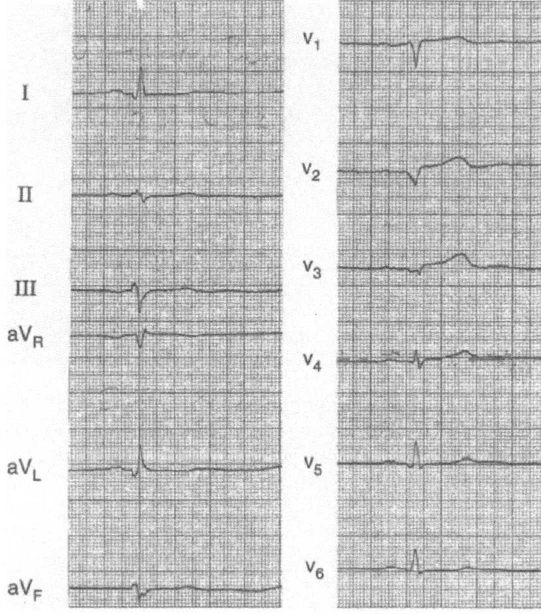

◄

Abb. 26. Dem Befund von Abb. 25 entsprechend wird in den Brustwandableitungen V1–V3 dieses Patienten eine persistierende ST-Streckenhebung als Zeichen eines Vorderwandaneurysmas sichtbar

Abb. 27 a, b. Kollateralisierung eines RIVA-Verschlusses: Rechte (a) und linke (b) Kranzarterie in LAO-Projektion zeigen, daß der R. interventricularis anterior proximal abgebrochen ist. Er wird über septale Anastomosen und Hinterwandkollateralen soweit retrograd aufgefüllt, daß im Vorderwandbereich keine wesentliche Bewegungsstörung in Ruhe nachzuweisen ist

▼

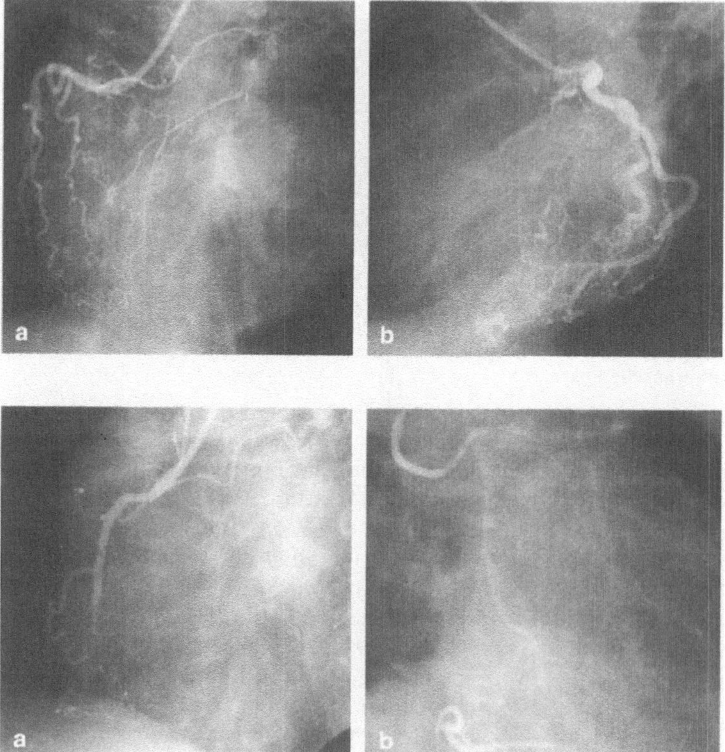

Abb. 28 a, b. Anastomotische Füllung der rechten Kranzarterie: Die Injektion in die rechte Kranzarterie zeigt dessen Abbruch in der Mitte des Hauptstammes (a LAO-Projektion). Die Injektion in die linke Kranzarterie zeigt nach Passage des Kontrastmittels eine kräftige Anfärbung des R. interventricularis posterior, der über septale Anastomosen gefüllt wird (b RAO-Projektion)

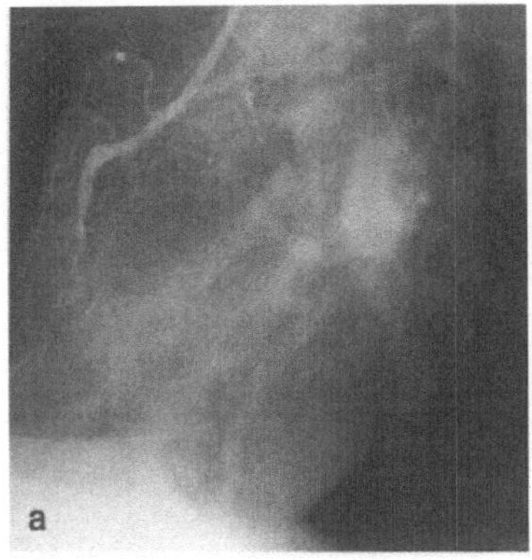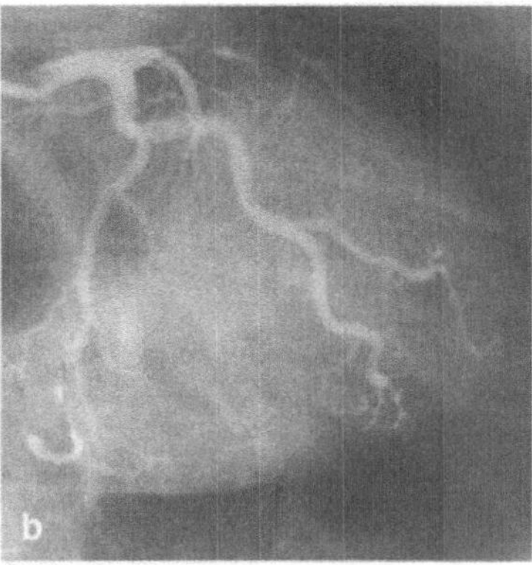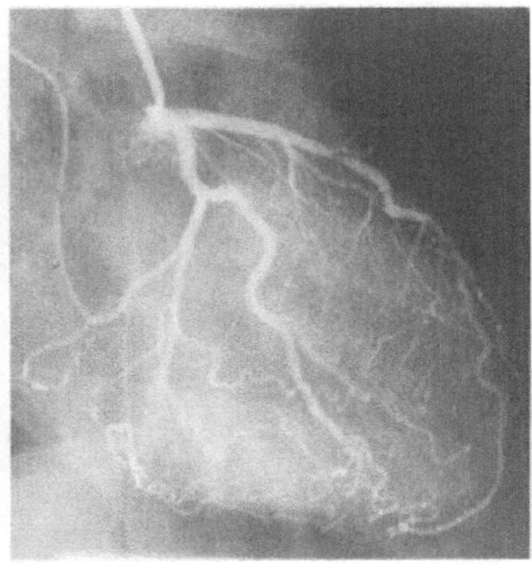

Abb. 29 a, b (*links*). Kollateralisation des RIVA und der rechten Kranzarterie: Die direkte Injektion in rechte (**a**) und linke (**b**) Kranzarterie zeigen einen Verschluß der RCA und der LAD proximal. Sowohl die rechte wie Anteile der linken Kranzarterie werden über den kräftigen R. marginalis, der aus dem Circumflexus entspringt, retrograd aufgefüllt

Abb. 30 (*rechts*). Anastomosierung der linken wie der rechten Kranzarterie: In RAO-Projektion ist die ideale Anastomosierung einer rechten Kranzarterie über septale Äste und Äste der Hinterwand zu erkennen. Die peripheren Anteile der rechten Kranzarterie werden kontrastreich durch die linke Kranzarterie aufgefüllt. Der RIVA ist Grad III stenosiert

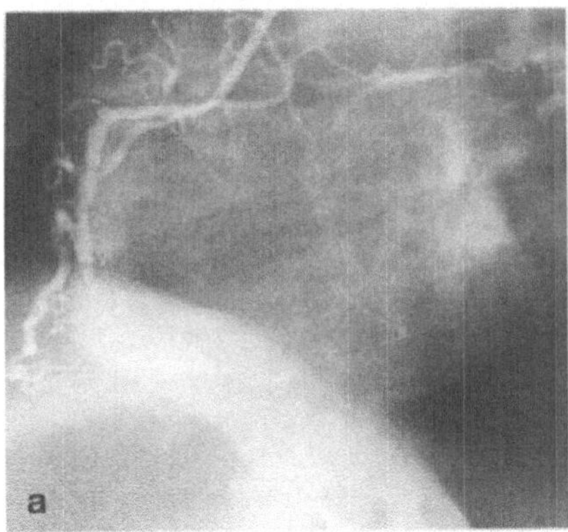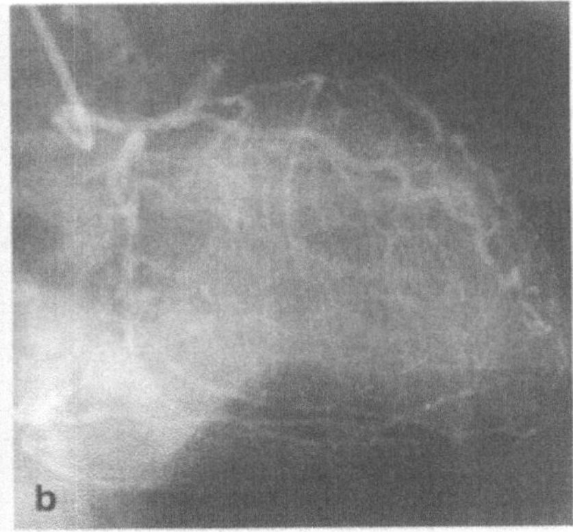

Abb. 31 a, b. Fortgeschrittene KHK: Sämtliche drei großen Gefäße, die rechte Kranzarterie (**a**), der R. interventricularis anterior und R. circumflexus (**b**) sind verschlossen. Es bestehen ausgeprägte anastomotische Füllungen der peripheren Anteile des R. circumflexus, des RIVA und der rechten Kranzarterie

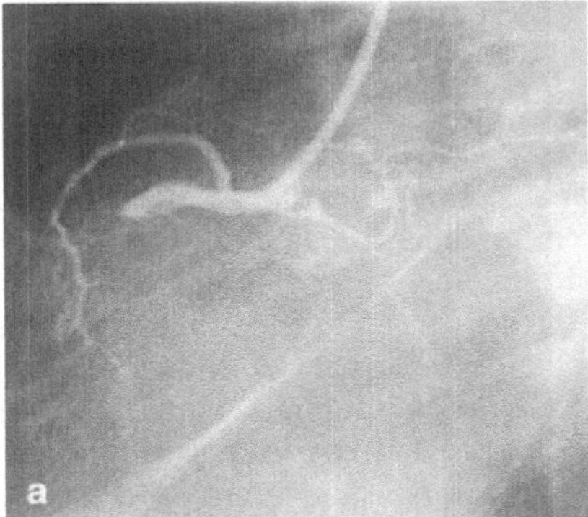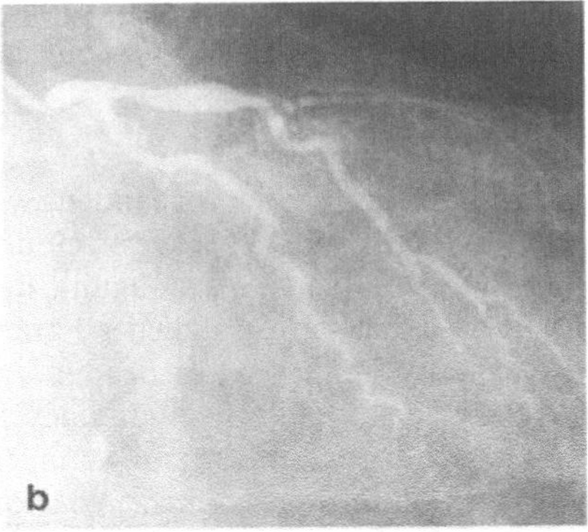

Abb. 32 a, b. Hochgradige fortgeschrittene KHK: Sowohl rechte Kranzarterie (**a**) wie RIVA (**b**) sind verschlossen. Versorgung des gesamten Herzmuskels lediglich über den kräftigen R. marginalis und R. diagonalis, von denen aus Anteile des RIVA und der rechten Kranzarterie retrograd aufgefüllt werden (N D_3 d_{IV} c_{IV} r_{IV})

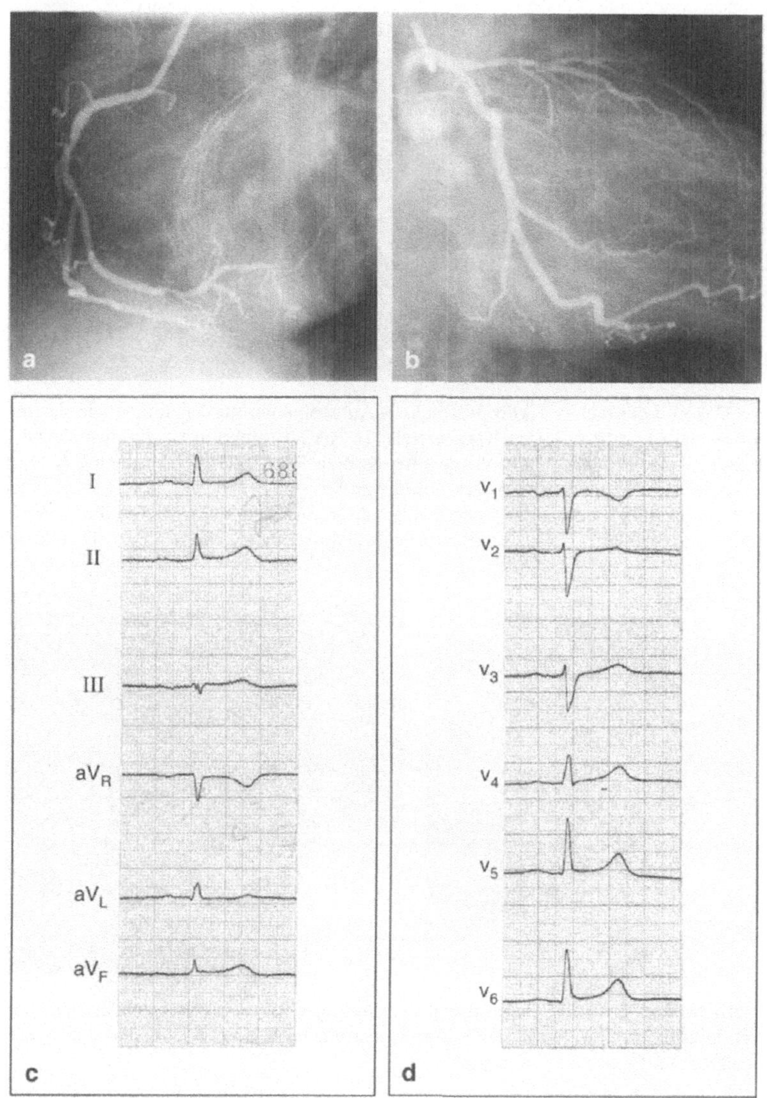

Abb. 33a–d. Retrograde Füllung des RIVA: Über septale Äste und Anastomosen an der Herzspitze wird der proximal verschlossene RIVA retrograd derart gut aufgefüllt (**a, b**), daß kein Infarktgeschehen nachweisbar war (EKG in Extremitäten- und Brustwandableitungen (**c, d**)

sind aber sofort wieder vorhanden, wenn sich eine Restenose oder ein Bypass-Verschluß entwickelt. Die hämodynamische Ausprägung der Kollateralgefäße ist daher ein zusätzlicher Parameter bei der Beurteilung der verursachenden Obliteration. Kommt es distal einer hochgradigen Stenose oder eines Verschlusses zur Strömungsumkehr („reversed flow"), so kann die periphere Anastomosenregion für einen beabsichtigten ACVB gut beurteilt werden. Bei Stenosen mit signifikantem Restflow oder proximaler Anastomose und gleichzeitig peripherer Kollateralisation wird der Pendelfluß („shuttle flow") im Kinekoronarangiogramm erfaßbar. Die Beachtung der Kollateralgefäße ist besonders bei der Planung von Operationen mit Myokardverlust – also Aneurysmektomie oder Infarktektomie – bei der Indikation nicht unerheblich, obwohl die hämodynamischen Parameter der Funktion des linken Ventrikels (EF, LVEDP) letztlich von größerer Bedeutung sind.

Die Erfahrungen haben gezeigt, daß bei rein subjektiver Bewertung der Koronarstenosen erhebliche Schwankungen auftreten, so daß unterschiedliche Beurteilungen nicht nur von verschiedenen

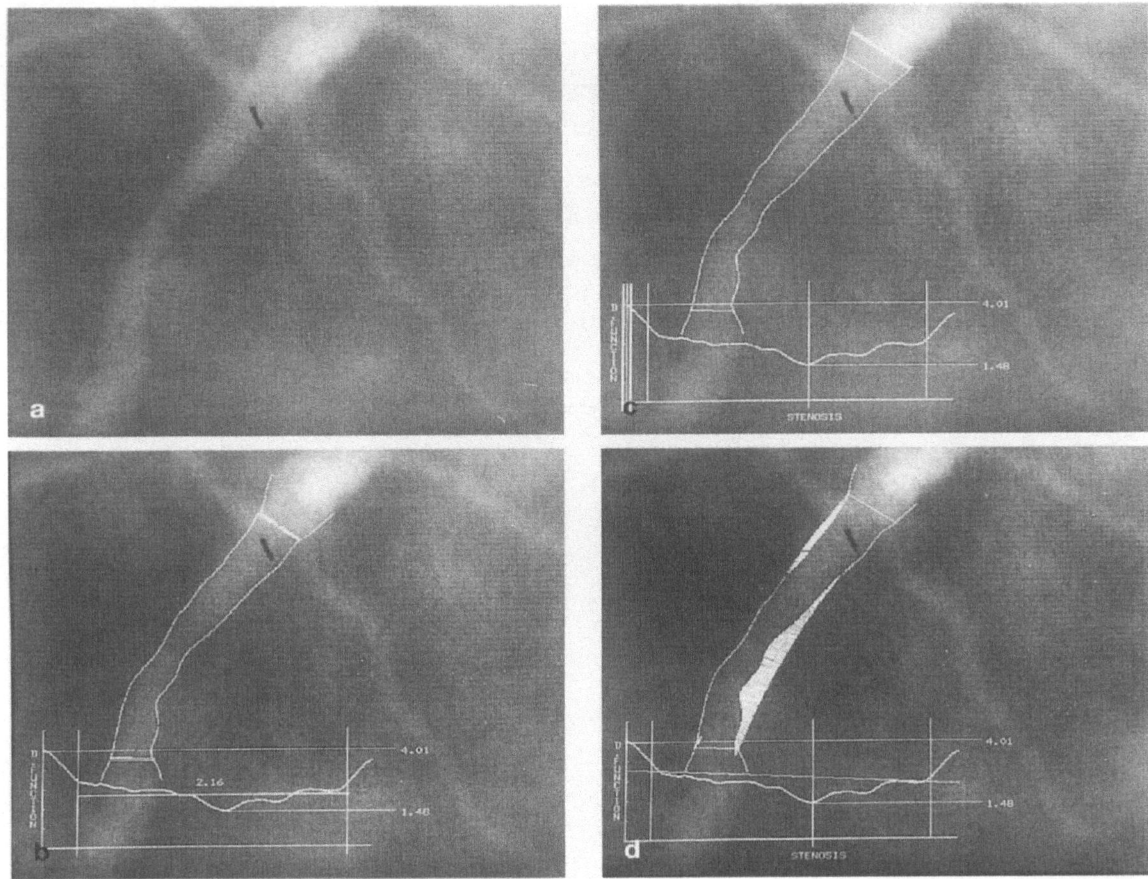

Abb. 34a–d. Digitale Quantifizierung von Koronarstenosen mit CAAS-System. **a** Leerbild, **b** automatische Konturbestimmung, **c** und **d** integrale Darstellung der Koronarsklerose

Untersuchern, sondern auch vom selben Untersucher zu unterschiedlichen Zeiten gegeben werden. Der Vergleich der subjektiven Einschätzung mit den objektiven Messungen zeigte, daß geringgradige Läsionen subjektiv eher unterschätzt und stärkergradige leicht überschätzt werden. Die digitalen Techniken (Abb. 34) ermöglichen eine präzisere Definition des Stenosegrades [12].

Topographische Anatomie der Koronarkollateralen

– Zur rechten Koronarie (Abb. 35)
  a) Aus den Ästen des R. circumflexus sinister zum R. postero-lateralis dexter. Dabei wird der R. interventricularis posterior antegrad perfundiert. Unmittelbar distal der Obliteration kann es zur Strömungsumkehr und zum Pendelfluß kommen.

b) Aus dem RIVA zum R. interventricularis posterior entweder über die Herzspitze oder über multiple Septumäste.
c) Intrakoronare Kollateralen aus dem R. marginalis oder Septumästen der rechten Kranzarterie zu ihrem distalen Abschnitt.
d) Von dem R. sinu-atrialis der linken oder rechten Kranzarterie, dem „Bachmann-Bündel" folgend zur AV-Knotenarterie und distalen rechten Kranzarterie. Bei proximalem Verschluß der rechten Kranzarterie wird diese Kollaterale gefunden und stellt sich bei linker und rechter Koronarographie dar.
e) Von der „Kugel" Arterie aus dem proximalen Bereich der rechten Kranzarterie ausgehend verläuft sie im Vorhofseptum und bekommt Anschluß an die AV-Knotenarterie der rechten Kranzarterie.

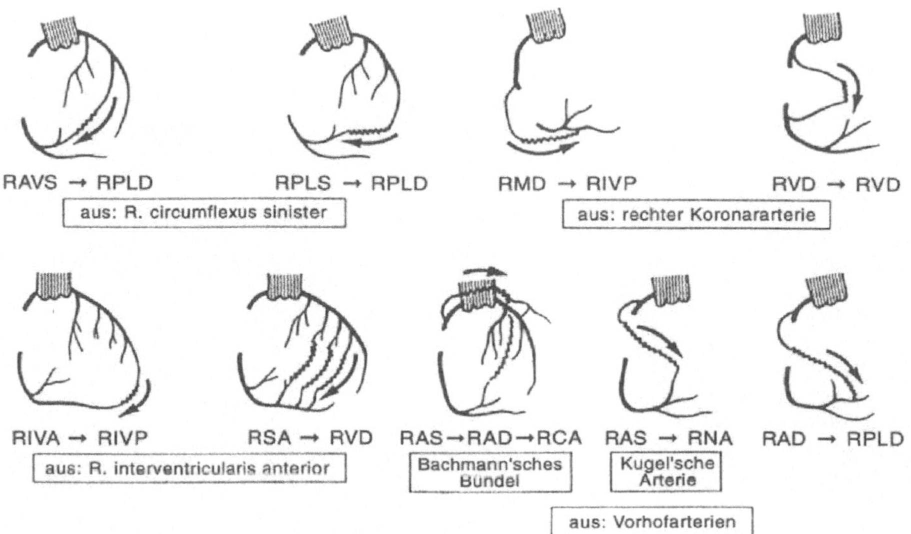

Abb. 35. Schematische Darstellung der häufigsten Kollateralwege zur rechten Koronararterie. Die LAO-Projektion ist durch eine leichte Schrägstellung der Aortenwurzel, die RAO-Projektion durch eine senkrechte Stellung derselben gekennzeichnet. Die Kollateralen selbst sind durch die Schlängelung angedeutet, die Flußrichtung durch Pfeile markiert. Für Einzelheiten s. Text. (Aus LICHTLEN [10])

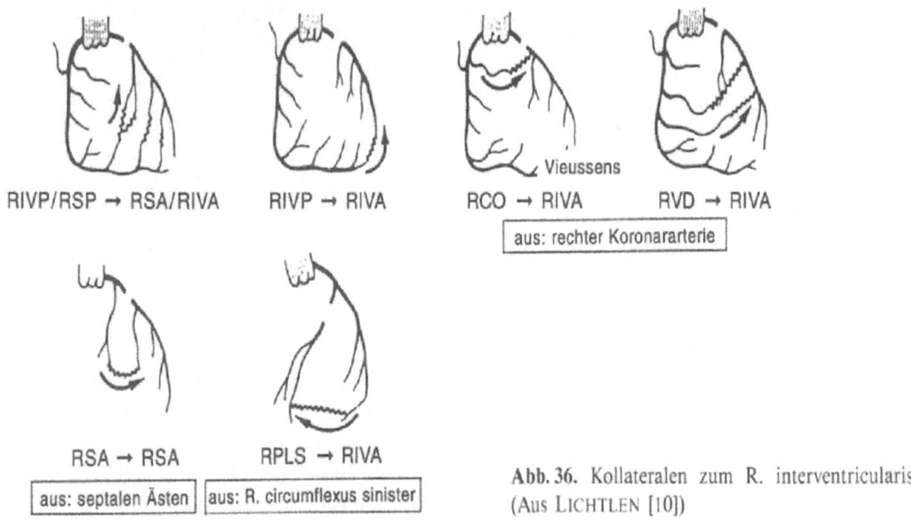

Abb. 36. Kollateralen zum R. interventricularis anterior. (Aus LICHTLEN [10])

– Zum R. interventricularis anterior (RIVA) der linken Kranzarterie (Abb. 36)
a) Vom Konusast der proximalen rechten Kranzarterie zum proximalen Abschnitt des RIVA, sog. „Vieuseu Ring". Er führt zu einer physiologischen Perfusion des RIVA bei sehr proximalen Obliterationen.
b) Von rechtsventrikulären Septumästen der rechten Koronararterie zu Septumästen des RIVA. Die Septumäste des RIVA werden dabei retrograd, die distalen Abschnitte physiologisch antegrad perfundiert.
c) Aus dem R. interventricularis posterior über die Herzspitze zum distalen Abschnitt des RIVA. Der RIVA wird dabei retrograd meist bis zur Obliteration kontrastiert.
d) Vom R. circumflexus sinister zum mittleren und disalen Abschnitt des RIVA.
e) Intrakoronare Kollaterale von proximalen Septumästen oder R. diagonalis ausgehend zu distalen Abschnitten des RIVA.

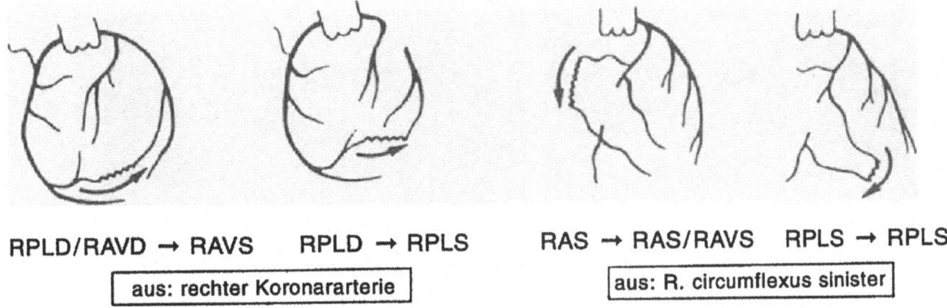

Abb. 37. Kollateralen zum R. circumflexus. (Aus LICHTLEN [10])

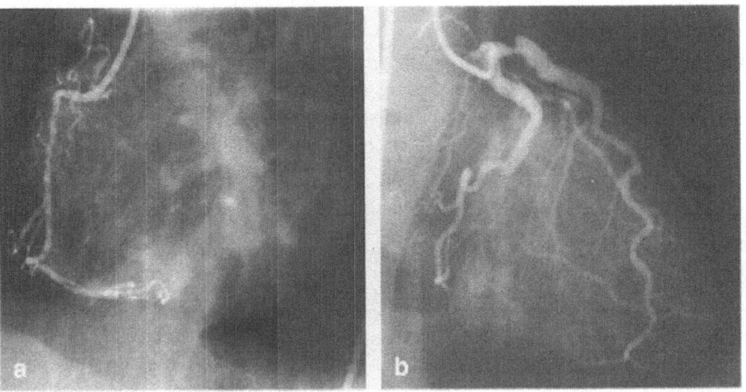

Abb. 38a, b. Dilatative Form der KHK. Die rechte Kranzarterie erscheint geringgradig arteriosklerotisch verändert (**a**). Die linke Kranzarterie (**b**) zeigt nach einem kurzen Hauptstamm eine das Lumen subtotal reduzierende Stenose eines dilatierten RIVA, der Circumflexus ist ebenfalls deutlich erweitert, der R. marginalis proximal abgebrochen und kollateral gefüllt

– Zum R. circumflexus (Cx) der linken Koronararterie (Abb. 37)
  a) Von der rechten Kranzarterie zum AV-Ast der Circumflexa.
  b) Von Vorhofästen des R. circumflexus intracoronar zu distalen Abschnitten des R. circumflexus.
  c) Von den rechtsatrialen Ästen oder der Sinusknotenarterie zu linksatrialen Ästen des R. circumflexus.

Die Analyse und Beurteilung von Kollateralen kann für die Entscheidung zu einer Operation oder PTCA und Prognosebeurteilung hilfreich sein. Zu bedenken ist immer, daß die Kollateralen eine geringere Ausprägung der Tunica muscularis haben (SCHAPOR, SCHOENMAKERS).

5.2.2.10 Besonderheiten der Koronararterien

Dilatative Form der Koronarsklerose. In über 1% der Patienten mit koronarer Herzerkrankung kann angiographisch neben umschriebenen stenosierenden Verengungen eine dilatative Form der Koronarsklerose nachgewiesen werden. Dabei sind die Lumina der Koronarien nicht selten sehr viel weiter als bei normalen Kranzarterien. Die Arterienwände erscheinen grobschollig verändert. In Einzelfällen ohne wesentliche Lumenschwankungen, in anderen Fällen wechseln Stenosen mit dilatierten Abschnitten ab (Abb. 38).

Koronaraneurysmen. Sind die dilatativen Abschnitte auf eine kurze Strecke beschränkt, so entspricht der Befund einem isolierten Aneurysma der Koronararterien. Diese können singulär und beim gleichen Patienten auch multipel auftreten. Abbildung 39a–c zeigt ein Aneurysma der rechten Kranzarterie. Es zeigt sich besonders in der Auswaschphase, daß in dem aneurysmatischen Teil der Blutfluß durch turbulente Strömung verlangsamt ist und die Auswaschphase dadurch verzögert wird.

Koronararterien bei Myokardhypertrophie. Patienten mit ausgeprägter Myokardhypertrophie unterschiedlicher Genese, insbesondere aber bei Aorten-

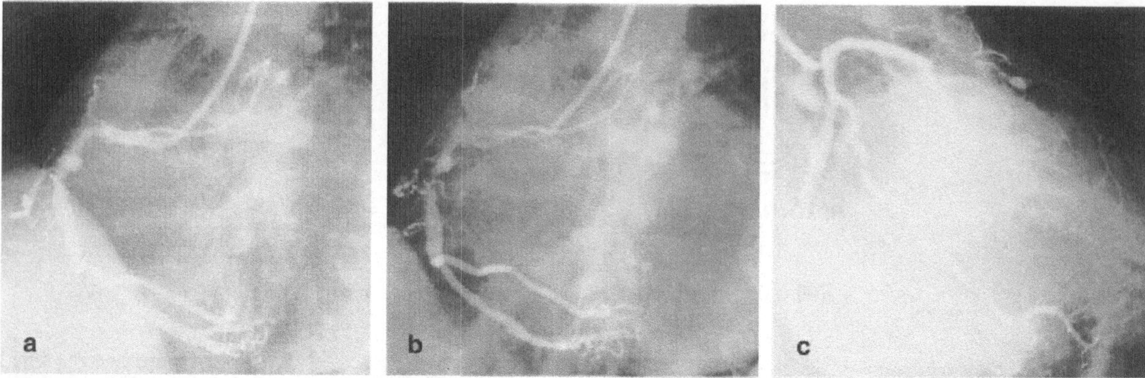

Abb. 39a – c. Koronaraneurysma: Die Injektion in die rechte Kranzarterie weist kurz nach Abgang eine Lumenerweiterung auf (**a**). Erst in der Auswaschphase ist erkennbar, daß das Kontrastmittel respektive Blut länger in diesem Aneurysma verweilt (**b**). Zusätzlich ist bei diesem Patienten bereits ein Vorderwandinfarkt mit Abbruch des RIVA (**c**) aufgetreten

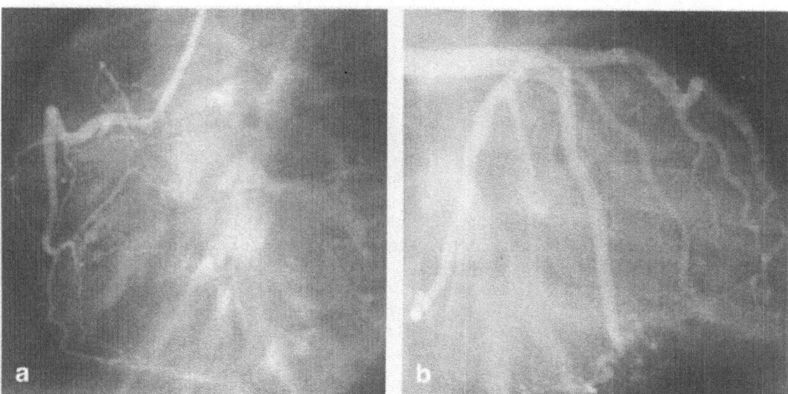

Abb. 40a, b. Koronarographie bei Hypertrophie. Deutlich erweiterte rechte (**a**) und linke (**b**) Kranzarterie

stenose und mehrjähriger arterieller Hypertonie, aber auch bei hypertropher Kardiomyopathie können kaliberstarke erweiterte Koronararterien besitzen. Diese zeigen zumeist einen geschlängelten Verlauf, der besonders in der Systole ausgeprägt ist (Abb. 40). Der Kontrastmittelfluß ist auch, wie in anderen Körperabschnitten, bei dilatativer Angiopathie verlangsamt.

Koronararterien bei dilatativer Kardiomyopathie. Die dilatative Kardiomyopathie, die gekennzeichnet ist durch eine in allen Abschnitten harmonisch eingeschränkte Kontraktion, besonders des linken Ventrikels, weist langgestreckte Koronararterien mit rarifizierter Aufzweigung auf, sodaß im Vergleich zu einem normalen Koronarangiogramm ein Bild entsteht, das mit einem entlaubten Baum („winter tree") vergleichbar ist (Abb. 41 a, b). Dies

tritt besonders an der linken Kranzarterie auf und ist an der rechten nur sehr selten feststellbar.

Kranzarterien bei Herztumoren. Von Koronararterien aus können auch intrakardiale Tumore benigner oder maligner Histologie arteriell versorgt werden. Sowohl Myxome, Rhabdomyosarkome als auch Metastasen können eine lokal verstärkte Myokardvaskularisation besitzen. Abbildung 42a – d zeigt die Koronarangiographie bei einer Patientin mit Vorhofmyxom. Von der Peripherie der rechten Kranzarterie aus verzweigen sich multiple geschlängelte Gefäßäste in den Tumor hinein. Dieses Myxom prolabiert diastolisch in den linken Ventrikel und verursachte dadurch die Symptomatik einer Mitralklappenstenose. Gleichartige Vaskularisationen konnten wir bei Myxomen auch aus der linken Kranzarterie heraus feststellen.

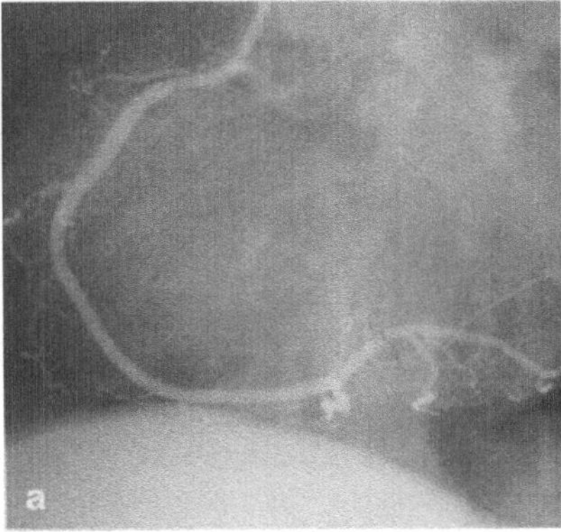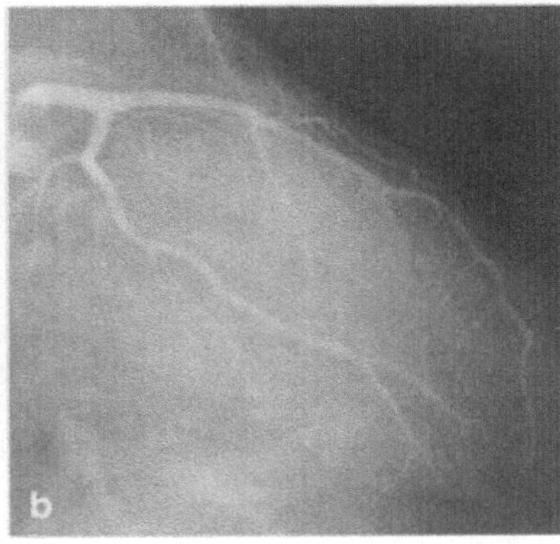

Abb. 41a, b. Koronarbefund bei dilatativer Kardiomyopathie. Das Muster der Koronaraufzweigung ähnelt mit dem gestreckten Verlauf und den rarifizierten Seitenästen dem Bild eines entlaubten Baumes. Besonders typisch für die linke Kranzarterie (b). Auch die peripheren Anteile der rechten Kranzarterie zeigen dieses Phänomen (a). Insgesamt ist bei der dilatativen Kardiomyopathie der Koronardurchfluß häufig verstärkt

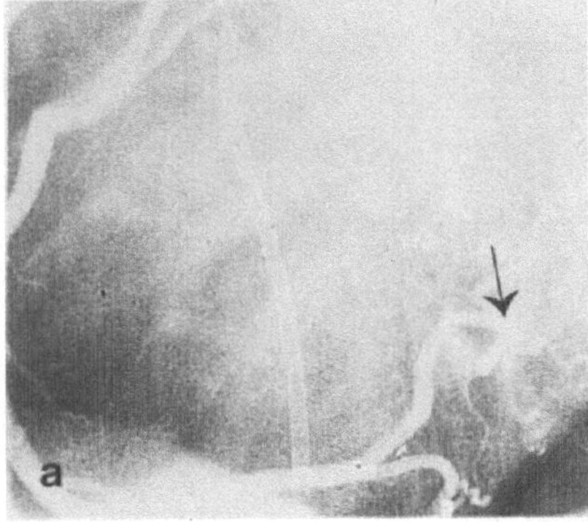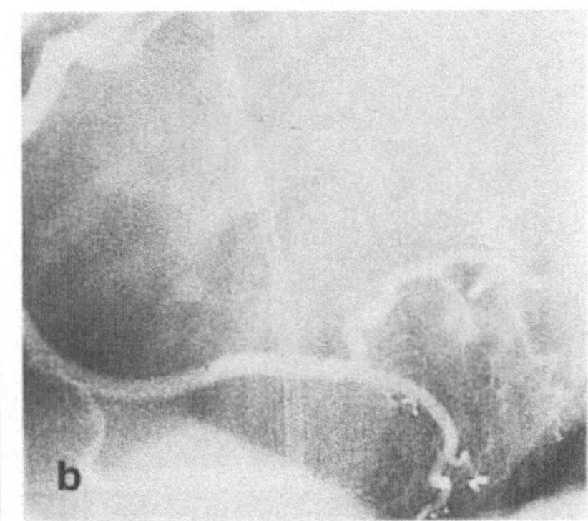

Abb. 42a, b. Vaskularisation eines Vorhofmyxoms: Die direkte Injektion in die rechte Kranzarterie (a LAO) zeigt eine vermehrte Schlängelung und Aufzweigung im Endaufzweigungsgebiet der rechten Kranzarterie. Das Kontrastmittel verbleibt in diesem Gebiet besonders lange (b). Aus diesem Gefäßkonvolut wurde ein Myxom des linken Vorhofes versorgt, das diastolisch durch die Mitralklappe in den linken Ventrikel prolabierte

Koronarfistel. Fisteln der Kranzgefäße werden in seltenen Fällen beobachtet. Häufig kommt es hierbei zu Shuntverbindungen zwischen rechter und linker Kranzarterie und Pulmonalarterie. Auch sind Shuntverbindungen zwischen Kranzarterien und Bronchialarterien nachgewiesen worden. Diese Anomalie bereitet je nach hämodynamischem Ausmaß Beschwerden, so daß asymptomatische Fistelbildungen häufig undiagnostiziert bleiben oder lediglich per Zufall erfaßt werden. In den Abb. 43 und 44 sind verschiedene Arten von Fistelbildungen ersichtlich.

Kurzschlußverbindungen zwischen Koronarsystem und dem Cavum des linken Ventrikels sind die sog. arterioluminalen Gefäße. Diese arterioluminal vessels sind ein nicht seltener Nebenbefund. Hier gewinnen die Kapillaren der Koronargefäße Anschluß zu den Sinusoiden des linken Ventrikels.

Entwicklungsgeschichtlich entstehen die Kranzgefäße aus nutritiven arterio-arteriellen Gefäßen. Bei der Entwicklung des Herzens bilden sich Sinusoide vom Lumen her, die in der Lage sind, über Diffusion die subendokardialen Muskelschichten zu ernähren. Nicht selten gewinnen die arterioarteriellen Gefäße Anschluß an diese Sinusoide, so daß bereits bei Normalpersonen in gewissem Maße koronarventrikuläre Shunts nachgewiesen werden können, die allerdings keine hämodynamische Bedeutung zeigen. Je nach Ausbildungsgrad gewinnen derlei arterioluminal vessels pathologische Bedeutung, so daß das klinische Bild einer Angina pectoris entstehen kann. Angiographisch sind diese Kurzschlußverbindungen, die nicht direkt visualisiert werden können, dadurch gekennzeichnet, daß nach Injektion in die Kranzarterien das Kontrastmittel direkt in das Cavum entweder des linken oder des rechten

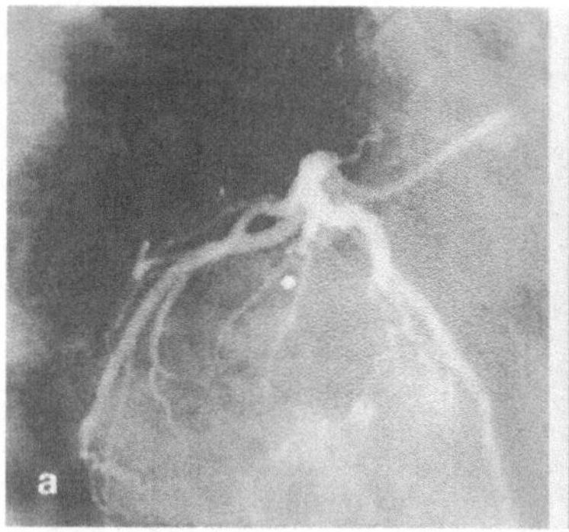

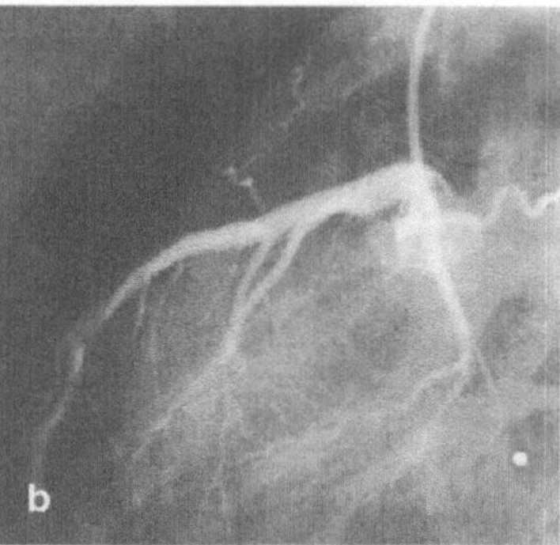

Abb. 43a, b. Angiographiebefund bei Koronarfisteln: 52jähriger Patient, der wegen unspezifischer Angina pectoris mit geringgradigen elektrokardiographischen Veränderungen untersucht wurde: Es zeigt sich ausgehend sowohl von der rechten Kranzarterie (**a**) wie von der linken Kranzarterie (**b**) ein Eingefäßkonvolut, das in die Pulmonalarterie drainiert. Da die Symptomatik den Patienten deutlich belastete, wurde eine operative Unterbindung der Shunts vorgenommen

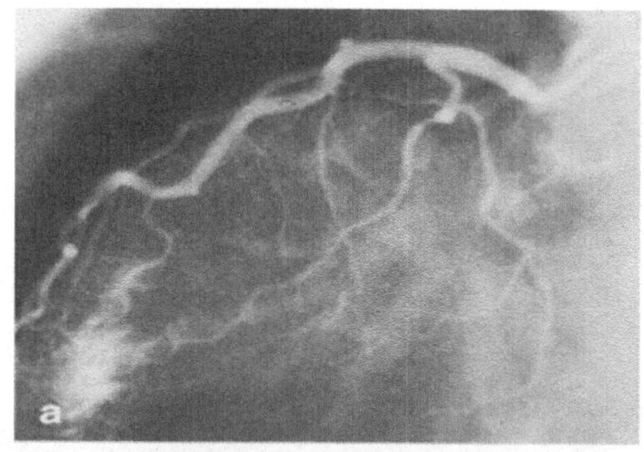

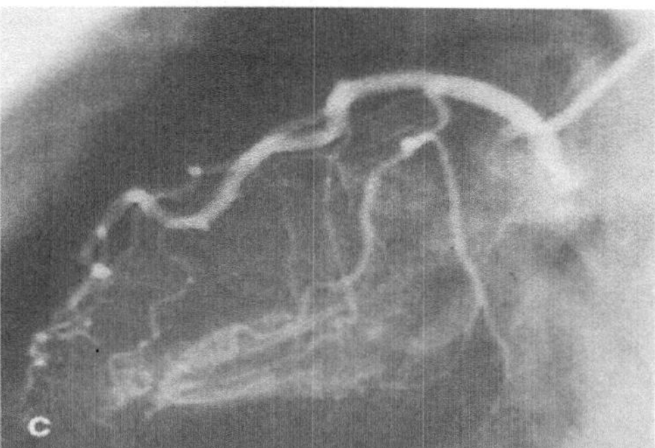

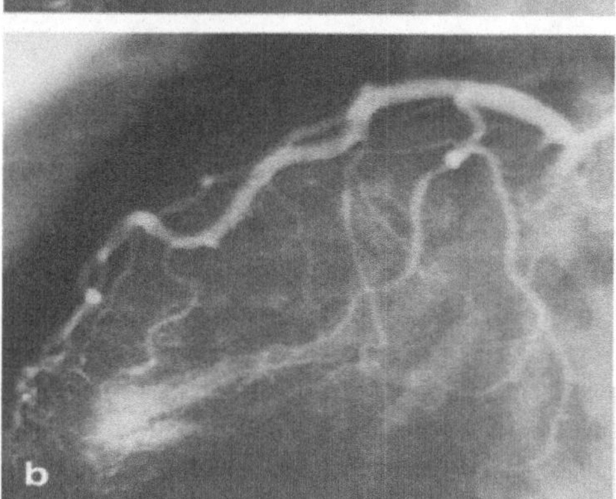

Abb. 44a–d. Im vorliegenden Angiogramm handelt es sich um ausgeprägte arterioluminal vessels. Deutlich erkennbar ist, daß sich bei Füllung der li. Kranzarterie im distalen Drittel der LAD ein „Kontrastmittelsee" im Cavum des linken Ventrikels ansammelt (**a**). Bei Beginn der Kontraktion (**b**) und während der Kontraktion (**c**) ist deutlich erkennbar, daß dieses Kontrastmittel über die Aortenklappe in die Aorta ausfließt. Es handelt sich hierbei um anlagebedingte, in diesem Fall besonders ausgeprägte sog. arterioluminal vessels, also Gefäße die von der Kranzarterie aus direkt Anschluß an den linken Ventrikel gewinnen. Klinisch können sie eine atypische Form einer Angina pectoris verursachen

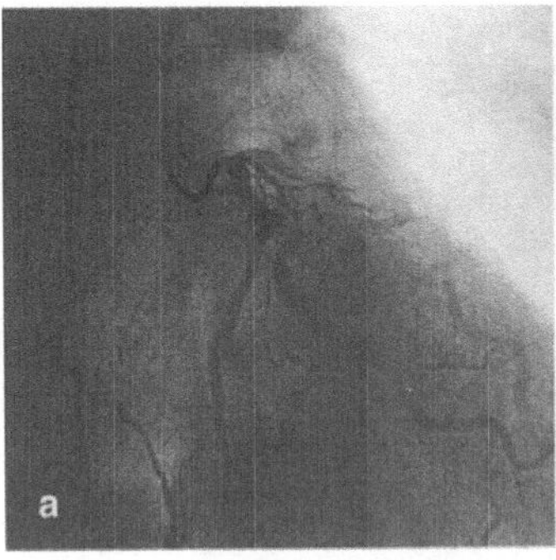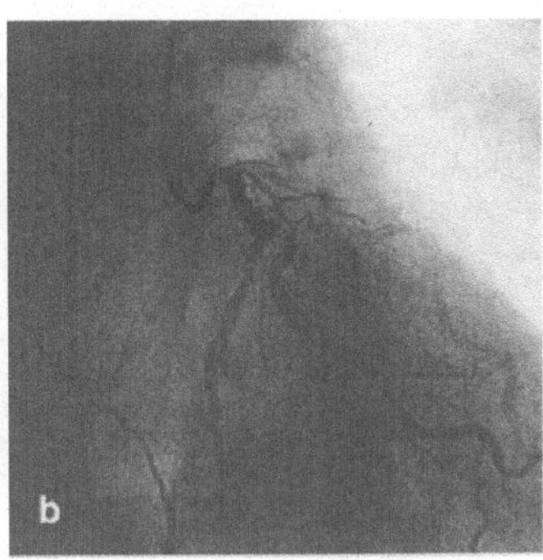

Abb. 45a, b. Getrennter Abgang von R. interventricularis anterior und R. circumflexus aus der Aorta: Bei der Erstinjektion ist die Spitze des Koronarkatheters superselektiv im R. interventricularis anterior plaziert. Die Röntgendarstellung zeigt das Gefäß gut kontrastiert. R. interventricularis anterior, R. diagonalis und der 1. septale Ast sind Grad-III-stenosiert (**a**). Nach superselektiver Sondierung des R. circumflexus wird dieser Ast hervorragend kontrastiert. Nebenbefundlich zeigt sich eine Stenose Grad III des kräftigen R. marginalis und eine anastomotische Füllung der rechten Kranzarterie (**b**)

Ventrikels abfließt, so daß angiographisch direkt im Anschluß an die Visualisation der Kranzarterien der „Hauch" einer Lävokardiographie entstehen kann.

Getrennter Abgang des LAD und RCX aus der Aorta. Bei der primären Intubation der Kranzarterien wird manchmal zunächst lediglich entweder der R. circumflexus oder der R. interventricularis anterior selektiv dargestellt (Abb. 45a–c), während die entsprechende nicht intubierte Arterie nicht sichtbar wird. Fehldiagnosen, die den Verschluß eines Gefäßes beschreiben, sind hierbei nicht selten. Aus diesem Grunde ist es zwingend, die Katheterspitze sukzessiv zurückzuziehen und danach zu trachten, beide Gefäße simultan zu visualisieren. Denkbar ist, daß dabei die selektive Injektion sowohl in R. circumflexus wie in RIVA notwendig wird. Es ist zu fordern, daß dann, wenn kein eindeutiger Abbruch eines Gefäßes nachzuweisen ist, durch eine Aortenbulbusinjektion mit Übersichtsangiographie der Verschluß des entsprechenden Gefäßes definitiv nachgewiesen wird.

5.2.2.11 Koronararterien bei Lageanomalien des Herzens

Koronarangiographiebefund bei Dextrokardie. Von einer Dextrokardie sprechen wir, wenn mehr als die Hälfte der gesamten Masse des Herzens rechts einer medial sagittal gedachten Ebene im Thorax liegt. In der Weltliteratur sind bisher weit über 1000 Beobachtungen von Rechtslage des Herzens beschrieben. Einen besonderen Raum nehmen dabei Dextrokardien ein, die mit weiteren Herzfehlern vergesellschaftet sind. Dem Verlauf der Herzkranzarterien bei Dextrokardie (Abb. 46a–d) ist bisher keine besondere Aufmerksamkeit geschenkt worden. Im folgenden wird der Koronararterienverlauf bei vier Arten einer Dextrokardie beschrieben. Es handelte sich dabei um je eine

– Dextropositio,
– Dextroversio,
– Spiegelbild-Dextrokardie mit Inversion der Ventrikel und korrigierender Transposition der großen Gefäße,
– Spiegelbild-Dextrokardie (unkompliziert),

Die Dextropositio und Dextroversio waren mit Situs solitus der übrigen Organe vergesellschaftet, während sich bei den Spiegelbild-Dextrokardien ein Situs inversus fand. Nach der Klassifikation von van PRAGH, die entwicklungsgeschichtliche Kriterien heranzieht, handelte es sich zweimal um „D. loop normaly related great arteries" (Rechtsdrehung bei normaler Lage der großen Arterien), einmal um „D. loop transposition" (Rechtsdrehung bei Rechtstransposition), einmal um „L. loop inversly related great arteries" (Linksdrehung bei Inversion der großen Gefäße).

Dextropositio (Abb. 46a). Bei diesem Patienten waren mit 15 Jahren feuchte Rippenfellentzündungen aufgetreten, die nach pleuro-perikardialen Adhäsionen eine Verlagerung des Herzens nach rechts bewirkten. Die selektive Koronarangiographie zeigte lediglich den R. interventricularis anterior nach vorne links verlaufend. Der R. circumflexus verläuft mit seinem marginalen Anteil steil nach kau-

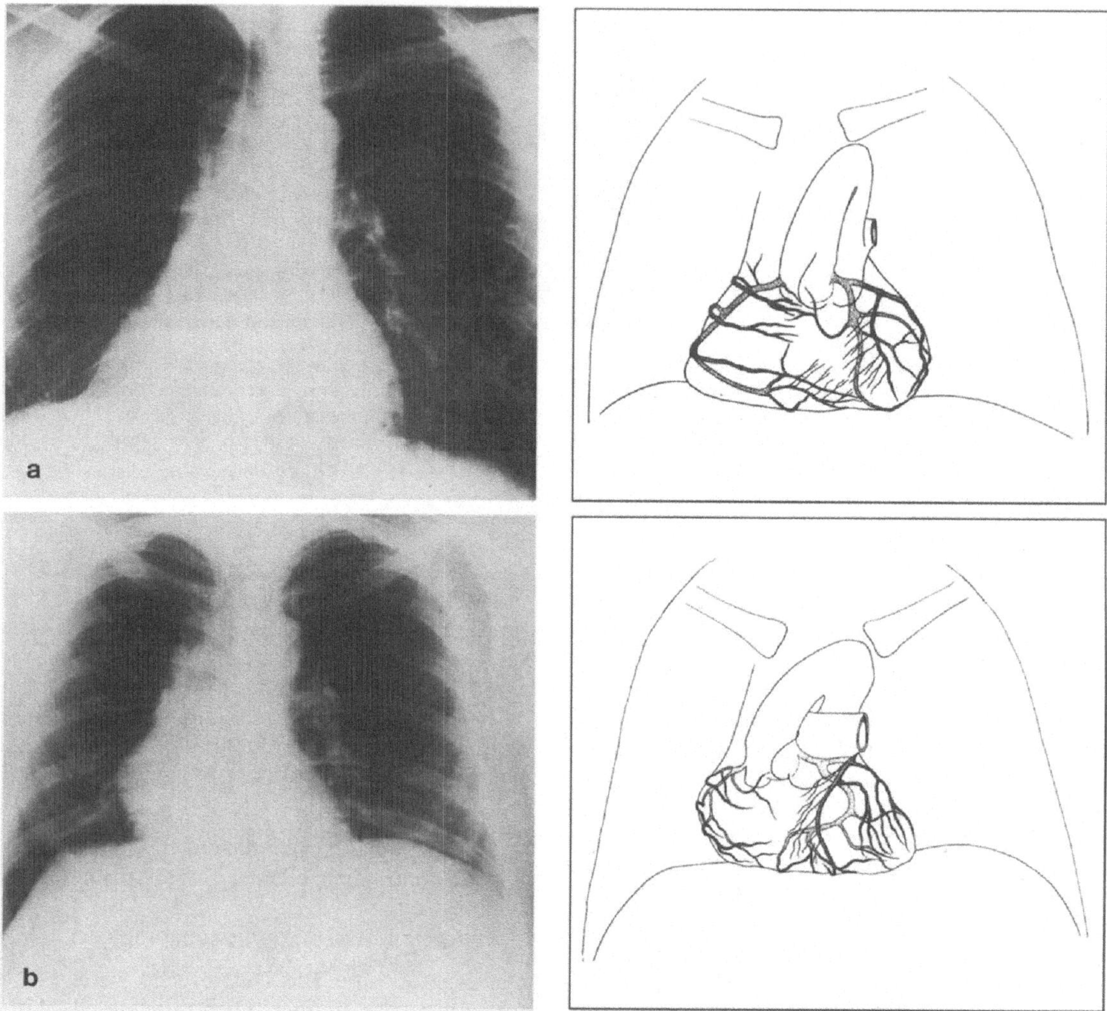

Abb. 46a–d. Röntgenthorax und Koronarschema bei Patienten mit Dextrokardie: **a** Dextropositio cordis, **b** Dextroversio cordis, **c** Spiegelbild-Dextrokardie und **d** Spiegelbild-Dextrokardie mit korrigierter Transposition der großen Gefäße. Detaillierte Beschreibung s. Text. **c, d** s. S. 221

dal. Die rechte Kranzarterie wird im Vergleich zum normalen Herzen weiter nach rechts gezogen. Insgesamt handelt es sich bei diesem Patienten lediglich um eine Verlagerung der Kranzarterien homogen mit der Muskelmasse nach rechts.

Dextroversio (Abb. 46b). Die Anamnese dieses Patienten ist weitgehend leer. Bis kurz vor stationärer Aufnahme wurde aktiv Sport betrieben. Die Lävokardiographie zeigte ein normales diastolisches Ventrikelbild. Während der Systole war eine wurstartige Vorwölbung im muskulären Ausflußtrakt mit einem geringen Druckgradienten nachzuweisen. Die Darstellung der A. coronaria sinistra zeigt

in p.a., RAO und LAO einen nach vorne verlagerten RIVA, der nach der Aufzweigung steil nach unten verläuft. Die septalen Äste weichen nach rechts ab. Der sehr kräftig ausgebildete R. circumflexus erstreckt sich an der Hinterwand des Herzens in einem S-förmigen Bogen und versorgt fast die gesamte diaphragmale Wand. Die A. coronaria dextra ist hypoplastisch, entspringt im rechten Sinus valsalva und reicht lediglich bis zum Crux cordis. Die gesamte Architektur des Herzens scheint wie die „Seite eines Buches" (J. SCMIDT) um 90° gegenüber einer vertikalen Achse nach rechts gewendet.

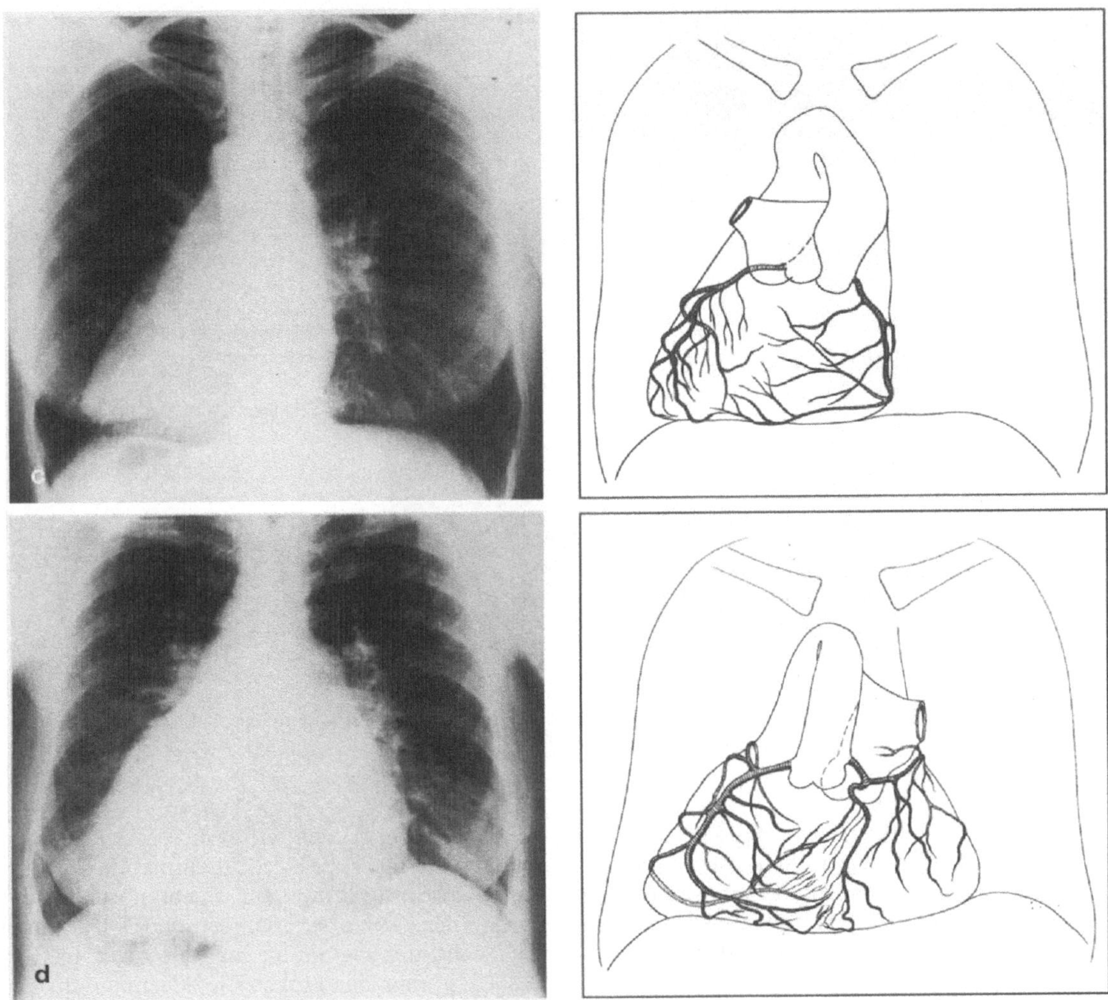

Abb. 46 *(Fortsetzung)*. **c, d** Legende s. S. 220

Spiegelbild-Dextrokardie (Abb. 46 c). Bei der 62jährigen Patientin St. B. wurde bereits im Kindesalter mit 3 Jahren ein Situs inversus festgestellt. Sowohl das Herz wie die Magenblase und die Milz sind nach rechts verlagert, während die Leber links liegt. Wegen eingehender anginöser Beschwerden wurde eine diagnostische Koronarangiographie notwendig. Dabei zeigte sich die A. coronaria sinistra von einem vorne gelegenen Sinus valsalve ausgehend nach rechts verlaufend. Der R. circumflexus verläuft in die Bildebene hinein und versorgt die Hinterwand des linken Ventrikels. Die rechte Kranzarterie verläuft spiegelbildlich zum Normalprobanden nach vorne kaudal und weicht am Crux an die Hinterwand des linken Ventrikels ab. Ebenso entspringt die Aorta, die in diesem Fall rechtsläufig ist, spiegelbildlich und umschlingt die Pulmonalarterie in typischer Form.

Spiegelbild-Dextrokardie mit korrigierender Transposition der großen Gefäße (Abb. 46 d) – „L. loop inversly releated great arteries". Zur Architektur des Herzens: Im Situs inversus liegt der rechte Vorhof links, der linke Vorhof rechts. Dem rechten Ventrikel schließt sich nach ventral ein Mitralklappen-tragender linker Ventrikel an. Entsprechend folgt dem linken arteriellen, rechts liegenden Vorhof der Trikuspidalklappen-tragende rechte Ventri-

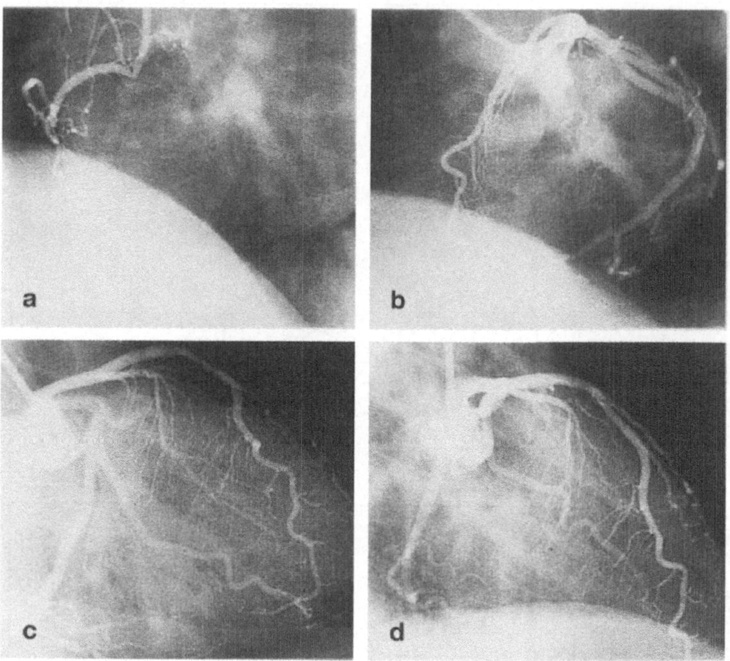

Abb. 47a−d. Rechte und linke Koronararterie mit Verschluß der rechten Kranzarterie (**a**) und linke Kranzarterie in 3 Ebenen (**b−d**); elongierter Verlauf des RIVA und Cx bei Hypertonieherz

kel. Vom linken Ventrikel entspringt die Pulmonalarterie, entsprechend vom rechten die Aorta. Tatsächlich strömt in diesem Fall das venöse Blut vom rechten Vorhof durch eine Mitralklappe in den anatomisch linken Ventrikel und von dort physiologisch richtig in die korrigierend transponierte A. pulmonalis. Entsprechend strömt das arterialisierte Blut vom linken, allerdings rechts gelegenen Vorhof durch eine Trikuspidalklappe in den rechten Ventrikel und von dort in die Aorta. Die großen Arterien gehen schornsteinartig parallel aus dem Herzschatten hervor. Die typische Umschlingung zwischen Aorta und Pulmonalis ist hierbei nicht zu beobachten.

Die Koronarangiographie zeigt eine links gelegene A. coronaria sinistra in typischer Aufzweigung. Die rechte Kranzarterie ist dominant angelegt und versorgt vom Sulcus atrio-ventricularis rechts große Anteile der diaphragmalen Wand und des Septum interventriculare. Zusätzlich wird auch der arterielles Blut führende rechte Ventrikel von ihr versorgt.

Die anatomische Typeneinteilung der kongenitalen Dextrokardien nach van Pragh ist in der Lage, alle Dextrokardien einzuordnen, da sie die grundsätzlich möglichen entwicklungsgeschichtlichen Drehungen der Viszera, der Kammern und der gro-

ßen Gefäße berücksichtigt. In diesem Schema wird andererseits nicht die Rechtsdrehung um die vertikale Achse, soweit sie mit einem normalen Ursprung der großen Arterien verbunden ist, von einer Rechtsdrehung um die sagittale Achse in Höhe des Ursprungs der großen Gefäße unterschieden. Klinisch bewährt sich hierbei die Differenzierung dieser Anomalie in Dextropositio und Dextroversio.

Für klinische Belange ist es bei den Spiegelbild-Dextrokardien primär von untergeordneter Bedeutung, ob der große Kreislauf von der anatomisch linken oder rechten Kammer mit arterialisiertem Blut versorgt wird, ob es sich also um eine Inversion der Ventrikel mit korrigierender Transposition der großen Gefäße oder um eine reine Spiegelbild-Dextrokardie handelt. Zweifelsohne ist aber die einfache Spiegelbild-Dextrokardie seltener mit weiteren Anomalien des Herzens vergesellschaftet als eine TGA. Bei Situs inversus treten Anomalien wie Vorhof- und Ventrikelseptumdefekt gehäuft auf.

Setzt man voraus, daß die A. coronaria sinistra durch einen kurzen Hauptstamm sowie durch Aufzweigung in zwei große Hauptäste kurz nach dem Ursprung und durch fächerförmige Versorgung des interventrikulären Septums gekennzeichnet ist und andererseits die A. coronaria dextra einen langen

Hauptstamm aufweist, der sich erst im distalen Drittel in zwei größere Äste teilt, so können auch bei einfachen und komplizierten Dextrokardien die großen Koronargefäße identifiziert werden.

Im Gegensatz zum Ursprung der Gefäße aus der Aorta und zur Größe des Versorgungsgebietes erscheinen linke und rechte Kranzarterie recht konstant. Der R. interventricularis anterior verläuft nur in seltenen Ausnahmen nicht im Sulcus interventricularis anterior. Die A. circumflexa versorgt die freie Wand des linken Ventrikels und verläuft im Sulcus atrio-ventricularis. Die rechte Kranzarterie ist an den Sulcus atrio-ventricularis rechts und den Interventricularis posterior gebunden.

Beim Gesunden ist die Differenzierung der Koronararterien bei Dextrokardie von akademischem Interesse. Handelt es sich aber um Patienten, bei denen zusätzliche Vitien vermutet werden, kann die genaue anatomische Lage der Kranzarterien, die mit dem Ventrikel mitdrehen, zur Identifikation der Ventrikel beitragen und, sollte ein chirurgischer Eingriff notwendig werden, von vitalem Interesse sein.

5.2.2.12 Koronarvenen

Der venöse Abfluß des Koronarblutes geschieht über Venen, die die großen Arterienstämme begleiten. Sie sammeln sich im sog. Sinus coronarius, der an der Hinterwand im Atrioventrikularsulkus verläuft und im kaudalen Anteil des rechten Vorhofs nahe der Trikuspidalklappe mündet. Die großen Venen füllen sich meist weniger kontrastreich als die Kranzarterien, da in ihnen nach der Koronarpassage das Kontrastmittel wesentlich weniger konzentriert anflutet. Im wesentlichen unterscheiden wir neben dem Koronarsinus (s. Abb. 92, Kap. 3.10.1) die V. cordis magna, die am oberen Rand des linken Ventrikels zur Darstellung kommt und in die V. interventricularis posterior, die dem marginalen Abflußgebiet des R. circumflexus entspricht.

Die V. cordis parva drainiert das Koronarblut des rechten Ventrikels. Sie mündet entweder direkt in den rechten Vorhof oder in den kaudalen Abschnitt des Sinus coronarius.

Der angiographischen Darstellung entziehen sich die Foramina Thebesii – tebesische Venen –, die direkt in den rechten Vorhof münden und das Blut des rechten Vorhofes drainieren. Für die Beurteilung einer koronaren Herzerkrankung ist der Verlauf der anatomischen Varianten der Venen unwichtig. Allerdings kann er Bedeutung erlangen bei der anatomischen Beurteilung komplexer Herzfehler. Bei Darstellung kann man von einer Anomalie ausgehen.

Literatur

1. Blumgrat HL, Zoll PM (1973) Clinical pathologic correlations in coronary artery disease. Circulation 46:1139
2. Büchner F (1939) Die Koronarinsuffizienz; Steinkopff, Dresden Leipzig
3. Cohn PF (1985) Diagnosis and therapy of coronary artery disease. Martinus Nijhof, Boston
4. Cooley DA, Hallmann GL (1968) Surgical treatment of left ventricular aneurysm: Experience with excision of postinfarction lesions in 80 patients. Progr Cardiovasc Dis 11:222
5. Friedman M (1969) Pathogenesis of coronary artery disease; McGraw-Hill, New York
6. Gould KL, Lipscomb K, Hamilton GW (1977) Physiologic basis of assessing critical coronary stenoses; Amer J Cardiol 33:87
7. Kaltenbach M (1980) Röntgenanatomie und Nomenklatur. Quantifizierung und Dokumentation Koronarographischer Befunde. In: Kaltenbach M, Roskamm H (Hrsg) Vom Belastungs-EKG zur Koronarangiographie, Springer, Berlin Heidelberg New York, S 169
8. Kaltenbach M, Lichtlen P, Balcon R, Bussmann WD (Hrsg) (1978) Coronary heart disease; Thieme, Stuttgart
9. Kober G (1980) Koronarangiographie. In: Kaltenbach M, Roskamm H (Hrsg) Vom Belastungs-EKG zur Koronarangiographie. Springer, Berlin Heidelberg New York, S 110–169
10. Lichtlen PF (1979) Koronarangiographie. Perimed Verlag, Erlangen
11. Maseri A, Labbate A et al (1978) Coronary vasospasm as a possible cause of myocardial infarction: A conclusion derived from the study of „preinfarction" angina. New Engl J Med 299:1271
12. Reiber JH, Serruys PW (1992) Advances in quantitative coronary arteriography. Kluwer, Norwell
13. Roskamn H, Reindell H (1982) Herzkrankheiten 2. Aufl. Springer, Berlin Heidelberg New York
14. Schaper W (1971) The collateral circulation of the heart. North-Holland, Amsterdam
15. Schoenmakers J (1963) Koronararterien, Herzinfarkt. Das Herz des Menschen. Thieme, Stuttgart
16. Schrenk M (1967) Die Angina pectoris. Sudhoffs Archiv Gesch d Med
17. Sheldon WC (1977) Factors influencing patency of coronary bypass grafts; Cleveland Clin Quart 45:109
18. Strasser T (1972) Atherosclerosis and coronary heart disease. The contribution of epidemiology. WHO Chron 26:7
19. World Health Organisation (1958) Classification of atherosclerotic lesions report. World Health Org Techn Report, Ser 143, Genf

5.2.3 Koronare und andere Herzverkalkungen

U. KLEIN und C. HÖCHTER

5.2.3.1 Koronarkalk

Verkalkungen im Bereich des Herzens lassen sich nur selten auf Thoraxaufnahmen im p. a.-Strahlengang nachweisen. Gelegentlich kommen in der Frontalprojektion Verkalkungen im Perikard, verkalkte Thromben im linken Vorhof oder Ventrikelaneurysmaverkalkungen zur Darstellung, wenn sie sehr stark ausgeprägt sind.

Kalkeinlagerungen in den Koronararterien und im Bereich der Herzklappen sind in der Regel nur unter Durchleuchtung erkennbar. Diese muß rotierend in mehreren Projektionen (p. a., RAO – 30°, LAO – 40°, seitliche Projektion) bei tiefer Inspiration und in Atemstillstand erfolgen, da sich nur unter diesen Bedingungen kleine Kalkstippchen (soweit sie – wegen des begrenzten Auflösungsvermögens selbst der hochauflösenden Bildverstärkerfernsehketten – darstellbar sind) im Koronargefäßsystem aufgrund ihrer Bewegung von hilären und perihilären Kalkindurationen abgrenzen lassen (Koronararterienverkalkungen Abb. 48).

Patienten mit einer koronaren Herzerkrankung (KHE) weisen je nach Autor unterschiedlich häufig (in 34% – 76%) Koronararterienkalk auf [6, 17, 31].

Wir haben in einem Zeitraum von 2 1/2 Jahren 6095 konsekutive Patienten (59,9% Männer, 40,1% Frauen) durchleuchtet und konnten 5730 Patienten mit einer gesicherten kardiologischen Diagnose auswerten [15, 24]. Bei 1100 Patienten (19,2%) wurde eine KHE nachgewiesen, wobei sich die Geschlechtsverteilung (85,6% Männer, 14,4% Frauen) signifikant zu ungunsten der Männer vom Gesamtkrankengut unterschied. Bei 58,4% der 1100 Patienten wurde Koronararterienkalk gefunden. 12,1% aller Patienten ohne nachweisbare KHE hatten ebenfalls Koronarkalk. Obwohl diese Patienten zum Teil Herzklappen- und andere Herzerkrankungen aufwiesen, also nicht alle herzgesund waren, gingen wir dennoch von einer Spezifität von 87,9% aus, da wir in einer früheren Studie [5] eine annähernd gleichhohe Spezifität von 92,2% bei Patienten ohne hämodynamisch nachweisbare Herzerkrankungen fanden.

Sensitivität und Spezifität waren alters- und geschlechtsabhängig (Tabelle 1).

Die Sensitivität von Koronararterienkalk bei jüngeren Patienten war zwar geringer (20,6% bei

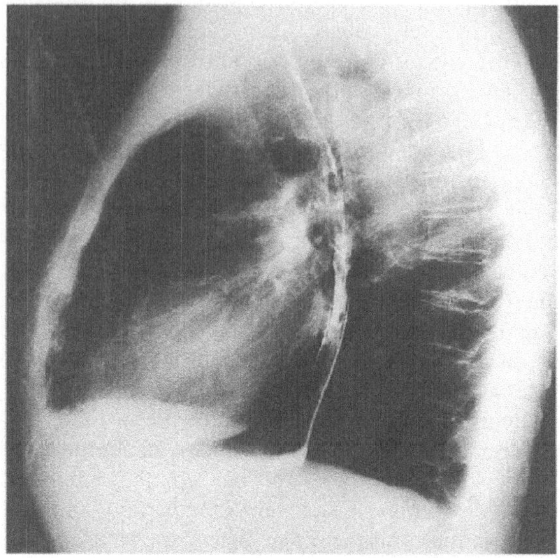

Abb. 48. Koronararterienkalk. Linksanliegende Thoraxseitenaufnahme eines 60jährigen Patienten mit KHE. Ventral erkennt man die verkalkte rechte Koronararterie

den unter 39jährigen, 43,3% bei den 40- bis 49jährigen, 49,5% bei den 50- bis 59jährigen Patienten) als bei den älteren Patienten (66,9% bei den 60- bis 69jährigen, 84,4% bei den über 70jährigen Patienten), die Spezifität war dagegen bei den jüngeren Patienten deutlich größer als bei den über 60jährigen Patienten (97,8% bei den unter 39jährigen, 94,4% bei den 40- bis 49jährigen, 89,0% bei den 50- bis 59jährigen, 79,5% bei den 60- bis 69jährigen, 69,4% bei den über 70jährigen Patienten).

Beim Vergleich von Sensitivität und Spezifität zwischen Männern und Frauen zeigten sich folgende Ergebnisse:

1. Männer mit einer KHE hatten signifikant häufiger (60,6%) Koronararterienkalk als Frauen mit einer KHE (44,9%).
2. Männer ohne KHE hatten ebenfalls signifikant häufiger Koronararterienkalk (15,6%) als Frauen ohne KHE (8,9%).
3. In den Altersgruppen von 50 – 59 Jahren und von 60 – 69 Jahren lag die Häufigkeit von Koronararterienkalk bei Frauen (21,4% bzw. 44,8%) signifikant unter der der Männer (54,7% bzw. 71,2%).
4. Frauen mit einer KHE unter 50 Jahren hatten in keinem Fall Koronararterienkalk, Männer der gleichen Altersgruppe dagegen in 16,5%. Bei der Gruppe der über 70jährigen ergab sich zwischen Männern und Frauen kein Unterschied mehr in

Tabelle 1. Häufigkeit von Koronarkalk bei Patienten mit und ohne koronare Herzerkrankung (KHE) in Abhängigkeit von Alter und Geschlecht

	Altersgruppen					
	≤ 39	$40-49$	$50-59$	$60-69$	≥ 70	Gesamt
Gesamt						
gesamt (n = 5730)	2,8	12,1	18,9	34,6	45,9	22,2
mit KHE (n = 1100)	20,6	43,3	49,5	66,9	84,3	58,4 (n = 642)
ohne KHE (n = 4630)	2,2	5,6	11,0	20,5	30,6	12,1 (n = 561)
Spezifität	97,8	94,4	89,0	79,5	69,4	87,9
Männer						
gesamt (n = 3447)	4,4	18,5	27,2	46,5	53,7	29,3
mit KHE (n = 942)	20,6	45,8	53,7	71,4	84,3	60,6 (n = 571)
ohne KHE (n = 2505)	3,4	9,0	15,6	28,1	34,7	15,6 (n = 391)
Spezifität	96,6	91,0	84,4	71,9	65,3	84,4
Frauen						
gesamt (n = 2283)	0,3	0,9	7,3	17,6	36,2	11,4
mit KHE (n = 158)	–	–	21,4	44,8	84,2	44,9 (n = 71)
ohne KHE (n = 2125)	0,3	0,9	6,0	13,2	26,6	8,0 (n = 170)
Spezifität	99,7	99,1	94,0	86,8	73,4	92,0

der Häufigkeit von Koronararterienkalk (84,3% bzw. 84,2%). In der letzten Zeit zeigte sich jedoch eine Zunahme von Koronarkalk auch bei Frauen mit einer KHE unter 50 Jahren.

Die Spezifität bei Frauen betrug durchschnittlich 91,1% und war damit – wie auch in allen Altersgruppen – statistisch signifikant höher als bei Männern mit 84,4%.

5. Ausgeprägte Koronararterienverkalkungen kamen bei Männern mit 27,2% signifikant häufiger vor als bei Frauen mit 19,7%. Bei Patienten mit Myokardinfarkt und Angina pectoris (43,6% aller Patienten mit einer KHE) (90% Männer, 10% Frauen) wurde nicht signifikant häufiger Koronararterienkalk gefunden (61,2%) als im Gesamtkrankengut der Patienten mit KHE (58,4%). Allerdings fanden sich Myokardinfarkt und Angina pectoris signifikant häufiger (21,8%) bei Patienten mit Koronararterienkalk als bei Patienten ohne Koronararterienkalk (3,9%).

Von den 642 KHE-Patienten mit Koronararterienkalk konnte geschlechtsunabhängig bei 71,5% nur linksseitig, bei 2,2% nur rechtsseitig und bei 26,3% beidseitig Kalk nachgewiesen werden.

Patienten mit beidseitigem Kalk hatten signifikant häufiger eine KHE (60,6%) als Patienten mit einseitigem Koronararterienkalk (44,8%). Dieser signifikante Unterschied zeigte sich sowohl bei Männern (65,8% gegenüber 50,9%) als auch bei Frauen (40,4% gegenüber 21,8%). Bei nachgewie-

senem Koronararterienkalk fand sich in unserem Krankengut in 47,6% eine KHE, wobei zwischen Männern (53,3%) und Frauen (25,4%) ein signifikanter Unterschied bestand.

Somit ist der Nachweis von Koronararterienkalk bei älteren Patienten ein unspezifischer Befund für die Diagnose einer koronaren Herzerkrankung.

5.2.3.2 Klappenkalk

Klappenkalk erkennt man bei der Durchleuchtung am besten in 45°-RAO-Projektion. Verkalkungen, die unterhalb einer gedachten Linie liegen, die in p. a.-Projektion vom rechten Herzzwerchfellwinkel zum linken Herzohr zieht, gehören der Mitralklappe oder in seltenen Fällen, rechts neben der Mitralklappe gelegen, der Trikuspidalklappe an, Verkalkungen oberhalb dieser Linie sind der Aortenklappe zugehörig.

Bei seitlicher Position liegt Aortenklappenkalk mehr ventral und kranial (Abb. 49), Mitralklappenkalk mehr dorsal und kaudal im Herzschatten (Abb. 50).

Bei deutlich vergrößertem Herzen kann die Zuordnung einer Verkalkung zu einer der 3 Klappen schwierig, manchmal unmöglich sein.

Aortenklappenkalk. Verkalkungen im Bereich der Aortenklappe weisen auf das Vorliegen einer Klappenstenose hin. Diese entsteht entweder bei ange-

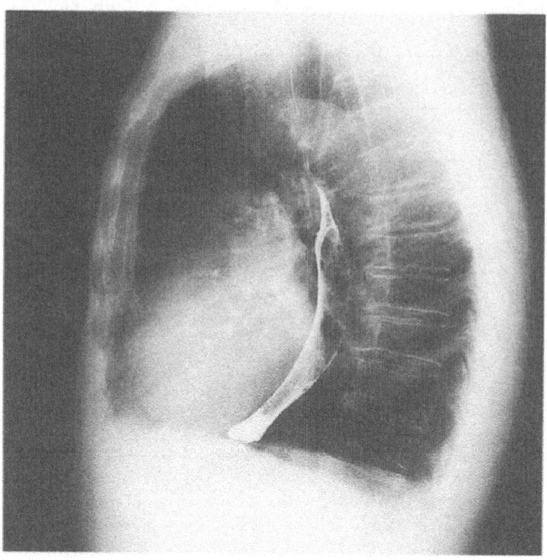

Abb. 49. Aortenklappenkalk. Linksanliegende Thoraxseitenaufnahme eines 82jährigen Patienten mit Aortenstenose. Es zeigt sich eine ovale Verkalkungsfigur im Aortenklappenbereich

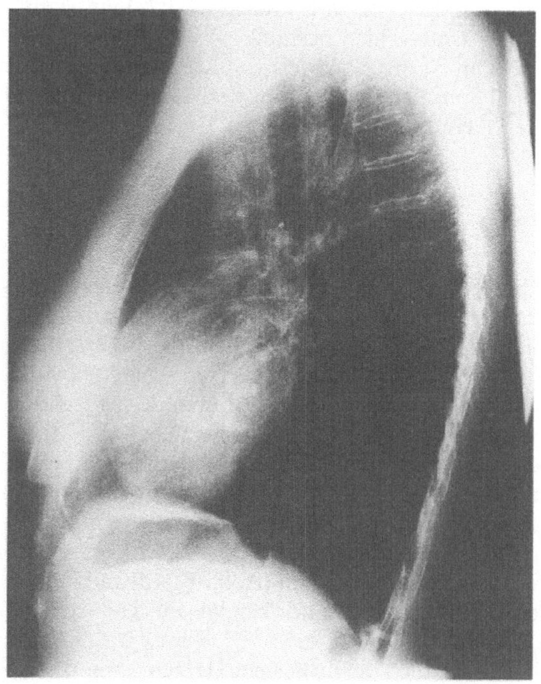

Abb. 50. Mitralklappenkalk. Linksanliegende Thoraxseitenaufnahme eines 60jährigen Patienten mit Mitralstenose. Es zeigen sich mehrere Verkalkungsbezirke im Mitralklappenbereich

borenen Aortenklappenanomalien (in Form von unikuspiden und bikuspiden Klappen) meist bei Patienten unter 20 Jahren oder nach rheumatischen Klappenentzündungen sowie als Folge arteriosklerotischer Veränderungen [7, 17]. Bei den unter 20jährigen Patienten mit Aortenklappenstenose ist Klappenkalk sehr selten, bei den über 40jährigen Patienten fast immer (bis zu 90%) nachzuweisen. Der Schweregrad der Verkalkungen korreliert nicht mit dem Schweregrad der Stenose. So sieht man bei über 60jährigen Patienten nicht selten stark ausgeprägten Klappenkalk bei nur geringer Aortenklappenstenose [6]. Als seltene Ursachen für eine Aortenklappenverkalkung kommen weiterhin in Betracht: Lues (mit Verkalkungen im Bereich der dilatierten Aorta ascendens), degenerative Veränderungen im höheren Lebensalter mit Kalkablagerungen in der Wand der Aortensinus ohne wesentliche Klappenstenose sowie Hypercholesterolämie [6, 17, 31].

Mitralklappenkalk. Mitralklappenfehler werden meist durch eine rheumatische Endokarditis verursacht. Bei Patienten mit Mitralstenose – gegebenenfalls in Kombination mit einer Mitralinsuffizienz – findet sich in mehr als 60% Klappenkalk [31]. Gelegentlich verkalken auch angeborene Mitralklappenstenosen [27].

Mitralklappenringverkalkungen lassen sich bei 3–6% aller älteren Patienten nachweisen [12, 17, 18]. Diese degenerativen Verkalkungen des Anulus fibrosus werden altersabhängig 2- bis 3mal so häufig bei Frauen wie bei Männern beobachtet. Bei Vorliegen einer Aortenklappenverkalkung zeigten sich gleichzeitig Mitralklappenringverkalkungen in 30,6%. Sie kamen ebenfalls altersabhängig vor und fanden sich bei 25% der Frauen unter 50 Jahren sowie bei 50% der Frauen über 60 Jahren, jedoch nur bei 28% der über 70jährigen Männer [18, 20].

Weiterhin treten Mitralklappenringverkalkungen signifikant häufiger auf bei Patienten mit Hypertonie, Diabetes, hypertropher Kardiomyopathie mit Obstruktion und Kalziumstoffwechselstörungen, insbesondere bei Niereninsuffizienz [14, 17].

Bei der Durchleuchtung erkennt man diese Verkalkung in Form eines vollständigen oder halboffenen Ringschattens, wobei der Umfang dieser Verkalkungen deutlich größer ist als der, der bei verkalkten Mitralklappensegeln vorhanden ist [26].

Die Mitralklappenringverkalkung hat meist keine klinische Bedeutung, wenngleich in 90% ein systolisches Herzgeräusch auskultiert werden kann. In ca. 10% kann sie jedoch zu einer hämodynamisch wirksamen Mitralinsuffizienz und/oder Mitralstenose führen [12, 20, 25].

Doppelklappenkalk. Zirka 12–15% der Patienten mit Doppelklappenerkrankungen weisen gleichzeitig Kalk an der Aorten- und Mitralklappe auf [6, 17]. Rudolph et al. fanden bei Patienten mit akuter bakterieller Endokarditis sogar in 20% gleichzeitig Aorten- und Mitralklappenkalk als Hinweis auf vorgeschädigte Klappen [28].

Klappen- und Koronarkalk. Von einem Patientenkollektiv, das wir konsekutiv in einem Jahr durchleuchtet haben, wiesen 1694 Patienten (73,7% Männer, 26,3% Frauen) Koronararterienkalk und/oder Klappenkalk auf. 1306 Patienten (77,1%) hatten nur Koronararterienkalk, insgesamt 388 Patienten (22,9%) nur Klappenkalk.

Von diesen hatten 230 Patienten (59,3%) Aortenklappenkalk, 110 Patienten (28,4%) Mitralklappenkalk und 48 Patienten (12,3%) Doppelklappenkalk in Mitral- und Aortenposition. Da nach einer Sammelstatistik [32] die Mitralklappe häufiger erkrankt (49%) als die Aortenklappe (36,0%), weisen unsere Ergebnisse darauf hin, daß Aortenklappenvitien häufiger verkalken als Mitralklappenfehler. – Bei knapp der Hälfte aller Patienten mit Klappenkalk (46,9%) war gleichzeitig Koronararterienkalk vorhanden, und zwar bei Patienten mit Aortenklappenkalk in 48,3%, bei Patienten mit Mitralklappenkalk in 45,5% und bei Patienten mit Doppelklappenkalk in 43,8%.

Trikuspidal- und Pulmonalklappenkalk. Trikuspidalklappenerkrankungen, meistens ebenfalls postrheumatisch auftretend, sind in der Regel vergesellschaftet mit Aorten- und/oder Mitralklappenerkrankungen. Etwa 9,5% der Patienten, bei denen künstliche Klappen in Aorten- und/oder Mitralposition implantiert wurden, hatten einen Trikuspidalklappenfehler [29].

Verkalkungen in diesem Bereich sind sehr selten. Sie kommen vor bei Trikuspidalklappenstenosen und gelegentlich auch bei Trikuspidalklappeninsuffizienz, wenn sie lange Jahre besteht. Trikuspidalklappenkalk wurde außerdem beobachtet bei Kleinkindern in Zusammenhang mit einer Trikuspidalklappenendokarditis als Folge einer Septikämie via Vena umbilicalis sowie bei Patienten mit länger bestehender rechtsventrikulärer Druckerhöhung [9, 19].

Bei lange bestehender pulmonaler Hypertonie, vorwiegend bei Patienten mit nicht rechtzeitig operiertem Rezirkulationsvitium, kann es in wenigen Fällen zu Kalkeinlagerungen in der Pulmonalklappe, im Pulmonalhauptstamm sowie in der linken und rechten Pulmonalarterie kommen (Abb. 51).

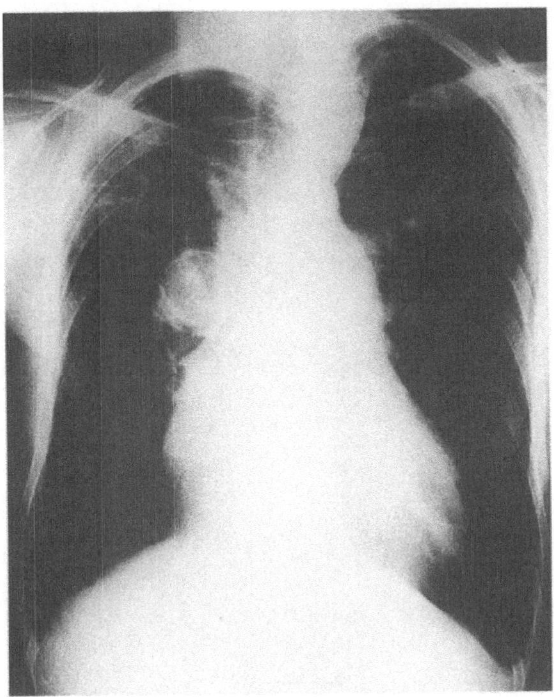

Abb. 51. Pulmonalarterienverkalkung rechts. Thorax p.a.-Aufnahme eines 51jährigen zyanotischen Patienten mit pulmonaler Hypertonie bei nichtoperiertem Ventrikelseptumdefekt. Die rechte Pulmonalhauptarterie zeigt in der gesamten Zirkumferenz eine rundliche Kalkschale

Auch bei angeborenen Pulmonalklappenstenosen, die lange Zeit bestehen, wurde vereinzelt Pulmonalklappenkalk nachgewiesen [22].

5.2.3.3 Vorhofverkalkungen

Verkalkungen im linken Vorhof weisen in der Regel auf das Vorliegen einer Mitralstenose hin. Es handelt sich meist um wandständige, verkalkte Thromben (Abb. 52). In seltenen Fällen findet man auch Verkalkungen in Vorhofmyxomen [11, 33].

5.2.3.4 Endo-, Myo-, Perikardkalk

Endokardverkalkungen kommen bei der Löffler-Endomyokardfibrose vor, meist im rechten, selten im linken Ventrikel [4]. Sie sind auf Thorax p.a.-Aufnahmen gelegentlich gut sichtbar. Myokardverkalkungen entstehen nach Myokardinfarkten, insbesondere bei Ausbildung von Myokardaneurysmen (Abb. 53), idiopathisch, bei Vorliegen von Metastasen und gelegentlich nach Myokarditi-

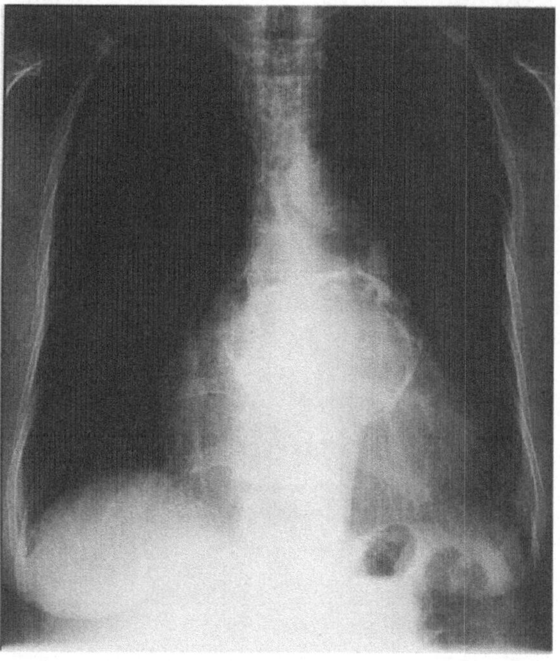

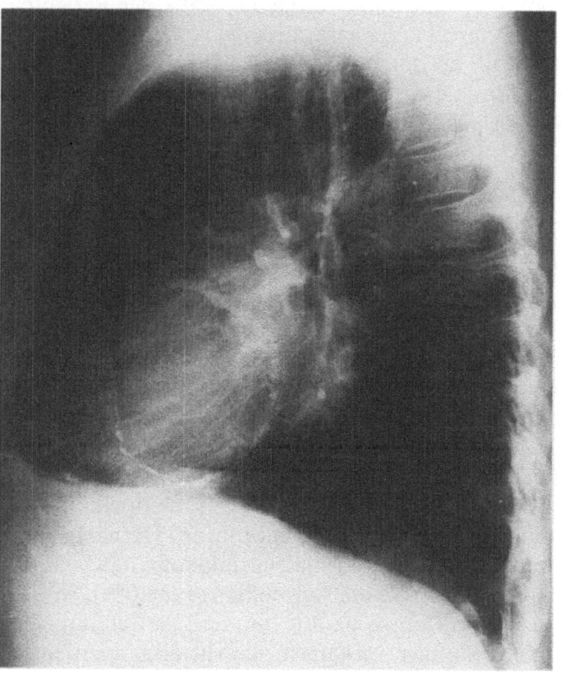

Abb. 52. Vorhofverkalkung. Thorax p.a.-Aufnahme (belichtet durch die Mittelkammer) eines 67jährigen Patienten mit kombiniertem Mitralvitium. Der linke Vorhof ist mit einer Kalkschale ausgekleidet als Folge von wandständigen Thromben

Abb. 54. Perikardkalk. Thoraxseitenaufnahme eines 49jährigen Patienten mit einer Pericarditis contrictiva. Es zeigen sich schmale Kalkschalen im Perikard, die auf der p.a.-Aufnahme nicht erkennbar waren

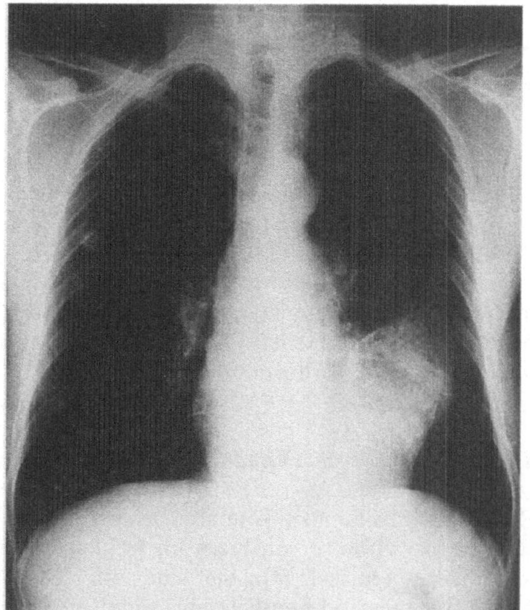

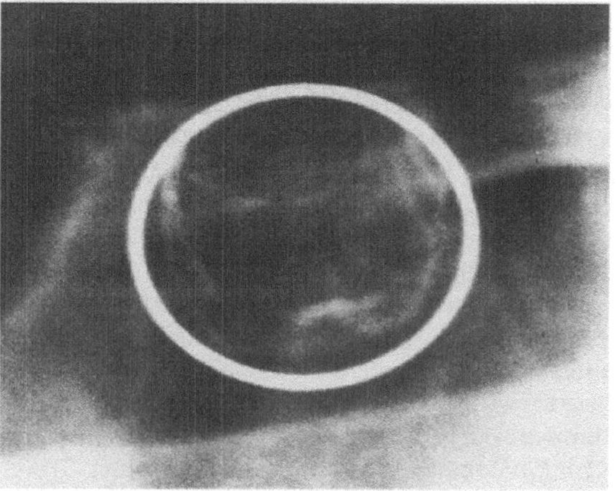

Abb. 55. Bioklappenverkalkungen. Zielaufnahme einer Hancock-Prothese in Pulmonalklappenposition bei einem 9jährigen Mädchen. 2 Jahre nach Implantation zeigen sich deutliche Verkalkungen in den Klappensegeln

Abb. 53. Myokardverkalkung links. Thorax p.a.-Aufnahme eines 69jährigen Patienten mit Zustand nach Herzinfarkt. Man erkennt Verkalkungen im Bereich eines Ventrikelaneurysmas

den sowie bei Kalziumstoffwechselstörungen [3, 8].
Perikardverkalkungen bei Vorliegen einer Perikarditis constrictiva werden mit einer Häufigkeit bis zu
67% [1, 31] nachgewiesen. Sie sind meist nur bei
der Durchleuchtung, in Ausnahmefällen auch bei
der Thoraxseiten- (Abb. 54) und ganz selten auf der
Thorax-p.a.-Aufnahme erkennbar. Das Vorhandensein von Perikardkalk ist allerdings nicht beweisend
für das Vorliegen einer Perikardkonstriktion. So
besteht bei etwa 5 – 10% aller Patienten mit nachweisbarem Perikardkalk keine Konstriktion [6]. Bei
2 Low-birth-weight-Kindern mit offenem Ductus
Botalli fanden sich transitorische Perikardverkalkungen, die nach 9 bzw. 20 Wochen verschwanden
[30]. – 3% der Patienten mit Echinokokkusnachweis haben eine Perikardbeteiligung, wobei auch
hier Verkalkungen nachgewiesen werden können,
ebenso wie bei teratomatösen Zysten [10, 31]. Verkalkungen des Ductus Botalli sind sehr selten. Sie
kommen meist als gebogene Linie unterhalb des
Aortenbogens zur Darstellung [17].

5.2.3.5 Verkalkungen in Bioprothesen

Bioprothesen (z. B. Typ Hancock und Carpentier-
Edwards), die anstelle mechanischer Metallklappen
sowie Xenograft- und Homograftkonduits, die bei
angeborenen Herzfehlern implantiert werden, können verkalken, und zwar auf Grund degenerativer
Veränderungen in den Implantaten [2, 21]. Unter
Durchleuchtung sowie auf Zielaufnahmen
(Abb. 55) können diese Verkalkungen meistens, auf
Thoraxaufnahmen gelegentlich erkannt werden
(Abb. 56). Die Angaben über die Häufigkeit dieser
Verkalkungen liegen zwischen 4 und 80%, wobei jedoch Verkalkungen mit gleichzeitig hämodynamisch wirksamer Obstruktion sehr viel seltener, in
2 bis 8%, vorkommen [2, 13, 16, 21, 23, 29]. Die
Verkalkungen treten in der Regel zwischen 3 und 6
Jahren nach Implantation der Prothesen auf. Bei
Kleinkindern und Jugendlichen kommen sie (mit
oder ohne Malfunktion) jedoch viel häufiger vor
(bis zu 83%) als bei Erwachsenen und sind nicht
selten schon nach 6 Monaten erkennbar [16, 23,
29]. So sollten Kleinkinder und Jugendliche mit implantierten Bioprothesen halbjährlich, Erwachsene
jährlich – auch röntgenologisch – untersucht
werden.

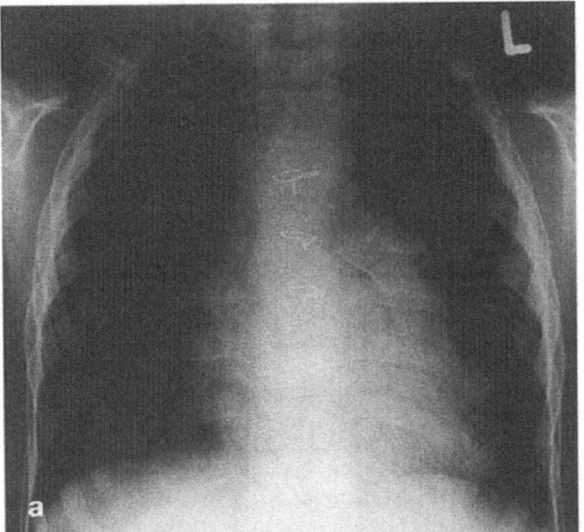
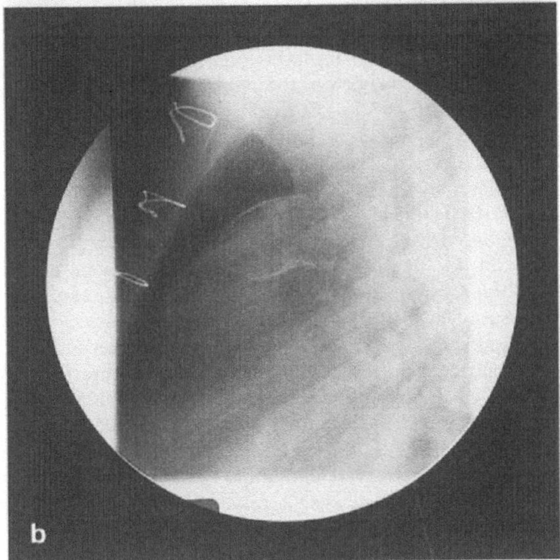

Abb. 56 a, b. Xenograftkonduitverkalkungen. **a** Thorax p.a.-
Aufnahme; **b** Thoraxseitenaufnahme (gezielt) bei einem
5jährigen Jungen, 7 Monate nach Implantation eines Xenograftkonduits wegen Pulmonalatresie. In beiden Ebenen zeigen sich die Konduitwandverkalkungen

Literatur

1. Anyanwu E, Kanu A-J, Achatzy R, Essink F, Müller U-
  S, Most E, Bender F, Dittrich H (1984) Klinik und Chirurgie der Pericarditis constrictiva. Herz/Kreislauf
  8:387 – 392
2. Barnhart GR, Jones M, Ishihara T, Rose DM, Charez
  AM, Ferrans VJ (1982) Degeneration and calcification
  of bioprosthetic cardiac valves. AJP 106:136 – 139
3. Barson WJ, Craenen J, Hosier DM, Brawley RL, Hilty
  MD (1981) Survival following myocarditis and myocar-

dial calcification associated with infection by Coxsackie Virus B 4. Pediatrics 68:79–81

4. Bernadet P, Sabot G, Gustavino PJ, Vancina S, Bouissou H (1980) Fibrose endomyocardique calcifiante localisée au ventricule gauche chez un autochtone. Coeur et Medicine int. XIX:131–137

5. Bierner M, Fleck E, Dirschinger J, Klein U, Rudolph W (1978) Die Bedeutung der Koronararterienverkalkung. Beziehung zu Lokalisation und Schweregrad hämodynamisch wirksamer Koronararterienstenosen. Herz 3:336–343

6. Braunwald E (1980) Heart disease. Saunders, Philadelphia

7. Brooks N (1980) Rapid Development of severe aortic stenosis from calcification of congenital Bicuspid valve. Br Med J 424–425

8. Bylsma F, Walmsley JB (1981) Metastatic myocardial calcification. Canad Anaesth Soc J 28:167–169

9. Chaptal PA, Ferriere M, Nègre G, Saussine M, Munoz A, Latour H (1982) Endocardite tricuspidienne calcifiée de l'enfant compliquée d'embolie paradoxale aortique. Ann Chir Thorac Cardiovasc 36:170–173

10. Cheng W (1982) Hydatid cysts in the pericardium. A new case and review of the literature. Thorac Cardiovasc Surg 30:56–57

11. Ennker J, Daniel W, Doehring W, Oelert H (1983) Surgical experience with left atrial myxoma. Herz:227–233

12. Glaser J (1983) Mitral annulus calcification. Am Heart J 105:343–345

13. Gordon MH, Walters MB, Allen P, Burton JD (1980) Calcific stenosis of a glutaraldehyde-treated porcine bioprosthesis in the aortic position. J Thorac cardiovasc Surg 80:788–791

14. Hakki A-H, Iskandrian AS (1980) Obstruction to left ventricular inflow secondary to combined mitral annular calcification and idiopathic hypertrophic subaortic stenosis. Cath Cardiovasc Diagn 6:191–196

15. Hartmann F (1981) Häufigkeit und Schweregrad der Koronararterienverkalkung bei Patienten mit angiographisch nachgewiesener koronarer Herzerkrankung. Inaugural-Dissertation, München

16. Hellberg K, Ruschewski W, de Vivie ER (1981) Early stenosis and calcification of glutaraldehyde-preserved porcine xenografts in children. Thorac Cardiovasc Surg 29:269–374

17. Hurst JW (1982) The heart. Mc Graw-Hill, New York

18. Lewandowski BJ, Einsberg F (1982) Incidence of aortic cusp and mitral annulus calcifications as determined by echocardiography: significance and interrelationship. AJR 138:829–832

19. Malkawi K, Bouchard F, Maurice P (1981) Calcifications de l'anneau tricuspidien. Arch Mal Coeur 74:487–492

20. Mellino M, Salcedo EE, Lever HM, Vasudevan G, Kramer JR (1982) Echocardiographic-quantified severity of mitral annulus calcification. Prognostic correlation to related hemodynamic, valvular, rhythm, and conduction abnormalities. Am Heart J 103:222–225

21. Miller DC, Stinson EB, Oyer PhE, Billingham ME, Pitlick PT, Reitz BA, Jamieson SW, Baumgartner WA, Shumway NE (1982) The durability of porcine xenograft valves and conduits in children. Circulation 66/Suppl I:172–185

22. Nègre E, Pernet Ph, Nègre G (1981) Sténose pulmonaire calcifiée. Arch Mal Coeur 74:241–244

23. Platt MR, Millis LJ, Estrera AS, Hillis LD, Buja LM, Willerson JT (1980) Marked thrombosis and calcification of porcine heterograft valves. Circulation 62:862–869

24. Perndl S (1981) Die Bedeutung der Koronararterienverkalkung für die Diagnose einer koronaren Herzerkrankung. Inaugural-Dissertation, München

25. Ramirez J, Flowers NC (1980) Severe mitral stenosis secondary to massive calcification of the mitral annulus with unusual echocardiographic manifestations. Clin Cardiol 3:284–287

26. Roberts WC, Waller BF (1981) Mitral valve "anular" calcium forming a complete circle or "O" configuration clinical and necropsy observations. Am Heart J 101:619–621

27. Rodan BA, Chen JTT, Kirks DR, Benson DW (1983) Mitral valve calcification in congenital mitral stenosis. Am Heart J 105:514–515

28. Rudolph W, Kraus F (1983) Erkennung und Beurteilung der infektiösen Endokarditis. Herz 8:241–270

29. Saravalli OA, Somerville J, Jefferson KE (1980) Calcification of aortic homografts used for reconstruction of the right ventricular outflow tract. J Thorac Cardiovasc Surg 80:909–920

30. Schey WL, Shkolnik A (1981) Transient pericardial sac calcifications in low birth weight infants. AJR 137:150–152

31. Schinz HR (1983) Radiologische Diagnostik Band II. Thurn P (Hrsg) Herz – Große Gefäße. Thieme, Stuttgart

32. Sebening F (1979) Bioprosthetic cardiac valves. Eberl, Immenstadt

33. Stewart JG, Saunders NR (1982) Left atrial myxoma with extensive calcification. Thorax 37:224–225

5.3 Myokardinfarkt

G. BLÜMCHEN, J. BUSCHHAUS
und E. SCHARF-BORNHOFEN

5.3.1 Transmurale Herzinfarkte

Die Bezeichnung „transmural" stammt aus dem Lateinischen. „Murus" ist die Bezeichnung für die „Wand", „trans" bedeutet „durch" oder „hindurch". Pathologisch-anatomisch gesehen betrifft die Infarktnarbe im Gegensatz zu den intramuralen Infarkten bei transmuralen Ereignissen die gesamte Dicke der Ventrikelwand. Die Ursache für diesen transmuralen Herzinfarkt ist in der Regel ein Verschluß oder eine hochgradige Stenose eines großen Kranzgefäßes. Transmurale Myokardnarben ohne sichtbare Koronararterienerkrankung im Angiogramm gibt es selten. Immerhin finden sich bei et-

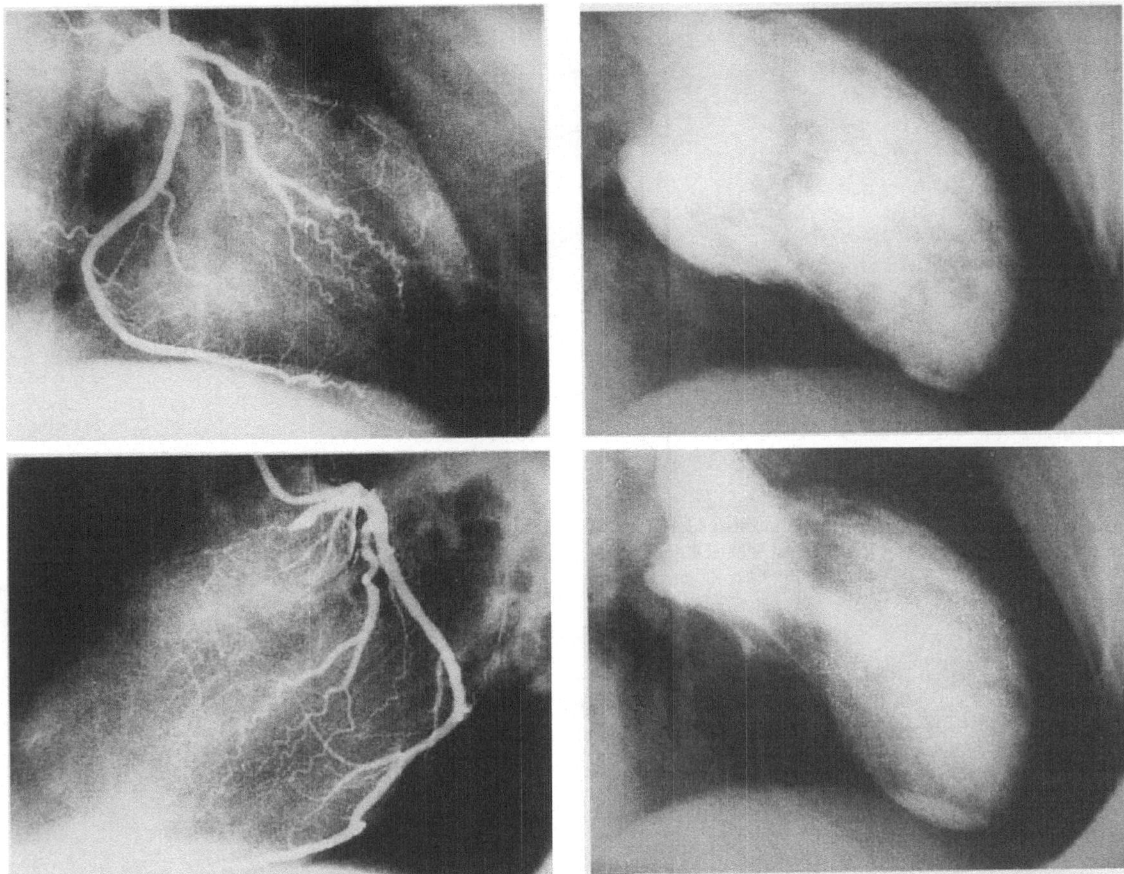

Abb. 57 (*oben*), **58** (*unten*). RAO- und LAO-Projektion der linken Koronararterie eines Patienten nach Vorderwandinfarkt. Verschluß des R. descendens anterior im proximalen Verlaufsdrittel nach Abzweigung eines kleinen septalen und eines ebenfalls kleinen diagonalen Astes. Mittlere und distale Abschnitte des Gefäßes werden teils prograd über feine Kollateralen, teils retrograd vom R. circumflexus her gefüllt. Der R. circumflexus zeigt geringe Wandveränderungen proximal, der nicht sehr kaliberstarke R. marginalis I ist abgangsnah unregelmäßig weniger als mittelgradig stenosiert

Abb. 59 (*oben*), **60** (*unten*). Diastole und Systole der Lävokardiographie in RAO-Projektion. Enddiastolisch ist das Ventrikelkavum gewichtsrelativ leicht vergrößert, die Ventrikelspitze erscheint abgerundet. Systolisch findet sich eine gute Funktion der basalen Hinterwand, die gesamte Vorderwand, die Ventrikelspitze und die spitzennahe Hinterwand sind korrelierend mit der Koronarmorphologie akinetisch

wa 1% von gesicherten Herzinfarkten (Beschwerden, EKG, Enzyme) koronarangiographisch völlig regelrechte Befunde an den großen Herzkranzarterien [1]. Bei diesen Patienten war die transmurale Narbe im Lävokardiogramm eindeutig einem Koronargefäßbezirk zuzuordnen.

Lokalisation und Größe des Herzinfarktes hängen ab vom Verteilungstyp des Koronargefäßsystems und der Lokalisation des Verschlusses oder der Stenose im Verlauf der betroffenen Koronararterie. Ein weiterer und sehr wichtiger Parameter für die Infarktgröße ist das Vorhandensein interkoronarer Anastomosen, die im günstigsten Falle bei

Verschluß eines Koronargefäßes einen Myokarduntergang verhindern können. Anatomische Variationsmöglichkeiten und ein Schema der „Versorgungstypen" sind u. a. in der Übersichtsarbeit von SCHARF-BORNHOFEN et al. [24] aufgeführt.

Im folgenden werden koronarangiographische und lävokardiographische Befunde von 4 beispielhaften Patienten dargestellt:

Fall 1: Der Patient erlitt einen mittelgroßen Vorderwandinfarkt. Die Verhältnisse werden im Lävokardiogramm in den Abb. 59 und 60 dargestellt. Infarktursache ist ein proxima-

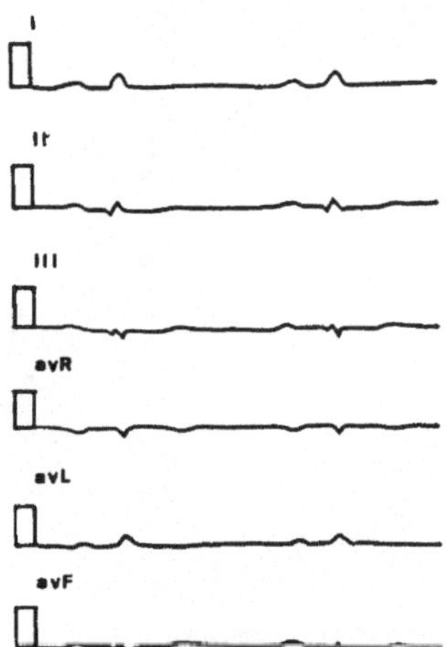
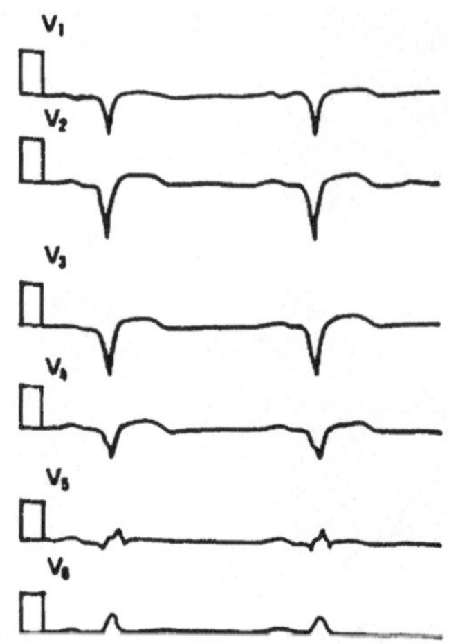

Abb. 61 (*links*), **62** (*rechts*). Extremitäten- und Brustwandableitungen des EKG eines Patienten mit ausgedehntem Vorderwandinfarkt. Neben einem Verlust der R-Zacke in den Wilson-Ableitungen V1–V4 weist eine nach oben konvexbogig verlaufende ST-Strecke in diesen Ableitungen auf eine mögliche Aneurysmabildung hin. In den Extremitätenableitungen findet sich eine Niederspannung

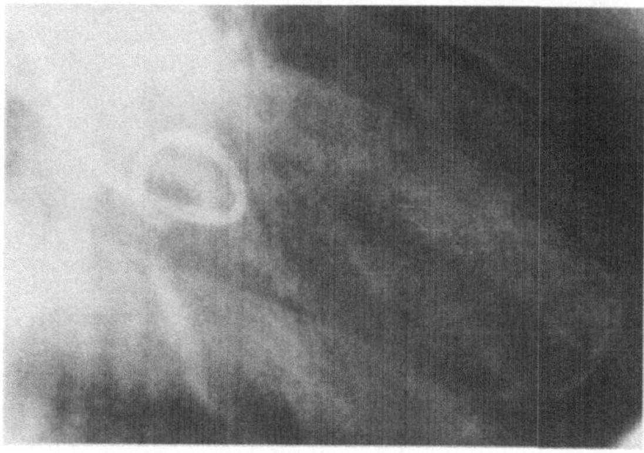

Abb. 63. Durchleuchtungsbild des linken Ventrikels in RAO-Projektion. Die Schlaufe des Pigtailkatheters liegt knapp unterhalb der Aortenklappenebene. Die bogig verlaufende, teilweise unterbrochene Kontur (*rechter Bildrand*) ist Ausdruck einer Verkalkung des linksventrikulären Endokards im Bereich der Ventrikelspitze

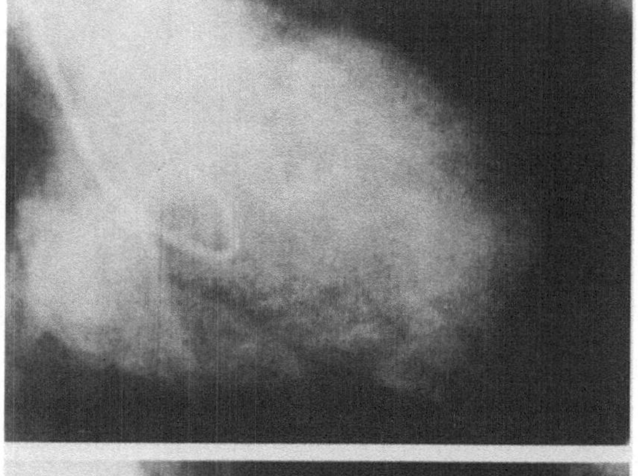
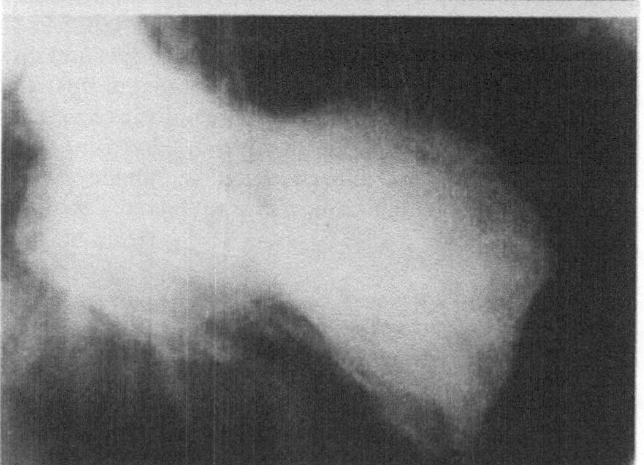

Abb. 64 (*oben*), **65** (*unten*). Diastole und Systole des Ventrikulogramms. Enddiastolisch mäßig vergrößerter linker Ventrikel mit einer großvolumigen Kontrastaussparung apikal. Flache Dyskinesie des supraapikalen Ventrikelsegmentes, Akinesie der spitzennahen Hinterwand. Gute Funktion der übrigen Ventrikelabschnitte. Der Befund entspricht einem gut abgrenzbaren mittelgroßen Vorderwandspitzenaneurysma, das einen partiell kalzifizierten Thrombus enthält

ler teilkompensierter Verschluß des R. descendens anterior (Abb. 57, 58).

Fall 2: Ausgedehnter Vorderwandinfarkt (Abb. 61, 62) bei einem Patienten, der im Rahmen des Akutereignisses eine ausgeprägte Lungenstauung bot. Bei nahezu identischer Koronarmorphologie (Abb. 66) entwickelte sich hier ein relativ großes Vorderwandaneurysma, das durch sein Pendelvolumen infolge der systolischen Auswärtsbewegung (Abb. 63–65) die Restfunktion des linken Ventrikels erheblich beeinträchtigt. Inwieweit das

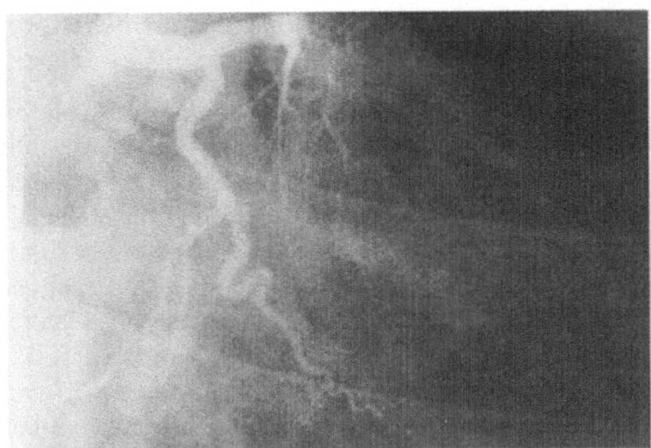

Abb. 66. RAO-Projektion des linkskoronaren Angiogramms. Verschluß des R. descendens anterior abgangsnah nach Abzweigung eines kleinen septalen Astes. Der R. circumflexus sinister ist nicht dominant angelegt; bis auf eine hämodynamisch zur Zeit noch nicht wirksame Kaliberreduktion im Abgang des R. marginalis I ist das Gefäß unauffällig

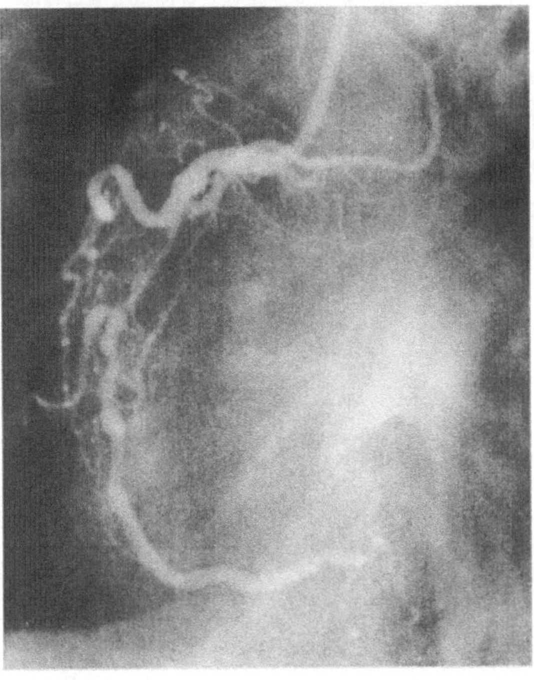

Abb. 68. Standard-LAO-Projektion der rechten Koronararterie. Wandunregelmäßigkeiten zeigt das Gefäß von Ursprung an. Nach Abzweigung eines ersten R. ventrikularis dexter findet sich eine langstreckige unregelmäßige subtotale Stenose, die bereits erkennbar durch feine Kollateralen überbrückt wird

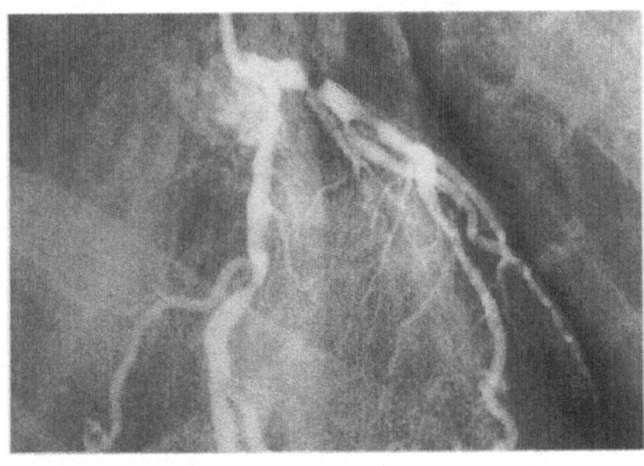

Abb. 67. Angiogramm der linken Koronararterie in hemiaxialer RAO-Projektion. Unauffälliger kurzer Hauptstamm. Proximale hochgradige exzentrische Doppelstenose des Ramus descendens anterior vor und nach Abzweigung des ersten kräftigen R. diagonalis, der selbst eine mehr als mittelgradige Abgangsstenose aufweist. Arteriosklerotische Veränderungen weist der R. circumflexus sinister über die gesamte Verlaufsstrecke auf, im dargestellten proximalen Anteil finden sich teils mäßig ektatische, teils auch gering stenosierende Veränderungen

Fehlen von Anastomosen die im Verhältnis zum ersten Fall ungünstige Narbenbildung verursacht hat, muß an dieser Stelle offen bleiben. Die funktionelle Beeinträchtigung des linken Ventrikels und die Möglichkeit zentraler Embolien aus dem Ventrikelthrombus belasten die Prognose erheblich.

Fall 3: Beispiel eines transmuralen Hinterwandinfarktes bei einem Patienten mit subtotaler Stenose der rechten Koronararterie (Abb. 68). Die dokumentierte Funktionseinschränkung der Vorderwand (Abb. 69, 70) dürfte bei nur einmaligem Infarkt, vorliegender Koronaranatomie (Abb. 67) und unauffälligem EKG-Befund in den Brustwandableitungen reversibel ischaemisch sein. Die therapeutische Konsequenz einer Bypassversorgung ist damit gegeben.

Fall 4: Der Patient erlitt einen transmuralen Herzvorderwand- und einen zusätzlichen Hinterwandinfarkt (Abb. 71, 72). Das Lävokardiogramm zeigt Akinesien diaphragmal und supraapikal (Abb. 76, 77). Ursache des Vorderwandinfarktes ist zweifelsfrei die hochgradige Stenose des R. descendens anterior. Die Situation an der Hinterwand ist nicht ganz so eindeutig. Für die Entstehung der Infarktnarbe können bei zeitversetzter Manifestation sowohl der Verschluß des R. circumflexus sinister wie der (inzwischen)

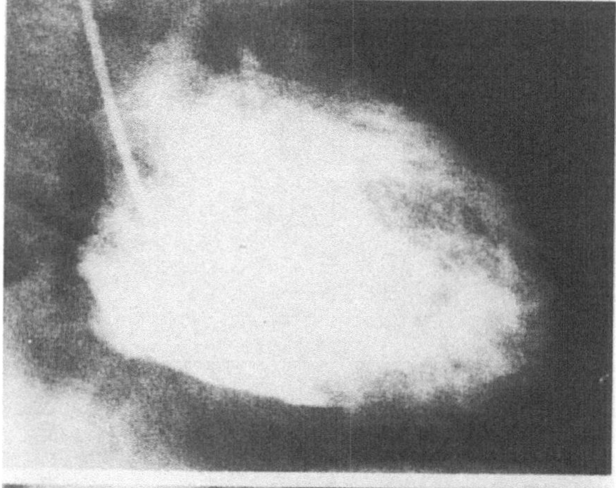
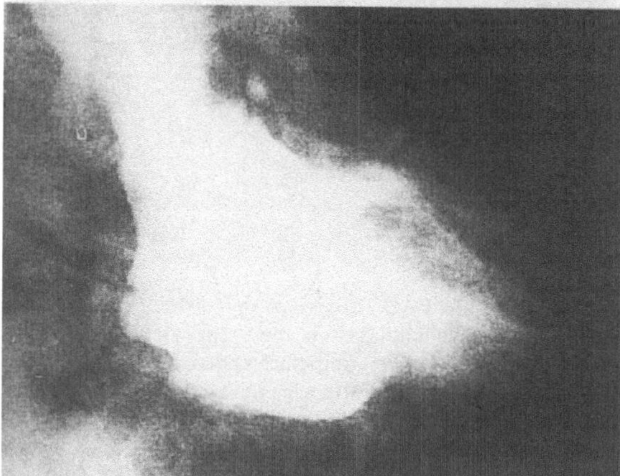

rekanalisierte Verschluß der rechten Koronararterie (Abb. 73 – 75) in Frage kommen.

Die verschiedenen Formen der linksventrikulären Wandbewegungsstörung sind in Abb. 78 dargestellt [15]. Für die qualitative Beschreibung der segmentalen ventrikulären Funktion hat sich diese Terminologie sehr bewährt, sie ist jedoch nur mit erheblichen Einschränkungen brauchbar für die Beschreibung der globalen Ventrikelfunktion. Hier bietet sich alternativ die Bestimmung der Auswurffraktion als quantitativer globaler Parameter der Linksventrikelfunktion an, dem bei Herzinfarktpatienten nicht nur eine prognostische Bedeutung zukommt (aus unserer Gruppe: [14]), sondern der in Einzelfällen durchaus mitbestimmend ist bei der Wahl des therapeutischen Vorgehens. Die Ausdehnung der Infarktnarbe wird am sichersten erfaßt durch die Lävokardiographie. Eine quantitative Funktionsanalyse des linken Ventrikels ist jedoch durchaus möglich mit weniger invasiven Verfahren

◄

Abb. 69 (*oben*), **70** (*unten*). Diastole und Systole des dazugehörigen Lävokardiogramms. Enddiastolisch ist der linke Ventrikel gut normal groß. Auf die basisnahen Hinterwandabschnitte beschränkt findet sich eine glatt begrenzte akinetische Ausbuchtung, der spitzennahe Hinterwandbereich ist funktionell nicht gestört. Eine ausgeprägte Hypokinesie zeigt die Vorderwand infolge der Minderdurchblutung durch die proximal gelegenen Stenosen des R. descendens anterior

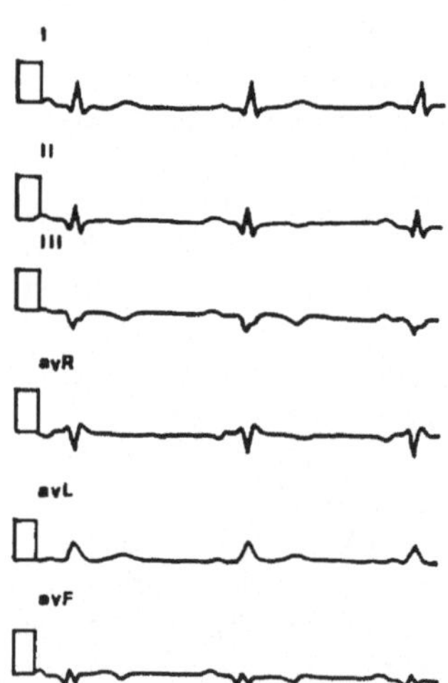
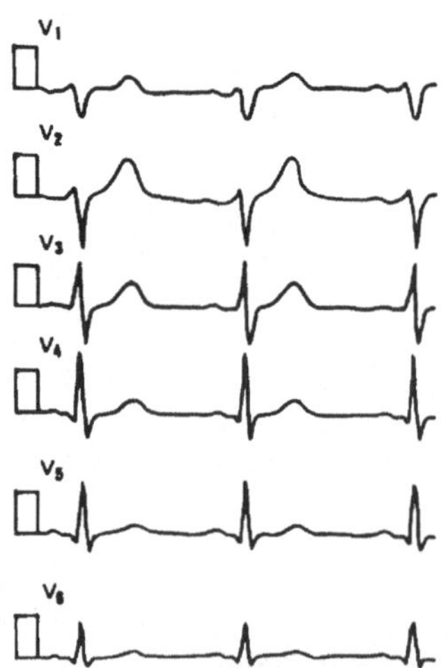

Abb. 71 (*links*), **72** (*rechts*). Extremitäten und Brustwandableitungen eines Patienten mit Vorder- und Hinterwandinfarkt. Das Beispiel dokumentiert den typischen Befund eines Hinterwandinfarktes mit pathologischen Q-Zacken in den Ableitungen II, III und aVF in Verbindung mit terminalen Negativierungen der T-Welle. Das EKG-Bild in den Wilson-Ableitungen ist nur in Kenntnis der Vorgeschichte hinweisend auf einen abgelaufenen Vorderwandinfarkt. Einzig auffälliger Befund ist eine relative Reduktion der R-Zacke in der Ableitung V2 und in geringerer Ausprägung in V3

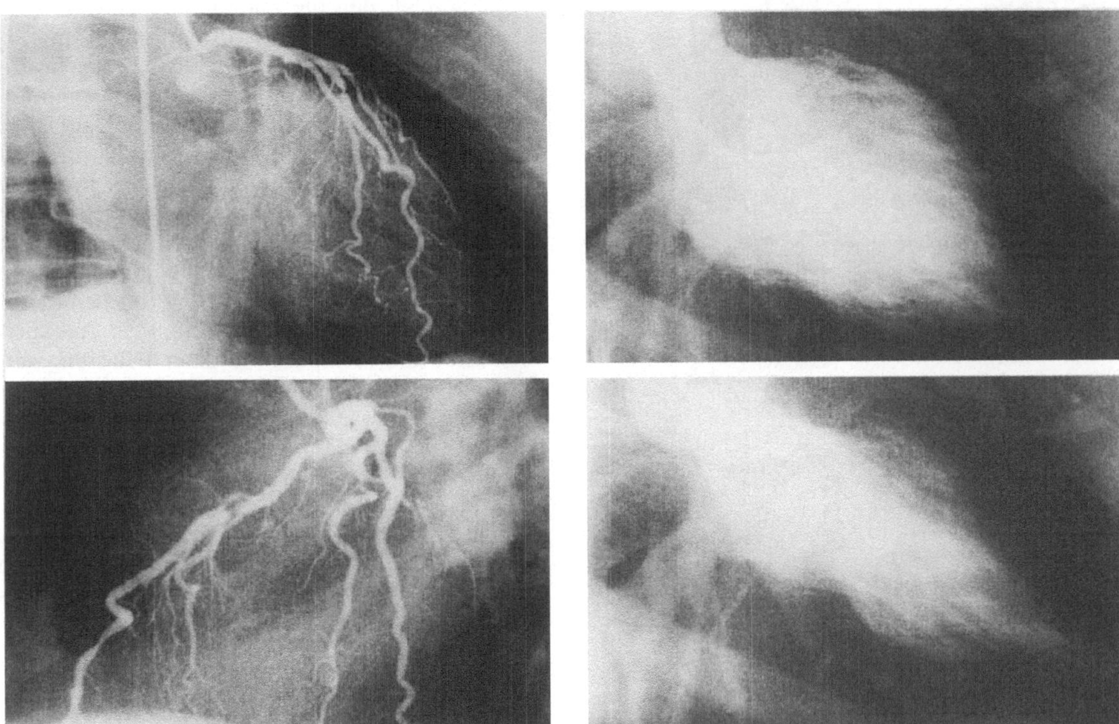

Abb. 73 (*oben*), **74** (*unten*). Linkskoronares Angiogramm in RAO- und LAO-Projektion. Der Hauptstamm ist unauffällig. Im proximalen Verlaufsdrittel des Ramus descendens anterior nach Abzweigung eines ersten diagonalen und septalen Astes findet sich eine kurzstreckige subtotale Stenose, eine weitere mehr als mittelgradige Kaliberreduktion besteht im Übergangsbereich vom mittleren zum distalen Drittel. Der R. circumflexus sinister ist abgangsnah verschlossen. Ein aus dem Hauptstamm abgehender kräftiger R. tertius teilt sich proximal in zwei Äste, die beide langstreckig und hämodynamisch wirksam stenosiert sind

Abb. 76 (*oben*), **77** (*unten*). RAO- und LAO-Projektion des linksventrikulären Angiogramms. Enddiastolisch ist der Ventrikel normal groß. Es besteht eine Akinesie der spitzennahen Hinterwand und zusätzlich eine eng umschriebene Akinesie in einem kleinen Bezirk supraapikal. Die spitzennahe Vorderwand ist mäßig hypokinetisch, die übrigen Ventrikelabschnitte kontrahieren normal

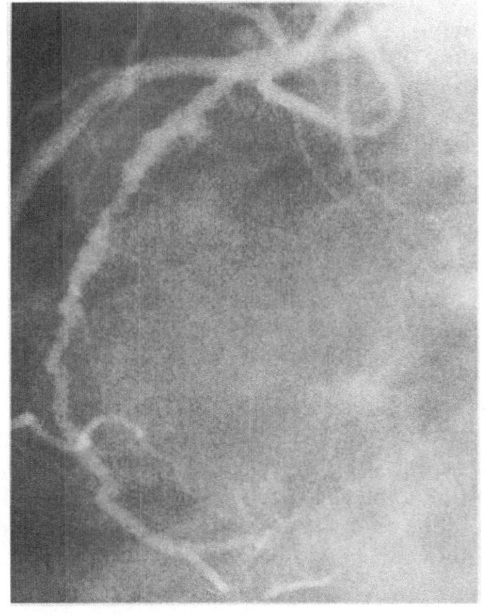

Abb. 75. LAO-Projektion der rechten Koronararterie. Nach Abzweigung eines kräftigen R. marginalis zeigt das Gefäß langstreckig einen Bereich mit stark wechselndem Kaliber und kurzen Richtungswechseln. Dieser Befund entspricht einem rekanalisierten Gefäßverschluß

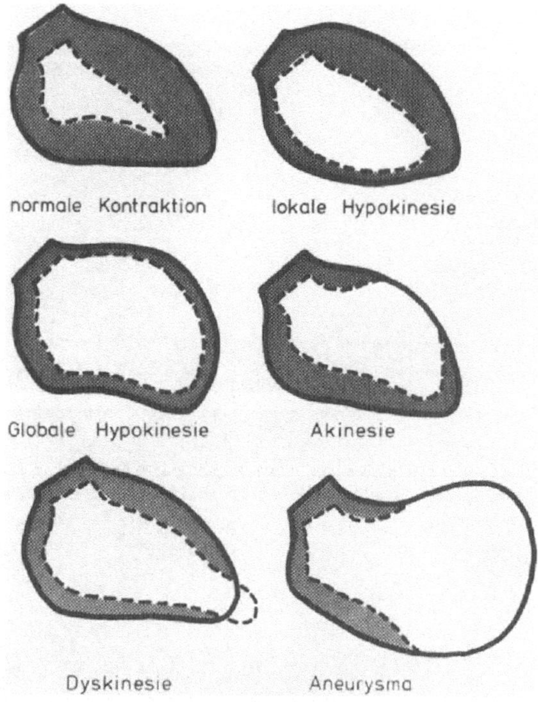

Abb. 78. Darstellung der regionalen Wandbewegungsstörungen des linken Ventrikels. (Nach HERMAN [15])

wie z. B. Echokardiographie, Radionuklidventrikulographie und digitale Subtraktionsangiokardiographie.

Insbesondere kommt es in der chronischen Postinfarktphase bei wieder mobilisierten Patienten auf *Belastungsuntersuchungen* an, die mit steigender Herzfrequenz im Periinfarktzonenbereich oder in nicht infarktbetroffenen Segmenten eine Mangeldurchblutung provozieren können. Durch diese Ischämie wird dann eine reversible Wandbewegungsstörung des linken Ventrikels ausgelöst, die sich durch geeignete Untersuchungsverfahren in ihrer segmentalen oder globalen Auswirkung erfassen läßt. Zwei semiinvasive bildgebende Verfahren bieten sich dazu an: die Radionuklidventrikulographie unter Belastung [4−8, 13, 14] und die digitale Subtraktions-Lävokardiographie [10, 27, 23]. Wegen ihrer zunehmenden Bedeutung in der Postinfarktdiagnostik sollen diese beiden Belastungstests näher besprochen werden.

1. Radionuklidventrikulographie in Ruhe und unter Belastung. Diese Isotopentechnik ist in der Lage, nach verschiedenen globalen und segmentalen Parametern die linksventrikuläre Funktion in Ruhe und bei Belastung zu quantifizieren. Borer et al. [7, 8] und Grodzinski et al. [14] haben gezeigt, daß die Radionuklidventrikulographie zur Bestimmung der Prognose von Infarktpatienten ähnlich gut geeignet ist wie das invasivere Verfahren der Koronarangiographie mit Lävokardiographie. Patienten mit einer auf 30% oder stärker herabgesetzten Ruheauswurffraktion haben eine wesentlich schlechtere Prognose als solche Patienten, die eine wesentlich höhere Auswurffraktion haben. Die Möglichkeit von Belastungsuntersuchungen vermittelt einen quantitativen Eindruck von funktionellen Reserven des Restventrikels. Ein Abfall der Auswurffraktion um mehr als 5% unter Belastung verschlechtert die Prognose zusätzlich und ist in der Regel Hinweis auf eine zusätzlich noch bestehende, hämodynamisch wirksame Koronararterienerkrankung.

2. Digitale Lävokardiographie in Verbindung mit Balloneinschwemmkatheteruntersuchung. Die Kombination dieser beiden Untersuchungsmethoden wurde von Buschhaus et al. [10] beschrieben.

Dieses Verfahren ermöglicht über eine Kontrastmittelinjektion in die Pulmonalarterie die Gewinnung von Lävokardiogrammen in digitaler Subtraktionstechnik (Abb. 79, 80), die dann in üblicher Weise ausgewertet werden können. Die Untersuchung ist in Ruhe und nach Ergometerbelastung durchführbar, für die Befundinterpretation lassen sich die Ergebnisse der Radionuklidventrikulographie übertragen. Das Verfahren hat eine bessere räumliche und zeitliche Auflösung als die Ventrikeldarstellung mit Isotopen, allerdings sind etwa 25−30% der Befunde wegen eingeschränkter Bildqualität nicht quantitativ auswertbar. Dies beruht wesentlich auf Kooperationsproblemen mit Patienten, die die erforderliche Apnoe von 5−8 s nicht einhalten können. Vorteil des Verfahrens ist die Möglichkeit, über Füllungsdruckmessungen mit dem Einschwemmkatheter im Einzelfall die Belastungsprüfung bis an das individuelle Limit zu führen.

Beide Verfahren, die Radionuklidventrikulographie und die digitale Subtraktionslävokardiographie sind relativ leicht zu wiederholen. Das zweite Verfahren ist kostenaufwendiger, an eine Herzkatheteruntersuchung gebunden und sehr von der Patientenkooperation abhängig. Für die Interpretation der Myokardreserven nach Infarkt als Grundlage weiterer diagnostischer oder therapeutischer Schritte und für die Prognosebeurteilung sind sie gleichgut geeignet.

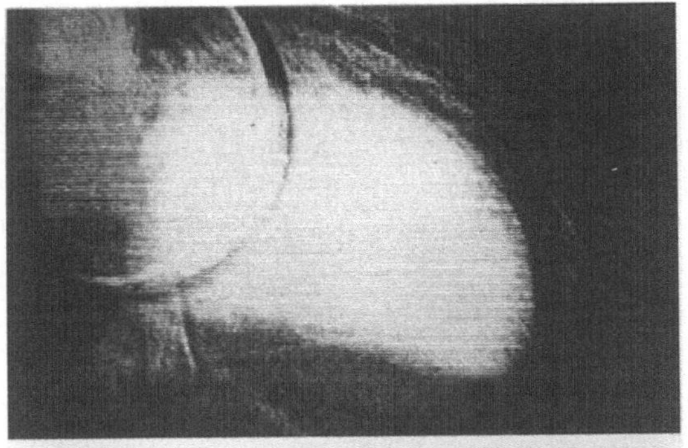

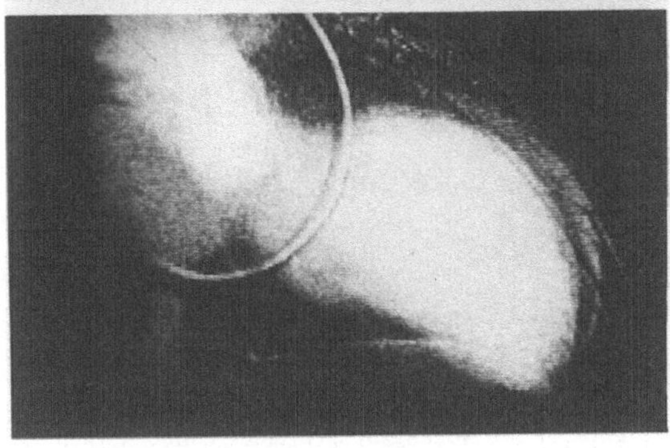

Abb. 79 (*oben*), **80** (*unten*). Diastole und Systole eines digitalen Subtraktionslävokardiogramms, Zustand nach Vorderwandinfarkt. Der Einschwemmkatheter beschreibt einen Bogen bei seinem Verlauf durch rechten Vorhof, rechten Ventrikel und Pulmonalarterienstamm. Der linke Vorhof ist zu Ende der Kontrastmittelpassage nur noch schwach gefüllt, die AV-Klappen Ebene ist gut erkennbar. Der linke Ventrikel ist leicht vergrößert, die gesamte Vorderwand und die Spitze sind akinetisch

5.3.2 Intramurale Herzinfarkte

Der Begriff des „intramuralen Infarktes" geht zurück auf pathologisch-anatomische Untersuchungen, die Franz Büchner 1939 publiziert hat. Durch histologische Stufenschnitte konnte primär lichtmikroskopisch und später elektronenoptisch gezeigt werden, daß im Gegensatz zu transmuralen, d. h. die ganze Wanddicke umfassenden Nekrosezonen, lokalisierte nichttransmurale Infarkte immer endokardnah anzutreffen sind. Auf dieser Grundlage sind die Bezeichnungen „intramuraler-, subendokardialer-, rudimentärer- und Innenschichtinfarkt" Synonyme für das gleiche pathologisch-anatomische Substrat.

Ursächlich wurde die Lokalisierung umschriebener Infarktzonen in den Innenschichten einer geringeren Hypoxietoleranz dieser Gebiete zugeschrieben. Pathophysiologische Studien konnten

zeigen, daß bei kritischen Stenosen großer epikardialer Gefäße die Innenschichten des linken Ventrikels im Vergleich zu den epikardnahen Außenzonen deutlich geringer durchblutet werden. Hämodynamische Grundlage dieses Befundes ist eine Zunahme der myokardialen Wandspannung in den endokardnahen Bezirken, die zu einer entsprechenden Reduktion des effektiven Perfusionsdrucks führt. Damit sind zwangsläufig die subendokardialen Myokardschichten funktionell und morphologisch primärer Manifestationsort einer Ischämie.

5.3.2.1 Diagnostik

Während die grundlegenden Beschreibungen dieser intramuralen Infarkte pathologisch-anatomisch vor 40 Jahren erfolgten, sind daran anschließend mit Hilfe der jeweils neu hinzugekommenen apparativen Untersuchungsmethoden neue Diagnosekriterien für den klinischen Bereich formuliert worden.

Die In-vivo-diagnostik des intramuralen Infarktes ist primär eine Domäne des Ruhe-EKG. 1954 haben PRINZMETAL et al. [21] entsprechende Befunde publiziert und dabei ausschließlich Veränderungen der elektrokardiographischen ST-Strecke als Kriterium gefordert. Spätere Untersuchungen konnten zeigen, daß pathologisch-anatomisch ausgedehnte transmurale Infarkte elektrokardiographisch lediglich das Bild eines Innenschichtinfarktes bieten können, im umgekehrten Falle jedoch auch Veränderungen der QRS-Gruppe mit dem Befund eines subendokardialen Infarktes vereinbar sind [20].

Unabhängig von der Ausdehnung der Infarktzone ist die Veränderung der ST-Strecke des EKG keineswegs spezifisch für eine intramurale Ischämie oder Nekrose. ROSKAMM berichtete 1978 über 308 Patienten mit der klinischen Diagnose und dem EKG-Bild eines durchgemachten intramuralen Infarktes, von denen 31,8% angiographisch normale Kranzgefäße zeigten. Bei den meisten dieser nicht bestätigten Infarkte handelte es sich wahrscheinlich um durchgemachte Perimyokarditiden.

Trotz der diagnostischen Unsicherheit bei der Unterscheidung transmuraler von nichttransmuralen Infarkten wird diese Einteilung u. a. aus historischen Gründen beibehalten, obwohl es sich im Grunde nur um 2 unterschiedlich schwere Manifestationsformen der selben Grundkrankheit handelt. Da in vivo z. Zt. noch keine absolut sichere Diagnostikmethode für die Differenzierung dieser Infarktformen zur Verfügung steht, wird die wenig aufwendige elektrokardiographische Einteilung übernommen.

Nachfolgend wird an kasuistischen Beispielen die Befundkonstellation einer Reihe „intramuraler Infarkte" demonstriert, wobei an Einzelfällen auch die Wertigkeit apparativer Untersuchungstechniken gezeigt werden kann. Anhand der Fallbeispiele wird kurz auf therapeutische Möglichkeiten eingegangen.

5.3.2.2 Kasuistik

1. Einzelfall: Koronare Eingefäßerkrankung, Stenose des R. descendens anterior. Es handelt sich um einen 39jährigen Fernfahrer, der 15 kg übergewichtig ist und seit 20 Jahren stark raucht. Auftreten einer Belastungsangina 3 Monate vor der stationären

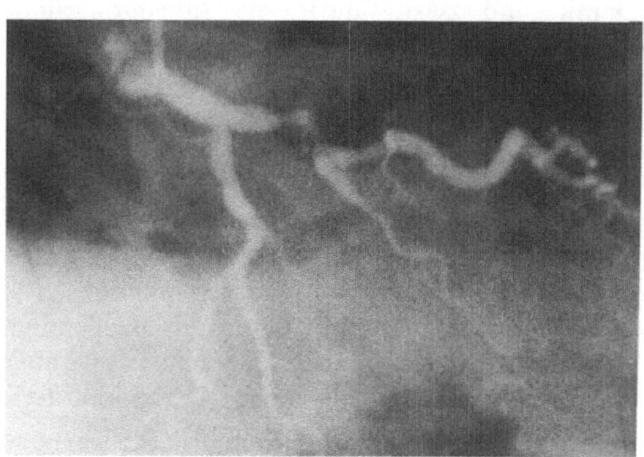

Abb. 81. RAO-Projektion des linkskoronaren Angiogramms. Dargestellt werden hintereinandergeschaltete mittelgradige bzw. hochgradige Stenosen des R. descendens anterior

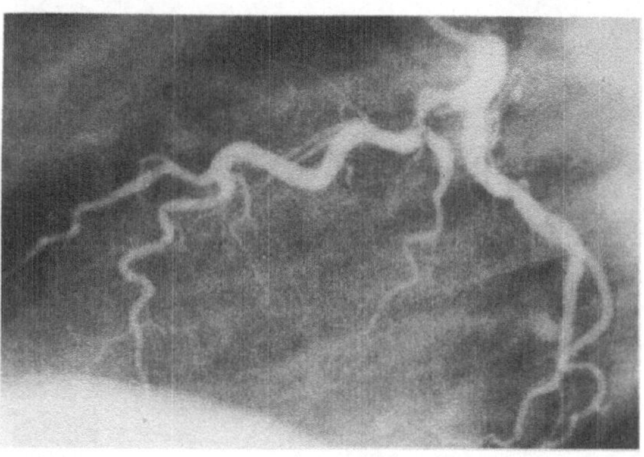

Abb. 82. LAO-Projektion. Mittelgradige proximale Stenose und nachgeschaltet hochgradige Stenosierung des R. descendens anterior im Abgangsbereich eines kaliberstarken Ramus diagonalis I, der in die Stenosierung miteinbezogen ist. Zusätzlich wird eine mittelgradige Kaliberreduktion des Ramus circumflexus dargestellt vor Abgang des I. Marginalastes

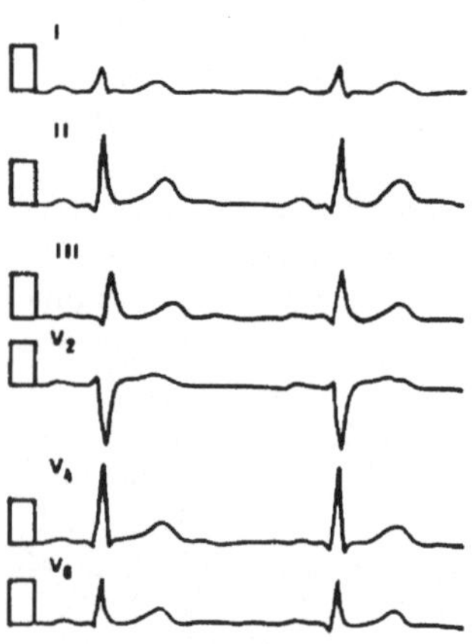

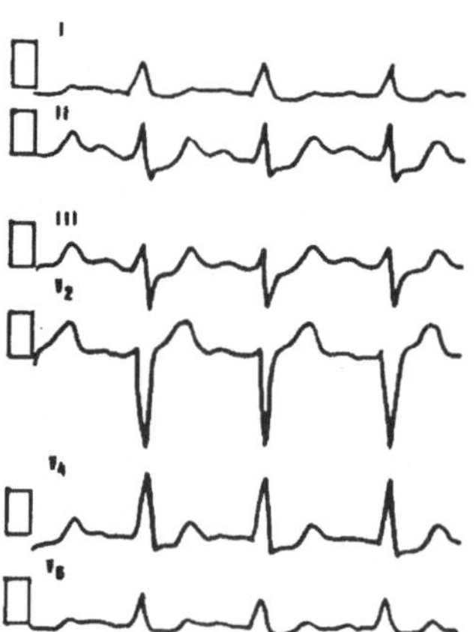

Abb. 83 (*links*). Ruhe-EKG. Vier Wochen nach dem nachgewiesenen intramuralen Vorderwandinfarkt finden sich im reduzierten Ableitungsprogramm keine Hinweise mehr auf einen Myokarduntergang, der Befund ist vollständig normal. Vergleichbar schnelle Rückbildungen der Infarktveränderungen nach intramuralen Nekrosen sind nicht ungewöhnlich

Abb. 84 (*rechts*). Belastungs-EKG. Bei der diagnostischen Fahrradergometrie im Liegen finden sich ausgeprägte ischämische ST-Streckenveränderungen mit horizontalen bzw. verzögert ascendierenden ST-Senkungen in den Ableitungen II, III und in V4 und V6. Die Mitreaktion in den Hinterwandableitungen (II, III) findet sich in Einzelfällen bei Ergometrie im Liegen auch dann, wenn – wie in diesem Falle – von Koronaranatomie und Myokardszintigraphie eine umschriebene Ischämiereaktion ausschließlich im Bereich von Vorderwand und Ventrikelspitze anzunehmen ist

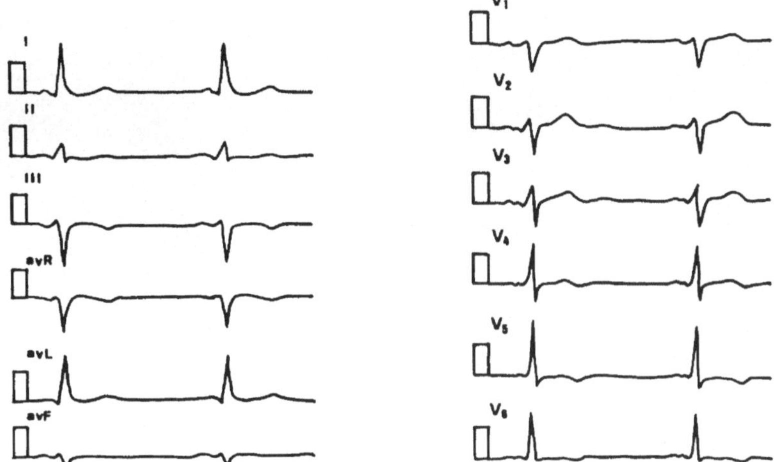

Abb. 85 (*links*), **86** (*rechts*). Standardableitungen des Ruhe-EKG. Elektrokardiographisch nachweisbar sind 6 Wochen nach dem Akutereignis noch Residuen des intramuralen Vorderwandinfarktes; es findet sich ein flaches, biphasisches bzw. terminal negatives T in den Wilson-Ableitungen V4, V5 und V6

Diagnostik mit progredienter Entwicklung. Vier Wochen vor der Klinikaufnahme beim Hausarzt Feststellung einer T-Wellennegativierung in den EKG-Ableitungen V3 bis V6.

Das Belastungs-EKG zeigt bei inzwischen wieder normalisiertem Ruhe-EKG (Abb. 83) auf der 120-W-Ergometerstufe in Verbindung mit typischer Angina pectoris eine Ischämiereaktion über der Vorderwandspitze. Im Radionuklidventrikulogramm Abfall der linksventrikulären Auswurffraktion von 54% in Ruhe auf 43% unter 75 W Ergometerbelastung als Hinweis auf eine ausgeprägte Ischämie. Großer Speicherdefekt bei der Thalliummyokardszintigraphie unter Ergometerbelastung im Bereich von Vorderwand und Spitze, der sich in der Ruhephase fast vollständig auffüllt.

Die Koronarangiographie zeigt eine hochgradige Stenose des Ramus descendens anterior im Abgangsbereich des großkalibrigen R. diagonalis I (Abb. 81, 82). Der Befund ist wegen der Gefährdung des Seitenastes für eine transluminale Angioplastie primär nicht geeignet, es erfolgt in diesem Falle eine chirurgische Therapie mit Doppelbypassversorgung.

2. Einzelfall: Koronare Mehrgefäßerkrankung.
58jähriger Maschinenarbeiter mit arterieller Hypertonie und familiärer Infarktbelastung. Seit etwa 3 Jahren Belastungsangina, seit gut einem Jahr medikamentöse Therapie mit Betablockern und Nitraten. Auftreten einer zusätzlichen Kälteangina in den letzten Monaten. Stationäre Krankenhausaufnahme 6 Wochen vor der Katheteruntersuchung wegen intramuralem Vorderwandinfarkt.

Ein aktuelles Ruhe-EKG (Abb. 85, 86) zeigt weiterbestehende Hinweise auf einen abgelaufenen intramuralen Infarkt. Die diagnostische Belastungsergometrie wird vom Patienten unter antianginöser Therapie auf der 80-W-Ergometerstufe wegen Angina pectoris abgebrochen, formanalytisch ausgeprägte Ischämiereaktion über Vorder- und Hinterwand (Abb. 87), die bereits ab 40 W Ergometerleistung nachweisbar ist. Bei der Einschwemmkatheteruntersuchung grenzwertige pulmonalarterielle Drücke in Ruhe. Unter Belastung mit 80 W deutlicher Anstieg des Druckniveaus in den pathologischen Bereich auf 42 mmHg (Normwert: bis 30 mmHg), Herzminutenvolumensteigerung ausreichend. Unergiebiges Myokardszintigramm ohne Ischämie- oder Narbenhinweis bei Belastungsabbruch bei 40 W wegen Angina pectoris.

Die Koronarangiographie weist eine fortgeschrittene koronare Mehrgefäßerkrankung nach (Abb. 88, 89). Neben einem spärlich kollateralisierten Verschluß des Ramus descendens anterior finden sich zusätzlich ein Verschluß der rechten Koronararterie bei Rechtsversorgungstyp und mittelgradige Stenosen an den übrigen Gefäßen. Wegen der in diesem Falle langsamen Entwicklung der koronaren Herzerkrankung ist bei ausreichender Kompensation trotz vorliegender Verschlüsse von zwei Koronararterien die Ausbildung eines größeren Infarktes unterblieben. Das Lävokardiogramm zeigt einen normal großen linken Ventrikel (Abb. 90, 91)

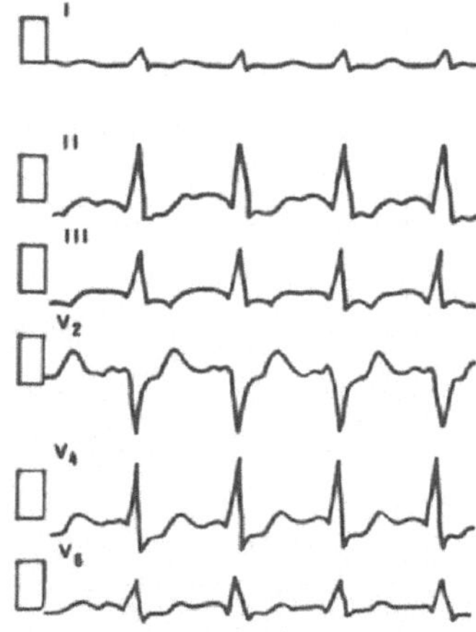

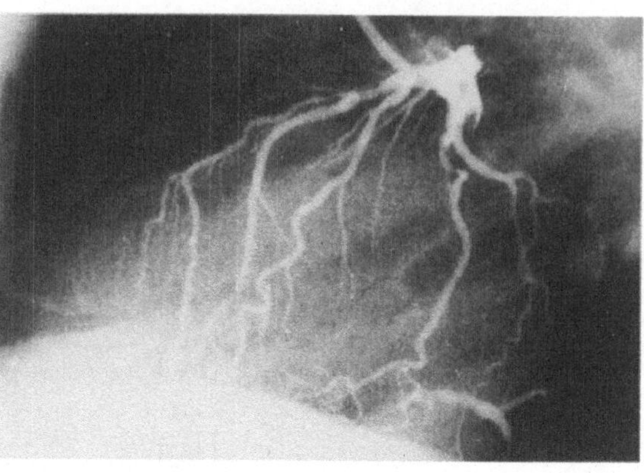

Abb. 87. Belastungs-EKG auf der 80-W-Ergometerstufe kurz vor Abbruch der Untersuchung. Horizontale ST-Streckensenkungen von etwa 0,2 mV in den Ableitungen II und in V4, etwas weniger ausgeprägt in V6 und I. Deszendierende ST-Strecke mit biphasischem präterminal negativem T in Ableitung III. Insgesamt Konstellation einer myokardialen Ischämie, die Anteile von Vorderwand und Hinterwand des Herzens betrifft

Abb. 89. Linksseitliche Projektion. Der Abgangsbereich von R. interventrikularis und R. circumflexus sind überlagert. Gut erkennbar sind hintereinandergeschaltete Kaliberreduktionen im Abgang des starken II. Diagonalastes und eine hochgradige Stenose im proximalen Verlauf eines ebenfalls kräftigen R. marginalis

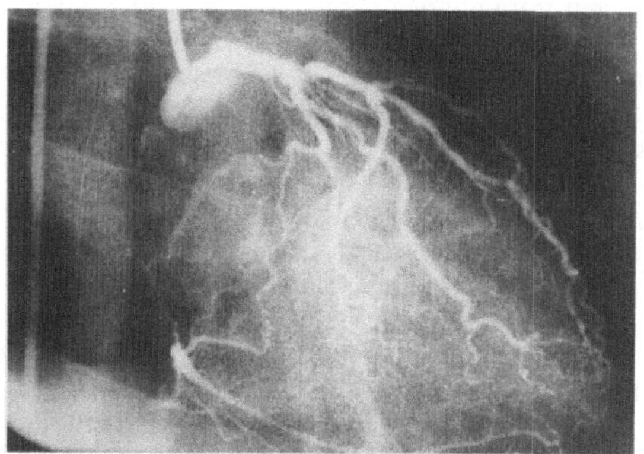

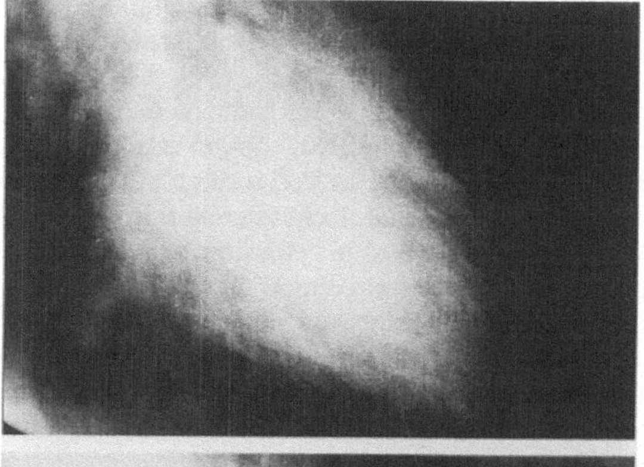

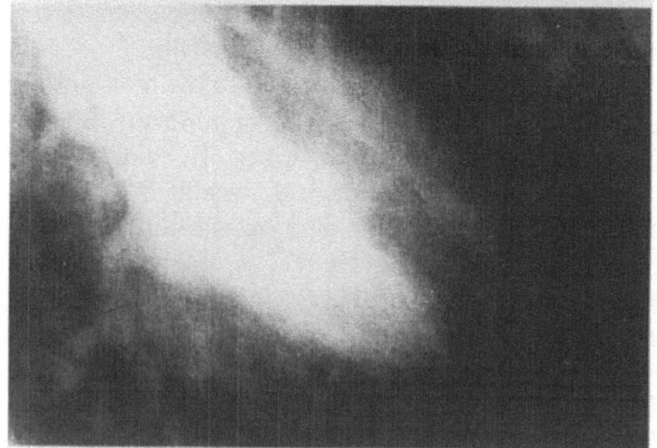

Abb. 88. Standard-RAO-Projektion einer Darstellung der linken Koronararterie. Wandunregelmäßigkeiten des Hauptstamms, mittelgradige Abgangsstenose von R. interventrikularis anterior und R. circumflexus. Verschluß des RIVA im mittleren Drittel nach Abzweigung zweier starker Diagonaläste, die bis fast zur Ventrikelspitze reichen. Überbrückung der Verschlußstelle durch eine feine Kollaterale, die die Peripherie des R. interventrikularis anterior verzögert und kleinkalibrig speist

Abb. 90 (*oben*), **91** (*unten*). Diastole und Systole der konventionellen Lävokardiographie. Bei der quantitativen Auswertung regelrechte Volumenparameter, normale Auswurffraktion. Keine regionale Wandbewegungsstörung

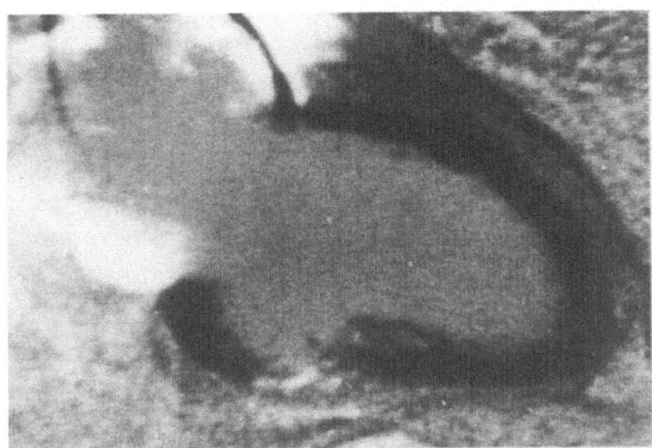

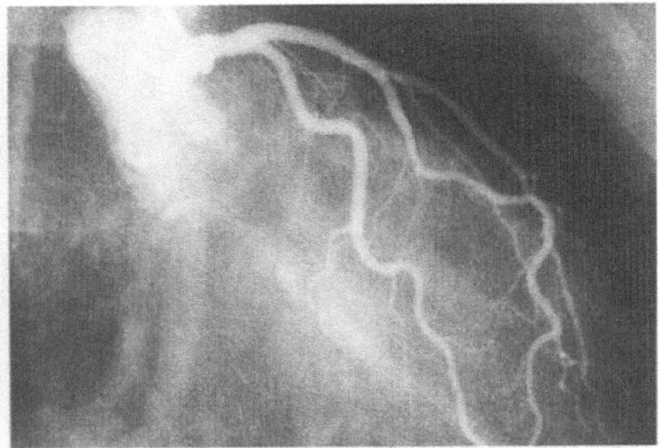

Abb. 92. RAO-Projektion einer digitalen Subtraktionslävo-kardiographie, Diastole und Systole sind in einem Bild dokumentiert. Es handelt sich um das TID-Bild einer Ventrikulographie, bei der die Kontrastmittelinjektion über einen im Bild sichtbaren Einschwemmkatheter in die Pulmonalarterie erfolgte. Die diastolische Ventrikelgrenze entspricht der Grenze der schwarzen Kontur zur weiter peripher gelegenen unruhigen Hintergrunddarstellung der linken Lunge, die systolische Ventrikelkontur ist in diesem Bild erkennbar in der Übergangszone von schwarzer zu grauer Kontur in Bildmitte. Es besteht eine umschriebene basisnahe Akinesie der Hinterwand, die übrigen Ventrikelsegmente kontrahieren normal

Abb. 93. RAO-Projektion der linken Koronararterie. Vollständig unauffällige, glattwandig begrenzte Gefäße bei Rechtsdominanztyp

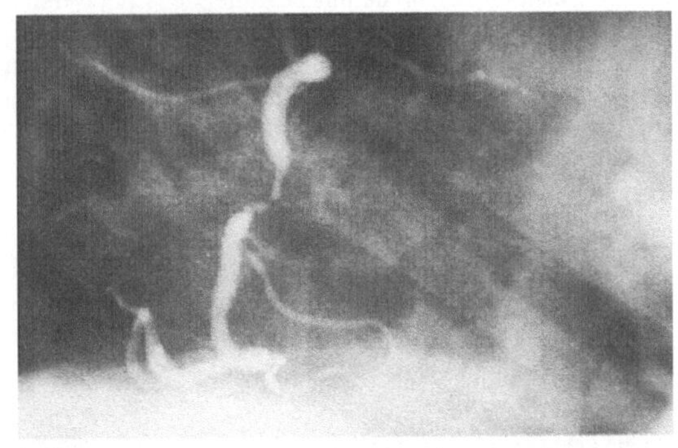

Abb. 94. RAO-Projektion der rechten Koronararterie nach vorheriger Nitrogabe. Exzentrische hochgradige proximale Stenose, Wandunregelmäßigkeiten im mittleren Gefäßdrittel. Die peripheren Verhältnisse sind unauffällig

mit regelrechter Kontraktilität. Es besteht eine Indikation zur Mehrfachbypassversorgung.

3. Einzelfall: Stenose der rechten Koronararterie.
34jährige Krankenschwester, 8 kg übergewichtig, seit 10 Jahren mäßiger Zigarettenkonsum. Orale Kontrazeption über 15 Jahre. Ohne Prodromi auf der Arbeitsstelle schweres thorakales Schmerzereignis. Elektrokardiographisch Bild eines intramuralen Hinterwandinfarktes mit Veränderungen der ST-T-Strecke. Mittelgradiger Anstieg der Infarktenzymatik (CK bis maximal 510 mU/ml) unter sofort eingesetzter systemischer Thrombolysetherapie. Nach dem Infarkt keine kardiale Symptomatik.

Acht Wochen nach dem Akutereignis zeigt das Ruhe-EKG bei Linkstyp formal keine Auffälligkeiten, keine Hinweise auf intra- oder transmuralen Infarkt. Unauffällige Belastungsergometrie bis 120 W. Bei der digitalen Subtraktionslävokardiographie im Rahmen der Einschwemmkatheteruntersuchung (Abb. 92) Anstieg der linksventrikulären Auswurffraktion von 42% auf 47% unter Ergometerbelastung. Bis zum Belastungsabbruch grenzwertige pulmonalarterielle Drücke. Die Koronarangiographie (Abb. 93, 94) zeigt eine hochgradige Stenose der rechten Koronararterie proximal, das linksseitige Koronarsystem ist unauffällig. Mit

Hilfe der intravenösen Subtraktionslävokardiographie wird eine umschriebene Akinesie der basisnahen Hinterwand nachgewiesen, die Kontraktilität der übrigen Wandabschnitte ist normal.

Retrospektiv hat die früh eingesetzte Thrombolysetherapie wahrscheinlich eine Rekanalisierung der ursprünglich verschlossenen rechten Koronararterie erreicht, eine partielle Infarzierung konnte jedoch nicht vermieden werden. Infole der Reperfusion besteht jetzt klinisch keine Ischämiesymptomatik mehr.

4. Einzelfall: Hypertrophe Kardiomyopathie.
46jähriger Gärtner mit thorakalen Druckbeschwerden und Luftnot seit etwa 10 Jahren. Bereits vor 6 Jahren Feststellung eines Vorderwandinfarktes aus dem Ruhe-EKG durch den Hausarzt. Trotz antianginöser Therapie insgesamt Beschwerdezunahme,

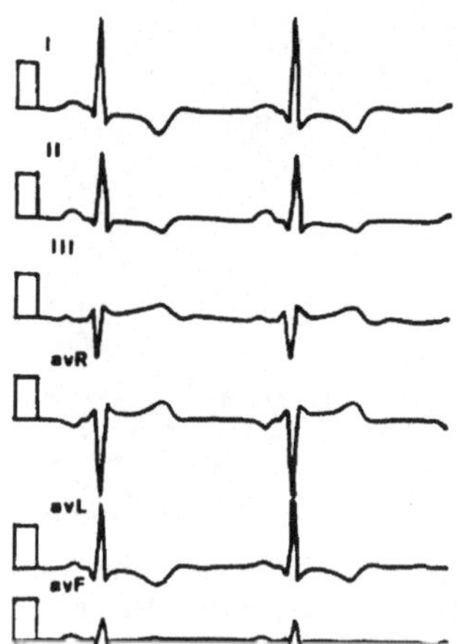

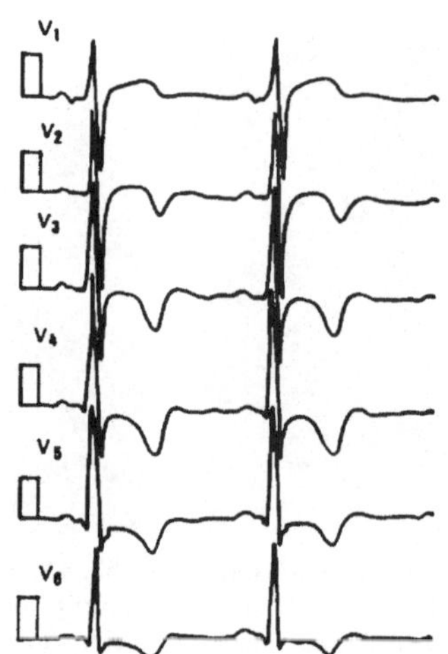

Abb. 95 (*links*), **96** (*rechts*). Standardableitungen des Ruhe-EKG. Linksherzhypertrophie mit beginnender Linksverspätung. Sokolow-Lyon-Index 5,2 mV. Tiefe terminale T-Negativierung in den Brustwandableitungen V2–V5, zusätzlich in den Extremitätenableitungen I, II und aVL. Endstreckenveränderungen in dieser Form, die über Jahre persistieren kön-nen, sind für eine koronare Herzerkrankung und ihre Folgen nicht typisch. In Verbindung mit der pathologischen Konfiguration der QRS-Gruppe entspricht das elektrokardiographische Bild einer ausgeprägten linksventrikulären Hypertrophie

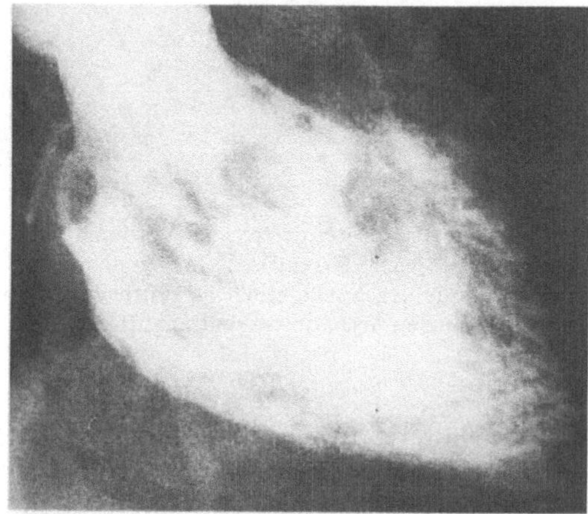

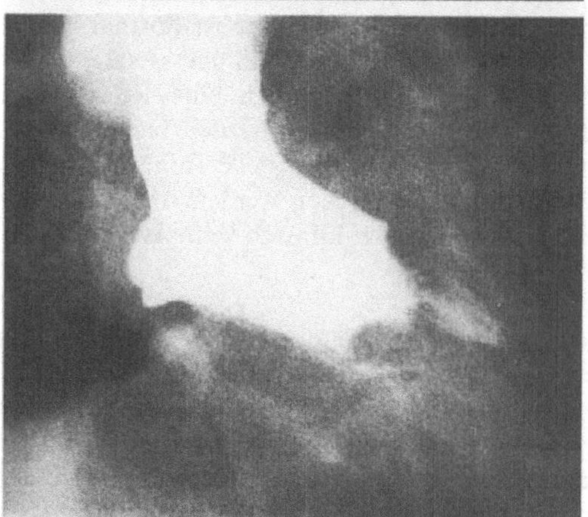

ausstrahlende und teilweise bis zu 30 min anhaltende Thoraxschmerzen bei und nach Belastung und wetterabhängig. Gelegentlich Herzrhythmusstörungen. Insgesamt nitratpositives Beschwerdebild, das aber nur verzögert auf eine medikamentöse Therapie reagiert, teilweise mit einer Latenz von 10–20 min.

Das Ruhe-EKG (Abb. 95, 96) zeigt tiefe T-Negativierungen, wie sie in dieser Form als Zustand nach intramuralem Infarkt unüblich sind. Echokardiographisch läßt sich als diagnosehinweisender Befund eine Hypertrophie der linksventrikulären Muskulatur nachweisen mit überproportionaler Septumdicke bei nur mäßiger Verdickung der linksventrikulären Hinterwand (asymmetrische Septumhypertrophie). Die Aortenklappe ist unauffällig. Bei der Einschwemmkatheteruntersuchung kann kurzfristig eine Belastung von 160 W erreicht werden. Ab 40 W finden sich in der Pulmonalarterie pathologische Druckwerte mit ansteigender Tendenz als Hinweis auf eine diastolische Funktionsstörung des linken Ventrikels, maximal erreichter Mitteldruck 46 mmHg in der Pulmonalarterie.

◄

Abb. 97 (*oben*), **98** (*unten*). Diastole und Systole der Ventrikulographie in konventioneller Technik, RAO-Projektion. Normal großes enddiastolisches Volumen. Erheblich hypertrophiertes linksventrikuläres Myokard, das insbesondere im Bereich der Papillarmuskeln zu einer Verkleinerung des systolischen Restvolumens führt. Auswurffraktion 81%

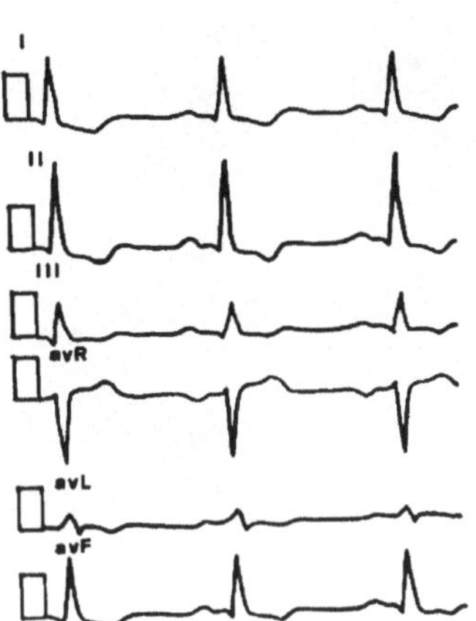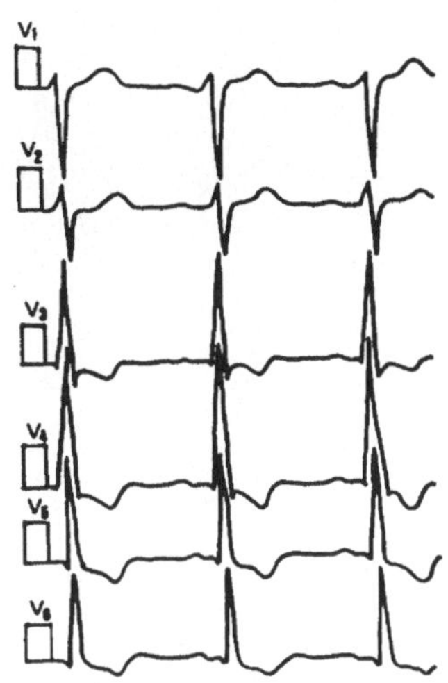

Abb. 99 (*links*), **100** (*rechts*). Ruhe-EKG mit Linksherzhypertrophie und Linksverspätung. Diskordant verlaufende Endstrecken, deszendierende ST-Senkung in I, II, aVF und in den Wilson-Ableitungen V3–V6. Formal ist dieser Befund für einen intramuralen Infarkt nicht typisch, die diagnostische Zuordnung ist klar, wenn klinischer und echokardiographischer Befund mitberücksichtigt werden

Die Lävokardiographie (Abb. 97, 98) zeigt bei normalem enddiastolischem Volumen eine harmonische Kontraktionsbewegung sämtlicher Wandabschnitte mit einem kleinen endsystolischen Restkavum. Hochnormale Auswurffraktion. Verdicktes Myokard. Kein Nachweis einer intraventrikulären Obstruktion. Normale Koronararterien.

Eine Indikation zu einer chirurgischen Therapie besteht im vorliegenden Falle nicht. Die meist bei diesen Patienten laufende symptomatische Therapie mit Betablockern und antianginösen Substanzen anderer Art ist in der Regel wenig überzeugend, mittel- und langfristig verspricht eine hochdosierte Therapie mit Verapamil die besten Resultate. Elektrokardiographisch und echokardiographisch kann damit eine Rückbildung der muskulären Hypertrophie erreicht werden mit einer begleitenden symptomatischen Besserung.

5. Einzelfall: Aortenklappenstenose. Verlegung eines 63jährigen Mannes aus einem Nachbarkrankenhaus wegen rezidivierender Angina pectoris bei durchgemachtem intramuralem Infarkt. Seit einem Jahr belastungsabhängig Luftnot und Thoraxschmerz, zunehmende Verschlechterung der Belastbarkeit mit Krankenhausaufnahme 6 Wochen zuvor bei Verdacht auf koronare Herzkrankheit.

Klinisch besteht ein spätsystolisches, fortgeleitetes Austreibungsgeräusch über der Herzbasis, deutlich vom ersten Herzton abgesetzt. Hahnenkammphänomen in der Karotispulskurve. Auf der nativen Thoraxaufnahme normal großes Herz mit angehobener und verrundeter Herzspitze und stark prominentem Aortenknopf. Linksherzhypertrophie im Ruhe-EKG mit Linksherzschädigungszeichen (Abb. 99, 100). Echokardiographisch Befund eines mäßig hypertrophierten Myokards des linken Ventrikels mit normalen endiastolischen und endsystolischen Diametern. Stark echogebende Aortenklappe. Unauffällige Koronararterien bei der selektiven Koronarangiographie. Stark verkalkte Aortenklappe (Abb. 101) bei der Durchleuchtung mit kaum erkennbarer Öffnungsbewegung, eine retrograde Passage mit Pigtailkatheter nach der Judkins-Technik ist nicht möglich. Die in zweiter Sitzung vorgenommene transseptale Katheterisierung objektiviert einen Druckgradienten von 108 mmHg über der Aortenklappe. Bei dem Patienten besteht insgesamt der Befund einer reinen hochgradig kalzifizierten Aortenklappenstenose vom Schweregrad III. Die Indikation zum prothetischen Aortenklappenersatz ist gegeben.

6. Einzelfall: Dilatative Kardiomyopathie. 46jähriger Elektriker mit Herzbeschwerden seit etwa 9 Jahren. Beginn der Symptomatik mit gelegentlichem, teilweise Stunden anhaltendem thorakalem Druck. Langsame Entwicklung einer Leistungslimitierung durch Belastungsluftnot, die eine Einstellung der sportlichen Aktivität als Amateurfußballer erzwingt. Im beruflichen Alltag anfangs absolut ausreichende Belastbarkeit, erst 4 Wochen vor der stationären Untersuchung Aufsuchen des Hausarztes wegen Luftnot beim Treppensteigen

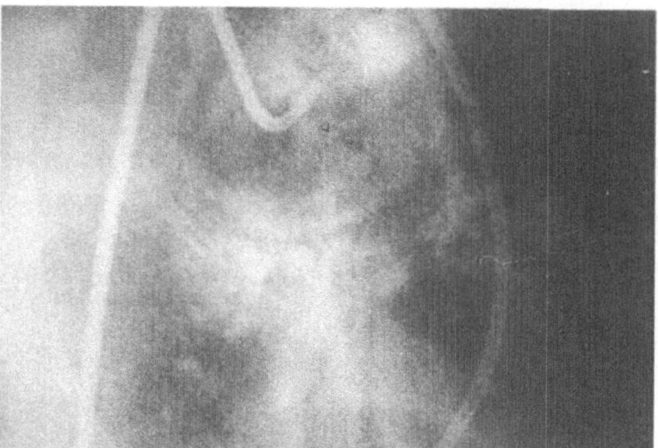

Abb. 101. Durchleuchtung der Aortenklappe in RAO-Projektion. Der Koronarkatheter liegt im linken Koronarostium. Zusätzlich sichtbar ist der Einschwemmkatheter, der in einem großen Bogen das rechte Herz passiert und mit der Spitze in der rechten Pulmonalarterie liegt. Unterhalb des Koronarkatheters erkennbar ist die stark kalzifizierte, trikuspidal angelegte Aortenklappe. Der Bereich der Klappenkommissuren ist weniger stark verkalkt und stellt sich in Form einer dreiecksförmigen Sternfigur dar

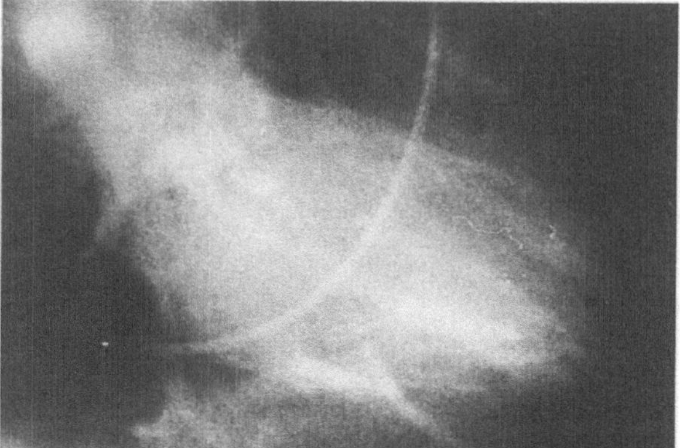

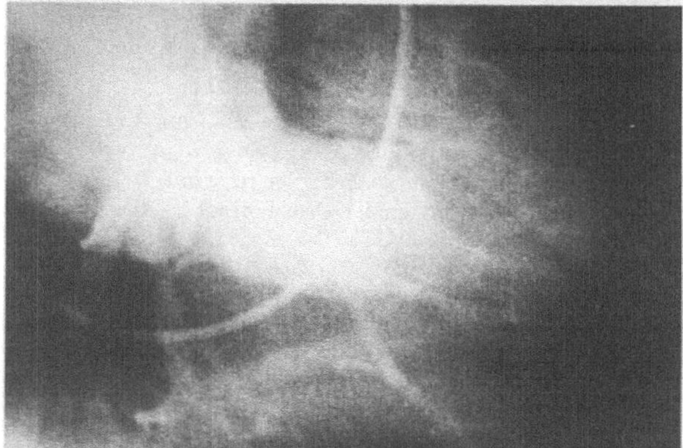

Abb. 102 (*oben*), **103** (*unten*). Diastole und Systole der RAO-Projektion einer indirekten Lävokardiographie. Bei Injektion des Kontrastmittels über einen Einschwemmkatheter in die Pulmonalarterie füllt sich die linke Herzkammer etwas zeitverzögert und weniger kontrastreich. Durch Überlagerung mit dem kontrastmittelgefüllten linken Vorhof ist die Klappenebene eindeutig nur aus der Bewegung im Film erkennbar. Enddiastolische und endsystolische Volumina sind normal, die Auswurffraktion liegt bei 73%

nach einer Etage in Verbindung mit stärkeren Thoraxschmerzen.

Röntgenologisch und klinisch nicht vitientypische Herzvergrößerung ohne pulmonale Stauung, pathologisch überhöhtes gewichtsbezogenes Herzvolumen von 17,8 ml/kg Körpergewicht. Im Ruhe-EKG bei normaler QRS-Gruppe Nachweis von T-Negativierungen mit zum Teil deszendierender ST-Strecke sowohl über Vorder- wie Hinterwand, betroffen sind die EKG-Ableitungen II, III, aVL, aVF, und die Wilsonableitungen V3 bis V6. Ventrikuläre Extrasystolie der Gruppe Lown IVa im Langzeit-EKG. Die Einschwemmkatheteruntersuchung zeigt eine linksventrikuläre Funktionsstörung mit pathologischem Pulmonalarteriendruck bereits in Ruhe. Bei Ergometerbelastung bis 120 W Anstieg des mittleren Pulmonalarteriendrucks auf 42 mmHg, unzureichende Steigerung des Herzminutenvolumens unter Belastung. Hämodynamisch entspricht der Krankheitsbefund einem Stadium III der linksventrikulären Funktionseinschränkung nach Reindell und Roskamm. Die gleichzeitig über Einschwemmkatheter durchgeführte Subtraktionslävokardiographie (Abb. 104, 105) zeigt einen global eingeschränkten linken Ventrikel mit einer Auswurffraktion von 32%, die auf 28% in der Maximalbelastungsstufe abfällt.

Die selektive Koronarangiographie ist unauffällig.

Die Therapie bei dem Patienten ist in diesem Stadium noch ausschließlich konservativ. Neben einer nachlastsenkenden und diuretischen Behandlung ist eine medikamentöse Einstellung der Herzrhythmusstörungen erforderlich.

5.3.2.3 Diskussion

Die Fallbeispiele zeigen, in welchem Umfang bei Nichtkoronarkranken irreführende Einzelbefunde durchaus zur Fehldiagnose eines nicht transmuralen Infarktes führen können. In der Regel sollte es jedoch möglich sein, Myokardhypertrophien — seien es primäre oder sekundäre Formen — aus dieser Gruppe durch Anamnese und Echokardiographie zu eliminieren. Für Patienten mit Zustand nach Myokarditis oder bei solchen mit Frühformen einer dilatativen Kardiomyopathie wird im Einzelfall eine

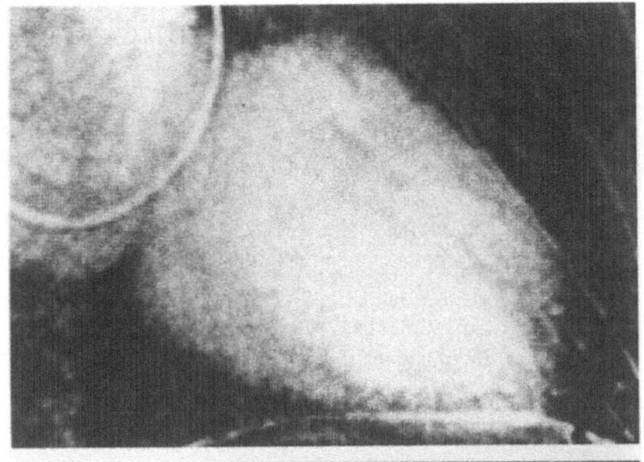

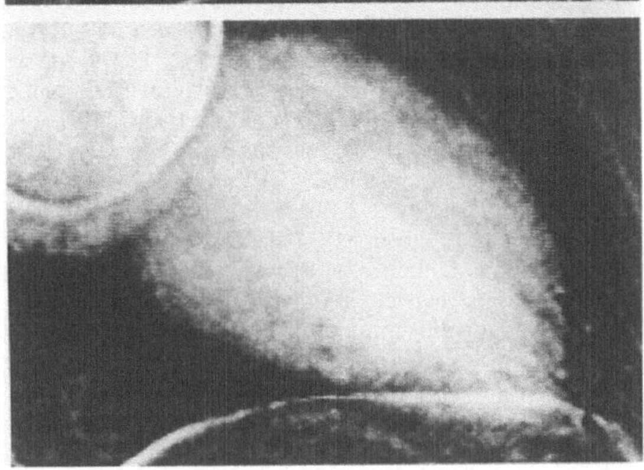

Abb. 104 (*oben*), **105** (*unten*). RAO-Projektion einer indirekten Subtraktionslävokardiographie. Bei Kontrastmittelinjektion über Einschwemmkatheter in die Pulmonalarterie zeigt sich ein enddiastolisch vergrößerter, global eingeschränkter linker Ventrikel mit einer deutlich erniedrigten Auswurffraktion. In Enddiastole ist der Sulkus atrioventrikularis relativ gut abgrenzbar und damit eine Definition der Klappenebene ohne größere Schwierigkeiten aus dem Standbild möglich

endgültige diagnostische Klärung erst durch Einsatz der Linksherzkatheteruntersuchung zu erreichen sein.

Koronarkranke sind in der Regel bei Zustand nach intramuralem Infarkt durchaus zuverlässig im Vorfeld der Katheteruntersuchung diagnostisch richtig einzuordnen, wenn als Kriterium eine Trias aus typischer Klinik, Enzymbewegung und EKG-Verlauf im Rahmen des Akutereignisses realisiert wird. Eine belastungsabhängige Postinfarktangina erhöht die Wahrscheinlichkeit des Vorliegens einer kritischen koronaren Minderdurchblutung.

Jüngere Patienten mit intramuralem Infarkt zeigen in überproportionaler Häufung eine koronare Eingefäßerkrankung mit kritischer Stenose des R. descendens anterior. Dieser Gefäßbefund eignet sich in vielen Fällen zur PTCA. Die oft in späteren Jahren zusätzlich manifeste Erkrankung weiterer

Gefäße kann dann zum optimalen Zeitpunkt immer noch operativ versorgt werden.

Ältere Patienten mit intramuralem Infarkt haben meist eine lange Angina-pectoris-Anamnese und sind häufig mehrgefäßkrank. Durch eine ausreichende Kollateralisierung ist ein größeres transmurales Infarktereignis noch nicht aufgetreten. Bei diesen Patienten besteht überwiegend eine Indikation zur aortokoronaren Bypassversorgung.

Nach klinischen Kriterien ist eine Dreiteilung des Patientenkollektivs mit intramuralem Infarkt sinnvoll:

1. Intramuraler Infarkt mit anhaltender instabiler Angina pectoris. Zugrunde liegt der klinischen Symptomatik eine kritische progrediente Stenose eines größeren Gefäßes. Das nitropositive Beschwerdebild und möglicherweise wechselnde Veränderungen im Ruhe-EKG veranlassen eine Koronarangiographie mit Lävokardiographie ohne Zeitverzug. Auf zusätzliche Belastungsuntersuchungen kann verzichtet werden. In der Regel resultiert eine Indikation zu PTCA oder Bypassversorgung.

2. Intramuraler Infarkt mit stabiler Angina pectoris. Auch hier besteht bei klinisch oder durch Funktionsuntersuchung erhärteter Ischämie eine eindeutige Indikation zur Angiographie. Die Koronarangiographie zeigt alternativ eine „stabile" hochgradige Stenose eines Gefäßes mit partiellem Myokarduntergang im dazugehörigen Versorgungsgebiet oder einen funktionell nicht ausreichend kompensierten Koronararterienverschluß. Das stenosierte Gefäß sollte zur Vermeidung eines transmuralen Infarktes durch Ballondilatation oder Bypass rekonstruiert werden. Für die Patienten mit nicht ausreichend kompensiertem Koronararterienverschluß besteht der Wert der Angiographie in der Klärung der Gefäßanatomie, die in solchen Fällen prognostische Aussagen und Therapieentscheidungen ermöglicht.

3. Intramurale Infarkte mit fehlender oder abklingender Angina pectoris. In der Regel werden diese Patienten engmaschig kardiologisch durch Belastungsuntersuchungen kontrolliert. Es liegt eine relative Angiographieindikation vor, da meistens eine chirurgische Therapie nicht in Frage kommt und die Untersuchung damit letztendlich nur prognostische Relevanz hat. Die Aussage gilt in dieser Ausschließlichkeit nicht für junge Patienten und nicht für solche, die bei objektiv nachgewiesener Ischämie keine typische Angina pectoris aufweisen (stumme Ischämie).

Vom Ausmaß der koronaren Herzerkrankung her ist diese Gruppe inhomogen. Die Angiographie zeigt von gut kompensierten Koronararterienverschlüssen über mittelgradige Stenosen bis hin zu fast intakten Gefäßen alle Varianten. Als Ursache der Infarktbildung kann im Einzelfall ein spontan oder medikamentös lysierter Thrombus oder ein langanhaltender Gefäßspasmus diskutiert werden. Zusammenfassend muß betont werden, daß einer großzügig indizierten invasiven Diagnostik bei Patienten mit intramuralem Infarkt wegen der therapeutischen Konsequenzen eminente Bedeutung zukommt [2, 16]. Der intramurale Infarkt kann als Warnschuß gelten. Zweitinfarkte sind überproportional häufig und überraschend komplikationsträchtig [2, 11, 16, 17, 19, 25]. Bei der hohen Anzahl primär Mehrgefäßkranker mit intramuraler Infarktnarbe ist auch nach dem eingetretenen transmuralen Infarktereignis keine Beschwerdefreiheit zu erwarten, so daß irgendwann sicher eine invasive Diagnostik ansteht. Leider ist dann trotz eventuell angeschlossener chirurgischer Intervention die Gesamtprognose wegen der fortgeschrittenen Myokardschäden ungünstiger als bei frühzeitg eingesetzter Gefäßrekonstruktion.

Das Patientenkollektiv mit intramuralen Infarktnarben ist im Gesamtkollektiv der Koronarkranken eine Gruppe, die bei ungünstiger spontaner Prognose durch eine entsprechende Therapie Ansatzpunkte für eine effektive Langzeitprävention bietet. Dies hat nicht nur Bedeutung für das Einzelschicksal, sondern beinhaltet auch eine wesentliche sozialmedizinische Komponente. Damit besteht aus therapeutischen und prognostischen Überlegungen eine gewisse Berechtigung, die diagnostisch diffizile Trennung transmuraler von nichttransmuralen Infarkten beizubehalten. Neben dem formalen EKG-Befund sind das durch Echokardiographie [18] oder Nuklearmedizin dokumentierte Ausmaß der linksventrikulären Funktionseinschränkung diagnostisches Hilfsmittel bei der Entscheidung zur invasiven Katheterdiagnostik. Eine gute Ventrikelfunktion unterstreicht bei entsprechender klinischer Symptomatik die Dringlichkeit eines akuten Vorgehens.

Literatur

1. Balcon R, Blümchen G, Cattell M, Scharf-Bornhofen E (1981) Myocardial infarction and normal coronary arteries: possible role of spasm. Roskamm H (ed) Myocardial infarction at young age. Springer, Berlin Heidelberg New York
2. Bayley N, Hunt D, Penington C, Sloman JG (1982) Subendocardial myocardial infarction. Aust N Z J Med 12:166–169
3. Blümchen G, Chen Th, Fentrop Th (1985) Auswurffraktion (EF) mit Radionuklidventrikulografie (first pass) bei Patienten mit linksventrikulärem, chronischem postinfarktiellem Aneurysma: ein Prognoseindikator? Herz-Kreislauf 6:1985
4. Borer JS, Bacharach SL, Green MV, Kent KM, Epstein SE, Johnston GS (1976) Rapid evaluation of left ventricular function during exercise in patients with coronary artery disease. Circulation 54:Suppl II
5. Borer JS, Bacharach SL, Green MV, Kent KM, Epstein SE, Johnston GS (1977) Realtime radionuclide cineangiography in the noninvasive evaluation of global and regional left ventricular function at rest and during exercise in patients with coronary artery disease. N Engl J Med 296:839
6. Borer JS, Kent KM, Bacharach SL, Green MV, Rosing DR, Seides SF, Epstein SE, Johnston GS (1979) Sensitivity, specifity, and predictive accuracy of radionuclide cineangiography during exercise in patients with coronary artery disease: comparison with exercise electrography. Circulation 60:572
7. Borer JS, Rosing DR, Miller RH, Stark RM, Kent KM, Bacharach SL, Green MV, Lake CR, Cohen H, Holmes D, Donohuc D, Baker W, Epstein SE (1980) Natural history of left ventricular function during one year after acute myocardial infarction: comparison with clinical, electrocardiography and biochemical determinations. Am J Cardiol 46:1
8. Borer SJ, Phillips P, Moses JW, Goldberg HL, Fischer J (1982) Determination of prognosis in patients with coronary artery disease by noninvasive radionuclide based methods applied during exercise. Adv Cardiol 31:23–27
9. Büchner F (1939) Die Koronarinsuffizienz. Kreislaufbücherei 3, Dresden und Leipzig
10. Buschhaus J, Rücker HC, Scharf-Bornhofen E, Weisschädel H, Blümchen G (1983) Digitale Subtraktionslävokardiographie (DSA) in Ruhe und bei Ergometerbelastung – Vergleich zu Druckwerten in der Arteria pulmonalis. Z Kardiol 72:202
11. Fabricius-Bjierre N, Munkvad M, Bjierre Knudsen J (1979) Subendocardial und transmural myocardial infarction. Am J Med 66:986–990
12. Forman R, Cho S, Factor SM, Kirk E (1983) Acute myocardial infarct extension into a previously preserved subendocardial region at risk in dogs and patients. Circulation 67:117–123
13. Grodzinski E, Fentrop Th, Koanantakul B, Bierck G, Minning E, Rücker HC, Borer J, Schoop W, Blümchen G (1983) Die Bedeutung der Radionuklidventrikulographie (RNVA) für die sozialmedizinische Begutachtung von Herzinfarktpatienten. Öff Gesundheitswesen 45:620–626
14. Grodzinski E, Fentrop Th, Scharf-Bornhofen E, Keller T, Bierck G, Borer J, Schoop W, Blümchen G (1985) Bedeutung der Auswurffraktion (EF) in Ruhe und bei Belastung mit Hilfe der Radionuklidventrikulographie (RNVA) für die Prognose von Herzinfarktpatienten. Z Kardiol 74:525
15. Herman MV, Heinle RA, Klein MD, Gorlin R (1967) Localised disorders in myocardial contraction. N Engl J Med 277:222
16. Hutter AM, DeSanctis RW, Flynn T, Yeatman LA (1981) Nontransmural myocardial infarction: a compar-

ison of hospital and late clinical course of patients with that of matched patients with transmural anterior and transmural inferior myocardial infarction. Am J Cardiol 48:4, 595–602

17. Lekakis J, Katsoyanni K, Trichopoulos D, Tsitouris G, (1984) Q-versus non-q-wave myokardial infarction: clinical charakteristics and 6-month-prognosis. Clin Cardiol 7:283–288

18. Loh IK, Charuzi Y, Beeder C, Marshall LA, Ginsburg JH (1982) Early diagnosis of nontransmural myocardial infarction by two-dimensional echocardiography. Am Heart J 104:5, 963–968

19. Madigan NP, Rutherford BD, Frye RL (1976) The clinical course, early prognosis and coronary anatomy of subendocardial infarction. Am J Med 60:634–641

20. Phibbs B (1983) "Transmural" versus "subendocardial" myocardial infarction: an electrocardiographic myth. J Am Coll Cardiol 1(2):561–564

21. Prinzmetal M, Shaw CM, Maxwell MH, Flamm EJ, Goldman A, Kimura N, Rakita L, Borduas JL, Rothman S, Kennamer R (1954) Studies on the mechanism of ventricular activity: the depolarization complex in pure subendocardial infarction: role of the subendocardial region in the normal electrocardiogram. Am J Med 16:469

22. Roskamm H, Samek L, Cherchez P, Rentrop P, Werner HO, Gercke W, Deuss M, Schmeisser HJ, Stürzenhofecker P, Benesch L (1978) Der nicht transmurale Herzinfarkt – ein diagnostisches Problem. Dtsch Med Wochenschr 103:497–503

23. Rücker HC, Buschhaus J, Tönnesmann G, Schmitt WGH, Scharf-Bornhofen E, Sachtleben S, Blümchen G (1984) Hat die Einführung der digitalen Subtraktionsangiographie (DSA) die angiographische Landschaft verändert? Zeitschrift Gefäßkrankheiten VASA [Suppl] 12

24. Scharf-Bornhofen E, Blümchen G (1986) Koronarangiographie. In: Simon HJ, Schoop W (Hrsg) Diagnostik in der Kardiologie und Angiologie. Thieme, Stuttgart New York

25. Schnellbacher K, Cherchez T, Stürzenhofecker P, Roskamm H (1982) Prognosis of nontransmural myocardial infarction. In: Kaltenbach M, Grüntzig A, Rentrop P, Bussmann WD (eds) Transluminal coronary angioplasty and intracoronary thrombolysis. Springer, Berlin Heidelberg New York

26. Smeets JP, Legrand V, Rigo P, Demoulin JC, Boland J, de Landsheere C, Foidart G, Collignon P, Kulbertus HE (1981) Subendocardial myocardial infarction: a follow-up study of 55 cases. Europ Heart J 2:57–63

27. Spiller P, Fischbach T, Jehle J, Lauber A, Pölitz B, Schmiel FK, Loogen F (1983) Zuverlässigkeit der digitalen Subtraktionsangiokardiographie zur Beurteilung der linksventrikulären Funktion unter körperlicher Belastung. Z Kardiol 72:681

6 Erworbene Klappenerkrankungen

U. Tylén und K. Selin

INHALT

Diese Erkrankungen treten gewöhnlich bei Erwachsenen auf. In einigen Fällen kann jedoch eine kongenitale Fehlbildung, die selbst keine Symptome hervorruft, als Locus minoris resistentiae zur Entwicklung der Krankheit beitragen.

Sie werden in der Regel durch die Anamnese und klinische Untersuchung, einschließlich Inspektion, Pulspalpation und Auskultation, diagnostiziert. Die Diagnose kann durch eine radiologische Untersuchung [1] unterstützt werden. Thoraxröntgenaufnahmen werden regelmäßig mit einbezogen, obwohl sie selten für eine spezielle Herzklappenläsion charakteristisch sind. Ein großer Vorteil der Thoraxröntgenaufnahmen liegt in der Möglichkeit, die pulmonal-venöse Hypertonie abzuschätzen, die auch über die Drucke im Herzen Informationen gibt [11].

Früher war die Angiographie bei der Beurteilung der Läsionen eine wesentliche Ergänzung. Die Bedeutung der Angiographie hat jedoch abgenommen, und es werden statt dessen nichtinvasive Verfahren, v. a. Echokardiographie sowohl für die morphologische als auch die funktionelle Untersuchung eingesetzt. Die Angiographie wird manchmal noch vor einer Operation und bei gewissen kombinierten Läsionen erforderlich.

6.1 Aortenklappenerkrankungen

6.1.1 Insuffizienz

6.1.1.1 Ätiologie und Pathologie

Eine Insuffizienz der Aortenklappe kann sowohl durch eine Erkrankung der Klappen per se als auch durch eine Erkrankung der Aorta ascendens verursacht werden. Dabei verengt sich das Ostium aortae dermaßen, daß die Klappentaschen nicht mehr aufeinandertreffen und eine Regurgitation eintritt.

Primäre Klappenerkrankungen. Als häufigste Ursache einer Aortenklappeninsuffizienz wird immer noch das rheumatische Fieber angesehen. Meistens beeinträchtigt die Erkrankung gleichzeitig die Mitralklappen. Die Aortenklappen selbst sind in 15–20% der Fälle betroffen. Ein Vitium entsteht in der Regel innerhalb von 10–20 Jahren nach der ursprünglichen entzündlichen Endo- oder Myokarditis. Es entsteht eine Fibrose in den Klappenzipfeln, diese schrumpfen und werden unregelmäßig. Da sich die Klappen dann nicht richtig schließen, kommt es zu einer unterschiedlich starken Schlußunfähigkeit. Häufig verschmelzen zusätzlich noch die Klappenansätze, was eine Kombination von Stenose und Regurgitation zur Folge hat. Kalzifikationen der degenerierten Klappen können zwar bei isolierter Aortenregurgitation vorkommen, werden jedoch häufiger bei Läsionen angetroffen, die mit einer Stenose einhergehen.

Die zweithäufigste Ursache für Klappeninsuffizienz ist eine bakterielle Endokarditis, entweder als Einzelerscheinung oder als Komplikation bei einer kongenitalen Fehlbildung. Die Latenzzeit zwischen Infektion und dem Entstehen von Herzsymptomen ist nach einer bakteriellen Endokarditis kürzer als nach rheumatischem Fieber, gewöhnlich einige Jahre. Das pathologisch-anatomische Endresultat nach einer bakteriellen Endokarditis ist dem einer rheumatischen Genese ähnlich. Durch die Deformation der Klappen entsteht eine Regurgitation. Auch Wucherungen an den Segeln können zu einer Schlußunfähigkeit beitragen. Manchmal sind die Bakterien bei einer raschen Entstehung der Aorteninsuffizienz nach einer vollkommenen Zerstörung einer oder aller Klappen sehr virulent.

Sekundäre Insuffizienz. Alle Erkrankungen, die eine Erweiterung der Aorta ascendens verursachen, können eine Klappeninsuffizienz hervorrufen. Die öfter vorkommenden Fälle schließen eine zystische Medianekrose (Marfan-Syndrom), Aortensyphilis, Wirbelsäulenversteifung und rheumatische Arthritis ein. Ein gemeinsames Kriterium der verschiedenen Hauptkrankheiten ist eine Degeneration der Aortenwand der A. ascendens mit Erweiterung bis hin zu einer Aneurysmabildung. Die Ausweitung kann sich bis zur Ebene der Aortenklappe hin erstrecken. Die Ostiumausweitung macht dann den Klappenmechanismus schlußunfähig. Eine Wanddissektion der Aorta ascendens kann den Verlauf dieser Erkrankungen komplizieren. Das Ergebnis ist eine plötzliche und ernste Aortenregurgitation.

Auch ein Trauma kann einen Aortenklappenriß mit nachfolgender Regurgitation hervorrufen.

6.1.1.2 Pathophysiologie

Eine Schlußunfähigkeit der Klappen läßt das Blut während der Diastole zum linken Ventrikel zurückfließen, und dieser reagiert mit einem erhöhten Ausstoß, um für den peripheren Kreislauf das notwendige effektive Schlagvolumen aufrechtzuerhalten. Meistens wird das durch eine Zunahme des diastolischen Volumens mit Erweiterung des linken Ventrikels erreicht. Gemäß dem Starling-Gesetz wird durch die Erweiterung die kontraktile Kraft der Ventrikelwand erhöht und kompensiert so die vermehrte Belastung. Gleichzeitig entsteht eventuell eine Hypertrophie. Diese erreicht aber nicht das Ausmaß, welches bei Aortenstenosen angetroffen wird. Durch die Möglichkeit des linken Ventrikels, auf die zunehmende Belastung zu reagieren, bleibt trotz seiner erheblichen Erweiterung eine gute physische Arbeitskapazität während vieler Jahre erhalten. Gewöhnlich ist die Erkrankung progressiv; außerdem kann die Ventrikelerweiterung auch zu einer Ausweitung des Aortenostiums führen und so die Regurgitation vermehren. Solange die Regurgitation durch eine Erweiterung des Ventrikels kompensiert wird, bleibt der intraventrikuläre Druck normal. Über kurz oder lang kann der Ventrikel jedoch nicht mehr reagieren. Das erste Anzeichen eines Versagens ist ein erhöhtes endsystolisches Volumen, das wiederum ein fallendes Schlagvolumen verursacht. Dies kann bereits vor dem Auftreten von Symptomen geschehen, die sich vielleicht erst zeigen, wenn der enddiastolische Druck zunimmt.

6.1.1.3 Radiologischer Befund

Thoraxröntgenaufnahmen. Das Erscheinen einer isolierten Aorteninsuffizienz auf Thoraxröntgenbildern ist zwar charakteristisch, aber nicht pathognomonisch. In dem kompensierten Stadium wird der Befund durch die Erweiterung des linken Ventrikels und der Aorta ascendens beherrscht. Die Lungenzirkulation ist bei normaler Gefäßverteilung nicht betroffen (Abb. 1).

Wie die Bilder zeigen, verursacht die Erweiterung des linken Ventrikels eine Vergrößerung des Herzens. Die Lage des linken Ventrikels wirkt sich jedoch auch auf die Form des Herzens aus. Die linke Grenze auf dem PA-Film und auch der untere hintere Teil auf der lateralen Seite wölben sich nach vorn (Abb. 1). Die erhöhte Belastung wird gewöhnlich kompensiert durch die Erweiterung des linken Ventrikels mit erhöhtem Schlagvolumen. Dies geschieht schon zu Beginn des Krankheitsverlaufs

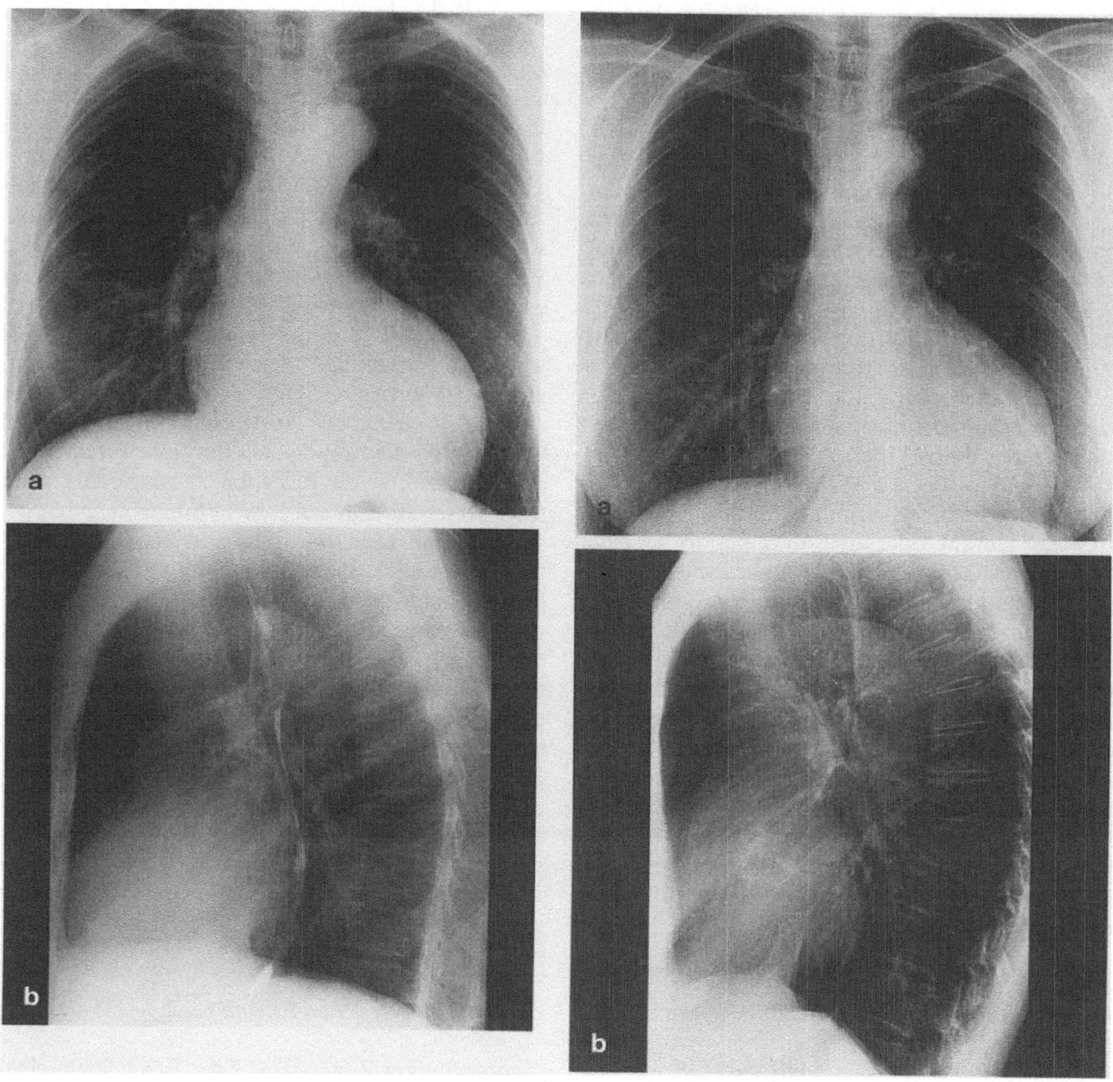

Abb. 1a, b. 61jähriger Mann mit deutlicher Aortenregurgitation. Dilatation des linken Ventrikels und Erweiterung der Aorta ascendens. Normale Lungengefäße

Abb. 2a, b. 65jährige Frau mit kombinierter Aortenklappenläsion. Deutliche Vergrößerung des linken Ventrikels. Ausgedehnte Kalzifikation in dem Aortenostium, die nur auf dem lateralen Film sichtbar wird

und sollte nicht als schlechtes Zeichen gewertet werden. Patienten mit einfacher Aortenregurgitation können große Herzen haben und trotzdem während eines langen Zeitraums eine ausgezeichnete Arbeitsfähigkeit behalten. Bei einer einfachen Erkrankung entspricht das Ausmaß der ventrikulären Vergrößerung dem Grad der Regurgitation. Eine progressive Vergrößerung deutet eine progressive Erkrankung an.

Die Erweiterung der Aorta ascendens wird durch das erhöhte Schlagvolumen verursacht (Abb. 1). Es

kann auf dem PA-Bild als eine Vorwölbung, die sich zur rechten Seite des Mediastinums hin neigt, erkannt werden. Sie kann auch auf dem lateralen Film sichtbar werden, da der freie Raum im vorderen Mediastinum verschwindet. Ohne Angiographie kann nur sehr schwer die echte Weite der Aorta ascendens beurteilt werden (s. Abb. 8).

Auf dem PA-Film können Kalzifikationen der Aortenklappe durch die Überlagerung von Klappe und Wirbelsäule schwer festgestellt werden. Auf lateralen Filmen sind sie besser zu entdecken

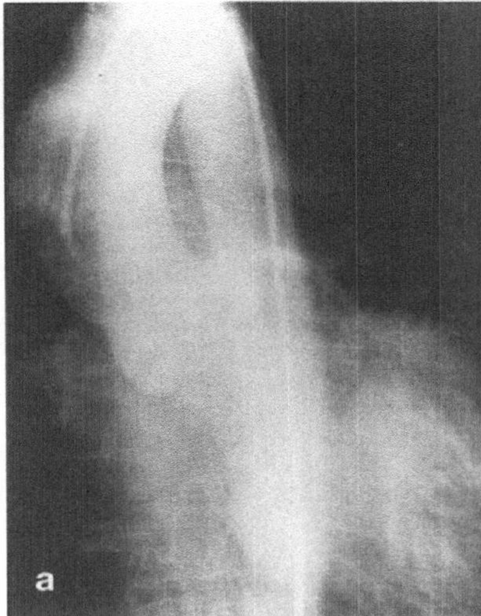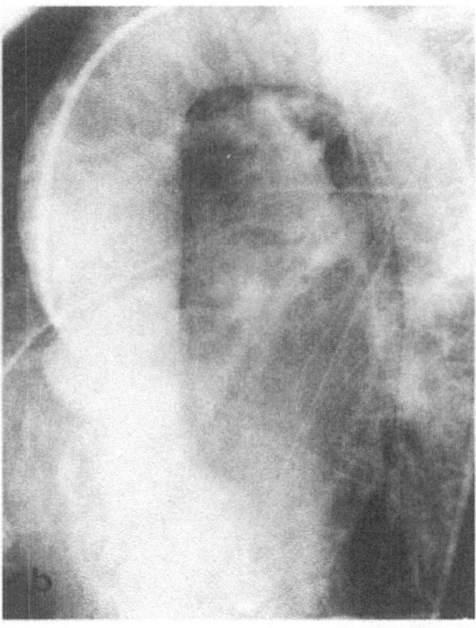

Abb. 3 a, b. Kontrastmittelinjektion in die supravalvuläre Aorta bei einem Patienten mit deutlicher (Grad III) Aortenregurgitaion. Diastolische Phase. Komplette Füllung des erweiterten linken Ventrikels. Erweiterung auch der Aorta ascendens

(Abb. 2). Kleine Kalzifikationen können auf den Filmen überhaupt nicht festgestellt werden. Sie werden leichter sichtbar, wenn eine Bewegung festgehalten werden kann. Dafür ist die Bildverstärker-Fluoroskopie oder noch besser eine Röntgenkinematographie notwendig.

Angiographie. Die Angiographie wird weniger zur Diagnose der Aorteninsuffizienz benutzt, sondern eher zur Beurteilung des Grades der Erkrankung. Eine komplette Untersuchung schließt die Beurteilung der linksventrikulären Funktion und des Grades der Regurgitation mit ein [10]. Beide Werte können gut mit der Angiographie bestimmt werden. Die Funktion des linken Ventrikel wird gewöhnlich durch eine Kontrastmittelinjektion nach retrograder transfemoraler oder transbrachialer Katheterisation analysiert. Druckmessungen können während der gleichen Untersuchung erfolgen. Anhand des angiographischen Films können das ventrikuläre Volumen und die Ejektionsfraktion errechnet werden. Kombiniert man Druckmessungen und Volumenbestimmung, so kann die Arbeitsbelastung des Ventrikels errechnet werden [4]. Die Regurgitation wird am besten mit einer supravalvulären Injektion beurteilt (Abb. 3). Eine Methode, mit der anhand angiographischer Filme die Regurgitation exakt errechnet werden kann, fehlt jedoch noch. Die Regurgitation wird daher in der Regel nach einer 4-Grad-Skala klassifiziert, Grad 1 bedeutet eine geringe Regurgitation, Grad 4 eine schwere. Die Bewertung hängt jedoch von technischen Faktoren — wie z. B. der Menge des injizierten Kontrastmittels und der Lage des Katheters — ab sowie auch von anderen Krankheitszuständen, wie z. B. der Größe des linken Ventrikels und der Ejektionsfraktion. Der in der Angiographie erfahrene Arzt kann den Einfluß dieser Faktoren jedoch reduzieren, und für praktische Zwecke ist die Bewertung nach der 4-Grad-Skala ausreichend.

Die digitale Angiographie erlaubt Untersuchungen mit weniger Kontrastmittel. Sie kann auch die Analyse der Ventrikelfunktion und wahrscheinlich die Beurteilung des Grads der Regurgitation erleichtern. Der Vorteil einer hohen Ortsauflösung macht sie der kardialen Szintigraphie überlegen. Eine vollständige Beurteilung der Methode steht noch aus. Die quantitative Beurteilung ist auch mit Magnetresonanztomographie möglich.

Andere Methoden. Neue bildgebende Techniken gewinnen bei der Bewertung von Patienten mit Aortenregurgitation an Bedeutung. Echokardiographie kann, wird sie von erfahrenen Ärzten durchgeführt, detaillierte Informationen über die Funktion des linken Ventrikels und der Klappen geben [5]. In Verbindung mit der Farbdopplertechnik ist es auch möglich, den Grad der Regurgitation zu beurteilen [8, 9]. Die Methode ist besonders bei wiederholten Untersuchungen angezeigt, da sie mit keinem Komplikationsrisiko verbunden ist. Die Echokardiographie hat daher die Angiographie bei der Beurteilung einfacher Regurgitationen ersetzt.

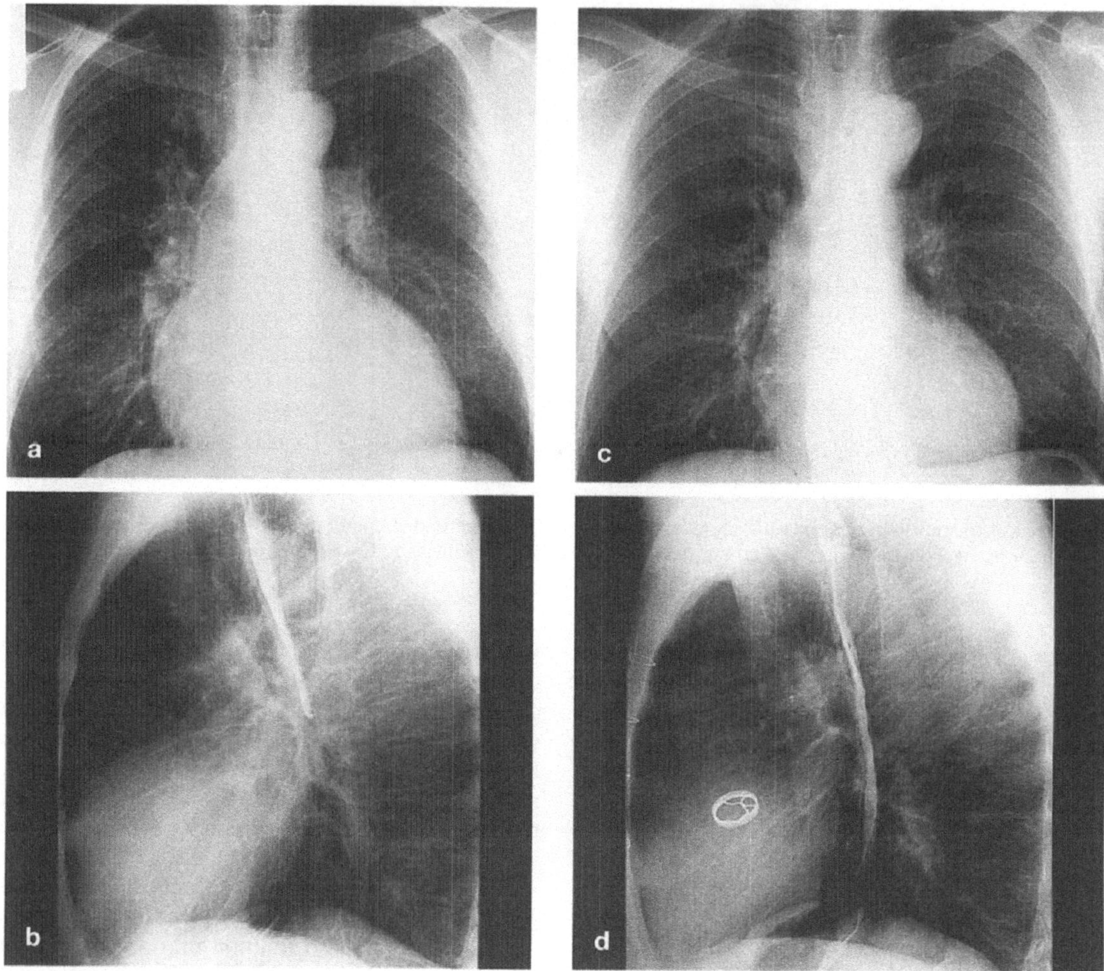

Abb. 4a–d. 63jähriger Mann mit Aortenklappenläsion bei dominierender Regurgitation. **a, b** Deutliche Vergrößerung des linken Ventrikels. Dilatation auch des linken Atriums und kollaterale Lungenzirkulation, die einen Kompensa- tionsmangel anzeigt; **c, d** ein Jahr nach Aortenklappenersatz durch eine Björk-Shiley-Prothese. Linker Ventrikel jetzt nur leicht vergrößert. Linkes Atrium auch leicht vergrößert. Die Lungenzirkulation ist normal

Die kardiale Szintigraphie mit 99m-Tc kann ebenfalls zur Untersuchung der Funktion des lin- ken Ventrikels angewandt werden. Da die Strahlen- dosis der Radionuklid-Kardiographie sehr viel ge- ringer ist als bei der Angiographie, kann sie für Ver- laufsbeobachtungen eingesetzt werden.

6.1.1.4 Radiologische Nachuntersuchungen

Bei isolierter Aorteninsuffizienz ist die Größe des linken Ventrikels proportional zu dem Regurgita- tionsgrad. Da der linke Ventrikel die einzige davon betroffene Herzkammer ist, ermöglicht die Beurtei- lung der Herzgröße durch eine Thoraxuntersu- chung eine gute Beurteilung des Grades der Regur- gitation. Aufgrund von Nachuntersuchungen kann der Verlauf der Erkrankung verfolgt werden. Eine zunehmende Größe des Herzens weist dabei auf ei- ne zunehmende Regurgitation hin. Die Größe des linken Ventrikels gibt jedoch keine Hinweise auf die kontraktile Kraft und die funktionelle Reserve des Muskels. Bei abnehmendem Schlagvolumen sollte eine chirurgische Behandlung in Betracht gezogen werden, zu dieser Zeit ist der intraventrikuläre Druck in der Regel noch innerhalb normaler Grenzen.

Später folgt ein Kompensationsmangel und der linksventrikuläre enddiastolische Druck erhöht sich. Dieses späte Stadium kann durch einen vergrößerten linken Vorhof und eine Rezirkulation in der Lunge erkannt werden (Abb. 4a, b). Durch das Komplikationsrisiko ist die Angiographie für Nachuntersuchungen ungeeignet. In den meisten Kliniken wird deshalb eine Nachuntersuchung anhand von Thoraxröntgenbildern, Echokardiographie und/oder kardialer Szintigraphie durchgeführt.

6.1.2 Stenose

6.1.2.1 Ätiologie und Pathologie

Die Ätiologie erworbener Aortenstenosen ist je nach Alter verschieden. Bei Patienten bis zu 30 Jahren ist mit größter Wahrscheinlichkeit die Ursache in einer angeborenen Fehlbildung zu sehen, z. B. einer bikuspidalen Klappe, die während der Kindheit keine oder nur eine geringe Stenose hervorgerufen hat. Da es aber zu einem anormalen Fluß und einer Turbulenz an der Klappe kommt, degenerieren die Taschen und verkalken während einiger Jahre. Eine Stenose ist dann die Folge. Bei 1/3 der Patienten im mittleren Alter ist dagegen die Ursache im rheumatischen Fieber zu sehen. Das Ostium wird durch Adhäsionen und die Verschmelzung der Zipfel an ihren Verbindungen verengt. Die degenerierten Klappen verkalken, außerdem versteifen sie sich noch, was ebenfalls den Grad der Stenose verstärkt. Die Kalzifikation beginnt in der Regel in den Zipfeln, kann aber derart zunehmen, daß auch der Ring betroffen ist. Sie kann sich selbst bis zur Aorta ascendens erstrecken, wo sie auch eine Stenose der supravalvulären Region verursachen kann. Die valvuläre Stenose geht gewöhnlich mit einer Regurgitation sowie Läsionen der Mitralklappe einher, obwohl sie auch als isolierte Läsion auftreten kann. Im Alter werden Stenosen gewöhnlich durch Arteriosklerose verursacht, wobei sowohl die Aorta ascendens als auch die valvulären Taschen betroffen sind. In der Regel ist sie mit einer Regurgitation verbunden [1]. Mit Zunahme der Lebenserwartung ist in den letzten Jahren auch eine Zunahme der arteriosklerotischen Aortenstenosen zu verzeichnen.

6.1.2.2 Pathophysiologie

Stenosen im Aortenostium verursachen eine Obstruktion des Ausflusses aus dem linken Ventrikel. Der intraventrikuläre Druck muß sich erhöhen, um das Schlagvolumen beizubehalten. Der Muskel reagiert mit einer konzentrischen Hypertrophie. Diese kann sehr deutlich sein, und das Ventrikelseptum kann sogar auf den Ausflußtrakt des rechten Ventrikels übergreifen. Das enddiastolische Volumen bleibt während des Krankheitsverlaufes lange Zeit normal. Wegen der ventrikulären Hypertrophie nimmt die Komplianz der Ventrikelwand jedoch ab, ein Ansteigen des enddiastolischen Ventrikeldrucks ist die Folge.

Trotz einer schweren valvulären Stenose ist es möglich, daß der Patient nur geringe Beschwerden hat. Die Muskelhypertrophie verstärkt jedoch die Anforderungen an den koronaren Kreislauf. Angina pectoris ist deshalb trotz unauffälliger Koronararterien oft das beherrschende Symptom. Das Schlagvolumen des Ventrikels kann während vieler Jahre trotz erhöhter Arbeit beibehalten werden. Dazu kann auch ein gleichzeitig verringerter peripherer Widerstand beitragen. Ein Zeichen für eine drohende Störung sind Synkopen. Diese Ermüdungsohnmacht wird dadurch hervorgerufen, daß ein angemessenes Schlagvolumen bei Belastung nicht beibehalten werden kann. Eine Erweiterung des linken Ventrikels erfolgt im späteren Krankheitsverlauf, sie ist ein schlechtes Zeichen und zeigt eine irreversible Krankheit an.

Kalzifikationen der Klappen sind sehr häufig. Oft sind damit auch Kalzifikationen in der Aorta ascendens verbunden. Die Kombination schwerer Kalzifikationen, von denen sowohl Aorta als auch Klappen betroffen sind, können als Zeichen einer ernsten Erkrankung angesehen werden, die einen chirurgischen Eingriff und einen Ersatz der Klappen erschwert.

6.1.2.3 Radiologische Beurteilung

Die radiologische Beurteilung umfaßt Thoraxröntgenaufnahmen in 2 Ebenen und Fluoroskopie, ggf. verbunden mit einer Ösophagusdarstellung. Die Angiographie wird heute bei der Beurteilung der Funktion des linken Ventrikels und des Stenosegrades häufig vermieden, da es alternative nichtinvasive Methoden gibt, besonders die Echokardiographie. Bei Angina pectoris ist die Angiographie jedoch zur Beurteilung der Koronararterien unumgänglich.

Thoraxröntgenaufnahmen. Der linke Ventrikel reagiert auf die Obstruktion hauptsächlich durch eine Hypertrophie ohne Erweiterung. Die Hypertrophie kann die linke Grenze des Herzens, wie man auf dem PA-Film sieht, und die untere hintere Grenze

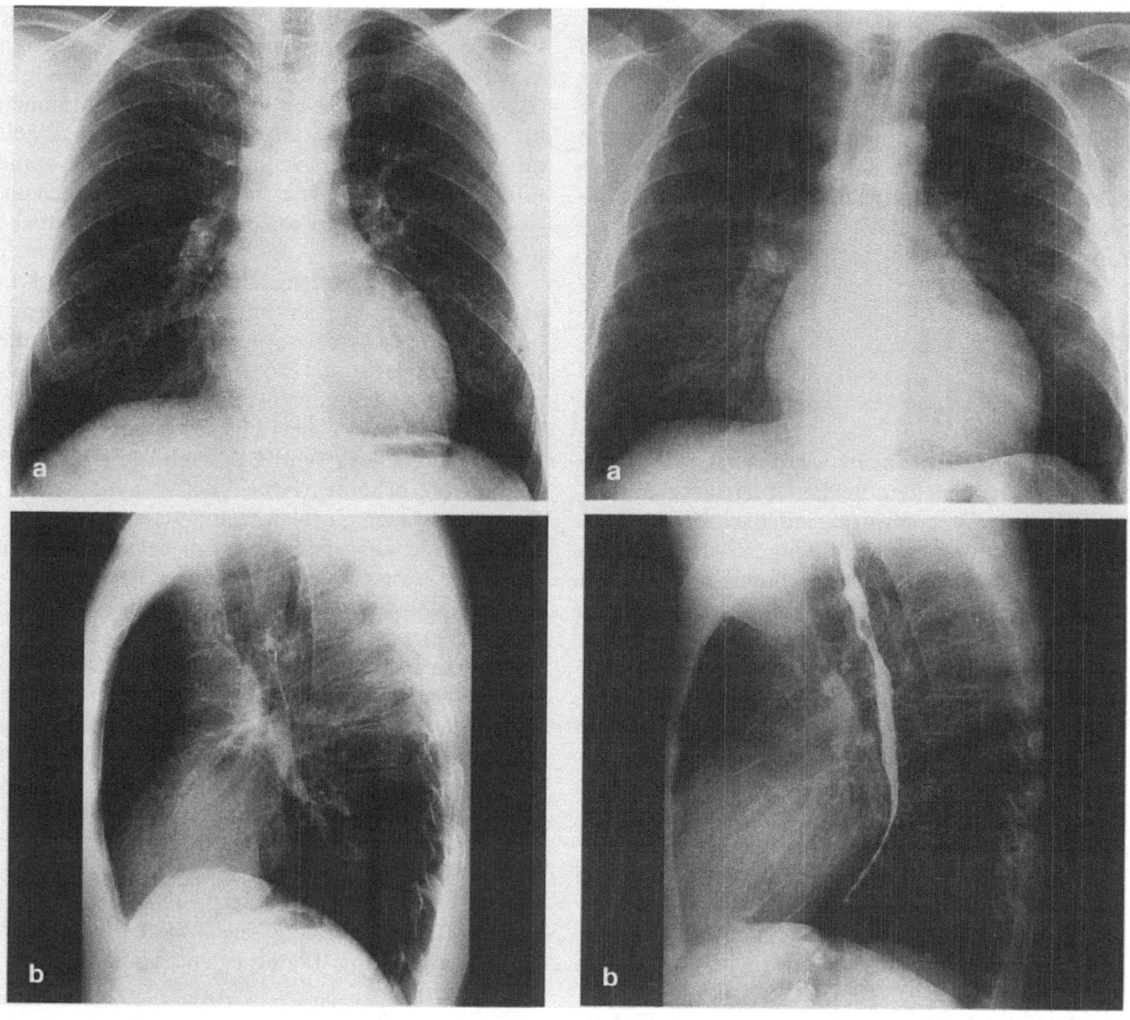

Abb. 5a, b. Patient mit Aortenstenose. Gradient 100 mmHg. Die Herzgröße ist normal, die linke Herzkontur wegen einer linksventrikulären Hypertrophie hervortretend

Abb. 6a, b. 57jähriger Mann mit isolierter Aortenstenose. Gradient 120 mmHg. Der linke Ventrikel ist nur leicht vergrößert. Dilatation des linken Atriums und kollateraler Lungenkreislauf wegen Kompensationsmangel

auf der lateralen Seite ein wenig runder als normal erscheinen lassen (Abb. 5). Größe und Struktur des Herzens sind jedoch sehr häufig normal. Größe des linken Vorhofs sowie die Lungenzirkulation sind ebenfalls normal. Beim Fehlen einer begleitenden Aortenregurgitation oder einer Mitralklappenläsion sind daher eine Vergrößerung des Herzens oder eine Kollateralzirkulation in der Lunge Zeichen einer schweren Erkrankung (Abb. 6).

Valvuläre Kalzifikationen sind bei Aortenstenosen üblich, und es wurde festgestellt, daß ohne Kalzifikationen keine bedeutende Stenose vorhanden ist [1]. Auf der anderen Seite kann es schwere Kalzifikationen ohne valvuläre Stenosen geben. Die Su-

che nach kleinen Kalzifikationen kann durch Anwendung der Fluoroskopie und/oder Röntgenkinematographie erleichtert werden.

Der Preßstrahl durch das stenotische Ostium gegen die Wand kann die Aorta ascendens erweitern. Von der Erweiterung sind normalerweise nur die aufsteigenden Teile betroffen. Sie ist weniger deutlich als bei der Aorteninsuffizienz.

Angiographie. Die Angiographie wird nicht zur Diagnosefindung bei Aortenstenosen benutzt. Sie kann jedoch dazu dienen, den richtigen Zeitpunkt für einen chirurgischen Eingriff zu bestimmen. Sie sollte dann die Beurteilung des Stenosegrades und

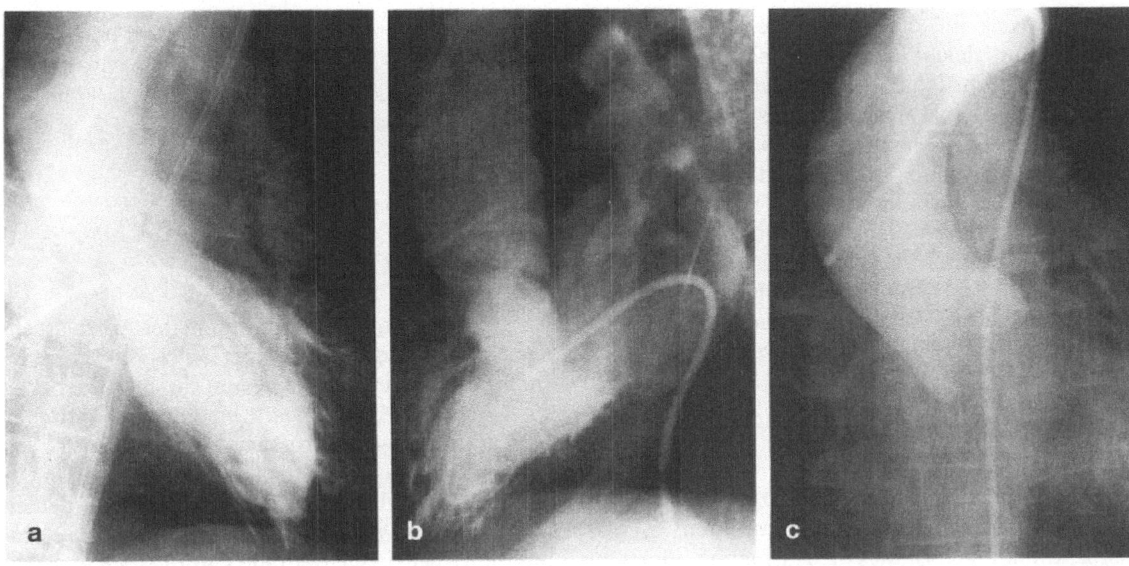

Abb. 7a–c. Gleicher Patient wie Abb. 6. **a, b** Linksventrikuläre Angiographie nach Katheterisation durch das Septum. Die Aortenklappen sind sehr dick und öffnen sich ungenügend. Mittlere Kontrastmittelregurgitation zum linken Atrium aufgrund der Passage des Katheters durch die Mitralklappe. **c** Supravalvuläre Kontrastmittelinjektion. Dilatation der Aorta ascendens. Die Aortenklappen öffnen sich sehr schlecht und bilden während der Systole eine Kuppel

der linken Ventrikelfunktion einschließen. Die Beurteilung der letzteren erfordert die Katheterisation des linken Ventrikels, die gewöhnlich mit einer retrograden Technik durchgeführt wird. Ist die Stenose jedoch eng, so ist ausnahmsweise die Katheterisation transseptal möglich. Das wird derart durchgeführt, daß eine Punktion des atrialen Septums nach Katheterisation des rechten Vorhofs durch die V. cava inferior erfolgt.

In den meisten Fällen wird auch eine supravalvuläre Aorteninjektion durchgeführt, um festzustellen, ob eine begleitende Regurgitation vorhanden ist. Bei allen Patienten mit anginösen Beschwerden sollte eine Koronarangiographie mit einbezogen werden.

Bei Kontrastmittelinjektion in den linken Ventrikel kann die Verdickung der sich nur unvollständig öffnenden Zipfel sehr gut demonstriert werden. Ein klar zu unterscheidender Fluß durch das Ostium ist ebenfalls häufig nachweisbar (Abb. 7). Der Stenosegrad kann anhand der Filme jedoch selten exakt beurteilt werden, selbst wenn versucht wird, die Bilder parallel zu der valvulären Ebene aufzunehmen. Das angiographische Verfahren sollte daher mit der Bestimmung des Druckgradienten zwischen dem linken Ventrikel und der Aorta kombiniert werden. Dies geschieht entweder durch die gleichzeitige Anwendung von zwei Kathetern oder durch eine Druckregistrierung, während man den Katheter vom linken Ventrikel in die Aorta zurückzieht (Pull-out-Methode).

Andere Methoden. Die Echokardiographie ist die Methode der Wahl zur Beurteilung von Patienten mit einfachen Aortenstenosen. Erfahrenen Ärzten gelingt damit nichtinvasiv, das Kontraktionsvermögen des linken Ventrikels, den Grad der Wandhypertrophie, das Volumen und den ventrikulären Druck sowie das Vorhandensein von Kalzifikationen und den Grad der valvulären Stenose zu beurteilen [5]. In Verbindung mit der Dopplertechnik ist es auch möglich, den Druckgradienten an den Klappen zu bestimmen [8].

Kardiale Szintigraphie ist bei der Beurteilung von Aortenstenosen wenig hilfreich. Die Funktion des linken Ventrikels kann jedoch demonstriert werden und, liegen Symptome einer Angina pectoris vor, so kann die myokardiale Szintigraphie mit 201-Tc zum Ausschluß einer schweren myokardialen Ischämie herangezogen werden.

6.1.2.4 Radiologische Nachuntersuchungen

Zur Nachuntersuchung von Patienten mit Aortenstenosen werden regelmäßig Thoraxröntgenbilder angefertigt. Der Befund bleibt jedoch lange Zeit unauffällig. Erst spät tritt eine Erweiterung des linken Ventrikels auf, die eine oft irreversible Störung anzeigt. Zur gleichen Zeit kann eine Erweiterung des linken Vorhofs mit Kollateralgefäßen und pulmonaler venöser Hypertension als Nachweis einer kardialen Insuffizienz auftreten (s. Abb. 6).

Die Angiographie sollte wegen des Komplikationsrisikos bei Nachuntersuchungen von Patienten mit Aortenstenosen nicht angewandt werden. Die Echokardiographie ist eine weit bessere Untersuchungsmethode. Damit kann sowohl eine Zunahme des Druckgradienten als auch eine Verschlechterung der Ventrikelfunktion nachweisbar werden.

6.1.3 Kombinierte Läsionen

Sowohl Stenosen als auch Insuffizienz können als isolierte Läsionen auftreten, bei primären valvulären Erkrankungen ist dies die Ausnahme. Eine Obstruktion oder eine Regurgitation kann zwar vorherrschen, fast immer besteht aber eine kombinierte Läsion. Eine rheumatische valvuläre Erkrankung tritt gleich häufig in Verbindung mit Läsionen der Mitralklappen auf.

6.1.3.1 Radiologischer Befund

Obstruktionen, die den Fluß durch das Aortenostium behindern, verursachen erst im späteren Verlauf Veränderungen in bezug auf Größe und Form des Herzens. Die Veränderungen, die durch die Regurgitation hervorgerufen werden, dominieren daher bei der Diagnosestellung anhand von konventionellen Thoraxröntgenbildern. Frühzeitig ergibt sich eine Erweiterung des linken Ventrikels als Folge des zunehmenden Schlagvolumens. Auch eine Erweiterung der thorakalen Aorta kann festgestellt werden. Bei symptomatischen Erkrankungen sind Kalzifikationen der Klappe normal (s. Abb. 2). Eine vollständige Beurteilung der valvulären Läsion ist anhand der Thoraxröntgenbilder nicht möglich. Hierfür sind zusätzliche Verfahren notwendig. Die Echokardiographie kann eine große Hilfe darstellen; um jedoch den Einfluß zusätzlicher Läsionen zu erfassen, ist die Angiographie manchmal unumgänglich. Das ist besonders bei schweren Aortenregurgitationen mit deutlicher ventrikulärer Erweiterung von Bedeutung, da durch den erhöhten enddiastolischen Druck ein Mitralrückfluß auftreten kann. Diese normalerweise nicht starke Regurgitation verschwindet nach Aortenklappenersatz. Die Demonstration verdickter Aortenklappen kann auch die einzige Möglichkeit sein, bedeutende Ste-

nosen bei Patienten mit Mitralstenosen nachzuweisen, bei denen die kardiale Leistung so niedrig ist, daß kein Druckgradient über der Aortenklappe entsteht.

6.1.4 Differentialdiagnose

6.1.4.1 Atherosklerose

Eine Erweiterung und Krümmung der Aorta ascendens in Verbindung mit einer gewissen Vergrößerung des linken Ventrikels kann durch Atherosklerose in Kombination mit einigen ischämischen Herzerkrankungen verursacht werden. Zusätzlich können sich häufig deutliche Kalzifikationen in der Klappe bilden. Die Kalzifikationen per se bedeuten nicht, daß eine valvuläre Stenose vorliegt, die Kombination aller dieser Befunde kann jedoch eine valvuläre Läsion der Aorta andeuten. Eine gründliche klinische Untersuchung offenbart gewöhnlich die Wahrheit und macht zusätzliche Untersuchungen, wie Echokardiographie oder Angiographie, überflüssig. Ein Hinweis auf die richtige Diagnose kann durch die Vergrößerung des linken Vorhofs und einen Kollateralkreislauf in der Lunge gegeben sein, was bei ventrikulärer Vergrößerung aufgrund einer ischämischen Myokardstörung sehr viel früher auftritt.

6.1.4.2 Hypertensive Erkrankungen

Bei arterieller Hypertonie treten Veränderungen der Aorta auf. Die thorakale Aorta weist dabei häufig eine Krümmung auf, was sie auf Thoraxröntgenaufnahmen hervortreten läßt. Sie verursacht auch eine konzentrische Hypertrophie des linken Ventrikels. Im allgemeinen führt das nicht zu einer Vergrößerung des Ventrikels, die Herzgrenzen können aber runder und sogar ein bißchen nach vorn gewölbt erscheinen. Dieser Befund kann dann unmöglich von dem Befund bei Aortenstenose unterschieden werden.

6.1.4.3 Erkrankungen der thorakalen Aorta

Die Erweiterung der thorakalen Aorta kann eine sekundäre Erweiterung des Aortenostiums und eine Regurgitation herbeiführen. Erkrankungen, die solche Erweiterungen verursachen, sind u. a. zystische Medianekrosen (Marfan-Syndrom), syphilitische Aortitis, Wirbelsäulenversteifungen und rheumati-

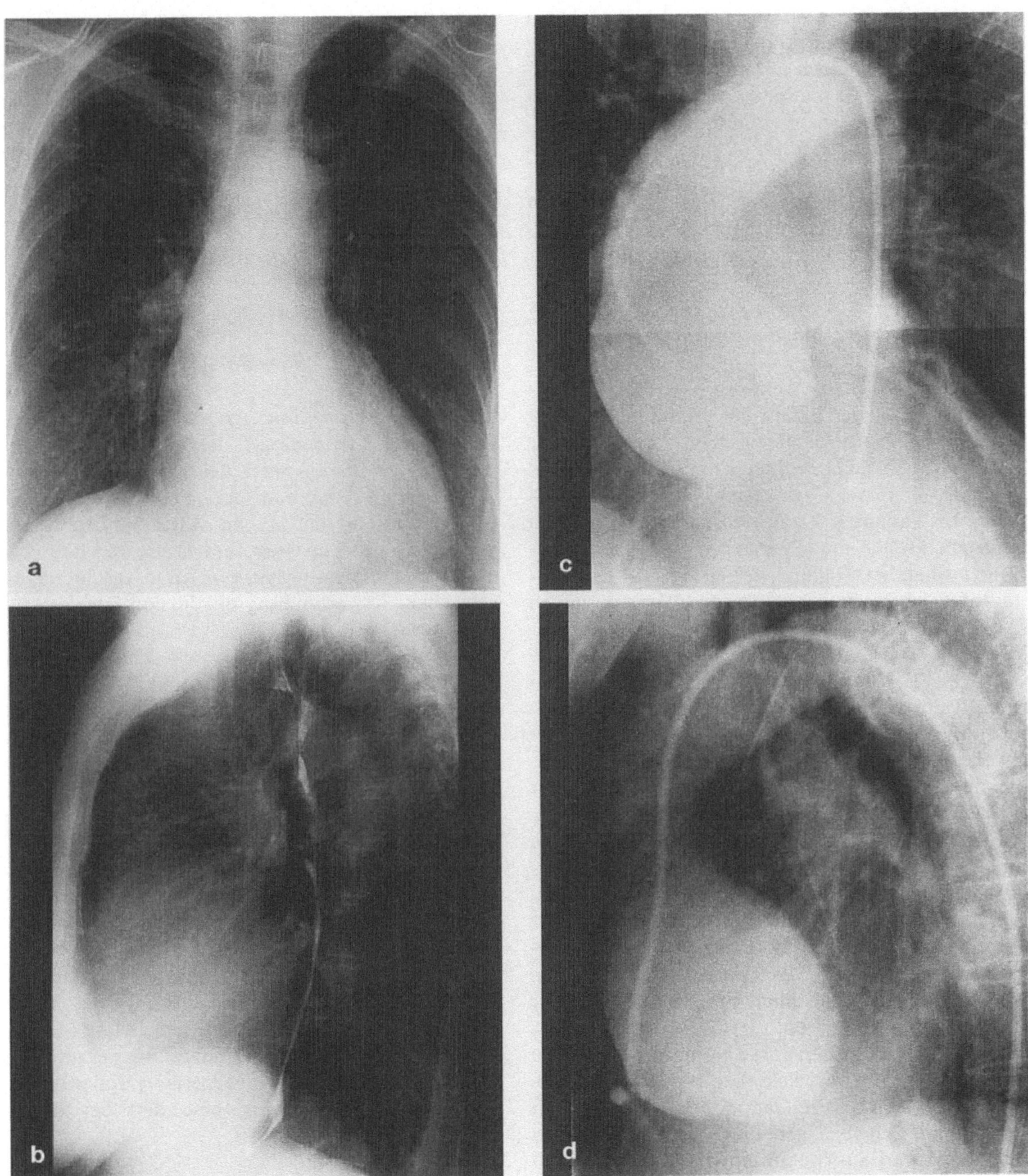

Abb. 8a–d. 24jährige Frau mit einem Marfan Syndom. Sie wurde wegen Brustschmerzen untersucht. **a, b** Vergrößerung des gesamten Herzens, besonders des linken Ventrikels. Dilatation auch der Aorta ascendens, was in Vorderansicht schlecht zu sehen ist, aber lateral im anterioren Mediastinum sichtbar wird. **c, d** Kontrastmittelinjektion in die supravalvuläre Aorta. Sinus-valsalvae-Aneurysma mit mittlerer Aortenregurgitation. Die thorakale Aorta ist mittelmäßig erweitert, aber ohne Aneurysmabildung. Normale Genesung nach Resektion des Aneurysmas

sche Arthritis. Eine Erweiterung der thorakalen Aorta ist bei diesen Erkrankungen üblich. Die Erweiterung kann jedoch aufgrund von Thoraxröntgenaufnahmen nur schwer beurteilt werden, besonders schwierig ist sie auf p.a.-Filmen wegen der tiefen Lage des Mediastinums zu sehen (Abb. 8). Kalzifikationen in den Wänden können den Aneurysmanachweis erleichtern, zur Klärung des vollen Ausmaßes der Läsion sind jedoch weitere meist angiographische Untersuchungen erforderlich.

6.1.5 Postoperative Nachuntersuchungen

Die Behandlung der Wahl bei Aortenklappenerkrankungen ist der Ersatz der erkrankten Klappe durch eine Prothese. Nach dem Austausch der Klappe bessert sich gewöhnlich der Zustand des Patienten, auch wenn das einige Wochen dauern kann. Bei Patienten mit Aortenstenosen ist oft kein aussagekräftiger präoperativer radiologischer Befund vorhanden. Dadurch zeigen sich auf der Thoraxröntgenaufnahme nur geringe Veränderungen (abgesehen von der Prothese), wenn die ersten postoperativen Veränderungen erst einmal verschwunden sind. Bei Patienten mit valvulärer Regurgitation, bei denen die Vergrößerung des Herzens präoperativ deutlich sichtbar ist, verringert sich die Größe des Herzens, und die Anzeichen einer drohenden Störung verschwinden (s. Abb. 4). Dieser Prozeß vollzieht sich jedoch allmählich, und die Größe des Herzens kann sich über mehrere Monate hinweg reduzieren. Tritt eine Besserung nur langsam ein und bleibt ein Mangel weiterhin nachweisbar, so wurde die Operation entweder zu spät durchgeführt, nämlich in einem Stadium, wo bereits ein irreversibler Myokardschaden vorhanden war, oder es muß eine andere Funktionsstörung der Klappe vermutet werden.

Im Laufe der letzten Jahre wurden verschiedene Prothesentypen entwickelt. Die ersten Typen basierten auf einer Kugelklappe, heute sind jedoch verstellbare Scheiben gebräuchlicher. Die meisten Prothesen sind aus Metall und sind auf den Thoraxröntgenaufnahmen sichtbar, es gibt aber auch einige Typen, die nur wenig Schatten geben. Diese sind auf Thoraxröntgenaufnahmen kaum sichtbar, können jedoch oft bei richtiger Lage mit der Röntgen-Kinematographie analysiert werden. Eine Funktionsstörung der Klappenprothese kann nachgewiesen werden, indem das unvollständige Öffnen oder eine abnormale Bewegung demonstriert wird [6, 13]. Die Kenntnis der verschiedenen Prothesentypen ist daher für die richtige radiologische Beurteilung erforderlich.

Die Abb. 9 zeigt verschiedene Aorten- und Mitralklappenprothesen. Die Funktion der Prothese kann am besten mit der Echokardiographie verfolgt werden. Die Angiographie wird nur für die Beurteilung komplizierter Fälle benötigt.

6.2 Mitralklappenerkrankungen

6.2.1 Mitralinsuffizienz

6.2.1.1 Ätiologie und Pathologie

Eine Mitralklappeninsuffizienz kann durch Anomalien der Klappensegel, der Chordae tendineae, der Papillarmuskeln oder des Mitralringes verursacht werden. Rheumatisches Fieber, welches der Hauptgrund für chronische Mitralklappenerkrankungen ist, führt zu einer Verdickung und Retraktion der Segel, die außerdem an ihren Verbindungen verkleben. In Verbindung mit Fusion und Verkürzung der Chordae tendineae verhindern diese Veränderungen den richtigen Schluß der Klappe. Der Zeitraum zwischen einem akuten rheumatischen Fieberanfall und dem Auftreten von Symptomen ist häufig länger als 20 Jahre. Eine reine Mitralregurgitation rheumatischen Ursprungs ist jedoch relativ ungewöhnlich.

Andere mehr oder weniger häufige Fälle von Mitralinsuffizienz sind (1) eine Zerstörung der Klappen durch eine infektiöse Endokarditis, (2) eine Ruptur der Chordae tendineae, (3) Funktionsstörung (oder Ruptur) der Papillarmuskeln aufgrund von Ischämie oder Myokardinfarkt, (4) eine schlechte Lage der Chordae tendineae und Papillarmuskeln aufgrund einer Ausweitung des linken Ventrikels, ganz gleich aus welchem Grund dies geschehen ist, und eine sekundäre Ausweitung des Klappenrings sowie (5) degenerative Kalzifikationen des Anulus fibrosus, besonders bei älteren Menschen [1].

▶

Abb. 9a–j. Beispiele von Aortenklappenprothesen (AKP) und Mitralklappenprothesen (MKP). Aortenklappenprothesen: Björk-Shiley (**a**), St. Jude (**b**), Carpentier-Edwards (**c**), St. Jude offen (**d**), St. Jude geschlossen (**e**); Mitralklappenprothesen: Starr-Edwards (**f**), Bioprothese (**g**), Metronic-Hall (**h**), St. Jude geschlossen (**i**), Aorten- und Mitralklappenersatz nach Ionescu-Shiley + Bioprothese (**j**)

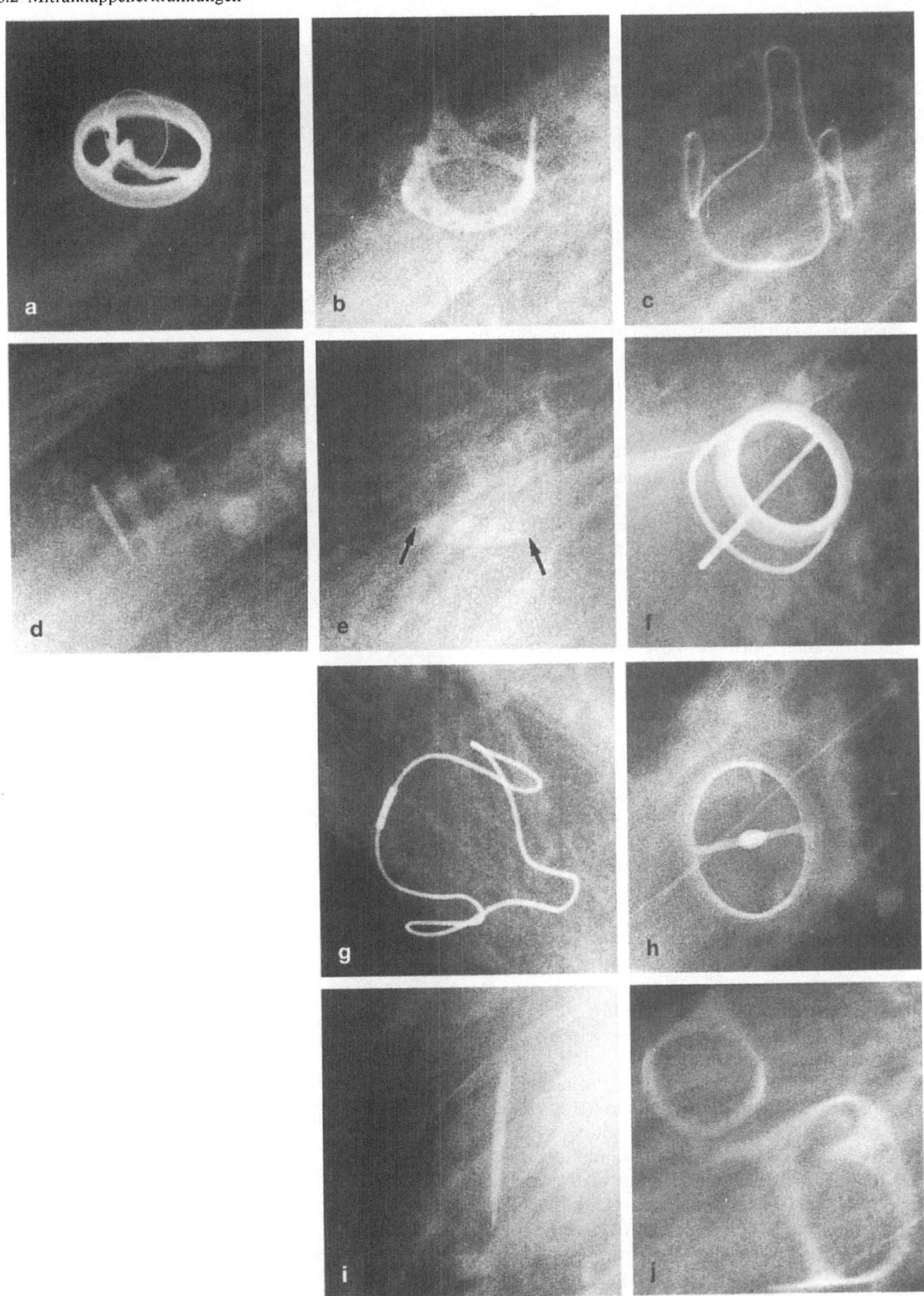

6.2.1.2 Pathophysiologie

Die Mitralregurgitation verursacht eine Überlastung des Volumens sowohl des linken Vorhofs als auch des linken Ventrikels. Dies führt zu einer Ausweitung dieser Kammern und kann besonders bei dem linken Vorhof von Bedeutung sein. Die Ausweitung des linken Ventrikels kann eine weitere Zunahme der Regurgitation hervorrufen. Der Vorwärtsfluß kann sogar bei großen regurgitanten Volumen viele Jahre lang aufrecht- oder auf einem fast normalen Niveau erhalten werden. In dem Kompensationsstadium ist die Ejektionsfraktion gewöhnlich leicht erhöht. Eine erniedrigte Ejektionsfraktion (unter 40–50%) zeigt eine schwere Störung der linken Ventrikelfunktion an.

Der mittlere Druck der atrialen und pulmonalen Arterien ist bei chronischer Mitralregurgitation gewöhnlich niedriger als bei Mitralstenose. Selbst bei einer starken Vergrößerung des linken Vorhofs kann der mittlere Druck des linken Vorhofs normal oder nur leicht erhöht sein. Bei akuter Mitralregurgitation jedoch, wie sie bei einer Ruptur der Chordae tendineae oder eines Papillarmuskels auftritt, kommt es häufig zu einer deutlichen Erhöhung, da in diesen Fällen normalerweise nur eine geringe oder gar keine Vergrößerung des linken Vorhofs auftritt.

6.2.1.3 Radiologische Befunde

Thoraxaufnahmen. Die meisten pathologischen Befunde bei vorherrschender chronischer Mitralregurgitation sind Folgen der veränderten Hämodynamik. So sind der linke Ventrikel und der linke Vorhof durch eine erhöhte Volumenbelastung vergrößert. Die Vergrößerung des linken Vorhofs ist am einfachsten zu beurteilen. Das erste Anzeichen einer Ausweitung sind eine Doppelkontur auf der rechten Herzseite. Eine Ausweitung des linken Herzohres kann auf der linken Herzseite zu beobachten sein und die anteriore Impression im Ösophagus wird am besten bei lateraler Projektion mit Bariumdarstellung des Ösophagus (Abb. 10) demonstriert. Bei einer weiteren Ausweitung kann der linke Vorhof auf der rechten Seite randbildend werden und sich in extremen Fällen fast bis zur rechten lateralen Thoraxwand ausdehnen (Abb. 11). Der linke Hauptbronchus kann nach oben verschoben sein und die Trachealbifurkation nimmt einen stumpfen Winkel an. Der Ösophagus wird immer nach dorsal und selten auch nach rechts verlagert. Die Beurteilung des linken Ventrikels ist schwerer.

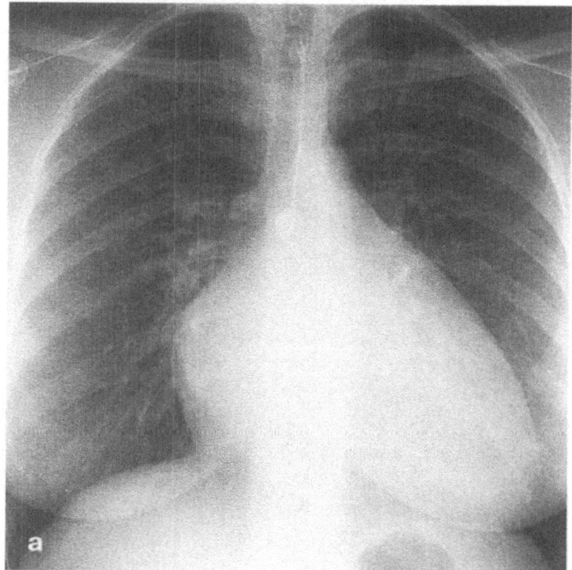

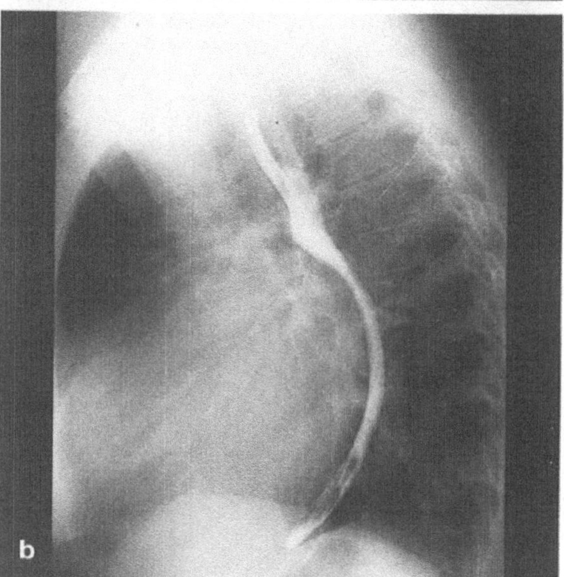

Abb. 10a, b. Reine Mitralinsuffizienz. Pulmonaler Arteriendruck 32/10 mmHg. **a** Deutliche Dilatation des linken Atriums und leichte Vorwölbung des linken Atriumanhangs. Normales Pulmonalgefäßsystem; **b** laterale Ansicht. Der mit Barium gefüllte Ösophagus ist durch das erweiterte, in den linken Ventrikel übergehende linke Atrium nach hinten verlagert

Die laterale Ansicht ist zur Feststellung einer zunehmenden Ausdehnung des vergrößerten linken Ventrikels nach hinten oft sehr hilfreich. Ein sehr großer linker Vorhof kann jedoch den linken Ventrikel überlappen, und ein normaler linker Ventrikel

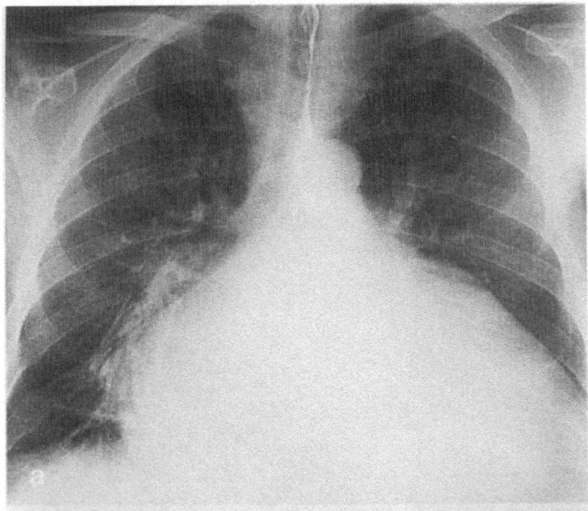

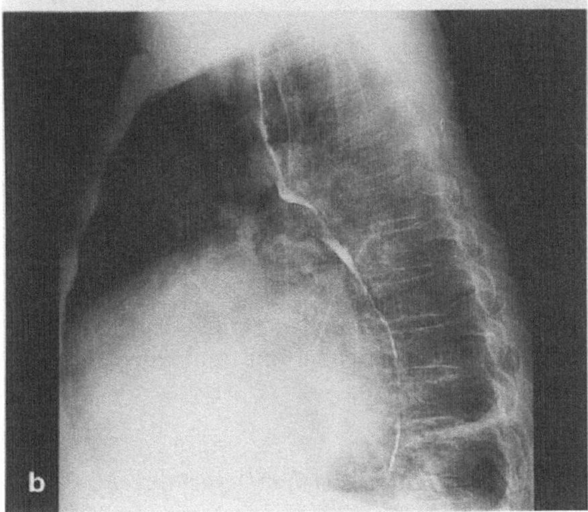

Abb. 11a, b. Massive, lang andauernde Mitralinsuffizienz mit sekundärer Trikuspidalregurgitation bei einem 64jährigen Mann. **a** Das außerordentlich erweiterte linke Atrium bildet die rechte Herzgrenze. Hochstand des linken Hauptbronchus; **b** laterale Ansicht. Der Ösophagus ist durch ein riesiges linkes Atrium nach hinten verlagert. Vergrößerung des rechten Ventrikels

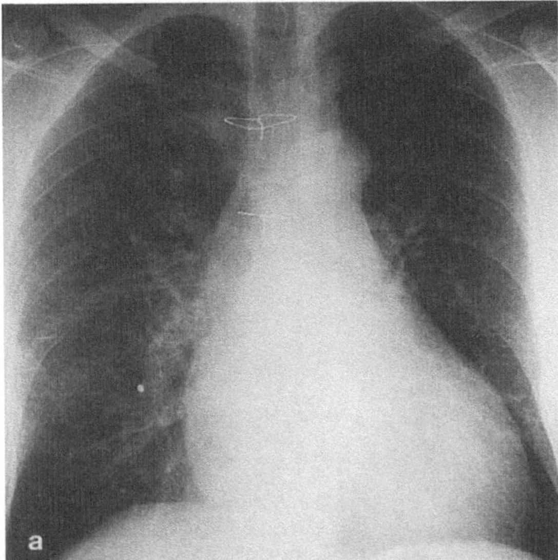

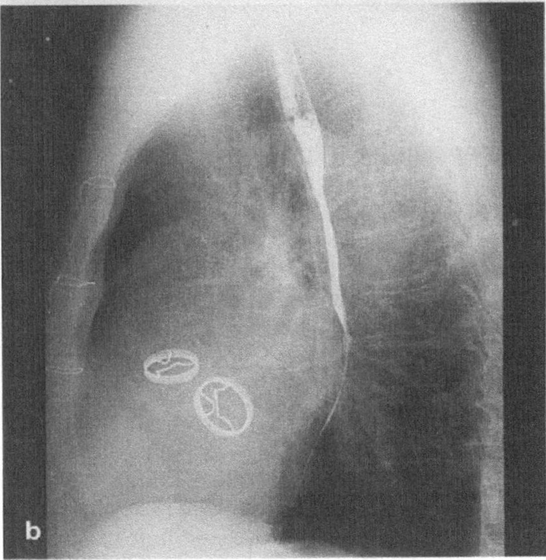

Abb. 12a, b. Doppelklappenersatz der Mitral- und Aortenklappen durch Björk-Shiley-Prothesen. Die entsprechende Lage der Mitral- und Aortenklappen ist in frontaler (**a**) und lateraler (**b**) Ansicht zu sehen. (Die kleinere Prothese in der Aortenklappe)

kann durch einen vergrößerten rechten Ventrikel nach hinten verlagert werden, was die Beurteilung der Größe des linken Ventrikels unmöglich macht.

Kollateralgefäße, interstitielle Ödeme und Anzeichen einer schweren pulmonalen Hypertension sind ein seltener Befund, da sich der mittlere Druck des linken Vorhofs bei chronischer Mitralregurgitation nicht stark erhöht. Die oben genannten Anzeichen werden jedoch häufig beim Entstehen einer linksventrikulären Insuffizienz und bei akuter Mitralregurgitation angetroffen.

Kalzifikationen der Mitralsegel werden am besten mit Fluoroskopie in einer linken anterioren schrägen oder lateralen Projektion demonstriert, wo sie auch normalerweise von Kalzifikationen der Aortenklappe, die eine eher kraniale und anteriore Lage haben, unterschieden werden können (Abb. 12). Schwere Kalzifikationen der Mitralsegel

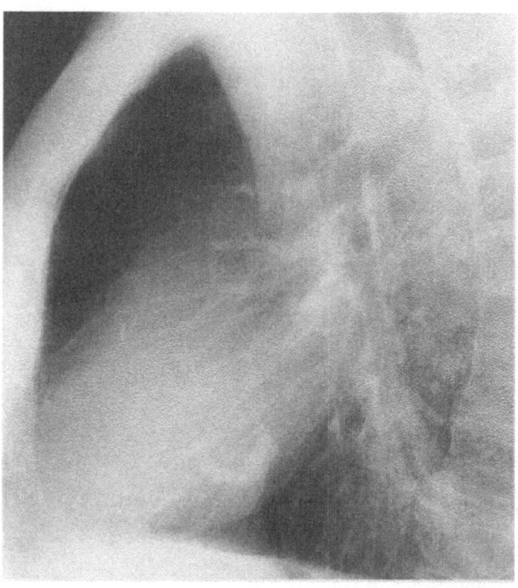

Abb. 13. Typische dichte C-förmige Kalzifikation im Mitralring bei einem 90jährigen Mann mit Mitralinsuffizienz

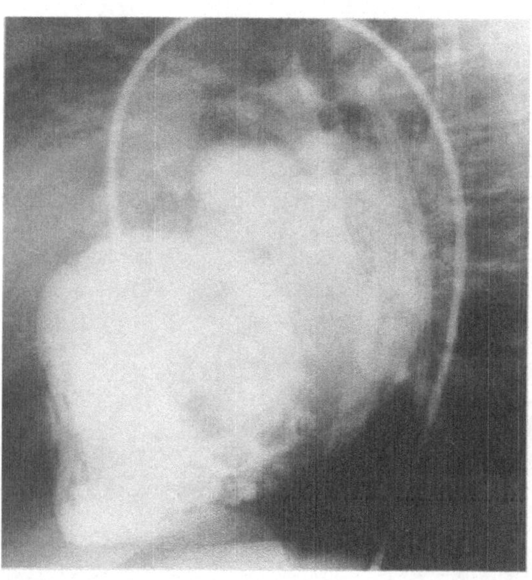

Abb. 14. Linksventrikuklographie bei reiner Mitralinsuffizienz, laterale Ansicht (gleicher Patient wie Abb. 10). Massive Regurgitation des Kontrastmittels in das erweiterte linke Atrium. Vergrößerung des linken Ventrikels

sind gewöhnlich mit einer Mitralstenose verbunden und bei reiner Mitralregurgitation selten.

Eine Kalzifikation des Mitralrings ist bei einem Alter bis zu 60 Jahren selten. Es handelt sich häufig um eine ausgedehnte und dichte Kalzifikation. Ihr typisches Erscheinungsbild ist C-förmig (Abb. 13). Eine schwere Kalzifikation kann eine Mitralinsuffizienz hervorrufen, die manchmal mit einer Mitralstenose einhergeht [3].

Angiographie. Die Kineangiographie mit einer Kontrastmittelinjektion in den linken Ventrikel kann eine quantitative Beurteilung der Schwere der Mitralregurgitation ermöglichen, indem die Füllung des linken Vorhofs mit Kontrastmittel beobachtet wird [5] (Abb. 14). Durch die Messung des enddiastolischen Drucks des linken Ventrikels und durch die Errechnung der Ejektionsfraktion anhand der Kinelaevokardiographie kann die Funktion des linken Ventrikels beurteilt werden. Die Ursache der Mitralregurgitation kann manchmal mit Linksventrikulographie – z. B. bei einem Mitralklappenprolaps und hypertropher subaortischer Stenose – demonstriert werden.

Durch die Entwicklung von Echokardiographie und Dopplertechnik wird die Kardangiographie jetzt nur noch selten zur Beurteilung einer einfachen Klappenerkrankung benutzt. Eine Herzkatheterisation und Kardioangiographie wird dann nur noch durchgeführt, wenn die nichtinvasiven Techniken zu keinem Resultat führen, z. B. bei Patienten, die schwer zu untersuchen sind, bei Grenzfällen und bei einigen Patienten mit multivalvulären Erkrankungen.

6.2.1.4 Postoperative Nachuntersuchungen

Chirurgisch wird eine dominierende Mitralregurgitation entweder durch eine plastische Operation (mit Anuloplastie, bei der ein Prothesenring und/oder Klappenplastik benutzt wird) oder einen Mitralklappenersatz behandelt. Das letztere ist die gebräuchlichste Methode. Die künstliche Klappe kann entweder schattengebend oder nicht schattengebend sein. In der ersten postoperativen Zeit kann dies durch perikardiale oder pleurale Flüssigkeit geschehen, nach einiger Zeit nimmt jedoch normalerweise die Herzgröße ab und die Lungenzirkulation normalisiert sich. Falls sich das Befinden des Patienten verschlechtert, muß die Funktion der künstlichen Klappe untersucht werden. Ist sie schattengebend, kann die Fluoroskopie eine träge Bewegung anzeigen, die auf eine Lockerung der Klappe zurückzuführen ist. Echokardiographie und Kardangiographie können ebenfalls asymmetrische Bewegungen und Leckagen in oder neben der Prothese demonstrieren [3].

6.2.2 Mitralstenosen

6.2.2.1 Ätiologie und Pathologie

Rheumatisches Fieber ist die dominierende Ursache bei Mitralstenosen. Die Mitralstenose ist bei Frauen häufiger anzutreffen. Sie ist nach rheumatischem Fieber häufiger zu finden als reine Regurgitation. Die Stenose kommt hauptsächlich durch die Fusion der Segel, in denen sich ebenfalls häufig Kalzium ablagert. Die verdickte, verklebte und zurückgezogene Klappe ist häufig trichterförmig mit einer schlitzähnlichen Öffnung im zentralen Teil. Eine gewisse Regurgitation ist oft vorhanden, da die Segel nicht richtig schließen können.

6.2.2.2 Pathophysiologie

Die normale Mitralklappenregion ist etwa 5 cm^2. Wenn sich das Gebiet auf 2 cm^2 verringert hat, können durch eine mittlere Überlastung Symptome auftreten. Bei schweren Mitralstenosen ist die Mitralklappen-Öffnungsfläche 0,5 – 1,0 cm^2. Die Stenose verursacht eine Erhöhung des mittleren Vorhofdrucks, bei einer schweren Stenose bis zu 25 mmHg im Ruhezustand. Bei schweren Stenosen kommt es zu einer Reduzierung der Ejektionsfraktion, die sich nicht entsprechend der Leistung steigern kann, obwohl es zu einem beträchtlichen Ansteigen des atrialen Drucks kommt [7].

Der erhöhte atriale Druck wird auf die pulmonalen Venen, Kapillaren und Pulmonalarterien zurückübertragen. Eine plötzliche Erhöhung des Drucks der Pulmonalkapillaren auf 30 mmHg verursacht ein pulmonales Ödem. Wenn das Ansteigen jedoch langsam vor sich geht, kann es vorkommen, daß sich die Kapillaren und alveolären Wände anpassen. In diesen Fällen kann ein erhöhter Druck der Pulmonalkapillaren toleriert werden, ohne daß ein schweres pulmonales Ödem entsteht.

Bei Mitralstenosen ist die Hypertension der Pulmonalarterien deutlicher ausgeprägt, als es durch die passive Rückwärtsübertragung des atrialen Druckes durch arterioläre Konstriktion und obliterative Veränderungen in den Pulmonalkapillaren erklärt werden kann. Das kann eventuell zu einer rechtsventrikulären Störung mit trikuspidaler Regurgitation führen [1].

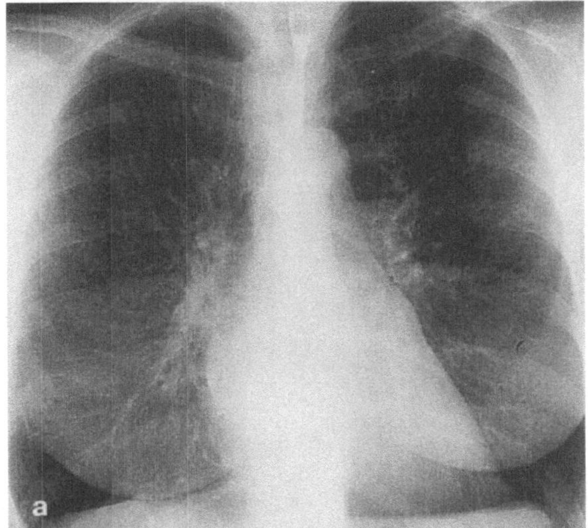
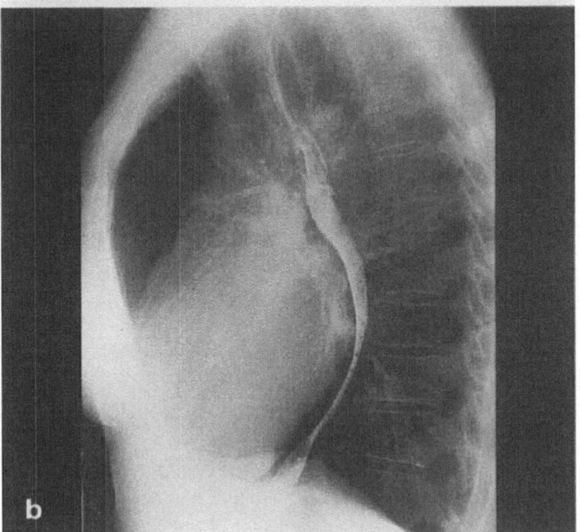

Abb. 15a, b. Reine Mitralstenose. Normaler durchschnittlicher atrialer und pulmonaler Druck in Ruhe, jedoch zunehmend auf 28 bzw. 64 mmHg bei Belastung von 150 kpm/min. **a** Vergrößerung des linken Atriums und linken atrialen Anhangs. Normales Pulmonalgefäßsystem; **b** laterale Ansicht. Vergrößerung des linken Atriums und des rechten Ventrikels

6.2.2.3 Radiologischer Befund

Thoraxröntgenaufnahmen. Ist die Mitralstenose hämodynamisch bedeutend, so wird am häufigsten eine Vergrößerung des linken Vorhofs (Abb. 15) festgestellt. Die Beurteilung der Vergrößerung des linken Vorhofs wurde unter 6.2.1.3 diskutiert. Die Größe des linken Vorhofs korreliert nicht mit der Schwere der Mitralstenose, normalerweise ist eine

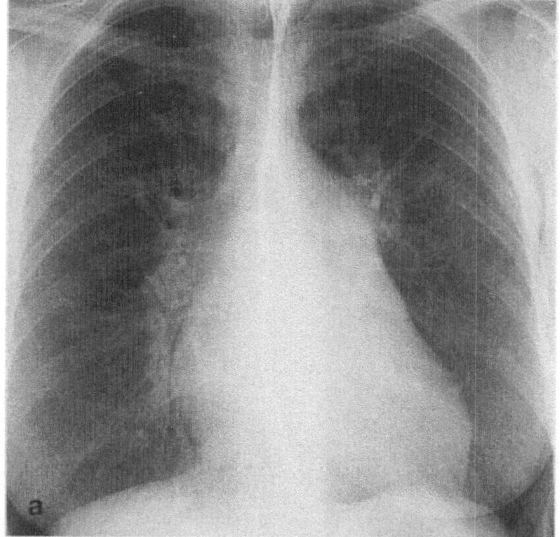

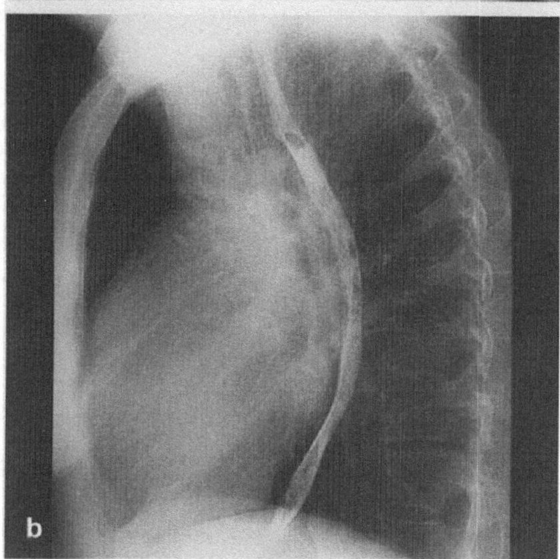

Abb. 16a,b. Reine Mitralstenose mit pulmonaler Hypertension. a Vergrößerung des linken Atriums und des pulmonalen Trunkus. Pulmonale Kollateralgefäße; b laterale Ansicht. Vergrößerung des linken Atriums und des rechten Ventrikels, dessen Ausflußtrakt sich in den retrosternalen Raum erstreckt. Einbuchtung zwischen dem linken Atrium und dem linken Ventrikel

außergewöhnliche Vergrößerung mit einer Mitralregurgitation verbunden (Abb. 11).

Die Größe des linken Ventrikels ist, hervorgerufen durch die niedrige Volumenbelastung, bei einer reinen Mitralstenose normal oder leicht reduziert. Ist der linke Vorhof nicht extrem vergrößert, so kann bei einer lateralen Ansicht häufig eine Einbuchtung in der posterioren Herzkontur sichtbar werden, wo der linke Vorhof und linke Ventrikel zu-

sammentreffen (Abb. 16). Im Gegensatz dazu sieht man bei mitraler Regurgitation häufig, daß linker Vorhof und linker Ventrikel verschmelzen.

Der erhöhte Druck der Pulmonalarterien bei bedeutender Mitralstenose verursacht eine Vergrößerung des rechten Ventrikels. Zuerst kommt es zur Hypertrophie, dann dilatiert er und engt den retrosternalen Raum ein (Abb. 16). Wenn eine Störung des rechten Ventrikels vorliegt, so vergrößert sich der rechte Vorhof aufgrund der trikuspidalen Regurgitation.

Der erhöhte Druck der Pulmonalarterien ruft auch eine Vergrößerung des pulmonalen Trunkus hervor (Abb. 16), der wie eine Wölbung über dem linken Hauptbronchus zwischen dem Aortenbogen und dem linken atrialen Anhang zu sehen ist. Es wurden Versuche gemacht, die Größe der Pulmonalarterien mit dem Druck der Pulmonalarterien zu korrelieren, jedoch sind die Methoden recht ungenau. Bei Mitralstenosen sind extreme Vergrößerungen des pulmonalen Trunkus – wie bei einigen Fällen von Vorhofseptumdefekt – selten zu sehen. Im Gegensatz zu dem pulmonalen Trunkus erscheint der Aortenbogen oft klein, was teilweise durch das reduzierte Schlagvolumen erklärt werden kann (Abb. 16).

Bei erhöhtem Druck in den Pulmonalvenen kommt es zu einer Kollateralzirkulation in der Lunge mit einer selektiven Ausweitung der Oberlappenvenen, insbesondere links. Die Unterlappenvenen behalten aber ihre normale Weite (Abb. 16). Die Ausweitung erhöht sich mit zunehmendem Venendruck bis zu etwa 25 mmHg und ermöglicht eine ungefähre Beurteilung des pulmonalen Venendrucks. Im Frühstadium der Mitralstenose ist diese Dilatation der Oberlappenvenen reversibel, es kann aber irreversibel werden, wenn der Druck der Pulmonalarterien über lange Zeit erhöht bleibt.

Eine andere Folge des erhöhten Pulmonaldrucks ist das Auftreten eines interstitiellen Ödems. Es wird gewöhnlich als Kerley-B-Linien, Septumlinien oder Rippenzwerchfellinien beschrieben, die in der Lungenbasis nahe dem Diaphragma als 1–3 cm lange horizontale Linien erscheinen und sich zur Lungenoberfläche hin ausdehnen (Abb. 17). Diese „Linien" bestehen aus einem Ödem in den interlobulären Septen und den erweiterten Lymphgefäßen. Dieses Ödem verändert sich aufgrund der Druckveränderungen in den Pulmonalvenen.Bei schweren Mitralstenosen mit einer lang anhaltenden Zunahme des Pulmonalvenendruckes kann jedoch eine Fibrose folgen, die auch nach einer erfolgreichen Klappenoperation bestehen bleibt.

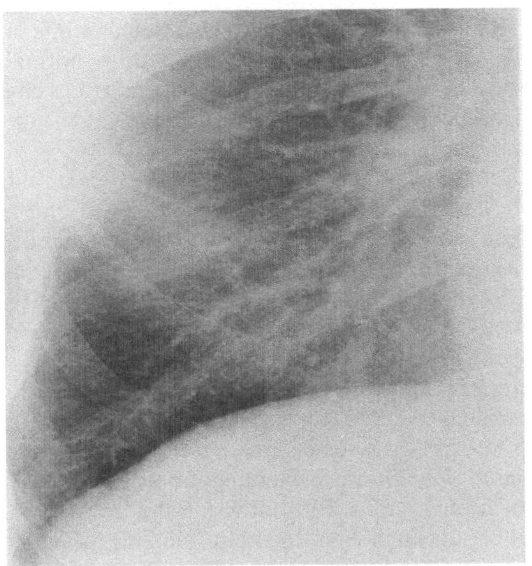

Abb. 17. Interstitielles Ödem, das sich als „Rippenzwerchfelllinien" (Kerley-B-Linien) bei einem Patienten mit Mitralstenose darstellt

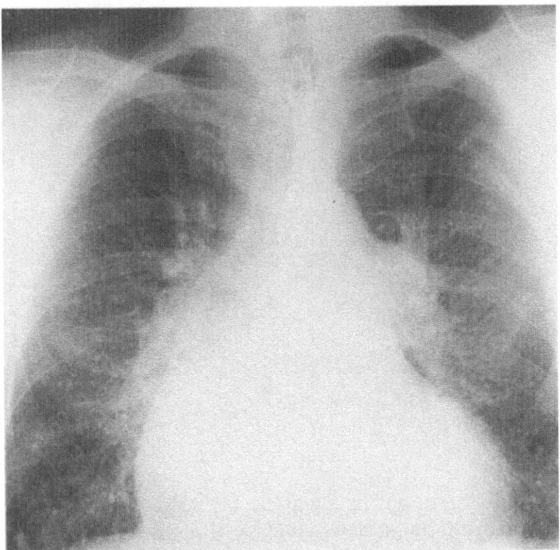

Abb. 19. Ossifikationen, die am besten in der rechten Lungenbasis zu sehen sind, bei einem Fall mit langanhaltender Mitralstenose

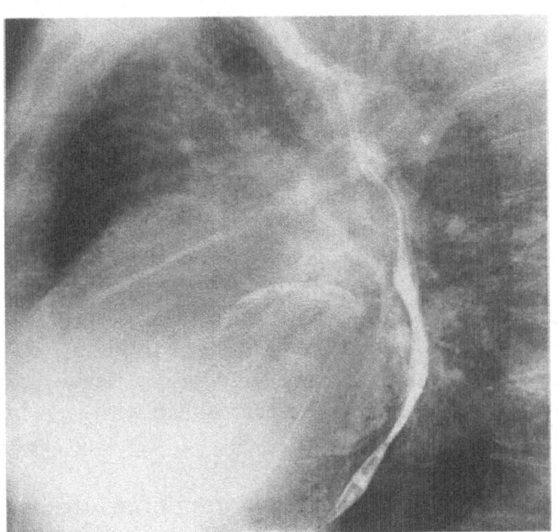

Abb. 18. Ausgedehnte Kalzifikationen in der linken Atriumwand. 66jährige Frau mit Mitralstenose

Mitralklappenkalzifikationen sind bei Mitralstenosen in Verbindung mit Regurgitation häufiger als bei reinen Stenosen, wo sie in 10−30% der Fälle gefunden werden. Sie sind öfter bei Männern anzutreffen und eine schwere Kalzifikation zeigt eine schwere Stenose an [2]. Die Kalzifikation kann mit Fluoroskopie am besten demonstriert werden, ist aber manchmal schwer von einer Kalzifikation des Mitralanulus fibrosus zu unterscheiden. Heutzutage ist die Echokardiographie ein wirksames Verfah

ren, um sowohl valvuläre als auch anuläre Kalzifikationen nachzuweisen.

Kalzifikationen des linken Atriums (Abb. 18) sind selten, bei Mitralstenosen häufiger anzutreffen als bei Insuffizienz. Das Kalzium ist im Endo- oder Myokard oder in Wandthromben abgelagert. Diese Kalzifikationen sind am leichtesten auf lateralen Thoraxaufnahmen zu sehen, aber mit Fluoroskopie am besten zu identifizieren. Die Existenz solcher Kalzifikationen ist eine wichtige Information, wenn ein chirurgischer Eingriff mit Öffnung des Atriums in Betracht gezogen wird. Manchmal sind noduläre pulmonale Herde aufgrund von Hämosiderose bei Mitralstenose zu sehen, bei reiner Mitralinsuffizienz kommen sie jedoch niemals vor. Sie sind häufiger bei Patienten mit pulmonaler Hypertension anzutreffen. Diese Knoten enthalten Hämosiderin und können auf Thoraxröntgenaufnahmen als Miliarschatten festgestellt werden. Manchmal können Kalzifikationen und Ossifikationen vorhanden sein, die als etwas größere Schatten am häufigsten in der Lungenbasis sichtbar werden (Abb. 19).

Angiokardiographie. Die Angiokardiographie wird selten zur Beurteilung von Mitralstenosen benutzt, da mit Ultraschall Informationen über Größe und Funktion der Herzkammern und auch über den Grad der Stenose oder der Regurgitation zu erhalten sind.

Die Angiokardiographie wird in Ausnahmefällen durchgeführt, wo nichtinvasive Techniken kei-

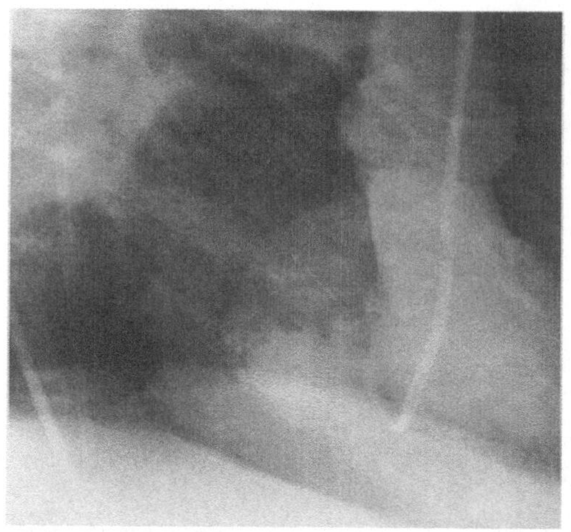

Abb. 20. Linksventrikulographie bei reiner Mitralstenose. Die kuppelförmige unregelmäßige Klappe wird in rechter anteriorer Schrägprojektion gezeigt

nen Beweis erbringen. Die Linksventrikulographie demonstriert Größe und Funktion des linken Ventrikels und die stenotische Klappe präsentiert sich oft als kuppelförmige Struktur, die sich bei Diastole bis in den linken Ventrikel ausdehnt (Abb. 20). Begleitende Regurgitation kann leicht entdeckt werden. Die digitale Subtraktionsangiographie nach i.v.-Injektion kann zur Untersuchung des linken Vorhofs und des linken Ventrikels angewandt werden, sie erfordert jedoch eine weitere quantitative Beurteilung.

6.2.2.4 Postoperative Nachuntersuchungen

Bei Mitralstenosen wird als chirurgische Therapie entweder eine Kommissurotomie durchgeführt oder eine Klappe ersetzt.

Während der ersten postoperativen Wochen kann die Herzkontur aufgrund der erhöhten Menge perikardialer Flüssigkeit vergrößert sein. Nach diesem Zeitraum kann sich die Herzgröße leicht verringern, aber in den meisten Fällen ergibt sich trotz erfolgreicher Operation keine Veränderung. Teilweise ist das dadurch bedingt, daß, obwohl das rechte Herz aufgrund einer niedrigeren Druckbelastung kleiner wird, die Größe des linken Ventrikels gleichzeitg aufgrund erhöhter Volumenbelastung zunehmen kann. Die Größe des linken Vorhofs normalisiert sich selten. Nach einer Kommissurotomie kann manchmal an der linken Herzkontur ein Eindruck bemerkt werden, der durch eine Resektion des linken atrialen Anhangs auftritt.

Nach der Operation verschwindet das interstitielle Ödem und die Lungenzirkulation normalisiert sich, vorausgesetzt, es bestehen aufgrund einer langandauernden Erkrankung keine bleibenden Veränderungen.

Bei der Nachuntersuchung von Patienten, die sich einer Kommissurotomie unterzogen haben, zeigen eine zunehmende Anzahl von Kollateralgefäßen und ein interstitielles Ödem eine Restenose an. Regurgitation läßt ebenfalls eine Restenose vermuten. Eine Vergrößerung des linken Atriums und linken Ventrikels muß überprüft werden. Eine Klappenprothese kann am besten mit Ultraschall untersucht werden, obwohl ernste Klappenstörungen, die häufig zu einer Regurgitation führen, auch anhand von Thoraxaufnahmen angenommen werden können. Eine Bioprothese kann sowohl eine Stenose als auch eine Regurgitation aufgrund einer Schrumpfung nachweisen. Ist die Prothese schattengebend, so können ihre Bewegungen mit Hilfe der Fluoroskopie untersucht werden.

6.2.3 Mitralstenosen in Verbindung mit Regurgitation

In den meisten Fällen von Mitralklappenerkrankungen aufgrund von rheumatischem Fieber liegt eine Kombination von Stenose und Regurgitation vor, d.h. beide Läsionen sind hämodynamisch bedeutend. Eine Beurteilung der dominierenden Läsion anhand von Thoraxaufnahmen ist schwierig und manchmal unmöglich (Abb. 21). Es kann sogar schwer sein, zwischen kombinierter Mitralklappenerkrankung, reiner Stenose und reiner Regurgitation zu unterscheiden. Dieses Problem wird jetzt in der Regel durch Ultraschall, selten durch Angiokardiographie gelöst.

Eine extreme Vergrößerung des linken Atriums spricht für ein Dominieren der Regurgitation. Die Beurteilung der relativen oder absoluten Größe des linken und rechten Ventrikel wäre hilfreich, aber das ist mit Thoraxröntgenaufnahmen selten möglich.

Valvuläre Kalzifikationen sind bei kombinierter Mitralerkrankung häufiger als bei reiner Stenose und kommen bei reiner Insuffizienz selten vor.

Kollateralgefäße, ein interstitielles Ödem und eine Ausweitung der zentralen Pulmonalarterien sind bei vorherrschender Stenose häufiger zu finden und fehlen bei reiner Insuffizienz normalerweise, wenn nicht eine pulmonale Hypertension oder eine Störung des linken Ventrikels vorliegt.

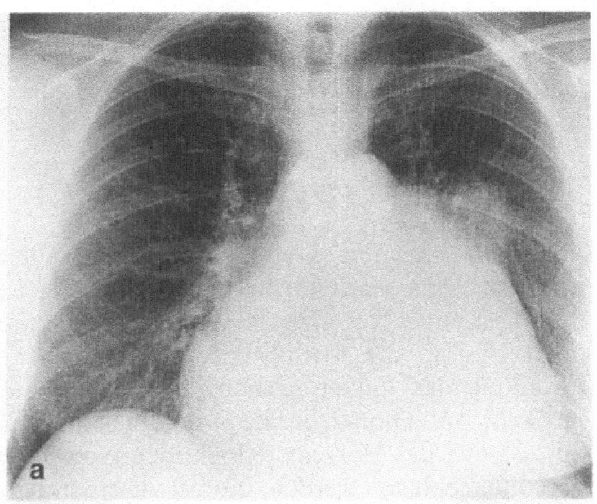
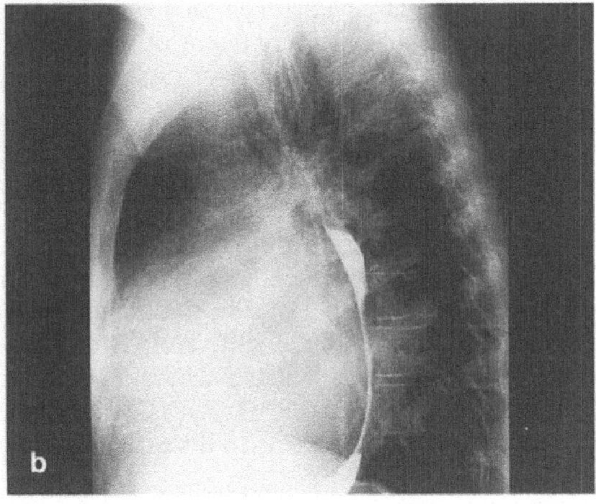

Abb. 21a, b. Kombinierte Mitralklappenläsion mit dominierender Insuffizienz. **a, b** Riesiges Herz mit Vergrößerung aller 4 Kammern. Erweiterter Pulmonaltrunkus und kollaterale Lungengefäße

6.2.4 Differentialdiagnose

Wie auf den Thoraxröntgenaufnahmen zu sehen ist, können eine ganze Anzahl von Zuständen eine Mitralklappenerkrankung vortäuschen:

1. Charakteristisch für ein Myxom des linken Vorhofs mit Obstruktion der Mitralklappe ist ein schnellerer Symptomfortschritt als bei einer Mitralstenose rheumatischen Ursprungs. Ein atriales Myxom wird am besten mit Echokardiographie, Kardangiographie mit Kontrastmittelinjektion in die Pulmonalarterie oder Kernspintomographie diagnostiziert.
2. Eine Störung des linken Ventrikels, aus welchem Grund auch immer verursacht, kann eine Ausweitung des linken Atriums und Ventrikels, Bil-

dung von Kollateralgefäßen und ein interstitielles Ödem zur Folge haben.
3. Eine idiopathische, hypertrophe subaortische Stenose oder ein Mitraklappenprolaps wird häufig von einer Mitralinsuffizienz begleitet. Mit Echokardiographie oder Linksventrikulographie kann eine Diagnose gestellt werden.
4. Bei pulmonaler Hypertension können die Gefäßstruktur und die Vergrößerung des rechten Ventrikels eine Mitralstenose vortäuschen. Eine Vergrößerung des linken Atriums fehlt jedoch gewöhnlich.
5. Links-rechts-Shunts können eine Vergrößerung der Ventrikel und manchmal des linken Atriums und Ausweitung der Pulmonalgefäße verursachen. Die Bildung von Kollateralgefäßen ist jedoch weniger auffällig. Sowohl Echokardiographie als auch Katheterisation können zur Diagnosestellung erforderlich werden.

6.3 Kombinierte mitrale und aortovalvuläre Erkrankungen

Etwa 30% der Patienten mit erworbenen Klappenerkrankungen weisen eine kombinierte mitrale und aortovalvuläre Beteiligung auf. Gewöhnlich überwiegen die Symptome der Mitralklappenläsion. Es ist jedoch wichtig, daß beide Läsionen präoperativ diagnostiziert und bei der Operation korrigiert werden [1]. Der häufigste chirurgische Eingriff ist der Ersatz der beiden Klappen (s. Abb. 12, Kap. 6.2).

Thoraxröntgenaufnahmen haben nur begrenzten Wert. Die Herzgröße ist gewöhnlich vergrößert, aber, abgesehen von der Vergrößerung des linken Atriums, ist es in den meisten Fällen nicht möglich, die relative Größe der Herzkammern zu beurteilen. Kalzifikationen weisen auf bedeutende Läsionen hin. Als diagnostische Maßnahme wird hauptsächlich Ultraschall zur Beurteilung von multivalvulären Erkrankungen herangezogen. In Ausnahmefällen wird eine rechte und linke Herzkatheterisation und Kardangiographie durchgeführt. Die Kernspintomographie kann zur simultanen Größenbestimmung von linkem und rechtem Ventrikel herangezogen werden.

6.3.1 Mitral- und Aortenstenosen

Bei dieser kombinierten valvulären Erkrankung haben beide Läsionen die Tendenz, das kardiale Schlagvolumen zu vermindern. Dies führt zu einer

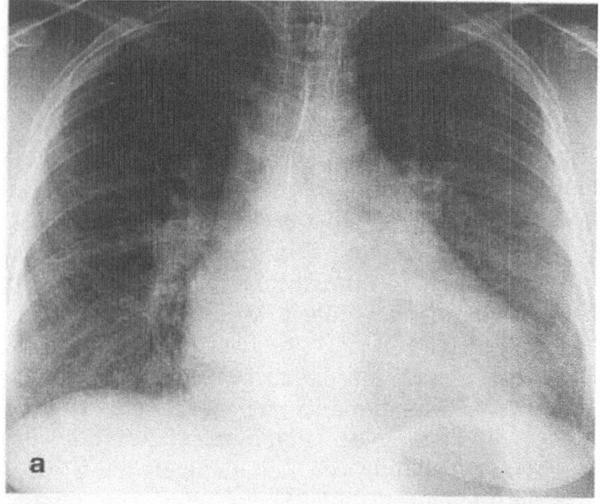

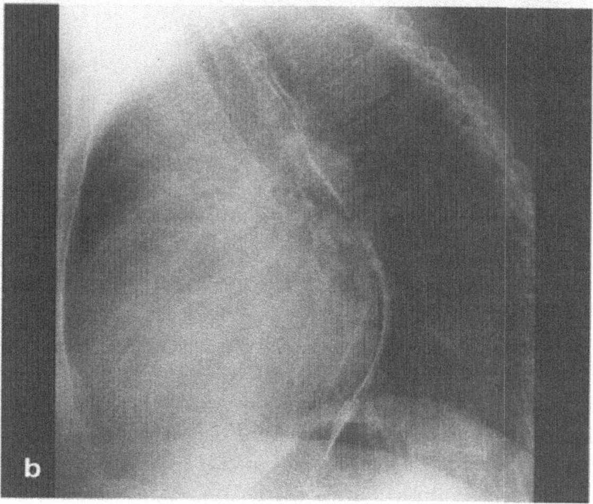

Abb. 22a, b. Kombinierte Mitral- und Aortenstenose. 39jährige Frau. **a, b** Vergrößerung des linken Atriums und des rechten Ventrikels. Erweiterung der Aorta ascendens

Unterschätzung des Gradienten über der Aortenklappe, und somit werden einige der Symptome der Aortenstenose verdeckt. Es ist jedoch wichtig, die Aortenstenose präoperativ zu diagnostizieren und bei der Operation beide Läsionen zu korrigieren, da eine alleinige Behebung der Mitralstenose die Volumenbelastung des linken Ventrikels rasch erhöhen und zu einer akuten Störung des linken Ventrikels führen kann.

Diese kombinierte Läsion kann anhand von Thoraxaufnahmen angenommen werden, wenn die Aorta ascendens bei fehlender systemischer Hypertension ausgeweitet ist und/oder wenn beide Klappen kalzifiziert sind. Diese kombinierte valvuläre Er-

krankung kann normalerweise unmöglich anhand der Herzstruktur von einer einfachen Mitralklappenerkrankung unterschieden werden (Abb. 22).

6.3.2 Mitralstenose und Aortenregurgitation

Bei etwa 10% der Patienten mit Mitralstenose liegt eine bedeutende Aortenregurgitation vor. Die Regurgitation führt zu einer Ausweitung des linken Ventrikels, und die Mitralstenose führt zu einer Ausweitung des linken Atriums und des rechten Ventrikels. Auf Thoraxröntgenaufnahmen kann die Vergrößerung des Herzens jedoch nicht von derjenigen unterschieden werden, die bei vielen anderen Arten von valvulären Läsionen zu sehen ist. Auch hier ist Ultraschall das beste diagnostische Verfahren.

6.3.3 Aortenstenosen und Mitralregurgitation

Bei dieser Kombination führt die Aortenstenose zu einer Zunahme der mitralen Regurgitation, die eine pulmonale venöse Hypertension und einen niedrigeren kardialen Ausstoß ergibt. Auf Thoraxröntgenaufnahmen können keine charakteristischen Veränderungen festgestellt werden. Die Läsionen können am besten mit Ultraschall beurteilt werden.

6.3.4 Aorten- und Mitralregurgitation

Diese recht häufige Kombination verursacht eine erhöhte Volumenbelastung des linken Atriums und des linken Ventrikels, die zu einer Ausweitung führt. Gewöhnlich ist die Aortenregurgitation die vorherrschende Läsion. Manchmal ist es schwer zu beurteilen, ob eine sekundäre Mitralregurgitation aufgrund der Ausweitung des linken Ventrikels mit Ausweitung des Mitralanulus vorliegt. Ist keine rheumatische Mitralklappenerkrankung vorhanden, so kann diese Ausweitung mit Hilfe einer Anuloplastik korrigiert werden. Damit wird ein Doppelklappenersatz vermieden, der, verglichen mit dem Ersatz von nur einer Klappe, ein höheres chirurgisches Risiko aufweist.

6.4 Trikuspidalklappenerkrankung

Eine erworbene Erkrankung der Trikuspidalklappe ist unüblich. Trikuspidalstenosen können durch rheumatisches Fieber verursacht werden und kommen bei 20−30% der Patienten mit rheumatischen Klappenerkrankungen vor. Trikuspidal- und Mitralklappenläsion ist die am häufigsten anzutreffende Kombination. Die häufigste Ursache für eine Trikuspidalregurgitation ist die Ausweitung des rechten Ventrikels mit Ausweitung des Trikuspidalklappenostiums. Sekundär bei Mitralklappenläsionen kann eine Vergrößerung des rechten Ventrikels auftreten oder eine Erkrankung der Lunge mit pulmonaler Hypertension. Trikuspidalregurgitation kann ebenfalls als Teil einer karzinoiden Erkrankung auftreten, bei der eine Fibrose der Segel entsteht [1].

Die Diagnose einer Triskuspidalläsion kann schwierig sein, da diese Läsion gewöhnlich zusammen mit anderen Erkrankungen einhergeht, die dann hämodynamisch dominieren. Die Diagnose einer Trikuspidalklappenerkrankung kann dann weniger bedeutend sein. Eine deutliche Triskuspidalregurgitation zusammen mit einer Mitralklappenerkrankung kann jedoch das Ergebnis eines Klappenersatzes negativ beeinflussen. In diesen Fällen kann auch eine Valvuloplastik durchgeführt oder die Klappe durch eine Prothese ersetzt werden.

6.4.1 Radiologischer Befund

Eine Trikuspidalklappenerkrankung verursacht eine Vergrößerung des rechten Atriums, was die rechte Herzkontur hervortreten läßt. Da Trikuspidalklappenläsionen normalerweise Teil einer multivalvulären Erkrankung sind, ist eine Vergrößerung des ganzen Herzens die Regel, und es kann dann schwierig sein, Vergrößerungen einzelner Herzkammern zu unterscheiden (s. Abb. 11, Kap. 6.2). Aufgrund des erhöhten Drucks in den systemischen Venen, kann eine Ausweitung bei der V. azygos in dem tracheobronchialen Winkel erkannt werden. Die Angiographie trägt nur sehr wenig zur Diagnosefindung und Behandlung von Triskupidalklappenläsionen bei.

6.5 Dreifache Klappenerkrankungen

Bei hämodynamisch bedeutenden Erkrankungen der Aorten-, Mitral- und Trikuspidalklappen kommt es gewöhnlich zu einer Vergrößerung aller 4 Herzkammern. In vielen Fällen ist das Herz erheblich vergrößert. Eine Herzrhythmusstörung trägt häufig ebenfalls dazu bei. Es ist unmöglich, aufgrund von Thoraxaufnahmen eine 3fache Klappenerkrankung zu diagnostizieren oder die relative Bedeutung der verschiedenen Läsionen zu beurteilen. In den meisten Fällen kann Ultraschall die notwendigen präoperativen Informationen bereitstellen. Ein erfolgreicher chirurgischer Eingriff erfordert gewöhnlich den Ersatz der 3 Klappen.

Literatur

1. Braunwald E (1984) Heart disease. Saunders, Philadelphia London Toronto
2. Brecht G, Thelen M, Glänzer K, Wagner J, Thurn P (1978) Die Mitralstenose im konventionellen Röntgenbild. Fortschr Röntgenstr 128:35−41
3. Cooley RN, Schreiber MH (1978) Radiology of the heart and great vessels, 3rd edn. Williams & Wilkins, Baltimore
4. Dodge HT, Sandler H, Baxley WA, Hawley RR (1966) Usefulness and limitations of radiographic methods for determining left ventricular volume. Am J Cardiol 18:10−24
5. Feigenbaum H (1983) Echocardiography, 3rd edn. Lea & Febiger, Philadelphia
6. Godwin RJ (1977) Cineradiographic assessment of Björk-Shiley aortic and mitral prosthetic heart valves. Clin Radiol 28:355−360
7. Grossman W (ed) (1974) Cardiac catheterization and angiography. Lea & Febiger, Philadelphia
8. Hatle L, Angelsen B (1982) Doppler ultrasound in cardiology. Physical principles and clinical applications. Lea & Febiger, Philadelphia
9. Lewis JF, Kuo LC, Nelson JG et al (1984) Pulsed Doppler echocardiographic determination of stroke volume and cardiac output validation of two new methods using the apical window. Circulation 70:425−431
10. Miller SW (1984) Cardiac angiography. Little, Brown, Boston Toronto
11. Milne E (1973) Correlation of physiologic findings with chest roentgenology. Radiol Clin North Am 11:17−47
12. Thurn P (1965) Herzerkrankungen. In: Schinz HR, Baensch WE, Frommhold, Glauner R, Uelinger E, Wellauer J (Hrsg) Lehrbuch der Röntgendiagnostik, 6. Aufl., Bd IV/1. Thieme, Stuttgart, S. 349−413
13. White AF, Dinsmore RE, Buckley MJ (1973) Cineradiographic evaluation of prosthetic cardiac valves. Circulation 48:882−889

7 Angeborene Herzfehler

H. Amthauer, F. Ball, C. Bastanier, O. Danne, H. Eichstädt, H. Hauke, R. Jochens und B. Stöver

INHALT

7.1 Angeborene Herzfehler ohne Shunt im Erwachsenenalter

H. EICHSTÄDT, O. DANNE und R. JOCHENS

7.1.1 Pulmonalklappenfehler

7.1.1.1 Häufigkeit und pathologische Anatomie

Eine inkomplette Obstruktion des rechten Ausflußtraktes kann durch eine valvuläre Stenose der eigentlichen Pulmonalklappen, eine subvalvuläre infundibuläre oder subinfundibuläre muskuläre Pulmonalstenose oder durch eine supravalvuläre, zentrale Stenose der Pulmonalarterie oder periphere Stenose ihrer Äste verursacht sein. Die erstmals von G. B. MORGAGNI 1761 beschriebene valvuläre Pulmonalstenose macht etwa 8–12% aller angeborenen Herzfehler aus [1, 9, 25, 72]. Die erstmals von J. ELIOTSON 1830 beschriebene infundibuläre Pulmonalstenose und die supravalvuläre Pulmonalstenose machen jeweils etwa 2–3% aller angeborenen Herzfehler aus [26, 72]. Die Stenosen kommen isoliert, miteinander kombiniert, mit einem Vorhof oder Ventrikelseptumdefekt assoziiert oder als Bestandteil komplexer Herz-Gefäß-Fehlbildungen vor.

Bei der isolierten *valvulären* Pulmonalstenose bestehen in der Mehrzahl der Fälle Verwachsungen und Verklebungen der Kommissuren einer wohlgeformten, trikuspiden oder bikuspiden Klappe mit domförmiger Vorwölbung in der Systole und normaler Stellung der Klappensegel in der Diastole [31]. Der Schweregrad der Verengung kann dabei von einer unbedeutenden bis zu einer hochgradigen sog. Knopflochstenose mit einem meist asymmetrischen, zentralen Restostium reichen. Diese Pulmonalstenosen vom Schweregrad IV werden im Erwachsenenalter so gut wie nie vorgefunden, da 50–85% der Patienten in den ersten 2 Lebensjahren versterben. Mit abnehmendem Schweregrad erhöht sich die Lebenserwartung [38], so daß im Erwachsenenalter vorwiegend mittlere bis leichte Pulmonalstenosen häufig sind. In seltenen Fällen sind die Klappensegel bei engem Klappenring dysplastisch und verdickt, die Kommissuren jedoch nur

z. T. verschmolzen oder verwachsen. Die Form der Klappe ist in der Systole und Diastole nahezu gleich und eine Domstellung fehlt. Eine poststenotische Erweiterung des Truncus pulmonalis und des linken Pulmonalisastes ist trotz meist ausgeprägtem Stenosegrad im Gegensatz zur typischen valvulären Pulmonalstenose weniger deutlich ausgeprägt [37, 46]. Diese dysplastische Form der Pulmonalklappenstenose wird selten im Erwachsenenalter vorgefunden, wird aber überwiegend beim Vorliegen weiterer kardiovaskulärer Fehlbildungen oder bei den familiären Formen der Pulmonalstenose oder als häufigste kardiovaskuläre Begleitfehlbildung beim Noonansyndrom (sog. Pseudo-Turner) vorgefunden. Infolge der Pulmonalstenose entwickelt sich eine konzentrische Hypertrophie der freien Wand des rechten Ventrikels, v. a. im Bereich der Vorderwand und des Infundibulums, so daß es zu einer muskulären Einengung des Ausflußtraktes, einem sogenannten kontraktilen Infundibulum kommt. Die poststenotische Dilatation des Pulmonalishauptstammes und häufig des linken Pulmonalishauptastes ist in ihrer Ausprägung abhängig von der Form der valvulären Pulmonalstenose und findet sich typischerweise bei Pulmonalklappen mit systolischer Dombildung. Sie ist weitgehend unabhängig vom Schweregrad der Stenose [7, 17].

Die *infundibuläre* Pulmonalstenose stellt eine kurze ringförmige oder langstreckige muskuläre Obstruktion unterhalb der Klappenebene dar. Sie entsteht durch Hypertrophie des septalen oder parietalen Muskelbündels der Crista supraventrikularis bzw. des Infundibulumseptums. In ausgeprägten Fällen kann sich eine dritte Kammer, die sog. Infundibulumkammer ausbilden. Die subinfundibulären Pulmonalstenosen liegen zwischen dem rechtsventrikulären Sinus und dem pulmonalen Conus, entweder als fibromuskuläre Stenose des infundibulären Ostiums oder in Form anomaler Muskelbündel zwischen Ein- und Ausflußbahn des rechten Ventrikels [52].

Bei den valvulären und infundibulären Pulmonalstenosen läßt sich in 65−75% der Patienten eine Lücke im Vorhofseptum nachweisen. Die Koinzidenz von Pulmonalstenose und Vorhofseptumdefekt und die daraus resultierende rechtsventrikuläre Hypertrophie führten in Analogie zur Fallot-Tetralogie zum Begriff „Fallot-Trilogie". Da sich jedoch Pathogenese, Hämodynamik, Klinik, Verlauf und Therapie wesentlich von der Fallotschen Tetralogie unterscheiden und dieser Fehlbildungskomplex nicht von FALLOT, sondern von GALLOI 1809 als Triade beschrieben wurde, möchten wir nur von einer „sogenannten" Fallot-Trilogie sprechen.

Supravalvuläre zentrale und periphere Stenosen der Arteria pulmonalis und ihrer Äste treten vereinzelt oder multipel auf und zwar als zentrale Stenosen oberhalb der Pulmonalklappe im Bereich des Pulmonalhauptstammes und seiner Hauptäste oder als periphere, meist bilaterale Stenosen im Bereich der Aufzweigung der Pulmonalishauptäste. Sie zeigen alle Grade der kurzen, membranösen oder langstreckigen Einengungen mit poststenotischen Erweiterungen bis zur Aplasie einzelner Äste [72]. Sie sind häufiger am rechten Pulmonalisast lokalisiert und weisen bei einseitiger Stenose gewöhnlich eine kompensatorische Dilatation der gesunden Seite auf [62].

7.1.1.2 Hämodynamik

Die Obstruktion im Ausflußtrakt des rechten Ventrikels bewirkt eine Erhöhung des Strömungswiderstandes und damit eine Druckerhöhung im rechten Ventrikel, die zu einer konzentrischen Hypertrophie des rechten Ventrikels führt. Dadurch kann die notwendige Minutenvolumenleistung des Herzens über viele Jahre aufrecht erhalten werden. Das Herz ist nicht vergrößert. Diastolisches und systolisches Volumen des rechten Ventrikels werden durch Abnahme der Restblutmenge eher kleiner. Der Druckgradient zwischen rechtem Ventrikel und Arteria pulmonalis entspricht in der Phase der Kompensation des rechten Ventrikels und bei intaktem interventrikulären Septum dem Grad der Stenose bzw. der verbliebenen Klappenöffnungsfläche. Druckgradienten von 5−10 mmHg können ohne Vorliegen einer Stenose noch physiologisch und durch hohen Durchfluß bedingt sein. Grundsätzlich werden die Pulmonalstenosen nach dem systolischen Druckgradienten zwischen rechtem Ventrikel und Pulmonalarterie in Schweregrade eingeteilt. Druckgradienten kleiner als 25 mmHg entsprechen dem Schweregrad I, systolische Druckgradienten zwischen 25 und 49 mmHg entsprechen Schweregrad II, Druckgradienten zwischen 50 und 79 mmHg entsprechen Schweregrad III und systolische Druckgradienten über 80 mmHg schließlich Schweregrad IV [65]. Die Klappenöffnungsflächen reichen von 0,25−3,5 cm^2, d. h. von 0−2,0 cm^2/m^2 Klappenflächenindex bis zu Klappenöffnungsflächen <0,25 cm^2/m^2 Körperoberfläche bei ausgeprägten Pulmonalstenosen vom Schweregrad IV. Bei geringen Pulmonalstenosen liegt der systolische Druck im rechten Ventrikel unter 65 mmHg. Der Pulmonalarteriendruck ist daher in der Regel normal. Bei mittelgradigen Pulmonalstenosen liegt der systolische Druck im rechten Ventrikel zwischen 65 bis 100 mmHg. Bei hochgradigen Pulmonalstenosen beträgt der systolische Druck über 100 mmHg. Der Pulmonalarteriendruck ist hierbei häufig schon etwas gesenkt. Bei extrem schweren Stenosen wurden im rechten Ventrikel systolische Drucke bis zu 300 mmHg gemessen, so daß der linksventrikuläre Druck weit überschritten wird. Dies bedeutet, daß bei der Pulmonalstenose die schwersten Formen der Rechtsherzhypertrophie beobachtet werden. Dabei ist besonders darauf hinzuweisen, daß solch hohe Drucke über viele Jahre aufrecht erhalten werden können, ohne daß es zu einer Kontraktionsinsuffizienz des rechten Ventrikels kommt. Der Druckgradient ist hierbei auch abhängig von der Leistungsfähigkeit des Myokards.

Die Minutenvolumenleistung des Herzens ist abhängig vom Schweregrad der Stenose. Während bei mittelstarken Stenosen das Minutenvolumen in Ruhe noch im unteren Normbereich liegt, und eine Verkleinerung des Schlagvolumens zunächst noch durch einen Anstieg der Pulsfrequenz kompensiert wird, ist bei höhergradigen Stenosen das Minutenvolumen reduziert. Unter Belastungsbedingungen kann bei mittleren Stenosegraden das Minutenvolumen nicht ausreichend gesteigert werden. Als Kompensationsvorgang kommt es dabei schon auf niedrigen Belastungsstufen zu einem starken Anstieg der Herzfrequenz und der arteriovenösen Sauerstoffdifferenz, ohne daß der mittlere Vorhofdruck ansteigt. Es besteht ein Vorwärtsversagen, jedoch noch kein Rückwärtsversagen im Sinne einer myokardialen Kontraktions- oder Stauungsinsuffizienz. Allerdings führt die Druckbelastung des rechten Ventrikels auch ohne Vorliegen einer Kontraktionsinsuffizienz zu einer Druckbelastung des rechten Vorhofs. Die sich entwickelnde Kammerhypertrophie führt zu einer Verminderung der diastolischen Dehnbarkeit (Compliance) und Reservekapazität mit verkürzter Füllungszeit zugunsten einer verlängerten Austreibungszeit, während der erhöhte diastolische Füllungsdruck eine Druckerhöhung im rechten Vorhof bewirkt. So kommt es zur Notwendigkeit einer verstärkten Vorhofkontraktion und damit auch zu einer Vorhofhypertrophie. Der Vorhofmitteldruck ist dabei gering, der systolische Vorhofdruck stärker überhöht. Bei der Katheteruntersuchung findet man eine überhöhte A-Welle.

Mit Eintreten einer Rechtsherzinsuffizienz nimmt der Pulmonalisflow ab, die Oxygenierung ist jedoch in Ruhe bei großer arteriovenöser Sauerstoffdifferenz (AVDO$_2$) noch ausreichend. Unter Belastung tritt jedoch infolge der hohen peripheren Sauerstoffausschöpfung eine Zyanose auf.

7.1.1.3 Röntgenbefunde

Grundsätzlich besteht keine gesetzmäßige Beziehung zwischen dem Schweregrad der Stenose und der Herzgröße bzw. der Herzform. Bestimmend hierfür ist allein der Funktionszustand des Myokards bzw. das Vorliegen einer Suffizienz oder Insuffizienz des rechten Ventrikels. Bei kompensierten Pulmonalstenosen kann sich ein normalgroßer oder sowohl ein gering vergrößerter oder verkleinerter Herzschatten zeigen. Die Herzgröße von Patienten mit einer kompensierten Pulmonalstenose kann sogar unterhalb des Durchschnittswertes gleichaltriger Normalpersonen liegen. Die Form dieser Herzen ist trotz der Rechtsherzhypertrophie symmetrisch, da die Hypertrophie der Kammermuskulatur zum Inneren des Ventrikels hin erfolgt (konzentrische Hypertrophie). Es handelt sich um das Röntgenstadium I eines Pulmonalstenoseherzens.

Eine rechtsbetonte asymmetrische Herzform weist auch bei noch normaler Herzgröße immer darauf hin, daß die Myokardfunktion gestört ist. Es besteht eine exzentrische Druckhypertrophie und damit ein Röntgenstadium II. Da infolge des eingeschränkten rechtsventrikulären Minutenvolumens der linke Vorhof und der linke Ventrikel klein sind, liegt das Gesamtvolumen des Herzens trotz der nachweisbaren Rechtsvergrößerung noch im Normbereich. Auf der Frontalaufnahme erkennt man bei diesen Patienten, daß der rechte Herzrandbogen höher ansetzt. Außerdem wölbt sich die Region des linken Herzohrs durch die Verlängerung der Ausflußbahn des rechten Ventrikels vor. Durch eine Linksdrehung des Herzens infolge der Rechtsvergrößerung wird der rechte Ventrikel im Bereich der Herztaille links randbildend. Durch die Vergrößerung der Einflußbahn des rechten Ventrikels verschiebt sich die Spitze des rechten Ventrikels nach links, der linke Ventrikel kommt mehr hinter dem rechten Ventrikel zu liegen. Der linke Ventrikelbogen ist dabei verkürzt. Kommt es mit zunehmender Insuffizienz zu einer weiteren Vergrößerung des rechten Vorhofs und des rechten Ventrikels, kann die Herzgröße erheblich zunehmen. Der obere Normbereich der Herzgröße wird jetzt überschritten, und es liegt ein Röntgenstadium III vor. Das Herz lädt jetzt verstärkt nach links und nach rechts aus, die Gegend des linken Herzens wölbt sich noch stärker vor. Der Tiefendurchmesser des Herzens ist vergrößert.

Der häufigste und auffälligste Befund bei der valvulären Pulmonalstenose ist die Prominenz des Pulmonalissegments als Folge der poststenotischen

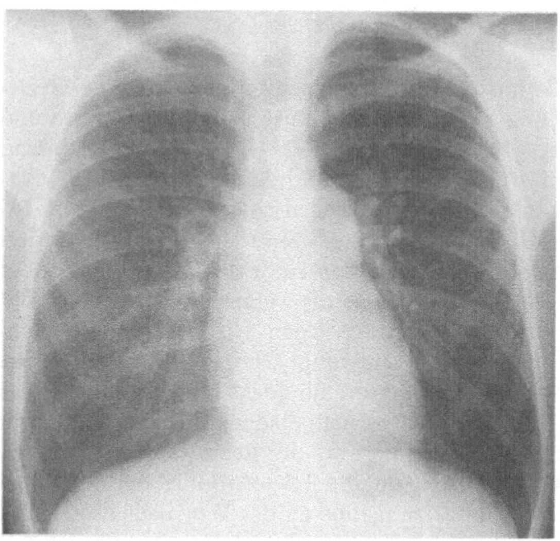

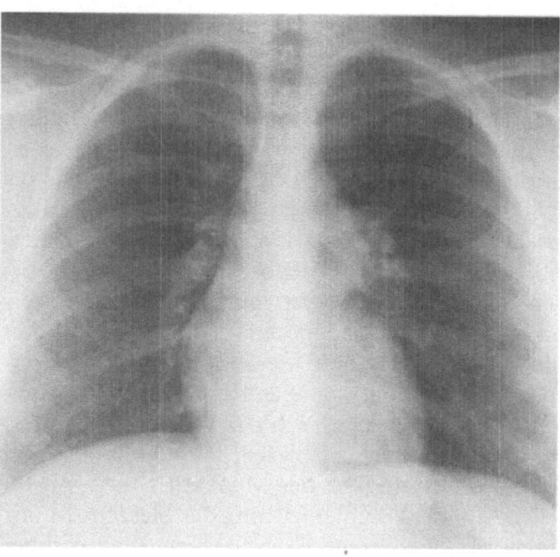

Abb. 1. Typischer Befund bei einem 11jährigen Jungen mit valvulärer Pulmonalstenose, Druckgradient 60 mmHg. Wesentlicher Befund ist die Prominenz des Pulmonalissegmentes und Rarefizierung der peripheren Lungendurchblutung

Abb. 2. 17jährige Patientin mit valvulärer Pulmonalstenose, Druckgradient 49 mmHg. Poststenotische Dilatation des Pulmonalarterienhauptstammes, deutliche Vergrößerung des rechten Ventrikels. Reduzierte periphere Lungendurchblutung

Dilatation des Pulmonalarterienhauptstammes, welche in 80–90% der Fälle vorzufinden ist (Abb. 1). Diese kann im sagittalen Strahlengang gering, im rechtsanterioren Strahlengang dagegen deutlicher zur Darstellung kommen. Bei dysplastischer Pulmonalklappenstenose findet sie sich nur in 20% der Fälle und fehlt bei rein infundibulärer Pulmonalstenose. Eine Korrelation zwischen dem Grad der Pulmonalstenose und dem Ausmaß der poststenotischen Dilatation findet sich nicht (Abb. 2). Weiterhin kommt es nicht selten zu einer Erweiterung der linken und zu einer Verschmälerung der rechten A. pulmonalis. Das Lungengefäßbild ist oft unauffällig. Gelegentlich erkennt man aber eine deutlich verminderte Lungendurchblutung mit schmallumigen Hilusgefäßen und verminderter Lungengefäßzeichnung in der Peripherie. Im seitlichen Strahlengang ist der Retrosternalraum durch den vergrößerten rechten Ventrikel verschattet und gelegentlich der linke Ventrikel nach dorsal verdrängt.

Bei mittelschwerer bis schwerer Stenose findet man kymographisch am Pulmonalbogen eine verzögerte und verminderte systolische Lateralbewegung. Die Inzisur während der diastolischen Medialbewegung verschwindet mit zunehmender Drucksteigerung immer mehr und kann vollständig fehlen. Die nicht selten erweiterte Arteria pulmonalis links kann infolge der Preßstrahlwirkung eine

verstärkte systolische Lateralbewegung, ähnlich wie bei einer Volumenbelastung des Herzens erkennen lassen. Demgegenüber fehlt aber jegliche Pulsation im Bereich der rechten, meist schmalen Pulmonalarterie.

Bei der *Angiokardiographie* kann man bei Kontrastmittelinjektion in den rechten Ventrikel die mäßig verdickten Pulmonalklappen sehen, die sich starr und ruckartig bewegen und systolisch eine typische Domstellung bei meist exzentrisch gelegener Klappenöffnung und diastolisch eine normale Konfiguration zeigen. Der Klappenring ist oft normalweit und es zeigt sich ein systolischer Kontrastmittelstrahl bis zur Vorderwand der A. pulmonalis. Bei dysplastischer Pulmonalklappenstenose sind die Klappenränder stark verdickt und unbeweglich. Sie stellen sich im Profil als vertikal orientierte Füllungsdefekte dar, da sie sowohl in der systolischen als auch in der diastolischen Phase weitgehend in ihrer Stellung verharren und keine Domstellung zeigen. Die Sinus Valsalvae sind sehr eng und bleiben in Systole und Diastole ebenfalls unverändert. Der Pulmonalishauptstamm ist eher leicht hypoplastisch und nur in 20% poststenotisch erweitert. Im sagittalen und im seitlichen Strahlengang kann man v.a. beim Schweregrad III und IV die Einengung des rechtsventrikulären Ausflußtraktes durch die Hypertrophie der Crista supraventrikularis bzw. durch sekundäre Hypertrophie des Infundibulumseptums und der freien Wand des rechtsventrikulären Infundibulums sehen. Eine Differenzierung zwischen einem sekundär entstandenen kontraktilen Infundibulum und einer primären fibromuskulären Stenose ist gelegentlich schwierig. Das kontraktile Infundibulum verengt sich ruckartig in der späten Systole und weitet sich deutlich in der Diastole, während die primär infundibuläre Stenose systolisch und diastolisch eng bleibt. Bei leichteren Stenosen ist das Infundibulum in der Regel unauffällig. Das rechtsventrikuläre Cavum ist in der Regel bei Schweregrad I und II normalgroß und bei Schweregrad III und IV durch Hypertrophie mit vermehrter Trabekelentwicklung eingeengt.

Bei einer Kontrastmittelinjektion in den linken Ventrikel zeigt sich in der Regel ein normal großer linker Ventrikel und eine unauffällige Aorta. Bei schweren Stenosen kann sich das hypertrophierte intraventrikuläre Septum in den linken Ventrikel vorwölben. Bei Patienten mit Noonan-Syndrom ist u. U. eine exzentrische Hypertrophie der linksventrikulären Muskulatur nachweisbar.

Bei supravalvulären Pulmonalstenosen sieht man nach Kontrastmittelinjektion in den Pulmonalishauptstamm kurz- und langstreckige Stenosen im Verlauf der Pulmonalishaupt- und Seitenäste mit teilweise poststenotischen, spindelförmigen Erweiterungen.

7.1.1.4 Prognose und Therapie

Wenn Patienten mit den verschiedenen Formen der Pulmonalstenose einmal das Erwachsenenalter erreicht haben, ist die Prognose meist günstig. Die häufigsten Komplikationen und dann auch Todesursachen bestehen im fortschreitenden Rechtsherzversagen mit Stauung im großen Kreislauf und in der nicht so seltenen bakteriellen Endokarditis [38].

Neben der konservativen Therapie der Rechtsherzinsuffizienz kommt heute vorwiegend die operative transarterielle bzw. transventrikuläre Kommissurotomie bei valvulären Stenosen in Betracht [5, 65], bei infundibulären Stenosen die Infundibulektomie [5, 44] sowie bei komplexeren Stenosen Patchplastiken und klappentragende Konduits [44].

7.1.2 Angeborene Aortenklappenfehler

7.1.2.1 Aortenstenose

Häufigkeit und pathologische Anatomie. Bei den angeborenen Obstruktionen im Bereich des links-

ventrikulären Ausflußtraktes unterscheidet man die supravalvuläre Aortenstenose, die valvuläre Aortenstenose, die subvalvuläre Aortenstenose und die primär hypertrophische Kardiomyopathie, die früher als idiopathische hypertrophische Subaortenstenose (IHSS) bezeichnet wurde und im Kap. 8 abgehandelt wird. Die valvuläre Aortenstenose macht etwa 3–6% aller angeborenen Herzfehler aus [10, 28, 62], die subvalvuläre Aortenstenose kommt in etwa 0,15% aller angeborenen Herzfehler vor.

Die *valvuläre* Aortenstenose entsteht durch Größenunterschiede, Fehlbildung oder rudimentäre Anlage der Aortenklappen bzw. durch Verschmelzen oder Fehlen einzelner Klappenkommissuren mit Ausbildung meist bikuspider, seltener unikuspider Klappen. Es entsteht ein unterschiedlich großes, meist exzentrisch gelegenes Restostium. Das Klappengewebe ist, v.a. im Bereich der verschlossenen Kommissuren, rigide und meist fibrös oder myxomatös verdickt. Mit zunehmendem Alter werden schon in der Pubertät gelegentlich Kalkauflagerungen gefunden, eine Verkalkung etwa um das 20. Lebenjahr weist immer auf eine angeborene Aortenstenose hin.

Vor allem bei dysplastischen Taschenklappen oder bikuspider Klappe ist die valvuläre Aortenstenose in etwa 20–30% der Fälle mit einer auskultatorisch nachweisbaren Aorteninsuffizienz kombiniert.

Eine weitere Form der linksventrikulären Ausflußbahnobstruktion wird durch die *subvalvuläre* Aortenstenose gebildet. Hier springt direkt unterhalb des Aortenklappenrings eine fibröse Endokardleiste oder Membran in die Ausflußbahn des linken Ventrikels vor. Diese Form wird nach KELLY als Typ I der subvalvulären Aortenstenosen bezeichnet [41]. Sie wird unterschieden von der subvalvulären Aortenstenose Typ II, bei der ein fibromuskulärer Wulst zirkulär oder halbkreisförmig in die Ausflußbahn des linken Ventrikels vorspringt und diese ringförmig einschnürt. Da sich diese Leisten oder Membranen bis an den Ansatz des anterioren Mitralsegels erstrecken können, wird ätiologisch eine versprengte Basis des aortalen Mitralsegels diskutiert, eine Mitralinsuffizienz ist eine häufige Begleiterscheinung. Die diaphragmaähnliche membranöse Stenose unmittelbar unterhalb der Aortenklappe mit strukturell normalem linksventrikulären Ausflußtrakt (Typ I nach KELLY) ist in der klinischen Symptomatik schwer von der Aortenklappenstenose zur unterscheiden.

Dagegen ist die klinische Abgrenzung der *fibromuskulären* Form der Subaortenstenose mit einer tiefergelegenen, meist langstreckig fixierten Obstruktion des linksventrikulären Ausflußtraktes (Typ II nach KELLY) von der primär hypertrophischen Kardiomyopathie schwierig. Von diesen beiden Typen von Aortenstenosen unterhalb der Aortenklappe wird weiterhin eine atypische Aortenstenose mit diffuser Obstruktion des linken Ausflußtraktes abgegrenzt, die auch als subvalvuläre Tunnelstenose bezeichnet wird. Sie ist eine mögliche Begleiterscheinung bei valvulären Aortenstenosen, wobei dann zusätzlich zu der subvalvulären Tunnelstenose die Segel der meist trikuspiden Aortenklappe ödematös knorpelig verdickt sind [79].

Bei den *supravalvulären* Aortenstenosen unterscheidet man 2 anatomische Typen: Die sanduhrförmige supravalvuläre Aortenstenose als häufigsten Typ und den hyoplastischen Typ der supravalvulären Aortenstenose, welche durch eine langsam zunehmende Verengung der aszendierenden Aorta charakterisiert ist. Diese Formen sind oft assoziiert mit peripheren Pulmonalstenosen.

Die Verengung der Ausflußbahn des linken Ventrikels führt in Abhängigkeit vom Schweregrad der Stenose zu einer kompensatorischen Hypertrophie des linksventrikulären Myokards, die bei den angeborenen Formen schon in der Jugend ein immenses Ausmaß erreichen kann. Bei der valvulären Aortenstenose kommt es früh und regelhaft zu einer poststenotischen Dilatation der Aorta ascendens.

Hämodynamik. Die angeborene *valvuläre* Aortenstenose wird nach dem systolischen Druckgradienten zwischen linkem Ventrikel und der Aorta in Schweregrade eingeteilt. Ein Druckgradient < 25 mmHg entspricht einem Schweregrad I, ein Druckgradient zwischen 25 und 49 mmHg entspricht einem Schweregrad II, ein Druckgradient zwischen 50 und 79 mmHg entspricht einem Schweregrad III und ein Druckgradient über 80 mmHg läßt einen Schweregrad IV diagnostizieren. Der Klappenöffnungsflächenindex reicht dabei von > 2,0 cm^2/m^2 Körperoberfläche beim Schweregrad I bis zu < 0,5 cm^2/m^2 Körperoberfläche beim Schweregrad IV.

Die verschiedenen Formen der Aortenstenose führen hämodynamisch in gleicher Weise zu einer Drucküberlastung schon des kindlichen linken Ventrikels, die in ihrem Ausmaß vom Grad der Stenose und der körperlichen Belastung abhängig ist. Deutliche hämodynamische Rückwirkungen auf die Arbeitsweise des linken Ventrikels sind beim menschlichen Herzen zu erwarten, wenn die normalgroße Öffnungsfläche von 3–5 cm^2 auf unter 2,5 cm^2 verringert ist. Die Drucküberlastung des linken Ventrikels findet ihren Ausdruck in der Höhe des systolischen Ventrikeldruckes bzw. des Druckgradienten. Die oben genannten Druckgradienten sind jedoch nur dann ein sicheres Maß für den Grad der Stenose, wenn auch das Fördervolumen bekannt ist. Eine Verkleinerung des Minutenvolumens infolge einer myokardialen Insuffizienz läßt durch Verkleinerung des Druckgradienten den Schweregrad einer Stenose im klinischen Alltag oft unterschätzen. In Ruhe kann der linke Ventrikel auch bei stärkeren Stenosen (Schweregrad II bis III) seinen Druck so steigern, daß ein annähernd normales Schlagvolumen gefördert wird. Bei schweren Stenosen ist jedoch das Schlagvolumen infolge Verkleinerung des linksventrikulären Cavums durch die konzentrische Hypertrophie reduziert. Die Ejektionsfraktion bleibt bei entsprechender Verkleinerung des Herzens normal. Das Herzzeitvolumen wird durch eine Frequenzsteigerung normal gehalten.

Unter Belastungsbedingungen kann bei der leichten und mittelschweren Aortenstenose (Schweregrad I – II) noch eine ausreichende Steigerung des Herzzeitvolumens durch Erhöhung des Druckgradienten herbeigeführt werden. Bei Reduktionen des Minutenvolumens dient die Vergrößerung der arteriovenösen Sauerstoffdifferenz als Kompensationsvorgang.

Die konzentrische Hypertrophie des linken Ventrikels wirkt sich auch auf die Größenverhältnisse der übrigen Herzhöhlen aus. Es kommt schon früh zu einer Inaktivitätsverkleinerung beider Vorhöfe und des rechten Ventrikels. Der enddiastolische Füllungsdruck ist auch bei suffizientem linken Ventrikel durch die verstärkte Vorhofkontraktion infolge der durch Hypertrophie reduzierten Compliance des linken Ventrikels etwas erhöht. Er steht, wenn auch mit großer Streuung, in einer linearen positiven Korrelation zum Ausmaß der systolischen Druckbelastung. Wird der linke Ventrikel insuffizient, werden jetzt als Folge der Kontraktionsinsuffizienz Steigerungen des enddiastolischen Füllungsdruckes bis zu 40 mmHg beobachtet. Der mittlere Vorhofdruck ist bei suffizientem linken Ventrikel nur gering gesteigert. Deshalb kommt es auch zu keiner wesentlichen Drucksteigerung im Lungenkreislauf. Steigt der mittlere Vorhofdruck in Ruhe über 15 mmHg an, so ist dieser Befund sehr verdächtig auf eine Kontraktionsstörung des linken Ventrikels. Durch den Kompensationsvorgang des erhöhten diastolischen Füllungsdruckes kann das Schlagvolumen noch im Normbereich gelegen sein. Veränderungen der Höhe und der Amplitude des zentralen Aortendruckes sind vom Grad der Stenose und von der Größe des Minutenvolumens abhängig. Mit Abnahme des Schlagvolumens kommt es zur Abnahme des systolischen Druckes und zur Amplitudenverkleinerung. Während körperlicher Belastung kann der Blutdruck trotz eines normalen Ruhewertes im Vergleich zu gleichaltrigen Normalpersonen reduziert sein.

Die Form des arteriellen Druckablaufes ist schon bei geringen Aortenstenosen verändert. Es findet sich als Folge eines verlangsamten Auswurfs des Schlagvolumens ein verzögerter Druckanstieg mit einem verspäteten Kurvenmaximum. Eine Verkürzung der isometrischen Kontraktionsphase und eine Verlängerung der Austreibungsphase des linken Ventrikels führen dann zu einer ökonomischen Korrektur im Hinblick auf das erforderliche Minutenvolumen. Die Steigerung des enddiastolischen Ventrikeldruckes mit der Erhöhung der Kontraktionswelle im linken Vorhof ermöglicht eine größere Kraftentfaltung des linken Ventrikels während der Systole.

Durch Turbulenzen des Blutstroms an der stenosierten Herzklappe entspricht der Druckgradient nicht einer einfachen linearen Funktion des Durchflusses. Er ist vielmehr proportional dem Quadrat der Flußrate durch die Klappe. Eine Verdoppelung des Flows geht mit einer Vervierfachung des Druckgradienten einher. Zur exakten Bestimmung des hämodynamischen Schweregrades der Stenose ist damit sowohl die Bestimmung des Flows als auch des Druckgradienten erforderlich.

Die Koronardurchblutung ist sowohl durch die Minderung des koronaren Perfusionsdrucks, möglichen hinzukommenden entzündlichen Prozessen an den Klappen als auch durch den großen Sauerstoffbedarf des drucküberlasteten und hypertrophierten linken Ventrikels beeinträchtigt. Bei der *supravalvulären* Aortenstenose ist der mittlere Durchströmungsdruck erhöht und damit die koronare Durchblutung wieder ausgeglichen. Die Gefahr vorzeitiger degenerativer Veränderungen an den Koronargefäßen schon im frühen Erwachsenenalter ist jedoch vermehrt. Hinzu kommen angeborene degenerative Gefäßveränderungen, so daß jugendliche Myokardinfarkte Ursache plötzlicher Todesfälle sein können.

Bei *subvalvulärer* Aortenstenose führt die anatomisch fixierte, membranöse Einengung des linksventrikulären Ausflußtraktes zu gleichsinnigen Druckveränderungen im linken Ventrikel wie bei der valvulären Aortenklappenstenose. Die Austreibungsphase ist von Beginn an behindert und damit die Steilanstiegszeit der Aortendruckkurve verlängert. Nach Extrasystolen und kompensatorischer Pause steigen Ventrikel- und Aortendruck synchron

an, im Gegensatz zur primär hypertrophischen Kardiomyopathie, bei der sich die Druckwerte des linken Ventrikels und der Aorta paradox verhalten.

Bei der obstruktiven Form der hypertrophischen Kardiomyopathie (HOCM) kommt es zum Beginn der isovolumetrischen Phase durch eine Lumeneinengung im Bereich der Ausflußbahn zu einer beginnenden Stenosierung, die mit Einsetzen der Austreibungszeit zu und mit Beginn der Erschlaffung wieder abnimmt. Dadurch liegt im Gegensatz zu den übrigen Aortenstenosen der größte Druckgradient spätsystolisch. Die in der Aorta registrierten Druck- und Volumenkurven sind zweigipfelig, da es im Beginn der Erschlaffung erneut zu einer Volumenverschiebung in der Aorta kommt. Einzelheiten zu dieser Form der Einengung des linksventrikulären Ausflußtraktes werden in Kap. 8 abgehandelt.

Konventionelle Röntgenuntersuchungen. Form und Größe des Herzens werden auch bei der angeborenen Aortenstenose vom Funktionszustand des Myokards bestimmt, wobei sich keine prinzipiellen Unterschiede zur erworbenen Aortenstenose ergeben. Der Myokardzustand ist abhängig vom Schweregrad der Stenose, von der Adaptation und dem Zustand der Koronargefäße, von den Folgen einer zusätzlichen postrheumatischen oder sonstigen myokardialen Schädigung, vom Alter des Patienten und dem Ausmaß langjähriger körperlicher Belastung.

Eine Beziehung zwischen der Größe des Herzvolumens und dem Schweregrad der Druckbelastung besteht nicht. Eine sehr starke Stenose kann so kompensiert werden, daß Herzgröße und manchmal auch Form im Röntgenbild normal erscheinen. Eine Größenzunahme des linken Ventrikels bedeutet eine gestörte Myokardfunktion im Sinne einer exzentrischen Druckhypertrophie.

Im *Röntgenstadium I* der angeborenen Aortenklappenstenose zeigt sich ein normalgroßes Herz mit normalen absoluten und relativen Herzvolumina. Die Herzgröße kann sogar im unteren Normbereich liegen. Allerdings zeigt sich auch in frühen Stadien schon meist eine Ektasie der Aorta ascendens (Abb. 3).

Angiographisch findet man eine Verkleinerung der enddiastolischen und endsystolischen linksventrikulären Volumina infolge der konzentrischen Hypertrophie. Auch nach hinten zu in den Retrokardialraum hinein wird keine Vergrößerung des linken Ventrikels nachweisbar. Der Holzknecht'sche Raum ist eher vergrößert. Auf der Seitaufnahme findet man meist einen kleinen linken Vorhof und

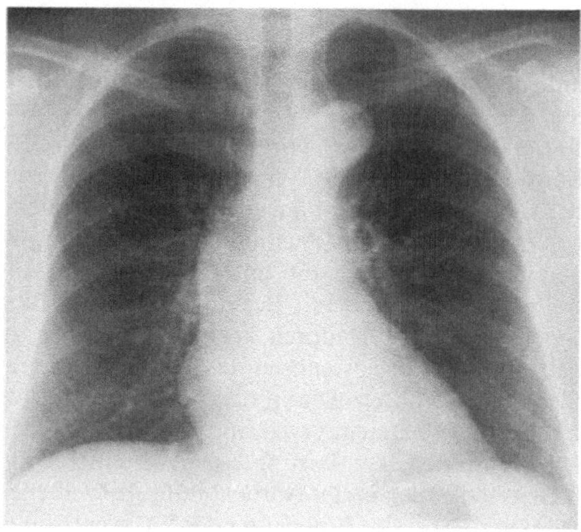

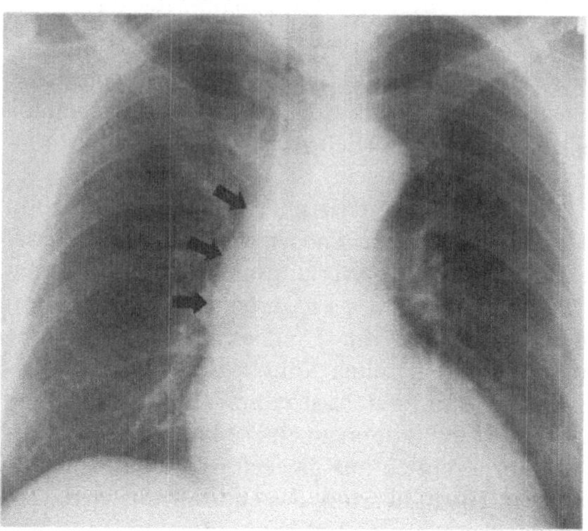

Abb. 3. Röntgen-Stadium I einer angeborenen Aortenklappenstenose mit einem Druckgradienten von 52 mmHg. Der linke Ventrikel ist noch völlig normal groß, taucht jedoch als deutliches Zeichen der Linksbetonung mit stumpfem Winkel in das linke Zwerchfell ein. Bereits deutliche Ektasie der Aorta ascendens und elongierter, aber schmaler Aortenbogen, der gegen eine Volumenbelastung spricht

Abb. 5. Röntgen-Stadium III einer valvulären Aortenstenose mit schon deutlicher Vergrößerung des linken Ventrikels und deutlicher Ektasie der Aorta ascendens

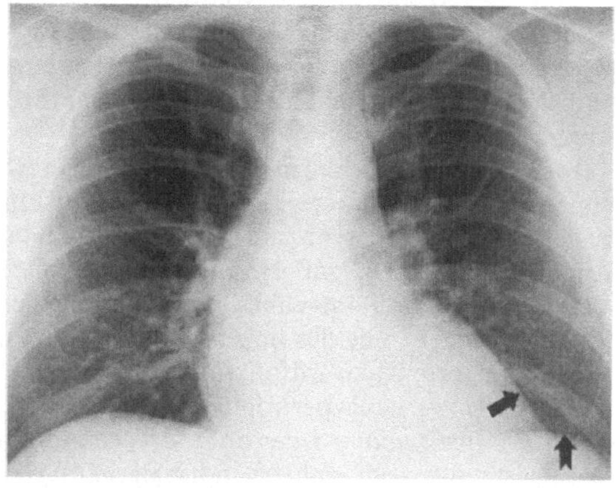

Abb. 4. Klassische Linksasymmetrie im Röntgen-Stadium II einer Aortenstenose mit stumpfem Winkel zwischen linkem Ventrikel und linkem Zwerchfell sowie deutlicher Ektasie der Aorta ascendens

darum auch einen gestreckten Verlauf des Ösophagus bei allenfalls nur leichter Impression durch den linken Vorhof.

Bei ausgeprägter Hypertrophie kann das Herz schon eine linksasymmetrische Umformung erkennen lassen, ohne daß eine exzentrische Druckhypertrophie vorliegt. Die Größe des Herzvolumens

liegt noch im Normbereich, die Herzspitze ist aber stark gerundet, der linke Ventrikel setzt hoch an. Die Asymmetrie kann dadurch verstärkt werden, daß es infolge einer etwas eingeschränkten Förderleistung des druckbelasteten Herzens und durch körperliche Schonung zu einer Verkleinerung (Inaktivitätsverkleinerung) beider Vorhöfe und des rechten Ventrikels, jedoch nicht des überlasteten linken Ventrikels kommen kann. Infolge dieser Linksasymmetrie ist das Herz dem *Röntgenstadium II* zuzuordnen (Abb. 4). Dabei weist das gering linksvergrößerte Herz neben seiner stark gerundeten Herzspitze einen verlängerten linken Ventrikelbogen sowie einen etwas vergrößerten linken Vorhof auf. Die Größe des Gesamtherzvolumens liegt noch im oberen Normbereich. Eine Vergrößerung des rechten Ventrikels liegt noch nicht vor.

Im *Röntgenstadium III* ist das Gesamtvolumen des Herzens, bedingt durch die exzentrische Druckhypertrophie des linken Ventrikels vergrößert. Diese Vergrößerung des linken Ventrikels ist durch eine myogene Gefügedilatation bedingt. Meist geht sie mit einer Kontraktionsinsuffizienz des linken Ventrikels einher, welche über eine pulmonale Drucksteigerung (passive pulmonale Hypertonie) zu einer mehr oder weniger ausgeprägten Druckbelastung des rechten Ventrikels führt (Abb. 5). Bei gutem Funktionszustand des Myokards kann der rechte Ventrikel diese Druckbelastung zunächst noch ohne Größenzunahme bewältigen. Das Herz im

Röntgenstadium III ist stark linksbetont und damit aortenkonfiguriert.

Nach pulmonaler Drucksteigerung infolge der Linksherzinsuffizienz mit Rechtsherzvergrößerung wird das Herz „mitralkonfiguriert", und ein *Röntgenstadium IV* liegt vor. Schließlich kommt es bei Insuffizienz des überlasteten rechten Ventrikels auch zu einer Vergrößerung des rechten Vorhofs. Es liegt dann eine Vergrößerung aller Herzhöhlen vor. Die Linksherzinsuffizienz hat zu einer Mitralisation des Herzens mit Vergrößerung des linken Vorhofs und der rechten Herzabschnitte geführt (Durchstauung, Links-Rechts-Insuffizienz) (Abb. 6).

Hinweise über den Suffizienzgrad des Herzens kann auch das Verhalten der Herzrandpulsation im Flächenkymogramm liefern. Der Pulsationstyp I oder I–II, den man bei der kompensierten Aortenstenose nachweisen kann, läßt auf eine ausreichende Förderleistung des Herzens schließen. Dennoch schließt eine solche Pulsation eine gestörte Myokardfunktion nicht aus. Der Übergang in den Pulsationstyp II weist auf eine beginnende exzentrische Druckhypertrophie hin. Eine weitgehende Reduzierung der Spitzenpulsation oder gar eine stumme Zone im kaudalen Bereich des linken Herzrandes findet man durchweg als Folge einer stärkeren exzentrischen Druckhypertrophie und einer Kontraktionsinsuffizienz des linken Ventrikels.

Die *Ektasie der Aorta ascendens,* die in linker Schrägstellung besonders gut nachweisbar wird, ist ein wichtiger Hinweis für das Vorliegen einer angeborenen valvulären Aortenstenose. Sie kann im Nativröntgenbild der einzige auffällige Befund sein. Bogenförmig verläuft die Aorta nach vorne und nach rechts. Bei den erworbenen Aortenstenosen fehlt diese Erweiterung der Aorta ascendens im Nativbild in etwa 40%. Sie kann selten auch bei supravalvulären Aortenstenosen vorkommen und wird bei den subvalvulären Stenosen fast stets vermißt.

Die röntgenologisch nachweisbaren Verkalkungen der Aortenklappe sind vor dem 20. Lebensjahr pathognomonisch für angeborene Vitien, und werden mit zunehmendem Alter häufiger gefunden (Abb. 7). Im Bereich der Aorta ascendens ist eine verstärkte präsystolische Lateralbewegung und im Bereich des Arcus die herabgesetzte und verspätete systolische Lateralbewegung der Aorta diagnostisch wertvoll. Die Lungengefäßzeichnung ist bei der kompensierten Aortenstenose weder zentral noch peripher verändert. Erst bei länger bestehender Linksherzinsuffizienz kann es in beiden Lungenfeldern zu einer fein netzförmigen retikulären Zeichnung als Folge einer chronischen Stauungslunge kommen.

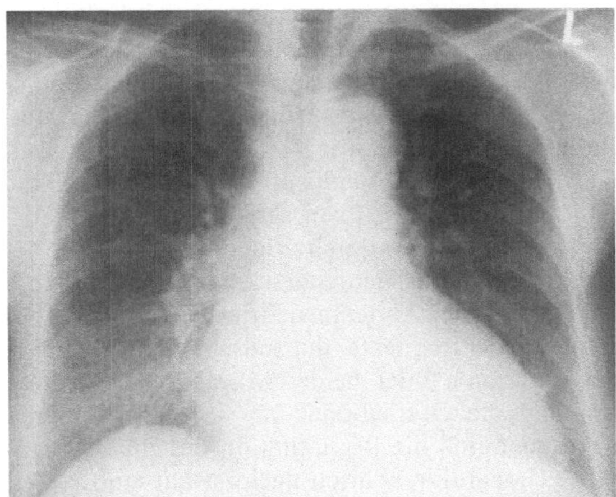

Abb. 6. Dekompensierte Aortenstenose mit erheblich vergrößertem linken und rechten Ventrikel, angehobenem linken Herzrand als Hinweis auf „Mitralisation" und allen Zeichen der chronischen Lungenstauung

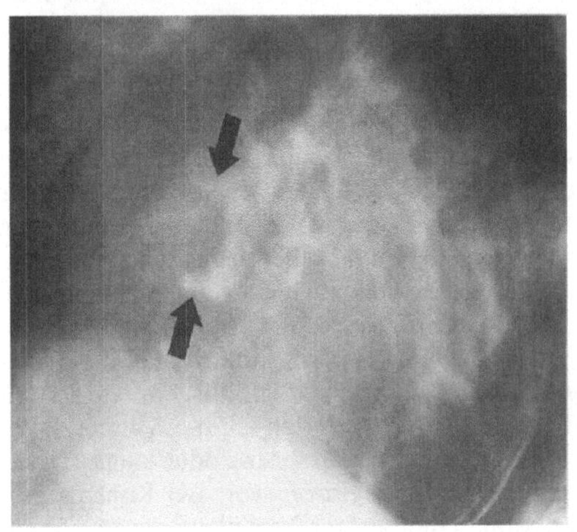

Abb. 7. Der juvenile Klappenkalk in Projektion auf die Aortenwurzel bei Patienten vor dem 20. Lebensjahr ist stets pathognomonisch für einen angeborenen Aortenfehler

Bei der *Angiokardiographie* kommt es nach Kontrastmittelinjektion in den linken Ventrikel zur Darstellung der Größe des linksventrikulären Cavums und in späteren Kontrastmittelphasen auch der Wanddicke. Es kommt zum Abstrom des Kontrastmittels über eine verdickte, sich ruckartig bewegende, oft bikuspide Aortenklappe. Der Aortenklappenring ist normalweit oder erweitert, und es liegt eine poststenotische Erweiterung der Aorta ascendens vor. Bei unikommissuraler Klappe ist die Klappenbewegung nur anterior zu sehen. Der systolische Kontrastmitteljet hat Kontakt zur Aortenhinterwand. Bei Kontrastmittelinjektion in die Aortenwurzel sieht man einen negativen, exzentrisch gelegenen Auswaschjet bei systolischer Domstellung einer bikuspiden Aortenklappe. Bei Vorliegen einer gleichzeitigen Aorteninsuffizienz kommt es zum Reflux des Kontrastmittels in den linken Ventrikel. Das Ausmaß der Aorteninsuffizienz kann durch die Subtraktion des Nettovorwärtsflows vom totalen Vorwärtsflow oder durch Videodensitometrie berechnet werden. Im laufenden Angiofilm kann man bei vorliegender Aorteninsuffizienz gelegentlich zusätzlich hochfrequente, diastolische Schwingungen des anterioren oder beider Mitralsegel erkennen, während die Oszillationen des interventrikulären Septums durch die Regurgitation des Blutes allenfalls echokardiographisch nachweisbar sind.

Bei der subvalvulären membranösen Aortenstenose zeigt sich nach Kontrastmittelinjektion in den linken Ventrikel eine starre, ringförmige Membran oder Leiste als konstante, diaphragmaähnliche Kontrastmittelaussparung unmittelbar unterhalb der Aortenklappe.

Bei den supravalvulären Aortenstenosen sieht man nach Kontrastmittelinjektion in die Aortenwurzel proximal der Stenose eine kurze ringförmige Einschnürung der Aorta unmittelbar oberhalb der erweiterten Sinus Valsalvae. Oft liegt eine schmale Aorta ascendens und ein schmaler Aortenbogen vor bei normal entwickelten Bracheocephalgefäßen. Gelegentlich liegt auch eine langstreckig-tubuläre Hypoplasie der gesamten Aorta distal der Sinus Valsalvae vor. Bei den supravalvulären Aortenstenosen liegen unterschiedlich ausgeprägte Erweiterungen der Koronararterien schon im Jugendalter entweder nur an ihrem Ursprung oder langsstreckig bis zu ihren Aufzweigungen vor. Bei Kontrastmittelinjektion in den rechten Ventrikel oder Pulmonalishauptstamm werden die meist gleichzeitig vorliegenden zentralen Stenosen am Abgang der Pulmonalishauptäste mit kolbenartigen poststenotischen Auftreibungen bei genereller Hypoplasie der Pulmonalbasis dargestellt.

Postoperative Röntgenbefunde. Postoperativ zeigen die meist noch jungen Patienten mit exzentrischer Linksherzhypertrophie, auch solche, bei denen schon eine Linksherzinsuffizienz bestand, in der frühen postoperativen Phase eine Abnahme der absoluten und relativen Herzgröße. Sie ist bei Patienten mit größeren Herzen eher stärker ausgeprägt. Bei einzelnen Patienten kann sich schon in den ersten postoperativen Wochen die Herzgröße normalisieren. Innerhalb der ersten 6 postoperativen Monate kann eine weitere Verkleinerung eintreten, wenn das Myokard nur hämodynamisch durch die

Drucküberlastung und nicht zusätzlich durch eine spätere Myokarditis oder gar eine ischämische disseminierte Vernarbung geschädigt ist. Das postoperative Verhalten der Herzgröße, das vorwiegend durch eine Rückbildung einer präoperativ vorhandenen exzentrischen Druckhypertrophie bedingt ist, geht zunächst mit einer Verkleinerung der enddiastolischen Volumina einher. Die Regression der Myokardhypertrophie erfolgt langsamer.

Prognose und Therapie. Bei geringgradiger angeborener Aortenstenose ist die Lebenserwartung geradezu normal. Bei mittel- und höhergradigen Aortenstenosen sterben mindestens 60% der Patienten vor Erreichen des 40. Lebensjahres.

Neben der konservativ medikamentösen Therapie sowie der sorgfältigen Endokarditisprophylaxe (4% Endokarditiden bei angeborenen Aortenstenosen) und der Einschränkung körperlicher Belastungen gibt es eine Reihe von operativ korrigierenden Therapiemöglichkeiten. Neben der Kommissurotomie bzw. der Valvulotomie der stenotischen Aortenklappe unter Sicht, dem am häufigsten angewendeten Aortenklappenersatz, der Aortoventrikuloplastik mit Erweiterung des Aortenrings sowie der proximalen Aorta und des linksventrikulären Ausflußtraktes, gibt es auch die grundsätzliche Möglichkeit des Einsatzes von klappentragenden Prothesen als künstliche Verbindung zwischen linkem Ventrikel und descendierender Aorta. Bei subvalvulären membranösen Aortenstenosen ist die operative Resektion der Membran möglich. Die supravalvulären zirkumskripten Stenosen können reseziert werden und eine End-zu-End-Anastomose der Aorta kann vorgenommen werden [14]. Meist wird eine Erweiterung des umschrieben verengten Aortenrohres mit ovalem oder rhombenförmigem Dacronpatch nach Längsinzision der Aorta vorgenommen [56]. Die Katheterdilatation von Aortenstenosen hat sich bisher nicht bewährt.

7.1.2.2 Aortenklappeninsuffizienz

Die angeborene isolierte Aorteninsuffizienz ist ein ausgesprochen seltener Herzfehler. Sie kann aber in Verbindung mit einer bikuspiden Aortenklappe ohne ausgeprägte Stenosekomponente auftreten oder bei abnormalen Aortenklappen, welche rudimentär oder dysplastisch angelegt sind. Sie kann ebenso auftreten im Rahmen einer cystischen Medianekrose (Erdheim-Gsell), einer myxödematösen Degeneration (Read-Syndrom) oder im Rahmen von erblichen Bindegewebserkrankungen (Marfan-

Syndrom, Hurler-Syndrom, Ehlers-Danlos-Syndrom, Osteogenesis imperfecta). Bei der angeborenen valvulären Aortenstenose mit dysplastischen Taschenklappen oder bikuspider Klappe liegt in etwa 20–30% der Fälle gleichzeitig eine auskultatorisch nachweisbare Aorteninsuffizienz vor. Indirekt kann es zu einer sekundären Aorteninsuffizienz kommen, wenn eine konnatale Aortenstenose später von einer bakteriellen Endokarditis befallen wird. Hämodynamik und Röntgenbefunde unterscheiden sich nicht von der in Kap. 6 abgehandelten erworbenen Aortenklappeninsuffizienz (Abb. 8).

7.1.3 Mitralklappenfehler

7.1.3.1 Mitralstenose

Häufigkeit und pathologische Anatomie. Eine angeborene Obstruktion im Bereich der linksseitigen Atrioventrikularklappe kann durch verschiedene Fehlbildungen verursacht sein. Am häufigsten ist die von A. SWAN 1949 erstmals beschriebene „parachute mitral valve", bei der durch einen konvergierenden Ansatz der verkürzten und verdickten Sehnenfäden an einem gemeinsamen, zentralen Papillarmuskel eine Fallschirm- oder trichterförmige Klappe entsteht. Das anteriore und das posteriore Mitralsegel werden dadurch in ihrer Beweglichkeit eingeschränkt und während der Diastole festgehalten, so daß der Blutstrom durch die engen Spalten der Sehnenfäden behindert wird [64, 77]. Auch durch 2 eng beieinander liegende Papillarmuskeln kann dieser stenosierende Effekt entstehen, wenn die Sehnenfäden konvergierend an diesem Papillarmuskel ansetzen. Die Stenose liegt also bei der „parachute mitral valve" überwiegend subvalvulär.

Außerdem kann eine konnatale Obstruktion im Bereich der Mitralklappe durch eine supravalvuläre Ringstenose im linken Vorhof, durch akzessorisches Mitralklappengewebe, durch Verdoppelung des Mitralostiums, durch deformierte, wulstig verdickte und verwachsene Klappensegel, durch verkürzte Sehnenfäden, einen engen Klappenring oder eine anormale Position der Papillarmuskeln entstehen. All diese Fehlbildungen können isoliert oder kombiniert auftreten [13, 64]. Bei der angeborenen Mitralklappenstenose durch Veränderung der Mitralsegel liegen verschmolzene oder verwachsene, nicht erkennbare Kommissuren und ein wulstig verdicktes Klappengewebe vor und sie ähnelt dabei pathologisch-anatomisch der auf rheumatischer Grundlage erworbenen Mitralstenose, weist jedoch häufig einen hypoplastischen bzw. rudimentären

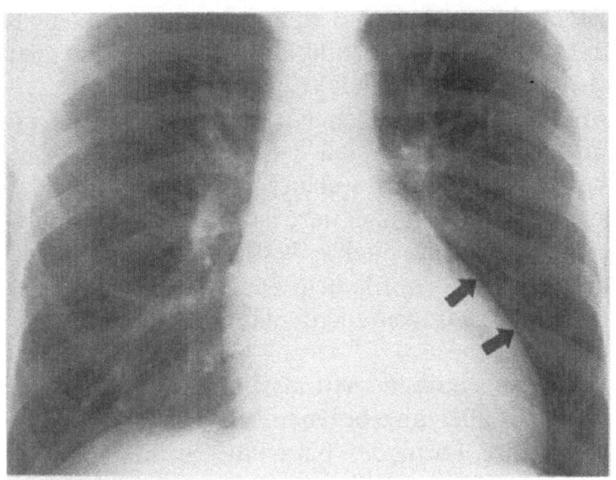

Abb. 8. Typische Herzform bei schwerer angeborener Aortenklappeninsuffizienz. Im Gegensatz zur Aortenstenose ist bei der Aorteninsuffizienz durch die erhebliche Volumenbelastung der linke Herzrandbogen deutlich angehoben

Klappenapparat mit engem Klappenring auf. Die supravalvuläre Mitralstenose [3, 12, 16, 57] liegt in Form einer ringförmigen Leiste oder einer bindegewebigen Membran unmittelbar oberhalb des Mitralklappenrings vor, wobei aber eine Kontinuität mit dem Mitralsegel an dessen Ansatz an der Vorhofwand besteht. Sie hat jedoch häufig keinen wesentlich stenosierenden Effekt. Als hämodynamisch wirksam in Form einer fibrösen Platte mit zentraler Öffnung wurde sie in Kombination mit einem Ventrikelseptumdefekt und einer Fallot-Tetralogie beschrieben [13, 54].

Eine weitere Fehlbildung im Bereich des linken Vorhofs ist das Cor triatriatum [15]. Das Cor triatriatum kann durch eine Abflußbehinderung des Lungenvenenblutes zu einer klinischen Symptomatik wie bei „Mitralstenose" führen. Bei diesem Fehlbildungskomplex trennt eine fibromuskuläre Membran einen posterior superior gelegenen Lungenvenensinus von dem anterior inferior gelegenen eigentlichen linken Vorhof mit linkem Herzohr und Foramen ovale. Bei der klassischen Form, erstmals beschrieben von Church 1868, nimmt dieser Pulmonalvenensinus als akzessorische dritte Vorhofkammer das gesamte Pulmonalvenenblut auf und hat nur über eine oder mehrere unterschiedlich große Lücken in der Membran eine Verbindung mit dem linken, jedoch keine weitere Verbindung mit dem rechten Vorhof. Das klinische Bild einer „Mitralstenose" ist abhängig von der Größe der Membrandefekte. Bei den zahlreichen weiteren Varianten des Cor triatriatum [50, 51, 66, 74] bestehen zusätzlich Verbindungen zwischen Pulmonalvenensinus und rechtem Vorhof. Diese Verbindungen können direkt über eine interatriale Lücke oder indirekt über fehlmündende Lungenvenen oder über einen Vorhofseptumdefekt bestehen.

Bei den inkompletten Formen des Cor triatriatum mündet nur ein Teil der Lungenvenen in den Pulmonalvenensinus, welcher mit dem linken oder rechten Vorhof konnektiert ist, während die übrigen Lungenvenen direkte Verbindung zum linken oder rechten Vorhof haben. Diese Formen sind daher eher als Lungenvenenfehlkonnektionen aufzufassen [8].

Die angeborene Mitralstenose macht etwa 0,2–0,5% aller angeborenen Herzfehler aus [62]. Die häufige Form der parachute mitral valve ist in 74 bis 80% der Fälle mit weiteren kardiovaskulären Fehlbildungen assoziiert. In Kombination mit einem Vorhofseptumdefekt vom Sekundumtyp spricht man vom Lutembacher-Syndrom. Bei gleichzeitigem Vorliegen einer supravalvulären Mitralstenose, einer „parachute mitral valve", einer Subaortenstenose und einer Aortenisthmusstenose spricht man vom Shone-Syndrom [77].

Die angeborene Mitralstenose ist im Erwachsenenalter extrem selten. 44% der Patienten mit angeborener Mitralstenose sterben bereits in den ersten sechs Lebensmonaten, weitere 12% bis zum Ende des 1. Lebensjahres. Man muß davon ausgehen, daß bis zum Alter von 18 Jahren 82% der Patienten mit einer angeborenen Mitralstenose verstorben sind [13].

Hämodynamik. Die Hämodynamik bei angeborener Mitralstenose wird bestimmt durch den Schweregrad der Klappenstenosierung, die reaktiven Veränderungen des Lungenkreislaufs und des Lungengerüsts und den Zustand des Myokards. Bei geringer Stenosierung findet man nur eine geringe Erhöhung des Mitteldrucks im linken Vorhof. Die Drucksteigerung wird in erster Linie durch eine betonte A-Welle nachweisbar. Sie weist auf eine verstärkte Kontraktion des linken Vorhofs hin. Während körperlicher Belastung wird die Druckerhöhung entsprechend dem erhöhten Herzminutenvolumen und der Verkürzung der Diastole deutlicher. Bei hämodynamisch wirksameren Mitralstenosen besteht durch die Abflußbehinderung vom linken Vorhof zum linken Ventrikel während der gesamten Diastole ein erheblicher Druckgradient zwischen linkem Vorhof und linkem Ventrikel. Während geringer körperlicher Belastung können Drucksteigerungen im linken Vorhof mit Peakwerten bis zu 60 mmHg gefunden werden. Besonders unvorteilhaft ist das Vorliegen von Vorhofflimmern mit ausgeprägter schneller Überleitung während Bela-

stung. Die Druckerhöhung im linken Vorhof setzt sich in die Lungenvenen retrograd bis zur arteriellen Lungenstrombahn fort und führt durch Sklerosierung der Lungengefäße zur Widerstandserhöhung im pulmonalen Kreislauf, ein weiterer Druckanstieg in der Arteria pulmonalis bzw. dem rechten Ventrikel folgt. Wenn der Druck in den Lungenkapillaren Werte von 25–35 mmHg überschreitet, wird der kolloidosmotische Druck des Blutes überschritten und es kommt zu einem vermehrten Flüssigkeitsaustritt in das Lungengewebe. Tritt diese Druckerhöhung allmählich auf, kann der gesteigerte Flüssigkeitsaustritt durch einen erhöhten Lymphabstrom kompensiert werden. Wenn die Kompensation nicht ausreicht, kommt es zu einem interstitiellen Ödem, im Extremfall zu einem alveolären Ödem. Zum Lungenödem kommt es besonders leicht, wenn eine Tachyarrhythmie auftritt. Das chronisch interstitielle Ödem führt im Verlauf der Erkrankung allmählich zur Entwicklung einer Gewebsbarriere durch Verdickung und Verfestigung des interstitiellen Bindegewebes und der pulmonalen Kapillarmembranen. Das erklärt, daß die Neigung zum Lungenödem nach Jahren der Krankheit häufiger wieder abnimmt. Dann können während körperlicher Belastung im Liegen selbst die Mitteldrucke im linken Vorhof bis zu 60 mmHg ansteigen, ohne daß ein Lungenödem entsteht. Die Druckerhöhung im linken Vorhof geht mit einer entsprechenden Erhöhung des Druckes in der Pulmonalarterie einher. Sie muß vom rechten Ventrikel aufgebracht werden, damit das ursprüngliche Druckgefälle von 5–10 mmHg zwischen Pulmonalarterie und linkem Vorhof erhalten bleibt (*passive* pulmonale Hypertonie). Mit zunehmender Schwere und Dauer der Mitralstenose kommt es dann reaktiv zu einer individuell ganz unterschiedlich ausgeprägten Erhöhung des pulmonalen Gefäßwiderstandes, die funktionell und anatomisch bedingt ist (*reaktive* pulmonale Hypertonie). Es kann zu derartigen Drucksteigerungen im Lungenkreislauf kommen, daß der Druck in der Pulmonalarterie höher liegt, als im großen Kreislauf. Es kommt zur Druckbelastung des rechten Herzens. Die funktionelle Komponente der reaktiven pulmonalen Hypertonie ist bedingt durch eine hypoxische Vasokonstriktion der kleinen Lungengefäße infolge Hypoventilation bestimmter Lungenbezirke, die von einer Lungenstauung befallen werden (Euler-Liljestrand-Reflex). Daneben muß eine reflektorische Konstriktion der kleinen Lungengefäße infolge Druckerhöhung vom linken Vorhof ausgehend angenommen werden. Die morphologische Komponente der reaktiven pulmonalen Hypertonie kommt durch anatomische Veränderung an den kleinen Lungengefäßen (Mediahypertrophien, Intimafibrosierung, Verschlüsse) infolge der langjährigen passiven pulmonalen Hypertonie zustande. Sie befällt in erster Linie die Gefäße der Unterfelder. Die zunehmende Drucksteigerung im Lungenkreislauf erfolgt nicht bei allen Patienten in gleichem Ausmaß und in derselben Zeitspanne. Über viele Jahre wird bei einem Teil dieser Patienten der Anstieg des Pulmonalisdruckes lediglich durch einen Blutrückstau vor der stenosierten Mitralklappe herbeigeführt. Der Druckgradient zwischen arteriellem und venösem Lungenkreislauf bleibt gleich (*passive* pulmonale Hypertonie).

Bei anderen Patienten kommt es bei gleicher Druckerhöhung im linken Vorhof zu einer ausgeprägten reaktiven pulmonalen Hypertonie. Inwieweit bei solchen Patienten eine besondere Bereitschaft zu morphologischen Gefäßveränderungen besteht oder ausgelöste Reflexmechanismen den Lungenwiderstand besonders erhöhen, muß zunächst noch offenbleiben. Eine schwere reaktive pulmonale Hypertonie setzt in der Regel eine schwere Mitralstenose voraus. Umgekehrt führt jedoch nicht jede langjährige schwere Mitralstenose zu einer schweren pulmonalen Hypertonie. Die pulmonale Hypertonie führt zu einer Abnahme des Herzminutenvolumens, und dadurch wird der Druck vor der Mitralstenose, d. h. im linken Vorhof und in den Lungenvenen, herabgesetzt. Mit Zunahme des Pulmonalgefäßwiderstandes und mit der Abnahme des Pulmonalisflows verringert sich also der Druckgradient über die Mitralklappe. Der reduzierte Durchfluß durch die Mitralklappe führt zu einer verminderten Füllung des linken Ventrikels mit Folge eines geringeren Herzminutenvolumens.

Nach pathophysiologischen Faktoren lassen sich 3 Typen der Mitralstenose unterscheiden:

1. der valvuläre Typ,
2. der pulmonale Typ und
3. der myokardiale Typ.

Bei den reinen angeborenen Mitralstenosen, die nicht zusätzlich rheumatisch geschädigt sind, erwartet man im wesentlichen Mitralstenosen vom valvulären und vom pulmonalen Typ. Bei den Mitralstenosen vom valvulären Typ wird das Krankheitsbild in erster Linie durch den Stenosegrad und die direkten Auswirkungen auf den Lungenkreislauf bestimmt. Es fehlt die reaktive pulmonale Hypertonie. Bei den Mitralstenosen vom pulmonalen Typ dagegen liegt eine reaktive pulmonale Hypertonie mit morphologischen und funktionellen Veränderungen im Lungenkreislauf vor.

Röntgenbefunde. Form und Größe des Mitralstenoseherzens sind abhängig vom Schweregrad der Mitralstenose, vom Vorliegen einer reaktiven pulmonalen Hypertonie, vom Ausmaß einer zusätzlichen myokardialen Schädigung, von der Minderbelastung des linken Ventrikels und von der Dauer der Erkrankung. Ein relativ normalgroßes und -geformtes Herz ist nur bei der reinen Form einer valvulären Mitralstenose nachweisbar. Die Hilusgefäße können unverändert oder etwas erweitert sein, die periphere Lungenfäßzeichnung ist normal. Die Feststellung eines normalgroßen, nicht ausgeweiteten linken Vorhofs schließt eine auch jahrelang bestehende leichtergradige Mitralstenose also nicht sicher aus. Dies ist besonders zu bedenken bei den geringen angeborenen Mitralstenosen, die das Erwachsenenalter erreichen. Bei mäßiger Vergrößerung des linken Vorhofs kann das Gesamtherzvolumen noch im oberen Normbereich liegen. Bei dem typischen Mitralstenoseherzen läßt sich in der Regel ein häufig verkleinerter linker Ventrikel mit steil abfallendem und verkürztem linken Herzrandbogen gegenüber dem vergrößerten rechten Ventrikel abgrenzen. Da bevorzugt die Ausflußbahn und weniger die Einflußbahn des rechten Ventrikels dilatiert ist, biegt bei kleinem Ventrikel der linke Herzrand im unteren Abschnitt mit einer abgerundeten Winkelbildung etwas medialwärts zum Zwerchfell um. Die Herzspitze wird dadurch, ähnlich wie beim Coer en sabot, schnabelförmig. Der Transversaldurchmesser des Herzens ist nicht vergrößert, da die beginnende Vergrößerung des rechten Ventrikels nur zu einer Verlängerung der Ausflußbahn des rechten Herzens führt. Durch die Streckung der Ausflußbahn nach kranial wird die Herztaille durch den angehobenen Pulmonalbogen und im unteren Abschnitt durch das linke Herzohr teilweise oder vollständig verstrichen. Da Herzohr und Pulmonalbogen unterschiedlich vergrößert sein können, wölbt sich bei Einzelfällen mehr der Pulmonalbogen, ein andermal mehr das linke Herzohr vor (Abb. 9).

Die Vergrößerung des linken Vorhofs ist durch den üblichen Bariumbreischluck auf Schrägaufnahmen und in der linken Seitaufnahme meistens nachzuweisen. Der Ösophagus ist nach hinten oder, wie auf der dorsoventralen Übersichtsaufnahme sichtbar, häufig nach rechts, selten nach links verlagert (Abb. 10). Bei Rechtsverlagerung der Speiseröhre ist die rechte vordere Schrägstellung besonders zum Nachweis eines vergrößerten linken Vorhofs geeignet. Auf der anteroposterioren Aufnahme kann der linke Vorhof auch innerhalb des rechten oberen Herzschattens deutlich als Kernschatten

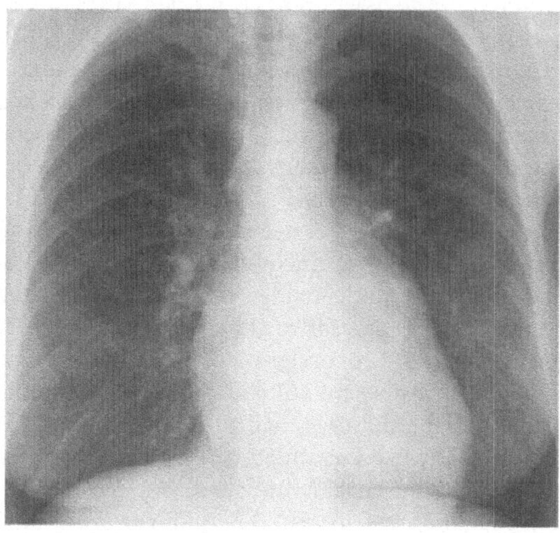

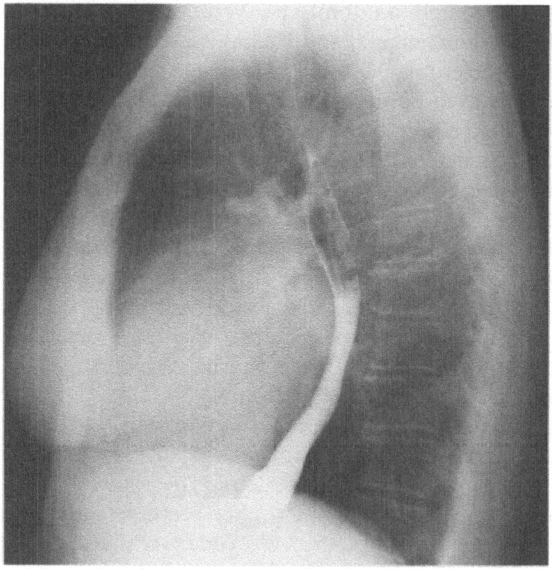

Abb. 9. Typisches Mitralstenoseherz bei angeborener Mitralstenose mit medialwärts gerundeter Herzspitze, angehobenem Pulmonalbogen und deutlich vergrößertem linken Herzohr, welches die Herztaille deutlich anhebt. Durch das verringerte Schlagvolumen entsteht ein auffällig kleiner Aortenbogen

Abb. 10. Deutliche Dorsalverlagerung des Ösophagus mit Impression oberhalb des linken Ventrikels und oberhalb des Durchtrittes der Vena cava inferior durch das Zwerchfell

sichtbar werden, oder aber er überschreitet als abnormer dritter Bogen den rechten Herzrand. Stärkere Vorhofvergrößerungen können zur Kompression und Verlagerung des linken Hauptbronchus und zu einer Vergrößerung des Tracheobronchialwinkels führen.

Die meisten Mitralstenoseherzen liegen durch die Vergrößerung des rechten Ventrikels und des linken Vorhofs mit dem Gesamtherzvolumen außerhalb des oberen Normbereichs. Bei diesen Herzen steht neben einer ausgeprägten Mitralstenose die pulmonale Hypertonie oder eine myokardiale Schädigung im Vordergrund. In der Regel sind ein stark vergrößerter linker Vorhof sowie eine Vergrößerung des rechten Ventrikels und meistens auch des rechten Vorhofs nachweisbar. Im Seitbild führt die Vergrößerung des rechten Ventrikels nach oben zu einer Einengung des Retrosternalraumes. Die Herzen sind nach links und bei Vergrößerung des rechten Vorhofs auch stärker nach rechts verbreitert. Die Rechtsverbreiterung stellt sich v. a. dann ein, wenn es als Folge der Rechtsherzinsuffizienz zu einer Drucksteigerung im rechten Vorhof oder zu einer relativen Trikuspidalinsuffizienz gekommen ist. Die Linksverbreiterung ist durch die starke Vergrößerung des rechten Ventrikels bedingt. Durch die Verlängerung der Einflußbahn nach links vorne und durch die Linksrotation des Herzens wird die Herzspitze vom rechten Ventrikel gebildet. Der linke Ventrikel ist nach hinten verlagert. Die Herzspitze erfährt durch die Vergrößerung der Ausfluß- und der Einflußbahn des rechten Ventrikels eine Abrundung ähnlich wie bei einem vergrößerten linken Ventrikel. Die Linksverbreiterung muß aber nicht unbedingt für eine begleitende Mitralinsuffizienz sprechen.

Hinweise zur Beurteilung der Größe des linken Ventrikels gibt die Betrachtung des Retrokardialraums. Für einen kleinen linken Ventrikel spricht im seitlichen Bild ein großes supradiaphragmales Dreieck, gebildet von der Hinterwand des linken Herzens, vom Zwerchfell und von der Wirbelsäule bzw. Speiseröhre. Eine Einengung dieses Dreiecks ist verdächtig auf einen großen Ventrikel, kann aber auch durch Verlagerung eines kleinen linken Ventrikels nach hinten infolge eines stark vergrößerten rechten Ventrikels ebenfalls bedingt sein.

Der linke Vorhof kann bei vergrößerten Mitralstenosenherzen so groß sein, daß der gesamte rechte Herzrandbogen vom linken Vorhof gebildet wird. Der rechte Vorhof wird nach vorne verlagert und ist innerhalb der Verschattung durch den linken Vorhof nicht mehr abzugrenzen (Abb. 11).

Die Dilatation des Truncus pulmonalis, der zentralen und peripheren Lungenfäße sowie Strukturveränderungen des Lungenparenchyms ermöglichen häufig eine bessere Beurteilung des hämodynamischen Schweregrades einer Mitralstenose als

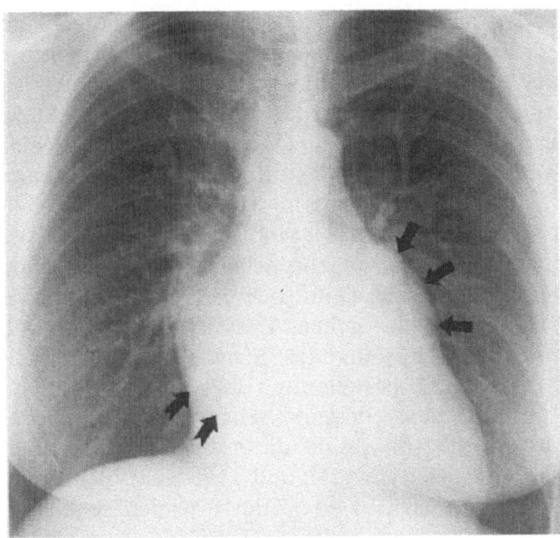

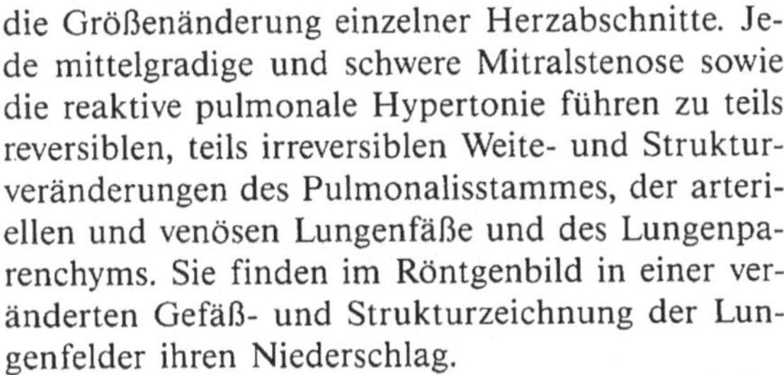

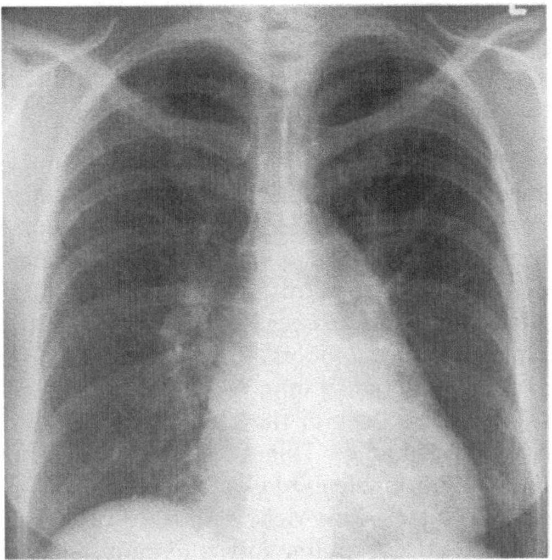

Abb. 11. Mitralstenose mit erheblicher Vergrößerung des linken Vorhofes, der den gesamten rechten Herzrandbogen bildet. Auf der linken Seite fällt im wesentlichen die erhebliche Prominenz des linken Herzohres auf. Bei der deutlich vergrößerten Gesamtherzgröße erscheint der Aortenbogen wiederum unproportional klein

Abb. 12. Mitralstenose mit stark erhöhtem pulmonalkapillaren Mitteldruck (38 mmHg). Die linkskraniale Herzkontur wird im wesentlichen durch das Dach des nach oben rotierten Truncus pulmonalis gebildet. Die zentralen Lungengefäße sind erweitert, die periphere pulmonale Gefäßzeichnung ist reduziert

die Größenänderung einzelner Herzabschnitte. Jede mittelgradige und schwere Mitralstenose sowie die reaktive pulmonale Hypertonie führen zu teils reversiblen, teils irreversiblen Weite- und Strukturveränderungen des Pulmonalisstammes, der arteriellen und venösen Lungenfäße und des Lungenparenchyms. Sie finden im Röntgenbild in einer veränderten Gefäß- und Strukturzeichnung der Lungenfelder ihren Niederschlag.

Sind beim Nachweis einer Mitralstenose keine Veränderung des Pulmonalisstammes, der Lungengefäße und der Lungenstruktur festzustellen, ist die Mitralstenose meistens geringgradig. Eine pulmonale Hypertonie kann man mit Sicherheit ausschließen. Erweiterungen der zentralen Lungengefäße lassen auf eine mittelgradige bis schwere Mitralstenose schließen (Abb. 12). Ist der Pulmonalbogen nicht vorspringend, besteht nur eine *passive* und meistens keine *reaktive* pulmonale Hypertonie. Die im Bereich beider Hili häufig verstärkte Pulsation der lateralen Gefäßränder ist durch eine vermehrte Streckung der Gefäße (Gartenschlauchphänomen) infolge der pulmonalen Drucksteigerung bedingt und darf differentialdiagnostisch nicht mit pulsatorischen Volumenschwankungen durch einen vermehrten Lungendurchfluß verwechselt werden. Weitenmessungen der zentralen Lungengefäße, die an der rechten absteigenden Pulmonalarterie und

tomographisch im Bereich beider Hili leicht vorgenommen werden können, geben Hinweise auf die Höhe des Pulmonalisdruckes im Verlauf der Erkrankung.

Ein weiteres wichtiges diagnostisches Kriterium für eine mittelschwere bis schwere Mitralstenose ist die röntgenologisch nachweisbare Umverteilung der Lungendurchblutung von den basalen zu den apikalen Lungenpartien hin. So sind im Bereich beider Oberfelder die peripheren arteriellen und venösen Gefäße erweitert. Typisch für eine pulmonale Drucksteigerung durch die Mitralstenose ist v. a. die Erweiterung der Oberlappenvenen. In den Mittel- und Unterfeldern finden sich enge und häufig spärlich angeordnete Arterien. Auch die Unterlappenvenen sind eingeengt, was durch tomographische Aufnahmen beider Unterfelder an der Einmündungsstelle der Venen in den linken Vorhof leicht nachzuweisen ist. Die Engstellung der basalen peripheren Arterien wird bei den Aufnahmen im Stehen durch den unterschiedlichen hydrostatischen Druck in verschiedenen Lungenabschnitten erklärt.

Kommt es im Verlauf der Erkrankung zu einer reaktiven pulmonalen Hypertonie, so gibt es hierfür 2 wichtige diagnostische Kriterien:

1. Die abrupte Kaliberabnahme der erweiterten zentralen hilären Gefäße (Lappenarterien) zu

den peripheren arteriellen Lungenfäßen hin (Segment- und Subsegmentarterien) und
2. die Vorwölbung des erweiterten Pulmonalisstammes.

Der Kalibersprung wird zunächst im Bereich des unteren Hiluspoles an den basalwärts ziehenden Lungenarterien beobachtet, während die apikalen Lungenpartien noch gut durchblutet sein können. Eine Vorwölbung des erweiterten Pulmonalisbogens beobachtet man in der Regel bei einem mittleren Pulmonalisdruck oberhalb von 45 mmHg. Der dilatierte Pulmonalisstamm wölbt sich oberhalb des linken Herzohres in die Herzbucht vor. Zwischen dem Ausmaß der Dilatation der A. pulmonalis und der pulmonalen Drucksteigerung besteht eine gewisse Korrelation. Meist geht die Erweiterung des Stammes der A. pulmonalis und damit die Vorwölbung des Pulmonalbogens mit der reaktiven pulmonalen Drucksteigerung parallel. Ausnahmen werden immer wieder beobachtet. Vereinzelt findet man auch eine Dilatation des Pulmonalstammes bei nur geringer pulmonaler Druckerhöhung in Ruhe. Solche Patienten lassen jedoch, vorausgesetzt, daß das Myokard noch in einem relativ guten Funktionszustand ist, häufig während nur geringer Ergometerbelastung einen erheblichen Anstieg des Pulmonalisdruckes erkennen. Das läßt den Schluß zu, daß die Erweiterung des Pulmonalisstammes hier durch hohe pulmonale Drucksteigerung unter Alltagsbelastungen verursacht wurde.

Eine starke Erweiterung des Truncus pulmonalis kann zu einer relativen Pulmonalinsuffizienz führen. Durch eine Ausweitung des Truncus pulmonalis wird ihr Zustandekommen begünstigt. Mit zunehmender Rechtsherzinsuffizienz und Druckabfall im Lungenkreislauf kommt es wieder zum Rückgang der Pulmonalinsuffizienz.

Die *passive* und die *reaktive* pulmonale Hypertonie führen neben den röntgenologisch nachweisbaren Veränderungen der zentralen und peripheren Lungengefäße auch zu Veränderungen der Lungenstruktur im Bereich beider Lungenfelder. Bei einer Mitralstenose, die noch zu keiner erheblichen sekundären Gefäß- und Lungenveränderung geführt hat, kann eine akute pulmonalvenöse Drucksteigerung zu diffusen, symmetrisch angeordneten milchglasartigen Trübungen und einer herabgesetzten Transparenz der Lungenfelder im Sinne eines akuten Lungenödems führen. Häufig findet man auch beidseits in Hilushöhe mehr oder weniger massive Verschattungen. Das akute Lungenödem tritt spontan nach körperlicher Belastung auf, bei Frauen während der Entbindung oder z.B. nach plötzlich

auftretenden Tachyarrhythmien. Als Folge einer chronischen Stauung kann es durch Vermehrung des Lungenstützgewebes zu einer feinen, netzförmig veränderten Strukturzeichnung der Lunge kommen. Hämosiderinablagerung in den Alveolarwänden und im Interstitium führt zu sichtbaren feinfleckigen Fibrosierungen, die symmetrisch in beiden Lungen, vorwiegend im Bereich der Mittel- und Unterfelder angeordnet sind. Vereinzelt findet man als Folge der Hämosiderose verknöcherte siderofibrotische Knötchen. Zwischen der Hämosiderose der Lunge und der Schwere und Dauer der Mitralstenose bestehen nur lockere Beziehungen.

Ein weiteres diagnostisch wichtiges Kriterium der Mitralstenose sind die kostophrenischen Septumlinien (Kerley-A, -B und -C-Linien). Bei den am häufigsten sichtbaren Kerley-B-Linien handelt es sich um 2–3 mm breite, 1–3 cm lange, horizontale, strichförmige Verschattungen, die häufiger rechts als links, 5–10 cm oberhalb des kostophrenischen Winkels lokalisiert sind. Sie kommen durch chronische venöse Lungendrucksteigerungen mit Stauung der Lymphbahnen in den interlobulären Septen zustande. Sie sind typisch für eine Mitralstenose und sind bei anderen Formen der pulmonalen Hypertonie ohne venöse Drucksteigerung nicht vorhanden. Ihre Rückbildung spricht für eine Beseitigung der venösen Stauung. Das Fehlen der Kerley-B-Linien schließt eine schwere Mitralstenose jedoch nicht aus.

Das mediastinale Gefäßband ist bei stärkeren Mitralstenosen verschmälert. Die Ursache ist in einer verminderten Füllung der Aorta, in einer Linksdrehung des Herzens und einer Verlagerung des Aortenbogens durch den verlängerten und erweiterten Truncus pulmonalis zu suchen. Der Cavaschatten ist bei kompensierter Mitralstenose häufig verschmälert, eine Verbreiterung spricht für eine Rechtsherzinsuffizienz.

Beim Cor triatriatum sinistrum findet man oft einen normal großen linken Vorhof und ein normalgroßes linkes Herzohr.

Angiokardiographie. Nach Kontrastmittelinjektion in den rechten Ventrikel oder in den Pulmonalishauptstamm sieht man eine verzögerte Passage des Kontrastmittels durch die Lunge mit verzögerter Füllung des u.U. vergrößerten linken Vorhofs. Die nach transseptaler Punktion vorgenommene Kontrastmittelinjektion in den linken Vorhof zeigt eine verminderte diastolisch-systolische Exkursion des linken Vorhofs und einen verzögerten Abstrom des Kontrastmittels in den linken Ventrikel bei verminderter diastolischer Öffnung der Mitralklappe. Bei isolierter konnataler Mitralklappenstenose findet man oft ein ruckartiges Bewegungsmuster der verdickten Mitralklappe mit ballonartiger Vorwölbung der Klappensegel in den linken Ventrikel.

Bei Vorliegen einer „parachute mitral valve" findet man nach Kontrastmittelinjektion in den linken Ventrikel im sagittalen Strahlengang eine kegelförmige oder auch sichelförmige Aufhellung im Bereich der verdickten Mitralklappe sowie eine trichterförmige Vorwölbung der fehlgebildeten Mitralklappe in den linken Ventrikel. Außerdem findet man eine spitzennahe Aussparung und einen exzentrischen Füllungsdefekt an der posterior-medialen oder an der anterior-lateralen Wand des linken Ventrikels entsprechend dem Ansatz des gemeinsamen singulären Papillarmuskels, der am besten in dessen systolischer Verkürzungsphase erkennbar ist. Entspringt der singuläre Papillarmuskel in der posteriormedialen Normalstellung, so ist die normale Vorwärtsbewegung des vorderen Mitralsegels eingeschränkt. Eine V-förmige Aufhellung knapp unterhalb der Aortenklappenregion wird durch die abnorme systolische Position der Mitralsegel mit Annäherung an das asymmetrisch hypertrophierte Septum hervorgerufen [84]. Die Längsachse des linken Ventrikels wirkt im sagittalen Strahlengang auffallend nach horizontal gekippt.

Nach Kontrastmittelinjektion in den linken Ventrikel im seitlichen Strahlengang sieht man eine eieruhrähnliche Kontrastmittelaussparung in der diastolischen Phase durch die sich schlecht bewegenden, verdickt erscheinenden kegelförmigen Mitralsegel der parachute valve und durch den singulären, hypertrophierten Papillarmuskel, der allerdings in der systolischen Phase besser zu erkennen ist. Diese eieruhrähnliche Kontrastmittelaussparung wird durch nicht kontrastmittelvermischtes Blut hinter den kegelförmigen Mitralsegeln und den Chordae tendineae sowie durch den singulären verbreiterten Papillarmuskel gebildet.

Die supravalvuläre Mitralstenose ist angiographisch nur schwer zu diagnostizieren und von der konnatalen valvulären Mitralstenose kaum zu unterscheiden, da beide Strukturen eng beieinander liegen. Falls erkennbar, verursacht dieser Ring einen dünnen halbmondförmigen Füllungsdefekt zwischen linkem Vorhof und linkem Ventrikel unmittelbar oberhalb des Mitralklappenrings [57].

Beim Vorliegen eines Cor triatriatum sinistrum erkennt man nach Injektion des Kontrastmittels in die Pulmonalarterie im späteren Lävogramm eine von links nach rechts verlaufende senkrechte Membran im linken Vorhof. Bei zusätzlicher Kontrastmittelinjektion in den eigentlichen linken Vorhof

links oder rechts der Membran sieht man im Vergleich zur Pulmonalisangiographie die Teilung des linken Vorhofs, dessen poststenotischem Anteil das linke Vorhofohr zugeordnet werden kann.

Differentialdiagnose. Eine Prominenz des Pulmonalisbogens sowie eine Vergrößerung des rechten Ventrikels, wie sie bei einer reaktiven pulmonalen Hypertonie bei Mitralstenose vorkommt, wird auch im Röntgenstadium II und III der Pulmonalstenose beobachtet. Das Pulmonalstenoseherz ist allerdings besonders in der Phase der konzentrischen Hypertrophie nicht so häufig vergrößert wie das Mitralstenoseherz. Außerdem fehlt die Vergrößerung des linken Vorhofs sowie die Zeichen der pulmonalvenösen Stauung.

Mitralinsuffizienz. Bei der *Mitralinsuffizienz* können röntgenologisch sowohl eine Vergrößerung des linken Vorhofs als auch Zeichen der pulmonalvenösen Stauung vorliegen. Die Vergrößerung des rechten Ventrikels und des rechten Vorhofs entwickeln sich in der Regel relativ später. Im Unterschied zur Mitralstenose kommt es bei der Mitralinsuffizienz zu einer primären Mitvergrößerung des linken Ventrikels (Abb. 13), der im Seitbild das supradiaphragmale Dreieck verkleinert.

Eine Mitralinsuffizienz kann auch bei den angeborenen Mitralstensoen durch die Deformierung

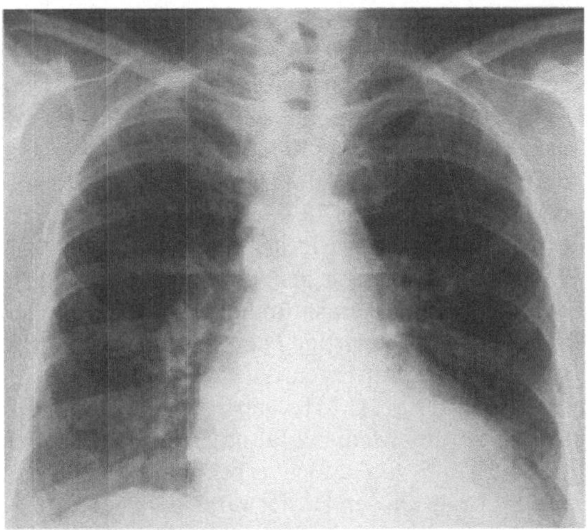

Abb. 13. Mitralinsuffizienz mit primärer Mitvergrößerung des linken Ventrikels, wodurch die linksatriale Vergrößerung nicht im Vordergrund steht. Durch das auch hier verkleinerte Vorwärtsvolumen findet sich die Kombination einer Linksherzverbreiterung bei gleichzeitig kleinem Aortenbogen, die für die Mitralinsuffizienz pathognomonisch ist

und die eingeschränkte Beweglichkeit der Klappensegel mit Schlußunfähigkeit zustande kommen. Im frühen Kindesalter überwiegt zunächst noch häufig der Stenoseeffekt. Durch eine fortschreitende Dilatation des linken Vorhofs mit einer Dehnung des Anulus fibrosus kann sich dann mit zunehmendem Alter die Mitralinsuffizienz verstärken [84]. Angeborene isolierte Mitralinsuffizienzen sind selten. Sie können im Rahmen eines Marfan-Syndroms, bei Mukopolisaccharidosen, bei isolierten Spaltbildungen der Mitralklappe, bei myxomatöser Degeneration, bei Aplasie der Mitralklappen, bei Duplikationen der Mitralklappenöffnung sowie bei abnormalem Ansatz der Papillarmuskeln und der Chordae tendineae vorkommen. Hämodynamisch und röntgenologisch unterscheiden sich diese Formen der Mitralinsuffizienz nicht von den im Erwachsenenalter vorkommenden vielfältigen erworbenen Mitralinsuffizienzen, die im Kap. 6 besprochen werden.

7.1.4 Aortenisthmusstenose

Pathologische Anatomie und Häufigkeit. Die erstmals von G. B. MORGAGNI 1760 beschriebene Aortenisthmusstenose macht etwa 5–8% aller angeborenen Herzfehler aus [32, 40, 60]. Als Isthmus der Aorta wird der physiologisch gering eingeengte Abschnitt zwischen Abgang der linken A. subclavia und dem Übergang des transversen Aortenbogens in die Aorta descendens in Höhe der Einmündung des Ductus arteriosus bezeichnet. Bezogen auf die Nachbarorgane liegt der Aortenisthmus in Höhe des 4. Brustwirbelkörpers bzw. der Bifurkation des Trachea und kranial der Teilungsstelle des Truncus pulmonalis in seine Hauptäste. Eine umschriebene Stenose, welche über 25–30% des Aortendurchmessers hinausgeht, ist in der Regel durch eine zunehmende Einstülpung der Hinterwand der Aorta gegenüber der Ductusmündung und zusätzlich durch eine membranartige Falte der verdickten Media und Intima mit exzentrisch gelegenem Restlumen bedingt [19, 21, 35]. Dabei ist der Stenoseeffekt durch die Mediaeinfaltung meist erheblich stärker als die von außen erkennbare Falte bzw. Einschnürung an der Hinterwand der Aorta [32]. Die im Erwachsenenalter vorwiegend vorkommende adulte Aortenisthmusstenose [6] bzw. die postduktale Aortenisthmusstenose [40] stellt eine isolierte, distal des Ligamentum Botalli lokalisierte, membranartige Form mit normalentwickeltem Isthmus dar. Bei der sog. infantilen Aortenisthmusstenose [6] bzw. der präduktalen Aortenisthmussteno-

nose [40] liegt eine abnormale Isthmusenge [76] vor, welche meist proximal der Einmündungsstelle des persistierenden Ductus arteriosus liegt. Bei dieser infantilen Form besteht in etwa 80% der Fälle zusätzlich eine prästenotische tubuläre Hypoplasie des transversen Aortenbogens [75]. Diese komplizierte Aortenisthmusstenose [49] manifestiert sich bereits im frühen Säuglingsalter durch eine kardiale Dekompensation, so daß diese Form der Aortenisthmusstenose im Erwachsenenalter keine Rolle spielt.

Die Pseudo-Koarktation als milde Form der Aortenisthmusstenose wird durch einen rudimentären Mediawall distal des Abgangs der A. subclavia hervorgerufen und als Kinking bezeichnet. Es besteht keine Blutdruckdifferenz und es bildet sich kein Kollateralkreislauf aus. Allerdings wurden aneurysmatische Erweiterungen oberhalb und unterhalb dieser Pseudokoarktation mit Rupturen im Erwachsenenalter beschrieben [34]. Weiterhin unterscheidet man bei den Stenosen des Aortenbogens die sog. Arkusstenose, die proximal des Abgangs der A. subclavia links im Mündungsbereich der 5. linken Kiemenbogenarterie liegt und die sog. Deszendensstenose, die im Bereich der Aorta descendens im Mündungsbereich der 4. rechten Kiemenbogenarterie liegt und auch als atypische Koarktation bezeichnet wird [85].

In über 50% der Fälle lassen sich bei der Aortenisthmusstenose biskuspide Aortenklappen [20, 21, 40] nur in 10–20% eine klinisch relevante Aorteninsuffizienz und in 8% eine Aortenklappenstenose nachweisen [4, 42, 82]. In autoptischen Studien von Rostenquist [71] fanden sich in 60% der Fälle auch Veränderungen an der Mitralklappe, die jedoch nur in etwa 7–10% der Fälle in Form einer Mitralinsuffizienz in Erscheinung treten [18, 27, 78].

In Verbindung mit extrakardialen Mißbildungen wurde die Aortenisthmusstenose bei zahlreichen Syndromen wie dem Turner-Syndrom oder dem Ellis-vanCreveld-Syndrom beschrieben.

Die mittlere Lebenserwartung bei der Aortenisthmusstenose beträgt etwa 30–35 Jahre [1, 11]. 20% der Patienten sterben bis zum 20. und über 80% vor dem 50. Lebensjahr. Die postduktale adulte Aortenisthmusstenose entwickelt nur etwa in 10–16% der Fälle auch klinische Symptome im Säuglingsalter. In der Regel sind die Patienten im Kindesalter beschwerdefrei und symptomlos. Mit zunehmendem Alter steigt die Letalität durch Auftreten einer Herzinsuffizienz und durch die Folgeerscheinungen der Hypertonie, wie z. B. juvenile Apoplexie, durch Ruptur zerebraler Aneurysmen und von Aortenaneurysmen proximal und distal der Aortenisthmusstenose, aber auch durch Myokardinfarkt, bakterielle Endokarditis, v. a. an biskuspiden Aortenklappen, Aortitis sowie Niereninsuffizienz.

Hämodynamik. Die postduktale Aortenisthmusstenose führt zu einer Drucksteigerung im prästenotischen Anteil und damit zu einer arteriellen Hypertonie mit Erhöhung v. a. des systolischen Druckes über die 90. Perzentile der altersentsprechenden Normwerte in durchschnittlich 80% der Patienten im Alter von bis zu 18 Lebensjahren [48]. Gleichzeitig kommt es zu einer arteriellen Hypotonie im poststenotischen Anteil und damit zu einer Abschwächung der Pulse an den unteren Extremitäten. Hier ist insbesondere der systolische Druck niedrig. Der Mitteldruck ist meist weniger stark erniedrigt, was zum großen Teil die Ursache in einem funktionsfähigen Kollateralkreislauf hat. Dieser entwickelt sich bei normalem linksventrikulären Minutenvolumen und ausgeprägtem Druckgradienten an der Stenose. Der Kollateralkreislauf mit umgekehrter Strömungsrichtung zu den von der deszendierenden Aorta versorgten Organen entwickelt sich im wesentlichen über die Arteria subclavia mit ihren Ästen. Die A. mammaria interna anastomosiert über ihre interkostalen Äste mit den Interkostalarterien aortalen Ursprungs im 3. bis 8. Interkostalraum. Weitere Kollateralen werden durch die A. transversa colli und die A. circumflexa scapulae gebildet, die wiederum mit den oberen Interkostalarterien anastomosieren. Die A. spinalis anterior versorgt durch ihre Anastomosen mit den Aa. vertebrales die Aorta, Interkostal- und Lumbalarterien. Ein wesentlicher Teil der Versorgung der unteren Extremitäten kann durch die Kommunikation der A. epigastrica superior mit der A. epigastrica inferior, einem Seitenast der A. iliaca externa, erfolgen [31]. Geht eine A. subclavia distal der Stenose ab oder entspringt sie im Stenosebereich, so bildet sich der Kollateralkreislauf nur auf der gegenüberliegenden Körperseite aus. Auskultatorisch und radiologisch können diese Kollateralgefäße am Unterrand der Rippen schon im Alter von 5–10 Jahren nachweisbar werden.

Die proximale Hypertension kann nur teilweise durch die alleinige mechanische Komponente der Aortenisthmusstenose erklärt werden, da nach operativer Korrektur die Hypertonie häufig anhält. Da die Nieren im Gebiet mit einem niedrigen Perfusionsdruck liegen, wird eine Rolle des Renin-Angiotensin-Systems postuliert. Zusätzlich gibt es strukturelle Differenzen der Aortenwand proximal und

distal der Aortenisthmusstenose, wobei die rekoarktationale Aortenwand rigider ist, so daß ein langfristiger Effekt auf die Barorezeptoren in den oberen Gefäßbetten angenommen wird. Die proximale Druckerhöhung wird mit zunehmendem Alter stärker. Sie bedeutet eine erhöhte Druckbelastung für den linken Ventrikel, der mit einer konzentrischen Hypertrophie reagiert. Da das Myokard primär nicht geschädigt ist, ist die Kompensation meist sehr lange Zeit vollständig. Je nach Ausprägung der Aortenisthmusstenose entsteht eine Linksherzinsuffizienz mit myogener Dilatation des linken Ventrikels manchmal erst im hohen Alter.

Konventionelle Röntgenuntersuchung. Die Herzsilhouette selbst ist, solange der konzentrisch hypertrophierte linke Ventrikel voll suffizient ist, wenig auffällig. Im Gegensatz z. B. zur Aortenstenose liegt bei diesem angeborenen Herzgefäßfehler ja nie eine zusätzliche rheumatische Myokardschädigung vor. Das Gesamtherzvolumen ist nicht vergrößert. Eine Größenzunahme des Herzvolumens über den Normalstreubereich hinaus muß bei reinen Aortenisthmusstenosen den Verdacht auf eine exzentrische Druckhypertrophie bzw. auf eine myokardiale Insuffizienz erwecken. Dabei können formanalytisch die für eine linksseitige Druckbelastung typischen Stadien durchlaufen werden. Durch einen betonten linken Herzrandbogen kann das Herz auch schon in frühen Stadien angedeutet links asymmetrisch sein.

Im Einzelnen weisen eine verstärkte Rundung und ein höheres Ansetzen des linken Ventrikelbogens, eine schnabelförmige Herzspitze oder eine vermehrte Prominenz des hinteren unteren Herzrandes in den supradiaphragmalen Retrokardialraum mit mäßiger Einengung des retrokardialen Dreiecks auf eine linksventrikuläre Vergrößerung hin. Der prästenotische Teil der Aorta kann dilatiert sein, was jedoch nicht die Regel ist. Unterhalb eines oft sogar kleinen Aortenknopfes ist häufig eine Einbuchtung mit nachfolgender poststenotischer Dilatation zu sehen (Abb. 14). Dadurch entsteht der Eindruck eines zweiten Aortenknopfes. Der obere Anteil des sog. doppelten Aortenknopfes kann aber auch durch eine erweiterte A. subclavia sinistra oder A. thoracica interna zustande kommen. Dieses „tree sign" ist besonders gut in den frontalen und linksanterioren Projektionen sichtbar. Im Ösophagusbreischluck sieht man ein komplementäres Bild, welches durch den Druck der eben beschriebenen Strukturen auf den Ösophagus hervorgerufen wird und als sog. E-Zeichen oder „reverse tree sign" bezeichnet wird. Die Rippenusu-

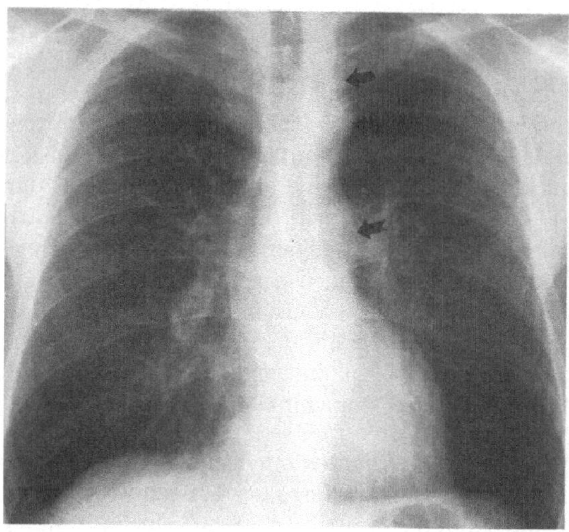

Abb. 14. Aortenisthmusstenose mit sogenanntem „doppeltem Aortenknopf". Kranial tritt die erweiterte Arteria subclavia sinistra in Erscheinung, welcher der Aortenbogen mit nachfolgender Einkerbung folgt. Unterhalb dieser Einkerbung tritt die poststenotische Dilatation deutlich in Erscheinung

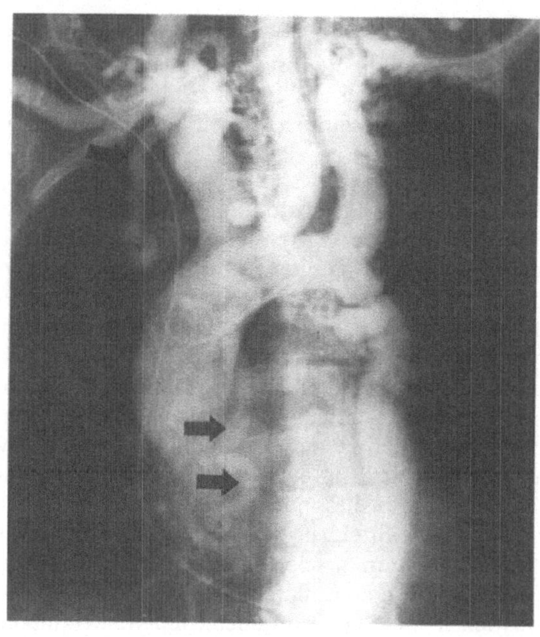

Abb. 15. Angiographische Darstellung der thorakalen Aorta über die linke Arteria axillaris. Schrittmachersonde über die rechte Vena subclavia. Fast verschließende Aortenisthmusstenose am Übergang zur Aorta descendens. Stark dilatierte Arteria thoracica interna (mammaria) rechts und links

ren findet man in der Regel an den unteren Rändern der dorsalen Anteile der 4.–8. Rippe und zwar meist beidseitig. Wie bereits erwähnt, treten die einseitigen rechtsseitigen Rippenusuren dann auf, wenn die Aortenisthmusstenose den Ursprung der linken A. subclavia mit einbezieht, so daß der niedrige Druck in diesem Gefäß dazu führt, daß es nicht als Ursprungsgefäß für Kollateralen in Betracht kommt. Einseitige Rippenusuren können differentialdiagnostisch auch beim Vorliegen einer einseitigen Pulmonalarterienaplasie vorkommen. Retrosternale Usuren können durch Erosionen der dilatierten A. mammaria interna entstehen. Rippenusuren können grundsätzlich auch bei anderen Erkrankungen entstehen, welche zur Vergrößerung von Interkostalarterien, Venen oder Nerven führen, wie dies z. B. bei der Neurofibromatose, regionalen arteriovenösen Aneurysmen sowie bei Vitien mit vermehrtem Fluß durch die Bronchialarterien über die Interkostalarterien der Fall ist. Im Kymogramm ist häufig ein deutlicher Unterschied im Pulsationsausmaß oberhalb und unterhalb der Stenosierung nachweisbar. Häufig bricht die Pulsation kaudal der Inzisur ab. Diese direkten röntgenologischen Zeichen einer Aortenisthmusstenose sind jedoch nicht immer eindeutig nachweisbar. Ihr Fehlen schließt eine Aortenisthmusstenose nicht aus.

Angiokardiographie. Nach Kontrastmittelinjektion in den linken Ventrikel im linksanterioren Strahlen-

gang stellt sich ein hypertrophierter linker Ventrikel, eine häufiger bikuspide Aortenklappe, die prästenotisch erweiterte Aorta ascendens und der Aortenbogen einschließlich der Bracheozephalgefäße und eine gelegentliche Aorteninsuffizienz mit Ektasie der Aorta ascendens dar. Bei Kontrastmittelinjektion in die Aortenwurzel im linksanterioren Strahlengang kann man die häufig bikuspide Aortenklappe darstellen, welche jedoch selten stenotisch oder insuffizient ist. Wieder kommt es zur Darstellung einer meist erweiterten Aorta ascendens und eines erweiterten Aortenbogens bis zum stenotischen Isthmusbereich. Oft kann man die Isthmusenge mit einer leistenförmigen Vorwölbung der dorsalen Aortenhinterwand mit Verziehung des Aortenisthmus nach medial in Richtung der Aorta ascendens erkennen. Sichtbar werden auch die poststenotische Dilatation der Aorta ascendens und die kräftigen Kollateralkreisläufe (Abb. 15). Bei Kontrastmittelinjektion in den Pulmonalishauptstamm im linksanterioren Strahlengang kann man nach der Lungenpassage des Kontrastmittels und nach Darstellung des linken Vorhofs und des linken Ventrikels unter Umständen ebenfalls eine kontrastreiche Darstellung des Aortenbogens und der Aortenisthmusstenose im Lävogramm erreichen.

Prognose und Therapie. Da unbehandelt etwa 80% der Patienten mit einer Aortenisthmusstenose vor dem 50. Lebensjahr versterben, ist bei Nachweis einer hämodynamisch relevanten Aortenisthmusstenose in der Regel eine operative Korrektur indiziert. Diese kann als Resektion der Stenose und End-zu-End-Anastomose, als plastische Erweiterung nach Längsinzision, als Resektion der Membran mit Quernaht, durch Einnähen eines Dacronpatches, durch Interposition einer Gefäßprothese, oder unter Verwendung der linken A. subclavia als Subclavian-patch-Plastik erfolgen.

Literatur

1. Abbot ME (1928) Coarctation of the aorta of the adult type II. A statistical study and historical retrospects of 200 recorded cases with autopsy of stenosis or obliteration of descending arch in subjects above the age of 2 years. Am Heart J 3:574
2. Abrahm DG, Wood P (1951) Pulmonarity stenosis with normal aortic root. Br Heart J 13:519
3. Anabtawi IN, Ellison RG (1945) Congenital stenosing ring of the left atrioventricular canal (supravalvular mitral stenosis). J Thorac Cardiovasc Surg 49:994
4. Becker AE, Becker MJ, Edwards JE (1970) Anomalies associated with Coarctation of the aorta: Particular references to infancy. Circulation 41:1067
5. Beyer J, Klinner W, Kramer V (1978) Früh- und Spätergebnisse nach verschiedenen Operationsverfahren bei Pulmonalstenose mit intaktem Ventrikelseptum. Thoraxchirurgie 26:44
6. Bonnet LM (1903) Sur la lesion d'ete stenosé congenital de la aorte dans la region de l'isthme. Rev Med 23:108
7. Boughner DR, Roach MR (1971) Effect of low frequency vibration on the arterial wall. Circulation Res 29:136
8. Braunwald E, Goldblatt A, Aygen MN, Rockoff SD, Morrow AG (1963) Congenital aortic stenosis, I. Clinical and hemodynamic findings in hundred patients. Circulation 27:426
9. Campbell M (1954) Simple pulmonary stenosis; pulmonary vulvular stenosis with closed ventricular septum. Br Heart J 16:273
10. Campbell M (1968) The natural of congenital aortic stenosis. Br Heart J 30:514
11. Campbell M (1969) The natural history of congenital pulmonary stenosis. Br Heart J 31:394
12. Cassano GB (1964) Congenital anular stenosis of the left atrioventricular canal: so called supravalvular mitral stenosis). Am J Cardiol 13:708
13. Collins-Nakai RL, Rosenthal A Kastaneda AR, Bernhard WF, Nadas AS (1977) Congenital mitral stenosis. A review of 20 years experience. Circulation 56:1039
14. Cooley DA, Beall jun AC, Hallman GL, Brikarr DL (1965) Obstructive legends of the left ventricular outflow tract. Surgical treatment. Circulation 31:612
15. Cottier H, Tobler W (1957) Cor triatriatum sinister mit Stenose im anomalen Septum, Cardiologia (Basel) 30:46
16. Davachi R, Edwards JE (1971) Diseases of the mitral valve in infancy. An anatomic analysis of 55 cases. Circulation 53:565
17. D'Cruz IA, Arcilla RA, Agustson HH (1964) Dilatation of the pulmonary trunk in stenosis of the pulmonary valve and of the pulmonary arteries in children. Am Heart J 68:612
18. Easthope RM, Thawes RL, Bonhape-Carta RE, Aberdeen E, Waterstone DJ (1969) Congenital mitral valve disease associated with coarctation of the aorta. Report of 39 cases. Am Heart J 77:743
19. Edwards JE, Christensen NA, Klagett OT, McDonald JR (1948) Pathologic considerations in coarctation of the aorta. Proc Mayoclin 23:324
20. Edwards JE (1961) The congenital bicuspid aortic valve. Circulation 23:485
21. Edwards JE, Carrey LS, Neufeld HN (1965) Congenital heart disease, vol 2. Saunders, Philadelphia
22. Eichstädt H (1973) Einfach-Klappen-Ersatz bei Mitralvitien. Med Diss Schr Herzchir Univ Klin Düsseldorf
23. Eichstädt H, Steim H (1989) Cyanotische Herzfehler. In: Roskamm H, Reindell H (Hrsg) Herzkrankheiten, 3. Aufl Springer, Berlin Heidelberg New York, S 1364
24. Elliotson J (1830) The recent improvements in the art of distinguishing the various diseases of the heart. Longmans, London
25. Emmanoulides GC (1968) Abstractive legends of the right ventricle and pulmonary arterial tree. In: Mos AJ, Adams FH (eds) Heart disease in infancy, childhood and adolescence. Williams & Wilkins, Baltimore, pp 451
26. Fouron JC, Favreau/Etie M, Marion P, Davignon A (1967) Les stenoses pulmonaire peripherique congenital: Presentation de 16 Observation et Revue de la Literature. Can Med Assoc J 96:1084
27. Freed MD, Keane JR, VanPraagh R, Castaneda AR, Bernhard WF, Nadas AS (1974) Coarctation of the aorta with congenital mitral regurgitation. Circulation 49:1175
28. Friedman WF, Novak V, Johnsen AD (1979) Congenital aortic stenosis in adults. Cardiovasc Clin 10, 1:235–251
29. Fuster V, Brandenburg RO, McGoon DC (1980) Clinical approach and management of congenital heart disease in the adolescent and adult. Cardiovasc Clin 10, 3:161–197
30. Gersony WM, Bernhard WF, Nadas AS, Gross RE (1967) Diagnosis and surgical treatment of infants with clinical pulmonary outflow obstruction. Circulation 35:765
31. Goor DA, Lillehei CW (1975) Congenital malformations of the heart. Embryology, anatomy, and operative considerations. Grune & Stratton, New York San Francisco London
32. Hartmann AS jr, Goldring D, Strauss AW, Fernandes A, McKnight RC, Weldon CS (1977) Coarctation of the aorta. In: Moss AJ, Adams FH, Emanouilides GC (eds) Second edition. Williams & Wilkens, Baltimore
33. Hashimoto R, Myamura H, Eguchi S (1984) Congenital aortic regurgitation in a child with a tricuspide non stenotic aortic valve. Br Heart J 51:358
34. Hoeffel JC, Henry M, Mentre B, Louis JP, Perno C (1975) Pseudocoarctation or congenital Kinking of the aorta. Radiologic consideration. Am Heart J 89:428

35. Hutchens GM (1971) Coarctation of the aorta explained as a branch point of the ductus arteriosus. Am J Pathol 63:203

36. James FW, Kaplan S (1974) Systolic hypertension during submaximal exercise after correction of coarctation of aorta. Circulation 50 [Suppl 2]:27–33

37. Jeffery RF, Moller JH, Amplatz K (1972) The displastic pulmonary volve: a new roentgenographic entity. With a discussion of the anatomy and radiology of other types of valvular pulmonary stenosis. Am J Roentgenol 114:322

38. Johnson LW, Großmann W, Dahlen JE, Dexter L (1972) Pulmonic stenosis in the adult. Long term follow up results. N Engl J Med 287:1159

39. Kaplan S, Adolf RJ (1979) Pulmonic valve stenosis in adults. Cardiovasc Clin 10, 1:327–339

40. Keith JD (1978) Coarctation of the aorta. In: Keith JD, Rowe RJ, Flad P (eds) Heart disease in infancy and childhood, 3rd edn. McMillan, New York, p 736

41. Kelly DT, Wulfsberg W, Rove RD (1972) Discrete subaortic stenosis. Circulation 46:309

42. Kerber RE, Greene RA, Cohn LH, Wechsler L, Kriss JP, Harrison DC (1972) Multiple left ventricular outflow obstructions. Aortic valvular and supravalvular stenosis and coarctation of the aorta. J Thorac Cardiovasc Surg 63:374

43. Kiefer H, Büchner C, Reindell H, Steim H (1967) Koronare angiographische Befunde bei Aortenstenose und Aortenisthmusstenose (Korrelation zu anderen Untersuchungsergebnissen). Z Kreislaufforsch 56:691

44. Klinner W, Brunner L (1977) Die Chirurgie der angeborenen Herzfehler. Cor, Beiträge zur Kardiologie. Perimed, Erlangen, S 51, 119

45. Kochsiek K, Eichstädt H (1978) Herz- und Gefäßkrankheiten als Indikation zum Schwangerschaftsabbruch. Internist 19:269

46. Koretzki ED, Moller JH, Korns ME, Schwartz CJ, Edwards JE (1969) Congenital pulmonary stenosis resulting from dysplasia of the valve. Circulation 40:43

47. Krovetz LJ, Lorincz AE, Schiebler GL (1965) Cardiovascular manifestations of the Hurler-syndrome. Hemodynamic and angiographic observations in 15 patients. Circulation 31:132

48. Liberthson RR, Pennington DG, Jacobs ML, Dagett WM (1979) Coarctation of the aorta: Review of 234 patiens and clarification of management problems. Am J Cardiol 43:835

49. Lindesmith GG, Stunton RE, Stiles QR, Meier BW, Jones JC (1971) Coarctation of the thoracic aorta. Current Review Ann Thorac Surg 11:482

50. Löffler E (1949) Unusual malformation of the left atrium: pulmonary sinus. Arch Pathol (Chicago) 48:371

51. Lucas RV, Schmidt RE (1968) Anomalous venous connections, pulmonary and systemic. In: Moss AJ, Adams FH (eds) Heart disease in infants, children, and adolescents. Williams & Wilkins, Baltimore

52. Lucas RV, Varco RL, Lillehei CW, Adams P, Anderson RC, Edwards JE (1962) Anomalous muscle bundle of the right ventricle. Hemodynamic consequences in surgical considerations. Circulation 25:443

53. Lutembacher R (1916) De la stenose mitral avec communication interauriculaire. Arch Mal Coer 9:637

54. Lynch MF, Ryan NJ, Williams CR, Cayler GG, Richardson WR, Campbell GS, Taybi H (1962) Preoperative diagnosis and surgical direction of supravalvular mitral stenosis and ventricular septal defect. Circulation 25:854

55. Maron BJ, Humphreys JON, Rowe RD (1973) Prognosis of surgicly corrected coarctation of the aorta. A 20 year postoperative appraisal. Circulation 47:119–126

56. McGoon DV, Mankin HT, Flad P, Kirklin JW (1961) The surgical treatment of supravalvular aortic stenosis. J Thorac Cardiovasc Surg 41:125

57. Mehritzi A, Hutchens GM, Wilson EF (1961) Supravalvular mitral stenosis. J Pediatr 67:1141

58. Mody MR (1975) The natural history of uncomplicated valvular pulmonic stenosis. Am Heart J 90:317–321

59. Moller JH, Rao S, Lucas RV (1972) Exercise hemodynamic of pulmonary valvular stenosis. Circulation 46:1018

60. Morgagni GB (1761) Desedibus et causis morborum. Venetia, Epist. 17:435, Zit. nach Emanouilides 1971

61. Nadas AS (1972) Pulmonic stenosis. Indications for surgery in children and adults. N Engl J Med 287:1196

62. Nadas AS, Fyler DV (1972) Pediatric cardiology, 3rd edn. Saundes, Philadelphia

63. Nanton MA, Olley PM (1976) Residual hypertension after coarctectomie in children. Am J Cardiol 37:769–772

64. Neufeld HN, Blieden LC (1976) Pathology of congenital mitral valve disease. In: Kalmanson D (ed) The mitral valve. A true disciplinary approach. Arnold, London, p 79

65. Newgent EW, Feedom RM, Nora JJ (1977) Clinical course in pulmonary stenosis. Circulation 56 [Suppl 1]:38/47

66. Nivajama G (1960) Cor triatriatum. Am Heart J 59:291

67. Noonan JA, Ehmke (1963) Associated non cardiac malformations in children with congenital heart diseases. J Pediatr 63:468

68. Noonan JA (1968) Hypertelorithm with Turner phenotype. A new syndrome with associated congenital heart disease. Am J Dis Children 116:373

69. Reindell H, Roskamm H, Eichstädt H, Barmeyer J (1989) Pulmonalstenose. In: Roskamm H, Reindell H (Hrsg) Herzkrankheiten, 3. Aufl. Springer, Berlin Heidelberg New York Tokyo, S 1329

70. Roberts WC, Morrow AG, McIntosh CL, Jones M, Epstein SE (1981) Congenitally bicuspide aortic valve causing severe, pure aortic regurgitation without superimposed infective endocarditis. Am J Cardiol 47:202

71. Rosenquist C (1974) Congenital mitral valve disease associated with coarctation of the aorta. Circulation 49:985

72. Rove RD (1978) Pulmonary stenosis with normal aortic root. In: Keith JD, Rove RD, Flad P (eds) Heart disease in infancy and childhood. 3rd edn. McMillan, New York, p 761

73. Rove RD (1978) Pulmonary arterial stenosis. In: Keith JD, Rove RD, Flad P (eds) Herat disease in infancy and childhood. 3rd edn. McMillan, New York, p 789

74. Schauer A (1960) Das Cor triatriatum. Z Kreislaufforsch 49:801

75. Schumacher G, Pfeiffer J, Schreiber R, Sebening S, Bylmeier K (1979) Aortenisthmusstenose im Säuglingsalter.

Einfluß der tubulären Hypoplasie und der assoziierten cardiovasculären Fehlbildungen auf die Prognose. Jahrestagung der Dt Ges Pädiat Kardiologie Heidelberg 1978, Abstract, Herz-Kreisl 11:312

76. Shineburne EA, Kamm ASY, Elseed AM, Paneth M, Lennox SC, Kleland WP, Lincoln C, Josef MC, Anderson RH (1976) Coarctation of the aorta infancy and childhood. Br Heart J 38:374

77. Shone JD, Sellers RD, Anderson RC, Adams P jr, Lillehei CW, Edwards JE (1963) The developmental complex of parachute mitral valve, supravalvular ring of left atrium, subaortic stenosis, and coarctation of aorta. Am J Cardiol 11:714

78. Simon AB, Zloto BS (1974) Coarctation of the aorta: Longitudinal assessment of operated patients. Circulation 50:456

79. Sommerville JD, Ross DH (1977) Atypical aortic valve stenosis causing diffuse left ventricular obstruction. Diagnosis and management. Ass Europ Paed Cardiol 15. Ann Gen Meet, Gent, p 25

80. Summ CS, Price EC, Cooely DA (1978) Discrete subaortic stenosis in adults. Am J Cardiol 42:683–690

81. Swan H, Trampnell JM, Denst J (1949) Congenital mitral stenosis and systemic right ventricle with associated pulmonary vascular changes frustrating surgical repair of patent ductus arteriosus and coarctation of the aorta. Am Heart J 38:914

82. Tawes RL jr, Aberdeen E, Waterstone DJ, Bonham-Carter RE (1969) Coarctation of the aorta in infants and children. A review of 333 operative cases including 179 infants. Circulation 39/40 [Suppl 1]:173

83. Van Praagh R, Corsini J (1969) Cor triatriatum: Pathologic anatomy and a consideration of morphogenesis based on 13 postmortem cases and a study of normal development of the pulmonary vein and atrial septum in 83 human embryos. Am Heart J 78:379

84. Vogt J, Eckhardt R, Beuren AJ (1975) Die congenitale Mitralstenose: Eine Übersicht über 33 Patienten. Z Kardiol 64:516

85. Vollmar J (1975) Rekonstruktive Chirurgie der Arterien, 2. Aufl. Thieme, Stuttgart

86. Wagner HR, Weidmann WH, Ellison RC, Miettinen OS (1977) Indirect assessment of severety in aortic stenosis. Circulation [Suppl I] 56:20

87. Wagner HR, Ellison RC, Kaene JF, Humphrey JO-N, Nadas AS (1977) Clinical course in aortic stenosis. Circulation [Suppl I] 56:47

7.2 Angeborene Herzfehler mit primärem Links-rechts-Shunt

F. BALL und B. STÖVER

Die Voraussetzungen für einen Links-rechts-Shunt sind gegeben, wenn direkte Verbindungen zwischen den links- und rechtsseitigen Herzhöhlen oder dem System- und Lungenkreislauf bestehen bzw. eine Fehleinmündung von Lungenvenen vorliegt. Das Druckgefälle zwischen den Systemen ist für die Shuntrichtung entscheidend.

Ein primärer Links-rechts-Shunt ist somit bei folgenden Anomalien des Herzens und der großen herznahen Gefäße möglich:

1. *Vorhofseptumdefekt (ASD)*,
2. *Fehleinmündung von Lungenvenen*,
3. *Ventrikelseptumdefekt (VSD)*,
4. *Canalis atrioventricularis communis persistens (Endokardkissendefekt)*,
5. *Ductus arteriosus persistens (DAP)* bzw. *aortopulmonales Fenster*.

Fast die *Hälfte* der angeborenen Anomalien des Herzens — 0,8% der Neugeborenen haben ein Vitium cordis — sind den *Links-rechts-Shuntvitien* zuzurechnen. Mit 20−25% steht der *VSD* zahlenmäßig im Vordergrund. Es folgen der *ASD* und der *DAP*, die etwa gleich häufig auftreten (10−15%). Es können beim selben Patienten auch mehrere Defekte vorhanden sein oder in Kombination mit anderen Fehlbildungen des Herzens vorliegen. Mitunter sind die Träger einer solchen Anomalie durch diese Verbindung überhaupt lebensfähig.

Die *Abklärung* eines *Vitiums* erfolgt heute fast immer bereits im *Kindesalter*, häufig schon im *ersten* Lebensjahr. Nur ausnahmsweise wird die Diagnose verspätet im Erwachsenenalter gestellt. Das kann beim symptomarmen *ASD* vorkommen. Bei den unter 7.2.1, 7.2.2, 7.2.3 und 7.2.4 dargestellten isolierten Shuntvitien ist diesen Gegebenheiten Rechnung getragen.

Die ausführlicheren Aussagen über die *Hämodynamik* des *Lungenkreislaufs* und die *radiologische* Bewertung der *Lungendurchblutung* in Kapitel 7.2.1 haben für alle *Links-rechts-Shuntvitien* Gültigkeit und werden deshalb in den folgenden Kapiteln nicht mehr im Detail besprochen.

Der *Schwerpunkt* der Darstellung in Kapitel 7.2 liegt auf der *radiologischen Nativdiagnostik*, da sie auch heute in der *Vorfelddiagnostik* unentbehrlich ist. Die Echokardiographie wird heute als nicht eingreifendes, risikofreies und aussagekräftiges bildgebendes Verfahren zuerst eingesetzt. Details der echokardiographischen Diagnostik sind dem speziellen Kapitel zu entnehmen, auf die Wiedergabe von Bildmaterial wird deshalb verzichtet.

7.2.1 Vorhofseptumdefekt (ASD)

F. BALL

Der *Vorhofseptumdefekt* (ASD) gehört zu den häufigeren Anomalien des Herzens. Er wird beim weiblichen Geschlecht fast doppelt so oft beobachtet. Da er oft keine besonderen Beschwerden verursacht und das Herzgeräusch sehr leise sein kann, wird die Diagnose nicht selten erst im Schulalter gestellt. Im Gegensatz zu anderen angeborenen Herzfehlern kann es auch vorkommen, daß er wegen seiner *milden klinischen Symptomatik* erst im *Erwachsenenalter* erkannt wird.

7.2.1.1 Pathologische Anatomie und Hämodynamik

Nach dem Sitz der Verbindung zwischen den beiden Vorhöfen unterscheidet man 2 Haupttypen des *ASD*: Sekundum- (*ASDII*) und Primumdefekt (*ASDI*). In *80%* der Fälle befindet sich der *Defekt* im *Septum secundum* [4]. Die Defektgröße ist recht unterschiedlich. Das Septum kann auch vollständig fehlen (Atrium commune). Der durchschnittliche Durchmesser des Defektes beträgt bei *Erwachsenen* etwa 2 cm [10], im *Kindesalter* bewegt sich die *Defektgröße* zwischen 2 und 17 mm [14]. Der *Primumdefekt* grenzt fast immer unmittelbar an die *Atrioventrikularklappenebene* und ist deswegen in der Regel mit unterschiedlich stark ausgeprägten Fehlbildungen in dieser Region vergesellschaftet (*Endokardkissendefekte*). Am häufigsten besteht dann eine Spalte im anterioren Mitralsegel, was eine *Mitralinsuffizienz* zur Folge hat. Man findet aber auch Verkürzungen der Segel und der Sehnenfäden sowie einen abnormen Ansatz der Klappe. Seltener sind Mißbildungen des septalen Segels der Trikuspidalklappe. Die *schwerste* Form des *Endokardkissendefektes* ist der *Canalis atrioventricularis communis persistens* (7.2.3).

70% der *Sekundumdefekte* findet man im mittleren Bereich der Vorhofscheidewand, 1/4 liegt nahe der Einmündung der unteren Hohlvene und ein kleiner Prozentsatz betrifft das Mündungsgebiet der oberen Hohlvenen [4]. Diese Form ist gewöhnlich mit einer *Fehleinmündung* der oberen und mittleren rechtsseitigen Lungenvenen verbunden.

Das *Foramen ovale* ist bei 30–35% der Erwachsenen offen, gestattet jedoch unter normalen Umständen keinen Blutübertritt. Der höhere Druck im linken Vorhof bewirkt, daß der Oberrand des Sep-

tum primum sich an das Septum secundum anlegt und dadurch ein Verschluß gewährleistet ist. Wenn jedoch der *Vorhofdruck rechts* erhöht ist, resultiert ein *Rechts-links-Shunt*. Mitunter ist der Verschluß aus anatomischen Gründen in den ersten Monaten oder Jahren noch unvollständig, so lange kann ein *Links-rechts-Shunt* von beschränkter hämodynamischer Bedeutung bestehen.

Eine *Fehleinmündung* von *Lungenvenen* ist fast immer mit einem *ASD* verbunden, *isolierte* Fehleinmündungen sind dagegen *selten*. Die rechtsseitigen Oberlappenvenen sind meistens betroffen. Fehleinmündende Venen nur eines Lappens haben keine hämodynamische Bedeutung. Die falsche Mündung *mehrerer* Venen führt dagegen zu einer *Rechtsherzbelastung mit vermehrter Lungendurchblutung*. Die Einmündung erfolgt entweder in die obere Hohlvene, seltener direkt in den rechten Vorhof. Lungenvenen können jedoch ihren Abfluß auch in die untere Hohlvene oder in die Pfortader haben. Diese *Form* ist häufiger mit *zusätzlichen Fehlbildungen* der Lunge, des Zwerchfells und v. a. des Herzens vergesellschaftet. Es können auch sämtliche Lungenvenen in das venöse System münden. Voraussetzung für die Lebensfähigkeit ist eine interatriale Querverbindung.

Ein *ASD* kann mit einer *Mitralstenose* verbunden sein. Diese Kombination trägt den Namen *Lutembacher-Syndrom*. Während dieses Syndrom früher häufiger beobachtet wurde, findet man es heute ganz selten. Das spricht dafür, daß es sich um *keine* angeborene Anomalie handelt. Die Mitralstenose ist vielmehr die Folge eines *akuten rheumatischen Fiebers*. Durch den hohen Druck im linken Vorhof wird dann ein großer Links-rechts-Shunt unterhalten, der häufiger mit einer ausgeprägteren pulmonalen *Hypertension* verbunden ist.

Entsprechend dem normalen *Druckgefälle* zwischen dem linken und dem rechten Vorhof (3–4 mmHg) gelangt beim *ASD* Blut im *Kurzschluß* in den rechten Vorhof (Abb. 16). Die *Defektgröße* und das *Druckgefälle* bestimmen die *Shuntblutmenge* und somit die *hämodynamische Bedeutung* des Herzfehlers. In mehr als der *Hälfte* der Vorhofseptumdefekte fließt im Lungenkreislauf ständig die *doppelte Blutmenge* oder *mehr* als im Systemkreislauf (2:1 = 50% Shuntvolumen). Das Durchflußvolumen kann bei sehr großen Defekten sogar das Achtfache erreichen (8:1 = 87% Shuntvolumen) [26]. Derart große Shuntblutmengen sind möglich, da das Blut in ein Niederdrucksystem gelangt (mittlerer Pulmonalarteriendruck 13–15 mmHg) und die Pulmonalgefäße sich aufgrund ihrer anatomischen Struktur und des beson-

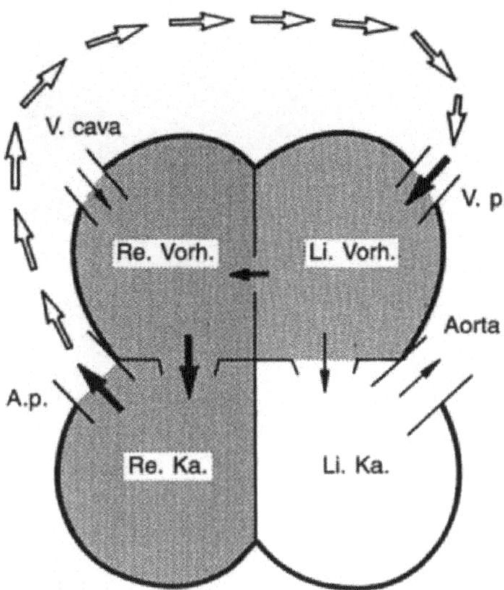

Abb. 16. Hämodynamik beim Vorhofseptumdefekt. Shuntweg: Li. Vorhof → re. Vorhof → re. Kammer → Lungenkreislauf → li. Vorhof. Punktierung: Belastete Herzräume

deren vasomotorischen Kontrollsystems einem hohen Durchflußvolumen in ihrer Dimension anpassen können. Schon bei stärkerer körperlicher Belastung kann normalerweise das Durchflußvolumen ohne Druckerhöhung bis auf das Dreifache ansteigen [9]. Der Links-rechts-Shunt führt jedoch nicht nur zu einer einfachen funktionellen Weitstellung der Gefäße, sondern bewirkt ein echtes Gefäßwachstum. Da beim *ASD* das Blut bereits aus einem Niederdrucksystem in den rechten Vorhof gelangt, kommt es im *Kindesalter* selbst bei großen Shuntblutmengen im Gegensatz zum *VSD* und *DAP* nur selten zu einer nennenswerten *Drucksteigerung* infolge sekundärer obstruktiver Wandveränderungen in den peripheren Lungenarterien. Bei nicht operierten Vorhofseptumdefekten entwickelte sich früher erst im Alter von 18−40 Jahren und keineswegs regelmäßig eine ausgeprägte *pulmonale Hypertonie,* im Kindesalter eine Rarität. Durch das kleiner werdende Shuntvolumen nimmt die Volumenbelastung des rechten Vorhofs und des rechten Ventrikels ab. Wenn der Druck die Höhe des Systemkreislaufs erreicht oder überschreitet entsteht ein gekreuzter bzw. überwiegender *Rechts-links-Shunt* (*Eisenmenger-Syndrom*).

Die *Volumenbelastung* des rechten Vorhofs und der rechten Kammer bewirkt eine *Wandhypertrophie* und *Dilatation* dieser Herzhöhlen. Da das Blut während des gesamten Herzzyklus in den rechten Vorhof abströmen kann, ist der *linke Vorhof* nur *wenig* von der Volumenbelastung betroffen.

7.2.1.2 Röntgensymptomatologie

Nativaufnahmen. Ein *hämodynamisch bedeutsamer ASD* (Shunt über 35%) ist bei sorgfältiger Bildanalyse anhand verschiedener Röntgenkriterien auf Nativaufnahmen zu erkennen. Aussagen über seinen *Schweregrad* sind ebenfalls möglich, da die *Ausprägung* der *röntgenologischen* Veränderungen von der *Shuntgröße* abhängig sind [2, 7, 11, 19, 26]. Die verschiedenen *Typen* sind im Nativbild nicht zu unterscheiden. Ein *Primumdefekt* mit einer nennenswerten *Mitralinsuffizienz* bei inkomplettem Endokardkissendefekt wird jedoch zusätzlich Zeichen einer *linksseitigen* Belastung zeigen.

Für die Diagnosestellung sind Aufnahmen im *dorsoventralen* bzw. *ventrodorsalen* und *seitlichen* Strahlengang − letztere mit *Ösophagogramm* − in der Regel ausreichend [2]. Die Bilder werden in aufrechter Körperhaltung angefertigt. Ergänzende Aufnahmen im *1.* und *2. schrägen* Durchmesser können in Zweifelsfällen die diagnostische *Treffsicherheit* erhöhen, da sich im *schräglinken* Bild (2. Durchmesser) der *rechte Vorhof* und im *schrägrechten* Bild die Volumenbelastung des *rechten Ventrikels* mitunter besser beurteilen lassen (Abb. 17 c, d). Eine *Durchleuchtung* vermag bei Kindern die diagnostische Sicherheit *nicht* nennenswert zu *verbessern* und sollte aus *strahlenhygienischen* Gründen nur ausnahmsweise und dann gezielt durchgeführt werden. Die Volumenbelastung der Pulmonalarterien ist an *verstärkten* Pulsationen des Hauptstammes und der *zentralen* Lungengefäße („*Hilustanz*") zu erkennen.

Lungengefäßzeichnung: Das *Nativbild* der Lunge bietet eine einzigartige und *hervorragende* Möglichkeit die *Blutgefäße* im Detail zu beurteilen, so daß verschiedene *physiologische* und *pathophysiologische* Vorgänge der *Lungendurchblutung* zuverlässig zu erfassen sind.

Tabelle 1. Beziehung zwischen Shuntvolumen und Ausprägung der Lungengefäßzeichnung. n = 178 (Vorhofseptumdefekt, Ventrikelseptumdefekt, Ductus arteriosus persistens) [2]

Lungengefäßzeichnung			
deutlich bis erheblich verstärkt	11	24	40	36
leicht verstärkt	27	18	10	2
normal	4	5	1	
Shuntvolumen in %	31−40	41−50	51−60	>60

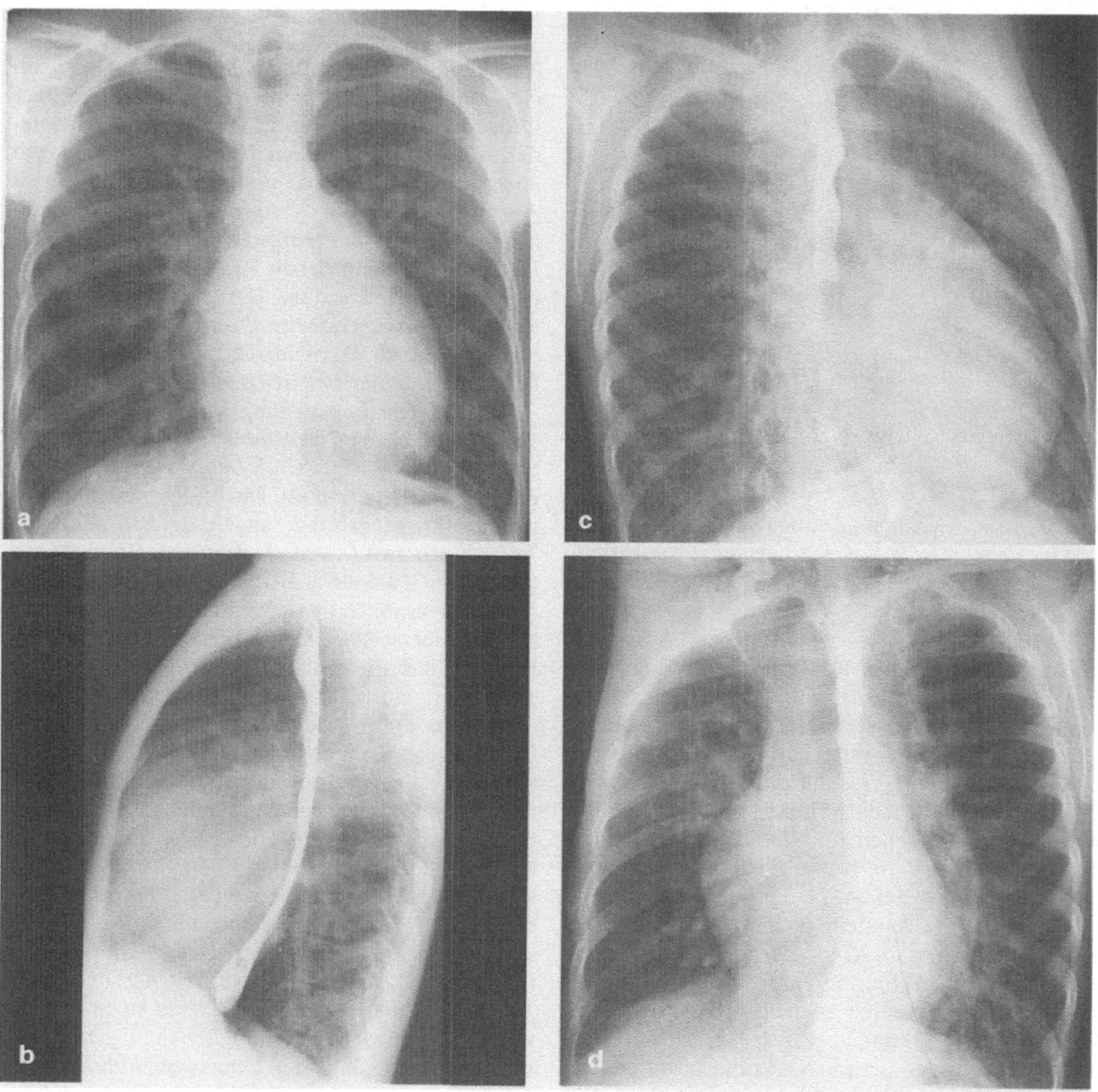

Abb. 17a–d. *Vorhofseptumdefekt* (Sekundumtyp). 12 Jahre. Links-rechts-Shunt 60%, Pulmonalarteriendruck 30 mmHg. **a, b** Deutlich verstärkte Lungengefäßfüllung. Global vergrößertes Herz durch volumenbelasteten rechten Ventrikel und rechten Vorhof. Linker Vorhof im Seitbild nur fraglich vergrößert. **c** Schrägrechtes Bild: Nach links verbreitert durch großen rechten Ventrikel mit Ausflußbahnerweiterung. Erheblich erweiterte Pulmonalgefäße. **d** Schräglinkes Bild: Deutliche Vorwölbung des rechten Herzrandes v. a. im oberen Bereich durch den vergrößerten rechten Vorhof

Die durch einen *Links-rechts-Shunt* verursachte *erhöhte* Lungendurchblutung ist an einer *verstärkten* Lungengefäßfüllung erkennbar, wenn das *Shuntvolumen 35–40%* überschreitet (Verhältnis Lungen- zu Systemkreislaufvolumen 1,6:1) [1, 2, 5, 7]. Beim Links-rechts-Shunt über 35% ist nach dem *Gesamtaspekt* der Lungengefäßzeichnung in *einem* hohen Prozentsatz der Patienten eine *verstärkte* Lungengefäßfüllung nachweisbar (Tabelle 1) [12]. Da zwischen *Shuntvolumen* und der *Ausprägung* der Lungengefäßzeichnung ein unverkennbarer *Zusammenhang* besteht, ist auch die *Größenordnung* des *Shunts* abzuschätzen (Tabelle 1) [1, 2, 5, 6, 7, 11, 12, 13, 16, 19, 22, 27]. Die *visuelle* Auswertung der Röntgenaufnahmen von 100 Kindern mit einem *Vorhof-* oder *Ventrikelseptumdefekt* er-

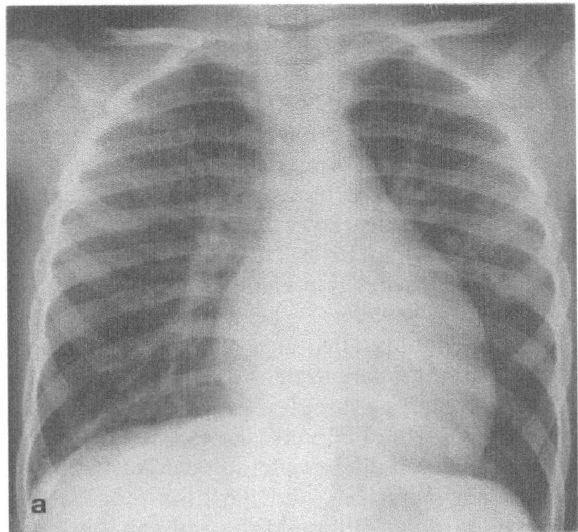

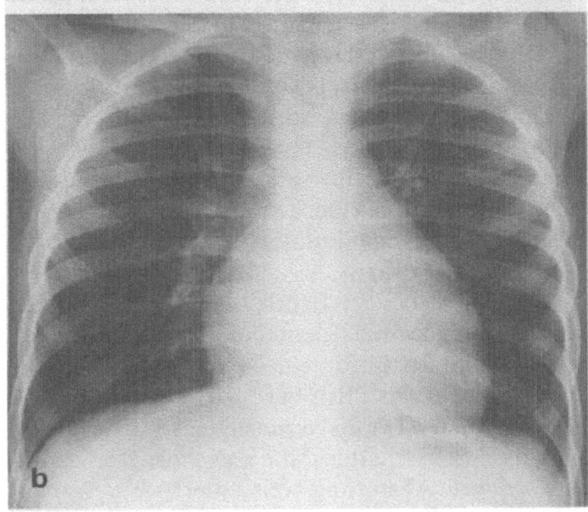

Abb. 18a, b. *Vorhofseptumdefekt* (Sekundumtyp). 4 Jahre. Links-rechts-Shunt 55%, Pulmonalarteriendruck: 18 mmHg. **a** Mäßig verstärkte Lungengefäßfüllung. Vergrößertes Herz (rechter Ventrikel). **b** 4 Wochen *nach* Operation. Beachte den Rückgang der verstärkten Lungengefäßzeichnung und der Herzgröße. *Katheterdaten* (Abb. 17 u. 18). (Prof. Dr. H. Vettermann, Päd. Kardiologie der Universität Frankfurt/M.)

gab ab 35% Shunt in 94% ab 45% in 90% und ab 55% in 72% der Fälle eine *richtige* Einschätzung des *Shuntbereichs* (unveröffentlicht). Wenn das Gefäßbild auf eine pulmonal-arterielle Drucksteigerung hinweist, hat die Kalkulation mit Vorsicht zu erfolgen.

Kennzeichnend für einen *erhöhten Blutdurchfluß* sind insgesamt *erweiterte Pulmonalgefäße* (Abb. 17, 18a). Das Kaliber der Gefäße nimmt nach der Peripherie gleichmäßig ab, wenn keine pulmonal-arterielle Hypertonie vorliegt. Beim Shunt tre-

ten die peripheren Gefäße deutlicher als üblich in Erscheinung und pro Flächeneinheit sind mehr Gefäße erkennbar. Die Gefäßdurchmesser sind vom Shuntvolumen abhängig. Das Durchströmungsvolumen folgt in erster Linie dem Gefäßradius, der in seiner 4. Potenz eingeht [22]. Leichte Änderungen der Gefäßdurchmesser erlauben somit bereits eine deutliche Zunahme des Blutdurchflusses. Das erklärt, weshalb ein kleiner Shunt von beschränkter hämodynamischer Bedeutung (unter 35%) am Lungengefäßbild noch nicht erkennbar ist. Eine eindeutige Vergrößerung der Herzhöhlen ist unter diesen Umständen ebenfalls nicht zu erwarten. Die normalerweise in aufrechter Körperhaltung auch bei Kindern feststellbare Kaliberdifferenz zwischen Ober- und Untergeschoßgefäßen [25] ist beim hämodynamisch relevanten Links-rechts-Shunt aufgehoben [11, 27]. Die Gefäße sind abgesehen von einem hohen Blutdurchfluß [5] „scharf" konturiert. Eine *Linksinsuffizienz* infolge eines *hohen* Shuntvolumens beim *VSD* oder *DAP* führt vornehmlich in den Untergeschossen wegen des *interstitiellen Ödemes* zu *unscharfer* oder *aufgehobener* Konturierung der Gefäße und zu einer *Umverteilung* der Durchblutung zugunsten der Lungenoberfelder [5].

Die *visuelle* Bewertung der *Lungengefäßzeichnung* bereitet bei Kindern besondere Schwierigkeiten, da sich die Gefäßdimensionen entsprechend dem körperlichen Entwicklungszustand ändern und eine einfache und zuverlässige *objektive* Bestimmungsmethode nicht zur Verfügung steht. Der *Gesamtaspekt* des *Gefäßbildes* ist den *einfachen Meßmethoden* zweifellos *überlegen*, da zahlreiche große und kleinere Gefäße vom Pulmonalsegment ausgehend in die Bewertung eingehen und das Auge offenbar auch kleinere Kaliberdifferenzen erstaunlich gut erfasen kann (Abb. 18b) [12a]. Die *Gefäßdarstellung* im *Seitbild* ist in die Beurteilung einzubeziehen, wobei die Größe der Hilusformation und den in den linken Vorhof einmündenden unteren Lungenvenen besondere Aufmerksamkeit zu schenken ist. Ein Grund mehr in der Nativdiagnostik nicht auf das Seitbild zu verzichten.

Für die *aspektmäßige* Beurteilung können dem weniger Erfahrenen *normale Vergleichsaufnahmen* von Kindern *verschiedener Entwicklungsstufen* nützlich sein. Eine *Orientierungshilfe* bieten auch die Querschnitte orthograd getroffener benachbarter Segmentarterien und -bronchien, die bei normalem Lungendurchfluß ein gleiches Kaliber aufweisen [18, 20, 28]. Eine Lupenmessung bringt offenbar Vorteile und verbessert die Aussagefähigkeit [28]. Leider sind nicht immer diese orthograd getroffenen Strukturen zu finden. Außerdem kann der *Durchmesser* der *rechten A. pulmonalis inferior* an ihrem parallelen Verlauf zum Bronchus intermedius in Höhe der Kreuzungsstelle der Oberlappenvene bestimmt und mit dem *Trachealdurchmesser* oberhalb der Aortenimpression verglichen werden [6]. Ein *Links-rechts-Shunt* ist *unwahrscheinlich,* wenn der *Durchmesser* der *Pulmonalarterie kleiner* ist [6]. Bei *Erwachsenen* wird die Obergrenze der Norm für die A. pulmonalis mit 17 mm angegeben. Meßwerte unterhalb 14 mm sprechen gegen einen relevanten Links-rechts-Shunt [6]. Die Arterie ist bei 90% der Patienten mit einem Links-rechts-Shunt erweitert, die Meßwerte korrelieren mit der Größe des Shunts [13].

Es ist darauf hinzuweisen, daß die *aspektmäßige* Beurteilung eher zu einer *Überbewertung* führt, so daß gar nicht so selten ein Links-rechts-Shunt vermutet wird [2]. Das hat vor allem beim Kind verschiedene Ursachen. Ein ablehnendes und ängstliches Kind kann durch die ganze Untersuchungssituation derart erregt sein, daß der Blutdurchfluß unter diesen Umständen gut auf das Doppelte der Norm ansteigen kann, was einem Shuntvolumen von 50% entspricht. Sehr hohes Fieber läßt den Blutdurchfluß ebenfalls merkbar ansteigen. Eine *Überfüllung* der Lungengefäße ist auch zu erwarten, wenn zum Zeitpunkt der Aufnahmeexposition die Glottis geschlossen ist und ein unwillkürliches *Müller-Manöver* erfolgt. Schließlich ist eine *Fehleinschätzung* durch eine *kontrastreiche* Darstellung der Lungengefäße möglich, wenn man die Gefäßkaliber außer acht lassen würde. Andererseits kann ein hämodynamisch bedeutsamer Links-rechts-Shunt eine verstärkte Lungengefäßbildung vermissen lassen [3]. Das könnte auf ein unwillkürliches *Valsalva-Manöver* zurückzuführen sein. Herzphasenabhängige Unterschiede der Blutfüllung könnten mitunter ebenfalls eine Rolle spielen.

Ein unwillkürliches *Valsalva-* oder *Müller-Manöver* erscheint wahrscheinlich, wenn eine Diskrepanz des Gefäßbildes zwischen dorsoventraler und Seitaufnahme besteht.

Globale Herzgröße. Die *Herzvergrößerung* ist auf die Volumenbelastung des *rechten Ventrikels* und des *rechten Vorhofs* zurückzuführen (Abb. 17, 18a). Sie ist gleichfalls vom Shuntvolumen abhängig [2]. Im Vergleich zur Lungengefäßzeichnung ist dieser Indikator jedoch weniger empfindlich. Wenn man das Herzvolumen zugrundelegt [25], führt im Kindesalter ein Shunt unter 50% nur bei einem Viertel der Vorhofseptumdefekte zu einer eindeutigen globalen Herzvergrößerung [2]. Im Gegensatz

zum Ventrikelseptumdefekt und Ductus arteriosus persistens ist bei Shuntgrößen von 50–60% nur bei der Hälfte das Herzvolumen vergrößert. Vergleicht man die Durchschnittswerte der einzelnen Shuntgruppen, so ist die Abhängigkeit der Herzgröße vom Shuntvolumen unverkennbar [2]. Da der *linke Vorhof* beim *ASD* nicht nennenswert volumenbelastet wird, sind die Herzvolumina beim Ventrikelseptumdefekt und beim Ductus arteriosus persistens bei gleichem Shuntvolumen größer [1].

Der *rechte Ventrikel* ist bei aspektmäßiger Beurteilung bei Shuntgrößen über 40% fast immer vergrößert. Im dorsoventralen Bild zeigt sich eine Linksverbreiterung des Herzens, die von der Spitzenregion bis zum Fußpunkt des Pulmonalsegmentes reicht. Durch die Erweiterung der Ausflußbahn des rechten Ventrikels und die Linksrotation des Herzens wird der Fußpunkt des Pulmonalsegmentes in Abhängigkeit vom Ausmaß der Volumenbelastung nach links verlagert. Mit zunehmender Größe des rechten Ventrikels kommt es zur Abflachung des linken Herzrandes, so daß die Herzbucht nur noch angedeutet oder überhaupt nicht mehr erkennbar ist. Bei sehr starker Volumenbelastung zeigt diese Region eine deutliche Vorwölbung, in die der prominente Pulmonalisbogen einbezogen ist (Abb. 17a, 18a).

Vorsicht ist bei der Beurteilung der Aufnahmen von Säuglingen und Kleinkindern, mitunter auch von Schulkindern geboten, da ein großer Thymus die Herzbucht ausfüllen bzw. vorwölben kann. Eine durch den Thymus verursachte Linksverbreiterung des Mittelschattens ist oft an einer flachen bogenförmigen Abstufung weit unterhalb des anzunehmenden Fußpunktes des Pulmonalsegmentes unschwer zu erkennen. Auf dem Seitbild ist dann der Retrosternalraum weitgehend oder vollständig verschattet.

Mit zunehmendem Shunt vergrößert sich im *Seitbild* die Kontaktfläche des rechten Ventrikels mit der vorderen Thoraxwand. Ein Shunt über 40% führt fast regelmäßig zu einer Kontaktflächenvergrößerung. Ein großer rechter Ventrikel verursacht außerdem eine ziemlich gleichmäßige Einengung des Hinterherzraumes (Abb. 17b).

Im *l. schrägen Durchmesser* zeigt der volumenbelastete rechte Ventrikel eine Verbreiterung des Herzens nach links und eine Vorwölbung der Infundibulum- und Pulmonalarterienregion (Abb. 17c). Der Thymus kann in dieser Projektion ebenfalls zu Täuschungen Anlaß geben. Der vergrößerte *rechte Vorhof* ist im p.a.-Bild an einer verstärkten Vorwölbung und einer Verlängerung des rechten Herzrandbogens erkennbar, wenn das

Shuntvolumen 40% überschreitet. Das wahre Ausmaß der Vorhofvergrößerung ist jedoch infolge der Linksrotation weniger gut zu erfassen. Seine Größe ist im *2. schrägen Durchmesser* an der Prominenz des rechten oberen Herzrandes besser abzuschätzen (Abb. 17d). Der volumenbelastete Pulmonalishauptstamm ist im dorsoventralen Bild an der Linksverbreiterung und der Kranialverlagerung der Obergrenze des Pulmonalsegmentes erkennbar. Der *linke Vorhof* ist nicht oder nur wenig vergrößert. Eine leichte Vergrößerung des linken Vorhofs findet man in etwa 10–20% der Fälle [2].

Zusammenfassend ist festzustellen, daß die Nativaufnahmen bei Shuntgrößen unterhalb von 35–40% eindeutig faßbare Veränderungen vermissen lassen. Shuntvolumina oberhalb dieses Schwellenbereichs erlauben unter Berücksichtigung aller verfügbaren Kriterien in der Regel nicht nur die Diagnosestellung, sondern v.a. die Abschätzung der hämodynamischen Bedeutung. Die Bewertung der Gefäßzeichnung spielt dabei eine besondere Rolle.

Angiokardiographie. Eine *Angiokardiographie* ist beim *Sekundumdefekt nicht* indiziert, wenn nicht zusätzliche Anomalien angenommen werden müssen. Der häufiger mit unterschiedlich ausgeprägten Anomalien im Atrioventrikularklappenbereich kombinierte *Primumdefekt* (partieller Endokardkissendefekt) erfordert dagegen eine angiokardiographische Abklärung. Mit Hilfe der Angiokardiographie läßt sich auch die hämodynamische Bedeutung der zusätzlichen Anomalie klären. Die Indikation zur Angiokardiographie erfährt neuerdings durch die zweidimensionale Echokardiographie eine Einschränkung, da sich diese zusätzlichen Anomalien auch mit dieser Methode abklären lassen.

Radiologische Differentialdiagnose. Die Unterscheidung hämodynamisch bedeutsamer Links-rechts-Shuntvitien ist bei sorgfältiger Analyse der Nativaufnahmen in der Mehrzahl der Fälle möglich, da die unterschiedliche Hämodynamik andere Kombinationen der Volumenbelastung der Herzbinnenräume und der Aorta zur Folge hat. Die in der Regel *normale* Größe des *linken Vorhofs* beim Vorhofseptumdefekt ist ein *wichtiges* Unterscheidungsmerkmal gegenüber dem *Ventrikelseptumdefekt* und dem *offenen Ductus arteriosus.* Bei den beiden letztgenannten Vitien ist außer dem linken Vorhof auch die linke Kammer belastet. Nur größere Ventrikelseptumdefekte führen zu einer zusätzlichen Volumenbelastung des rechten Ventrikels. Der Ductus arteriosus persistens verursacht nur dann

eine Vergrößerung des rechten Ventrikels, wenn eine ausgeprägtere pulmonal-arterielle Hypertension vorliegt. Während der *Aortenbogen* beim *Vorhof-* und *Ventrikelseptumdefekt normal* oder sogar *verschmälert* zur Darstellung kommt, ist er beim *Ductus* durch die Volumenbelastung häufiger *erweitert* (7.2.4).

Das radiologische Erscheinungsbild des Vorhofseptumdefektes kann auch durch mehrere fehleinmündende Lungenvenen vorgetäuscht werden, da diese nicht immer im Nativbild nachweisbar sind. Die totale Lungenvenentransposition führt dagegen zu einem anderen radiologischen Erscheinungsbild. Beim heute seltenen *Lutembacher-Syndrom* ist neben einer starken Volumenbelastung des rechten Herzens und einem entsprechend hohen Lungendurchfluß ein mitunter erheblich vergrößerter linker Vorhof vorhanden.

Die Zeichen eines *vermehrten Lungendurchflusses* findet man auch bei einer größeren *extrathorakalen arteriovenösen Fistel,* bei der *Transposition* der großen Arterien und mitunter beim selteneren *Truncus arteriosus communis.* Der Truncus imponiert in erster Linie durch die erweiterte Aorta. Die Transposition der großen Arterien bietet dagegen ein ähnliches radiologisches Erscheinungsbild wie der Ventrikelseptumdefekt, vor allem wenn er mit einem Septumdefekt verbunden ist.

Postoperative röntgenologische Befunde. Jeder hämodynamisch bedeutsame Vorhofseptumdefekt wird der Operation zugeführt (Shunt über 30–35%). Unmittelbar nach der Operation kommt es zu einem deutlichen Rückgang der verstärkten Gefäßzeichnung und der Herzgröße (Abb. 18b). Eine vollständige oder weitgehende Normalisierung der Röntgensymptomatologie wird jedoch bei größeren Defekten erst nach Monaten erreicht. Bei sehr großem Shuntvolumen und einer verspäteten operativen Behandlung kann es jedoch infolge Sekundärveränderungen in der Herzmuskulatur und den Gefäßen bis zur vollständigen Rückbildung der radiologischen Veränderungen Jahre dauern.

7.2.1.3 Echokardiographie

Ein *Vorhofseptumdefekt* läßt sich mit der *zweidimensionalen* und der *farbkodierten Doppler-Echokardiographie* zuverlässig und direkt nachweisen. Lage und Größe des Defektes sind im subkostalen Vierkammerblick festzustellen. Ein Ostium primum und – secundum-Defekt ist somit zu unterscheiden. Mit Hilfe der gepulsten Doppler-Sonographie ist die hämodynamische Bedeutung (Shuntgröße) bestimmbar [8, 15, 21].

Literatur

1. Ball F, Vettermann H (1970) Synoptische Darstellung radiologischer und kardiologischer Befunde bei Kindern mit angeborenen Herzfehlern der Links-rechts-Shuntgruppe. Radiologe 10:226–234
2. Ball F, Stöver B, Vettermann H, Mötter N, Hirth A (1976) Eine Analyse der Thoraxaufnahmen von 109 Kindern mit einem Vorhofseptumdefekt. Zur Frage der Abhängigkeit der Röntgenkriterien von der Größe des Links-rechts-Shunts. Radiologe 16:353–360
3. Baltaxe HA, Amplatz K (1969) The normal chest Roentgenogram in the presence of large Atrial Septal Defects. AJR 107:322–327
4. Bedford DE (1960) The anatomical Types of Atrial Septal Defects. Am J Cardiol 6:568–574
5. Chen JTT, Capp MP, Johnsrude IS, Goodrich JK, Lester RG (1971) Röntgen Appearance of Pulmonary Vascularity in the Diagnosis of Heart Disease. AJR 112:559–570
6. Coussement AM, Gooding ChA (1973) Objektive Radiographic Assessment of Pulmonary Vascularity in Children. Radiology 109:649–654
7. Daves LM (1981) Cardiac Roentgenology. Year Book. Medical, Chicago London, p 267–281
8. Deeg KH, Seiler T (1991) Echokardiographische Diagnose des Vorhofseptumdefektes. Der Kinderarzt 22:217–227
9. Dotter CT (1983) The Normal Pulmonary Arteriogram. In: Abrams HL (ed) Angiography – Vasculature and Interventional Radiology, vol I, 3rd edn. Little, Brown, Boston, p 715
10. Edwards JE (1953) Malformations of the heart and great vessels. A Malformation of the atrial septal complex. In: Gould SE (ed) Pathology of the heart. Thomas, Springfield III, p 266
11. Fouché RF, Beck W, Schrire V (1963) The Roentgenologic Assessment of the Degree of Left-to Right Shunt in Secundum Type Atrial Septal Defect. AJR 81:254–260
12. Hegenbarth R, Weber L, Saure D, Fritsch R, Schirg E, Török M (1981) Zur Treffsicherheit der Beurteilung der Lungengefäßfüllung im Röntgenbild – ein Vergleich zu hämodynamischen Daten. Röntgenblätter 34:459–462
12a. Hegenbarth R, Török M (1985) Vergleich von Gefäßweite und Treffsicherheit bei der subjektiven Beurteilung der Lungengefäßfüllung im Röntgenbild von Kindern mit Links-rechts-Shunt. Röntgenblätter 38:101–104
13. Jefferson K, Rees S (1973) Atrial Shunts. In: Jefferson K, Rees S Clinical Cardiac Radiology Butterworth, London, pp 77, 139–148
14. Keith JD (1978) Atrial Septal Defect: Ostium Secundum, Ostium Primum, and Atrioventricularis communis. In: Keith JD, Rowe RD, Vlad P (eds) Heart Disease in Infancy and Childhood. Mac Millan, New York Toronto London, pp 380–404
15. Klose P, Thelen M, Erbel R (1991) Bildgebende Verfahren in der Diagnostik von Herzerkrankungen. Thieme, Stuttgart New York, S 88–96
16. Lieber A, Rosenbaum HD, Hanson DJ, Kwaan HM (1968) Accuracy of predicting pulmonary Blood Flow, Pulmonary arteriolar Resistance and pulmonary venous Pressure from Chest Roentgenograms. AJR 103:577–582
17. Loogen F, Rippert R, Vieten H (1967) Vorhofseptumdefekt. In: Diethelm L, Olsson O, Strnad F, Vieten H, Zuppinger A (Hrsg) Handbuch der Medizinischen Radiologie, Bd X, Teil 4. Springer, Berlin Heidelberg New York, S 139–163
18. Moes CAF (1978) The Chest Roentgenogram in Congenital Heart Disease. In: Keith JD, Rowe RD, Vlad P eds Heart Disease in Infancy and Childhood Mc Millan Publishing. CO, New York Toronto London, p 45
19. Rautenburg HW, Reither M (1990) In: Schuster W, Kinderradiologie 2, Springer, Berlin Heidelberg New York. S 220–222
20. Ravin CE (1988) Pulmonary vascularity: radiographic considerations. J Thorac Imag 3:1–13
21. Rupprath G (1990) Echokardiographie. In: Schuster W, Kinderradiologie 2, Springer, Berlin Heidelberg New York. S 300–301
22. Simon M (1983) Physiologic Considerations in Radiology of the Pulmonary Vasculature. In: Abrams HL (ed) Angiography – Vasculature and Interventional Radiology, vol I, 3nd edn. Little, Brown, Boston, p 783–802
23. Schad N (1983) Die angeborenen Anomalien des Herzens und der großen Gefäße. In: Frommhold W, Stender HSt, Thurn P (Hrsg). Schinz Radiologische Diagnostik in Klinik und Praxis 7. Neubearb. Aufl Bd II. Thieme, Stuttgart New York, S 191–222
24. Steiner RE (1983) Radiology of the Pulmonary Circulation. In: Abrams HL (ed) Angiography-Vascular and Interventional Radiology, vol I, 3rd ed. Little, Brown, Boston, pp 763–767
25. Stöver B (1986) Herzgrößenbestimmung und Gefäßmessungen auf Thoraxübersichtsaufnahmen 4–15jähriger herz- und kreislaufgesunder Kinder. Radiologe 26:259–265
26. Swan HJC, Burchell AB, Wood EH (1953) Differential diagnosis at cardiac catheterization of anomalous pulmonary venous drainage related to atrial septal defects of abnormal venous connections. Proc Mayo Clin 28:452–462
27. Swischuk LE (1979) Classification Based on Pulmonary Vascular Patterns. In: Swischuk LE (ed) Plain Film Interpretation in Congenital Heart Disease, 2nd edn. Williams & Wilkins, Baltimore London, pp 15–28, 47–55
28. Woodring JH (1991) Pulmonary Artery-Bronchus Ratios in Patients with Normal Lungs, Pulmonary Vascular Plethora and Congestive Heart Failure. Radiology 179:115–122

7.2.2 Ventrikelseptumdefekt

F. Ball

Der isolierte *Ventrikelseptumdefekt* (*VSD*) ist der *häufigste* angeborene Herzfehler (20–25%). In gleicher Häufigkeit wird er auch in Kombination mit anderen Anomalien des Herzens angetroffen.

Die *klinischen* Symptome und die *radiologischen* Befundkonstellationen sind abhängig von der *Defektgröße* und der *Reaktion* der *Lungengefäße* auf den *Links-rechts-Shunt*. Die im Einzelfall unterschiedliche hämodynamische Situation führt somit zu einem vielgestaltigeren Erscheinungsbild [2, 5, 11]. Ein *kleiner* Defekt ist hämodynamisch *unbedeutend* und verursacht keine Beschwerden. Er macht sich nur durch ein charakteristisches Geräusch bemerkbar. Ein *hohes Shuntvolumen* führt dagegen v. a. im Säuglingsalter zur *Linksherzinsuffizienz*. Häufiger sind auch Änderungen im Verlauf. So kommt es bei einem *Drittel* der isolierten Ventrikelseptumdefekte zu einem *Spontanverschluß* [3]. Es handelt sich dann um kleinere bis mittelgroße Defekte. Da die Öffnung in der Septumwand mit zunehmendem Alter im Verhältnis kleiner wird, bessert sich in vielen Fällen in den ersten Lebensjahren die hämodynamische Situation [5, 12].

Das laute Geräusch bei den kleineren Defekten und das durch größere Defekte verursachte klinische Bild erlauben im allgemeinen eine frühe Diagnose, die häufig bereits im Säuglingsalter gestellt wird.

Die nachfolgende Darstellung bezieht sich lediglich auf die *isolierten* Ventrikelseptumdefekte.

7.2.2.1 Pathologische Anatomie und Hämodynamik

Die Septumdefekte sind von sehr unterschiedlicher Größe. Der Defekt kann nur wenige Millimeter groß sein, andererseits ist ein völliges Fehlen des Septums möglich (*singulärer Ventrikel*). Der *Defektdurchmesser* beträgt bei 1- bis 2jährigen *durchschnittlich 1 bis 2 cm*, im Einzelfall kann er aber deutlich über 2 cm liegen. Nach Autopsiebefunden sind 70% der Defekte bei Kindern kleiner als 1 cm [5]. Die *meisten* Defekte befinden sich im *membranösen* Septum, diese sind in Regel *größer* als die im *muskulären* Bereich. Mehrere Öffnungen in der Septumwand sind ebenfalls möglich. *Maßgebend* für die *hämodynamische* Bedeutung des *Links-*

rechts-Shunts sind *Defektgröße* und der *periphere Lungenarterienwiderstand*. Es ist zweckmäßig, die *Ventrikelseptumdefekte* nach ihrem *Schweregrad* in *3 bzw. 4 Gruppen* zu unterteilen [2].

Zur 1. Gruppe werden die *kleineren* Defekte unter 1 cm gerechnet, der *Links-rechts-Shunt* liegt *unter 35%* (Durchflußvolumen Lungenkreislauf zu Systemkreislauf 1,5:1). Diese Defekte befinden sich überwiegend im *muskulären* Septum. Ein Blutübertritt vom linken in den rechten Ventrikel erfolgt nur in Systole [7, 11]. Die Volumenbelastung für den linken Ventrikel, den Lungenkreislauf und den linken Vorhof ist leichtgradig. Die hämodynamische Bedeutung ist auch deswegen beschränkt, da sich muskuläre Defekte während der Ventrikelkontraktion verkleinern. Der Druck im rechten Ventrikel und im Lungenkreislauf ist normal, der periphere Lungengefäßwiderstand ebenfalls. Ungefähr die *Hälfte* der isolierten Ventrikelseptumdefekte gehören in diese Gruppe. Defekte dieser Größe verursachen keine Beschwerden und häufiger kommt es auch zum Spontanverschluß innerhalb von Monaten oder wenigen Jahren. Sie haben eine gute Langzeitprognose.

Zur *2. Gruppe* zählen die *mittelgroßen* Defekte mit einem Durchmesser von 1–1,5 cm und einem *Shunt zwischen 35 und 60%* (Durchflußvolumen Lungenkreislauf zu Systemkreislauf 1,5–2,5:1). Diese liegen meistens im *membranösen* Septum. Mit zunehmendem Links-rechts-Shunt ergibt sich eine zusätzliche *Volumenbelastung* für den *rechten Ventrikel*, da auch in Diastole Blut nach rechts abfließen kann [7]. Es besteht nun eine *beidseitige* Volumenbelastung, von der lediglich der rechte Vorhof verschont bleibt (Abb. 19). Es *überwiegt* jedoch die Belastung des *linken Ventrikels*. Außer der Volumenbelastung beginnt sich auch der *linksseitige Systemdruck* auszuwirken, da mit der *Größe* des Defektes die *drucktrennende* Wirkung des Septums zurückgeht. *Der Druck* im *rechten Ventrikel* und in den *Pulmonalarterien* kann *3/4* der Höhe des *Systemdruckes* erreichen. Dagegen bewegt sich der periphere *Lungengefäßwiderstand* im Rahmen der Altersnorm.

Es ist zu beachten, daß der *periphere Lungenwiderstand nach* der *Geburt* innerhalb von *wenigen Stunden* bis 2 Tagen um *90% abfällt,* um dann im Verlauf des 1. Lebensjahres nochmals nennenswert nachzugeben. Ein weiterer geringfügiger Abfall vollzieht sich noch bis zum 8. Lebensjahr. Im Alter von 1–2 Monaten ist das Verhältnis des peripheren Gefäßwiderstandes zwischen System- und Lungenkreislauf etwa 3:1, im zweiten Lebensjahr und danach 5:1–10:1 [5]. Der 1. Abfall am 1. Lebenstag ist in erster Linie der Lungenentfaltung zuzuschreiben, der sich langsamer vollziehende weitere Abfall in den ersten Lebensjahren ist auf einen Rück-

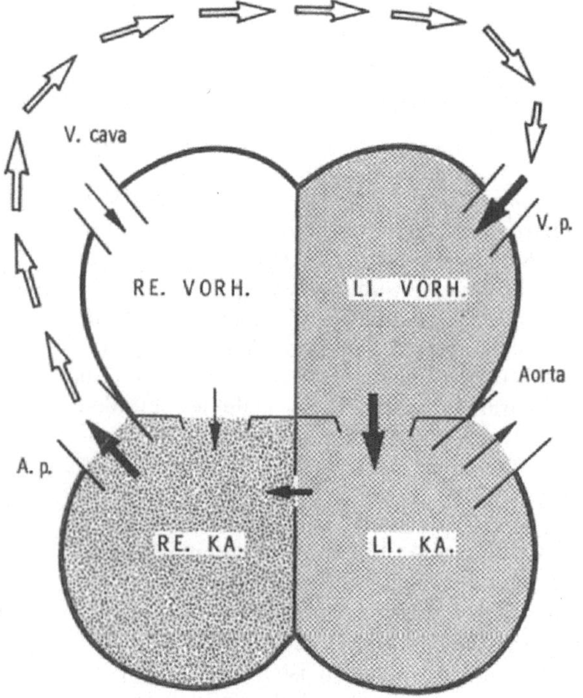

Abb. 19. Hämodynamik beim Ventrikelseptumdefekt Gruppe 2–3. Shuntweg: Li. Kammer → re. Kammer → Lungenkreislauf → li. Vorhof → li. Kammer. *Punktierung:* Belastete Herzräume (*grobe* Punktierung: Belastung weniger ausgeprägt)

gang der Dicke der Media zugunsten des Lumens der kleinen Arterien und Arteriolen zurückzuführen. Das Verhältnis Wanddicke zum Lumen beträgt in der Neonatalperiode noch 1:1 oder 1:2.

Im Einzelfall kann der periphere Gefäßwiderstand in den ersten Lebenswochen überdurchschnittlich absinken. Wenn ein größerer Defekt vorliegt, nimmt das Shuntvolumen so stark zu, daß diesen Säuglingen die *Linksherzinsuffizienz* droht. Beim Ventrikelseptumdefekt fällt jedoch nach der Geburt unter dem Einfluß des Shunts i. allg. der periphere Widerstand nicht im normalen Umfang ab [5]. Dadurch besteht v. a. in den 1. Lebenswochen ein Schutz vor einer Überflutung des Lungenkreislaufs. Bei größerem Defekt und weiterem Absinken des Gefäßwiderstandes kann bei diesen Kindern dann im Alter von 2–4 Monaten eine Linksherzinsuffizienz auftreten. Andererseits kann beim Ventrikelseptumdefekt der Lungengefäßwiderstand aufgrund sekundärer Gefäßerweiterungen im 2.–3. Lebensjahr wieder ansteigen, so daß die hämodynamische Wirkung des Shunts abnimmt [5]. Unter diesen Umständen bessern sich auch die klinischen Erscheinungen.

Zur *3. Gruppe* gehören die *großen* Defekte mit einem *hohen* Shuntvolumen, das sich *zwischen 50 und 75%* (Lungenkreislauf zu Systemkreislauf 2:1–4:1) bewegt. Die *drucktrennende* Wirkung zwischen dem *linken* und *rechten Ventrikel* ist fast *aufgehoben*. Der Druck in den Pulmonalarterien liegt durchschnittlich in einer Größenordnung von 60–90% des Systemdruckes. Die Rechtsbelastungszeichen sind in dieser Gruppe demnach stärker ausgeprägt. Der *periphere Lungengefäßwiderstand* ist anfänglich nur *leicht erhöht*. Diese Kinder sind im Säuglingsalter durch die starke Volumenbelastung häufig *herzinsuffizient*. Wenn sich der *Pulmonalarteriendruck* dem *Systemdruck nähert*, ist der Verlauf *prognostisch ungünstig*. Ein Shuntrückgang sowie eine klinische Besserung treten ein, wenn sich infolge einer stärkeren Hypertrophie der Ausflußbahn des rechten Ventrikels eine infundibuläre Stenose entwickelt. Der Anstieg des peripheren Gefäßwiderstandes reduziert ebenfalls den Shunt.

Zur *4. Gruppe* gehören die Patienten deren *Pulmonalarterien-* und *Systemdruck* annähernd *gleich* sind oder der *Pulmonalarteriendruck überwiegt*. Man bezeichnet diesen pathophysiologischen Zustand als *Eisenmenger-Syndrom*. Der *erhöhte* Druck im rechten Ventrikel und den Pulmonalarterien ist auf den *hohen peripheren Gefäßwiderstand* zurückzuführen. Es gibt Patienten, deren peripherer Gefäßwiderstand von Geburt an sehr hoch bleibt und andere, bei denen sich infolge Sekundärveränderungen eine Obstruktion in der peripheren Lungenstrombahn (starke Mediahypertrophie und Intimaproliferation) allmählich entwickelt und es dann über einen *gekreuzten Shunt* zu fast *völliger Shuntumkehr* (Rechts-links-Shunt) im Verlauf von Jahren kommt. Es handelt sich fast immer um Patienten mit einem großen Defekt. Der Ventrikelseptumdefekt nimmt bei maximal *1/5* der Patienten diesen Verlauf. Es ist nicht geklärt, weshalb einzelne Patienten davon betroffen sind und andere unter anscheinend gleichen Bedingungen diesen schweren Verlauf nicht haben. Durch die *Shuntumkehr* werden *linker Ventrikel* und *linker Vorhof* weitgehend oder vollständig *entlastet,* die *Belastung* betrifft jetzt die *rechtsseitigen Herzhöhlen*. Das *Eisenmenger-Syndrom* hat eine *schlechte* Prognose.

Ein kleiner Prozentsatz der Ventrikelseptumdefekte entwickelt eine Aortenklappeninsuffizienz, wenn durch die Lage des Defektes die Stabilität des Klappenringes beeinträchtigt wird oder eine defektnahe Taschenklappe mißgebildet ist und dadurch eine Schlußunfähigkeit besteht.

7.2.2.2 Röntgensymptomatologie

Die *hämodynamische Bedeutung* eines *Ventrikelseptumdefektes* läßt sich anhand der *Nativaufnah-*

men ziemlich *zuverlässig* einschätzen, da zwischen seiner *Schwere* und der *Ausprägung* der *radiologischen Befunde* eine gute *Korrelation* besteht [1, 2, 5, 13]. Er läßt sich auch in vielen Fällen von den anderen Links-rechts-Shuntvitien abgrenzen [1, 11, 13]. Ein wichtiger *Indikator* für die Bewertung der *hämodynamischen Bedeutung* ist wie bei den anderen Links-rechts-Shuntvitien die *Lungengefäßzeichnung* [1, 9, 13]. Die diesbezüglich unter 7.2.1.2 gemachten Aussagen haben für alle Links-rechts-Shuntvitien Gültigkeit. Es wird auf diese detaillierte Besprechung verwiesen.

Die Darlegung der Röntgensymptomatologie der Ventrikelseptumdefekte erfolgt nach der unter hämodynamischen Gesichtspunkten vorgenommenen Gruppeneinteilung [2, 11].

Ein Ventrikelseptumdefekt der *1. Gruppe* mit einem Shunt *unter 35%* läßt auf den *Nativaufnahmen keine* eindeutigen *Abweichungen* von der *Norm* erkennen. Mitunter zeigt sich lediglich eine fragliche bis leicht vermehrte Gefäßzeichnung oder einen nur leicht vergrößerten linken Vorhof. Allerdings darf nicht unter allen Umständen bei normalen Röntgenaufnahmen auf einen kleinen Defekt geschlossen werden. Wird bei einem *Neugeborenen* in den ersten 24−48 Lebensstunden bei Verdacht auf einen Ventrikelseptumdefekt eine Röntgenuntersuchung durchgeführt, so schließen normale Aufnahmen einen hämodynamisch bedeutsamen Ventrikelseptumdefekt keinesfalls aus, da sich der Links-rechts-Shunt bei noch hohem peripheren Gefäßwiderstand in Grenzen hält. Seine wahre Bedeutung ist erst nach einem weiteren Abfall des peripheren Gefäßwiderstandes abzuschätzen. Dann erst kann sich die Volumenbelastung im Lungenkreislauf und den betroffenen Herzhöhlen auswirken.

Die *hämodynamisch bedeutsamen Defekte* der *2. Gruppe* sind dagegen überwiegend *radiologisch faßbar*. Die Ausprägung ist abhängig von der Shuntgröße. Es zeigt sich bei diesen eine *leicht-* oder *mäßiggradig* und bei *Shuntgrößen* zwischen *50 und 60%* bereits eine *stärker vermehrte Lungengefäßzeichnung*. In diesen Fällen sind am Gefäßbild keine eindeutigen Zeichen einer pulmonalen Hypertonie zu erkennen, da sich die Gefäße vom Hilus bis in die Peripherie gleichmäßig verjüngen (Abb. 20). Als Zeichen der Volumenbelastung des Pulmonalarterienhauptstammes ist eine Prominenz des Pulmonalsegmentes festzustellen.

Das Herz zeigt eine leichte bis mäßige Vergrößerung, die in erster Linie auf die Vergrößerung des linken Ventrikels und des linken Vorhofs zurückzuführen ist, während sich eine Vergrößerung des

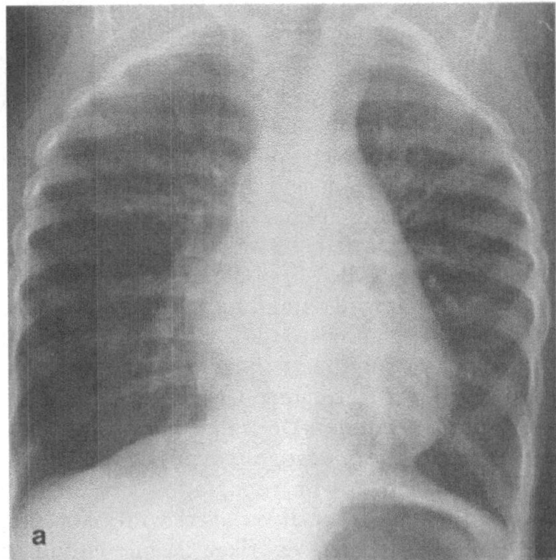
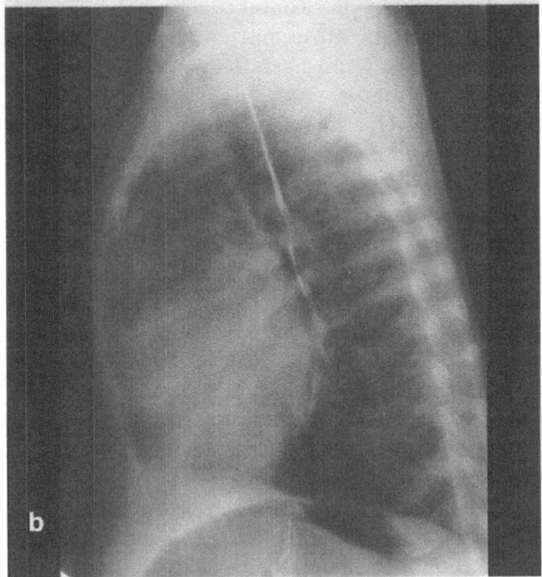

Abb. 20a, b. *Ventrikelseptumdefekt* (Gruppe 2). − 16 Monate. Links-rechts-Shunt 45−50%. Pulmonalarteriendruck 20 mmHg. Mäßig verstärkte Lungengefäßzeichnung im Sinne eines erhöhten Blutdurchflusses. Pulmonalsegment durch Thymus überlagert. Spreizung der Bifurkation durch vergrößerten linken Vorhof. Im Seitbild linker Vorhof und linker Ventrikel vergrößert[1]

---

[1] Katheterdaten (Abb. 19−23) und Angiokardiographie (Abb. 24) Prof. Dr. VETTERMANN, Päd. Kardiologie Universität Frankfurt/M.

rechten Ventrikels zumindest bei den kleineren Shuntgrößen noch in Grenzen hält. Der rechte Vorhof ist nicht beteiligt. Das Herz zeigt im p. a.-Bild eine Verbreiterung nach links (Abb. 20), wobei die Herzspitze nach kaudal und lateral verlagert ist. Durch den vergrößerten linken Vorhof ist das Herz auch im Taillienbereich nach links verbreitert. Bei der Beurteilung des linken Herzrandes ist allerdings Vorsicht geboten, da bei Säuglingen und Kleinkindern der Thymus die Mittelschattenkontur bestimmen kann. Man wird darauf aufmerksam, wenn die linke Mittelschattenkontur eine Stufe zeigt (Abb. 20). Der vergrößerte linke Ventrikel führt im Seitbild zu einer Einengung der unteren Abschnitte des Hinterherzraumes. Der *linke Vorhof* läßt sich im *Seitbild* mit *Ösophagogramm* gut beurteilen, indem der Ösophagus im topographischen Bereich bogenförmig nach dorsal verlagert wird (Abb. 20). Die Größe des rechten Ventrikels ist im Seitbild an der Ausdehnung der Kontaktfläche mit der vorderen Thoraxwand abzuschätzen. Das darf jedoch nicht erfolgen, wenn nach dem p. a.-Bild ein Thymus nachweisbar ist (Abb. 20). Zur besseren Bewertung v. a. der Herzkammern können noch Aufnahmen im *1. und 2. schrägen Durchmesser* angefertigt werden. Dafür sind jedoch exakte Einstellungen erforderlich, um Fehleinschätzungen zu vermeiden. In der *Regel* sind jedoch die *p. a.*- und die *linksanliegende Seitaufnahme ausreichend*. Eine Durchleuchtung bringt bei Säuglingen und jüngeren Kindern nur ausnahmsweise eine zusätzliche Information.

Grundsätzlich besteht eine gute Übereinstimmung zwischen der Ausprägung der Lungengefäßzeichnung und der Größe einzelner Herzhöhlen (Tabelle 2).

In der *3. Gruppe* befinden sich die *großen Ventrikelseptumdefekte* mit einem *Shuntvolumen* zwischen *50 und 80%*. Die Größe des Shuntvolumens

Tabelle 2. Beziehung, Ausprägung, Lungengefäßzeichnung und Größe li. Vorhof bei Ventrikelseptumdefekt und Ductus arteriosus persistens. n = 79; Shuntvolumen ab 34% (1,5:1). (BALL, F. u. STÖVER, B.)

Li. Vorhof			
deutlich bis erheblich vergrößert		2	46
leicht vergrößert		9	13
normal	1	7	1
Lungengefäßzeichnung	normal	leicht verstärkt	deutlich bis erheblich verstärkt

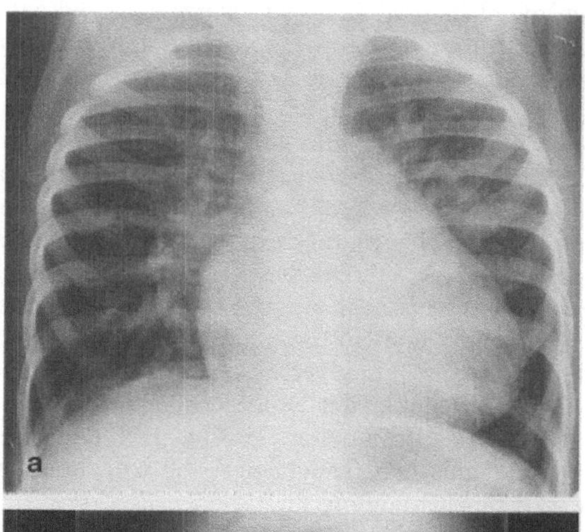

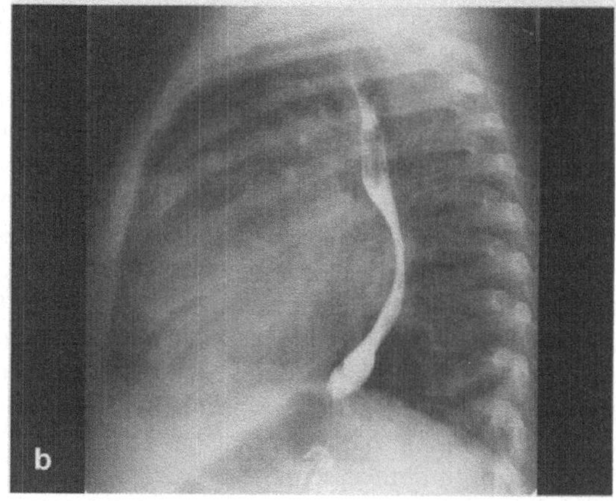

Abb. 21a, b. *Ventrikelseptumdefekt* (Gruppe 3). – 14 Monate. Links-rechts-Shunt 65%. Pulmonalarteriendruck 70 mmHg. Erheblich verstärkte Lungengefäßzeichnung. Zeichen pulmonal-arterieller Hypertonie. Starke Vergrößerung des linken Vorhofs nach dem ventrodorsalen- und Seitbild. Erhebliche Vergrößerung des linken und rechten Ventrikels

bestimmt der periphere Lungengefäßwiderstand. Die *Lungengefäßzeichnung* ist entsprechend der Defektgröße verstärkt, wenn der *periphere Lungengefäßwiderstand niedrig* ist (Abb. 21). Bei Shuntgrößen über 60–65% können die Gefäßkonturen am Hilus und v. a. im Untergeschoßbereich durch ein interstitielles Ödem unscharf sein. Dieser Befund nimmt zu, wenn eine *Linksherzinsuffizienz* hinzukommt. Dann sind die Lungengefäße in den unteren Partien zusätzlich enggestellt. Wenn eine deutliche Erhöhung des peripheren Gefäßwiderstandes besteht, sind meistens am *Gefäßbild* auch die *Zeichen* der *pulmonalen Hypertonie* erkennbar (Abb. 22). Durch die starke Volumenbelastung des linken und rechten Ventrikels sowie des linken Vorhofs sind die Herzen größer als bei den Patienten der 2. Gruppe (Abb. 21, 22). Die Linksverbreiterung ist ausgeprägter, die Herzbucht ist ausgefüllt oder leicht prominent und die Oberkante des Pulmonalsegmentes ist deutlich nach kranial verlagert (Abb. 21, 22). Der gesamte Hinterherzraum ist erheblich eingeengt, wobei die Einengung in Vorhofhöhe am stärksten ausgeprägt ist (Abb. 21, 22). Die Kontaktfläche des rechten Ventrikels mit der vorderen Thoraxwand ist stark vergrößert. Der erheblich vergrößerte linke Vorhof verursacht im p.a.-Bild eine Spreizung der Bifurkation (Abb. 21, 22). Auch der rechte Vorhof kann jetzt durch eine Einstrombehinderung des Blutes in den rechten Ventrikel vergrößert sein, was zu einer verstärkten Prominenz und Verlängerung des rechten Herzrandbogens führt. Die Aorta ist im Bogenbereich normal breit oder auffallend schmal, sie kann durch die Kranialverlagerung der Oberkante des Pulmonalsegmentes überhaupt nicht mehr abgrenzbar sein. Der stark volumenbelastete linke Ventrikel überragt den Hinterrand der Cava inferior im Seitbild weitgehend oder ganz (Abb. 21, 22) [4].

Wenn Zeichen einer ausgeprägten pulmonalen Hypertonie vorhanden sind, kommt es durch den Shuntrückgang zu einer Entlastung des linken Ventrikels und des linken Vorhofs. Der kleinere Links-rechts-Shunt ist auch im Gefäßbild erkennbar.

Die Röntgensymptomatologie der *4. Gruppe* unterscheidet sich von den anderen hämodynamisch bedeutsamen Ventrikelseptumdefekten. Die *volle Ausprägung* ist beim *Eisenmenger-Syndrom* erreicht. Durch den hohen peripheren Lungengefäßwiderstand erreicht bzw. überschreitet der Pulmonalarterien- den Systemdruck, so daß jetzt ein Rechts-links-Shunt auftritt. Das führt zu einer erheblichen Druck- und Volumenbelastung des rechten Ventrikels, während die linksseitigen Herzhöhlen entlastet werden (Abb. 23). Das *Herzvolumen* dieser Patienten ist deshalb vielfach *kleiner* im Vergleich zu Patienten der dritten Gruppe. Es kommt auch zu einer Konfigurationsänderung des Herzens. Der rechte Vorhof ist ebenfalls in der Regel vergrößert. Die Kontaktfläche des rechten Ventrikels mit der vorderen Thoraxwand ist stark vergrößert, die vordere Thoraxwand kann sich im Kontaktbereich des rechten Ventrikels vorwölben. Der Hinterherzraum ist jetzt weniger stark eingeengt. Im Seitbild oder im ersten schrägen Durchmesser ist der linke Vorhof nur noch wenig oder überhaupt nicht mehr vergrößert.

Kennzeichnend sind ein stark *prominentes* und nach *kranial ausgeweitetes Pulmonalsegment* sowie *stark* bis *extrem erweiterte zentrale Lungenarterien* deren Kaliber perihilär sprunghaft abnimmt. Das

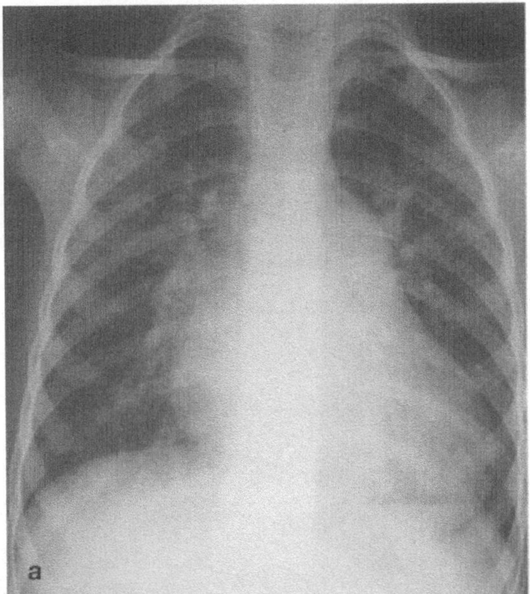

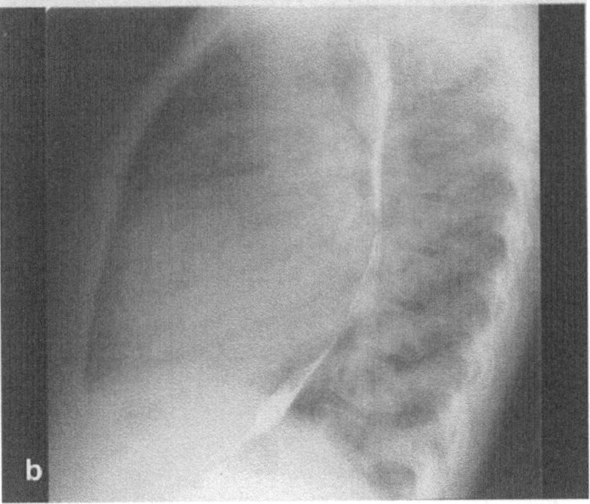

Abb. 22a, b. *Ventrikelseptumdefekt* (Gruppe 3). – 3 Jahre. Links-rechts-Shunt 65–70%. Pulmonalarteriendruck 85 mmHg. Verstärkte Lungengefäßzeichnung. Deutliche Zeichen pulmonal-arterieller Drucksteigerung. Stärkergradig vergrößertes Herz durch Vergrößerung sämtlicher Herzhöhlen

äußere Drittel des Lungenmantels zeigt dagegen eine verminderte Lungengefäßzeichnung. Während beim Ventrikelseptumdefekt mit großem Shunt der Aortenbogen eher schmal ist, kommt es durch den Rechts-links-Shunt zu einer Betonung bzw. Ausweitung des Aortenbogens.

Hämodynamisch bedeutsame Links-rechts-Shuntvitien haben fast immer eine deutlich ausgeprägte Lungenblähung (Abb. 20–23).

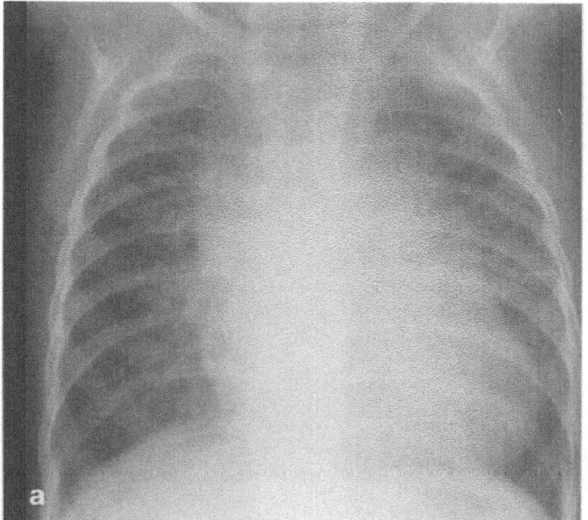

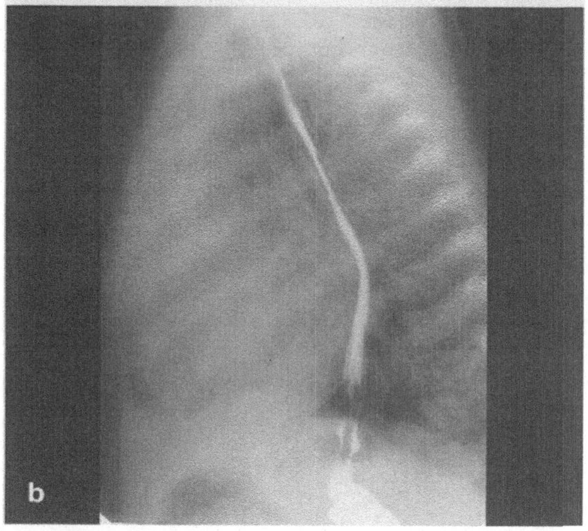

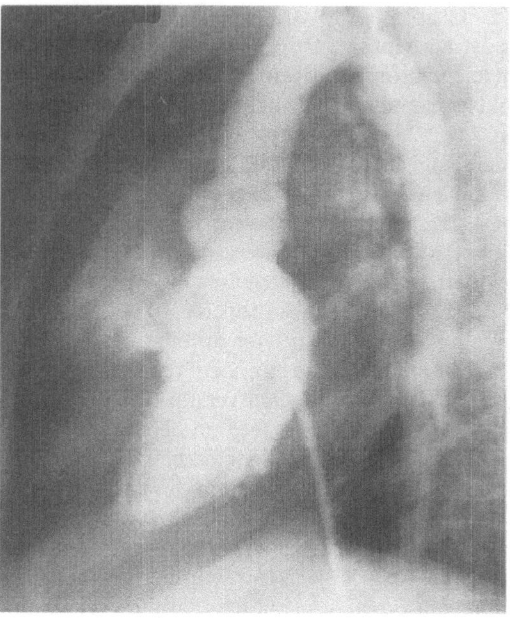

Abb 24. *Ventrikelseptumdefekt* (5 1/2 Jahre). Septumdefekt über Rechtsherzkatheter dargestellt. Kontrastmittelübertritt vom linken Ventrikel über hohen Defekt in die Pulmonalarterie. Seitlicher Strahlengang

Abb. 23 a, b. *Ventrikelseptumdefekt* (Gruppe 3–4). – 8 Monate. *Gekreuzter* Shunt (Eisenmengerreaktion). Links-rechts-Shunt 30–35%. Pulmonalarteriendruck 100 mmHg, Lungengefäßzeichnung mäßig verstärkt. Ausprägung jedoch stärker als nach dem Shuntvolumen anzunehmen. Shuntvolumen ursprünglich wahrscheinlich höher. Durch zunehmende periphere Widerstandserhöhung rückläufig. Nur diskrete Zeichen einer arteriellen Hypertonie

Bei knapp 5% der Ventrikelseptumdefekte besteht infolge der unmittelbaren Nachbarschaft des Defektes zur Aortenklappe eine *Aortenklappeninsuffizienz.* Eine bedeutsame Insuffizienz wird die Volumenbelastung des linken Ventrikels verstärken, außerdem werden dadurch die Aorta ascendens und der Aortenbogen erweitert. Bei der *Durchleuchtung* zeigen sich in diesem Bereich *schleudernde* Pulsationen. Eine erweiterte Aorta bei einem Links-rechts-Shuntvitium muß deshalb auch an

diese Möglichkeit denken lassen, ebenfalls an die Kombination mit einer *Aortenisthmusstenose.*

7.2.2.3 Angiokardiographie

Die *Angiokardiographie* ist bei einem Ventrikelseptumdefekt immer *angezeigt,* wenn eine Operation vorgesehen ist, eine ausgeprägtere pulmonale Hypertonie mit Rechts-links-Shunt besteht oder zusätzliche komplizierende Mißbildungen zu vermuten sind [11]. Sie wird im Rahmen der Katheteruntersuchung durchgeführt. Der richtige Zeitpunkt zur Untersuchung ist vom Kardiologen festzulegen.

Mit ihrer Hilfe kann die genaue Lage und Größe des Defektes geklärt werden und es lassen sich bedeutsame zusätzliche Fehlbildungen bzw. Komplikationen (z. B. Endokardkissendefekt, Aortenklappeninsuffizienz, infundibuläre Stenose, Septumaneurysma usw.) feststellen.

Die *membranösen Defekte* lassen sich bei *Kontrastmittelinjektion* in den *linken Ventrikel* im *2. schrägen* Durchmesser oder auch im *seitlichen* Strahlengang übersichtlich *darstellen* (Abb. 24). Der Katheter erreicht den linken Ventrikel entweder über das Foramen ovale oder direkt über den Defekt. Im *ersten schrägen* Durchmesser oder auch im *seitlichen* Strahlengang wird vom *rechten Ventrikel* aus seine Ausflußbahn zum Nachweis einer *Infundibulumstenose* dargestellt. Die Kontrastmittelinjektion in den *rechten Ventrikel* ist immer erforderlich, wenn ein *Rechts-links-Shunt* oder ein *gekreuzter Shunt* vorliegt [11].

Besteht eine *Aortenklappeninsuffizienz,* so ist eine *Aortographie* mit Kontrastmittelinjektion in die Aorta ascendens notwendig.

Das Lungengefäßbild veranschaulicht ebenfalls das Ausmaß des Links-rechts-Shunts und ein perihilärer Kalibersprung der Lungenarterien sowie eine verzögerte Kontrastmittelpassage durch die Lunge belegen einen erhöhten peripheren Gefäßwiderstand.

Die angiokardiographischen Darstellungen erfolgen am besten mit Hilfe der *Kineangiokardiographie* [11].

7.2.2.4 Radiologische Differentialdiagnose

Ein *Ventrikelseptumdefekt* ist immer in Erwägung zu ziehen, wenn bei einem *azyanotischen* Patienten das Röntgennativbild eine *vermehrte Lungengefäßzeichnung* im Sinne eines erhöhten Blutdurchflusses zeigt. In der Regel handelt es sich unter diesen Umständen um ein *Links-rechts-Shuntvitium.* Grundsätzlich ist eine *Differenzierung* der *Links-rechts-Shuntvitien* möglich, da Unterschiede in der Volumenbelastung der Herzkammern und der Aorta bestehen [1, 8, 11, 13]. Tatsächlich gelingt auch in der *Mehrzahl* der Fälle eine relativ zuverlässige Einordnung, wenn bestimmte *Kriterien* beachtet und es sich um isolierte, unkomplizierte Defekte handelt. Ein *wichtiges* und verläßliches diagnostisches *Kriterium* zur Unterscheidung des *Ventrikelseptumdefektes* und des *Ductus arteriosus persistens* vom *Vorhofseptumdefekt* ist die *Größe* des *linken Vorhofs,* der auch bei großem Vorhofseptumdefekt sowohl im Seitbild wie im rechten vorderen Schrägbild keine oder nur eine leichtere Vergrößerung zeigt. Beim *Ventrikelseptumdefekt* und *Ductus arteriosus persistens* besteht dagegen eine enge *Beziehung* zwischen der *Ausprägung* der *Lungengefäßzeichnung* und der *Größe* des *linken Vorhofs.* Je größer der Lungendurchfluß um so größer ist auch der linke Vorhof (Tabelle 2). Beim Vorhofseptumdefekt sind immer nur die rechtsseitigen Kammern belastet, während beim Ventrikelseptumdefekt der Gruppe 2 noch überwiegend der linke Ventrikel und beim großen Defekt linker und rechter Ventrikel belastet sind. Der Ductus arteriosus apertus zeigt nur dann eine zusätzliche rechtsseitige

Belastung, wenn eine ausgeprägtere pulmonale Hypertonie vorliegt. Ein Unterscheidungsmerkmal zwischen einer deutlich vergrößerten linken und rechten Kammer bietet sich im linken Seitbild nach der Darstellung der V. cava inferior [4]. Bei großem Vorhofseptumdefekt wird das Cavadreieck vom Hinterherzraum nur wenig überlagert, während ein großer linker Ventrikel diesen Bereich meistens überragt. Dieses Zeichen ist zur Abgrenzung des Ventrikelseptumdefektes und des Ductus vom Vorhofseptumdefekt ebenfalls von Wert [4]. Ein brauchbares *Kriterium* zur Unterscheidung des *Ventrikelseptumdefektes* vom *Ductus* ist der *Aortenbogen,* der beim *Ductus* in der Mehrzahl der Fälle durch die Volumenbelastung *erweitert* ist, was beim Ventrikel- und Vorhofseptumdefekt nicht der Fall ist (7.2.4). Schwierigkeiten gibt es allerdings bei Kindern in den beiden 1. Lebensjahren, da der Aortenbogen in diesem Alter normalerweise auffallend breit sein kann. Zeigt jedoch die linke Trachealwand eine Impression durch den Aortenbogen, so kann auch in diesem Alter der Aortenbogen als erweitert angenommen werden. Die Beobachtung des Aortenbogens unter Durchleuchtung kann ebenfalls weiterführen, wenn verstärkte bis schleudernde Pulsationen festgestellt werden. Eine Erweiterung der Aorta findet man jedoch auch beim *persistierenden Truncus arteriosus,* der häufig ebenfalls mit einem erhöhten Lungenzirkulationsvolumen einhergeht. Eine Rechtslage der Aorta, eine vertiefte Herzbucht und gegebenenfalls auch Seitenunterschiede der Lungendurchblutung müssen zuerst an einen persistierenden Truncus denken lassen.

Zusammenfassend läßt sich feststellen, daß bei einem Links-rechts-Shuntvitium mit einem entsprechend vergrößerten linken Vorhof und Zeichen der Links- und Rechtsbelastung sowie unauffälligem Aortenbogen mit hoher Wahrscheinlichkeit ein Ventrikelseptumdefekt vorliegt.

7.2.2.5 Postoperative Röntgenbefunde

Bei großem Shunt und entsprechend starker Überflutung des Lungenkreislaufs kann man zur Entlastung vornehmlich des linken Ventrikels und des Lungenkreislaufs eine *Banding-Operation* durchführen, wenn die Risiken der Totalkorrektur zu hoch sind. Es handelt sich um einen Palliativeingriff, bei dem der Pulmonalarterienhauptstamm durch das Anlegen eines schmalen Bandes eingeengt wird. Die Folge ist ein *Rückgang* des *Links-rechts-Shunts* und eine *Druckminderung* in den Pulmonalarterien. *Radiologisch* läßt sich der Rückgang der Volumenbelastung des Herzens an einer Verkleinerung der Herzgröße und einer Abnahme der vermehrten Lungengefäßzeichnung ablesen. Nach der Totalkorrektur eines hämodynamisch bedeutsamen Ventrikelseptumdefektes kommt es bereits nach Tagen zu einer Verkleinerung des Herzens und zum Rückgang der vermehrten Lungengefäßzeichnung. Eine vollständige Normalisierung der radiologischen Befunde bei erfolgreicher Korrektur beansprucht jedoch Wochen bis Monate. Bei sehr großem Shunt und relativ später Operation kann die vollständige Normalisierung mitunter erst nach Jahren erreicht sein.

Der *Spontanverschluß* eines hämodynamisch bedeutsamen Ventrikelseptumdefektes läßt sich ebenfalls im Nativbild verfolgen, wobei auch hier die vollständige Normalisierung der Röntgensymptomatologie nachhinken kann. Wenn nach der Operation in einem entsprechenden Zeitraum keine Normalisierung der radiologischen Befunde eintritt, so kann es sich um einen unvollständig verschlossenen Defekt handeln oder der Defekt ist erneut aufgegangen. Eine fortbestehende Volumenbelastung des linken Ventrikels und des linken Vorhofs bei fehlenden Zeichen einer vermehrten Lungendurchblutung muß an eine Mitral- oder Aortenklappeninsuffizienz denken lassen, wobei jedoch nur die schwerere Aorteninsuffizienz Rückwirkungen auf den linken Vorhof hat. Das *Eisenmenger-Syndrom* ist keiner Operation zugänglich. Bei einem großen Links-rechts-Shunt ist der Entwicklung einer Eisenmengerreaktion infolge sekundärer obstruktiver Lungengefäßveränderungen durch eine rechtzeitige Operation vorzubeugen. Ein hämodynamisch bedeutsamer Ventrikelseptumdefekt sollte deshalb bereits im Vorschulalter operiert werden.

Als postoperative Komplikation wäre das *Postperikardiotomiesyndrom* zu erwähnen, das nach ca. 10–14 Tagen mit Perikard- und Pleuraergüssen sowie einer Rechtsherzinsuffizienz einhergeht. *Radiologisch* erkennbar an einer mitunter beträchtlichen Größenzunahme des Herzens [6, 9].

7.2.2.6 Echokardiographie

Mit der *zweidimensionalen Echokardiographie* lassen sich im Vierkammerblick Defekte im *membranösen* Septum ab 0,5–1 cm Durchmesser direkt nachweisen. Der Defektdurchmesser ist jedoch nicht zuverlässig zu bestimmen. Kleinere *muskuläre* Defekte sind direkt schwierig zu erkennen, mit der *Farbdoppler-Sonographie* jedoch gut nachzuweisen [6, 10].

Literatur

1. Ball F, Vettermann H (1970) Synoptische Darstellung radiologischer und kardiologischer Befunde bei Kindern mit angeborenen Herzfehlern der Links-rechts-Shuntgruppe. Radiologe 10:226–234
2. Capp MP, Levin AR, Jarmakani MM, Canent RV, Graham TP, Lester RG (1968) New concepts of isolated ventricular septal defect. Radiol Clin North Am VI: 327–342
3. Hoffmann JIE, Christiansen R (1978) Epidemiology: Congenital heart disease in a cohort of 19502 births with long-term follow-up. Am J Cardiol 42:641
4. Keats TE, Rudhe U, Foo GW (1964) Vena caval inferior position in the differential diagnosis of atrial and ventricular septal defects. Radiology 83:616–621
5. Keith JD (1978) Ventricular Septal Defect. In: Keith JD, Rowe RD, Vlad P (eds) Heart disease in infancy and childhood. McMillan, New York Toronto London, pp 320–379
6. Klose P, Thelen M, Erbel R (1991) Bildgebende Verfahren in der Diagnostik von Herzerkrankungen. Thieme, Stuttgart New York, S 97–101
7. Levin AR, Spach MS, Canent RV, Boineau JP, Capp MP, Jain V, Barr RC (1967) Intracardiac pressure-flow dynamics in isolated ventricular septal defects. Circulation XXXV:430–441
8. Loogen F, Rippert R, Vieten H (1967) Ventrikelseptumdefekt In: Diethelm L, Olsson O, Strnad F, Vieten H, Zuppinger A (Hrsg) Handbuch der Medizinischen Radiologie, BD X, Teil 4, Springer, Berlin Heidelberg New York, S 188
9. Rautenburg HW, Reither M (1990) Angeborene Herz- und Gefäßfehler. In: Schuster W (Hrsg) Kinderradiologie 2. Springer, Berlin Heidelberg New York Tokyo, S 216–220
10. Rupprath G (1990) Echokardiographie. In: Schuster W (Hrsg) Kinderradiologie 2. Springer, Berlin Heidelberg New York Tokyo, S 301–302
11. Schad N (1983) Die angeborenen Anomalien des Herzens und der großen Gefäße. In: Frommhold W, Stender HS, Thurn P (Hrsg) Schinz Radiologische Diagnostik in Klinik und Praxis 7. Neubearb. Aufl, Bd II. Thieme, Stuttgart New York, S 288–317
12. Sommerville J (1979) Congenital heart disease – changes in form and function. Br Heart J 41:1
13. Swischuk LE (1979) Classification based on pulmonary vascular patterns. In: Swischuk LE (ed) Plain film interpretation in congenital heart disease, 2nd edn. Williams & Wilkins, Baltimore London, p 62

7.2.3 Canalis atrioventricularis communis persistens

F. BALL

Die *Endokardkissendefekte* zählen zu den *seltenen* Anomalien des Herzens. Etwa *1/4* dieser Defekte wird der *kompletten* Form zugerechnet. Das sind 1–2% der angeborenen Herzfehler. Es handelt sich um eine *schwerwiegende komplexe* Fehlbildung. Infolge der gestörten Entwicklung des Endokardkissens bleibt die ursprüngliche kanalartige Verbindung zwischen den Vorhöfen und den Kammern erhalten. Sie kann mit zusätzlichen Fehlbildungen (z. B. Klappenstenosen) kombiniert sein. Ein typisches *EKG* ist hinweisend für eine derartige Anomalie (überdrehter Linkstyp in den Extremitäten – und Zeichen der Rechtsverspätung in den Brustwandableitungen). Die *häufigste* Fehlbildung des Herzens beim *Down-Syndrom* ist der *Endokardkissendefekt* unterschiedlicher Ausprägung. Die *inkompletten Endokardkissendefekte* wurden bereits unter 7.2.1 abgehandelt, da sie in ihrer Hämodynamik und Röntgensymptomatologie dem Vorhofseptumdefekt ähnlich sind.

7.2.3.1 Pathologische Anatomie und Hämodynamik

Kennzeichnend für den persistierenden Canalis atrioventricularis communis ist eine *einheitliche Atrioventrikularklappe* mit durchgehender *Spalte* im anterioren Segel der *Mitral-* und dem septalen Segel der *Trikuspidalklappe* verbunden mit einem *Primum-* und einem hochsitzenden *Ventrikelseptumdefekt* [1, 2, 7, 9]. Davon gibt es jedoch einige anatomische Varianten, die wiederum die Hämodynamik beeinflussen bzw. variieren. Häufig ist die einheitliche Atrioventrikularklappe *schlußunfähig*. Die Septumdefekte sind von unterschiedlicher Größe. Häufig *überwiegt* der Primumdefekt. Die Entwicklung des Ventrikelseptums kann jedoch auch so gestört sein, daß ein einheitlicher Ventrikel entsteht.

Die schematische Abb. 25 veranschaulicht die resultierende *Hämodynamik*. Infolge der Druckdifferenzen ist ein größerer *Links-rechts-Shunt vorherrschend*. Die Lungengefäße erfahren dadurch eine Erweiterung. Es handelt sich jedoch fast immer um einen *gekreuzten* Shunt, so daß auch eine Zyanose auftreten kann. Sämtliche Herzhöhlen sind volumenbelastet, wobei die *rechte* Seite meist *stärker*

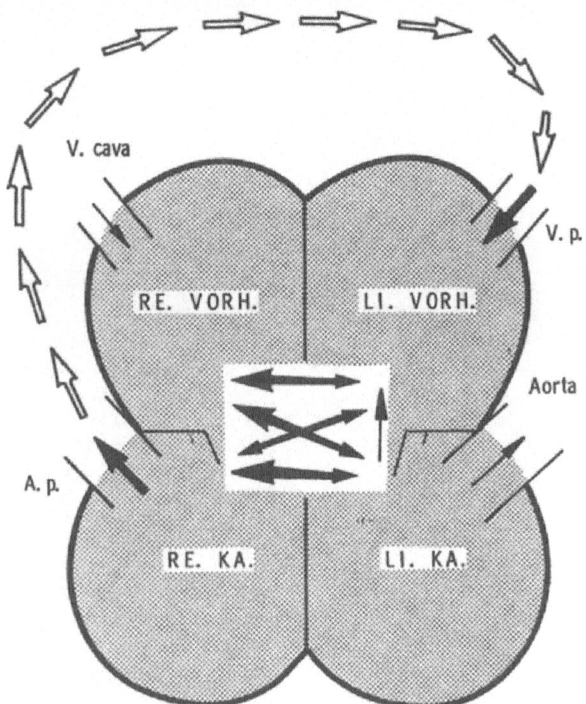

Abb. 25. Hämodynamik beim Canalis atrioventricularis communis persistens. Shuntmöglichkeiten durch *Pfeile* gekennzeichnet (im Einzelfall variabel). Hauptshuntweg über Lungenkreislauf. *Punktierung:* Belastete Herzräume

betroffen ist. Man findet dementsprechend eine Hypertrophie und Dilatation der Vorhöfe und der Kammern. Wenn eine Insuffizienz der Atrioventrikularklappe vorliegt, so ergibt sich eine zusätzliche Volumenbelastung. Ein stärkerer Reflux in den linken Vorhof führt dann zu einer deutlicheren Vergrößerung dieses Vorhofs. Der „Kanal" hat fast immer eine *Druckerhöhung* im kleinen Kreislauf zur Folge. Sie ist abhängig von der Größe des Ventrikelseptumdefektes. In Abhängigkeit von der *Größe* der beiden *Defekte* gleicht die *hämodynamische Situation* eher einem *Vorhof-* oder einem *Ventrikelseptumdefekt.*

7.2.3.2 Röntgensymptomatologie

Die Pulmonalgefäße sind durch den erhöhten Blutdurchfluß meist deutlich erweitert. Das *Gefäßbild* kann bereits beim Säugling das Erscheinungsbild einer *pulmonal-arteriellen Hypertension* mit einem Kalibersprung der Pulmonalarterien zeigen. Dann ist ein größerer *VSD* anzunehmen. Eine ausgeprägtere *Insuffizienz* der Atrioventrikularklappe verursacht eine *pulmonal-venöse Drucksteigerung*, so daß die Gefäße vor allem im Untergeschoß unscharf begrenzt und verengt sind. Das ist stärker ausgeprägt, wenn eine Herzinsuffizienz vorliegt, oft ist zusätzlich ein alveoläres Ödem nachweisbar.

Das Herz ist gewöhnlich in allen Dimensionen stärkergradig vergrößert (Abb. 26). Der *linke Herz-*

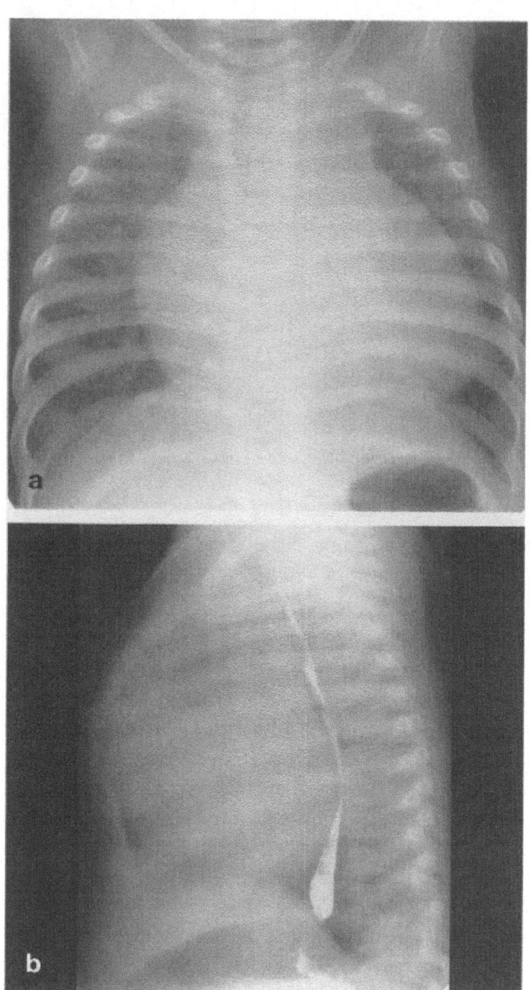

des Primum- bzw. des Ventrikelseptumdefektes und der Belastung des linken Vorhofs infolge einer Atrioventrikularklappeninsuffizienz entspricht das radiologische Erscheinungsbild mehr einem Vorhof- oder einem großen Ventrikelseptumdefekt mit pulmonaler Hypertension. Der Hinterherzraum wird durch die vergrößerten Ventrikel insgesamt eingeengt. Eine stärkergradige Atrioventrikularklappeninsuffizienz kann jedoch eine zusätzliche bogenförmige Vorwölbung des linken Vorhofs bewirken. Die Kontaktfläche des rechten Ventrikels mit der vorderen Thoraxwand ist vergrößert (Abb. 26).

7.2.3.3 Angiokardiographie

Der komplette und der partielle Endokardkissendefekt müssen zur genaueren Abklärung vor der Operation angiokardiographisch untersucht werden [1, 2, 7]. Die Untersuchung erfolgt über einen Rechtsherzkatheter. Durch eine Kontrastmittelinjektion in den linken Ventrikel ist die Ausflußbahn des linken Ventrikels und der Ventrikelseptumdefekt übersichtlich darzustellen. Auch ein Kontrastmittelrücklauf in den linken Vorhof ist zu erkennen. *Typisch* ist die *Verengung* der *Ausflußbahn* des *linken* Ventrikels in Ventrikeldiastole, die durch einen *Atrioventrikularklappenprolaps* zustande kommt (Abb. 27). Im 1. schrägen Durchmesser zeigt sich der weit dorsal erfolgende Kontrastmittelübertritt vom linken in den rechten Ventrikel. Es ist wichtig, die Shuntrichtung und auch den Kontrastmittelreflux zu klären. Das läßt sich am besten cineangiographisch bewerkstelligen. Eine gute Darstellung der hämodynamischen Situation ist mit der multiplanen Cineangiokardiographie [7] zu erreichen. Eine ergänzende Injektion des Kontrastmittels in den rechten Ventrikel ist empfehlenswert.

Abb. 26a, b. *Canalis atrioventricularis communis.* 7 Monate. Links-rechts-Shunt 55%, Rechts-links-Shunt 35%. Druck im rechten Ventrikel 85 mmHg. Druck im linken Ventrikel 82 mmHg. **b** Vordere Thoraxwand durch stark vergrößerten re. Ventrikel vorgewölbt. *Katheterdaten:* Prof. Dr. H. Vettermann, Päd. Kardiologie der Universität Frankfurt/M.

7.2.3.4 Radiologische Differentialdiagnose

Bei jedem stark erhöhten Blutdurchfluß durch die Lungen und einem global vergrößerten Herzen ist an die Möglichkeit eines kompletten Endokardkissendefektes zu denken, v.a. wenn ein Down-Syndrom besteht. Eine zuverlässige Abgrenzung von einem größeren Vorhof- oder einem großen Ventrikelseptumdefekt mit pulmonaler Hypertension ist nach den Nativaufnahmen nicht möglich, da in Abhängigkeit von der Größe des Primum- oder Ventrikelseptumdefektes die Röntgensymptomatologie eher einem Vorhof- oder einem großen Ventrikel-

rand wird meistens vom stark *volumenbelasteten rechten Ventrikel* gebildet, der in einem großen, prominenten Bogen von der Spitzen- bis zur Pulmonalklappenebene reicht und dann kontinuierlich in den erweiterten Pulmonalarterienhauptstamm übergeht, der mit seiner Oberkante bis in Aortenbogenhöhe reicht. Die Ausladung des rechten Herzrandes ist auf den vergrößerten rechten Vorhof zurückzuführen. Der linke Vorhof kann im Seitbild oder im 1. schrägen Durchmesser vergrößert sein (Abb. 26b).

Der *komplette* Endokardkissendefekt bietet *kein typisches Röntgenbild* [2, 5, 7, 8]. Je nach Größe

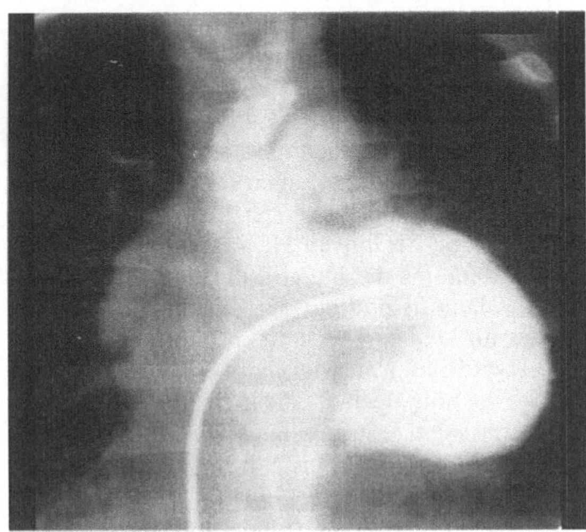

Abb. 27. *Canalis atrioventricularis communis* (11 Monate). Kontrastmittelinjektion in den vergrößerten linken Ventrikel. Typisch die Einengung der Ausflußbahn des linken Ventrikels in Diastole durch die große verlagerte Mitralklappe (Goose-neck-Verformung). Intensive Kontrastierung der Pulmonalarterie spricht für größeren Ventrikelseptumdefekt. *Angiokardiogramm:* Prof. Dr. H. VETTERMANN, Päd. Kardiologie der Universität Frankfurt/M.

septumdefekt gleicht. Eine detaillierte Abklärung erlaubt nur die Angiokardiographie bzw. die Echokardiographie.

7.2.3.5 Verlauf und postoperative Röntgenbefunde

Die komplexe Anomalie hat eine ungünstige Prognose, denn mehr als die Hälfte der Träger verstirbt bereits im ersten Lebensjahr an den Folgen einer Herzinsuffizienz. Besonders ungünstig sind die Fälle mit einem größeren Ventrikelseptumdefekt und pulmonaler Hypertension. Eine rasche Abklärung der Situation durch Herzkatheter und Angiokardiographie ist nötig. Die Operation ist jedoch schwierig und die Operationsmortalität hoch. Nach erfolgreicher Operation kommt es zu einer Rückbildung der verstärkten Lungengefäßzeichnung und der globalen Herzgröße.

7.2.3.6 Echokardiographie

Es wurde bereits darauf hingewiesen, daß auf den Nativaufnahmen eine Unterscheidung von Ostiumprimum- und -sekundum-Defekten nicht möglich ist. Eine Differenzierung ist dagegen mit der zwei-dimensionalen Echokardiographie zu erreichen. Der beim Atrioventrikularkanal zusätzlich vorhandene hochsitzende Ventrikelseptumdefekt ist ebenfalls gut zu erfassen. Die stets vorliegende Fehlbildung der Atrioventrikularklappen, die zu Klappeninsuffizienzen führen, läßt sich mit der farbkodierten Doppler-Echokardiographie nachweisen, ebenfalls die überwiegende Shuntrichtung auf Vorhof- und Ventrikelebene. Wichtig ist auch die Unterscheidungsmöglichkeit zwischen einem kompletten und inkompletten Atrioventrikularkanal [3, 6].

Literatur

1. Baron GM (1968) Endocardial cushion defects. Radiol Clin North Am VI:343–369
2. Daves LM (1981) Cardiac roentgenology. Year Book Medical, Chicago London, p 297
3. Klose P, Thelen M, Erbel R (1991) Bildgebende Verfahren in der Diagnostik von Herzerkrankungen. Thieme, Stuttgart New York, S 96–97
4. Rautenburg HW, Reither M (1990) Angeborene Herz- und Gefäßfehler. In: Schuster W (Hrsg) Kinderradiologie 2, Springer, Berlin Heidelberg New York Tokyo, S 222–226
5. Rubinstein BM, Young D, Pinals D, Jacobson HG (1966) The roentgen spectrum in persistent common atrioventricular canal. Radiology 86:860–864
6. Rupprath G (1990) Echokardiographie. In: Schuster W (Hrsg) Kinderradiologie 2, Springer, Berlin Heidelberg New York Tokyo, S 302–304
7. Schad N (1983) Die angeborenen Anomalien des Herzens und der großen Gefäße. In: Frommhold W, Stender HS, Thurn P (Hrsg) Schinz Radiologische Diagnostik in Klinik und Praxis, 7. neubearbeitete Aufl. Bd II. Thieme, Stuttgart New York, S 298
8. Swischuk LE (1979) Plain film interpretation in congenital heart disease, 2nd edn. Williams & Wilkins. Baltimore London, p 55–61
9. Wakai CS, Edwards JE (1958) Pathologic study of persistent common atrioventricular canal. Am Heart J 56: 779–794

7.2.4 Ductus arteriosus persistens

B. STÖVER

7.2.4.1 Pathologische Anatomie

Der Ductus arteriosus entwickelt sich aus dem distalen Anteil des 6., vorwiegend des linken Kiemenbogens. Unterbleibt sein Verschluß postpartal, verbindet er als 5–10 mm langes und 7–10 mm breites Gefäß die distalen Anteile des Hauptstammes der Arteria pulmonalis mit dem ventromedialen Gebiet der Aorta descendens, 0.5 – 1 cm distal vom Abgang der Arteria subclavia. Der isolierte Ductus arteriosus persistens (DAP) ist mit 10% [6] bzw. 15% [14] den häufigsten kongenitalen kardiovaskulären Anomalien zuzurechnen, er betrifft Mädchen doppelt so häufig wie Knaben. In 15% der Fälle tritt der DAP in Kombination mit anderen Herzfehlern auf [11]. Während der Fötalzeit wird die Strömungsrichtung des Kreislaufs durch den hohen Widerstand im kleinen Kreislauf bestimmt; 60% des Ventrikel-Auswurfvolumens [12] gelangen unter Umgehung der Lungenpassage von der Arteria pulmonalis über den Ductus arteriosus in die Aorta.

Beim Reifgeborenen folgt dem funktionellen Verschluß innerhalb der ersten 10 – 15 Lebensstunden im Normalfall ein anatomischer Umbau, mit konsekutiv komplettem organischen Verschluß des Duktus innerhalb von 2 – 8 Wochen. Kontraktion der Mediamuskulatur, Intimaprolaps und Gefäßproliferation führen zur fibrotischen Umwandlung des Duktus in das Ligamentum arteriosum, das später verkalken kann [6].

Wichtige, vermutlich jedoch nicht alleinige Ursache des Verschlusses sind der Anstieg des Sauerstoffdruckes postpartal sowie die Konjugation von Prostaglandin (PGE 2) [4, 6]. Da beide Faktoren vom Gestationsalter abhängig sind, nimmt die Inzidenz des DAP mit abnehmendem Gestationsalter zu. Bei einem Geburtsgewicht von 1700 g ist in 45% der Fälle, bei einem solchen von 1200 g in 80% mit einem offenen Duktus zu rechnen [6, 11].

Die Problematik des DAP, d. h. seine hämodynamische Relevanz unterscheidet sich beim Frühgeborenen mit pulmonaler Erkrankung, insbesondere beim Frühgeborenen mit einem Membransyndrom wesentlich von der des reifen, pulmonal gesunden Neugeborenen.

7.2.4.2 Hämodynamik

Persistiert der Duktus postpartal, entwickelt sich ein Links-rechts-Shunt, dessen Größe insgesamt von 3 Faktoren abhängig ist: Vom Durchmesser des Duktus, von der Druckdifferenz zwischen Pulmonalis und Aorta sowie von den pulmonalen und systemischen Widerstandsverhältnissen [6, 11]. Bei normalem Druck in der Arteria pulmonalis bestimmt ausschließlich die Weite des Duktus die Größe des Shuntvolumens. Ein großer Durchflußwiderstand im Duktus verhindert die Druckübertragung auf die Lungengefäße; 40 – 70% der Auswurfmengen des linken Ventrikels kann der Lun-

genkreislauf aufnehmen u. z. über eine Gefäßerweiterung sowie eine Abnahme des Widerstandes der Lungengefäße [15, 19].

In der Folge ist jedoch der pulmonalvenöse Rückfluß vermehrt, das linksatriale sowie das enddiastolische Ventrikelvolumen sind erhöht [14, 18]. Somit führt der DAP in erster Linie zu einer Volumenbelastung der linken Herzanteile.

Mit Abnahme des Durchflußwiderstandes innerhalb des Duktus und mit der Zunahme des Widerstandes im kleinen Kreislauf (primäre oder sekundäre Hypertonie) entwickelt sich konsekutiv eine Druckbelastung rechts. Auch bei Frühgeborenen mit pulmonalen Erkrankungen, v. a. aber bei Frühgeborenen mit Membransyndrom besteht eine Erhöhung des Widerstandes im Lungenkreislauf.

Übersteigt der Widerstand des kleinen Kreislaufs den des großen, entwickelt sich eine Shuntumkehr zum Rechts-links-Shunt. Die Shuntrichtung innerhalb eines großen Duktus, der keinen nennenswerten Durchflußwiderstand aufweist, wird ausschließlich durch den vorgeschalteten pulmonalen bzw. systemischen Widerstand bestimmt.

7.2.4.3 Röntgensymptomatologie

Da der Duktusverschluß an der Pulmonalis beginnt, können beim Neugeborenen die Reste des noch offenen, weiteren aortalen Anteils als sog. „ductus bump" [3] in der p. a.-Projektion sichtbar werden.

Es reflektiert der radiologische Befund eines persistierenden Duktus die durch die Volumenbelastung links veränderte Hämodynamik, und zwar in Abhängigkeit von der Shuntgröße. Ein Links-rechts-Shunt unter 10% bewirkt keinerlei radiologisch faßbare Veränderungen auf der Thoraxübersichtsaufnahme. Bei Shuntvolumina über 35% sind die Zeichen der aktiven Hyperämie im Lungenkreislauf erkennbar: Die Hilusgefäße sind erweitert, die Hili prominent, perihilär werden pro qcm mehr Lungengefäße mit zudem vergrößertem Kaliber sichtbar, ihre Begrenzung erscheint unscharf. Es gilt für die radiologische Symptomatologie hinsichtlich der aktiven Hyperämie im kleinen Kreislauf Gleiches wie für die übrigen Links-rechts-Shuntvitien [1, 3, 8].

Nach den Untersuchungen von KEITH et al. [8] findet sich in 32 – 75% der Fälle eine Verbreiterung des Herzens im p. a.-Strahlengang nach links, der kardiothorakale Index liegt über 0.55. Auch die Zunahme der Herzgröße und die Konfigurationsänderung sind abhängig von der Größe des Shunts

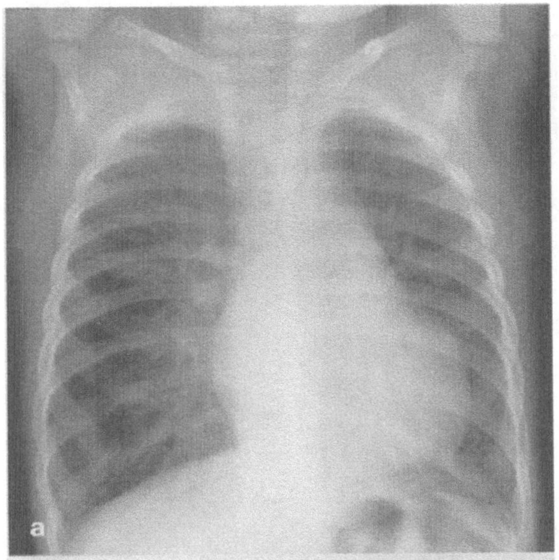

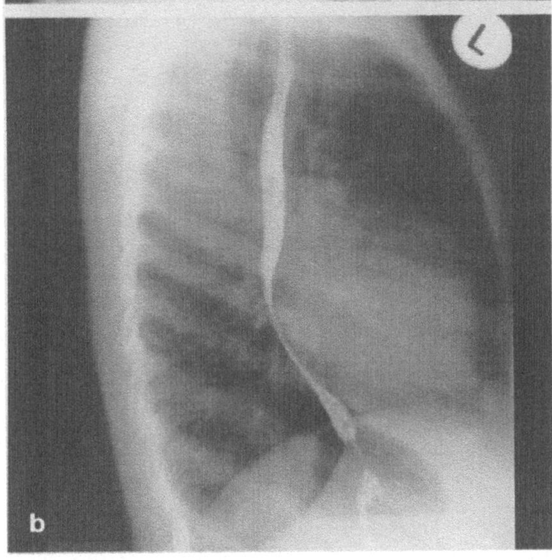

Abb. 28. a 3,8jähriger Knabe mit DAP, 33% Shunt. Herzgröße an der oberen Normgrenze, betonter Aortenbogen. Verbreiterte Hilusformationen durch erweiterte Gefäßkaliber, die perihilär verbreitert jedoch randscharf bleiben: aktive Hyperämie im Kleinkreislauf. **b** Auf der Seitaufnahme imprimiert der vergrößerte linke Vorhof den kontrastmittelgefüllten Ösophagus und engt den Herzhinterraum umschrieben ein

(Abb. 28 a). Ausdruck der Volumenbelastung links ist in 61% [1] bzw. 67% [20, 21] eine Vergrößerung des linken Vorhofs, in der Regel nachweisbar bei Shuntvolumina über 35%. Die Vorhofvergrößerung bewirkt eine Zunahme des Bifurkationswinkels auf Werte über 45° im p. a. Strahlengang. Im Seitbild ist der Herzhinterraum in Vorhofhöhe eingeengt

(Abb. 28 b). Bei großen Shuntvolumina kann zusätzlich auch der linke Ventrikel den Retrokardialraum einengen und im Ösophagogramm den kontrastmittelgefüllten Ösophagus nach dorsal verlagern.

Von differentialdiagnostischer Bedeutung hinsichtlich der Abgrenzung zu anderen Links-rechts-Shuntvitien anhand der Thoraxübersichtsaufnahme ist die Tatsache, daß im Falle des DAP außer der Vergrößerung des linken Vorhofs auch eine Aortenbogenerweiterung vorliegt [19]. Dies ist Folge der vermehrten Auswurfleistung des linken Ventrikels. Untersuchungen zur Erweiterung des Aortenbogens beim DAP ergaben, daß jenseits des 3. Lebensjahres ein Quotient, gebildet aus der Höhe von BWK 8 und der Aortenweite, vom Trachealrand bis zur linken Begrenzung der Aorta im p. a.-Bild gemessen, erhöht ist. Dieser Quotient liegt im Normalfall bei 1,3. Werte über 1,7 können als relativ zuverlässiger Hinweis dafür gewertet werden, daß es sich um einen DAP handelt, wenn zusätzlich die Zeichen des Links-rechts-Shunts und der Volumenbelastung links bestehen (Abb. 29 a).

Entwickelt sich eine pulmonale Hypertonie, führt diese zur Druckbelastung rechts. Der rechte Ventrikel ist ebenfalls vergrößert, der Pulmonalishauptstamm ist betont. Auf eine vorliegende Widerstandserhöhung im kleinen Kreislauf weist ein deutlicher Kalibersprung zwischen perihilärem und peripherem Gefäßdurchmesser hin [1, 5, 14] (Abb. 29 a, b).

Bei sehr unreifen Frühgeborenen ohne pulmonale Erkrankung und bei Frühgeborenen mit Membransyndrom sowie nach längerer Asphyxie und Azidose wird in einem nennenswerten Prozentsatz eine Zunahme der Herzgröße am 3.–5. Lebenstag beobachtet. Zusammen mit einer Erweiterung der Lungengefäßkaliber kann diese als Hinweis auf einen DAP gewertet werden. Nicht selten entwickeln die Kinder ein Lungenödem unterschiedlicher Ausprägung. Die radiologischen Veränderungen können der typischen klinischen Duktussymptomatologie vorrausgehen [18, 22] (Abb. 30 a, b).

In diesen Fällen erfolgt die Verifikation der radiologischen Verdachtsdiagnose durch das Echokardiogramm.

7.2.4.4 Echokardiogramm

Im M-Mode-Verfahren gelingt der Rückschluß auf die Shuntgröße über die Berechnung des Quotienten aus aortalem und linksatrialem Durchmesser [13]. Ist das Verhältnis von linksatrialem- zu Aor-

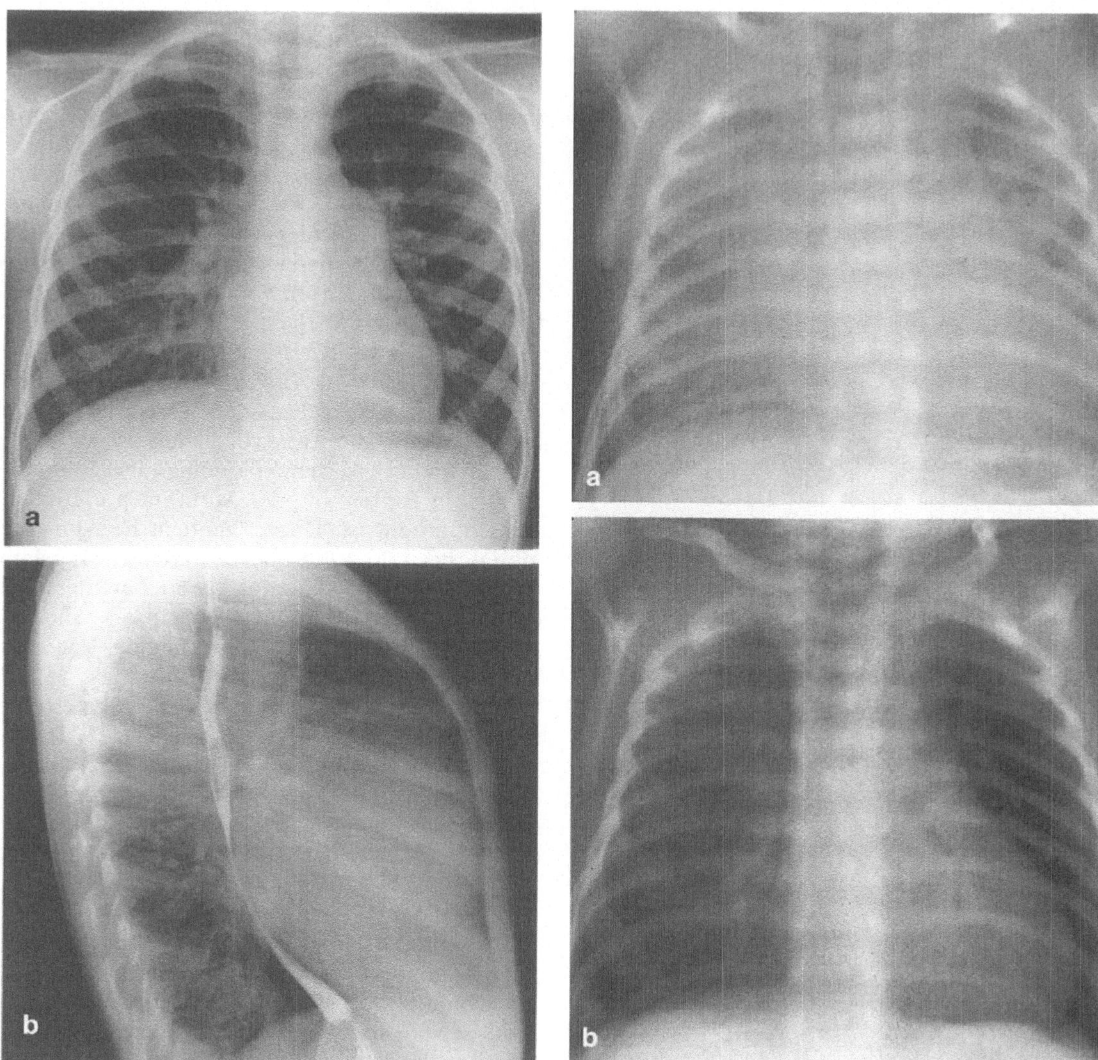

Abb. 29. a 6jähriges Mädchen mit DAP und pulmonaler Hypertonie: Grenzgröße des Herzens. Die den Hilus verbreiternden weiten Lungengefäße zeigen peripherwärts einen Kaliberabbruch, das Pulmonalsegment ist prominent. Im Bogenbereich erweiterte Aorta (Index 2.08). **b** Die Seitaufnahme zeigt außer der Vergrößerung des linken Vorhofs die Rechtsbelastung: die Kontaktfläche des rechten Ventrikels mit der vorderen Thoraxwand ist vergrößert

Abb. 30. a Frühgeborenes nach Membransyndrom mit DAP: Wegen der Thymusüberlagerung ist die Herzgröße nicht beurteilbar. Die gespreizte Bifurkation weist auf einen vergrößerten linken Vorhof hin. Es besteht eine Gefäßrandunschärfe und eine interstitielle Flüssigkeitsvermehrung: passive Hyperämie und Lungenödem. **b** 8 Tage später, nach Indomethazin-Therapie sind die noch erweiterten Gefäße randscharf. Der Bifurkationswinkel ist normal, der Aortenbogen noch erweitert

tendurchmesser größer als 1 : 2, so ist dies als Hinweis auf einen großen Links-rechts-Shunt bzw. als solcher auf ein bevorstehendes Lungenödem zu werten [7, 16, 17]. Bei Patienten mit pulmonaler Hypertonie ist duplexsonographisch der Flow durch den Ductus nur inkonstant zu erfassen.

In der distalen Aorta ist der Flow normal während der Systole, in der Diastole retrograd, wohin-

gegen er in der proximalen Aorta während der Diastole antegrad verläuft. Die farbkodierte Dopplersonographie erlaubt den Nachweis des Flows systolisch und diastolisch rasch und zuverlässig. Sie weist zudem Turbulenzen an der links lateralen Pulmonaliswand nach.

Farbduplexsonographisch läßt sich die Breite des Duktus approximativ bestimmen, u. U. ist auch ein exzentrischer Jetstrahl durch den Duktus nachweisbar. Zudem wird bei der farbkodierten Duplexsonographie deutlich, daß mit zunehmendem pulmonalen Hypertonus ein Flow während der Diastole nicht mehr vorhanden ist.

7.2.4.5 Herzsondierung – Angiokardiographie

Die Sondierung des DAP über die Pulmonalis zeigt einen charakteristischen Katheterverlauf. Die Diagnose wird zusätzlich durch den Nachweis des Anstiegs der Sauerstoffsättigung in der Pulmonalis gesichert sowie durch eine evtl. bestehende Erhöhung des Pulmonalisdruckes. Eine Angiokardiographie ist indiziert, wenn die direkte Sondierung des Duktus nicht gelingt und Zweifel an der Diagnose bestehen, insbesondere aber dann, wenn eine Eisenmenger-Reaktion vorliegt wie auch in den Fällen, in denen zusätzlich bestehende Anomalien abgeklärt werden müssen [6, 9]. Bei der Kontrastmittelinjektion in die Arteria pulmonalis kommt im Falle eines bestehenden DAP ein Auswascheffekt an der Duktusmündung zur Darstellung, bedingt durch zufließendes Blut aus der Aorta. Dieses Phänomen ist als direkter Duktusnachweis zu werten. Im Lävogramm wird die Arteria pulmonalis erneut von der Aorta aus kontrastiert. Zudem kann während des Lävogramms der DAP in aller Regel in der seitlichen Projektion direkt dargestellt werden (Abb. 31 a, b).

Liegt eine pulmonale Druck- oder Widerstandserhöhung vor, gelingt bei der Füllung in die Pulmonalis der direkte angiographische Duktusnachweis mit nachfolgender Kontrastierung der Aorta descendens.

Eine direkte Duktusdarstellung ist ferner über eine Aortographie möglich [9].

7.2.4.6 Differentialdiagnose und kombinierte Vitien

In erster Linie ist ein aortopulmonales Fenster von einem weiten DAP differentialdiagnostisch abzugrenzen. Das aortopulmonale Fenster kann die DAP-Symptomatik vollständig imitieren. Darüber hinaus sind sämtliche Herzfehlbildungen mit Links-rechts-Shunt und Rechts- sowie Linksbelastung abzugrenzen [15].

In Kombination mit anderen Vitien tritt der DAP am häufigsten assoziiert mit einer Aortenisthmusstenose, einer Aortenstenose oder einer Mitralstenose auf. Bei Vitien mit vermindertem Lungen-

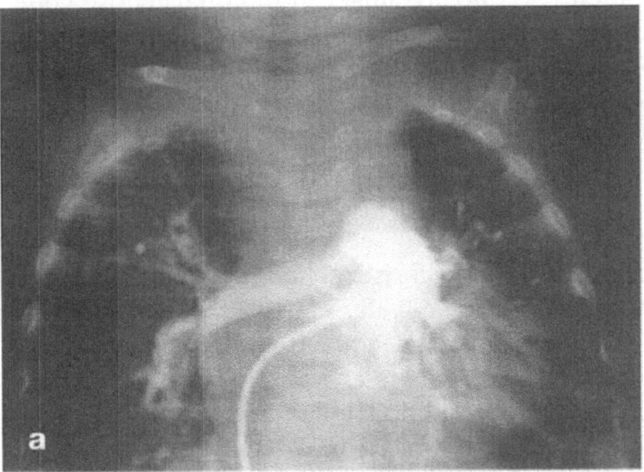

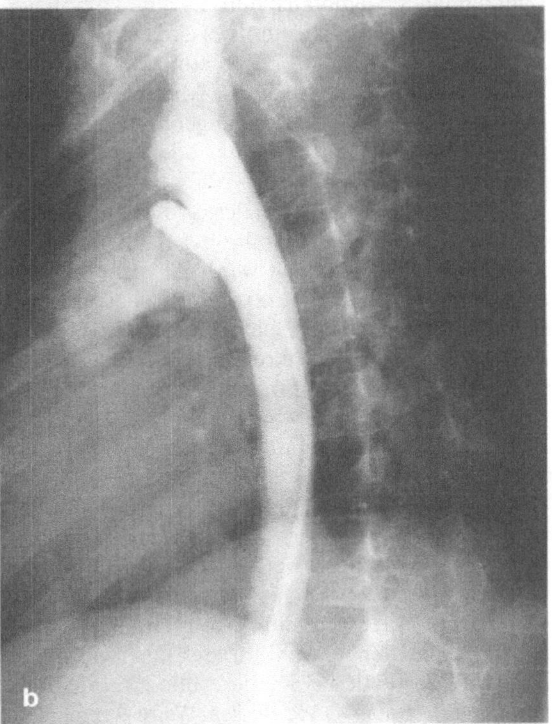

Abb. 31. a 5 Monate alter weiblicher Säugling mit DAP (45% Links-rechts-Shunt) und pulmonaler Hypertonie (Druck in der A. pulmonalis 100 mmHg). Bei der Füllung in den rechten Ventrikel kommt es im a. p.-Strahlengang zu einem Auswascheffekt am Dach der A. pulmonalis, bedingt durch Blutzufluß aus der Aorta: indirekter Ductusnachweis. **b** 11jähriges Mädchen mit DAP. Im schräglinken Durchmesser ist bei Füllung in den Aortenbogen der Ductus direkt dargestellt. Der Pulmonalishauptstamm ist gleichzeitig, deutlich schwächer kontrastiert

durchfluß, hochgradiger Pulmonalstenose oder Pulmonalatresie, bei Transposition der großen Gefäße mit Pulmonalstenose oder -atresie ist ein persistierender Duktus lebensnotwendig.

7.2.4.7 Postoperative Röntgenbefunde

Bei Frühgeborenen ist mit einem spontanen Duktusverschluß in 75% der Fälle zu rechnen, bei Reifgeborenen in weniger als 10% der Fälle. Jenseits des 6. Lebensmonats entwickeln 11% der Kinder mit DAP eine pulmonale Hypertonie [11]. Frühgeborene nach Asphyxie und Frühgeborene, die im Rahmen eines Membransyndroms eine komplizierte Duktussymptomatik aufweisen, erhalten zunächst eine Therapie mit Indomethazin. Gelingt ein Duktusverschluß unter dieser Medikation nicht, folgt auch bei sehr kleinen Frühgeborenen der operative Verschluß als Ligatur oder vollständige Durchtrennung des Duktus.

Der kardiologisch verifizierte, durch Herzsondierung bestätigte DAP sollte bei Säuglingen und Kleinkindern verschlossen werden. Auch ein Duktus mit nur geringem Shuntvolumen begünstigt die Entstehung einer bakteriellen Endokarditis.

Der transfemorale Duktusverschluß mit Hilfe eines Schaumstoffpfropfes nach Porstmann [10], der wieder verlassen wurde, findet heute seine neue Variante im Verschluß mittels eines Schirms mit Schaumstoff oder von coils über den liegenden Herzkatheter. Diese Methode kann nach den bisherigen Erfahrungen der ansonsten erforderlichen Operation vorgezogen werden. Die Mortalität der Operation wird zwischen 0 und 0.5% angegeben [19]. Der Duktusverschluß erfolgt interventionell als Therapie der 1. Wahl in der überwiegenden Mehrzahl der Fälle bei Kindern über 5 kg Körpergewicht mit einem DAP, dessen Weite 9 mm nicht überschreitet.

Postoperativ, bzw. nach DAP-Verschluß, bilden sich in aller Regel in der Folgezeit sämtliche klinischen und radiologischen Veränderungen zurück. In der Mehrzahl der Fälle ist auch die pulmonale Druckerhöhung vollständig rückläufig, bei einzelnen Kindern kann jedoch die Gefäßsklerose fortschreiten. In den Fällen, in denen sich ein Rechtslinks-Shunt entwickelt hat, ist der Verschluß des Duktus kontraindiziert.

Literatur

1. Ball F, Vettermann H (1970) Synoptische Darstellung radiologischer und cardiologischer Befunde bei Kindern mit angeborenen Herzfehlern der Links-rechts-Shuntgruppe. Radiologe 10:226–234
2. Berdon WE, Baker DH, James LS (1965) The ductus bump. AJR 95:91–98
3. Bloom KR, Rodriguez L, Swan EM (1977) Echocardiographic evaluation of-left-to right shunt in ventricular septal defect and persistent ductus arteriosus. Br Heart J 39:260–265
4. Clyman RI, Heyman MA (1981) Pharmacology of the ductus arteriosus. Pediatr Clin North Am 28:77–93
5. Daves ML (1981) Cardiac roentgenology. Year Book, Chicago London
6. Heyman MA (1983) Patent ductus arteriosus. In: Moss AJ (ed) Heart disease in infants, children and adolescents, 3rd edn. Williams & Wilkins, Baltimore, pp 158–171
7. Jaffe RB (1990) Patent ductus arteriosus-echocardiography. In: Elliot LP (ed) Cardiac imaging in infants, childhood and adults. Lippincott, Philadelphia New York London Hagertown, pp 608–611
8. Keith JD, Rowe RD, Vlad P (1967) Heart disease in infancy and childhood, 2nd edn. Macmillan, New York
9. Künzler RN, Schad N (1960) Atlas der Angiocardiographie angeborener Herzfehler. Thieme, Stuttgart, S 107–110
10. Porstmann W, Wierny L, Warnke H, Gerstberger C, Romaniuk PA (1971) Catheter closure of patent ductus arteriosus. Radiol Clin North Am 9:203–218
11. Rowe RD (1978) Patent ductus arteriosus. In: Keith KD (ed) Heart disease in infancy and childhood, 3rd edn. Macmillan New York, pp 418–451
12. Rudolph AM (1978) The ductus arteriosus. In: Anderson RH, Shinebourne EA (eds) Paediatric cardiology [congresses] Churchill Livingstone, Edinburgh
13. Sahn DJ, Allen HD (1978) Real time cross sectional echocardiographic imaging and measurement of the patent ductus arteriosus in infants and children. Circulation 58:343–350
14. Schad N (1983) Die angeborenen Anomalien des Herzens und der großen Gefäße. In: Schinz HR (Hrsg) Radiologische Diagnostik in Klinik und Praxis, Bd II. Thieme, Stuttgart, S 272
15. Schad N, Künzler R, Onat T (1963) Differentialdiagnose kongenitaler Herzfehler. Thieme, Stuttgart
16. Silverman NH (1993) Paediatric echocardiography. Williams and Wilkins, Baltimore
17. Silverman N (1989) Patent ductus arteriosus. In: Martin St John Sutton, Oldershaw P (eds) Textbook of adult and pediatric echocardiography and doppler. Blackwell Scientific Publications, Boston Oxford London Edinburgh Melbourne, pp 666–679
18. Slovis TL, Shankaran S (1980) Infants with patent ductus arteriosus and hyaline membrane disease. AJR 135:307–309
19. Stöver B, Ball F, Vettermann H, Morawe G (1978) The size of the aortic arch: a suitable criterion for differentiating between congenital heart diseases with left-to-right shunt? Cardiovasc Radiol 1:217–223

20. Swischuk LE (1980) Plain filn interpretation in congenital heart disease, 2nd edn. Williams & Wilkins Baltimore London
21. Thomson NB (1979) Patent ductus arteriosus in infancy. J Cardiovasc Surg 11:7–14
22. Wesenberg RL, Wax RE, Zachmann RD (1972) Varying roentgenographic patterns of patent ductus arteriosus in the newborn. Am J Roentgenol 114:340–349

7.2.5 Ebstein-Anomalie

B. STÖVER

7.2.5.1 Pathologische Anatomie

Die durch Ebstein [6] erstmals 1866 beschriebene und nach ihm benannte Anomalie der Trikuspidalklappe tritt mit einer Häufigkeit von 0.5–0.7% auf und ist somit den seltenen angeborenen Herzfehlern zuzurechnen [1, 16, 20]. Diese Anomalie resultiert aus der Fehlentwicklung des dorsalen Endokardkissens. Sie ist gekennzeichnet durch eine Fehllage sowie eine Fehlanheftung der Trikuspidalis, kombiniert mit einer Malformation ihrer Segel.

Bei der Ebstein-Anomalie ist die Klappenebene distalwärts in den rechten Ventrikel verlagert: Anteile der Segel sind mit dem Ventrikelendokard verwachsen [5, 16], sie lösen sich distal vom Anulus fibrosus von der Ventrikelwand. Das Ausmaß der anatomischen Veränderungen an den 3 Segeln ist variabel. Eine Dysplasie des posterioren Segels ist obligat vorhanden. In der Mehrzahl der Fälle sind jedoch posteriores sowie septales Segel deformiert, verkürzt und teilweise mit der Ventrikelwand verwachsen. Die Chordae tendineae und Papillarmuskeln sind fehlgebildet. Das anteriore Segel, das während der embryonalen Entwicklung vor den übrigen Klappenanteilen gebildet wird, inseriert meist normal und zieht als große, verdickte Membran zur Ventrikelwand [3, 5, 11, 14].

Zur AV-Klappe werden die distalen Anteile des posterioren und septalen Segels, die teilweise miteinander verwachsen sind und mehrere Öffnungen aufweisen. Durch ihre Fehlanheftung wird die Architektur des rechten Ventrikels verändert, dieser weist eine Zweiteilung auf. Sein supravalvulär gelegener Anteil hat eine muskelschwache, später teilweise fibrotisch umgebaute Wand. Diese sog. 3. rechte Herzhöhle [15, 21] entspricht der Einflußbahn des rechten Ventrikels. Sie kommuniziert mit dem rechten Vorhof und ist somit atrialisiert, kontrahiert sich jedoch synchron mit dem rechten Ventrikel [5].

Ausschließlich der intravalvuläre Kammerteil – anatomisch vor allem das Infundibulum – entspricht funktionell dem verkleinerten rechten Ventrikel.

In 2/3–3/4 der Fälle [19] besteht als kombinierte Anomalie eine interatriale Verbindung, am häufigsten in der Form des Foramen ovale. Andere zusätzliche kardiovaskuläre Fehlbildungen wie Pulmonalisstenose oder -atresie, Ductus arteriosus persistens, korrigierte Transposition und Ventrikelseptumdefekt sind beschrieben [13, 14, 25]. Nicht selten findet sich eine Kompression des AV-Knotens sowie eine fibrotische Umwandlung des His-Bündels.

7.2.5.2 Hämodynamik

Nach Guilliani et al. [7] ist die hämodynamische Bedeutung der Ebstein-Anomalie von 3 Faktoren abhängig: von der Ausprägung der Dysplasie der Segel, d. h. der Insuffizienz bzw. der Stenose der Klappe, vom Vorhandensein eines Vorhofseptumdefektes sowie insbesondere von der Beeinträchtigung der Funktion des rechten Ventrikels.

Der unmittelbar postnatal noch erhöhte Widerstand im kleinen Kreislauf und die Druckanhebung im rechten Vorhof führen beim Neugeborenen zu einem vermehrten Rechts-links-Shunt auf Vorhofebene. Die hieraus resultierende Zyanose ist jedoch in den ersten Wochen wieder weitgehend rückläufig. Jenseits des Neugeborenenalters ist die Hämodynamik, vor allem durch den atrialisierten rechten Ventrikel beeinträchtigt, dessen geringe Kontraktionen nur einen unzureichenden Auswurf in die Arteria pulmonalis ermöglichen [11, 21].

Rechter Vorhof und rechter Ventrikel sind somit einer Volumenbelastung ausgesetzt. Der Druck im rechten Vorhof ist erhöht, synchron mit der Ventrikelkontraktion wird das Blut aus dem atrialisierten Ventrikelanteil in den rechten Vorhof und durch den Vorhofseptumdefekt nach links geworfen.

Jenseits des 5. Lebensjahres nimmt der Rechts-links-Shunt zu, in Abhängigkeit von der zunehmenden Insuffizienz der malformierten Trikuspidalklappe. Der rechte Ausflußtrakt dilatiert, mit ansteigendem Druck im rechten Vorhof vergrößert sich auch der Rechts-links-Shunt, sichtbar als zunehmende Zyanose.

Zusätzlich komplizieren paroxysmale Tachykardien das Krankheitsbild sowohl während der Neugeborenenperiode als auch im späteren Lebensalter.

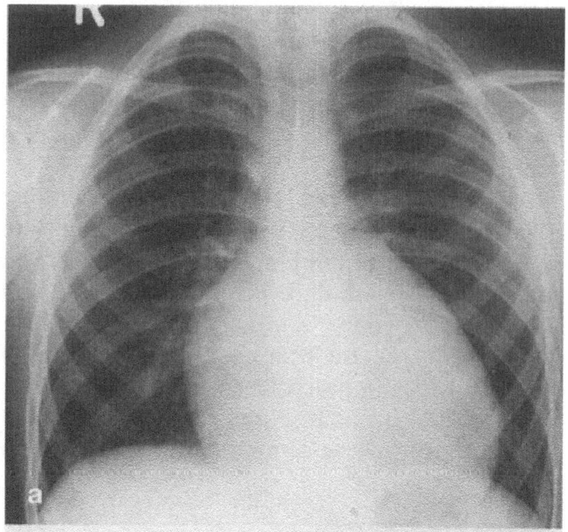
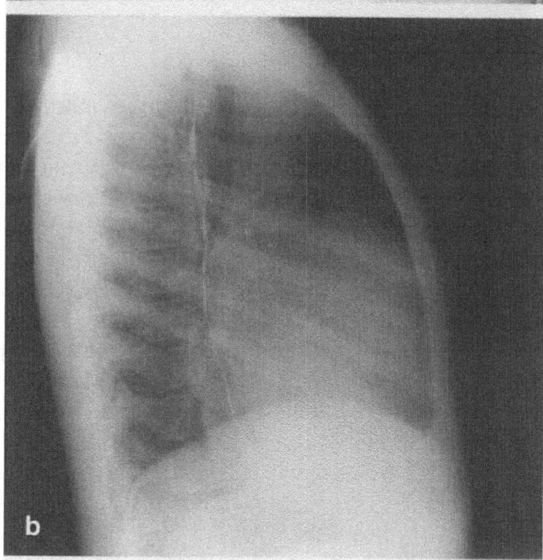

Abb. 32. a 7jähriger Knabe mit M. Ebstein: p. a.-Projektion. Lungengefäßzeichnung vermindert. Deutlich ausgeprägte Änderung von Konfiguration und Größe des Herzens, angedeutete „Kugelform", weit ausladender rechter Herzrandbogen. **b** Seitliche Projektion: Erheblich vergrößerter Tiefendurchmesser des Herzens, das den kontrastierten Ösophagus dorsalwärts überragt. Die Kontaktfläche des rechten Ventrikels mit der vorderen Thoraxwand ist deutlich vergrößert

7.2.5.3 Röntgenbefunde

Thoraxübersichtsaufnahme a. p. und seitlich: Die radiologischen Veränderungen der Ebstein-Anomalie sind entsprechend dem Ausmaß der anatomischen Veränderungen durch eine große Variationsbreite gekennzeichnet: Die Hilusformationen sind normal oder schmächtig, die perihiläre Lungenge-

fäßzeichnung ist in Abhängigkeit von der Größe des Rechts-links-Shunts normal oder geringgradig vermindert [13, 20]. Das Gefäßband wirkt schmal, da häufig sowohl der Pulmonalishauptstamm als auch die Aorta verschmälert sind [16].

Konfigurationsänderungen des Herzens sind insbesondere abhängig von der Vergrößerung des rechten Vorhofs sowie des supravalvulären atrialisierten Ventrikelanteils [23]. Radiologisch typisch ist im p. a.-Strahlengang eine rundliche oder kugelige Herzform. Die Vergrößerung des rechten Vorhofs ist das einzige, konstante radiologische Zeichen [3]. Die rechte Vorhofbegrenzung reicht konvexbogenförmig weit nach kranial. Der vergrößerte Vorhof verlagert zudem die Herzbasis nach links. Bedingt durch ein kranialwärts verlagertes und erweitertes Infundibulum ist die linke obere Herzkontur ausladend und verlängert. Die nach links verlagerte Herzbasis und ein betontes Infundibulum ergeben zusammen mit der vergrößerten Konvexität des rechten Vorhofs die Kugelform des Herzens bei der Ebstein-Anomalie [7] (Abb. 32 a).

Auf der Seitaufnahme entspricht der vergrößerten Kontaktfläche des rechten Ventrikels mit der vorderen Thoraxwand überwiegend dem atrialisierten, vergrößerten Ventrikelanteil. Es kann der Retrokardialraum ebenso durch den vergrößerten rechten Vorhof wie durch verlagerte linke Herzanteile eingeengt sein [4] (Abb. 32 b).

Bei der Ebstein-Anomalie können auch deutlich geringer ausgeprägte Abweichungen von der Norm vorhanden sein. Die radiologische Symptomatologie ist nicht nur abhängig vom Ausmaß des atrialisierten rechten Ventrikels, sondern auch vom Grad der Insuffizienz der Trikuspidalklappe (Abb. 33 a, b).

7.2.5.4 Herzsondierung – Angiographie

Im typischen Fall beschreibt der Katheter eine weite Schlinge, die durch die Trikuspidalklappe verläuft. Als diagnostisch beweisend gilt die Tatsache, daß bei der Ableitung des intrakardialen EKG während des Zurückziehens der Sonde aus dem Ventrikel, Kammerpotentiale erkennbar sind, obgleich die Druckregistrierung bereits einen Abfall auf Vorhofwerte zeigt [8]. Ein Fehlen dieses Phänomens schließt jedoch eine Ebstein-Anomalie nicht aus [15].

Bei Kontrastmittelfüllung in den supravalvulären Kammerteil füllt sich der gesamte rechte Vorhof retrograd. Wie auch bei dessen direkter Füllung reicht in der p. a.-Projektion die Kontur des rechten

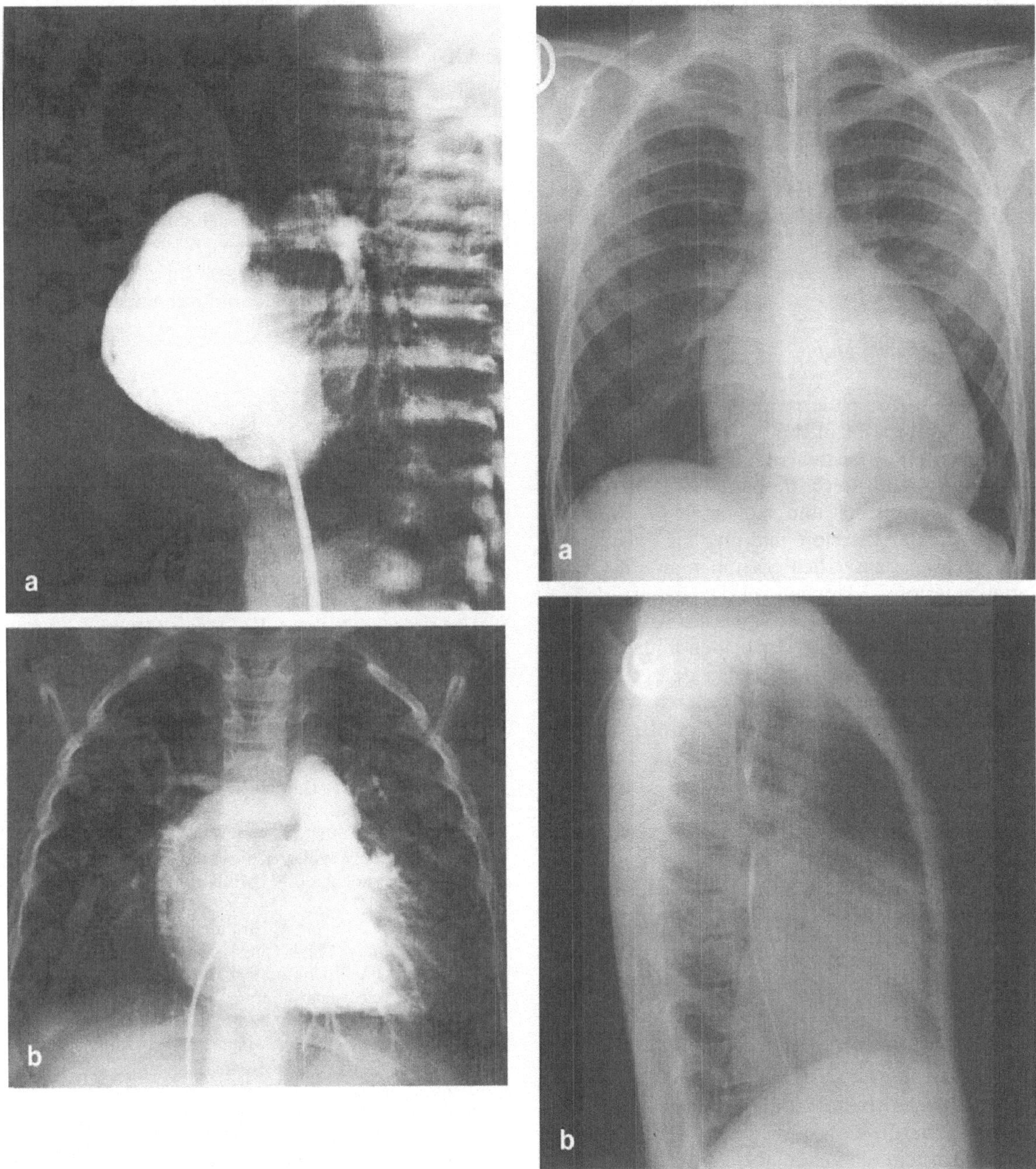

Vorhofs weit nach links. Es kann die gesamte p. a.-Projektion des Herzens kontrastiert zur Darstellung kommen, jedoch mit erkennbarer Kontrastmittelverdünnung. Diese wird bei zusätzlichem Rückfluß aus einer insuffizienten Trikuspidalklappe noch verstärkt. Die Klappenebene kann an der kaudalen Herzkontur links der Wirbelsäule als Aussparung sichtbar werden (Abb. 34a). Am dünn-

wandigen, atrialisierten Ventrikelanteil sind basal 2 Einziehungen erkennbar, die den Anulus fibrosus einerseits und den Übergang vom atrialisierten zum funktionell normalen Ventrikel andererseits markieren, somit also den effektiven Klappenring darstellen. Die Füllung des Infundibulums ist verzögert und durch eine schwache Kontrastierung gekennzeichnet.

Seltener sind ventrikelsynchrone Kontraktionen des atrialisierten Kammeranteils sowie erhebliche Volumenschwankungen des intraventrikulären Kammerabschnitts zu beobachten.

Im seitlichen Strahlengang zeigt die Distanz des absteigenden Astes der rechten Koronararterie zum effektiven Klappenring das Ausmaß des atrialisierten Kammeranteils an [16]. Ferner ist die Pulmonalklappe nach kranial und dorsal verlagert. Ein Frühlävogramm weist auf eine intraatriale Verbindung hin (Abb. 34b).

7.2.5.5 Echokardiographie

Eine Ebstein-Anomalie ist während der M-Modeschreibung dann anzunehmen, wenn der Trikuspidalklappenschluß später als 50 ms nach dem Mitralklappenschluß registrierbar wird. Im B-Bild kommen im apikalen und subkostalen 4-Kammerblick verdickte posteriore und mediale Segelanteile zum Nachweis, zusätzlich erkennt man ein vergrößertes anteriores Klappensegel der Trikuspidalis.

Die normale Lage dieses Segels am Anulus tricuspidalis und die Fehllage der beiden anderen Segel kann echokardiographisch ebenso dargestellt werden wie die Unterteilung des rechten Ventrikels durch die fehlliegenden Segel. Vergrößerung des rechten Vorhofs wie auch ein atrialisierter Ventrikelanteil sind erkennbar.

Duplexsonographisch, insbesondere bei Farbkodierung, läßt sich die Insuffizienz der Klappe erfassen. Jedoch ist auch mit dieser Methode das Ausmaß der Insuffizienz nur ungenau abzuschätzen. Zusätzlich kann der Rechts-links-Shunt auf Foramen ovale- bzw. Vorhofseptumdefektebene nachgewiesen werden [9, 10, 18].

7.2.5.6 Differentialdiagnose

Unmittelbar postpartal ist die transitorische Trikuspidalinsuffizienz des asphyktischen Neugeborenen von der Ebstein-Anomalie abzugrenzen [2].

Erhebliche Konfigurationsänderungen des Herzens erfordern den Ausschluß des Perikardergusses oder der kongestiven Kardiomyopathie. Die Pulmonalatresie mit intaktem Ventrikelseptum, Trikuspidalstenose und -insuffizienz sind ebenso in die Differentialdiagnose einzubeziehen wie Vitien der Fallot-Gruppe und die isolierte hochgradige Pulmonalstenose. Seltener ist die Uhl-Anomalie differentialdiagnostisch zu erwägen [24].

7.2.5.7 Postoperativer Verlauf

Rezidivierende paroxysmale Tachykardien und eine zunehmende Rechtsherzinsuffizienz limitieren die Lebenserwartung der Patienten, die – sofern keine operative Korrektur erfolgt – mit 30 Jahren angegeben wird. Palliative Operationen sind heute verlassen worden. An ihrer Stelle werden Klappenrekonstruktion mit Vorhofverkleinerung oder ein Klappenersatz vorgenommen [14].

Diese Operationen erfolgen im optimalen Fall um das 15. Lebensjahr, sie sind mit einer Mortalität von 30% belastet [26].

Literatur

1. Anderson KR, Lie JT (1978) Pathologic anatomy of Ebstein's anomaly of the heart revisted. Am J Cardiol 41:739–745
2. Bucciarelle RL, Nelson RM, Egan EA, Eitzman DV, Gessner JH (1977) Transient tricuspid insufficiency of the newborn: a form of myocardial dysfunction in stressed newborns. Pediatrics 59:330–334
3. Danielson GK, Maloney JD, Devloo RA (1979) Surgical repair of Ebstein's anomaly. Mayo Clin Proc 54:185–192
4. Deutsch V, Wechsler L, Blieden LC, Yahini JH, Neufeld HN (1975) Ebstein's anomaly of the tricuspid valve: Critical rewiev of roentgenological features and additional angiographic signs. A J R 125:395–411
5. Daves ML (1981) Cardiac roentgenology. Year Book, Chicago London
6. Ebstein W (1866) Über einen sehr seltenen Fall von Insufficienz der Valvula tricuspidalis, bedingt durch eine angeborene hochgradige Mißbildung derselben. Arch Anat Physiol 33:238–254
7. Guilliani ER, Fuster V, Brandenburg RO (1979) Ebstein's anomaly. Mayo Clin Proc 54:163–173
8. Hernandez FA, Rochkind R, Cooper HR (1958) The intracavitary electrocardiogram in the diagnosis of Ebstein's anomaly. Am J Cardiol 1:181–190
9. Hirschklau M, Sahn DJ, Hagan A, Williams D, Friedman W (1977) Cross sectional echocardiography: Ebstein's anomaly. Am J Cardiol 40:400–407
10. Jaffe RB (1990) Echocardiography in Ebstein's anomaly of tricuspid valve. In: Elliot LP (ed) Cardiac imaging in infants, childhood and adults. Lippincott, Philadelphia New York London Hagertown, pp 739–740
11. Keith JD (1978) Ebstein's disease. In: Keith JD (ed) Heart disease in infancy and childhood, 3rd edn. Macmillan, New York, pp 847–855
12. Künzler RN, Schad N (1960) Atlas der Angiocardiographie angeborener Herzfehler. Thieme, Stuttgart
13. Kumar AE, Fyler DC, Mietinen OS, Nadas AS (1971) Ebstein's anomaly. Am J Cardiol 28:84–95
14. Lev M, Liberthson RR, Joseph RH, Seten CE, Kunske RD, Echner FA, Miller RA (1978) The pathologic anatomy of Ebstein's disease. Arch Pathol 90:334–343

15. Loogen F, Rippert R, Vieten H (1967) Angeborene Herz- und Gefäßfehler. In: Vieten H (Hrsg) Handbuch der Medizinischen Radiologie, Bd X/4. Springer, Berlin Heidelberg New York, S 319
16. Mietrop LH van, Schiebler GL, Victorica BE (1983) Ebstein's anomaly. In: Moss AJ (ed) Heart disease in infants, children and adolescents. Williams & Wilkins Baltimore, pp 283–296
17. Ng R, Somerville J, Ross D (1979) Ebstein's anomaly. Late results of surgical correction. Eur J Cardiol 9: 39–52
18. Roberson DA, Silverman NH (1989) Ebstein's anomaly. Echocardiographic and clinical features in the fetus and neonate. I A C C 14:1300–1307
19. Schad N, Künzler R, Onat T (1963) Differentialdiagnose kongenitaler Herzfehler. Thieme, Stuttgart
20. Schad N (1983) Die angeborenen Anomalien des Herzens und der großen Gefäße. In: Schinz HR (Hrsg) Radiologische Diagnostik in Klinik und Praxis, Bd II. Thieme, Stuttgart, S 472
21. Schiebler GL, Gravenstein JS, van Mietrop LH (1968) Ebstein's anomaly of the tricuspid valve. Am J Cardiol 22:867–875
22. Smallhorn J (1989) Ebstein's anomaly of the tricuspid valve. In: Martin St, Sutton J, Oldershaw P (Eds) Textbook of adult and pediatric echocardiography and doppler. Blackwell Scientific Publications, Boston Oxford London Edinburgh Melbourne, pp 731–743
23. Swischuk LE (1980) Plain film interpretation in congenital heart disease, 2nd edn. Williams & Wilkins, Baltimore London
24. Uhl HS (1952) Previously undescribed congenital malformation of the heart: almost total absence of myocardium of right ventricel. Bull John's Hopkins Hosp 91:197–205
25. Watson H (1974) Natural history of Ebstein's anomaly of tricuspid valve in childhood and adolescence. Br Heart J 36:417–427
26. Zuberbuhler JR, Allwork SP, Anderson RH (1979) The spectrum of Ebstein's anomaly of the tricuspid valve. J Thorac Surg 77:202–211

7.3 Angeborene Herzfehler mit primärer Zyanose und spezielle Aspekte der Erscheinungsformen im Kindesalter

H. HAUKE und C. BASTANIER

7.3.1 Fallot-Tetralogie und -Trilogie

7.3.1.1 Definition

Bei der Fallot-Tetralogie besteht eine Kombination von:

1. Pulmonalstenose,
2. hohem Ventrikelseptumdefekt,
3. Dextroposition der Aorta,
4. Hypertrophie des rechten Ventrikels.

Bei zusätzlichem Vorliegen eines Vorhofseptumdefektes (Sekundumtyp) wurde früher von einer Fallot-Pentalogie gesprochen.

Die Fallot-Trilogie beinhaltet eine relativ schwere Pulmonalstenose mit einem Vorhofseptumdefekt. Der Ausdruck Trilogie ist nicht mehr gebräuchlich.

7.3.1.2 Häufigkeit

Nach dem Ventrikelseptumdefekt und dem offenen Ductus arteriosus ist die Fallot-Tetralogie mit 7–15% die dritthäufigste Herzmißbildung [59, 60, 82]. Nach dem 2. Lebensjahr besteht sogar annähernd eine Inzidenz von 75% aller zyanotischen Vitien.

7.3.1.3 Pathologische Anatomie und Hämodynamik

Das anatomische wie das klinische Bild der Fallot-Tetralogie kann sehr unterschiedlich sein, entsprechend dem Überwiegen der einen oder anderen Komponente der Tetralogie. Da die Hypertrophie des rechten Ventrikels als sekundäres unspezifisches Phänomen aufzufassen ist und der Dextroposition der Aorta eine geringere Bedeutung für die Hämodynamik zugesprochen wird, bleiben der große subaortale Ventrikelseptumdefekt und die infundibuläre Pulmonalstenose als die bestimmenden anatomischen Elemente der Fallot-Tetralogie [14, 45, 73]. Die Pulmonalstenose kann auf verschiedenem Niveau liegen.

Sie ist fast immer subvalvulär (infundibulär) mit oder ohne valvuläre Obstruktion bzw. Hypoplasie der Klappenebene. Zwischen beiden Engen kann es zur Ausbildung einer sogenannten dritten Kammer kommen. In 6–23% der Fälle besteht eine Atresie der Pulmonalklappe [40, 84] definiert als Pseudotruncus Typ II nach SWITSCHUK [75]. Hier liegt ein blind endigendes Infundibulum vor und die Versorgung der Lungen erfolgt über einen persistierenden Ductus arteriosus (s. Kap. 7.3.4 Pseudotruncus). Gelegentlich besteht außerdem eine supravalvuläre und periphere Pulmonalstenose.

Der Ventrikelseptumdefekt ist in der Regel weit und liegt im perimembranösen Teil des Septums. Die Aorta ist ebenfalls dilatiert und „überreitet" den Ventrikelseptumdefekt in unterschiedlichem Ausmaß. Bei einem Drittel bis Viertel der Fälle setzt sich die Aorta in einen Arcus dexter fort.

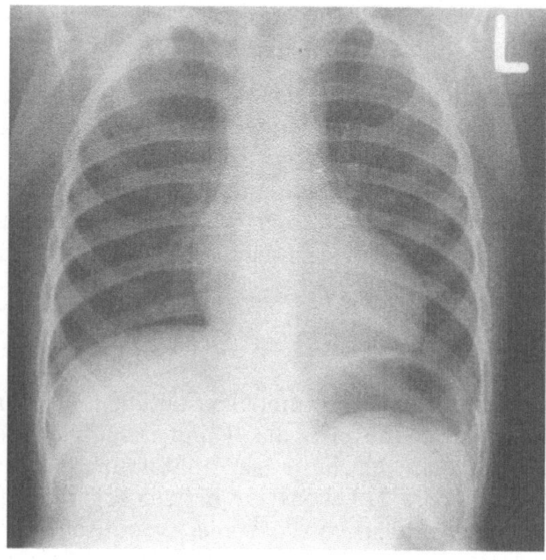

Abb. 35. 3 Jahre, weiblich. Fallot-Tetralogie. Thorax d. v. Typisches verbreitertes Herz mit pseudoaortaler Herzkonfiguration. Vertiefte Herzbucht. Geringe Aortenerweiterung mit leichter Verlagerung des V. cava-cranialis-Schattens nach rechts. Verminderte Lungenvaskularisation

Der Grad der Pulmonalstenose bzw. die Relation der Strömungswiderstände in der rechten Ausflußbahn und im großen Kreislauf bestimmen Richtung und Ausmaß des Shuntes. Entsprechend findet man das ganze hämodynamische Spektrum von einer noch vorwiegenden linksseitigen Volumenbelastung (sog. „pink Fallot") über die kombinierte beiderseitige Belastung bis zur vorwiegenden rechtsseitigen Widerstandsbelastung im Sinne eines Rechts-links-Shuntes und resultierender Zyanose unterschiedlichen Ausmaßes.

Besondere Formen sind Tetralogie mit fehlender Pulmonalklappe [12, 55, 83] mit Vorhofseptumdefekt [45] ferner totaler Lungenvenenfehlmündung [59], AV-Kanal sowie mit unilateraler, vorwiegend linksseitiger, Pulmonalatresie [33, 80] und einer Persistenz der linken oberen Hohlvene.

7.3.1.4 Röntgenbefunde

Das Röntgenbild der typischen Tetralogie mit permanenter Zyanose wird durch die Rechtshypertrophie, die Linksrotation, die Hypoplasie der rechten Ausflußbahn und die Dextroposition der erweiterten Aorta bestimmt. Das Röntgenbild (Abb. 35) wird durch ein relativ schmales Herz mit pseudoaortaler Konfiguration, einer Vertiefung der Herzbucht, einer Aortendilatation und der graduell un-

terschiedlichen Verminderung der Lungenvaskularisation bestimmt („coeur en sabot"). In Abhängigkeit von der anatomischen Situation des Fallot variiert aber auch das Röntgennativbild in den verschiedenen Projektionen und ähnelt entweder einem Ventrikelseptumdefekt mit Links-rechts-Shunt („pink fallot") oder dem beschriebenen typischen Fallot-Herz. Dazwischenliegende Formen haben manchmal ein „normales" Röntgenbild.

7.3.1.5 Angiokardiographie

Bei einer notwendigen operativen Behandlung der Fallot-Tetralogie ergibt die biplane Dextroventrikulographie gegebenenfalls mit Schrägprojektionen eine genaue Darstellung der anatomischen und funktionellen Verschiedenheiten [26]. Die Angiokardiographie erlaubt eine sichere Beurteilung des Schweregrades der Pulmonalstenose mit Differenzierung zwischen Infundibulum- und valvulären Stenosen und den Nachweis kombinierter Stenosen und der Atresie. Sie zeigt auch die Größe des Ventrikelseptumdefektes und den Grad des Überreitens der Aorta (Abb. 36a, b). Bei Erreichen der Aorta während der Katheterisierung ergibt die selektive Aortographie Aufschluß über evtl. Koronaranomalien [22]. Die Echokardiographie erlaubt ebenfalls wichtige Hinweise zur Diagnose, Bestimmung des Schweregrades und des Verlaufes der Fallot-Tetralogie.

7.3.1.6 Differentialdiagnose

Eine Reihe von angeborenen Herzfehlbildungen muß in die Differentialdiagnose einbezogen werden [62] wie vor allem ein „double outlet right ventricle" mit Pulmonalstenose, die Fallot-Tetralogie mit zusätzlichem Endokardkissendefekt, der singuläre Ventrikel mit normalem Verlauf der großen Gefäße und begleitender subpulmonaler Stenose, die komplette Transposition der großen Gefäße mit Pulmonalstenose und ein „two-chambered right ventricle" [28].

Bei der Kombination schwerer Pulmonalstenose mit einem Vorhofseptumdefekt (früher Fallot-Trilogie) resultiert ein Rechts-links-Shunt auf Vorhofebene. Das Foramen ovale ist bei etwa 75% der Pulmonalstenose offen und wirkt als Sicherheitsventil gegen eine Überlastung des rechten Ventrikels. Das Röntgenbild wird bestimmt durch die Vergrößerung des rechten Ventrikels und des rechten Vorhofes und der Verminderung der Lungenvaskularisation.

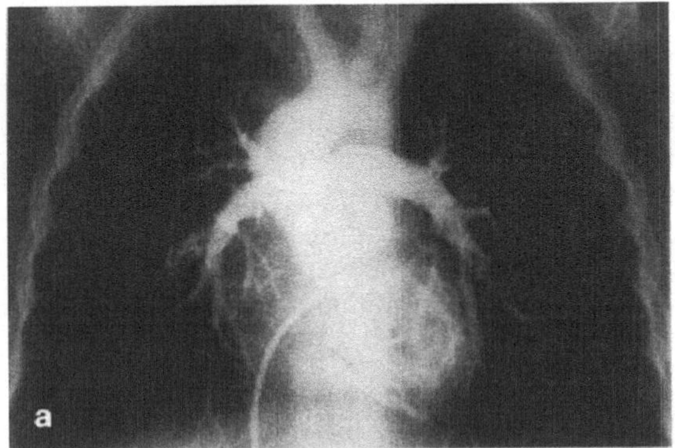

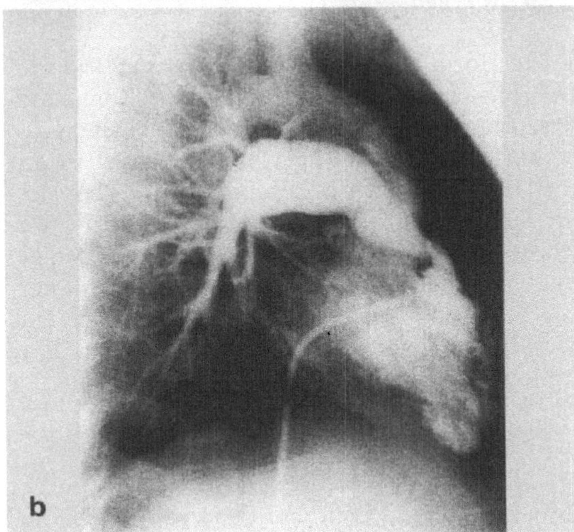

7.3.2 Transposition der großen Gefäße

7.3.2.1 Definition und Klassifikation

Eine Transposition der großen Gefäße ist eine Mißbildung, die durch eine ventrikulo-arterielle Diskordanz gekennzeichnet ist. Der Ursprung der großen Gefäße aus den falschen Ventrikeln bei falscher Stellung dieser Gefäße zueinander liegt zu einem sehr unterschiedlichen Grad vor [39]. Ältere Begriffe wie „komplette" oder „inkomplette" Transposition haben früher zu erheblicher Verwirrung Anlaß gegeben. Zwar ist es aus praktischen Gründen sinnvoll die Gruppe der Transpositionen als Einheit zu betrachten [71] (Abb. 37), jedoch sollen hier Vitien wie die Taussig-Bing-Anomalie nicht mitbehandelt werden. Diese Mißbildung ist selten und stellt nach neueren Publikationen eher eine eigene Gruppe dar

◄

Abb. 36. a Fallot-Tetralogie mit ausgeprägter indundibulärer und valvulärer Pulmonalstenose. Biplane Dextroventrikulografie. In der a.p.-Projektion hypertrophischer rechter Ventrikel. Stenose am Ostium infundibuli und valvuläre Pulmonalstenose. Frühfüllung der Aorta. Arcus aortae sinister. **b** In der seitlichen Projektion Darstellung der infundibulären und valvulären Pulmonalstenose. Frühaortenfüllung über den Ventrikelseptumdefekt. Anteponierte Aorta

Abb 37. Schematische Einteilung des Transpositionskomplexes mit unterschiedlichem Ursprung und Verlauf der Aorta und A. pulmonalis. (Nach SWISCHKUK [76])

▼

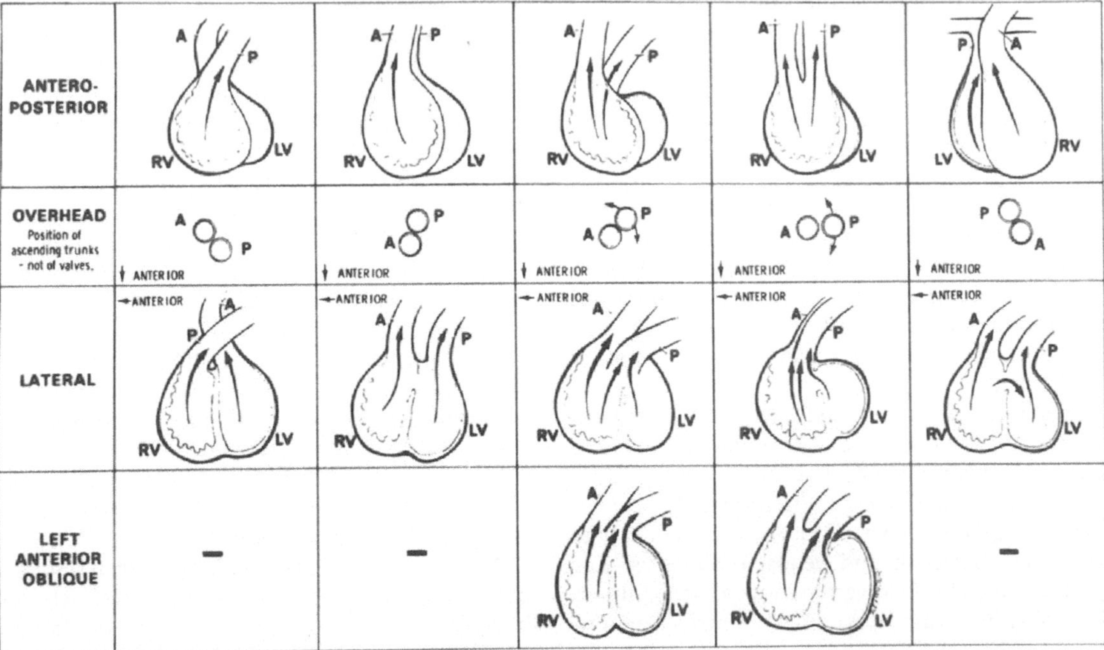

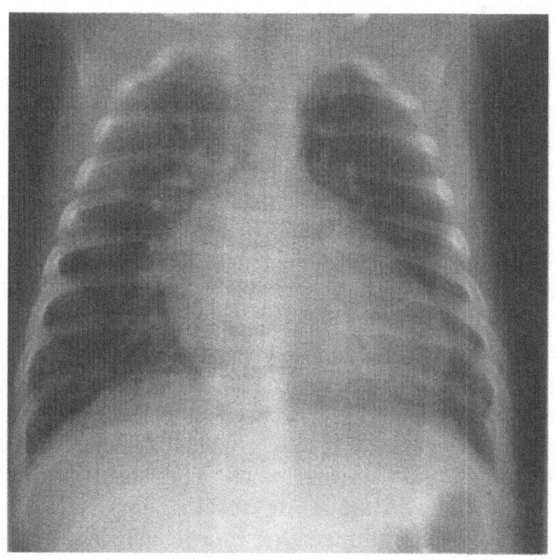

Abb. 38. 3 Monate, weiblich, Transposition der großen Gefäße mit VSD Thorax d. v. Herzvergrößerung mit angedeutet „liegender Eiform" des Herzens. Schmales Gefäßband. Vermehrte Lungenvaskularisation

[69]. Der Transpositionskomplex beinhaltet aber hier selbstverständlich die anatomisch korrigierten Transpositionen der großen Gefäße.

7.3.2.2 Häufigkeit

Etwa 6 % aller Kinder mit angeborenen Herzfehlern haben eine Transposition der großen Gefäße [40].

7.3.2.3 Pathologische Anatomie und Hämodynamik

Bei der kompletten Transposition und Situs solitus (sog. D-Transposition) entspringt aus dem rechts liegenden venösen Ventrikel die Aorta, aus dem links liegenden arteriellen die A. pulmonalis. Aorten- und Pulmonalursprung liegen je nach dem Grad der Drehstörung des primitiven Gefäßrohres verschieden. Bei der kompletten Transposition liegen beide Gefäße in der Sagittalebene hintereinander, die Aorta vorn und die A. pulmonalis hinten.

Die hämodynamische Situation der kompletten Transposition ist durch die Trennung der beiden Kreisläufe gekennzeichnet. Ein Austausch oder eine Mischung arteriellen und venösen Blutes ist nur durch zusätzliche Querverbindungen, sei es durch einen Vorhofseptumdefekt, einen Ventrikelseptum-

defekt oder einen offenen Ductus Botalli bzw. die Kombination dieser Querverbindungen möglich. Eine begleitende subvalvuläre Pulmonalstenose kann die Hämodynamik entscheidend ändern. Bei einem zusätzlichen Ventrikelseptumdefekt mit Pulmonalstenose ist die Hämodynamik der Fallot-Tetralogie ähnlich. Die Transpositionen sind weiterhin dadurch gekennzeichnet, daß die Aortenbasis hochsteht und die Pulmonalklappenbasis niedrig lokalisiert ist.

7.3.2.4 Röntgenbefunde

Die Herzform und -größe variiert bei der Transposition mit dem Alter des Kindes, dem Kompensationszustand des Herzens und der Größe und Lage der Aorta [6, 16, 20, 36]. Charakteristisch ist auf dem Übersichtsbild die liegende Eiform des Herzens, ein schmales Gefäßband [27] und die vermehrte Lungenvaskularisation (Abb. 38). Demgegenüber kann in den ersten Lebenswochen eine normale Form und Größe des Herzens und auch eine regelrechte Lungenvaskularisation bestehen. Eine verminderte Vaskularisation deutet auf eine zusätzliche Pulmonalstenose hin.

7.3.2.5 Angiokardiographie

Die Angiokardiographie dient dem Nachweis der Diagnose und der Feststellung der verschiedenen Transpositionsformen [20]. Zum Nachweis zusätzlicher Ventrikelseptumdefekte und von Pulmonalstenosen sind oft rechtsseitige und linksseitige Angiokardiogramme erforderlich (Abb. 39a, b). Eine subvalvuläre und valvuläre Pulmonalstenose kann sowohl mit oder ohne Ventrikelseptumdefekt kombiniert sein [66]. Etwa 5 % der Patienten mit einer kompletten Transposition und biventrikulärem Herzen haben als begleitende Fehlbildung eine Aortenisthmusstenose [82].

Wichtig ist auch die Unterscheidung des gemeinsamen Ventrikels mit Transposition der großen Gefäße. Die Echokardiographie gibt wertvolle Hinweise auf die Diagnose der Transpositionsformen. Die früher katastrophalen Lebensaussichten der Kinder mit Transposition haben sich durch das Aufreißen des Vorhofseptums bei der Ballonatrioseptostomie nach RASHKIND entscheidend gebessert.

Die heute in den ersten 10 Lebenstagen durchgeführte arterielle Switch-Operation verspricht bei Erfolg normale anatomische Verhältnisse. In eini-

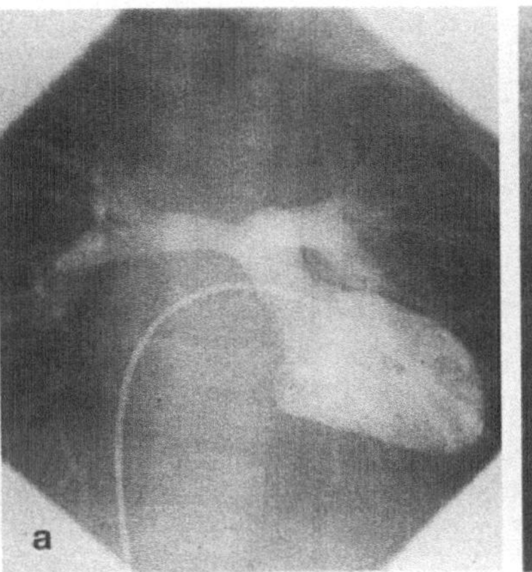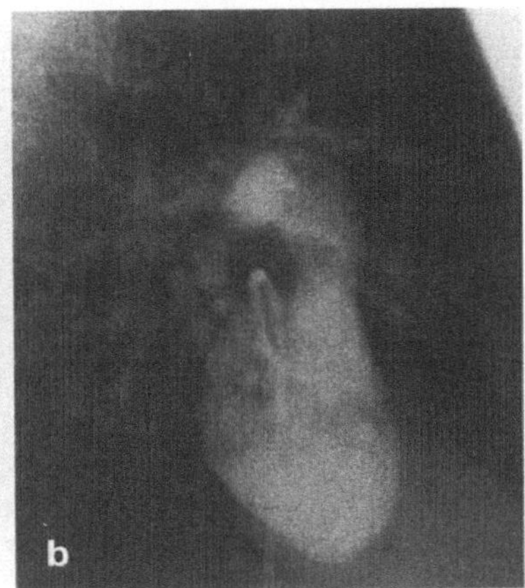

Abb. 39a, b. Transposition der großen Gefäße mit intaktem Ventrikelseptum. Selektive Lävoventrikulografie: **a** Glattwandiger linker Ventrikel, aus dem sich die A. pulmonalis füllt. Atypischer Verlauf der A. pulmonalis. **b** Ursprung der A. pulmonalis aus dem linken Ventrikel. Intaktes Ventrikelseptum

gen Fällen ist die Operation nach MUSTARD oder SENNING noch angezeigt.

„Double outlet ventricle". Bei dieser seltenen Herzfehlbildung [13, 17, 51, 79] entspringen Aorta und Pulmonalarterie vollständig oder annähernd aus einem der beiden Ventrikel. In Abhängigkeit vom Gefäßursprung lassen sich drei Gruppen unterscheiden:

1. Ursprung der beiden großen Arterien aus dem venösen, anatomisch rechten, rechts gelegenen Ventrikel: „Double outlet right ventricle";
2. Ursprung der beiden großen Arterien aus dem arteriellen, anatomisch links gelegenen Ventrikel: „Double outlet left ventricle";
3. Ursprung der beiden großen Arterien aus der arteriellen, anatomisch rechten, links gelegenen Kammer (atrioventrikuläre Diskordanz): „Double outlet right ventricle" bei Ventrikelinversion.

Die Abb. 40 zeigt die schematische Darstellung der Anatomie und Hämodynamik bei einigen Formen von Ursprung der großen Arterien aus dem rechten Ventrikel. Die hämodynamischen Verhältnisse sind im wesentlichen abhängig von der Lagebeziehung des Septumdefektes zu den Semilunarklappen, dem Fehlen oder Vorhandensein einer Pulmonalstenose und der Höhe des Lungengefäßwiderstandes [68].

Der „double outlet left ventricle" tritt in verschiedenen Varianten mit und ohne Ventrikelseptumdefekt und Pulmonalstenose auf [13]. Im Röntgennativbild ergibt sich bei dem „double outlet ventricle" kein diagnostisch verwertbarer Befund. Fast immer besteht eine Kardiomegalie und eine meist

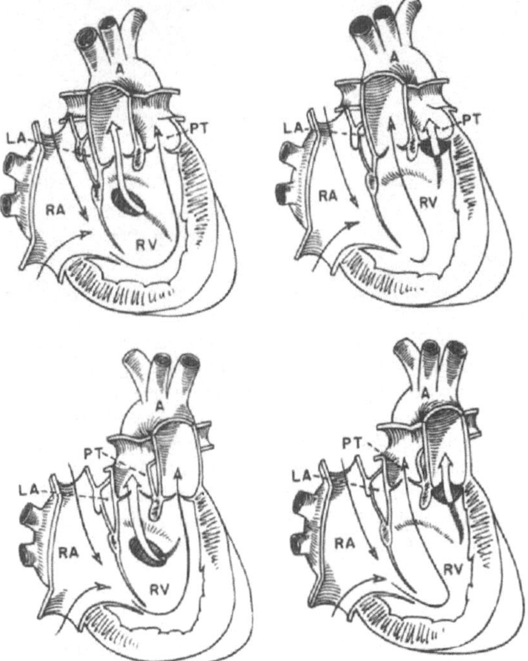

Abb. 40. Schematische Darstellung der Anatomie und Hämodynamik bei einigen Formen von Ursprung der großen Arterien aus dem rechten Ventrikel (*RV*) ohne Pulmonalstenose. *Oben:* Aorta (*A*) und Pulmonalarterie (*PT*) liegen nebeneinander. *Unten:* Die linken Herzschemata zeigen einen infrakristalen Ventrikelseptumdefekt, die rechten einen suprakristalen subpulmonal (*oben*) oder subaortal (*unten*) lokalisierten Defekt. Aorta und Pulmonalis entspringen in L-Malposition. (Aus SRIDAROMONT et al. [68])

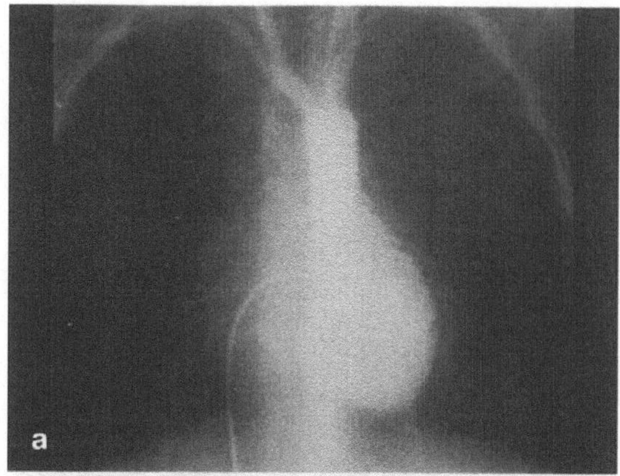

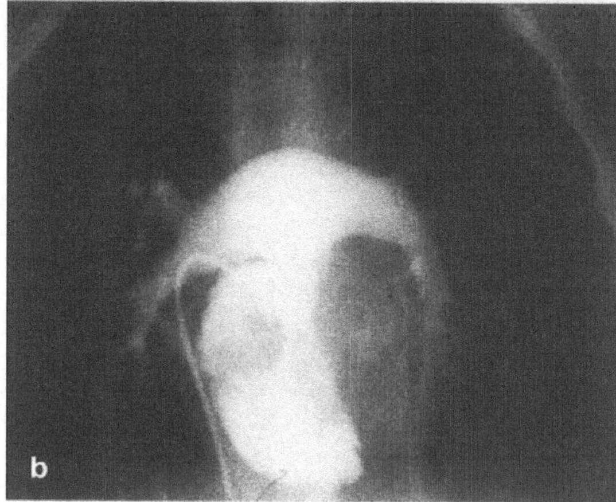

Abb. 41 a, b. Korrigierte Transposition der großen Gefäße mit intaktem Ventrikelseptum. **a** Lävoventrikulografie. In der a. p.-Projektion Injektion in den arteriellen Ventrikel. Links im Gefäßband aufsteigende aszendierende und links der Wirbelsäule deszendierende Aorta. **b** Dextroventrikulografie, Injektion in den venösen Ventrikel. In der a. p.-Projektion schwanzförmiger, mittelständiger venöser Ventrikel, der der anatomische linke Ventrikel ist und eine glatte Konturierung aufweist. Mittelständige A. pulmonalis

erhebliche Prominenz des Pulmonalsegmentes mit verstärkter Lungenvaskularisation. Eine Sicherung der Diagnose gelingt nur mit Hilfe der Echokardiographie oder Lävo- und Dextroventrikulographie [39]. Dabei sind nicht selten Angiokardiographien in mehreren Projektionen erforderlich, um eine zweifelsfreie Darstellung der Anatomie zu erreichen. Lage und Größe des Ventrikelseptumdefektes sowie die Position der Seminularklappen müssen eindeutig nachweisbar sein.

7.3.2.6 Anatomisch korrigierte Transposition

Bei der korrigierten Transposition ist die Aorta, wie bei der echten Transposition anteponiert, entspringt aber im Gegensatz zu dieser aus dem links gelegenen, in seiner Funktion nach arteriellen Ventrikel, die A. pulmonalis mehr dorsal aus dem seiner Funktion nach venösen Ventrikel. Beide Gefäße aszendieren nebeneinander und ohne sich zu überkreuzen. Bei dieser Transposition hat gleichzeitig eine Ventrikelinversion stattgefunden, so daß die Hämodynamik normal funktioniert. Die Gefäßstellung der korrigierten Transposition weist bei visceroarterialem Situs solitus (91% der Fälle) ein „L-Loop" auf (Aorta entspringt links vorn und verläuft dann nach links von der Pulmonalarterie) (Abb. 41 a, b). Die korrigierte Transposition ist aber fast immer mit zusätzlichen Fehlbildungen verbunden. Scheidewanddefekte und Stenosen im rechtsventrikulären Ausflußtrakt sind sehr häufig. Zusätzlich bestehen außerdem in 90% aller Fälle Anomalien der linksseitigen Einflußbahn, die aber nur in etwa 2/3 der Fälle Symptome der Mitralstenose oder -insuffizienz hervorrufen [11, 42, 71].

7.3.2.7 Differentialdiagnose

Die differentialdiagnostischen Erwägungen beziehen sich bei den Transpositionsformen mit Pulmonalstenose auf die Abgrenzung zur Fallot-Tetralogie. Bei vermehrter Lungenvaskularisation sollte unter anderem ein Truncus arteriosus communis in Erwägung gezogen werden. Echokardiographie und Angiokardiographie lassen fast immer eine eindeutige Differenzierung des vorliegenden Transpositionskomplexes zu.

7.3.3 Truncus arteriosus communis

7.3.3.1 Definition

Der Truncus arteriosus communis ist als eine Anomalie des Herzens definiert, bei der nur ein Gefäß aus dem Herzen entspringt [1, 10, 50], aus dem wiederum die Koronararterien, die Pulmonalarterien und die Arterien des Systemkreislaufes ihren Ursprung nehmen [8]. Der Abgang der Pulmonalarterien liegt in den meisten Fällen vor dem des Truncus brachiocephalicus [15]. Das Vorhandensein eines großen Ventrikelseptumdefektes, über dem der Trunkus reitet, ist obligatorisch.

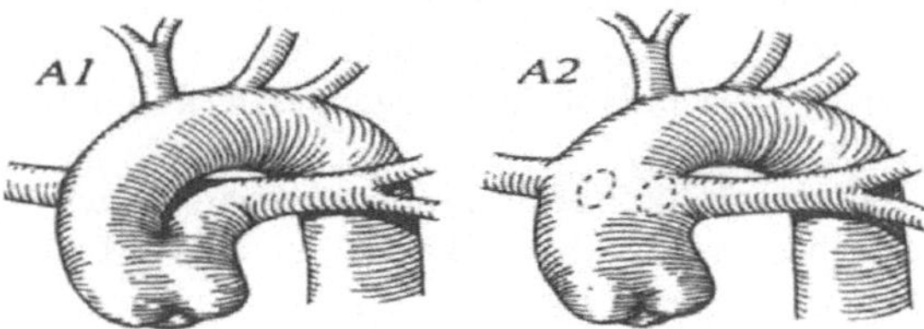

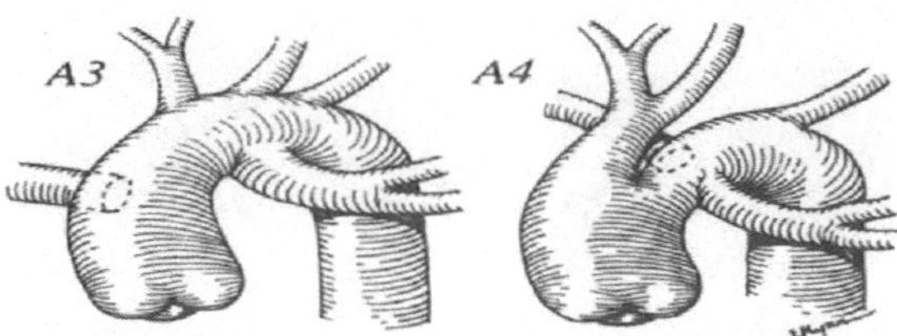

Abb. 42. Schematische Darstellung der verschiedenen Typen von Truncus arteriosus communis (nach van PRAAGH). Bei Typ A1 ist der Pulmonalarterienstamm teilweise erhalten, Typ A2 und A3 beinhalten den getrennten Ursprung der bei-

den Pulmonalarterien in unterschiedlicher Lokalisation. Typ A4 zeigt eine Unterbrechung des distalen Aortenbogens mit persistierendem Ductus arteriosus

7.3.3.2 Häufigkeit

Der Truncus arteriosus communis gehört zu den seltenen Herzfehlern. Seine Häufigkeit wird mit 1% – 4% aller Kinder mit Vitien angegeben [35, 60].

7.3.3.3 Pathologische Anatomie und Hämodynamik

Die heute gebräuchlichen Klassifizierungen [72, 74] berücksichtigen die Anatomie des aortopulmonalen Septums, der Pulmonalarterienäste und des Aortenbogens (Abb. 42). Als Begleitmißbildungen des Herzens finden sich vor allem Trunkusklappenmißbildungen sowie Anomalien des Koronararterienursprunges und -verlaufes [10]. Die Zahl der Klappentaschen variiert zwischen 2 und 6, beträgt jedoch meist 3 [8, 10, 15]. Der häufig noch gebräuchlichen Klassifizierung nach COLLETT u. EDWARDS ist die von van PRAAGH [72] vorzuziehen, bei der sich auch komplexere Formen dieser Mißbildung einordnen lassen. Der mit 50% am häufigsten vorkommende Typ entspricht dem Typ A1, bei dem direkt oberhalb der Trunkusklappe ein kurzer Pulmonalarterienstamm links lateral oder dorsal aus dem gemeinsamen Trunkus entspringt.

Beim Typ A2 fehlt der Pulmonalarterienstamm vollständig. Beide Pulmonalseitenäste entspringen direkt seitlich oder dorsal aus dem gemeinsamen Trunkus. Meist sind die Ostien getrennt, sie können jedoch auch fast verschmolzen sein. Der sog. Truncus aortalis solitarius, nach COLLETT u. EDWARDS Trunkus Typ IV, entsteht als Folge eine Aplasie oder Agenesie des 6. Aortenbogens und gilt daher nicht als Truncus arteriosus communis sondern als Pulmonalatresie mit Ventrikelseptumdefekt.

Aufgrund des gemeinsamen Ursprunges beider Gefäße aus beiden Ventrikeln kommt es zu einer

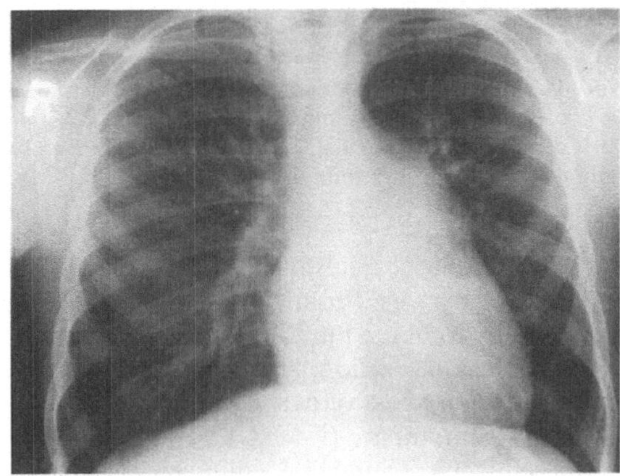

Abb. 43. 7 Jahre männlich. Truncus arteriosus communis Typ Ia, Röntgen Thorax d. v. Geringe Herzvergrößerung, Prominenz der A. pulmonalis und höherstehender linker Hilus. Vermehrte Lungenvaskularisation

Lungenüberflutung und früh zu einer pulmonalen Hypertonie, wenn nicht Stenosen im Bereich der Pulmonaläste vorliegen. Außerdem tritt bei diesen Patienten früh eine meist therapierefraktäre Herzinsuffizienz auf.

7.3.3.4 Röntgenbefunde

Im Nativröntgenbild besteht fast immer eine Kardiomegalie mit Herzlungenquotienten zwischen 0,55 – 0,75 (Abb. 43). Das Herz zeigt entweder eine aortale Konfiguration, eine sog. liegende Eiform wie bei der Transposition der großen Gefäße [39] oder eine kugelförmige Gestalt. Obligat liegt meist eine erheblich vermehrte Lungenvaskularisation vor. Charakteristisch ist auch ein Arcus aortae dexter, der bei 25 – 34% der Patienten vorliegt. Jenseits des ersten Lebensjahres findet sich bei ca. 50% der

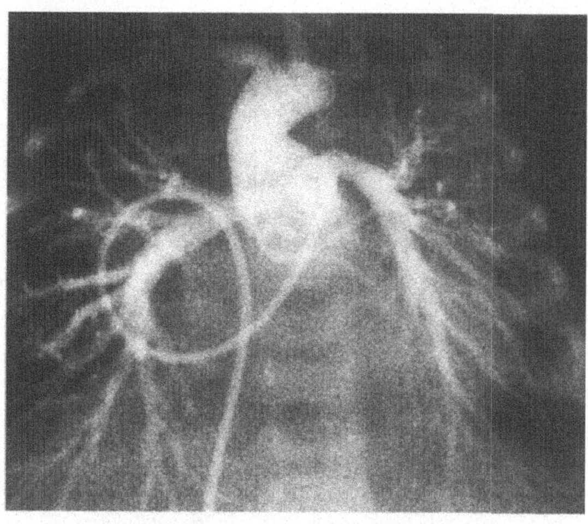

Abb. 44. Truncus arteriosus communis Typ A1. Trunkografie a. p.-Sondierung des Trunkus vom rechten Ventrikel aus über den Ventrikelseptumdefekt. Gleichzeitige Kontrastierung der Aorta und der Pulmonalarterien

Patienten eine hohe Hiluslokalisation. Gelegentlich ergibt sich auch eine Prominenz des Pulmonalsegmentes. Die Kombination Kardiomegalie, vermehrte Lungenvaskularisation, Arcus aortae dexter und variable Zyanose sind verdächtig auf einen Truncus arteriosus communis.

Im seitlichen Thoraxbild ergibt sich meist ein freier dreieckförmiger Bezirk oberhalb der Kontur des rechten Ventrikels infolge Fehlens der rechtsventrikulären Ausflußbahn und der Pulmonalarterie. Der Retrokardialraum ist durch die vergrößerten linken Herzhöhlen eingeengt.

7.3.3.5 Angiokardiographie

Eine genauere Klärung der anatomischen Verhältnisse bringen neben der Echokardiographie die selektive biplane Dextroventrikulographie und die selektive biplane Trunkographie („Aortographie") mit caudo-cranialem Strahlengang. Bei der Injektion in den rechten Ventrikel werden oft gleichzeitig und oft gleich stark über einen Ventrikelseptumdefekt die linke Kammer und über die Trunkusklappe Aorta und Pulmonalarterien dargestellt (Abb. 44).

In der lateralen Projektion ergibt sich allgemein ein „Überreiten" des Trunkus über dem Ventrikelseptumdefekt, wobei der Trunkus mehr anterior als eine normale Aorta lokalisiert ist. Bei der Injektion in den rechten Ventrikel ist die fehlende Darstellbarkeit des Infundibulums von entscheidender Wichtigkeit. Eine günstige und wichtige Injektion

zur Differenzierung der verschiedenen Trunkusformen ergibt sich bei Injektion in den gemeinsamen Trunkus etwa in Höhe des Abganges der Pulmonalgefäße.

Angiographisch kann es aber durchaus schwierig sein zwischen Typ I bis Typ III der Klassifikation nach COLLETT u. EDWARDS zu unterscheiden, daher ist es einfacher, dies dem Typ A2 nach van PRAAGH zuzuordnen.

7.3.3.6 Differentialdiagnose

In der Differentialdiagnose ist vor allem an eine Transposition der großen Arterien mit Ventrikelseptumdefekt und/oder großem persistierendem Ductus arteriosus Botalli sowie einen Ursprung der großen Arterien aus dem rechten Ventrikel ohne Pulmonalstenose zu denken. Diese Fragen lassen sich meist durch eine Echokardiographie klären.

7.3.4 Pulmonalatresie mit Ventrikelseptumdefekt

7.3.4.1 Definition

Die Pulmonalatresie mit Ventrikelseptumdefekt, früher auch Pseudotrunkus arteriosus Typ IV nach COLLETT u. EDWARDS, entspricht einer extremen Tetralogie von Fallot. Es besteht eine Pulmonalatresie mit hypoplastischem, blind endendem Infundibulum.

7.3.4.2 Pathologische Anatomie und Hämodynamik

Die rechte Ausflußbahn und die A. pulmonalis sind beim Pseudotrunkus zwar angelegt, aber hypoplastisch-atretisch und lassen kein Blut aus dem rechten Ventrikel in den Lungenkreislauf durch. Das gesamte venöse Blut fließt unter Umgehung des hypoplastischen Bezirkes über den hohen Ventrikelseptumdefekt in die reitende Aorta und mischt sich mit dem relativ wenigen arterialisierten Blut. Ein geringer Teil des Mischblutes fließt durch den offenen Ductus Botalli und erweiterte Bronchialarterien in die Lungen. Die Lungengefäße sind klein. Der Pulmonalstamm kann zu einem fibrösen Strang reduziert sein (Abb. 45).

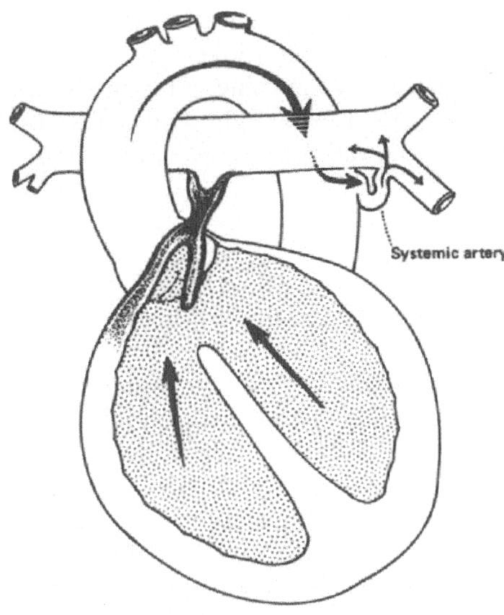

Abb. 45. Schema der Hämodynamik bei Pseudotrunkus Typ II = extremer Fallot mit Pulmonalatresie. (Nach LEVIN et al. [53]). Die rechte Ausflußbahn und die A. pulmonalis sind zwar angelegt, aber hypoplastisch-atretisch. Das gesamte venöse Blut fließt durch den hohen Ventrikelseptumdefekt in die reitende Aorta. Ein geringer Teil des Mischblutes fließt entweder über einen Ductus Botalli und/oder unterschiedlich ausgeprägte Bronchialarterien in die Lungen

7.3.4.3 Radiologische Untersuchung

Das Röntgenbild des Pseudotrunkus entspricht der Extremform des Fallot mit „pseudaortaler" Konfiguration, der Aortendilatation und der stärkeren Verminderung der Lungenvaskularisation im peripheren und mittleren Lungendrittel bei engen zentralen Ästen (Abb. 46).

7.3.4.4 Angiokardiographie

Die selektive Dextroventrikulographie demonstriert den Ventrikelseptumdefekt, die erweiterte, anteponierte Aorta ascendens und die fehlende antegrade Kontrastierung der A. pulmonalis. Letztere füllt sich verzögert über aortopulmonale Anastomosen. Von der Größe dieser Verbindung hängt die Deutlichkeit der Darstellung der Pulmonalgefäße ab. Meist lassen sich mit Hilfe der Aortographie und der folgenden superselektiven Anfärbung der aortopulmonalen Anastomosen die anatomischen Verhältnisse gut klären. In einigen Fällen sind diese Gefäße allerdings extrem pathologisch und eine Darstellung echter Pulmonalgefäße gelingt nicht.

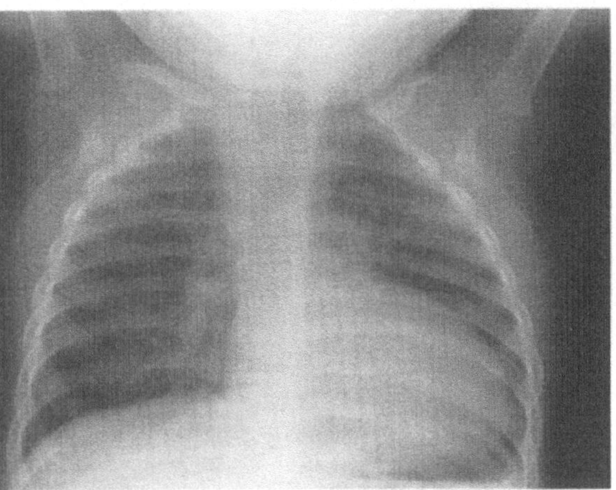

Abb. 46. 9 Monate weiblich: Pseudotrunkus arteriosus communis = extremer Fallot mit Pulmonalatresie. Röntgen Thorax d. v. Pseudaortale Herzkonfiguration infolge starker Vergrößerung des rechten Ventrikels. Arcus aortae dexter. Verminderte Lungenvaskularisation

7.3.4.5 Differentialdiagnose

Die differentialdiagnostischen Erwägungen betreffen, wie bereits erwähnt, den Tpy IV des Truncus arteriosus communis nach COLLETT u. EDWARDS. Natürlich muß auch an einen Fallot mit sehr hypoplastischem Pulmonalgefäßsystem gedacht werden sowie an Trunkusformen mit verminderter Lungendurchblutung.

7.3.5 Singulärer Ventrikel

7.3.5.1 Definition und Nomenklatur

Ein gemeinsamer oder singulärer Ventrikel liegt dann vor, wenn nur eine Kammer vorhanden ist, er aber eine Trikuspidal- und Mitralklappe bzw. eine gemeinsame atrioventrikuläre Klappe besitzt. Synonym mit der Bezeichnung singulärer Ventrikel werden folgende Begriffe verwandt: Cor triloculare biatriatum, „double inlet left/right ventricle", Cor univentriculare, primitiver Ventrikel [2, 3, 49, 75, 76].

7.3.5.2 Häufigkeit

Nach größeren Serien beträgt die Inzidenz des gemeinsamen Ventrikels etwa 0,5 – 3% aller angeborenen Herzmißbildungen. Männliche Individuen sind 2 – 3mal häufiger betroffen als weibliche.

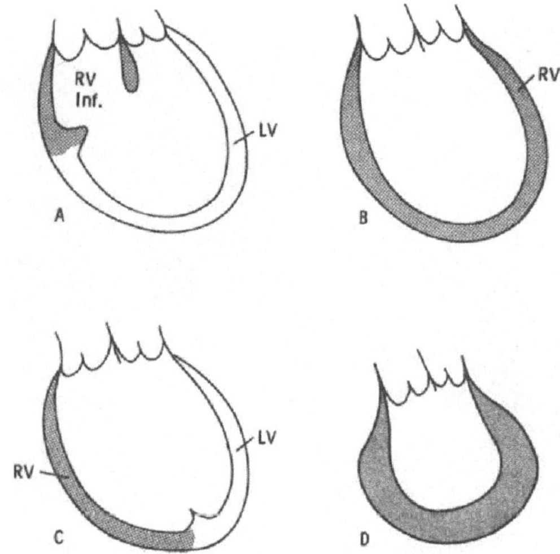

Abb. 47. Anatomische Einteilung des gemeinsamen Ventrikels (nach van PRAAGH et al. [80]). Typ A: Der gemeinsame Ventrikel besteht überwiegend aus links-ventrikulärem Myokard, vom rechten Ventrikel (*RV*) ist noch die Ausflußbahn rudimentär vorhanden. Typ B: Es ist nur für den rechten Ventrikel typisches Myokard nachweisbar. Typ C: RV- und LV-Myokard mit rudimentärem Septum angelegt. Typ D: Primitiver Ventrikel mit atypischer Myokardstruktur

7.3.5.3 Pathologische Anatomie und Hämodynamik

Es werden nach der Einteilung von van PRAAGH [75, 76] 4 morphologische Grundformen des gemeinsamen Ventrikels (Abb. 47) unterschieden. Beim Typ A, der mit 70–80% häufigsten Form, besteht der gemeinsame Ventrikel aus dem Myokard des morphologisch linken Ventrikels. Es liegt hier eine rudimentäre Ausflußbahn als Rest des rechten Ventrikels, das sog. Infundibulum, vor. Die übrigen Formen des gemeinsamen Ventrikels ohne Ausfluß-kammer bilden eine heterogene Gruppe mit den Typen B, C und D. Bei etwa 80% der Patienten entspringen die großen Arterien wie bei der D- oder L-Transposition [37, 56, 57, 75, 76]. Ein Situs inversus liegt bei 5%, eine Heterotaxie der Eingeweide, meist zusammen mit einer Asplenie, bei 10–15% der Betroffenen vor. Eine andere wichtige Variation beim gemeinsamen Ventrikel liegt in der Ausbildung von valvulären und subvalvulären Pulmonalstenosen sowie Subaortenstenosen. Ferner werden Atresien, Stenosen und Insuffizienzen einer AV-Klappe, einer gemeinsamen AV-Klappe und Isthmusstenosen der Aorta beobachtet [25, 37]. Beide Vorhöfe münden in einen gemeinsamen Ventrikel, der somit schon von vornherein mit Mischblut ver-

sorgt wird. Obligat ergibt sich auf Ventrikelebene ein Kreuzshunt, wobei der Links-rechts-Shunt erheblich überwiegt, wenn eine Pulmonalstenose fehlt. Besteht primär eine Pulmonalstenose oder sogar Atresie, kann die Zyanose von Anfang an erheblich sein. Bei fehlender Obstruktion resultiert sehr rasch eine pulmonale Hypertonie.

7.3.5.4 Röntgenuntersuchung

Das Röntgennativbild ist außerordentlich variabel und in vielen Fällen uncharakteristisch [46, 56, 57]. Bei zwei Drittel der Patienten finden sich eine Kardiomegalie mit allerdings unterschiedlicher Herzkonfiguration und eine vermehrte Lungenvaskularisation. Eine Vorwölbung am linken oberen Herzrand wie bei der sogenannten korrigierten Transposition der großen Gefäße läßt sich bei entsprechender Lage der Gefäße häufig nachweisen. Da die Transpositionsstellung vorherrscht, ist das Fehlen eines Pulmonalarterienstammes ein wichtiges Zeichen [25]. Liegt eine Pulmonalstenose vor, kann das Röntgenbild wie bei einer Fallot-Tetralogie aussehen.

7.3.5.5 Angiokardiographie

Im allgemeinen sind mehrere selektive biplane Kontrastmittelinjektionen notwendig, und zwar in den gemeinsamen Ventrikel, die Aorta und den linken oder rechten Vorhof. Lage und Funktion der AV- und Semilunarklappen müssen ebenso erkennbar sein wie die intraventrikuläre Anatomie.

7.3.5.6 Differentialdiagnose

Zur Diskussion stehen sämtliche Vitien mit stark vermehrter Lungenvaskularisation, wie z.B. der große Ventrikelseptumdefekt, der AV-Kanal, die Transposition der großen Gefäße, der Truncus arteriosus communis, der Trikuspidalatresie mit vermehrter Lungendurchblutung und die Fallot-Tetralogie bei pulmonaler Ausflußstenose. Die zweidimensionale Echokardiographie trägt entscheidend zur Diagnose eines gemeinsamen Ventrikels bei.

7.3.6 Aortenatresie, Mitralatresie, Hypoplasie des linken Ventrikels

7.3.6.1 Definition

Als hypoplastisches Linksherz wird eine Gruppe von komplexen angeborenen Herz- und Gefäßbildungen zusammengefaßt, bei denen eine Hypoplasie des linken Ventrikels einschließlich Aorta besteht. Hierher gehören die Aorten- und Mitralatresie mit Hypoplasie des linken Ventrikels und der aszendierenden Aorta [47, 61, 67].

7.3.6.2 Häufigkeit

Das hypoplastische Linksherzsyndrom ist die häufigste Ursache für eine Herzinsuffizienz im Neugeborenenalter [5, 32]. Nach FYLER [31] wird die Häufigkeit mit 0,163 auf 1 000 Lebendgeburten angegeben.

7.3.6.3 Pathologische Anatomie und Hämodynamik

Nach SINHA [67] ergibt sich folgende Klassifikation des hypoplastischen Linksherzens:

Typ I – Mitralklappenatresie, Aortenklappenatresie und intaktes Ventrikelseptum;

Typ II – Hypoplastisch-stenotische Mitralklappe, Aortenklappenatresie und intaktes Ventrikelseptum;

Typ III – Hypoplastisch-stenotische Mitralklappe, hypoplastisch-stenotische Aortenklappe und intaktes Ventrikelseptum;

Typ IV – Mitralklappenatresie, hypoplastisch-stenotische Aortenklappe und Ventrikelseptumdefekt.

Der Typ IV gilt als eine Sonderform des singulären Ventrikels. Besteht bei dem hypoplastischen Linksherzsyndrom eine zusätzliche Mitralatresie, ist die Ventrikellichtung oft thrombosiert, die Wand des linken Ventrikels hochgradig verdickt. Dabei finden sich vielfach Hinweise auf eine Endokardfibroelastose. Das Foramen ovale ist in der Regel „paradox" offen, d. h. die Valvulae foraminis ovalis ist in den rechten Vorhof durchgeschlagen. Der rechte Vorhof und der rechte Ventrikel sind extrem dilatiert und hypertrophiert, die A. pulmonalis ist ebenfalls dilatiert. Der Ductus arteriosus Botalli ist weit offen, die deszendierende Aorta von der Einmündung des Ductus an normal weit. Begleitende kardiale

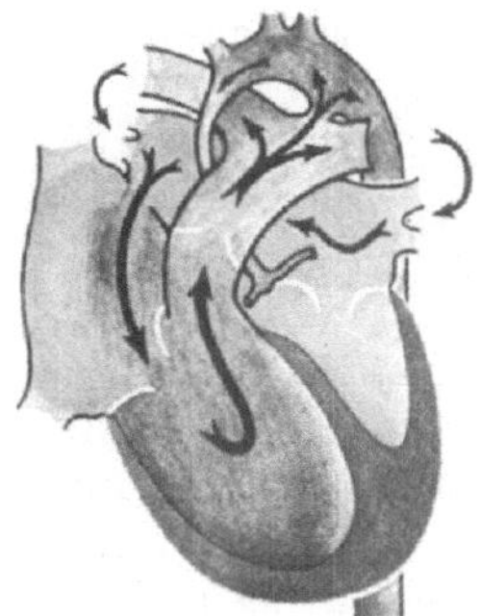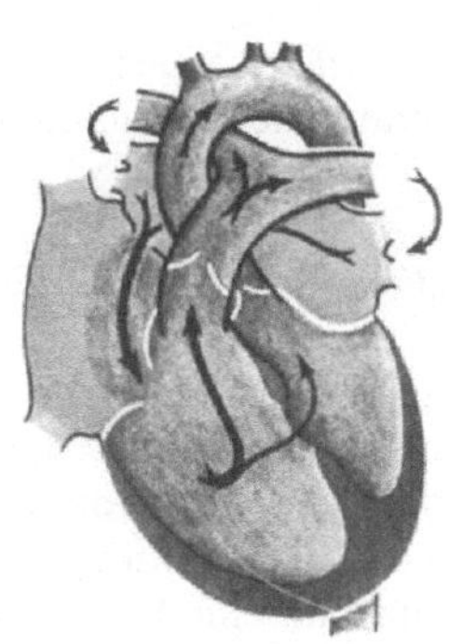

Abb. 48. Schema der Hämodynamik bei Aortenatresie (*links*) (nach SCHAD [65]). Bei der Aortenatresie wird die Aorta ascendens retrograd mit Mischblut gefüllt. Sie und der linke Ventrikel sind hypoplastisch. Bei der Mitralatresie fließt arterialisiertes Blut vom linken Vorhof über folgenden Umgehungskreislauf: linker Vorhof – offenes Foramen ovale/Vorhofseptumdefekt – rechter Vorhof – rechter Ventrikel – Ventrikelseptumdefekt – linker Vorhof – Aorta. Nicht selten besteht auch ein offener Ductus Botalli

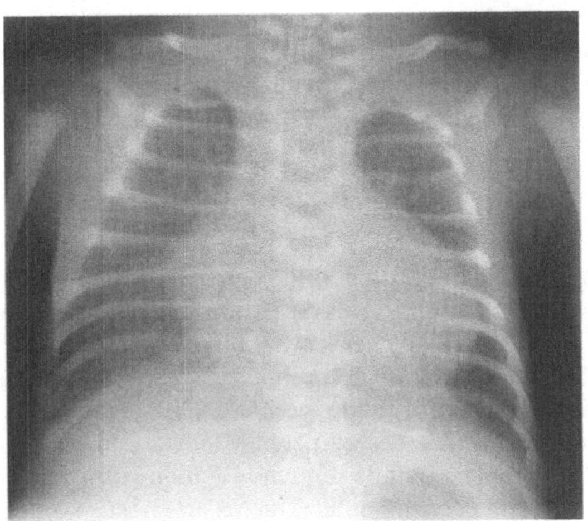

Abb. 49. 7 Tage weiblich, Aortenatresie. Röntgen Thorax d. v.: Beidseitig verbreitertes Herz mit ausgefüllter Taille. Verstärkte, teils fleckige, teils retikuläre Lungenzeichnung infolge Stauung. Autopsie: Aortenklappenatresie

Fehlbildungen sind eher selten. Die Hämodynamik (Abb. 48) wird dadurch bestimmt, daß ein Teil des arterialisierten Lungenvenenblutes über das paradoxe offene Foramen ovale in den rechten Vorhof gelangt. Das Blut aus dem rechten Vorhof erreicht den rechten Ventrikel und über die A. pulmonalis zum größeren Teil über den persistierenden Ductus arteriosus die deszendierende Aorta und retrograd die vom Aortenbogen entspringende brachiozephalen Gefäße sowie auch die Aorta aszendens und von hieraus die Koronararterien.

7.3.6.4 Röntgenbefunde

Die röntgenologische Nativdiagnostik wird u. a. durch die Vergrößerung der rechten Herzhöhlen, durch die Linksrotation des Herzens und durch eine Lungenstauung bestimmt. Im Vordergrund stehen somit eine Herzvergrößerung mäßigen bis stärkeren Grades und eine Lungenstauung (Abb. 49). Bei fehlender Überlagerung der linken oberen Herzkontur durch die Thymusdrüse ergibt sich manchmal eine Prominenz durch die dilatierte Pulmonalarterie oder das linke Herzohr [41]. Meist besteht auch eine vermehrte Konvexität des rechten Vorhofes. Die fehlende Sichtbarkeit der Aorta aszendens [29] kann nicht unbedingt als typisch für ein hypoplastisches Linksherz verwertet werden. In der seitlichen Projektion mit Ösophagogramm fällt bei dem hypoplastischen Linksherzsyndrom die fehlende Vergrößerung der linken Herzhöhlen auf. Auch eine sehr genaue röntgenologische Analyse erlaubt in der Neugeborenenperiode nur selten die exakte Diagnose.

7.3.6.5 Angiokardiographie

Bei der Angiokardiographie ergeben sich abhängig von der anatomischen Situation unterschiedliche Befunde. Bei der selektiven Dextroventrikulographie findet sich eine erhebliche Vergrößerung des rechten Ventrikels und eine starke Dilatation der A. pulmonalis. Die deszendierende Aorta und die brachiozephalen Gefäße werden in Fällen von Aortenatresie via persistierender Ductus arteriosus kontrastiert. Es kommt zur Darstellung eines sog. Pulmonalis Ductus Botalli – Aorta-descendens-Trunkus. Die retrograde Darstellung des hypoplastischen Aortenbogens bis zur Aortenklappenebene wird erreicht durch eine selektive Pulmonalisangiographie mit Lokalisation der Katheterspitze in die Ductus-Botalli-Region. Bei Nichterreichen der A. pulmonalis, und in besonders gelagerten Fällen empfiehlt sich auch die retrograde Aortographie mit Vorschieben des Katheters in die Region Ductus-Botalli/Aorta (Abb. 50). Bei der Mitralatresie bietet die selektive Laevoatriographie die beste Information. Es ergibt sich vom linken Vorhof aus kein Kontrastmitteleinstrom in den linken Ventrikel, sondern ein sofortiger Abfluß des Kontrastmittels über das Foramen ovale in den rechten Vorhof. Beim Typ III

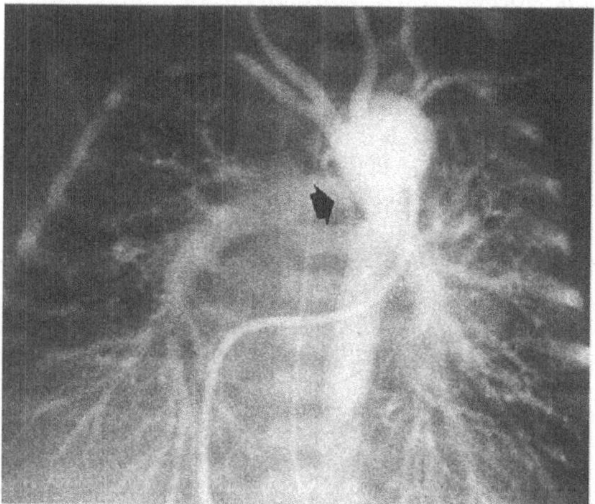

Abb. 50. Hypoplastisches Linksherzsyndrom. Aortenatresie mit extrem hypoplastischem Aortenbogen sowie der Aorta ascendens (*Pfeilmarkierung*). Bei der selektiven Kontrastmittelinjektion in die Region Ductus Botalli/A. pulmonalis/ Aorta ergibt sich eine retrograde Kontrastierung der Aorta bis zur Klappenebene

des hypoplastischen Linksherzens kann es gelingen, den linken Ventrikel direkt zu sondieren. Der linke Ventrikel ist immer sehr klein und weist eine herabgesetzte Kontraktilität und Zeichen der Endokardfibrose auf.

7.3.6.6 Differentialdiagnose

Differentialdiagnostisch kommen in erster Linie Mißbildungen des Herzens infrage, die eine Behinderung des systemischen Blutflusses darstellen. So müssen die Aortenisthmusstenose oder die Aortenbogenunterbrechung, die kritische Aortenstenose und Kombination dieser Fehlbildungen in Betracht gezogen werden. Berücksichtigt werden müssen ferner nicht strukturelle Herzmißbildungen, wie eine Neugeborenenmyokarditis, schwere supraventrikuläre Tachykardien, eine geburtstraumatische Hirnschädigung und postnatale Störungen der Atemfunktion. Die Echokardiographie ist heute die beste und sicherste Methode zur Diagnose eines hypoplastischen Linksherzens. Sie macht in den meisten Fällen eine Herzkatheteruntersuchung und Angiokardiographie überflüssig.

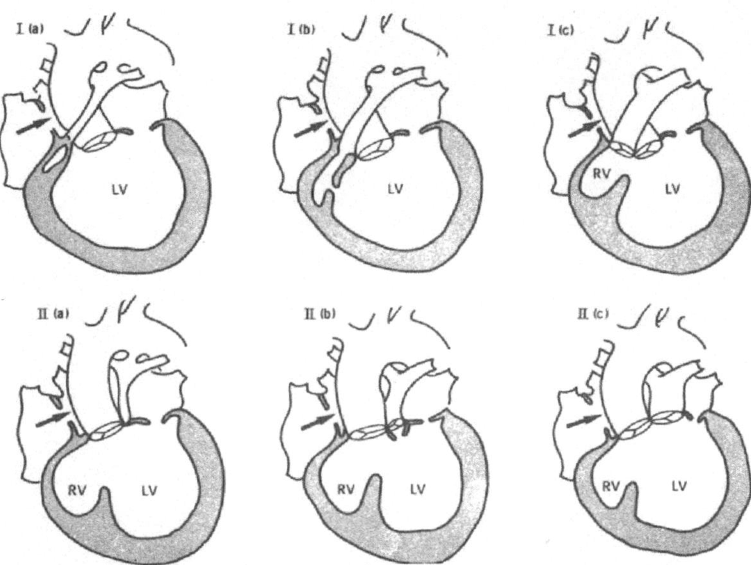

Abb. 51. Schematische Darstellung der verschiedenen Formen der Trikuspidalatresie (nach EDWARDS u. BURCHELL).
Typ I   = mit normal stehenden großen Arterien;
Typ I (a) = mit geschlossenem Ventrikelseptum und Pulmonalatresie;
Typ I (b) = mit kleinem Ventrikelseptumdefekt (VSD), subpulmonaler Stenose und Pulmonalarterienhypoplasie;
Typ I (c) = mit großem VSD, ohne Pulmonalstenose und normalem Pulmonalisabgang;

Typ II   = mit Transposition der großen Arterien;
Typ II (a) = Pulmonalatresie, VSD, die Aorta geht aus dem rechten Ventrikel ab;
Typ II (b) = mit Pulmonalklappen- oder Subpulmonalstenose;
Typ II (c) = mit normal weiter Pulmonalarterie (evtl. pulmonalem Hochdruck). (Aus WATSON [78])

7.3.7 Trikuspidalatresie – Pulmonalatresie – Hypoplasie des rechten Ventrikels

7.3.7.1 Trikuspidalatresie: Pathologische Anatomie und Physiologie

Eine derartige Fehlbildung, die etwa 1,5% der kongenitalen Herzfehler ausmacht liegt vor, wenn eine Trikuspidalklappe überhaupt nicht zu erkennen ist oder, und dies ist sehr viel seltener, atretisch ist. Fast immer resultiert hier eine Hypoplasie des rechten Ventrikels. Gängige Klassifizierungen gliedern dieses Vitium meist danach, ob eine Transpositionsstellung der großen Gefäße vorliegt oder nicht und ob eine Pulmonalstenose vorliegt oder nicht (Abb. 51). Das venöse Blut erreicht den linken Ventrikel über eine intraatriale Lücke. Vom linken Ventrikel gelangt dann Mischblut sowohl in die Aorta wie auch über einen Ventrikelseptumdefekt in die Pulmonalis. In den seltenen Fällen, in denen kein Ventrikelseptumdefekt vorhanden ist, gelangt das Blut anfangs über den Ductus arteriosus in die Pulmonalarterie. Die Größe des rechten Ventrikels variiert je nach Größe des Ventrikelseptumdefektes und nach Ausprägungsgrad der subvalvulären und/oder valvulären Pulmonalstenose. Die häufigste Form dieses Vitiums ist die ohne Transposition der großen Gefäße und mit veminderter pulmonaler Durchblutung [65].

7.3.7.2 Radiologische Untersuchung

Bei der Trikuspidalatresie mit kleiner rechter Kammer und Pulmonalhypoplasie oder -atresie besteht eine aortale Herzkonfiguration durch Vergrößerung des linken Ventrikels bei meist geringer Verbreiterung des Herzschattens. Die Lungengefäßzeichnung kann unterschiedlich sein, ist aber meist vermindert (Abb. 52).

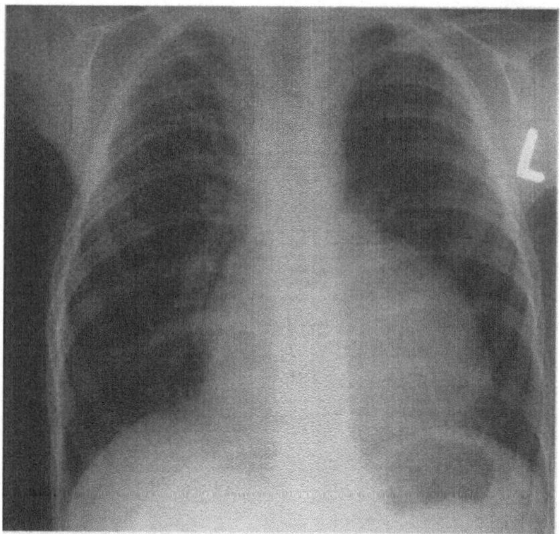

Abb. 52. 3 Jahre, weiblich, Trikuspidalatresie mit Ventrikelseptumdefekt mit subpulmonaler Stenose (Typ Ib). Röntgen Thorax d. v.: Vergrößerung des Herzens mit aortaler Konfiguration. Verminderte asymmetrische Lungenvaskularisation

7.3.7.3 Angiokardiographie

Bei der selektiven Dextroatriographie ist die Füllungsfolge bei der Trikuspidalatresie charakteristisch: vom rechten Vorhof aus erfolgt die Kontrastierung der linken Herzhöhlen über die intraatriale Querverbindung. Oft ist ein Kontrastmittelreflux in die Hohlvenen und die Lebervenen gegeben. Zu Beginn der Füllung bleibt zwischen dem rechten und dem linken Ventrikel an der diaphragmalen Herzkontur ein typischer dreieckförmiger Bezirk von Kontrastmittel ausgespart (Abb. 53 a, b). Er entspricht dem zunächst nicht gefüllten, hypoplastischen rechten Ventrikel. Die Kontrastierung des rechten Ventrikels erfolgt über den meist vorhandenen Ventrikelseptumdefekt relativ spät. Eine Zweitinjektion sollte in den linken Vorhof, oder noch besser in den linken Ventrikel erfolgen. Bei dieser Injektion kann sowohl der Ventrikelseptumdefekt als auch eine hypoplastische rechte Kammer direkt dargestellt werden. Diese Injektion ist auch bei Fällen mit Transposition der großen Gefäße erforderlich.

7.3.7.4 Pulmonalatresie,
Hypoplasie des rechten Ventrikels: Pathologische Anatomie und Physiologie

Bei der Pulmonalatresie mit intaktem Ventrikelseptum, die etwa 0,7 – 1,7% der kongenitalen Vitien

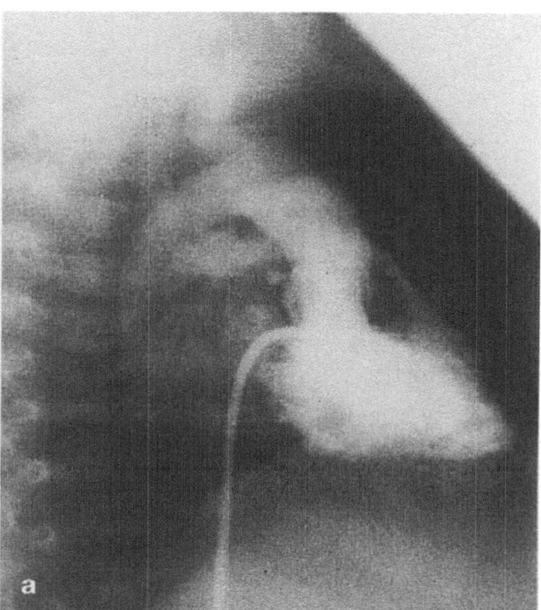

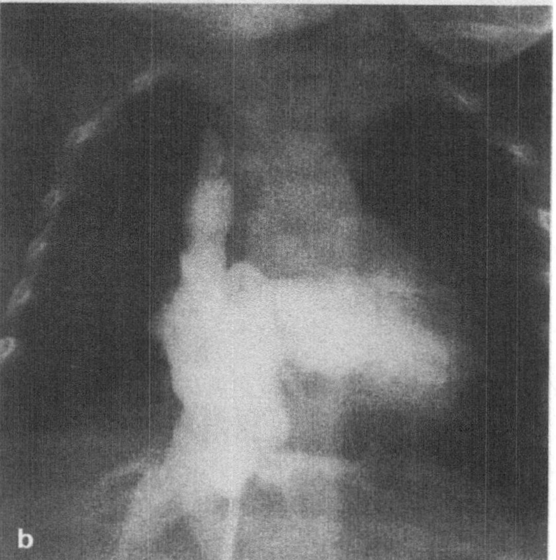

Abb. 53 a, b. Trikuspidalatresie Typ Tb. **a** Bei der selektiven Lävoventrikulografie in seitlicher Projektion, Darstellung eines großen linken Ventrikels mit Ventrikelseptumdefekt und subpulmonaler sowie valvulärer Pulmonalstenose; **b** bei der selektiven Dextroatriographie ergibt sich in der a. p.-Projektion eine typische Füllungsfolge: rechter Vorhof – linker Vorhof – linker Ventrikel. Fehlende Kontrastierung des rechten Ventrikels. Typischer kontrastmittelfreier Bezirk an der diaphragmalen Herzkontur zwischen rechtem Vorhof und rechtem Ventrikel durch den zunächst nicht rechten Ventrikel

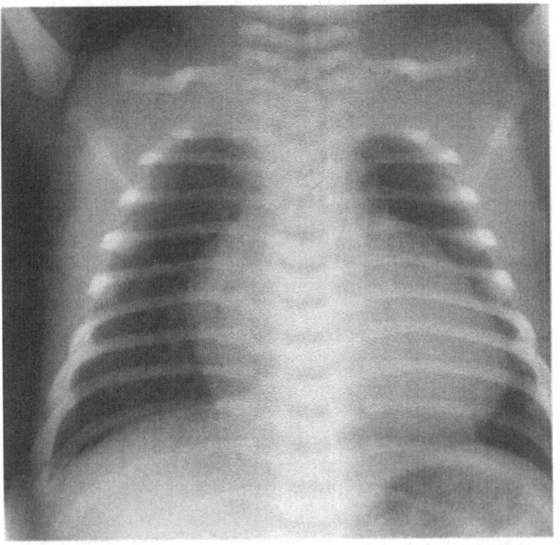

Abb. 54. Einen Tag alt, männlich: Pulmonalatresie mit intaktem Ventrikelseptum (Typ II). Röntgen Thorax d. v.: Erhebliche Vergrößerung des Herzens nach beiden Seiten mit hochansetzender Kontur des vergrößerten rechten Vorhofes. Geringe Prominenz des linken Herzohres, Aorta links der Wirbelsäule deszendierend. Starke, symmetrische Verminderung der Lungenvaskularisation

ausmacht, findet man anstelle der Pulmonalklappe eine Membran. Man unterscheidet zwischen dem Typ I und dem Typ II [23]. Der am häufigsten vorkommende Typ I ist charakterisiert durch eine starke hypertrophierte Muskulatur des rechten Ventrikels und ein kleines Ventrikellumen. Die Trikuspidalklappe ist meist hypoplastisch, jedoch schlußfähig. Der seltenere Typ II weist eine normal große oder vergrößerte rechte Kammer auf, und es besteht fast immer eine Insuffizienz der Trikuspidalklappe.

Über die interatriale Querverbindung fließt das Blut in die linken Herzhöhlen. Der linke Ventrikel und die Aorta sind vergrößert. Ein Teil des Blutes fließt über den offenen, meist engen Ductus arteriosus in den Pulmonalgefäßbaum. Fälle von Pulmonalatresien mit Ventrikelseptumdefekt entsprechen einem Pseudotrunkus und haben immer einen großen rechten Ventrikel.

Eine Hypoplasie des rechten Ventrikels kommt selten auch ohne Pulmonalatresie vor und ist evtl. nur mit einem Ventrikelseptumdefekt kombiniert [65]. Bei einem Teil der Patienten mit Pulmonalatresie und intaktem Ventrikelseptum (meist Typ I) sind sog. intramyokardiale Sinusoide nachweisbar, die ausgedehnte Anastomosen in den Koronararterien bilden können [23, 30].

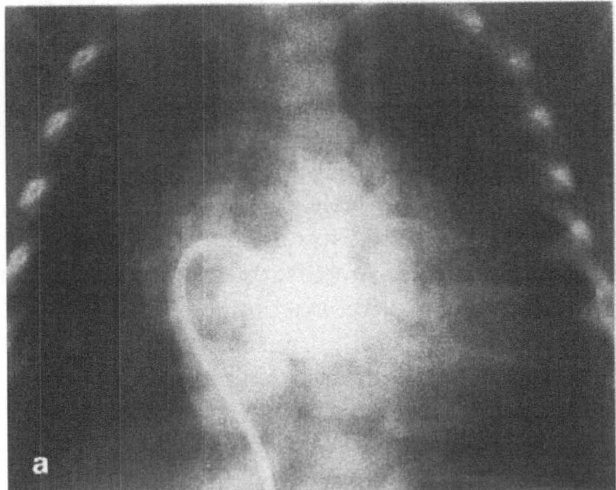

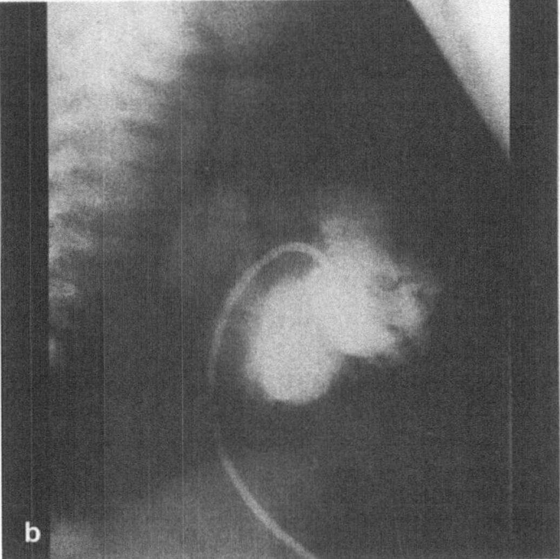

Abb. 55a, b. Pulmonalatresie mit intaktem Ventrikelseptum. Selektive Dextroventrikulographie in 2 Ebenen. **a** In der a. p.-Projektion relativ kleiner, mäßig trabekulierter rechter Ventrikel. Fehlende Darstellung der A. pulmonalis mit weitem blind endigendem Infundibulum. Kontrastmittelreflux in den rechten Vorhof: **b** in der seitlichen Projektion blind endigendes Infundibulum und Darstellung des rechten Ventrikels und des rechten Vorhofes infolge Trikuspidalinsuffizienz

7.3.7.5 Radiologische Untersuchung

Die Herzgröße variiert erheblich. Meist besteht eine Kardiomegalie mit aortaler Herzkonfiguration und eine verstärkte Rechtsausdehnung des Herzens infolge Vergrößerung des rechten Vorhofes. Immer liegt eine erhebliche Verminderung der Lungenvaskularisation vor (Abb. 54).

7.3.7.6 Angiokardiographie

Eine selektive Dextroventrikulographie ermöglicht eine eindeutige Unterscheidung zwischen den Typen I und II (Abb. 55a, b). Diese Injektion ergibt zudem noch Aufschluß über Lage und Funktion der Trikuspidalklappe. Selektive Injektionen in den rechten Vorhof ergeben nur selten eine eindeutige Diagnose. Empfehlenswert ist weiterhin eine Injektion in den linken Vorhof oder linken Ventrikel, um den Ductus Botalli und um insbesondere die Anatomie des Pulmonalgefäßsystems im Hinblick auf eine Operation exakt darzustellen.

7.3.7.7 Differentialdiagnose

Die Differentialdiagnose zwischen einer Pulmonalatresie und Trikuspidalatresie mit kleinem rechten Ventrikel und Pulmonalatresie mit großem rechten Ventrikel sowie einer Ebstein-Anomalie und anderen zyanotischen Vitien ist meist nur echokardiographisch oder angiokardiographisch zu klären.

Literatur

1. Abbot ME (1936) Atlas of congenital disease. The American Heart Association, New York
2. Anderson RH, Becker AE, Freedom RM et al (1979) Problems in the nomenclature of the univentricular heart. Herz 4:97
3. Anderson RH, Tynan M, Freedom RM et al (1979) Ventricular morphology in the univentricular heart. Herz 4:184
4. Anderson RH, Wilkinson JL, Arnold R (1974) Morphogenesis of bulboventricular malformations. II. Observations on malformed hearts. Br Heart J 36:948
5. Apitz J, Stoermer J (1967) Über die Lebensaussichten von Säuglingen mit kongenitalen Angiokardiopathien. Monatsschr Kinderheilkd 115:95
6. Astley R (1971) The early plain film diagnosis of transposition of the great arteries. Ann Radiol 14:183
7. Baumgartner RA, Grzejszczyk G (1986) Das Ivemark-Syndrom. Zentralbl Gynäkol 108:990
8. Becker AE, Becker MJ, Edwards JE (1971) Pathology of the semilunar valve in persistent truncus arteriosus. J Thorac Cariovasc Surg 62:16
9. Beuren AJ (1966) Die angiokardiographische Darstellung kongenitaler Herzfehler. Ein Atlas, 1. Aufl. de Gruyter, Berlin
10. Bharati S, Mc Allister HA, Rosenquist GC, Miller RA, Tatooles CJ, Lev M (1974) The surgical anatomy of truncus arteriosus communis. J Thorac Cardiovasc Surg 67:501
11. Bois R du, Dupuis C, Remy (1966) Corrected transposition of the great vessels. Some aspects of standard radiography. Ann Radiol 9:119
12. Bove EL, Shaher RM, Alley R, Mc Kneally M (1972) Tetralogy of Fallot with absent pulmonary valve and aneurysmen of the pulmonary artery. J Pediatr 81:339
13. Brandt PWT, Calder AL, Barratt-Boyes BG, Neutze JM (1976) Double outlet left ventricle. Am J Cardiol 38:897
14. Brock R (1957) The anatomy of congenital pulmonic stenosis. Hoeber, New York
15. Calder L, van Praagh S, van Praagh WP, Sears R, Corwin A, Levy A, Keith JD, Pavl MH (1976) Truncus arteriosus communis. Am Heart J 92:23
16. Carey LS, Elliot LP (1964) Complete transposition of the great vessels; roentgenographic findings. AJR 91:529
17. Carey LS, Edwards JE (1965) Röntgenographic features in cases with origin of both great vessels from the right ventricle without pulmonary stenosis. AJR 93:267
18. Chesler E, Beck W, Schrire V (1970) Selective catheterization of pulmonary or bronchial arteries in praeoperative assessment of pseudotruncus and truncus arteriosus type IV. Am J Cardiol 26:20
19. Collett RW, Edwards JE (1949) Persistent truncus arteriosus. A classification according to anatomic types. Surg Clin North Am 29:1245
20. Cooley RN, Schreiber MH (1978) Radiology of the heart and great vessels, 3nd edn. Williams & Wilkins, Baltimore
21. Counahan R, Simon G, Joseph M (1973) The plain chest radiograph in d-transposition of the great arteries in the first month of life. Pediatr Radiol 1:217
22. Dabizzi RP, Teodori G, Barletta GA, Caprioli G, Beldinghi V (1990) Associated coronary and cardia anomalies in the tetralogy of Fallot. Eur Heart J 11 (8):692
23. Davignon AL, Shane JW Du, Kincaid OW, Swan HCJ (1961) Pulmonary atresia with intact ventricular septum: report of 2 cases studied by selective angiocardiography and right heart catheterization. Am Heart J 62:690
24. Davis GD, Fulton RE, Ritter DG, Mair DD, McGoon DC (1978) Congenital pulmonary atresia with ventricular septal defect: angiographic and surgical correlates. Radiology 128:133
25. Elliot LP (1978) An angiographic and plain film approach to complex congenital heart diseases: Classification and simplified nomenclature. Cuss Probl Cardiol 3:47
26. Ellis K (1973) Angiographic evaluation of the right ventricle out-flow tract in tetralogy of Fallot. Circulation 47:1080
27. Fanconi G (1932) Transposition der großen Gefäße. Das charakteristische Röntgenbild. Arch Kinderheilk 95:202
28. Fellows KE, Martin EC (1977) Angiocardiography of obstructing muscular bands of the right ventricle. AJR 128:249
29. Folger GM, Saied A (1973) A new roentgenographic sign of hypoplastic left heart. Chest 64:298
30. Freedom RM, Harrington DP (1974) Contributions of intramyocardial sinusoids in pulmonary atresia and intact ventricular septum to a right-sides circular chunt. Br Heart J 36:1061
31. Fyler DC (1980) Report of the New England regional infant cardiac program. Pediatries 65 (Nr. 2, Suppl 6):436

32. Gaissmaier U, Apitz J (1972) Klinik und Pathologie des hypoplastischen Linksherzsyndroms. 2. Kreislauf Forsch 61:1003

33. Goldsmith M, Farina MA, Shaher RM (1975) Tetralogy of Fallot with atresia of the left pulmonary artery: surgical repair using a homograft aortic valve. J Thoracic Cardiovasc Surg 69:458

34. Greenwold WE, Shane JW Du, Burchell HB, Bruwer A, Edwards JE (1956) Congenital pulmonary atresia with intact interventricular septum: two anatomic types. Circulation 14:945

35. Grimm C (1983) Truncus arteriosus communis im Kindesalter. Inaug Dissertation Med. Univ. Tübingen

36. Guerin R, Soto B, Karp RB, Kirklin JW, Barcia A (1970) Transposition of the great arteries; determination of the position of the great arteries in conventional chest roentgenograms. AJR 110:747

37. Hallermann FJ, Davis GD, Ritter DG, Kincaid OW (1966) Roentgenographic features of common ventricle. Radiology 87:409

38. Hallermann FJ, Kincaid OW, Tsakiris AG, Ritter DG, Titus JL (1969) Persistent truncus arteriosus. A radiographic and angiocardiographic study. AJR 107:827

39. Hallermann EJ, Kincaid OW, Ritter DG, Ongley PA, Titus JL (1970) Angiocardiographic and anatomic findings in origin of both great arteries from the right ventricle. AJR 109:51

40. Johns TNP, Williams GR, Blalock A (1953) The anatomy of pulmonary stenosis and atresia with comments on surgical therapy. Surgery 33:161

41. Kallfelz HC, Hauke H (1969) Radiological and angiocardiographic findings in infants with congenital obstructive mitral and aortic lesions. Ann Radiol 12:15

42. Keck EW, Hauch HJ, Lassrich MA et al (1965) Die korrigierte Transposition der großen Gefäße. Cardiologia 47:158

43. Keck EW (1977) Pädiatrische Cardiologie, 2. Aufl. Urban & Schwarzenberg, München

44. Keith JD, Rowe RD, Vlad P (1967) Heart disease in infancy and childhood, 2nd edn. Mc Millan, New York

45. Kirklin JW, Karp RB (1970) The tetralogy of Fallot from a surgical viewpoint. Saunders, Philadelphia London Toronto

46. Kozuka R, Sato K, Fujin M, Kawashima Y, Nosaki T (1973) Roentgenographic diagnosis of single ventricle. Analysis of fourty-two cases. AJR 119:512

47. Lev M (1952) Pathologic anatomy and interrelationship of hypoplasia of the aortic tract complexes. Lab Invest 1:61

48. Lev M, Liberthson RR, Eckner FA, Arcilla RA (1968) Pathologic anatomy of dextrocardia and its clinical implications. Circulations 37:979

49. Lev M, Liberthson RR (1969) Single (primitive) ventricle. Circulation 39:577

50. Lev M, Saphir O (1942) Truncus arteriosus communis persistens. J Pediatr 20 (1):74

51. Lev M, Bharatir S, Meng L, Liberthson RR, Paul MH, Idriss F (1972) A concept of double outlet right ventricle. J Thorac Cardiovasc Surg 64:271

52. Lev M, Liberthson RR, Golden IG, Eckner FA, Arcilla RA (1971) The pathologic anatomy of mesocardia. Am J Cardiol 28:428

53. Levin DC, Baltaxe HA, Goldberg HP, Engle MA, Ebert PA, Sos Ta, Levin AR (1974) The importance of selective angiography of systemic arterial supply to the lungs in planing surgical correction of pseudotruncus arteriosus. AJR 121:606

54. Liberthson RR, Hastreiter AR, Sinha SN, Bharati S, Novak GM, Lev M (1973) Levocardia with visceral heterotaxy-isolated levocardia; pathologic anatomy and its clinical implications. Am Heart J 85:40

55. Mc Cartney FJ, Miller GAH (1970) Congenital absence of the pulmonary valve. Br Heart J 32:483

56. Marin-Garcia J, Tandon R, Möller JH, Edwards JE (1974) Common (single) ventricle with normally related great vessels. Circulation 59:564

57. Marin-Garcia J, Tandon R, Moller JH, Edwards JE (1974) Single ventricle with transposition. Circulation 59:994

58. Meister EM, Tuma S, Schneider P, Barta Kova H (1987) Die Diagnose komplexer Herzmißbildungen bei Dextrokardie mit Hilfe der segmentalen Analyse und des Bronchogramms. Pädiatr Grenzgeb 26:159

59. Muster AJ, Paul MH, Nikaidoh H (1973) Tetralogy of Fallot associated with total anomalous pulmonary venous drainage. Chest 64:323

60. Nadas AS, Fyler DC (1972) Pediatric cardiology, 3rd edn. Saunders, Philadelphia London Toronto

61. Noonan J, Nadas AS (1958) The hypoplastic left heart syndrome. An analysis of 101 cases. Pediatr Clin North Am 5:1029

62. Rao BW, Edward JE (1974) Conditions simulating the tetralogy of Fallot. Circulation 49 (1):173

63. Ritter DG, Seward JB, Moodie D, Danielson GK (1979) Univentricular heart (common ventricle): preoperative diagnosis. Herz 4:198

64. Rosenzweig BP, Gindea AJ, Lubat E, Danilowicz D, Weinreb J, Kronzon J (1989) Mirror-image dextrocardia with failure of apical pivoting ("levocardia") and situs inversus. Am Heart J 118:845

65. Schad N (1983) Die angeborenen Anomalien des Herzens und der großen Gefäße. In: Schinz-Frommhold W, Stender H-St, Thurn P (Hrsg) Radiologische Diagnostik in Klinik und Praxis, 7. neubearbeitete Aufl Bd II Herz − Große Gefäße. Thieme, Stuttgart New York

66. Shaher RM, Moes CAF, Khoury G (1967) Radiologic and angiocardiographic findings in complete transposition of the great vessels with left ventricular outflow tract obstruction. Radiology 88:1092

67. Sinha SN, Rusnak SL, Sommers HM, Cole RB, Muster AJ, Paul MH (1968) Hypoplastic left ventricle syndrome. Am J Cardiol 21:166

68. Sridaromont S, Feldt RH, Ritter DG, Davis GD, Edward JE (1976) Double outlet right ventricle: hemodynamic and anatomic correlations. Am J Cardiol 38:85

69. Stelling G, Zuberbuhler IR, Anderson RH, Sievers RD (1987) The surgical anatomy of the Taussig-Bing malformation. J Thorac Cardiovasc Surg 93:560

70. Swischuk LE (1979) Plain film interpretation in congenital heart disease, 2nd edn. Williams & Wilkins, Baltimore

71. Swischuk LE (1980) Radiology of the newborn and young infant, 2nd edn. Williams & Wilkins, Baltimore London

72. van Praagh R (1976) Classification of truncus arteriosus communis. Am Heart J 92:129

73. van Praagh R (1989) Etienne-Louis Arthur Fallot and his tetralogy: a new translation of Fallot's summary and a modern reassessment of this anomaly. Eur J Cardiothorac Surg 3:381

74. van Praagh R, van Praagh S (1965) The anatomy of common aortico-pulmonary trunk (truncus arteriosus communis) and its embryologic implications. Am J Cardiol 16:406

75. van Praagh R, Ongley PA, Swan HJC (1964) Anatomic types of single or common ventricle in man: Morphologic and geometric aspects of 60 necropsied cases. Am J Cardiol 13:367

76. van Praagh R, Plett JA, van Praagh S (1979) Single ventricle pathology, embryology, terminology and classification. Herz 4:113

77. Vogel M, Freedom RM, Smallhorn JF, Williams WG, Trusler GA, Rowe RD (1984) Complete transposition of the great arteries and coarctation of the aorta. Am J Cardiol 53:1627

78. Watson H (1968) Pediatric cardiology. Mosby, St. Louis

79. Wesselhoeft H, Beuren AJ, Stoermer J, Kyrieleis C (1971) Ursprung beider großen Gefäße aus dem rechten Ventrikel: Ein Transpositionskomplex. Arch Kreislauf Forsch 66:80

80. Wilson WJ, Amplatz K (1967) Unequal vascularity in tetralogy of Fallot. AJR 100:318

81. Winer-Muram HT, Tonkin IL (1989) The spectrum of heterotaxic syndromes. Radiol Clin North Am 27:1147

82. Wood P (1968) Diseases of the heart and circulation, 3rd edn. Eyre & Spootiswoode, London

83. Wyler F, Rutishauser M, Olafsson A, Kaufmann HJ (1970) Congenital absence of the pulmonary valve in tetralogy of Fallot and origin of the left pulmonaly artery from the aortic arch. AJR 110:505

84. Zerbini EJ (1969) The surgical treatment of the complex of Fallot: late results. J Thorac Cardiovasc Surg 58:158

7.4 Kongenitale Lageanomalien des Herzens

H. Hauke und C. Bastanier

Bei den angeborenen Lageanomalien ist die Lage des Herzens, die Lagebeziehung der Herzkammern und der großen Gefäße zueinander und evtl. auch zum Abdominalsitus primär abnorm [1, 4, 8].

7.4.1 Anatomie und Hämodynamik

Nach der Lage der Ventrikel, d.h. der Hauptmasse des Herzens unterscheidet man eine Dextro-, Meso- und Lävokardie. Bei der Dextrokardie befinden sich die Ventrikel größtenteils in der rechten Thoraxhälfte, bei der Mesokardie etwa zu gleichen Teilen

im rechten und linken Hemithorax. Von einer Lävokardie wird gesprochen, wenn trotz abdominalem Situs inversus das Herz links liegt. Die Massenverteilung des Herzens besagt jedoch nichts über die Lage der venösen oder arteriellen Herzkammern aus. Zur Beschreibung eines pathologischen Herzsitus bezeichnet man die Herzhöhlen nach hämodynamischen Gesichtspunkten als arterielle oder venöse und fügt die tatsächliche Lage hinzu, zum Beispiel der venöse, vorne und links liegende Ventrikel. Ausgangspunkt für die Beschreibung ist der Vorhof, in den die großen Körpervenen münden. Dieser Vorhof wird unabhängig von seiner Lage als venös definiert. Der mit ihm kommunizierende Ventrikel ist der venöse, unabhängig davon wie seine Struktur ist und ob aus ihm die Pulmonalis oder die Aorta entspringt [4].

Die Lageanomalien des Herzens kann man nach SCHAD [4] folgendermaßen unterteilen:

1. Dextrokardien:
   a) L-Dextrokardien mit invertiertem Ventrikelsitus und Spiegelbilddextrokardie bei Situs viszerum inversus totalis;
   b) D-Dextrokardien mit nicht-invertiertem Ventrikelsitus, Dextroversio (Dextrotorsio) cordis allein oder mit partiellem Situs inversus abdominalis; Mesokardie als leichter Grad;
   c) Dextropositio cordis bei pulmonalen oder abdominalen Erkrankungen (erworben oder angeboren);

2. Lävokardien:
   a) Situs solitus cordis bei Situs inversus abdominalis;
   b) Lävoversio (Lävotorsio) cordis bei Situs inversus abdominalis;
   c) Lävopositio cordis bei Situs viszerum inversus totalis.

Liegt das Herz extrathorakal, besteht eine Ectopia cordis. Die Lageanomalien des Herzens und die Kombination mit Herzfehlern sind nur aus der embryologischen Entwicklung heraus zu verstehen. Die Lage des venösen Vorhofes ist abhängig von der Lage der Leber (viszero-atriale Konkordanz). Leber rechts – venöser oder rechter Vorhof rechts (Situs solitus), Leber links – venöser oder rechter Vorhof links, Magenblase rechts (Situs inversus). Bei der Heterotaxie – mittelständige Leber – und dabei bestehende Asplenie oder seltener Milzhypoplasie – kann die Lage der Vorhöfe nicht sicher bestimmt werden. Die Magenblase liegt links oder rechts (unbestimmter Situs = Situs ambiguus) [4]. Bei Asplenie sieht man auf harten Thoraxaufnahmen einen beidseitigen epiarteriellen Bronchus, bei

Polysplenie beiderseits einen hypoarteriellen [5]. Wichtig ist zudem die Beziehung der großen Gefäße zu den Ventrikeln. Sie ist angiokardiographisch zu klären. Da sich der rechte Ventrikel aus dem Bulbus cordis, der linke Ventrikel aus der bulboventrikulären Schleife entwickelt, kommt durch die Abknickung des Bulbus aus dem Stadium des geraden Herzohres heraus nach rechts der rechte Ventrikel auf die rechte (D-Loop), bei linksseitiger Abknickung auf die linke Seite (L-Loop). Bei normaler Gefäßstellung steht die Aorta rechts hinter der A. pulmonalis. Eine weitere Relation besteht zwischen dem viszeroatrialen Situs und der Herzschleife. Eine sog. Konkordanz bedeutet eine D-Schleife bei Situs solitus bzw. eine L-Schleife bei Situs inversus. Damit kann es sich um eine normale Gefäßstellung oder um eine Transposition handeln. Eine Diskordanz beinhaltet eine D-Schleife bei Situs inversus bzw. eine L-Schleife bei Situs solitus. In beiden Fällen liegt eine Transposition vor. Sehr seltene Ausnahmen sind möglich. Die Bedeutung dieser Konzeption und die Vorteile für die Diagnostik der Herzfehler bei den Lageanomalien liegen hier auf der Hand.

7.4.2 Dextrokardien

7.4.2.1 L-Dextrokardien und Spiegelbilddextrokardie

Die Dextrokardien mit spiegelbildlich angeordneten Ventrikeln (L-Loop) machen etwas weniger als die Hälfte aller Dextrokardien aus. Sind gleichzeitig der viszeroatriale Situs und der Konustrunkus invertiert, so liegt eine Spiegelbilddextrokardie vor, bei der demnach sowohl die thorakalen wie die abdominalen Organe seitenverkehrt angelegt sind. Die ist beim KARTAGENER-Syndrom der Fall. Hier besteht ein Situs inversus totalis mit Bronchiektasen und paranasaler Sinusitis [3, 9]. Bei etwa 1/4 der L-Loop-Dextrokardien (Ventrikel) spiegelbildlich finden sich Herzfehler kombiniert, am häufigsten zyanotische Vitien, vor allem eine komplette Transposition der großen Gefäße. Die eigentliche Schwierigkeit einer klaren Klassifikation dieser Gruppe liegt aber darin, daß aus der Spiegelbildlichkeit in der größten Zahl der Fälle nicht gefolgert werden kann, daß auch die Ventrikel invertiert sind. Nach van PRAAGH et al. [7, 8] sind 8 Typen von Herzen möglich.

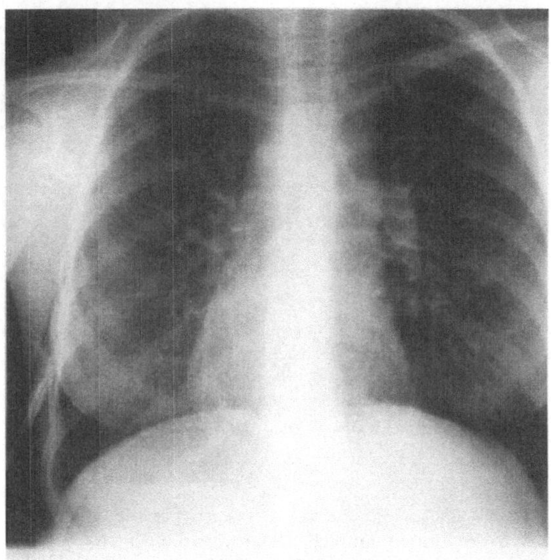

Abb. 56. 14 Jahre, weiblich: Spiegelbilddextrokardie ohne Vitium cordis, Situs inversus abdominalis. Die Magenblase liegt unter der rechten, die Leber unter der linken Zwerchfellkuppel

7.4.2.2 Röntgenuntersuchung

Bei der Spiegelbilddextrokardie liegen die venösen Strombahnen vorne und mehr links, die arteriellen hinten und mehr rechts. Es sind die Seitenreaktionen vertauscht, während die anterioposterioren Lageverhältnisse dem Normalsitus entsprechen. Die Magenblase liegt unter der rechten, die Leber unter der linken Zwerchfellkuppel. Das Übersichtsbild stellt demnach ein Spiegelbild des normalen Situs dar (Abb. 56). Ist ein Vitium kombiniert, so ist die Herzsilhouette wie beim Normalsitus umgeformt.

7.4.2.3 D-Dextrokardien und Dextroversio cordis

Im Gegensatz zur Spiegeldextrokardie liegt bei der Dextroversion die venöse Strombahn dorsal und rechts, die arterielle ventral und links. Die Dextrokardien mit nicht invertierten Ventrikeln (anatomisch linker Ventrikel vorne, rechter Ventrikel dahinter, D-Loop) machen mehr als die Hälfte aller Dextrokardien aus. Häufig sind kardiale Anomalien, vor allem zyanotische, kombiniert. Man findet eine Transposition der großen Gefäße, evtl. mit Trikuspidalatresie oder singulärem Ventrikel, ferner einen Trunkus arteriosus communis, seltener einen

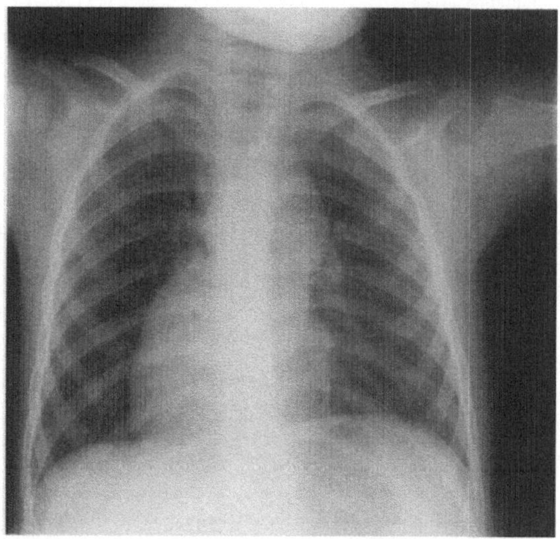

Abb. 57. 3 Jahre, männlich: Dextroversio cordis bei normalem Situs abdominalis. Angiokardiographie: D-Loop Transposition, Ventrikelseptumdefekt, Pulmonalklappenstenose, Vorhofseptumdefekt. Röntgen Thorax d. v.: Die Hauptmasse des Herzens lokalisiert sich in die rechte Thoraxseite. Links-konvexe Ausbuchtung des Arcus aortae. Verminderte Lungenvaskularisation beiderseits. Magenblase an typischer Stelle

Canalis atrioventrikularis communis, eine Pulmonalstenose oder eine Lungenvenentransposition [7, 8]. Bei der Mesokardie befindet sich das Septum annähernd in der Mediansagittalebene.

7.4.2.4 Röntgenuntersuchung

Auf dem Übersichtsbild liegt die Hauptmasse des Herzens rechts. Der Magen liegt links. Der Herzschatten hat, im Gegensatz zur Spiegelbilddextrokardie, nicht die vitiumtypische, wenn auch seitenverkehrte, Konfiguration des normalen Situs. Die Herzspitze ist häufig nicht abzugrenzen, da sie gerundet und nach vorne gerichtet ist (Abb. 57).

Eine auffallend weit medial gelegene Magenblase oder ein vergrößerter linker Leberlappen weisen bereits auf dem Lehrbild auf eine Heterotaxie hin. Diese Gruppe der Dextrokardien mit unbestimmten viszero-atrialen Situs ist relativ häufig. – Bei etwa 1/7 der Fälle fehlt die Milz (Ivemark-Syndrom). Die am häufigsten assoziierten Herzfehlbildungen sind hier der Truncus arteriosus, die Transposition der großen Gefäße und die Pulmonalstenose [6, 8]. Bei der Dextrokardie mit Polysplenie haben die Patienten symmetrisch ausgebildete Lungen mit zwei Lappen und häufiger Venenanomalien, wie zum

Beispiel eine doppelte V. cava caudalis oder eine V. cava-Agenesie mit daraus folgender Drainage des Blutes über die V. azygos.

7.4.2.5 Angiokardiographie

Neben der selektiven biplanen Dextro- und Ventrikulographie in der a.p.- und seitlichen Projektion ist die Beurteilung des Konustrunkus in 2 schrägen Projektionen erforderlich. Diese ergeben zudem eine echte Seiten- und Vorderansicht der Ventrikel (Abb. 58a, b).

7.4.2.6 Dextroposition des Herzens

Die Dextropositio cordis ist eine echte Verlagerung des primär links liegenden Herzens. Diese Rechtsverlagerung kann natürlich auch bei kongenitalen Anomalien des Herzens und der großen Gefäße oder bei Lungenanomalien vorkommen. Hier sind v. a. die rechtsseitige Lungenagenesie (Abb. 59) oder linksseitige pleuroperitoneale Hernie zu nennen.

7.4.3 Lävokardien

Bei der isolierten Lävokardie liegt die Hauptmasse des Herzens links, währen der Abdominalsitus eine Heterotaxie zeigt [2]. Es finden sich fast immer kombinierte Herzanomalien: komplette Transposition der großen Gefäße. Bei der isolierten Lävokardie liegt die venöse Strombahn vorne und mehr rechts, die arterielle hinten und mehr links. Die Hohlvenen liegen links, die rechte obere Hohlvene ist eine persistierende. Venenanomalien sind häufig. Milzagenesien (74%) und Polysplenien (10%) sind häufig kombiniert.

7.4.3.1 Laevoversio cordis

Hier handelt es sich um das Spiegelbild des Herzsitus bei Dextroversio cordis. Bei der Lävoversio sind die Vorhöfe invertiert, d. h. die venöse Strombahn liegt hinten und mehr links, die arterielle vorne und mehr rechts.

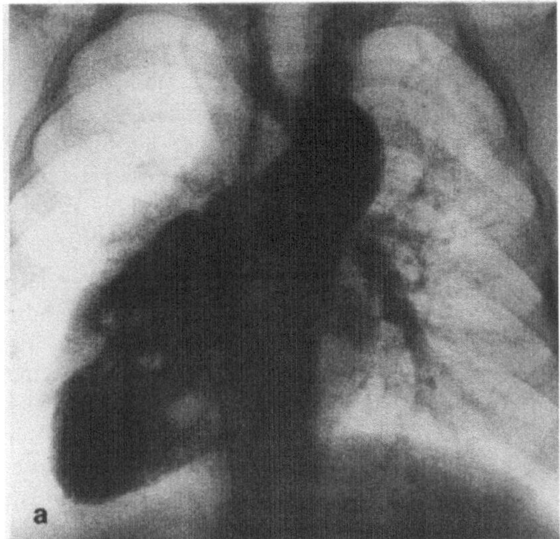

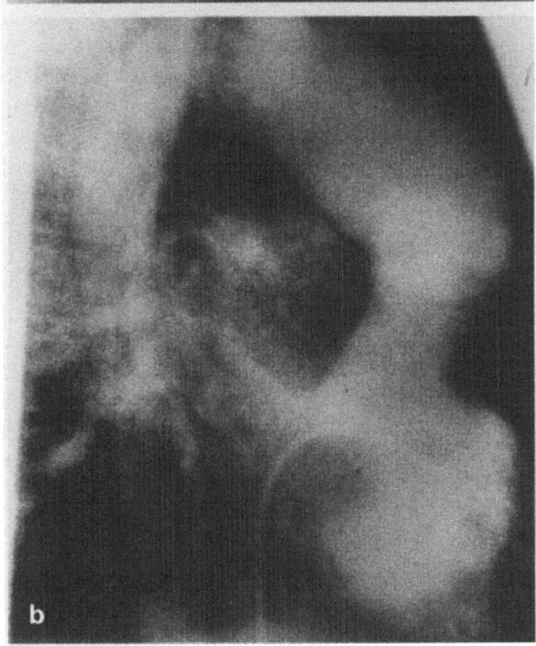

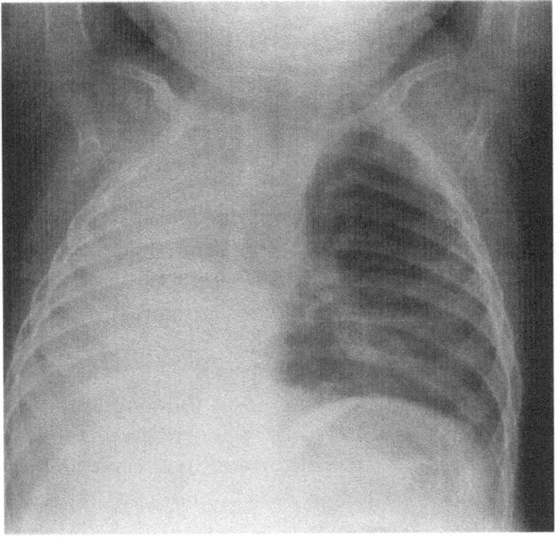

Abb. 59. 6 Monate, männlich: Lungenagenesie rechts mit Verlagerung des Herzens und der mediastinalen Strukturen in den rechten Thoraxraum. Kompensatorische Überblähung und Hypervaskularisation der linken Lunge

Abb. 58a, b. Dextrokardie mit Situs inversus abdominalis. Singulärer Ventrikel. Pulmonalatresie. Tranpositionsstellung der Aorta. Zustand nach Anlegen einer aortopulmonalen Anastomose. **a, b** Selektive Ventrikulographie. Darstellung eines rechts der Wirbelsäule gelegenen glattwandigen Ventrikels mit Kontrastmittelabstrom in die erweiterte Aorta ascendens. Der Ventrikel liegt anterior im seitlichen Bild. Bestehende aortopulmonale Kommunikation

Literatur

1. Becker AE, Anderson RH (1983) Cardiac pathology. Churchill Livingstone, London New York
2. Lev M, Rowlatt UF (1961) The pathologic anatomy of mixed Levocardia. A review of thirteen cases of atrial or ventrikular inversion with or without corrected transposition. Am J Cardiol 8:216
3. Logan WD, Abbott OA, Hatcher CR (1965) Kartageners triad. Dis Chest 48:613
4. Schad N (1983) Die angeborenen Anomalien des Herzens und der großen Gefäße. In: Frommhold W, Stender H-St, Thurn P (Hrsg) Schinz – Radiologische Diagnostik, Bd II – Herz und Große Gefäße, 7. neubearbeitete Aufl. Thieme, Stuttgart New York
5. Stanger P, Benassi RC, Korns ME, Jue Kl, Edwards JE (1968) Diagrammatic portrayal of variations in cardiac structure. Reference to transposition, dextrocardia and the concept of four normal hearts. Circulation 37: (Suppl 4)
6. van Mierop LH (1972) Asplenia and polysplenia syndromes. Birth Defectes 8:36
7. van Praagh R, van Praagh S, Vlad P, Keith JD (1964) Anatomic types of congenital dextrocardia: diagnostic and embryologie implications. Am J Cardiol 13:510
8. van Praagh R, Weinberg PM, Rumiko Matsuoka, van Praagh ST (1983) Malpositions of the heart. In: Adams, FH, Emmanoulides GC (eds) Moss'heart disease in infants, children, and adolescents, 3rd edn. Williams & Wilkins, Baltimore London
9. Wolfe RR (1976) Kartagener's syndrome: a pediatric responsibility. Chest 69:573

7.5 Röntgenologische Differentialdiagnose der angeborenen Herzfehler

H. Hauke und C. Bastanier

Nativröntgenaufnahmen des Thorax ermöglichen die Erkennung von Lage, Größe und Form des Herzens [9]. Die Betrachtung der Lungenvaskularisation, die Beurteilung des Gefäßbandes und der Lungenhili kann wichtige zusätzliche Informationen geben. Grundsätzlich soll zunächst eine Thoraxübersichtsaufnahme erfolgen. Aufnahmen in der seitlichen Projektion mit Ösophagogramm und in Schrägprojektionen sollten nur dann angefertigt werden, wenn weitere Informationen erwartet werden können. Eine Röntgendurchleuchtung des kindlichen Herzens und der großen Gefäße ist kaum erforderlich. Zur Differentialdiagnose der Herzerkrankungen im Kindesalter bieten sich folgende bildgebende Verfahren wie die Nativröntgenaufnahmen, die Echokardiographie, die Angiokardiographie mit der digitalen Bildgebung und neuerdings auch die kardiale Magnetresonanztomographie an [2]. Die Diagnose einer kardialen Erkrankung des Kindes stellt somit die Summe der Erkenntnisse von zahlreichen Untersuchungsmethoden dar, zu denen auch die Elektrokardiographie, die Phonokardiographie und die Herzkatheterisierung zählen. Bei den verschiedenen Herzerkrankungen muß die Validität der einzelnen Verfahren unterschiedlich gewichtet werden.

In der Neugeborenen- und Säuglingsperiode erlaubt die konventionelle Röntgenuntersuchung nur selten eine Diagnose. Dafür können folgende Gründe angeführt werden:

1. Abnormale Verbindungen zwischen linkem und rechtem Herzen oder zwischen den großen Gefäßen können u. U. in dieser frühen Periode noch nicht als ein Links-rechts-Shunt erkannt werden, da noch ein hoher peripherer Widerstand besteht.
2. Die Anzahl der komplexen Fehlbildungen ist hoch. Dies bedeutet, daß häufig die Darstellung des Herzens, der großen Gefäße und der Lungengefäßzeichnung im individuellen Fall mit gleich großer oder geringer Wahrscheinlichkeit einer ganzen Anzahl von unterschiedlichen Herzfehlern zugeschrieben werden kann.
3. Es kann ein normales Röntgenbild vorliegen, obgleich ein schwerer Herzfehler besteht.
4. Die Mißbildungen eines benachbarten Organes oder Organteiles, z. B. einer Lungenmißbildung,

einer Zwerchfellhernie, können die gewöhnlich angelegten Kriterien erheblich beeinträchtigen und eine exakte Beurteilung des Herzens und der großen Gefäße unmöglich machen.
5. Das Röntgenbild und auch der klininsche Befund sprechen für das Vorliegen einer Herzanomalie, obwohl primär eine extrakardiale Erkrankung vorliegt.

Zwei für das Kindesalter in kardiologischer Hinsicht wichtige Merkmale in der Nativröntgendiagnostik sind die Lungengefäßzeichnung und das Pulmonalsegment. Quantitativ läßt sich die normale Lungengefäßzeichnung auch im Kindesalter nicht erfassen. Es bedarf der Erfahrung des Untersuchers und unter der Voraussetzung einer guten Bildqualität, geringe Abweichungen von der Norm, d. h. auch schon minimale Änderungen in der Hämodynamik der Lungenstrombahn zu erkennen. Als einfachstes Hilfsmittel gilt der Vergleich der Querschnitte orthograder Oberlappensegmentarterien mit ihrem Begleitbronchus. Haben Segmentarterie und Bronchus den gleichen Durchmesser, kann die Lungengefäßzeichnung als normal angesehen werden. Bei der Lungengefäßzeichnung sind vor allem zwei pathologisch bedeutsame Abweichungen von der normalen Lungenvaskularisation zu beachten: die aktive und die passive Hyperämie der Lungen. Bei der aktiven Hyperämie wird die Lungenstrombahn vermehrt belastet, wenn Vitien mit einem Links-rechts-Shunt oder angeborenen Anomalien vorliegen, die das Niederdrucksystem der Lunge primär betreffen. Charakteristisch der *aktiven Hyperämie* der Lungen (vermehrten Lungendurchfluß) ist eine Erweiterung der Lungenarterien und -venen bis zur Peripherie hin mit marginaler Gefäßschärfe.

Bei der *passiven Hyperämie* (Lungenstauung) ist infolge der Blutrückstauung der pulmonal-venöse Gefäßschenkel erweitert. Es besteht eine Erweiterung vorwiegend der Lungenvenen, eine marginale Gefäßunschärfe, und es können sog. Kerley-Linien auftreten. Liegt ein Ausflußbahnsyndrom rechts oder ein Rechts-links-Shunt vor, ist die Lungendurchblutung vermindert neben einer Verschmälerung der Gefäßkaliber, findet sich eine Verschmächtigung der Hilusformation und eine peripher netzförmig angeordnete schmale Gefäßarchitektur. Neben diesen Kriterien sind für die radiologische Beurteilung der Herzfehler die Beurteilung der Herzgröße und -form, die Lage und Weite der großen Gefäße und die Position des Herzens wichtig. Abweichungen vom Normalbild erlauben Rückschlüsse auf eine pathologische Umformung

Tabelle 3. Konnatale Vitien mit aktiver Hyperämie

Fehlbildungen	Belasteter Herz-Gefäßanteil
Vorhofseptumdefekt	re. Vorhof, Pulmonalis
Ventrikelseptumdefekt	li. Vorhof, li. Ventrikel
Ductus arteriosus persistens	li. Vorhof, li. Ventrikel, Aorta
Aorto-pulmonales Fenster	li. Vorhof, li. Ventrikel, Aorta
Partielle Lungenvenen-fehlmündung	re. Ventrikel, Pulmonalis
Truncus arteriosus communis	beide Ventrikel, Gefäßband
Pseudotrunkus	beide Ventrikel, Gefäßband
Transposition der großen Gefäße	alle Herzanteile
A-V Kanal	alle Herzanteile
Komplette Lungenvenen-fehlmündung	re. Vorhof, re. Ventrikel

Tabelle 4. Konnatale Vitien mit verminderter Gefäßzeichnung

Fehlbildungen	Belasteter Herz-Gefäßanteil
Fallot-Tetralogie	re. Ventrikel, Aorta
-Trilogie	re. Ventrikel, Aorta
Pseudotrunkus	re. Ventrikel
Hypoplastisches Rechtsherz	re. Vorhof
Trikuspidalstenose	re. Vorhof
Pulmonalatresie	re. Vorhof, li. Ventrikel
Ebstein	re. Vorhof-Ventrikel

Tabelle 5. Konnatale Vitien mit vorwiegend normaler Gefäßzeichnung

Fehlbildungen	Belasteter Herz-Gefäßanteil
Li. Herz	
Aortenstenose	li. Vorhof, li. Ventrikel
Isthmusstenose	li. Vorhof, Aorta
Aortenbogenanomalie	li. Vorhof
Hypoplastisches Linksherz	
Endomyokarderkrankung ohne Kongestion	li. Ventrikel
Mitralstenose ⎫ selten	li. Vorhof
Mitralinsuffizienz ⎭	li. Vorhof, li. Ventrikel
Re. Herz	
Pulmonalstenose	re. Ventrikel, Truncus pulmonalis
Pulmonalinsuffizienz	re. Ventrikel, Truncus pulmonalis
Trikuspidalinsuffizienz	re. Vorhof, re. Ventrikel

einzelner Herzabschnitte oder Gefäße und auf eine pathologische Herzrotation. Hier muß auf die Besprechung bzw. Abhandlung der einzelnen Herzkapitel und auf weitere entsprechende Sach- und Handbücher hingewiesen werden [1, 3, 4, 5, 6, 7, 8].

Für die radiologische Diagnostik der angeborenen Herzfehler hat sich u. a. eine Einteilung nach hämodynamischen Gesichtspunkten [10] bewährt (Tabellen 3 – 5). Dabei wird die Lungenvaskularisation und die zugehörige Umformung einzelner Herzabschnitte berücksichtigt.

Die Synopsis aller Befunde ermöglicht dann den rechten Zeitpunkt und den besten Weg für den gezielten Einsatz der bildgebenden und kardiologischen Verfahren.

Literatur

1. Amplatz K, Moller JH, Castaneda-Zuniga WR (1986) Radiology of congenital heart disease. Thieme, Stuttgart New York
2. Bisset III GS (1990) Cardiovaskularsystem. In: Cohen MD, Edwards MK (Hrsg) Magnetic resonance imaging of children. Decker, Philadelphia Toronto
3. Fyler CD (1992) Nadas pediatric cardiology. Hanley & Belfus, Philadelphia, Mosby Year Book
4. Cooley RN, Schreiber MH (1978) Radiology of the heart and great vessels, 3rd end. Williams & Wilkins, Baltimore
5. Jeffersen K, Reese S (1973) Clinical cardiac cardiology
6. Rautenburg HW, Hagel KJ (1990) Herz und große Gefäße. In: Schuster W (Hrsg) Kinderradiologie, Teil 2. Springer, Berlin Heidelberg New York
7. Swischuk LE (1980) Plain film interpretation in congenital heart disease, 2nd edn. Williams & Wilkins, Baltimore
8. Schad N, Künzler R, Onat T (1963) Differentialdiagnose congenitaler Herzfehler. Thieme, Stuttgart
9. Schad N, Viviani (1989) Die Herzsilhouette – Radiologische Zeichen. Springer, Berlin Heidelberg New York Tokyo
10. Stöver B (1989) Herz und Mediastinum. 6. Intensiv-Fortbildung in Pädiatrischer Radiologie, Köln

7.6 Szintigraphische und weitere nichtinvasive bildgebende Diagnostik bei angeborenen Herzfehlern

H. EICHSTÄDT, O. DANNE und H. AMTHAUER

Bedingt durch das relativ niedrige räumliche Auflösungsvermögen nuklearkardiologischer Methoden, spielt die szintigraphische Diagnostik bei angebore-

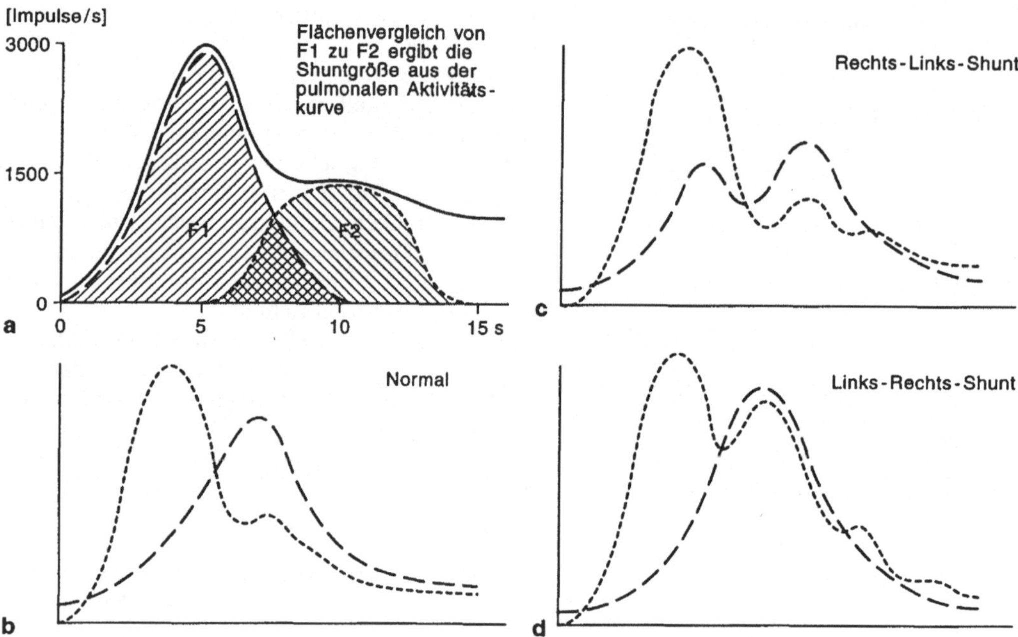

Abb. 60a–d. Ventrikuläre Zeitaktivitätskurven über dem rechten und linken Ventrikel

nen Herzfehlern weniger eine Rolle bei der anatomischen Analyse als bei der Diagnose und Quantifizierung der pathophysiologischen Konsequenzen kardialer Malformationen. Die Identifikation und Quantifikation eines Links-rechts-Shuntes durch die First-pass-Radionuklidventrikulographie ist sowohl beim offenen persistierenden Ductus arteriosus, beim Ventrikelseptumdefekt, beim Vorhofseptumdefekt, bei Lungenvenenfehlmündungen und beim aortopulmonalen Fenster möglich. Mit verschiedenen rechnerischen Methoden kann man dabei aus der Zeitaktivitätskurve mit der für den Links-rechts-Shunt-typischen frühen Rezirkulationswelle das Shuntvolumen quantifizieren (Abb. 60). Die Quantifizierung eines Rechts-links-Shuntes bei angeborenen zyanotischen Herzfehlern kann durch rechnerische Analyse der ventrikulären Zeitaktivitätskurve oder durch Analyse der Zeitaktivitätskurve über der A. carotis vorgenommen werden. Bei der Fallot-Tetralogie ist der pulmonale Blutfluß je nach Ausmaß der Pulmonalstenose in variablem Ausmaß vermindert. Zusätzlich können periphere pulmonale Stenosen vorliegen, so daß der Blutfluß zu den beiden Lungen unterschiedlich groß sein kann. Mit der First-pass-Radionuklidangiographie kann man den relativen Fluß zu jeder Lunge semiquantitativ bestimmen. Radioaktive Edelgase wie Xenon-133 oder Krypton-81 sowie technetiummarkierte Albumine können zur speziel-

len Diagnostik von Rechts-links-Shunts angewendet werden, da sie nach intravenöser Applikation das linke Herz nur dann erreichen, wenn ein Rechts-links-Shunt besteht.

Bei angeborenen Klappenfehlern kann sowohl die First-pass-Ventrikulographie sowie die Gated-bloodpool-Ventrikulographie verläßliche Aussagen über die Regurgitationsfraktion sowie den linksventrikulären Funktionszustand machen. Ein abnormes Verhalten der Auswurffraktion unter Belastung wurde bei einigen angeborenen Herzfehlern wie der Fallot-Tetralogie oder der Trikuspidalatresie beschrieben.

Bei der Diagnostik angeborener Herzfehler spielt die Thallium-201-Myokardszintigraphie eine untergeordnete Rolle (Abb. 61). Eine potentielle klinische Bedeutung mag die Thallium-201-Myokardszintigraphie bei der postoperativen Nachkontrolle von Patienten mit einer anatomischen operativen Korrektur einer Transposition der großen Gefäße erlangen. Die bei der Switch-Operation notwendige Reimplantation der Koronararterien beherbergt das Risiko einer Myokardischämie oder eines Myokardinfarktes. In einer Studie mit 31 Patienten konnten in der unmittelbaren postoperativen Periode bei 9 Patienten Speicherdefekte nachgewiesen werden.

Neben der Echokardiographie, die in der Diagnostik der angeborenen Herzfehler die dominierende Rolle einnimmt, ist auch die Kernspintomo-

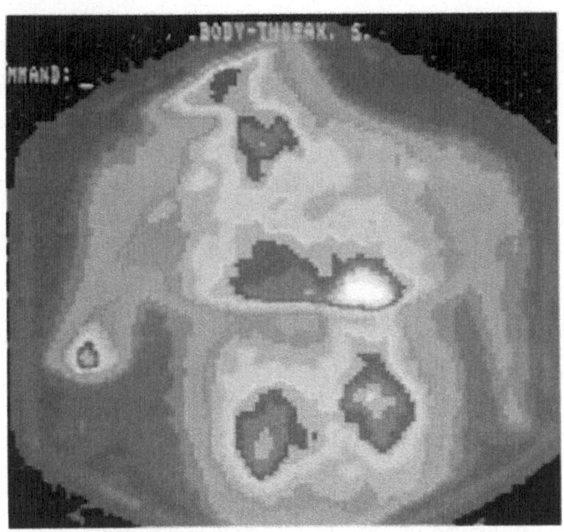

Abb. 61. Ganzkörperszintigramm mit Thalliumchlorid bei einem Kind nach Korrektur einer Transposition der großen Gefäße (Anreicherungen von oben nach untern: Gl. submandibularis, Schilddrüse, Leber, Herz, Injektionsstelle, Nieren)

graphie eine effektive diagnostische Methode zahlreicher angeborener Herzfehler. In Einzelfällen, wie z. B. bei der Aortenisthmusstenose, welche echokardiographisch von jugulär u. U. schwer zu beschallen ist, kann die Kernspintomographie eine entscheidende Zusatzinformation bieten.

Literatur

1. Amparo EG, Higgins CB, Sheften EP (1984) Demonstration of coarctation of the aorta by magnetic resonance imaging. AJR 143:1192
2. Baker EJ, Jones ODH, Josef MC (1984) Radionuclide measurement of left ventricular ejection fraction in tricuspid atresy. Br Heart J 52:572
3. Baker EJ, Ellam SV, Lorber A (1985) Superiority of radionuclide over oxymetric measurement of left to right shunts. Br Heart J 53:535
4. Bosnjakovic VB, Benet LR, Greenfield LD (1973) Dual-isotope method for diagnosis of intracardiac shunts. J Nucl Med 14:514
5. Boxer RA, Lacorte MA, Singh S (1986) Nuclear magnetic resonance imaging in evaluation and follow up of children treated for coarctation of aorta. J Am Cardiol 7:1095
6. Clark JM, Deegen T, McCandrik CS (1966) Technetium-99m in the diagnosis of left to right shunts. Thorax 21:79
7. Criss JP, Enright LP, Heyden WG (1972) Radioisotopic angiocardiography: Findings in congenital heart disease. J Nucl Med 13:31
8. Eichstädt H, Horowitz SF (1984) Nuklearkardiologie, R. Pfützner-Verlag, München, S 98, 99, 104
9. False R, Braunwald E (1962) Pulmonary vascular dilution curves recorded by external detection in the diagnosis of left to right shunts. Br Heart J 24:166
10 Flechter BD, Jakobstein ND (1986) MRI of congenital abnormalities of the great arteries. AJR 146:941
11. Gates GF, Rume HW, Dore EK (1971) Measurement of cardiac shunting with technetium labelled albumine aggregates. J Nucl Med 12:746
12. Hagan AD, Friedmann WF, Ashbourne WL (1972) Further application of scintillation scanning techniques to the diagnosis in management of infants and children with congenital heart disease. Circulation 45:858
13. Haroutunian LM, Neill CA, Wagner HN jr (1969) Radioisotope scanning of the lung in cyanotic congenital heart disease. Am J Cardiol 23:387
14. Higgins CB, Byrd BF, Farmer DW (1984) Magnetic resonance imaging in patients with congenital heart disease. Circulation 70:851
15. Hurley PJ, Poulose KP, Wagner HN jr (1969) Radionuclide angiocardiography for detecting right to left intracardiac shunts. J Nucl Med 10:344
16. Hurley PJ, Strauss HW, Wagner HN jr (1970) Radionuclide angiocardiography in cyanotic congenital heart disease. Johns Hopkins Med J 127:46
17. Peter CA, Armstrong BE, Jones RH (1981) Radionuclide quantitation of right to left intracardiac shunts in children. Circulation 64:572
18. Puyau FA, Mexthrot GR (1974) Evaluation of pulmonary perfusion patterns in children with tetralogy of Fallot. Am J Roentgenol 122:119
19. Reduto LA, Berger HJ, Johnstone DE (1980) Radionuclide assessment of right and left ventricular excercise reserve ofter total correction of tetralogy of Fallot. Am J Cardiol 45:1013
20. Rosenthal L (1971) Nucleographic screening of patients for left to right cardiac shunts. Radiology 99:601
21. Trevis S, Hill TT, Van Praagh R (1979) Computed tomography of the heart using thallium-201 in children. Radiology 132:707

8 Kardiomyopathien

R. RIENMÜLLER

Nach der Empfehlung der ISFC/WHO [10] wird unter Berücksichtigung ätiologischer Gesichtspunkte zwischen Kardiomyopathien mit bekannter und unbekannter Ursache unterschieden. Letztere werden als primäre Kardiomyopathien bezeichnet und eingeteilt in

- dilative,
- hypertrophe,
- restriktive,
- latente.

Kardiomyopathien bekannter Ursache werden spezifische Herzmuskelerkrankungen genannt und entsprechend ihrer Ätiologie differenziert

- infektiös,
- metabolisch,
- systemisch,
- heterofamiliär,
- hyperergisch, toxisch.

Ausgeschlossen sind hierbei per definitionem

- arterielle und pulmonale Hochdruckerkrankungen,
- koronare Herzerkrankungen,
- angeborene und erworbene Herzvitien.

8.1 Dilative Kardiomyopathie

8.1.1 Pathologische Makroanatomie

Das wesentliche pathologisch anatomische Substrat ist die Dilatation des linken und/oder rechten Ventrikels mit Muskelhypertrophie [10]. Die maximale septale und myokardiale Myokardwandbreite beträgt 1,5 cm. Gelegentlich sind Narben im Bereich des Endokards und Myokards auch makroskopisch sichtbar. Eine Arteriosklerose mit Lumeneinengung der Koronargefäße unter 75% wird nicht als ein Widerspruch zu der Diagnose einer dilativen Kardiomyopathie angesehen [6].

8.1.2 Pathophysiologie

Das erhöhte enddiastolische und endsystolische Volumen, das erniedrigte Schlagvolumen und die erniedrigte Auswurffraktion sind Zeichen einer globalen Herzinsuffizienz, wobei die gleichzeitige Tachykardie als Zeichen eines Kompensationsmechanismus anzusehen ist. Ähnliches gilt für die erhöhte Muskelmasse. (Cave, kritisches Herzgewicht). Die häufig anzutreffende Mitral- und Trikuspidalinsuffizienz wird als Folge einer Dysfunktion der Papillarmuskeln angesehen. Der pulmonalarterielle Druck und der pulmonale Gefäßwiderstand sind häufig infolge der Herzinsuffizienz erhöht [6].

8.1.3 Klinische Diagnose

Die Diagnose beruht im wesentlichen auf dem Ausschluß ätiologisch bekannter und methodisch faßbarer Erkrankungen, die zum klinischen Bild wie bei einer dilativen Kardiomyopathie führen können [19].

8.1.4 Konventionelle Röntgenthorax-, computertomographische und kernspintomographische Diagnostik

Die Aufgabe der genannten Verfahren im Rahmen der Diagnostik und Therapie der dilativen Kardiomyopathien besteht darin, morphologische und funktionelle Befunde zu sammeln, die die klinische Verdachtsdiagnose einer dilativen Kardiomyopathie stützen, bzw. ihr entgegenstehen. So ist das Röntgenthoraxbild charakterisiert durch einen allseits über die Norm vergrößerten Herzschatten, hervorgerufen durch die Dilatation der Ventrikel und Vorhöfe. Gelegentlich liegt zusätzlich ein Perikarderguß vor. Die Verbreiterung des mediastinalen Gefäßbandes nach rechts ist hervorgerufen durch die stauungsbedingte Erweiterung der V. cava superior. Die erniedrigte Druck- und Volumenbelastung der aortalen Ausflußbahn führt dazu, daß diese im Vergleich zum altersentsprechenden Normalkollektiv schmal erscheint. Die Einflußbehinderung zum linken Vorhof führt zur Erhöhung des pulmonalvenösen Drucks, erkennbar an den Zeichen der pulmonalvenösen Gefäßumverteilung mit und ohne Beteiligung eines interstitiellen bzw. alveolären Lungenödems. Pleuraergüsse sind häufig. Im Gegensatz zum Summationsbild der Röntgenthoraxaufnahme erlauben die computertomographischen Bilder nach Kontrastmitteldichteanhebung des Blutes eine überlagerungsfreie Darstellung einzelner Herzhöhlen sowie ihrer Wände. Bei einem linksventrikulären enddiastolischen Volumen über 250 ml zeigt das Septum interventrikulare typischerweise einen rechtskonvexbogigen Verlauf. Der linke Ventrikel erscheint hierdurch kugelförmig (linksventrikuläre Längsachse entspricht in etwa der Länge der linksventrikulären Querachse) (Abb. 1). Linksventrikuläre Dilatationen anderer Genese wie z. B. infolge einer Aortenstenose oder Insuffizienz, arterieller Hypertonie, koronarer Herzerkrankung oder einer Virusmyokarditis weisen eher eine ovale Form auf. Die Kernspintomographie zeigt neben den bereits bekannten morphologischen Veränderungen zusätzlich eine globale Einschränkung der Wanddickenänderungen über den Herzzyklus (Abb. 4).

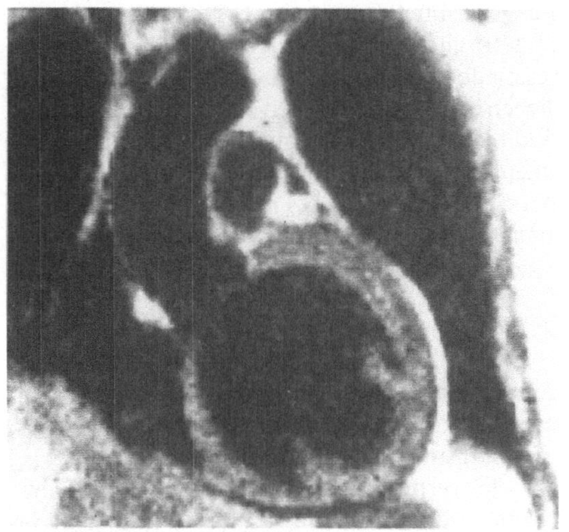

Abb. 1. Dilative Kardiomyopathie vor Herztransplantation. MR-Frontalschicht in Spinechomode durch die Mitte des dilatierten, kugelförmigen linken Ventrikels mit gleichmäßiger Myokardhypertrophie

Trotz aller nichtinvasiven und invasiven Verfahren bleibt die differentialdiagnostische Abgrenzung gegenüber einer Dilatation im Rahmen einer Myokarditis bzw. deren Folgen sehr schwierig. So spricht die computer- bzw. kernspintomographische Darstellung periepikardialer Veränderungen im Rahmen der Diagnostik einer dilativen Kardiomyopathie für das Vorliegen einer entzündlichen Komponente im Sinne einer z. B. Perimyokarditis.

8.2 Hypertrophe Kardiomyopathien

Grundsätzlich kann zwischen hypertrophen obstruktiven und nicht obstruktiven Kardiomyopathien unterschieden werden.

8.2.1 Pathologische Makroanatomie

Hypertrophe obstruktive Kardiomyopathien zeigen neben einer asymmetrischen Septumhypertrophie die größte Myokardbreite im basisnahen posterolateralen Bereich des linken Ventrikels [15] (sog. idiopathische hypertrophe subvalvuläre Aortenstenose). Es sind jedoch auch hypertrophe obstruktive Kardiomyopathien mit Obstruktionen in der Ventrikelmitte, apikal und rechtsventrikulär beschrieben worden [4, 5, 16].

Nichtobstruktive Kardiomyopathien zeigen hingegen keine oder nur geringe unregelmäßige intracavitäre Ausbuchtungen der Myokardwand. Die asymmetrische Septumhypertrophie gilt als ein sensitives, jedoch nicht spezifisches Zeichen für das Vorliegen einer hypertrophen Kardiomyopathie [8]. Es sind hypertrophe Kardiomyopathien auch in Zusammenhang mit der koronaren Herzerkrankung, Turner-Syndrom, sowie bei isolierter Dextroversion beobachtet worden [2, 7, 9].

8.2.2 Pathophysiologie

Unabhängig davon, ob eine hypertrophe obstruktive oder nichtobstruktive Kardiomyopathie vorliegt, die wichtigste hämodynamische Störung wird durch die verminderte ventrikuläre Compliance und damit durch eine ventrikuläre Füllungsbehinderung hervorgerufen [6]. Von den linksventrikulären geometrischen und funktionellen Parametern ist das enddiastolische Volumen normal oder erniedrigt, der enddiastolische Druck und der linksatriale Druck erhöht. Das Schlagvolumen ist normal oder erniedrigt. Die Auswurffraktion liegt im oberen Normbereich oder darüber [19]. Im Spätstadium kann es zur ventrikulären Dilatation ähnlich der dilativen Kardiomyopathie kommen [17].

8.2.3 Klinische Diagnose

Von den nichtinvasiven Untersuchungsmethoden ist die Echokardiographie die wichtigste Methode zum Nachweis oder Ausschluß entsprechender morphologischer Veränderungen. Die weitere Diagnosesicherung erfolgt durch die Herzkatheteruntersuchung einschließlich der Endomyokardbiopsie. Zum Nachweis oder Ausschluß obstruktiver Formen hypertropher Kardiomyopathien sind Provokationstests mit intrakavitären Druckmessungen häufig erforderlich [5]. Rhythmusstörungen sind wahrscheinlich verantwortlich für plötzliche Todesfälle [1].

8.2.4 Röntgenthorax-, computertomographische und kernspintomographische Diagnostik

Das kardiopulmonovaskuläre System zeigt auf Röntgenthoraxaufnahmen entweder ein völlig unauffälliges Bild oder einen grenzwertig großen linken Ventrikel mit geringer Vergrößerung des linken Vorhofs sowie einer leicht dilatierten Aorta ascendens.

Die computer- und kernspintomographischen Aufnahmen zeigen die makroanatomisch bekannten morphologischen Charakteristika hypertropher Kardiomyopathien auf. Aus der Morphologie des Septums und des Myokards sowie der Konfiguration der ventrikulären Lumina lassen sich Hinweise auf das Vorliegen einer Obstruktion gewinnen (s. Kap. CT). Die kernspintomographisch meßbaren Wanddickenänderungen des Myokards über den Herzzyklus dürften nicht nur von hämodynamischem Interesse sein, sondern auch bei der Differentialdiagnose irregulärer Myokardhypertrophien und intramuraler Tumoren von Interesse sein.

8.3 Restriktive Kardiomyopathien

Die Endomyokardfibrose sowie die Endokarditis parietalis fibroelastica (Löffler) mit oder ohne Eosinophilie sind die wesentlichen restriktiven Kardiomyopathien.

8.3.1 Pathologische Makroanatomie

Das Endokard zeigt meist apikal, grundsätzlich aber überall eine fibrotische Umwandlung auf, welche zu einer Verbreiterung des Endokards bis zu mehreren Millimetern führen kann [11, 19]. Im Bereich des fibrotisch umgewandelten Endokards finden sich häufig wandadhärente Thromben sowie eine Fibrosierung benachbarter Myokardabschnitte [1]. Es können drei Stadien pathologisch-anatomisch unterschieden werden (s. Kap. CT).

8.3.2 Pathophysiologie

In Abhängigkeit von Ausmaß und Lokalisation endokardialer Veränderungen des linken und/oder rechten Ventrikels ist die hämodynamische Symptomatik unterschiedlich. So stehen bei einer linksventrikulären Prädilektion die Zeichen einer pulmonalvenösen Druckerhöhung im Vordergrund — bei der rechtsventrikulären Form hingegen Hepatomegalie, Aszites sowie Ödeme. Infolge der eingeschränkten Dehnbarkeit des Endomyokards und/oder eines Befalls der Trikuspidal- und Mitralklappe kommt es zur Entwicklung einer Trikuspidal- und Mitralinsuffizienz unterschiedlichen Ausmaßes [1, 19].

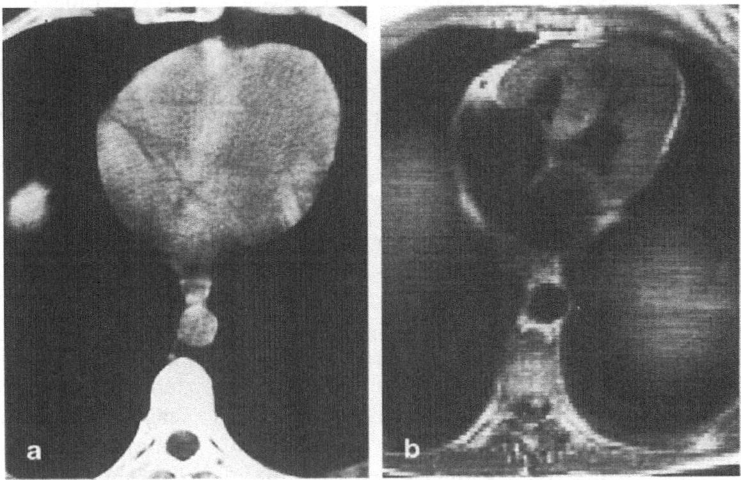

Abb. 2a, b. Glykogenose Typ III mit Herzbeteiligung. a CT-Transversalschicht durch die Mitte des linken Ventrikels mit erhöhten CT-Dichtewerten des Septum interventriculare und des Myokards; b korrespondierende MR-Transversalschicht mit Hypertrophie des rechts- und linksventrikulären Myokards mit normaler Signalintensität des Myokards

8.3.3 Klinische Diagnose

Die herzkathetermäßige Dokumentation einer diastolischen Druckerhöhung mit Druckangleich in den Vorhöfen und den Ventrikeln sowie der Nachweis einer ventrikulären Füllungsbehinderung, zeigen eine restriktive kardiale Hämodynamik an. Die Diagnosesicherung erfolgt durch histologische Untersuchung endomyokardialer Bioptate.

8.3.4 Röntgenthorax-, computertomographische und kernspintomographische Diagnostik

In Abhängigkeit von der vorhandenen pathophysiologischen Hämodynamik zeigt das Röntgenthoraxbild meist normal große Ventrikel, vergrößerte Vorhöfe sowie die morphologischen Zeichen einer pulmonalvenösen und zentralvenösen Druckerhöhung.

Da es derzeit weder computer- noch kernspintomographisch möglich ist, das Endokard direkt darzustellen, beschränken sich die Untersuchungsindikationen dieser beiden Verfahren auf den Nachweis bzw. Ausschluß jener morphologischen Veränderungen die hämodynamisch ein ähnliches Bild hervorrufen könnten. Hierbei handelt es sich im wesentlichen um die Pericarditis constrictiva. Es ist zu erwarten, daß die myokardialen Wanddickenänderungen sich bei den restriktiven Kardiomyopathien in etwa so verhalten, wie bei dilativen Kardiomyopathien (s. Abb. 4).

8.4 Spezifische Herzmuskelerkrankungen

Sie können akut unter dem klinischen Syndrom einer akuten Myokarditis oder chronisch, meist verbunden mit langfristigen kardialen Manifestationen bei einer Vielzahl allgemein internistischer Erkrankungen auftreten. Pathognomonische und methodisch faßbare makroskopisch morphologische Kriterien fehlen meistens. Die spezifische Diagnosestellung beruht überwiegend auf der Ausschlußdiagnostik sowie auf den Ergebnissen histologischer, biochemischer oder immunologischer Untersuchungen [1, 19, 20].

8.4.1 Röntgenthorax-, computertomographische und kernspintomographische Diagnostik

In Abhängigkeit von Ausmaß, Lokalisation und zeitlicher Dauer morphologischer Veränderungen und/oder funktioneller Herzstörungen kommt es zu einer unspezifischen Größenänderung (meistens Zunahme) einzelner oder mehrerer Abschnitte des kardiopulmonovaskulären Systems in Röntgen-, computertomographischen und kernspintomographischen Aufnahmen. So beschränken sich die computer- und kernspintomographischen Aussagen im wesentlichen auf den Ausschluß kardialer Erkrankungen anderer Genese bzw. den Nachweis zusätzlicher mediastinaler, perikardialer, pleuraler oder pulmonaler Erkrankungen bzw. pathologischer Veränderungen.

Etwas anders ist die Situation bei den Eisenspeicherkrankheiten, hier kann die Computertomographie (s. Kap. CT) durch den Nachweis einer computertomographisch meßbaren Dichteerhöhung im Myokard zeigen, daß eine Mehrspeicherung von Eisen vorliegt, oder diese Mehrspeicherung ausschließen. Diese Methode eignet sich ebenso zur Verlaufskontrolle dieser Patienten unter entsprechender Therapie [12]. Differentialdiagnostisch finden sich im Computertomogramm erhöhte Dichtewerte des Myokards nur bei der Glycogenspeicherkrankheit vom Typ III (Abb. 2). Die Bestimmung der Relaxationszeiten bei kernspintomographischen Untersuchungen des Herzens erbrachte bis dato bei diesen Krankheitsbildern keine klinisch relevanten Ergebnisse. Obwohl die Kernspintomographie bezüglich des qualitativen Nachweises der Eisenmehrspeicherung der Computertomographie überlegen sein dürfte, erweist sich unter dem Aspekt der Therapiekontrolle die z. Z. fehlende Möglichkeit der quantitativen Erfassung dieser Eisenmehrspeicherung als Nachteil.

8.5 Transplantierte Herzen

Die Herztransplantation gilt heute als eine akzeptierte chirurgische Methode in der Behandlung nicht traktabler Herzinsuffizienzen, meistens einer dilativen Kardiomyopathie. Die Fünfjahres-Überlebensrate beträgt ca. 80%, wobei etwa 90% dieser Patienten einen funktionellen Status Grad I der NYHA erreichen [18]. Das Risiko einer akuten Abstoßung sowie einer akuten Infektion ist besonders hoch in den ersten 3 Monaten nach Herztransplantation. Aber auch danach stellen die Aktivierung einer chronischen Abstoßung ebenso wie die Nebenwirkungen der immunsupressiven Therapie, die arterielle Hypertonie, und die akzelerierte Atherosklerose eine permanente Bedrohung des Langzeitergebnisses herztransplantierter Patienten dar.

Der physikalische Befund, das EKG, das Echokardiogramm sowie die Bestimmung monoklonaler Antikörper gehören zu den nichtinvasiven Untersuchungsmethoden, die eine akute Abstoßung mit einer hohen klinischen Wahrscheinlichkeit ausschließen oder vermuten lassen. Die endgültige Bestätigung kann jedoch derzeit nur durch die endomyokardiale Biopsie und die histologische Aufarbeitung erfolgen. Die zu diesem Zeitpunkt angefertigten Röntgenthoraxaufnahmen sowie computertomographische Untersuchungen haben die Aufgabe, zusätzlich vermutete Komplikationen nachzuweisen oder auszuschließen. Obwohl vielversprechende tierexperimentelle Untersuchungen bezüglich des Nachweises geänderter Relaxationszeiten in der Kernspintomographie existieren, ließen sich diese bis dato nicht mit ausreichender Zuverlässigkeit am Menschen reproduzieren [3].

Eine Langzeitstudie kernspintomographisch untersuchter herztransplantierter Patienten zeigte, daß das enddiastolische Volumen sowie die Auswurffraktion im untersuchten Zeitraum unverändert im Normbereich blieben. Die signifikant erhöhte linksventrikuläre Muskelmasse nimmt jedoch in Abhängigkeit vom postoperativen Zeitraum geringfügig ab, im Durchschnitt etwa 5 g pro Jahr. Bei gehäuftem Auftreten akuter Abstoßungsreaktionen kommt es zu einer beschleunigten Abnahme der linksventrikulären Muskelmasse und zwar um ca. 35 g pro Jahr [13, 14] (Abb. 3). Ebenso zeigen alle transplantierten Patienten eine in unterschiedlichem Ausmaß vorhandene Abnahme der spätdiastolischen Wanddickenzunahme im Vergleich zum Normalkollektiv (Abb. 4). Dies deutet darauf hin, daß herztransplantierte Patienten trotz einer normalen systolischen eine, im Sinne einer restriktiven kardialen Hämodynamik, eingeschränkte diastolische Myokardfunktion aufweisen.

Literatur

1. Bolte HD, Hort W (1982) Spezifische Herzmuskelerkrankungen und Kardiomyopathien. In: Riecker G (Hrsg) Klinische Kardiologie, Springer, Berlin Heidelberg New York
2. Buxton AE, Morganroth J, Josephson ME, Perloff JK, Shelburne JC (1976) Isolated dextroversion of the heart with asymmetric septal hypertrophy. Am Heart J 92:785
3. Eugene M, Lechat P, Hadjiisky P, Teillac A, Grosgogeat Y, Cabrol C (1986) Nuclear magnetic resonance and proton relaxation times in experimental heterotopic heart transplantation. J Heart Transplant 5:39–45
4. Falicor RE, Resnekov V (1977) Mid ventricular obstruction in hypertrophic, obstructive cardiomyopathy. Br Heart J 39:701
5. Godwin JF (1980) Hypertrophic cardiomyopathy: a disease in search of its own identity. Am J Cardiol 45:177
6. Godwin JF, Roberts WC, Wenger NK (1982) Cardiomyopathy. In: Hurst JW (ed) The heart. McGraw-Hill, New York
7. Gulotta SJ, Hamby RI, Aronson AL, Ewing K (1972) Coexistent idiopathic hypertrophic subaortic stenosis and coronary arterial disease. Circulation 46:890
8. Maron BJ, Epstein SE (1980) Hypertrophic cardiomyopathy. Am J Cardiol 45:141
9. McAllister HA jr (1979) Primary tumors and cysts of the heart and pericardium. In: Harvey WP (ed) Current problems in cardiology. Year Book Medical Publishers, vol. IV, No. 2, Chicago

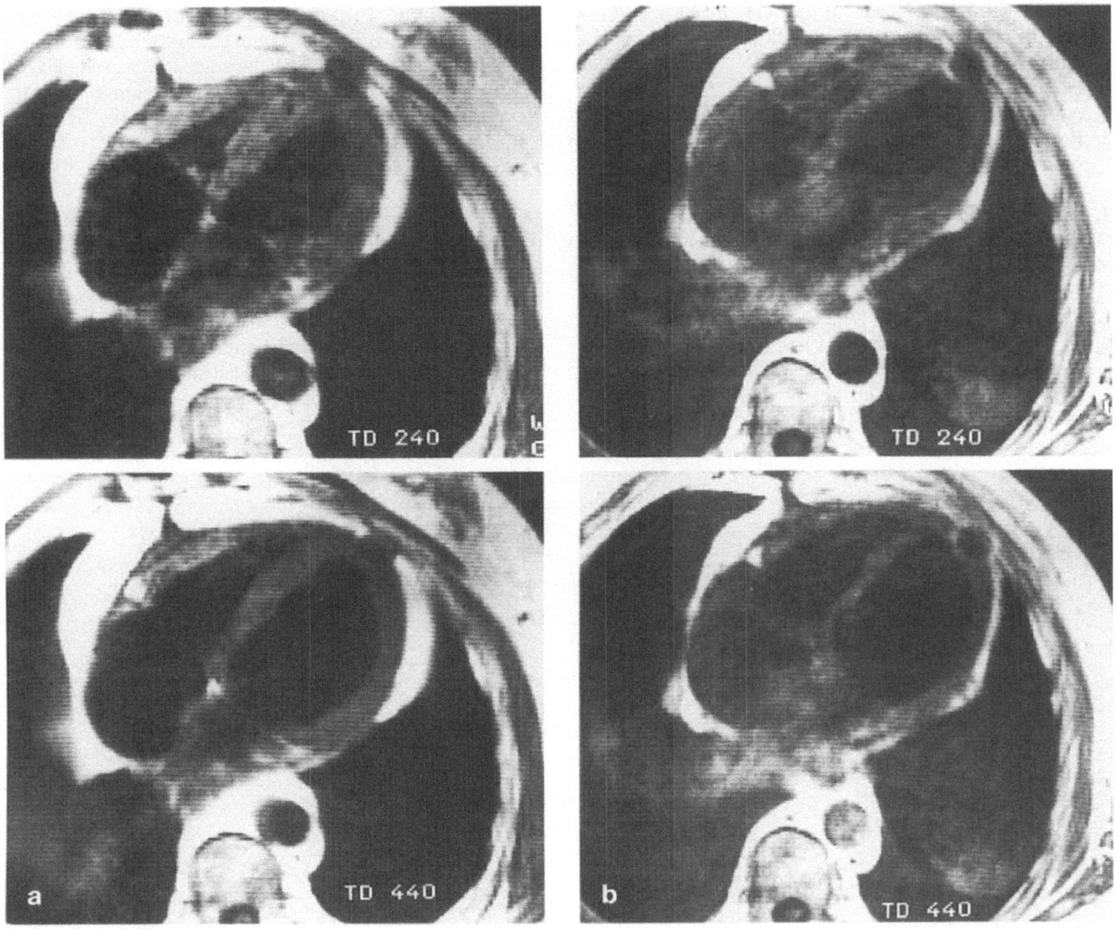

Abb. 3a, b. Z. n. Herztransplantation. MR-Transversalschicht durch die Mitte des linken Ventrikels in Diastole (TD = Triggerdelay = 440 ms) und Systole (TD = 240 ms) **a** ein Jahr und **b** 2 1/2 Jahre nach Herztransplantation. Beachte die systolische und diastolische Wanddicken- und linksventrikuläre Muskelmassenabnahme infolge rezidivierender Abstoßungsreaktionen. Signalfreier Kreis in der linksventrikulären Herzspitze ist durch einen Metallclip hervorgerufen

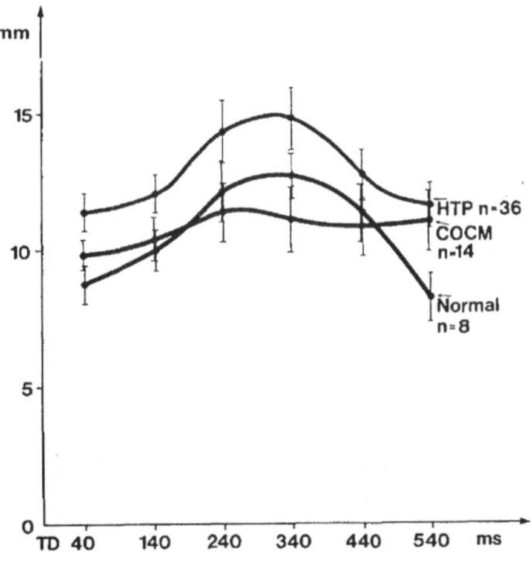

Abb. 4. Verlauf linksventrikulärer Wanddickenänderungen im zeitlich unterschiedlichen Abstand von der R-Zacke bei Herztransplantierten (HTP), bei dilativen Kardiomyopathien (COCM) sowie bei gesunden Freiwilligen. Beachte insbesondere den abgeflachten Kurvenverlauf der Herztransplantierten in der Diastole im Vergleich zu Gesunden, der auf eine diastolische Relaxationsstörung hinweist. Die systolische Wanddickenzunahme ist bei Herztransplantierten und bei Gesunden ähnlich und korreliert mit der angiokardiographisch bestimmten normalen Auswurffraktion

10. Oakley CM (1980) Report of the WHO/ISFC task force on the definition and classification of cardiomyopathies. Br Heart J 44:672–673

11. Olsen EGJ (1979) The pathology of cardiomyopathies. A critical analysis. Am Heart J 98/3:385

12. Rienmüller R (1984) Computertomographische Untersuchungen bei Patienten mit Hämochromatose. Bayerischer Internist 4 (3):74–80

13. Rienmüller R, Brunnhölzl W, Gärtner C, Kemkes BM, Erdmann E (1987) MR bei transplantierten Herzen. In: Lissner J, Doppman JL, Margulis AR (eds) MR-87. Schnetztor, Konstanz, S 69–77

14. Rienmüller R, Tiling R, Kemkes BM, Lloret JL, Gärtner C, Erdmann E, Scheidt W (1989) MR-Ergebnisse einer 4-jährigen Studie in der postoperativen Nachsorge herztransplantierter Patienten. In: Lissner J, Doppman JL, Margulis AR (eds) MR-89, im Druck

15. Roberts WC, Ferrans VJ (1975) Pathologic anatomy of the cardiomyopathies. Hum Pathol 6, 1

16. Sakamoto T, Tei C, Masahiro M, Ischiasu H, Hayashi T, Amano K (1976) Giant T wave inversion as a manifestation of asymmetrical apical hypertrophy of the left ventricle. Japn Heart J 17:611

17. Schlant RC (1972) Physiology of idiopathic cardiomyopathies. Cardiovasc Clin 4:61–71

18. Solis E, Kaye MP (1986) The registry of the international society for heart transplantation: third official report. J Heart Transplant 5:2–5

19. Strauer BE (1983) Kardiomyopathien. In: Vossschulte H (Hrsg) Innere Medizin und Chirurgie. Thieme

20. Taylor WJ (1982) Genetics and the cardiovascular system. In: Hurst JW (Hrsg) The heart. McGraw-Hill, New York

9 Perikardiale Erkrankungen

R. RIENMÜLLER

Seit der Einführung der Echokardiographie in die Diagnostik kardialer Erkrankungen gelten die nicht invasiven (Flächenkymographie, Röntgendurchleuchtung) und die invasiven röntgenologischen (Pneumomediastinum) Methoden als obsolet. Beim klinischen Verdacht auf das Vorliegen einer perikardialen Erkrankung stellt die Echokardiographie derzeit die erste Untersuchungsmethode der Wahl dar.

9.1 Perikarditis

Die Perikarditiden können in akute und chronische, konstriktive und nichtkonstriktive sowie unter ätiologischen Aspekten in idiopathische, infektiöse, posttraumatische (einschließlich herzchirurgische und strahlentherapeutische Eingriffe) postinfarktmäßige und systemische eingeteilt werden.

9.1.1 Pathomakroanatomie und -physiologie

Noxenabhänigig reagieren das Peri- und/oder Epikard mit den Charakteristika eines entzündlichen Prozesses, wobei das Exsudat seröser, fibröser, eitriger, hämorrhagischer, chylöser oder gemischter Art sein kann [9]. Der weitere Verlauf kann zur

– Restitutio ad integrum,
– Organisation des Exsudats mit Übergang in hyalines Narbengewebe,
– Verklebung beider Herzbeutelblätter mit Ausbildung von Adhäsionen,
– Narbenbildung mit und ohne Verkalkung führen [2, 15]. Die pathologischen Veränderungen können eine geänderte Hämodynamik des gesamten Herzens oder einzelner Abschnitte verursachen.

9.1.2 Klinische Diagnostik

Der Nachweis eines präkordialen Reibens sowie eines perikardialen Exsudats bzw. einer Verbreiterung des Periepikards durch die Echokardiographie bestätigen die klinische Verdachtsdiagnose einer Perikarditis.

9.1.3 Röntgenthorax-, computertomographische und kernspintomographische Diagnostik

Akute Perikarditiden mit kleineren Ergüssen sowie chronische Perikarditiden, die die Herzkonfiguration nicht wesentlich ändern und hämodynamisch nicht wirksam sind, sind auf Röntgenthoraxaufnahmen praktisch nicht faßbar. Die Computertomographie (s. Kap. CT) und die Kernspintomographie sind beim Nachweis perikardialer, anatomisch-morphologischer Veränderungen der Echokardiographie überlegen, da sie von der Anatomie des Patienten unabhängig sind (z. B. Emphysem) und die Beurteilung des Perikards in allen Abschnitten des Herzens erfolgen kann. Als Nachteil der Kernspintomographie gegenüber der Computertomo-

graphie gilt die eingeschränkte Differenzierungs-
möglichkeit signalarmer Prozesse (kalkhaltige vs.
fibröse Strukturen vs. Luft) [13].

9.2 Perikarderguß – Perikardtamponade

9.2.1 Pathomakroanatomie und -physiologie

Kommt es zu einer Vermehrung der perikardialen
Flüssigkeit über ca. 60 ml [2], so führt diese in Abhängigkeit von ihrer Menge und den Dehnungseigenschaften sowie Ausbreitungsmöglichkeiten des
Periepikards zu einer perikardialen Drucksteigerung. Im allgemeinen gilt, daß eine langsame Volu-
menzunahme der perikardialen Flüssigkeit gut toleriert wird. Hierbei kann der Herzbeutel bis zu 3 l
Flüssigkeit aufnehmen [17]. Eine schnelle Entwicklung eines Perikardergusses oder eine plötzliche Zunahme eines bereits vorhandenen Ergusses können
eine plötzliche Tamponade bewirken, d. h. zwischen
der Größe des Perikardvolumens und seiner hämodynamischen Wirksamkeit im Sinne einer Tamponade besteht keine direkte Beziehung. Entscheidend ist der perikardiale Druck. Dieser ist wiederum abhängig von den Dehnungseigenschaften des
jeweiligen Perikards und dem Grad seines Deh-
nungszustandes [16]. Als Folge der intraperikardialen Drucksteigerung am Herzen kommt es zur:

– Behinderung der diastolischen Ventrikelerweiterung und damit zur Behinderung der diastolischen Füllung [1],
– Erhöhung der enddiastolischen Drucke in den
  Ventrikeln und den Vorhöfen [14].

Diese Änderungen haben eine Erniedrigung des
Schlagvolumens sowie Senkung des arteriellen
Blutdrucks zur Folge.

9.2.2 Klinische Diagnostik

Klinisch weisen, bei vorhandenem perikardialen
Erguß, die Erhöhung des venösen Drucks, die Tachykardie, die Abnahme des arteriellen Drucks sowie die periphere Vasokonstriktion auf das Vorliegen einer zunehmenden intraperikardialen Drucksteigerung im Sinne einer perikardialen Tamponade
hin. Die Tachykardie reicht nicht aus, um ein Minimum an Herzzeitvolumen aufrecht zu erhalten, es
kommt zu einem Druckangleich im gesamten Kreis-
laufsystem und damit zum Kreislaufstillstand [10,
14].

9.2.3 Röntgendiagnostik, computertomographische und kernspintomographische Diagnostik

Eine zeltförmige Konfiguration des Herzschattens
auf der p.a.-Aufnahme stellt den röntgenologischen
Hinweis auf das Vorliegen eines Perikardergusses
dar. Auf den seitlichen Aufnahmen kann der Perikarderguß in unterschiedlicher Häufigkeit retro-
sternal erkannt werden. Dies gelingt jedoch nur,
wenn zwischen dem Epikard und der rechtsventrikulären Vorderwand ein schmaler Streifen subepikardialen Gewebes als Aufhellung zur Darstellung
kommt [6, 9]. Wesentlich einfacher ist die compu-
ter- und kernspintomographische Darstellung perikardialer Ergüsse, wobei man aus der computertomographischen Dichte bzw. dem kernspintomographischen Signalverhalten Hinweise auf die Art des
Ergusses gewinnen kann.

Eine Verbreiterung des mediastinalen Gefäßbandes durch Erweiterung der V. cava superior, eine
zeltförmige Konfiguration des vergrößerten Herzschattens und eine Rarefizierung der pulmonalen
Gefäßzeichnung sind Hinweise auf das Vorliegen
eines tamponierenden perikardialen Prozesses [18].
Die computertomographischen Befunde tamponie-
render Perikardergüsse (s. Kap. CT) dürften ebenso
für die Kernspintomographie gelten.

9.3 Pericarditis constrictiva

Die Pericarditis constrictiva stellt noch heute sowohl eine diagnostische als auch eine therapeutische Herausforderung dar. Diagnostisch unter dem
Aspekt der Differenzierung zwischen restriktiven
und konstriktiven kardialen Erkrankungen, die nahezu identische hämodynamische Verhältnisse und
damit Herzkatheterbefunde aufweisen [18]. Therapeutisch ist die Perikardiektomie die einzige Be-
handlungsform, die durch eine totale oder partielle
Perikardiektomie die Füllungsbehinderung des gesamten Herzens oder seiner Abschnitte beheben
kann. Diese weist jedoch eine perioperative Letalität von über 21% auf [4, 5, 7], v. a. durch eine hohe
Koinzidenz von perikardialer Konstriktion und myokardialer Atrophie. Diese myokardiale Atrophie
bzw. Fibrose stellt die wesentliche Ursache für die
intra- oder postoperative Dilatation des Herzens
sowie den Herzstillstand nach Perikardiektomie
dar [11, 12].

9.3.1 Pathologische Makroanatomie

Der periepikardialen Konstriktion liegt eine fibröse und/oder kalkhaltige Verdickung des Peri- und/oder Epikards zugrunde, die über einen Elastizitätsverlust des Perikards eine mechanische Einengung des gesamten Herzens oder seiner Teile bewirkt [18].

9.3.2 Pathophysiologie

Der Elastizitätsverlust des Perikards führt zu einer mechanischen Einengung des Herzen mit den Folgen:

- Füllungsbehinderung der Ventrikel,
- Behinderung der diastolischen Dehnbarkeit der Ventrikel,
- Abnahme des Schlag- und Herzzeitvolumens,
- Erhöhung der diastolischen Drucke mit Druckangleich in den Vorhöfen und Ventrikeln sowie Erhöhung des pulmonalvenösen und zentralvenösen Drucks [18].

9.3.3 Klinische Diagnostik

Infolge der mechanischen Einengung des Herzens kommt es:

- zur venösen Stauung im großen und kleinen Kreislauf, Hepatosplenomegalie, Aszites,
- zum Anstieg des venösen Blutdrucks bei normalem oder erniedrigtem arteriellen Blutdruck bei gleichbleibend normaler oder steigender Herzfrequenz.
- Die Diagnosesicherung erfolgt durch Herzkatheteruntersuchungen sowie mittels bildgebender Verfahren. Aus methodischen Gründen ist die Computer- und Kernspintomographie hier der Echokardiographie überlegen. Eine Probethorakotomie dürfte unter differentialdiagnostischen Aspekten nicht mehr indiziert sein.

9.3.4 Röntgenthorax-, computertomographische und kernspintomographische Diagnostik

Die Röntgenthoraxaufnahmen zeigen in der Regel normal große oder kleine Ventrikel, vergrößerte Vorhöfe, eine Verbreiterung des mediastinalen Gefäßbandes durch Erweiterung der V. cava superior sowie morphologische Zeichen der pulmonalvenösen und pulmonalarteriellen Druckerhöhung. Das

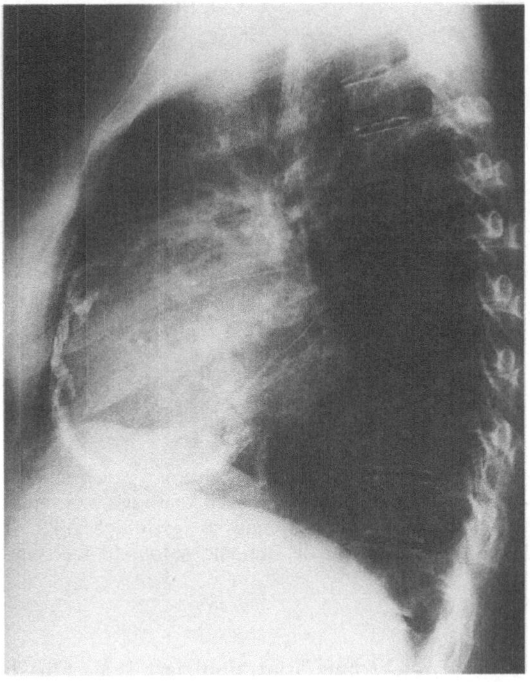

Abb. 1. Pericarditis constrictiva calcaria. Röntgenthoraxaufnahme seitlich mit Verkalkung des Periepikards im Bereich der Pars diaphragmatica pericardii sowie breitflächig entlang des rechten und linken Sulcus atrioventricularis. Die Ventrikel sind normal groß, die Vorhöfe durch die Konstriktion im Bereich des Sulcus atrioventricularis vergrößert

vernarbte Periepikard kann zur atypischen Konfiguration sowie teilweise zu geradlinigen Begrenzungen des Herzschattens führen. Perikardiale Verkalkungen hingegen sind direkt sichtbar (Abb. 1). Die computertomographischen, morphologischen Charakteristika einer perikardialen Konstriktion sind ausführlich im Kap. CT dargelegt worden und lassen sich direkt auf die Kernspintomographie übertragen. Auch hier gilt wiederum, daß es kernspintomographisch schwierig ist, signalarme Prozesse eindeutig lufthaltigen Räumen, fibrösen oder verkalkenden Prozessen bzw. Strukturen zuzuordnen (Abb. 2a, b) [13]. Beide Methoden erlauben die Einteilung der perikardialen Konstriktionen in ihre verschiedenen Formen (s. Kap. CT), die nicht nur von diagnostischer, sondern insbesondere von therapeutischer Bedeutung sind. Denn in Abhängigkeit von der vorhandenen Form der perikardialen Konstriktion wird einerseits der operative Zugang und andererseits das notwendige Ausmaß einer Perikardiektomie präoperativ bestimmt. Bei Vorhandensein einer myokardialen Atrophie/Fibrose ist ei-

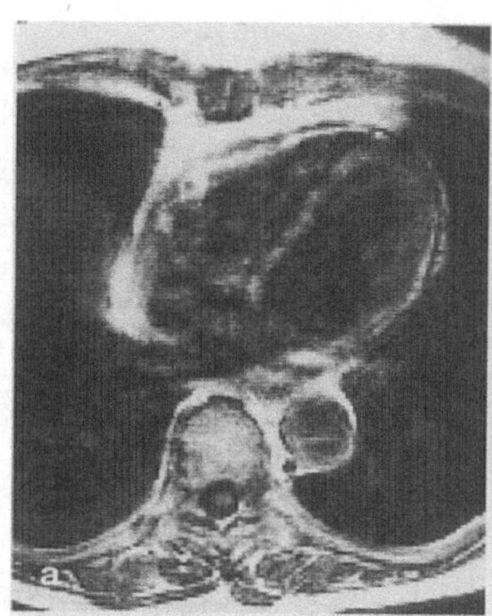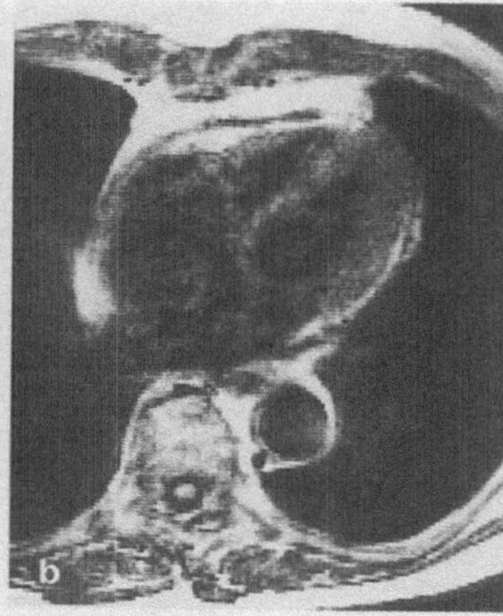

Abb. 2a, b. Pericarditis constrictiva fibrosa. MR-Transversalschichten durch die Mitte des linken Ventrikels **a** diastolisch (TE 17, TD = 90 msec.) und **b** systolisch (TE 17, TD = 290 ms). Beachte die normale systolische linksventrikuläre Wanddickenzunahme. Der schmale, signalfreie Bereich vor dem rechten Herzen entspricht hier einem fibrotisch verbreiterten Periepikard. (Eine Verkalkung des Periepikards würde kernspintomographisch identisch aussehen.)

ne Perikardiektomie kontraindiziert [12]. Für das Vorliegen einer linksventrikulären Myokardatrophie spricht in der Computertomographie ein Septum interventriculare unter 1 cm Breite sowie eine fehlende Abgrenzbarkeit der posterolateralen Wand des linken Ventrikels. In der Kernspintomographie macht eine systolisch-diastolische linksventrikuläre Wanddickenänderung unter 50% bei einer linksventrikulären systolischen Wanddicke unter 1 cm eine Myokardatrophie wahrscheinlich. Die fehlende Differenzierbarkeit bzw. Abgrenzung zwischen Periepikard und rechtsventrikulärem Myokard in der Computertomographie und ähnlich in der Kernspintomographie spricht für eine Periepimyokardfibrose (meistens Folge einer mediastinalen Strahlentherapie) und erhöht ebenso das Operationsrisiko.

9.4 Perikardiale Anomalien

Im wesentlichen handelt es sich um kongenitale oder erworbene perikardiale Zysten, Divertikel sowie um das partielle oder vollständige Fehlen des Periepikards.

9.4.1 Pathomakroanatomie und -physiologie

Im Gegensatz zu perikardialen Zysten bestehen zwischen perikardialen Divertikeln und dem Perikardsack eine oder mehrere offene Verbindungen. Sie werden nach LOEHR [8] eingeteilt in:

- wahre kongenitale Zysten (mesodermal, lymphangiomatös, bronchogen oder teratogen)
- erworbene Zysten (hämatogen, tumorös, parasitär)
- Pseudozysten (Perikarddivertikel mit eingeschlossenem perikardialen Exsudat).

Das partielle oder vollständige Fehlen des Periepikards führt zu entsprechenden Ausbuchtungen bzw. Dislokationen des gesamten Herzens oder der jeweiligen Abschnitte [3, 8, 9].

Die genannten Prozesse verhalten sich meist völlig symptomlos und werden daher meist „zufällig entdeckt". Sie können jedoch auch eine Obstruktion des rechten oder linken Herzens oder der großen herznahen Gefäße bewirken, die zu entsprechenden hämodynamischen Veränderungen im Sinne einer Einflußstauung bzw. Ausflußbehinderung führen und mit Rhythmusstörungen einhergehen können.

9.4.2 Klinische Diagnostik

Es handelt sich überwiegend um Zufallsbefunde anläßlich einer Röntgenthorax- oder echokardiographischen Untersuchung [8]. Die endgültige diagnostische Beurteilung bezüglich des Ursprungs und der Dignität erfolgt chirurgisch und histologisch.

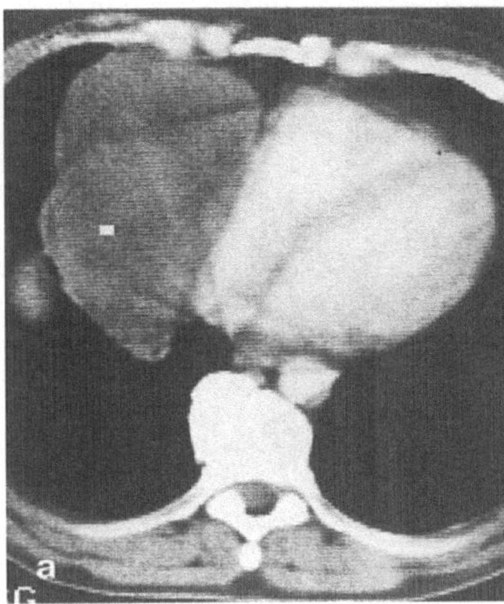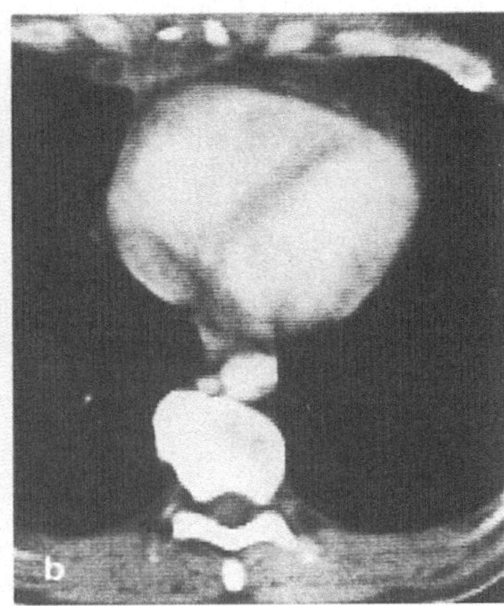

Abb. 3a, b. Parakardiale Zyste diaphragmatischen Ursprungs. CT-Transversalschicht durch die Mitte des linken Ventrikels nach intravenöser Kontrastmittelapplikation mit großer parakardialer Zyste (**a**), die den rechten Vorhof und partiell den rechten Ventrikel imprimiert, wodurch eine Einflußbehinderung zum rechten Herzen hervorgerufen wird. Postoperativ (**b**) unauffällige Konfiguration des rechten Herzens mit herzkathetermäßig normalen Drucken im rechten Vorhof und Ventrikel

9.4.3 Röntgenthorax-, computertomographische und kernspintomographische Diagnostik

Auf Röntgenthoraxaufnahmen bewirken Zysten und Divertikel entsprechend ihrer Lokalisation und Größe eine meist glatt begrenzte Ausbuchtung des Herzschattens von etwa gleicher Dichte. Sie lassen sich untereinander und gegenüber intra- und parakardialen Prozessen kaum differenzieren. Hier sind die schichtweisen Verfahren der Computer- und Kernspintomographie überlegen. Mit diesen Methoden gelingt es in der Regel, ein Perikarddivertikel von einer Zyste zu differenzieren und den Inhalt dieser Prozesse durch das Dichte- bzw. Signalintensitätsverhalten weiter einzugrenzen. Schwierig verbleibt jedoch die Differenzierung zwischen peri- und parakardialen Zysten (Abb. 3a, b). Eine Deformierung und/oder Verlagerung der benachbarten Herzhöhlen und/oder großen herznahen Gefäße deutet auf eine mögliche hämodynamische Wirkung dieser Prozesse hin. In diesen Fällen ist zur weiteren Abklärung eine Herzkatheteruntersuchung mit Druck- und Volumenmessungen ggf. unter Belastungstests erforderlich.

Literatur

1. Autenrieth G (1980) Der tamponierende Perikarderguß. Internist 21:17–24
2. Bankl H (1981) Pathologie der Kreislauforgane. In: Holzner JH (Hrsg) Arbeitsbuch der Pathologie, Bd II, Spezielle Pathologie I. Urban & Schwarzenberg
3. Baim RS, MacDonald IL, Wise DJ, Lenkei SC (1980) Computed tomography of absent left pericardium. Radiology 135:127–128
4. Culliford AT, Lipton M, Spencer FC (1980) Operation for chronic constrictive pericarditis: do the surgical approach and degree of pericardial resection influence the outcome significantly? Ann Thorac Surg 29:146–152
5. Drury I, Hanley P, Blake S et al (1983) The diagnosis and treatment of constrictive pericarditis. Jr Med J 76:171–174
6. Felix R (1983) Perikarderkrankungen. In: Frommhold W, Stender HS, Thurn P (Hrsg) Schinz Radiologische Diagnostik, Band II, Herz – große Gefäße. Thieme, Stuttgart New York, S 616–641
7. Hermann G, Gahl K, Simon R, Borst HG, Lichtlen PR (1983) Pericarditis constrictiva: Ergebnisse und Probleme konservativer und operativer Behandlung. Z Kardiol 72:504–513
8. Loehr WM (1952) Pericardial Cysts. Am J Roentgenol 68:584
9. Logue RB (1982) Etiology, recognition and management of pericardial disease. In: Hurst JW (ed) The heart. McGraw-Hill, New York, pp 1371–1393
10. Reedy PS; Curtiss EI, O'Toole JD, Shaver JA (1978) Cardiac tamponade: hemodynamic observations in Man. Circulation 58, 2:265–272
11. Rienmüller R, Seiderer M, Doliva R, Kemkes B, Lisner J (1985) Pericardial and congestive heart failure diagno-

stic with CT- and MR-imaging. Annales de Radiologie 29, 2:95–100

12. Rienmüller R, Doppman JL, Lissner J, Kemkes BM, Strauer BE (1985) Constrictive pericardial disease: Prognostic significance of a nonvisualized left ventricular wall. Radiology 156:753–755

13. Rienmüller R (1987) Herz. In: Lisner J, Seiderer M (Hrsg) Klinische Kernspintomographie. Enke, Stuttgart, S 318–337

14. Schollmeyer P (1977) Perikarditis. In: Reindell H, Roskam H (Hrsg) Erkrankungen des Herzens. Springer, Berlin Heidelberg New York

15. Schorn J (1963) Pathologie der Herzhüllen. In: Bargmann W, Doerr W (Hrsg) Das Herz des Menschen, Bd II. Thieme, Stuttgart

16. Shabetai R, Fowler NO, Genton JC (1965) Restrictive cardiac disease. Pericarditis and the myocardiopathies. Am Heart J 69:271–280

17. Shabetai R, Meaney E (1979) Haemodynamics of cardiac restriction and tamponade. Am Heart J 98/3:780

18. Shabetai R (1981) The pericardium. Grune & Stratton, New York

10 Herztumoren (Tumoren von Myokard und Perikard)

J. Buck und F. H. W. Heuck

INHALT

10.1 Einleitung

Die Tumoren des Herzens und des Herzbeutels sind sehr selten [13, 13a, 27, 44, 54, 60, 64, 83, 94, 101] (Tabelle 1). Auf 100000 Sektionen finden sich nur etwa 3–5 primäre Herztumoren [92, 97]. Sekundäre Tumoren oder Metastasen in Herz und Perikard kommen wesentlich häufiger vor und werden in 5–20% bei malignen Tumoren angegeben [12, 20, 42, 43, 55, 65, 67, 73, 99, 100]. Der frühzeitige Nachweis von Herztumoren hat durch die enormen Fortschritte in Diagnostik und Therapie Bedeutung gewonnen.

Bevorzugter Sitz der *gutartigen Tumoren* ist das linke Herz, und die nicht seltenen Myxome sind vorwiegend im linken Vorhof zu finden [13, 41, 52, 73, 77, 83]. Sie wachsen meist mit einem kurzen Stiel vom Vorhofseptum aus in das Lumen vor und können bis zum Mitralostium oder in den linken Ventrikel reichen. Ein Wachstum in die zuführenden Venen kommt seltener vor. Die gutartigen Rhabdomyome finden sich nahe der linken Ventrikelspitze, ferner sind Fibrome, Lipome, Angiome und Papillome zu nennen. In Abhängigkeit von ihrer Lokalisation können histologisch gutartige Tumoren bei entsprechender Größe als Ursache klinischer Symptome, die an einen Mitral- oder Triku-

Tabelle 1. Tumoren von Herz und Herzbeutel

I. Primäre Tumoren

gutartig	*bösartig*
Myxom	Hämangiosarkom
Fibrom	Rhabdomyosarkom
Lipom	Fibrosarkom
Angiom-Hämangiom	Fibromyxosarkom
Rhabdomyom	Leiomyosarkom
Leiomyom	Hämangioendotheliom
Papillom	malignes Teratom
Teratom	Osteosarkom (extraskeletal)
Xanthom	Mesotheliom des Perikard
	Lymphome (Retikulumzellsarkom, Lymphosarkom, retikulo-histiozytäres Sarkom)

II. Sekundäre Tumoren (Metastasen)

Karzinome (von Bronchialkarzinom, Mammakarzinom, Karzinomen des Gastrointestinaltraktes)
Melanome
Sarkome
maligne Lymphome (Retikulumzellsarkom, Lymphosarkom, Morbus Hodgkin)
Lymphatische und myeloische Leukämie

spidalfehler denken lassen, und schließlich eines akuten Herzversagens in Frage kommen.

Die *bösartigen Herztumoren* sind oft als sarkomatöse Neubildungen häufiger im rechten Herzen zu finden [13, 27, 38, 46, 54, 77, 97].

Eine operative Entfernung gutartiger Herztumoren ist heute möglich und hat gute Erfolgsaussichten. Mögliche Palliativerfolge der kombinierten Therapie maligner Tumoren des Herzens und des Herzbeutels müssen zu Anstrengungen hinsichtlich einer Früherkennung solcher Geschwülste ermutigen, auch dann, wenn sie nur selten vorkommen.

10.2 Untersuchungsmethoden

Die klinischen Symptome und Zeichen der Herztumoren sind uncharakteristisch. Zur nicht-invasiven Diagnostik von Herztumoren steht heute in der klinischen Kardiologie vorwiegend die Echokardiographie (2-D, Kontrast-verstärkt, transösophageal) zur Verfügung [16, 22, 23a, 31, 51, 69, 78, 80].

Die *Röntgenuntersuchung des Herzens mit Thoraxaufnahmen in 2 Ebenen*, evtl. erweitert durch gezielte Aufnahmen, die während der Untersuchung mit dem Bildverstärker-Fernsehgerät gewonnen werden können, liefert bereits eine Vielzahl an Informationen [53a, 70, 89, 101]. Es können beurteilt werden: Herzgröße, Herzkonturen, isolierte Vergrößerung eines Vorhofes oder einer Kammer, Verkalkungen im Herzen oder Perikard (besonders bei Kindern), Veränderungen der Pulmonalgefäße. Ein Perikarderguß ist nicht selten und kann auf das Einwachsen des Tumors in den Herzbeutel schließen lassen. Die Verbreiterung des Mediastinums sollte als Hinweis auf einen Herztumor gewertet werden, insbesondere dann, wenn die Randkonturen unregelmäßig sind. Wenn eine rasche Größenzunahme der Herzsilhouette eintritt, so spricht dies für einen malignen Prozeß. Es sind auch Herzvitien beim Vorliegen eines Herztumors vermutet worden. Paradoxe Herzrandbewegungen, wie sie beim Herzwandaneurysma festzustellen sind, können nicht gefunden werden.

Unter den weiterführenden radiologischen Untersuchungsverfahren wurde die Angiokardiographie früher an erster Stelle eingesetzt. Heute haben neben der Sonographie (2-D-, Kontrast-verstärkte und transösophageale Echokardiographie) [23a, 54b, 92a] die digitale Subtraktionsangiographie [56] die Radionuklidventrikulographie [93], die Röntgencomputertomographie (mit Enhancement = Kontrastbolus) [5, 11, 25, 48, 57, 79] sowie die Kernspintomographie [58, 95] als nicht-invasive,

also schonende und sichere Diagnostikverfahren mit einem hohen Informationswert die Bedeutung der Angiokardiographie eingeschränkt.

Mit der nicht-invasiven *Röntgen-Computertomographie* (CT) können Herztumoren erfaßt und zugeordnet werden [10b, 37a, 95b]. Das Auflösungsvermögen der Methode ist sehr gut. Die Größe des Tumors, das infiltrative Wachstum in den Herzmuskel und nach außen in das Perikard und den Thorax können beurteilt werden. Bei dem Nachweis intrakavitärer Thromben und pericardialer Raumforderungen ist die Computertomographie vom Auflösungsvermögen her der 2-dimensionalen Echokardiographie durchaus ebenbürtig, wie vergleichende Studien zeigen konnten [79, 81]. Der Vergleich zwischen intrakavitären und intramuralen Tumoren ergab keine deutlichen Unterschiede im Informationswert, doch bleibt die Angiokardiographie unterlegen. Mit den nicht-invasiven Untersuchungsmethoden können die Mehrzahl intrakavitärer Raumforderungen erfaßt und lokalisiert werden. Die 2-D-Echokardiographie einschließlich transösophagealer Technik [16, 69, 79] bleibt weiterhin die beste Screeningmethode, doch sollte in unklaren Fällen die Magnetresonanztomographie eingesetzt werden, um Tumoren und/oder Thromben in den Herzhöhlen weiter analysieren zu können.

Die *Magnetresonanztomographie* hat ein besseres Auflösungsvermögen als die Computertomographie, so daß die Ausdehnung oder Größe, die Oberfläche und oft auch die Zusammensetzung eines Tumors anhand des Signalverhaltens erfaßt werden können [10a, 37, 38, 53, 58, 60a, 75, 75a, 85, 95, 96, 98]. Das räumliche und zeitliche Auflösungsvermögen ist ebenfalls besser, doch gelingt die direkte Darstellung kalkhaltiger Strukturen mit der Magnetresonanztomographie nicht [1, 2, 5, 30, 33]. Ein Tumorprolaps mit sekundärer Klappenbehinderung, z.B. im Bereich der Mitralsegel, und die Erweiterung der Herzhöhlen sind nachweisbar. Das herzüberschreitende Tumorwachstum kann objektiviert werden. Als besonderer Vorteil kann die Möglichkeit der multiplanaren Darstellung genannt werden. Im „Vierkammerblick" ist eine Zuordnung von Tumoren zu den einzelnen Herzhöhlen sehr gut möglich.

Eine *Herzkatheteruntersuchung* und die *Angiokardiographie* sind nur dann noch angezeigt, wenn präoperative Informationen fehlen oder unvollständig sind. Eventuell können weitere Aussagen über das invasive Wachstum des Tumors mit pathologischen Gefäßverbindungen zu den Koronararterien oder eine Beteiligung der Pulmonalarterien gemacht werden [49]. Wertvolle Befunde über die Einengung oder Verlagerung der Herzhöhlen und großen Gefäße, über intrakavitäre Füllungsdefekte, über die myokardialen Bewegungsabläufe oder über einen Perikarderguß können erhoben werden. Die *atypische Beweglichkeit* freier oder gestielter Tumoren oder Tumoranteile im Herzen kann erfaßt werden.

Über die *Koronararterien* kann die Blutversorgung der Tumoren beurteilt werden. Das gut vaskularisierte Myxom wird sich über die Tumorgefäße bei einer Koronarangiographie darstellen [86b]. Auch vaskularisierte Thromben können entdeckt werden, doch sind die Gefäßmuster und Gefäßlakunen oft unterschiedlich. Vor Fehldeutungen durch Thromben in der Differentialdiagnose von Myxomen muß gewarnt werden.

Als *Risiko der Angiokardiographie* werden periphere Embolien durch Tumorpartikel oder Thromben genannt, insbesondere dann, wenn das Kontrastmittel durch einen Katheter *direkt* injiziert wird. Demgegenüber ist die *digitale Subtraktionsangiographie* mit geringeren Kontrastmittelmengen, die peripher eingegeben werden können, als ein Fortschritt der Diagnostik zu werten [56].

Infolge der dargelegten großen Fortschritte in der kardiologischen Herzdiagnostik mit neuartigen bildgebenden Untersuchungsverfahren sind auch unsere Kenntnisse über die primären und sekundären Tumoren des Herzens und des Perikards erweitert worden [38, 53, 96]. Die Differenzierung der Art eines Tumors, seiner Lage, Kontur und Struktur ist möglich geworden. Aussagen über die Prognose und damit auch über eine Indikation zur operativen Entfernung von Neubildungen des Herzens konnten wesentlich verbessert werden.

Nach der *Lokalisation* werden intrakavitäre und intramurale *Herztumoren* von *Perikardtumoren* unterschieden. Differentialdiagnostische Bedeutung haben die *Pseudotumoren des Herzens*, wie wandständige intrakavitäre Thromben, sowie des Herzbeutels, wie abgekapselte Hämatome oder Ergüsse, ferner Lipome, Zysten oder Divertikel, die auf Thoraxaufnahmen in mehreren Ebenen zwar erfaßt, aber nur mit den weiterführenden Untersuchungsverfahren richtig eingeordnet werden können [35]. Eine endgültige Differenzierung von Neubildungen gelingt ausschließlich mit der pathologisch-histologischen Gewebsuntersuchung. Alle Aussagen der radiologisch-morphologischen Diagnostik am lebenden Patienten müssen sich auf die makroskopische und die mikroskopische Pathologie stützen. So erscheint es sinnvoll, die Tumoren des Herzens und des Perikards zunächst nach pa-

thoanatomischen Gesichtspunkten zusammenzustellen.

10.3 Makroskopische und mikroskopische Pathologie

Nach unserem heutigen Kenntnisstand können die Pathologie und die Histologie gutartige und bösartige, primäre und sekundäre Herztumoren sowie Perikardtumoren differenzieren. Unter den Geschwülsten insgesamt sind die Herztumoren außerordentlich selten [12, 20, 43, 76, 92, 100]. Angaben über ihre Häufigkeit sind vereinzelt zu finden, doch nur für die primären Neubildungen verwertbar. Von MAHAIM [61] wurden 329 Beobachtungen aus der Literatur zusammengetragen. Die Zahlen sind erheblich gestiegen, und in dem amerikanischen Standardwerk von EUGENE BRAUNWALD (1984) findet sich eine tabellarische Zusammenstellung von 425 gutartigen und bösartigen Herztumoren [13], die histologisch differenziert worden sind (Tabelle 2).

In Zusammenstellungen der Pathoanatomie werden die Häufigkeit von Herztumoren mit 0,03 und 0,3 bis 6,45% der Tumoren angegeben [4, 27, 44, 92].

Von SCHÖLMERICH (1974) sind 1419 Beobachtungen [83] tabellarisch geordnet zusammengestellt worden (Tabelle 3). Unter den *primären Herztumoren* sind etwa 80% als benigne und 20% als maligne Geschwülste angegeben worden. Dabei handelt es sich vorwiegend um die gutartigen Myxome und die bösartigen Sarkome, andersartige Tumoren sind außerordentlich selten. Aus einer umfassenden Zusammenstellung von McAllister u. Fenoglio [64] kann entnommen werden, daß 75% der *primären Herztumoren* gutartige Neubildungen sind. Darunter wiederum sind die *Myxome* mit 25% aller Herztumoren und etwa 40% der gutartigen Geschwülste (in höherem Lebensalter bis 50%!) am häufigsten. Im Kindesalter sind bis zum 1. Lebensjahr die Rhabdomyome mit 50–60% der Herztumoren vertreten, es folgen bis zum 15. Lebensjahr nach ihrer Häufigkeit die Myxome, die Rhabdomyome und die Fibrome. Die Zahl der sekundären oder metastatischen Herztumoren in einem Sektionsgut ist wesentlich größer (Tabelle 4 und 5) [18, 99, 100].

Tabelle 2. Gutartige und bösartige Herztumoren. Häufigkeitsverteilung von 425 Beobachtungen. (Aus COLUCCI u. BRAUN-WALD [13], mod. aus MCALLISTER u. FENOGLIO [64]

Gutartige Tumoren			Bösartige Tumoren		
Tumorart	Anzahl	prozent. Anteil	Tumorart	Anzahl	prozent. Anteil
Myxom	130	30,5	Angiosarkom	39	9,2
Lipom	45	10,5	Rhabdomyosarkom	26	6,1
Fibroelastom (papillär)	42	9,9	Fibrosarkom	14	3,3
Rhabdomyom	36	8,5	mal. Lymphom	7	3,6
Fibrom (extraskeletal)	17	4,0	Osteosarkom	5	–
Hämangiom	15	3,5	neurog. Sarkom	4	–
Teratom	14	3,3	malig. Teratom	4	–
Mesotheliom (des AV-Knotens)	12	2,8	Thymom	4	–
Granularzelltumoren	3	–	Leiomyosarkom	1	–
Neurofibrom	3	–	Liposarkom	1	–
Lymphangiom	2	–	Synoviasarkom	1	–
	319	75,1		106	24,9

Tabelle 3. Prozentuale Verteilung sekundärer Herztumoren auf die Herzabschnitte. (Nach SCHÖLMERICH [23])

Myokard	45,5
Epikard und Perikard	26,5
Endokard	14,0
Herzseptum	10,5
Papillarmuskeln	3,5
	100,0

10.3.1 Benigne Herztumoren

Die gutartigen Tumoren können aus den verschiedenen Gewebselementen des Herzens als Organ, sowie des Herzbeutels hervorgehen.

10.3.1.1 Myxome

Die vom Endothel ausgehenden Myxome kommen zu etwa 75% im linken, zu etwa 23% im rechten Vorhof und nur vereinzelt in den Ventrikeln vor [28]. Es handelt sich um ein echtes Neoplasma, meist einen gestielten gutartigen Tumor von polypösem Charakter, dessen Oberfläche gelappt ist und der bis zur Größe eines Apfels heranwachsen kann. Histologisch findet sich lockeres Bindegewebe mit schleimartiger Zwischensubstanz und eingelagerten elastischen Kollagenfasern, so daß eine solche Neubildung auch als Fibromyxom [4], Elastomyxom oder Angiomyxom bezeichnet worden ist. Es können *Verkalkungen* innerhalb der Myxo-

Tabelle 4. Häufigkeit von Tumormetastasen in Herz und Herzbeutel. (Nach FINE [27], mit Serie von SCOTT u. GARVIN)

	Anzahl	Herz	Perikard	Herz oder Perikard oder beide
Karzinome	3537	181	204	328
Melanome	69	25	16	27
Sarkome	224	15	18	27
Lymphoblastome	332	29	26	46
Leukämien	244	61	10	64
Andere Tumoren	28	–	3	3
Gesamt	4434	311	277	495

Tabelle 5. Häufigkeit von Herz-Metastasen bei den wichtigsten Primärtumoren. (Ergebnisse der Autopsien von DAVIES [18] – 1220 – und WOHLGEMUT und ENGELSTÄDTER [99] – 3919 – insgesamt 5139)

Primär-Tumor	Herz-Metastasen	Autopsien	Prozent. Häufigkeit
1. Melanom	47	72	65,3
2. mal. Lymphom	44	112	39,3
3. Mammakarzinom	83	273	30,4
4. Nierenkarzinom	5	19	26,3
5. Bronchialkarzinom	245	966	25,4
6. Ovarialkarzinom	5	29	17,3
7. Ösophaguskarzinom	4	40	10
8. Magenkarzinom	18	751	2,4
	447	2262	19,8

me auftreten. Die Gefäßbildungen dieser Tumoren können so deutlich ausgeprägt sein, daß eine Darstellung über die arterielle Strombahn im Angiokardiogramm eintreten kann.

Auf der Schnittfläche sind die Tumoren gallertig oder schleimig und von gelblicher, grau-elastischer Färbung. Ungeachtet der unterschiedlichen makroskopischen Erscheinungsformen der Myxome ist das histologische Bild sehr ähnlich. Es wird von einer amorphen oder schleimigen Grundsubstanz geprägt, von charakteristischen stern- oder spindelförmigen Zellen mit runden oder ovalen Kernen, Plasmazellen, Lymphozyten, Mastzellen, Histiozyten, vereinzelt Fibrozyten und ist durchsetzt von mehr oder weniger ausgeprägten zarten, dünnwandigen Blutgefäßen, Blutseen und von bindegewebigen elastischen Fasern, die unterschiedlich entwickelt sein können.

Die Diskussion um die *Pathogenese* der Myxome als häufigste Herztumoren kann nur unter Einbeziehung der embryologischen Entwicklung des Herzens geführt werden [55a, 95a]. Epitheliale Zellkomplexe in Myxomen sind ungewöhnlich und lassen vermuten, daß mit der ebenfalls noch unklaren Herkunft der AV-Knotentumoren Gemeinsamkeiten des histogenetischen Ursprunges vorhanden sind [97a]: Nach histologisch-histochemischen und immun-histologischen Untersuchungen ist auch eine Einordnung der Myxome als Hamartome begründet worden [85a].

10.3.1.2 Fibrome

Die selteneren Fibrome des Herzens treten zwar in jedem Lebensalter, jedoch vorwiegend im Kindesalter als langsam wachsende Neubildungen innerhalb der linksanterioren Ventrikelwand, ferner im Kammerseptum auf und können durch ihre Lokalisation eine asymmetrische Septumhypertrophie vortäuschen. Es sind auch Fibrome an der Hinterwand des linken Ventrikels und vereinzelt im rechten Ventrikel beschrieben worden. Das männliche und weibliche Geschlecht waren etwa gleich häufig betroffen.

Makroanatomisch handelt es sich um harte, z. T. knotige, grau-weißlich gefärbte Tumoren, die keine Kapseln entwickeln und etwa apfelgroß werden können. Es ist nicht geklärt, ob diese Fibrome als *Hamartome* oder *echte* Neubildungen zu werten sind. Das histologische Bild ist uneinheitlich. Ein zell- und gefäßarmes Bindegewebe mit langen Fibroblasten, kollagenen und elastischen Fasern ist auffallend. Als Variationen sind Fibromyxome, em-

bryonale Mesenchymome, fibröse Rhabdomyome und fibroelastische Hamartome genannt worden. Im Randbezirk sind sie mit Muskelfasern vermischt. Verkalkungen oder Verknöcherungen kommen vor. Eine maligne Entartung ist nicht beobachtet worden, Mitosen sind selten zu finden. Auch Neurofibrome (z. B. bei der Recklinghausen-Erkrankung) sind im Myokard der Ventrikel gefunden worden [64].

Die Tumoren können im Kindesalter zum akuten Herztod führen. Es sind Rhythmusstörungen und Schenkelblockbilder als erstes oder sogar einziges Symptom dieser Geschwülste beschrieben worden.

10.3.1.3 Hamartome und Teratome

Die Hamartome sind konnatale Mißbildungen von vorwiegend fibroelastischem Charakter und im Bereich der Herzklappen lokalisiert. Überreste embryonalen Gewebes, vorwiegend lymphangiomatöse oder/und vaskuläre Hamartome kommen vor.

Teratome des Herzens kommen nur selten und meist bei Kindern vor. Sie sind vorwiegend im rechten Herzen, an der Herzbasis und den großen Gefäßen oder in den Septen lokalisiert. Histologisch finden sich alle Zellelemente der 3 Keimblätter und im Stroma sind auch quergestreifte Muskelfasern, manchmal Knorpel- und Knochengewebe mit hämatopoetischen Elementen vorhanden.

10.3.1.4 Angiome

Die verschiedenartigen Angiome wie Hämangiome, Lymphangiome und Angioretikulome sind außerordentlich selten [7a]. Sie kommen in jedem Abschnitt, jedoch besonders im *rechten* Herzen vor. Die Hämangiome sind histologisch gutartige Neubildungen und ebenfalls sehr selten. Es finden sich auch *herdförmige* Gefäßmißbildungen und polypoide subendokardiale Knötchen von 2–4 cm Durchmesser, die im Bereich der Vorhöfe und vor allem im Gebiet der Fossa ovalis entstehen können. Wenn sie in der Nähe des AV-Knotens lokalisiert sind, können Rhythmusstörungen und ein Herzblock eintreten. Die Mehrzahl der Patienten weist in allen Altersstufen keine Symptome auf.

Das epitheloide Hämangiom ist ein sehr seltener, offenbar gutartiger Tumor des Myocard, der im Vorhof und im Ventrikel entstehen kann. Die histologische und immun-histochemische Zuordnung des Tumors ist nicht immer einfach (BERNHARDS, et al. 1992, [4a]). Es finden sich meist nur allgemeine Krankheitserscheinungen mit erhöhter Blutsenkungsgeschwindigkeit, EKG-Veränderungen und manchmal tritt ein Pericarderguß auf. Der Nachweis des intracardialen Tumors und seine Lokalisation im Herzmuskel können mit der Magnetresonanztomographie erfolgen, so daß eine operative Entfernung durchgeführt werden kann. Metastasen oder Rezidive dieses Tumors wurden bisher nicht beobachtet.

Von den Hämangiomen sind *Varizen* und *Blutzysten* differentialdiagnostisch abzugrenzen. Die Varizen findet man im Subendokard von Vorhöfen oder Herzkammern, die dilatiert und auch thrombosiert sein können. Als „Blutzysten" werden Spaltbildungen zwischen Endokardzellen bezeichnct, die sich am häufigsten am Endokard der Klappen bei Kindern finden [52, 64].

Die röntgenmorphologischen Befunde sind uncharakteristisch. Manchmal kann eine Kontrastanreicherung im Angiokardiogramm oder mit der digitalen Subtraktionsangiographie erkannt werden, wenn Bilder in der geeigneten Aufnahmegeometrie angefertigt worden sind.

10.3.1.5 Rhabdomyome

Als Rhabdomyome werden örtliche Gewebsmißbildungen bezeichnet, die morphologisch knotenförmige Veränderungen der Herzmuskulatur darstellen und sich infolge eines Enzymdefektes im Glykogenstoffwechsel der Muskelzelle entwickeln können. Dieser Vorstellung ist widersprochen worden. Pathogenetisch wird der Tumor als Hamartom angesehen, das von embryonalen Myokardzellen abstammt. Die Rhabdomyome sind grau-gelb, können eine Größe von mehreren Zentimetern im Durchmesser erreichen und treten in beiden Ventrikeln auf. Nicht selten gehen sie vom interventrikulären Septum und den benachbarten Herzwandbezirken aus.

Mikroskopisch sind die „Spinnenzellen" typisch, die ein zytoplasmatisches Zentrum enthalten, das aufgehängt ist in feinen fibrillären Fortsätzen, die radiär zur Peripherie hinziehen (daher „Spider-Zellen"). Im Zytoplasma ist reichlich Glykogen enthalten. Bei autoptischen Untersuchungen von Säuglingen und Kleinkindern wurde festgestellt, daß die Patienten meist schon vor dem 5. Lebensjahr an dieser herdförmigen Reifungshemmung der Herzmuskulatur verstorben sind. Es sind die häufigsten Herztumoren bei Kindern und oft im 1. Lebensjahr schon zu finden [52a]. Nur vereinzelt konnte das Rhabdomyom nach dem 15. Lebensjahr oder auch bei Erwachsenen beobachtet werden.

Kombiniert ist die Krankheit etwa zur Hälfte mit *tuberöser Sklerose* (Hamartome in verschiedenen Organen, Epilepsie, geistige Behinderung und Talgdrüsenadenome), einem familiär vorkommenden Syndrom [82]. Über ein gemeinsames Auftreten mit gutartigen Nierentumoren wurde berichtet.

10.3.1.6 Lipome

Die Lipome des Herzens kommen in jedem Alter und bei beiden Geschlechtern, vorwiegend subperikardial und subendokardial, einige auch subepikardial vor [24, 71]. Etwa 1/4 der Lipome kann intramuskulär entwickelt sein [102]. Wenn multiple kardiale Lipome vorliegen, dann sind meist auch in den Weichteilen und anderen Regionen des Körpers Lipome zu finden.

Es sind Myolipome und Fibrolipome beschrieben worden. Dabei handelt es sich meist um Zufallsbefunde. Im Fettgewebe können Nekrosen auftreten, die zu Verkalkungen führen.

Eine Zusammenstellung von 30 Herzlipomen haben OLSEN u. TANGCHAI [71] vorgelegt und von ESTEVEZ et al. [24] ist ein Lipom beschrieben worden, das von einem Trikuspidalsegel ausging und das Herzseptum deutlich in den linken Ventrikel vorgewölbt hatte. Eine lipomatöse Hypertrophie des Vorhofseptums soll wesentlich häufiger als Lipome des Herzens vorkommen [64]. Dabei ist das histologisch überwiegend *braune Fettgewebe* im Vorhofseptum nicht abgekapselt und kann in der Peripherie mit Herzmuskelzellen vermischt sein.

10.3.1.7 Gutartige zystische Tumoren

Diese auch als „Mesotheliome des Reizleitungssystems" bezeichneten Tumoren sind außerordentlich selten [64]. Am AV-Knoten finden sich gutartige, multizystische Tumoren, meist kleiner als 15 mm in der Art tubulärer und zystischer Gebilde von flachen oder kuboiden Zellen umgeben, die Mitosen zeigen oder eine sekretorische Funktion haben. Die embryologische Herkunft und die histologische Klassifikation sind umstritten. In der Literatur finden sich diese Gebilde als Lymphangioendotheliom, Mesotheliom oder/und kongenitaler polyzystischer Tumor.

Die Veränderungen kommen im ersten oder zweiten Lebensjahrzehnt, vornehmlich beim *weiblichen Geschlecht*, vor. Häufig werden sie während der Pubertät oder der Gravidität erkannt, so daß *hormonelle Zusammenhänge* vermutet werden. Klinisch kann eine Reizleitungsblockierung, evtl. mit Synkopen auftreten, selbst Fälle von akutem Herztod mit Kammerflimmern wurden beschrieben.

10.3.1.8 Endokrine Tumoren

Es kommen im Herzen auch endokrine Tumoren vor, wie z.B. Paragangliome, obwohl sie häufiger im hinteren Mediastinum lokalisiert sind. Diese Tumoren stammen von sympathischen Fasern des Myokards, den Koronargefäßen oder von ektopen chromaffinen Zellen. Selten entstehen Paragangliome im Vorhofseptum, sie geben Katecholamine ab und weisen deshalb Symptome wie ein Phaeochromozytom auf. Sehr selten kommen gutartige Schilddrüsentumoren im Herzen, besonders im Kammerseptum vor, die wahrscheinlich aus ektopischen Gewebsresten entstehen.

10.3.1.9 Andersartige Tumoren

Warzenförmige oder *papilläre Tumoren* der Herzklappen sind nicht ungewöhnlich und können mit Hilfe der 2-dimensionalen Echokardiographie erkannt werden. Als kleine, filiforme oder papillenartige Formationen an den Berührungsstellen der Herzklappen sind die „Lambl-Exkreszenzen" beschrieben worden. Es handelt sich um endothelialisierte Thromben aus fibrösem Bindegewebe von Endothelzellen bedeckt. Obgleich ihre klinische Bedeutung diskutiert wird, da sie meist asymptomatische Zufallsbefunde sind, so können sie doch Klappenstörungen hervorrufen. Diese 3 oder 4 cm großen, im Blutstrom flottierenden, blattförmigen Gebilde kommen einzeln oder multipel an jeder Klappe vor und meist sind sie auf der zum Ventrikel gekehrten Klappenfläche zu finden. Selten sind sie am Papillarmuskel, den Chordae tendineae oder dem Endokard nachweisbar. Bei Kindern ist die Trikuspidalklappe, bei Erwachsenen sind die Mitral- und Aortenklappen betroffen. Diese etwas größeren, auch am muralen Endokard lokalisierten Veränderungen sind im Schrifttum unter der Bezeichnung „papilläres Fibroelastom" zu finden. Unter den benignen Herztumoren kommen sie mit etwa 8% bevorzugt im Erwachsenenalter vor.

Histologisch sind die Tumoren von hyperplastischen Endothelzellen bedeckt, und in ihrem Kern sind lockeres Bindegewebe aus einer Mukopolysaccharidmatrix, glatte Muskulatur, Kollagene und elastische Fasern zu finden. Die Herkunft der Neubildungen ist unklar, doch wird vermutet, daß sie sich aus organisierten, wandständigen Thromben entwickeln können.

10.3.2 Maligne primäre Herztumoren

10.3.2.1 Sarkome des Herzens

Das Sarkom ist unter den malignen primären Herztumoren mit etwa 1/4 der Patienten am häufigsten vertreten [7b]. Sie kommen bei beiden Geschlechtern und in allen Lebensaltern vor, finden sich jedoch bei Kleinkindern nur sehr selten. Die Ausgangslokalisation des Tumors ist meist im rechten Vorhof, im Vorhofseptum oder der A. pulmonalis zu finden. Seltener kommen Sarkome im rechten oder linken Ventrikel und im Kammerseptum vor [38, 39]. Einen *polypösen Charakter* haben etwa 20% der Sarkome, so daß neben der Infiltration von Vorhof und Kammerwand eine mechanische Beeinträchtigung des Blutflusses durch den Tumor auftreten kann. Die rechte Herzhälfte ist im Vergleich zur linken generell bevorzugt betroffen, und häufig kommt es zu einer Mitbeteiligung des Perikards.

Der histologische Aufbau der vom Mesenchym ausgehenden Sarkome kann wechseln, doch handelt es sich in der Mehrzahl um Angiosarkome (etwa 30%) [3, 23, 32, 36, 50, 59]. Fibrosarkome (10%), Rhabdomyosarkome (20%) und Retikulumzellsarkome, diesen folgen Rundzell- und Spindelzellsarkome, aber auch Myosarkome kommen vor. Die Rhabdomyosarkome können in jeder Herzkammer und in etwa 60% auch multipel auftreten [54a]. Die vom rechten Vorhof ausgehenden primären Sarkome entwickeln sich meist als ein fester grau-gelber Tumor, der den Vorhof ausfüllen und das Trikuspidalostium durch invasives Wachstum einengen kann. Die im rechten Ventrikel wachsenden Sarkome können klinisch eine Pulmonalstenose vortäuschen.

Es kommen auch Spielarten der Angiosarkome vor, die als Hämangioendotheliome [68], Angioretikuloendotheliome, kavernöse Angiosarkome, Kaposisarkom u.a. in Erscheinung treten können [59a].

Alle Kranken waren Erwachsene, mit einem Verhältnis von 2:1 waren die Männer häufiger betroffen. Im Kindesalter kommen maligne Herztumoren nur selten vor.

Ferner sind Fibrosarkome und Fibromyxosarkome beschrieben worden, die meist von der rechten

Herzhälfte ihren Ausgang genommen haben [59b, 74]. Die Konsistenz des Tumors hat einen fischfleisch-ähnlichen Charakter und kann Blutungen und Nekrosen enthalten. Vereinzelt sind primäre Leiomyosarkome, Liposarkome und extraskeletale Osteosarkome gefunden worden.

Wenn es nach operativer Entfernung eines Myxoms zum Rezidiv kommt, so wird sich meist ein Myxosarkom entwickeln.

Die Lymphosarkome kommen häufiger im Perikard vor, während die lymphatischen Systemerkrankungen und maligne Lymphome in etwa 25–35% der Kranken auch das Herz mitbetreffen [4b].

Die im Bereich des rechten Herzens entwickelten Sarkome metastasieren vorwiegend (in etwa 80% der Kranken) in die Lungen und die Pleura, doch können durch infiltrierendes Wachstum entlang des Lungengefäßbaumes und der Bronchien ausgedehnte Tumormassen (und Metastasierungen) vorkommen. Die im linken Herzen entstandenen Tumoren metastasieren vorwiegend in die Leber, das Gehirn, das Skelett, die Nebennieren, das Pankreas, die Schilddrüse und die Haut, so daß an den Metastasen dort nicht selten erst ein solcher Herztumor entdeckt wird.

10.3.2.2 Sarkome der Pulmonalarterien

Die Sarkome des Pulmonalarterienstammes und dessen Ästen sowie der Pulmonalklappe entstammen undifferenziertem Gewebe und treten im 4. Dezenium vorwiegend bei Frauen (Verhältnis 2:1) auf [8]. Als klinische Symptome sind Thoraxschmerzen, Dyspnoe und Husten, Hämoptysen und ein Hilustumor oder eine Kardiomegalie beschrieben worden. Meist wird dieser Tumor erst postmortal erkannt, doch gibt eine radiologische Diagnose die Möglichkeit zur Resektion und Chemotherapie, die als Palliativmaßnahmen infrage kommen.

10.3.3 Sekundäre Herztumoren (Metastasen)

Metastasen des Herzens wurden in 1,5–18,3% aller Patienten gefunden, die an einem Tumorleiden verstorben waren. Die klinische, intravitale Diagnostik von Herzmetastasen hat durch die zweidimensionale Echokardiographie eine deutliche Verbesserung erfahren. Eine differentialdiagnostische Abgrenzung gegenüber Perikardergüssen, intrakavitären Tumoren oder Thromben ist möglich.

Sämtliche Abschnitte von Herz und Perikard können betroffen sein [26, 43, 87, 100].

Alle malignen Geschwülste können Herzmetastasen induzieren [42, 55, 65, 67, 99]. Bei einigen Tumoren kommen Metastasen im Herzen besonders häufig vor, so z.B. bei malignen Melanomen (in etwa 44%), bei Mammakarzinomen (33%), bei Bronchialkarzinomen (31%), bei Hypernephromen (23%), ferner bei verschiedenartigen Sarkomen (auch Synovialsarkomen [55b, 92b]) und dem Morbus Hodgkin (24%).

Von STEIN et al. [91] konnte unter 795 Autopsien von malignen Geschwülsten 98mal eine Beteiligung des Herzens gefunden werden. Die Karzinome der Speiseröhre, des Magen-Darm-Kanals und des Pankreas metastasieren seltener in das Herz.

Ähnliche Resultate haben die umfangreichen Autopsie-Studien (5139 Sektionen insgesamt) von DAVIES [18] sowie WOHLGEMUT und ENGELSTÄDTER [99] gebracht (Tabelle 5).

Topografisch-anatomisch werden die Herzkammern gegenüber den Vorhöfen bevorzugt betroffen sein und das rechte Herz ist meist stärker beteiligt. Die Herzmetastasen sind überwiegend im Myokard zu finden, die Herzklappen und das Endokard sowie Septum und Papillarmuskeln sind selten befallen (Tabelle 3).

Das *Perikard* ist häufig mitbeteiligt, wie aus Statistiken hervorgeht (Tabelle 4).

Die Karzinommetastasen, insbesondere aber Metastasen von Sarkomen, treten in der Regel als regionale Knoten im Herzmuskel auf und sind nur selten diffus infiltrierend-wachsend gefunden worden. Demgegenüber verursachen Leukosen eine mehr herdförmige und manchmal auch diffuse Durchsetzung des Myokards. Unter den Herzmetastasen der Non-Hodgkin-Lymphome können etwa 2/3 der niedrig-malignen und 1/3 der hoch-malignen Form (nach der Kiel-Klassifikation) zugerechnet werden. Das infiltrierende Wachstum der Metastasen kann Vorhöfe und Kammern tumorös ummauern und das Kammerseptum mit Hiss'schem Bündel einbeziehen. Bei einem *malignen Lymphom* müssen etwa 1/6 der Patienten mit einer Infiltration des Herzens rechnen, wobei insbesondere das Retikulum-Zell-Sarkom Beachtung verdient.

10.4 Klinische und radiologisch-morphologische Befunde

Die Mehrzahl der Herztumoren ruft erst spät uncharakteristische Symptome, wie die von Herzfehlern hervor und sind nur schwer zu diagnostizieren.

Ein primärer oder sekundärer Herztumor kann daher lange Zeit unerkannt bleiben oder mit dem Einsatz der neuen Untersuchungsmethoden als Zufallsbefund bei gänzlich andersartiger Fragestellung entdeckt werden. Im Schrifttum werden als Zeitintervalle von der ersten Konsultation eines Arztes über die Verdachtsdiagnose bis zur Erhärtung des Befundes nicht selten etwa 12–16 Monate angegeben. In der Mehrzahl der Kranken ist primär eine *massive Herzvergrößerung* festzustellen. Die *Konfiguration* des Herzens kann bereits auf der ersten Thoraxübersichtsaufnahme grotesk verändert sein. Es können auch einseitige Vergrößerungen der Herzsilhouette im Bereich der rechten oder linken Thoraxhälfte vorkommen.

Die klinischen Zeichen und Symptome des Tumors sind stärker von dessen Lokalisation und Größe bestimmt als von dem histologischen Befund. Im Myokard lokalisierte Tumoren, insbesondere am Reizleitungssystem (AV-Knoten) gelegene Neubildungen, können Arrhythmien, paroxysmale Tachykardien, Herzflimmern, eine komplette Blockierung und Herzstillstand mit plötzlichem Tod durch Rhythmusstörungen hervorrufen. Ferner sind schon primär Lungenstauung, Erweiterung der Hohlvenen, Vergrößerung des linken oder rechten Vorhofes, Vorwölbungen des linken oder rechten Herzrandes, nicht selten auch ein Perikarderguß nachweisbar. Erst nach Punktion des Ergusses, recht gut im Pneumoperikard, wird die wirkliche Herzkontur sichtbar und ist nicht selten unregelmäßig gestaltet [89].

Als klinische Zeichen für die *Bösartigkeit* eines histologisch noch unklaren Tumors können folgende Befunde gewertet werden:

- Ausdehnung in das Mediastinum,
- rapides Wachstum,
- intramurales und intrakavitäres Tumorwachstum,
- hämorrhagischer zellreicher Perikarderguß,
- Lokalisation auf der rechten Seite,
- präkordiale Schmerzen und evtl. Fernmetastasen oder ein Einwachsen des Tumors in die
- Pulmonalvenen.

Die *gutartigen Tumoren* liegen vorwiegend auf der linken Seite des Vorhofseptums und wachsen langsam. Sie metastasieren zwar nicht, doch können Tumorembolien in die Peripherie oder die Lungen echte Metastasen vortäuschen.

10.4.1 Benigne Herztumoren

10.4.1.1 Myxome

Den größten Anteil der gutartigen Herztumoren stellen mit etwa 30–50% die Myxome, die als intrakavitäre Tumoren fast ausschließlich in den Vorhöfen zu finden sind [21, 34, 45, 86]. Im linken Vorhof sind sie mit 86% häufiger lokalisiert als im rechten Vorhof, und nur selten werden sie im linken oder rechten Ventrikel gefunden. Während die Myxome früher als organisierte Thromben angesehen worden sind, werden sie heute als echte Neubildungen eingeordnet (s. oben). In mehr als 90% kommen diese Geschwülste als Solitärtumoren vor. Multiple Tumoren können in ein- und derselben Herzhöhle gefunden werden, doch sind auch Kombinationen möglich.

Das mittlere Lebensalter der Patienten liegt in der 3.–6. Lebensdekade, doch sind die Tumoren vom Säuglingsalter bis zum 85. Lebensjahr beobachtet worden. Die Myxome sollen beim weiblichen Geschlecht etwa 3mal häufiger auftreten als bei Männern. Es wird vermutet, daß sie familiär gehäuft vorkommen können und autosomal-dominant erblich sind. Bei einigen Patienten finden sich unterschiedlich ausgeprägte, komplexe Störungen, die als NAME-Syndrom (Naevi, Atrial myxoma, Myxoid neurofibrome, Ephelides) oder LAMB-Syndrom (Lentigines, Atrial Myxoma, Blue naevi) beschrieben worden sind. Diese Syndrome finden sich bei etwa 7% der Myxom-Patienten. Postoperative Rezidive des Tumors sind daher durchaus verständlich.

Das Krankheitsbild wird von 3 Komplikationen geprägt:

- Rezidivierende Embolisierung von Tumorgewebe,
- hämodynamische Störungen durch Cavumobstruktion,
- verschiedenartige Autoimmunreaktionen.

Die *Embolisierung von Tumorgewebe* soll bei dem Myxom im linken Vorhof in etwa 30–50% der Patienten auftreten und zur Hälfte von zerebralen Anfallserscheinungen begleitet sein. Es können auch embolische Verschlüsse der Koronararterien vorkommen, an die bei unerklärlichen Infarktereignissen zu denken wäre. Durch Myxome des rechten Herzens werden seltener Embolien in die Lungen verursacht. Die Gefahr einer Embolisierung ist von der Gestalt der Oberfläche des Tumors und der unterschiedlichen Konsistenz der Myxome abhängig. Die Vorhofmyxome sind zwar gutartige Neubildun-

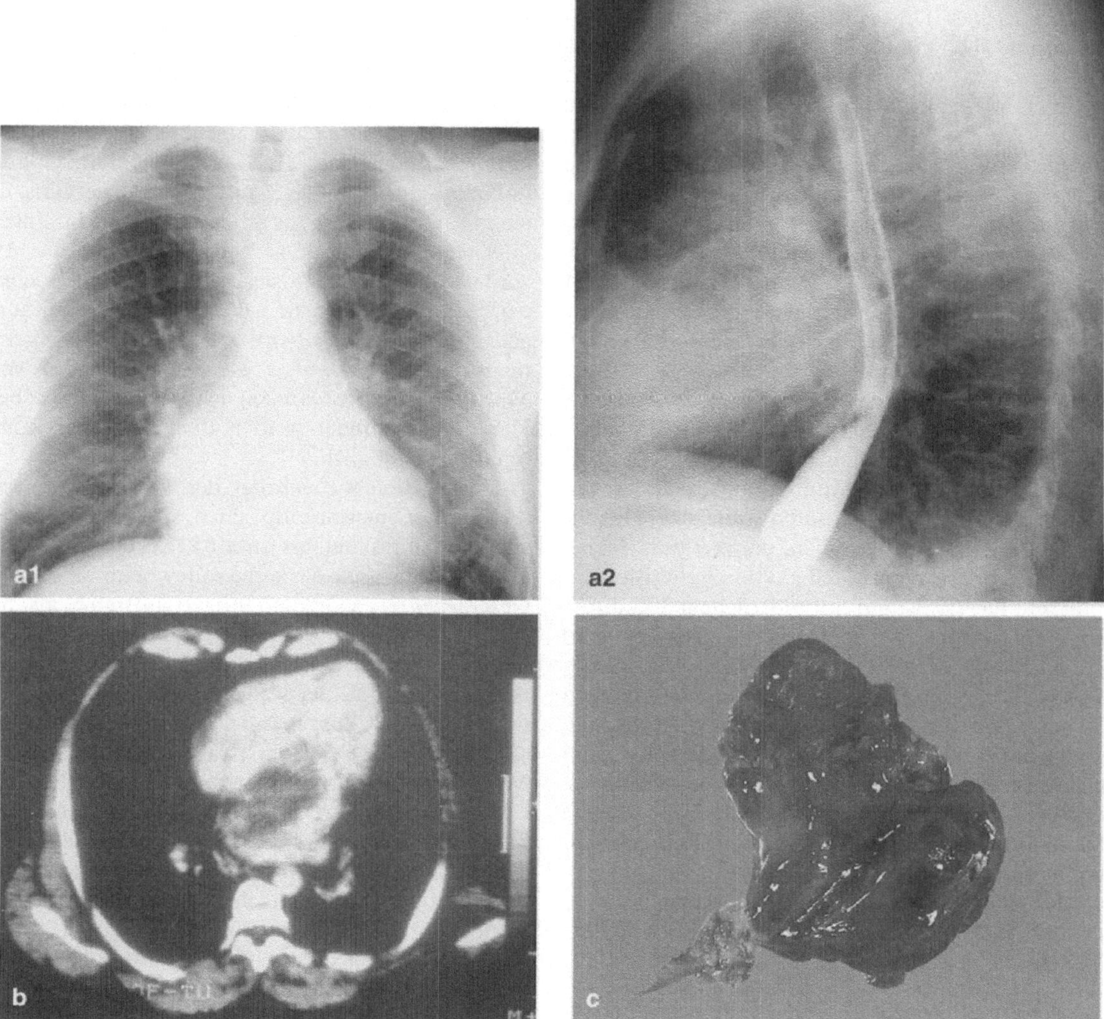

Abb. 1 a – c. Myxom, das im linken Vorhof bei einem 47jährigen Mann entwickelt ist. **a** Die Thoraxübersichtsaufnahmen in 2 Ebenen zeigen ein nach beiden Seiten etwas vergrößertes Herz mit verstrichener Herztaille und Vergrößerung des linken Vorhofes, der sich in das Retrokardialfeld vorwölbt. Zeichen einer beginnenden pulmonalen Stauung mit dorsalem Erguß. Klinisch waren neben Tachykardien (zeitweise Frequenzen von 150/min), auskultatorisch ein lauter erster Herzton und ein leises, mittelfrequentes, frühsystolisches kreszendierendes Geräusch festzustellen. Unauffälliger zweiter Herzton, kein diastolischer Extraton, früh- bis mitteldiastolisches, niederfrequentes Dekrescendogeräusch. **b** Das Röntgencomputertomogramm deckt einen ovalären, etwa 5×3 cm großen, hypodensen Tumor auf, welcher im linken Vorhof dem Septum aufsitzt. Die Oberfläche des Tumors ist etwas unregelmäßig wellig gestaltet. **c** Das Operationspräparat entspricht dem röntgenmorphologischen Befund. Histologisch handelt es sich um ein Myxom

gen, doch können nach embolischer Verschleppung von Gewebspartikeln Metastasen im Gehirn, den Nieren, im Knochen und in den Lymphknoten des Mediastinum wachsen und sich expansiv ausdehnen. Über eine große, blasige Metastase im rechten Scham-Sitzbeinbereich des Beckens haben MORAN et al. (1991) [66a] berichtet.

Die Funktionsstörungen des Herzens und die klinische Symptomatologie werden von der Größe und der Form sowie der Lokalisation des Tumors bestimmt. In der Regel sind die Myxome des linken Vorhofes dem Septum interatriale, meist am Foramen ovale, angelagert und nicht im Herzohr lokalisiert. Die Oberfläche kann glatt, unregelmäßig und wellig, auch traubenförmig gestaltet sein.

Ein im *Thoraxübersichtsbild* faßbarer Herzbefund wird erst bei größeren oder gestielten und dadurch auch pendelnden Tumoren zu erwarten sein (Abb. 1 a), wenn also eine Obstruktion der Mitralklappe durch Drucksteigerung eine Erweiterung des linken Vorhofes zur Folge hat. Bewegliche Tumoren im linken Vorhof vermögen in oder durch das Mitralostium zu prolabieren und den Blutstrom in den linken Ventrikel zu behindern. Es ist nicht ungewöhnlich, daß dieses Ereignis auch von der Körperhaltung beeinflußt wird. Bei vielen Kranken konnte ein protodiastolisches Geräusch festgestellt werden. Dieser Befund entspricht einer Mitralklappenstenose, die hämodynamisch wirksam ist. Die Lungengefäße können eine pulmonal-venöse oder pulmonal-arterielle Drucksteigerung anzeigen. Wenn der Tumor die Mitralklappe einengt, so kann durch Druckbelastung des rechten Herzens die Herztaille verschwinden. Verkalkungen im Tumor kommen selten vor und sollten durch das Tomogramm oder mit Hilfe der Durchleuchtung von Verkalkungen der Mitralklappe selbst und des Anulus fibrosus abgegrenzt werden. Alle Röntgenbefunde des Thoraxbildes sind unspezifisch.

Die erste radiologische Diagnose eines Myxoms gelang 1952 mit Hilfe der Angiokardiographie [34], und durch Einsatz eines kardiopulmonalen Bypasses konnte der Tumor von CRAFOORD [15] entfernt werden.

Die *Röntgencomputertomographie* hat die nicht-invasive radiologische Diagnostik von Herztumoren entscheidend verbessert [6, 10, 11, 93]. Ein Vorhoftumor ist als hypodenses Gebilde darstellbar, und mit Hilfe des Kontrastenhancement lassen sich Größe, Form, Kontur und Lage des intrakavitären Tumors exakt beurteilen (Abb. 1 b, c).

Der Prolaps von Tumoranteilen in den linken Ventrikel kann erfaßt werden. Die Differentialdiagnose gegenüber einem Mitralklappenvitium ist eindeutig möglich. Auch ein Vorhofthrombus kann durch seine andersartige Lokalisation am Vorhofdach zum Herzohr hin und die meist geringere Dichte gegenüber den Myxomen im Computertomogramm abgegrenzt werden. Besser gelingt die Abgrenzung mit der Kernspintomographie, da deren Auflösungsvermögen etwas günstiger ist. Bei Übereinstimmung aller Befunde von *2-D-Echokardiographie* (Abb. 2), *Röntgencomputertomographie* und *Kernspinresonanztomographie* ist die diagnostische Klärung jeder intrakavitären Neubildung möglich, so daß die Angiokardiographie oder die Subtraktionsangiographie nur noch selten zusätzlich notwendig erscheinen. Zum Ausschluß einer Koronarerkrankung oder zur Operationspla-

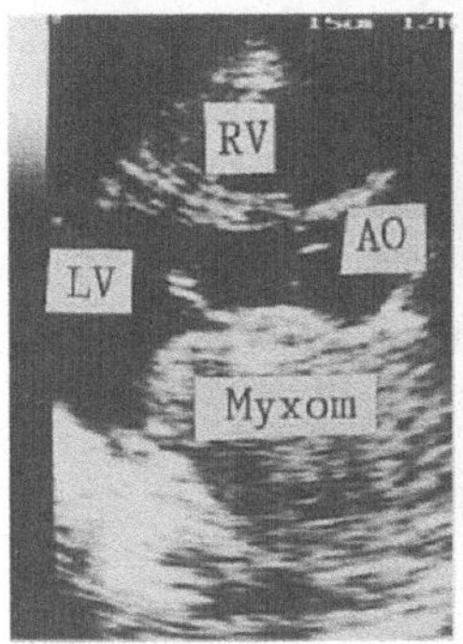
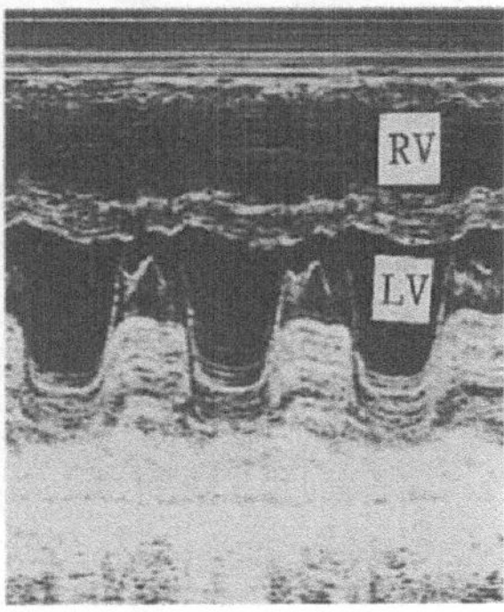

Abb. 2. Sehr großes Myxom im linken Vorhof bei einem 34jährigen Mann mit Ruhedyspnoe. Es kommt zur fast vollständigen Ausfüllung des linken Atriums durch die Tumormassen. *Linke Bildhälfte:* 2 D-Echokardiographie, *rechte Bildhälfte:* M-Mode. *RV,* rechter Ventrikel; *LV,* linker Ventrikel; *AO,* Aorta. (Beobachtung: Prof. Dr. H. EICHSTÄDT, Berlin)

nung kann sie hilfreich sein und manchmal auch den Vaskularisationsgrad eines Tumors darstellen. Ferner können die Lungenvenen durch Pulmonalisangiographie beurteilt werden.

Die intrakavitären Tumoren des rechten Vorhofes werden bei entsprechender Größe durch die Vorhofdilatation an eine Trikuspidalstenose, die Ebstein-Anomalie oder eine konstriktive Perikarditis denken lassen. Diese Tumoren werden erst im Verlauf von Jahren richtig erkannt. Als Ergebnis der Obstruktion der Trikuspidalklappe durch den Tumor treten systolische und/oder diastolische Geräusche auf. Mit Hilfe des Röntgencomputertomogrammes sind der Nachweis von Größe, Form und Lage des Tumors möglich. Wenn eine Angiokardiographie zusätzlich notwendig ist, dann sollte wegen der Gefahr von Embolien die Kontrastinjektion in die Vena cava erfolgen. Der Nachweis oder der Ausschluß einer pulmonalen Thrombembolie ist wertvoll. Während die Myxome den linken Vorhof eindeutig bevorzugen, muß bei Tumoren im rechten Vorhof auch differentialdiagnostisch an Sarkome gedacht werden.

Bei den Tumoren des linken oder rechten Ventrikels wird das Röntgenbild des Thorax erst dann Veränderungen der Herzsilhouette zeigen, wenn durch Obstruktion der Ausflußbahn eine Druckbelastung eingetreten ist. Die Echokardiographie, die Röntgencomputertomographie und die Kernspinresonanztomographie (Abb. 3 a – e, 4) erlauben den direkten Tumornachweis, also eine Beurteilung von Lage, Größe, Kontur und Struktur der Neubildung, so daß die noch weiterführende Diagnostik keine entscheidende Rolle mehr spielt [9, 14]. Die Tumo-

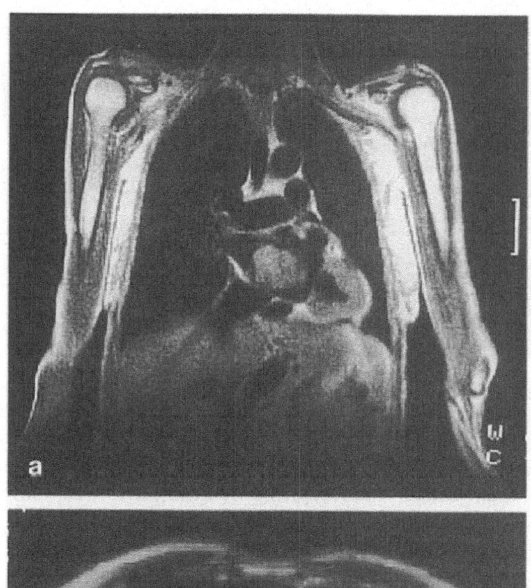

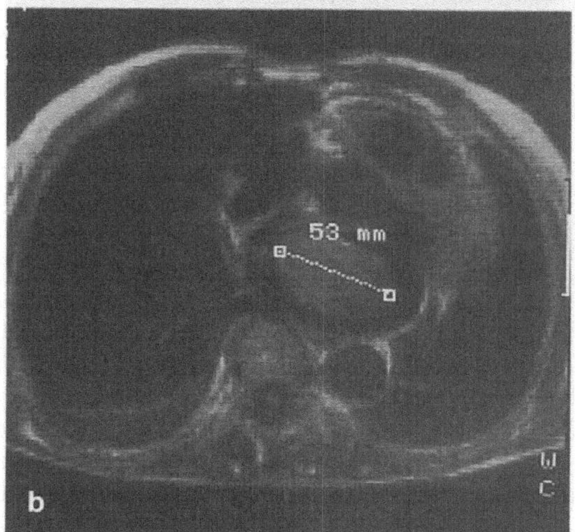

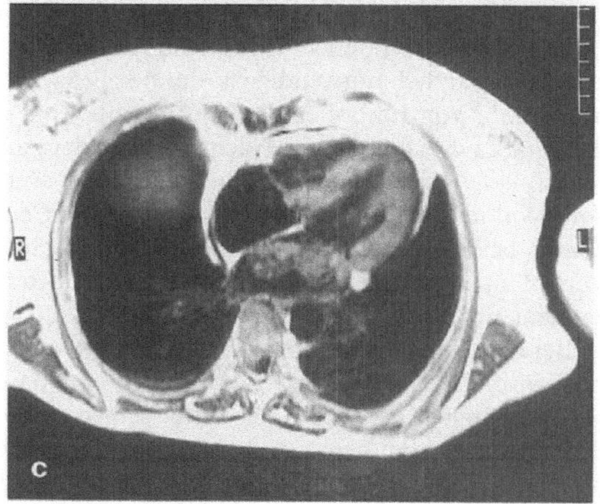

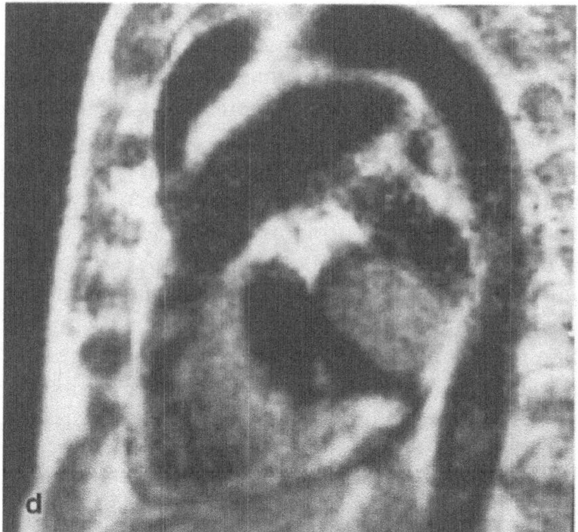

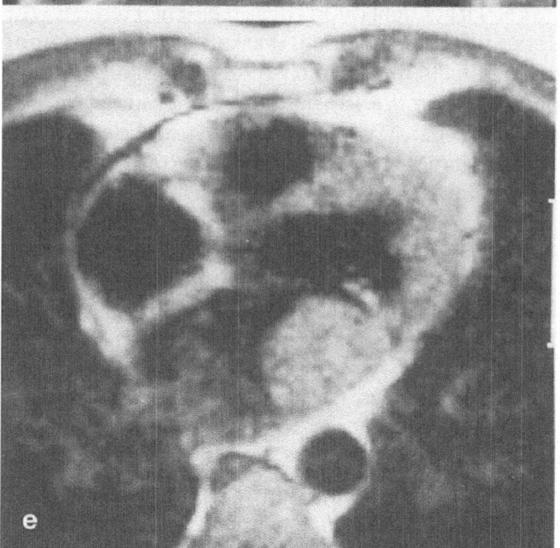

Abb. 3a–e. Darstellung des Myxom im Kernspintomogramm bei unterschiedlicher Schnittebene. **a, b** Myxom im linken Vorhof bei einer 52jährigen Frau (operativ bestätigt). **c** Etwas unregelmäßig gestaltetes Myxom im linken Vorhof bei 54jähriger Frau (Transversalschnitt). (Beobachtung: Prof. Dr. K.-J. LACKNER, Würzburg). **d** Großes Myxom an der Hinterwand des linken Vorhofes im Sagittalschnitt. (Beobachtung: Prof. Dr. H. EICHSTÄDT, Berlin) **e** Myxom des linken Vorhofes, welches das posteriore Mitralsegel obstruiert und diastolisch prolabiert. (Beobachtung: Prof. Dr. H. EICHSTÄDT, Berlin)

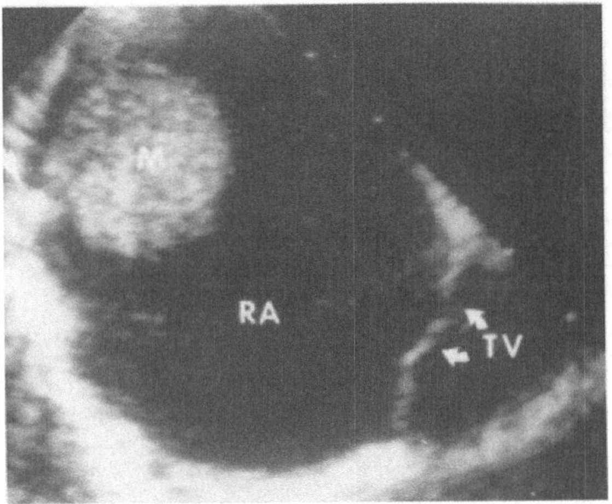

Abb. 4. Echokardiographische Darstellung eines Myxoms im rechten Vorhof bei einer 47jährigen Frau, die wegen Luftnot in die Klinik eingewiesen worden ist. Die Diagnose konnte erst durch eine transösophageale Echokardiographie gesichert werden. *RA*, rechter Vorhof; *TV*, Trikuspidalklappe. (Beobachtung: Prof. Dr. H. EICHSTÄDT, Berlin)

ren im rechten Ventrikel werden als Rechts-Herz-Fehler entdeckt werden, wenn bei entsprechender Größe des Tumors eine Störung der Füllung und/oder Entleerung des Ventrikels durch Obstruktion auftreten kann. Ein systolisches Geräusch ist nachweisbar. Als Folge der Obstruktion der Trikuspidalklappe kann ein präsystolisches und diastolisches Geräusch beobachtet werden. Die Herzbefunde führen meist zu dem Verdacht auf eine Pulmonalstenose, eine restriktive Kardiomyopathie oder eine Trikuspidalinsuffizienz. Durch rezidivierende Tumorembolisation in die Pulmonalarterien kann ein pulmonaler Hochdruck auftreten.

Bei den häufiger intramural ausgebildeten Tumoren des *linken* Ventrikels können Überleitungsstörungen oder Arrhythmien beobachtet werden [67a], doch sind sie meist asymptomatisch, solange der Tumor sich nicht weiter in das Cavum ausdehnt. Mit Obstruktion der Ausflußbahn des linken Ventrikels treten die Symptome eines Herzfehlers auf. Es sind atypische Thoraxschmerzen beschrieben worden, die auch an Koronarsymptome erinnern können. Ein systolisches Geräusch kann festgestellt werden und sowohl die Intensität des Geräusches als auch der Blutdruck *verändern sich mit der Körperlage des Patienten*. Die Tumoren des linken Ventrikels können eine Aortenstenose oder Subaortenstenose, eine hypertrophe Kardiomyopathie und eine Koronarerkrankung vortäuschen.

10.4.1.2 Intramurale Tumoren

Die intramuralen Tumoren werden erst bei entsprechender Größe im Thoraxbild durch Veränderungen der Herzkonfiguration auffallen. Nach expansivem Tumorwachstum und einer Beteiligung des Perikards können abnorme, auffällige Herzformen entstehen. Besondere Beachtung verdienen atypische Vorwölbungen des Herzens, auch nach Entleerung eines Perikardergusses und im Pneumoperikard. Intrakavitär vorwachsende, primär intramurale Neubildungen können durch Behinderungen von Füllung oder Entleerung der Herzhöhlen entsprechende Umformungen des Herzens induzieren. Die Echokardiographie, die Röntgencomputertomographie und/oder die Kernspinresonanztomographie werden eine Herzwandverdickung und intrakavitäre Anteile von Tumoren erfassen können, so daß die subtile Analyse des Befundes erfolgen kann. Bei stärker vaskularisierten Tumoren läßt sich mit der Koronarangiographie über das Bild der Tumorgefäße die Ausbreitung der Neubildung nachweisen (Abb. 5a–d).

10.4.1.3 Fibrome

Die Fibrome des Herzens sind vorwiegend im linken Ventrikel und im Kammerseptum zu finden (Abb. 6). Sie können die Größe einer Nuß oder eines Apfels erreichen, aber auch infiltrierend wachsen und eng mit dem Myokard verbunden sein, so daß klinische Symptome wie atypische Brustschmerzen, eigenartige Herzgeräusche, die verschiedenartige Vitien vortäuschen können, verständlich sind. Die Mehrzahl wird vor dem 10. Lebensjahr erkannt. Mädchen und Jungen sind etwa gleich häufig betroffen.

Neben Herzvergrößerung und Herzinsuffizienz sind Rhythmusstörungen und ein plötzlicher Tod – insbesondere bei Säuglingen und Kleinkindern unter 1 Jahr – beschrieben worden. Mahaim [61] hat über 37 Patienten berichtet, von denen 8 die polypoide Form des Herzfibroms erkennen ließen. Vereinzelt kommen auch Verkalkungen in den Fibromen vor, die radiologisch erfaßt werden können. Einige Herzfibrome konnten angiographisch nachgewiesen werden. Bei Lokalisation im rechten Ventrikel wurde das Bild einer Trikuspidalstenose erzeugt und zwar dann, wenn der Tumor den Ventrikel weitgehend ausgefüllt hatte. Über die operative Entfernung des Tumors ist berichtet worden, die gute Ergebnisse bringen kann. Die Resektion eines im Ventrikelseptum gelegenen Fibroms ist proble-

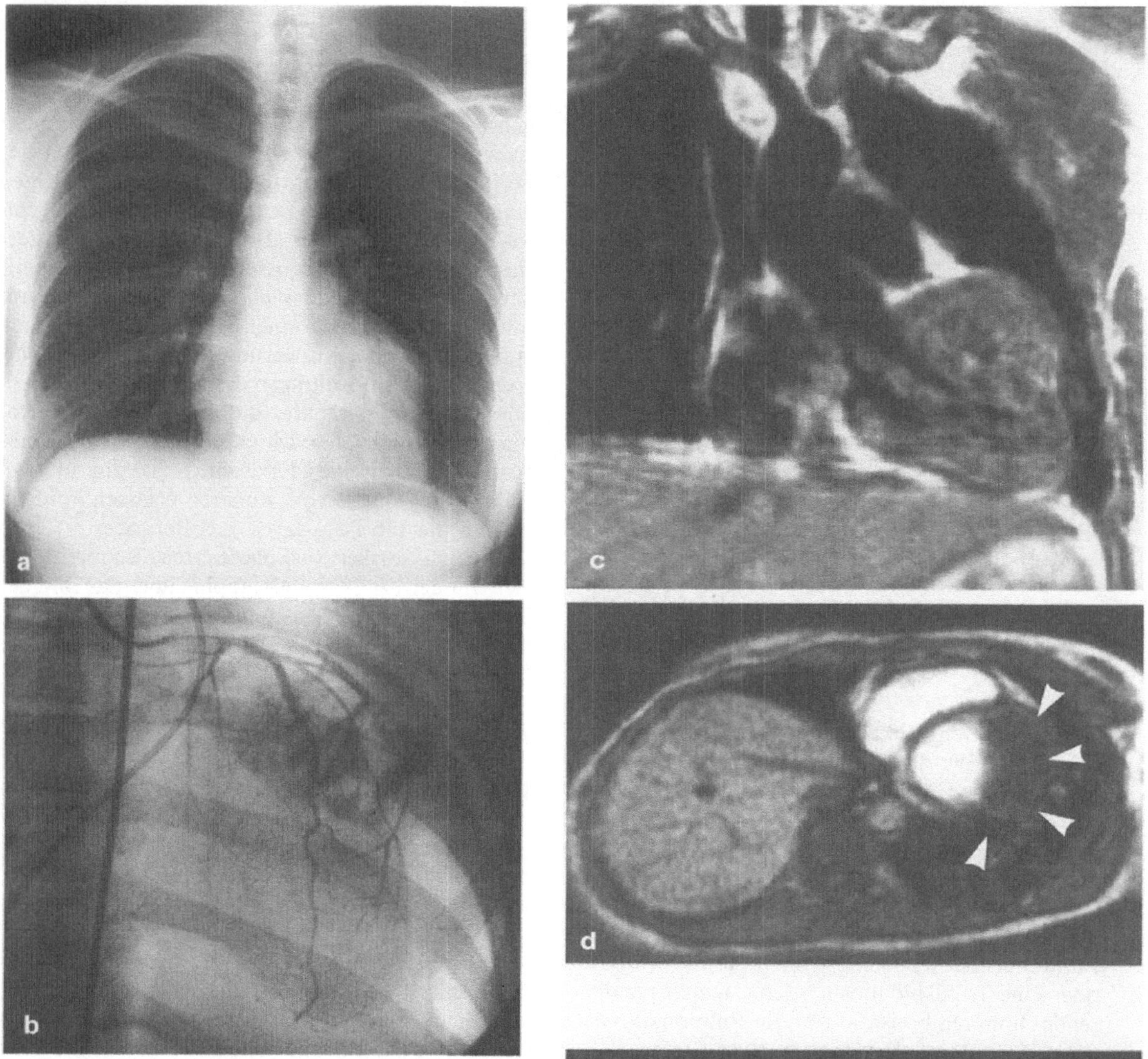

Abb. 5a–d. Hämangiom der Vorderwand des linken Ventrikels (24jährige Patientin). **a** Thoraxübersichtsaufnahme p.a., Vorbuckelung des linken Ventrikels. **b** Koronarangiographie. Im Bereich der Anterolateralwand findet sich eine unscharf begrenzte, inhomogene Struktur, die aus dem Ramus marginalis mit Kontrastmittel angereichert ist. **c** T1 gewichtete koronare Darstellung des intramuralen Tumors im MRI-Bild. **d** T1 gewichtete Turbo-Flash-Aufnahme in der Ebene der kurzen Herzachse 6 sec nach i. v. Gabe von Gadolinium-DTPA. Kontrastierung der Herzhöhlen und Aussparung des Tumorbezirkes (*Pfeilspitzen*). (Beobachtung aus Just et al. [51a])

▶

Abb. 6. Ausgedehntes Fibrom im Bereich des linken Myokard im unteren Segment und im gesamten apikalen Segment. Transversalschnitt des Herzens von diaphragmal aus gesehen. (Beobachtung: Prof. Dr. H. Eichstädt, Berlin)

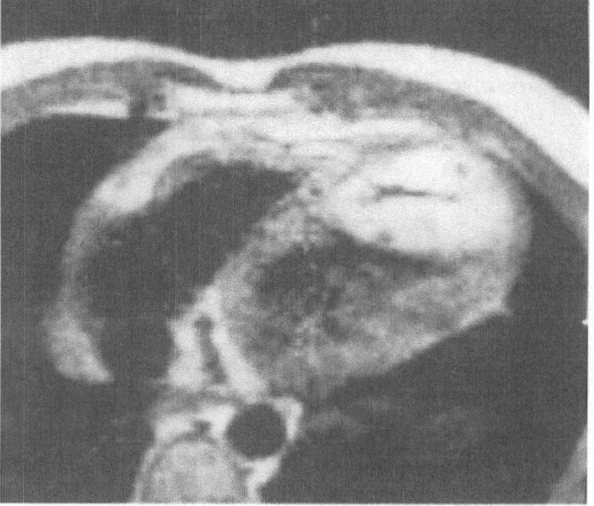

matisch und dann unmöglich, wenn der Tumor im Bereich des Reizleitungssystems lokalisiert ist.

10.4.1.4 Rhabdomyome

Die Hälfte der Rhabdomyome sind groß genug, um eine Herzkammer oder ein Klappenostium einzuengen. Die klinischen Symptome werden mit Zyanose, Tachykardie, Herzrhythmusstörungen, Adams-Stokes-Anfällen, Herzinsuffizienz und Herzvergrößerung beschrieben. So können eine Mitralstenose, eine Subaortenstenose, eine Aortenstenose oder trichterförmige Pulmonalstenose vorgetäuscht werden. In etwa 90% der Patienten treten die Tumoren multipel auf und in 30% ist auch wenigstens ein Vorhof beteiligt gewesen.

10.4.1.5 Lipome

Die echten Lipome des Herzens sind sehr selten. Meist werden sie als Zufallsbefund oder bei der Obduktion gefunden. Die klinische Symptomatik von Lipomen im Bereich des Herzens oder Herzbeutels ist meist uncharakteristisch und abhängig von der Größe des Tumors. Als häufigster Sitz der Lipome sind der linke Ventrikel, der rechte Vorhof und das Kammerseptum beschrieben worden. Intramural wachsende Tumoren können Arrhythmien oder Reizleitungsstörungen hervorrufen. In einer Beobachtung von Maurer [50] wurde aufgrund einer vorwiegend nach rechts ausladenden Herzkontur und des angiographischen Bildes an eine Zölomzyste des Perikards gedacht. Das Lipom auf der Außenwand des rechten Ventrikels konnte entfernt werden. Über weitere erfolgreiche operative Entfernungen von Lipomen ist berichtet worden.

Manchmal kommen diese Tumoren als *lipomatöse Hypertrophie* des Kammerseptums vor und können radiologisch durch die Kineangiographie, die Röntgencomputertomographie oder die Kernspinresonanztomographie entdeckt werden. Eine klinische Problematik kann die Differentialdiagnose und die Indikation zur Behandlung des Kammerseptumdefektes darstellen.

10.4.2 Maligne primäre Herztumoren

Als häufigste maligne Herztumoren sind die invasiv wachsenden Sarkome bekannt, unter denen die Angiosarkome und Rhabdomyosarkome an erster Stelle stehen [3, 17, 18, 23, 32, 36, 38, 50, 54a, 59,

65, 68, 84a, 86a]. Obgleich es häufig außerordentlich schwierig oder sogar unmöglich ist, im klinischen Bild sowie röntgenmorphologisch gutartige von bösartigen Tumoren zu differenzieren, sind doch einige Symptome bei der Einordnung einer Geschwulst hilfreich (Abb. 7a–d).

Die Sarkome kommen in jedem Lebensalter, bevorzugt jedoch zwischen dem 3. und 5. Jahrzehnt bei beiden Geschlechtern vor (Abb. 8a, b; 9, s. S. 376). In der Mehrzahl der Patienten ist eine massive Vergrößerung der Herzsilhouette festzustellen. Die Konfiguration des Herzens im Röntgenbild kann groteske Veränderungen aufweisen (Abb. 7a, b). Bei einem Sarkom kann sich nach Punktion des Perikardergusses und Anlegen eines Pneumoperikards die unregelmäßig gestaltete Herzkontur nachweisen lassen. Diese Untersuchung ist heute durch die Echokardiographie weitgehend abgelöst. In etwa 20% der Kranken kann sich ein solcher Tumor auch polypös wachsend weiter entwickeln.

Die Angiokardiographie war in der Diagnostik hilfreich, doch tritt dieses Untersuchungsverfahren heute gegenüber dem außerordentlich hohen Informationswert der Magnetresonanztomographie zurück [38, 53, 96].

Die meisten Patienten zeigen neben Zeichen der *Rechtsherzinsuffizienz* perikardiale Symptome (Perikarderguß) und die Zeichen der *Einflußstauung.* Unter den *klinischen Symptomen* sind präkordiale Schmerzen, ein Perikarderguß, Arrhythmien und Überleitungsstörungen, ein Verschluß der Vena cava, die Trikuspidalstenose, eine Verlegung des Ausflußtraktes des rechten Ventrikels, die Einengung der Lungenvenen, eine Mitralstenose, die Tachykardie sowie Rhythmusstörungen im Sinne der AV-Blockade verständlich [72a]. Unspezifische Symptome wie Krankheitsgefühl, Thoraxschmerzen, Appetitlosigkeit, Fieber und Gewichtsverlust treten auf. Im Laufe der Weiterentwicklung des klinischen Krankheitsbildes kann sich eine Herzinsuffizienz ausbilden. Einige Wochen bis etwa 2 Jahre nach den ersten Symptomen sterben die Patienten infolge raschen, infiltrierenden Wachstums der Sarkome, die auch Metastasen — vor allem in den Thoraxraum, seltener in die Abdominalorgane — setzen können.

10.4.3 Sekundäre Herztumoren (Metastasen)

Die sekundären oder metastatischen Tumoren von Herz und Herzbeutel sind weitaus häufiger als die primären Tumoren zu finden [20, 71a, 91]. Über die Vena cava können Nierentumoren, Hodentu-

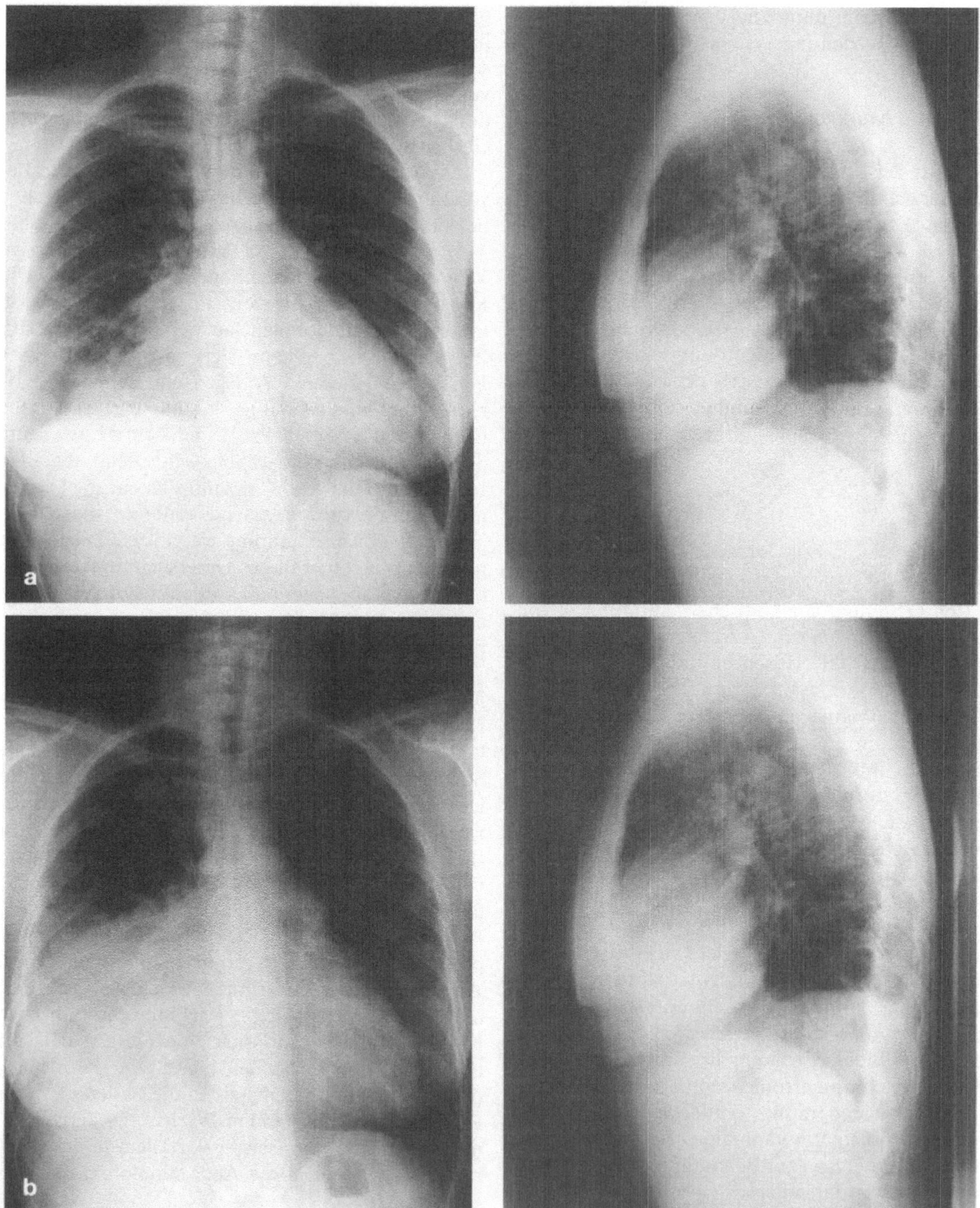

Abb. 7a – d. Hämangiosarkom, das vom rechten Vorhof seinen Ausgang genommen hat und bei dem sich während der klinischen Behandlung pulmonale Metastasen und ein Pleuraerguß entwickelten. Es handelt sich um eine 38jährige Patientin, die relativ rasch erkrankte. Auf der Thoraxübersichtsaufnahme fällt rechts basal eine Neubildung auf, die vom Herzen nicht getrennt werden konnte (**a**). Etwa 6 Monate später deutliche Größenzunahme des Tumors, der zahlreiche bis kirschgroße Metastasen in die Lunge gesetzt hat. Pleuraerguß rechts basal und lateral (**b**). **c, d** s. S. 375

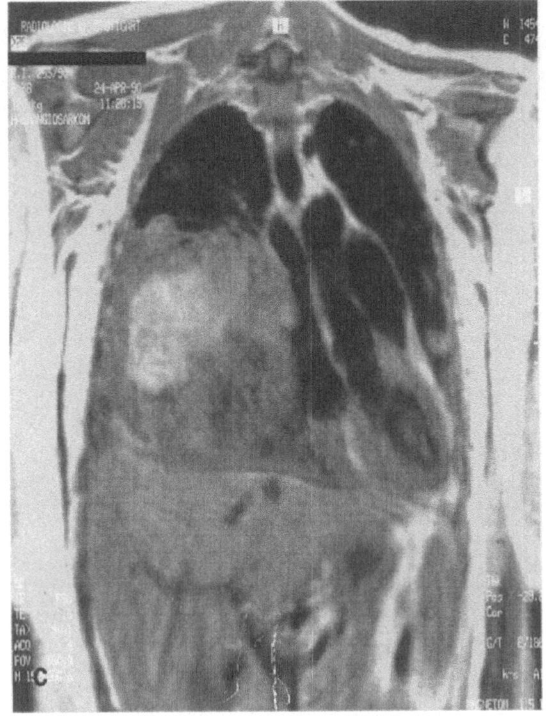

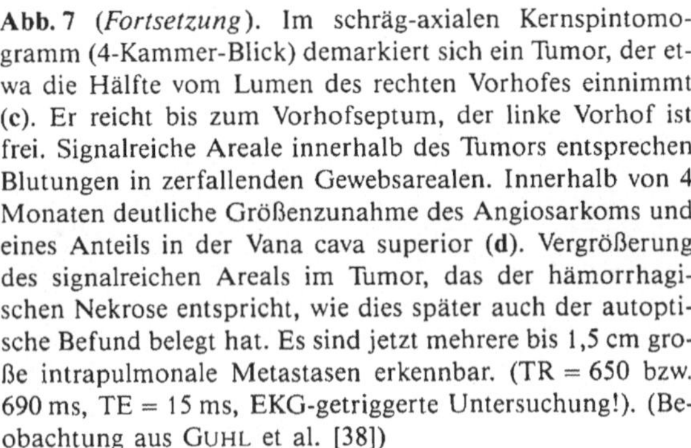

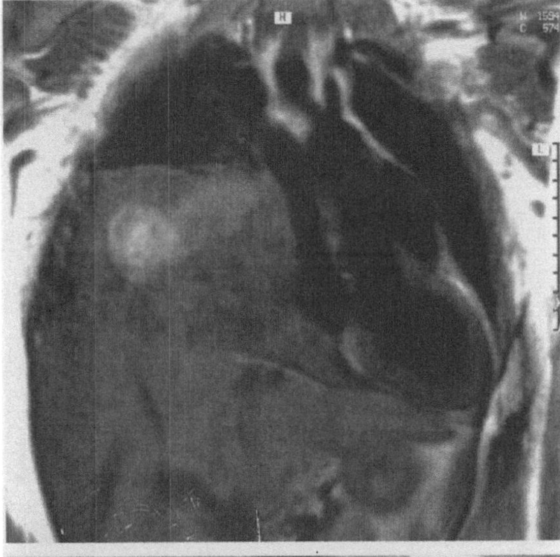

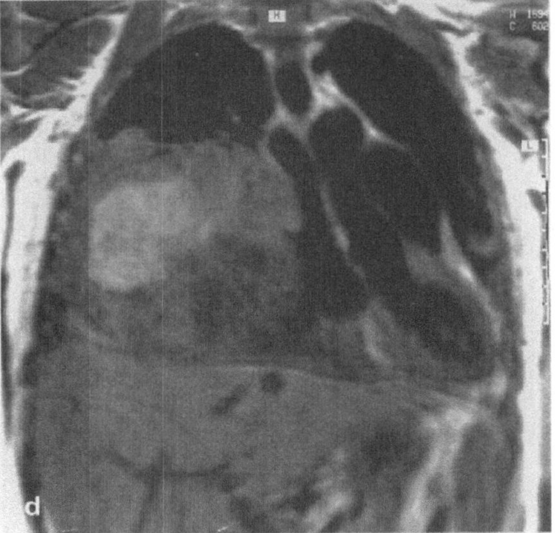

Abb. 7 (*Fortsetzung*). Im schräg-axialen Kernspintomogramm (4-Kammer-Blick) demarkiert sich ein Tumor, der etwa die Hälfte vom Lumen des rechten Vorhofes einnimmt (**c**). Er reicht bis zum Vorhofseptum, der linke Vorhof ist frei. Signalreiche Areale innerhalb des Tumors entsprechen Blutungen in zerfallenden Gewebsarealen. Innerhalb von 4 Monaten deutliche Größenzunahme des Angiosarkoms und eines Anteils in der Vana cava superior (**d**). Vergrößerung des signalreichen Areals im Tumor, das der hämorrhagischen Nekrose entspricht, wie dies später auch der autoptische Befund belegt hat. Es sind jetzt mehrere bis 1,5 cm große intrapulmonale Metastasen erkennbar. (TR = 650 bzw. 690 ms, TE = 15 ms, EKG-getriggerte Untersuchung!). (Beobachtung aus GUHL et al. [38])

moren oder Schilddrüsentumoren in das rechte Herz metastasieren, und die Bronchialkarzinome können z. B. über die Lungenvenen oder per continuitatem das Herz erreichen [12, 92a]. In etwa 10−20% aller Neoplasien ist das Herz mitbetroffen.

Während kleine Metastasen stumm bleiben können, werden größere metastatische Tumoren die klinische und radiologische Symptomatik der intramuralen primären Herztumoren hervorrufen [44a]. Wenn das Perikard betroffen ist, wird ein hämorrhagischer Perikarderguß auftreten. Eine fortschreitende Herzvergrößerung sollte bei bekanntem Tumorleiden auch immer an Metastasen des Her-

zens oder des Perikards denken lassen [42, 55, 65, 67, 99].

Mediastinale Lymphknotenmetastasen können ebenso wie Bronchialkarzinome direkt auf den Herzbeutel übergreifen und einen hämorrhagischen Perikarderguß hervorrufen (Abb. 10). Die Abgrenzung der einzelnen Gewebsstrukturen kann mit der Röntgencomputertomographie oder der Kernspinresonanztomographie heute gelingen. Infiltrierend wachsende Tumormassen oder ein Hämoperikard können zur Einflußstauung oder Herzbeuteltamponade führen. Der frühzeitige Nachweis von sekundären metastatischen Tumoren von Herz und Perikard gewinnt auch unter Berücksichtigung der Ver-

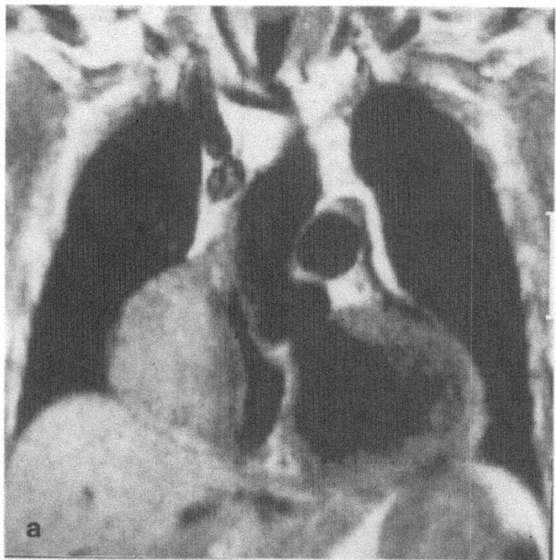

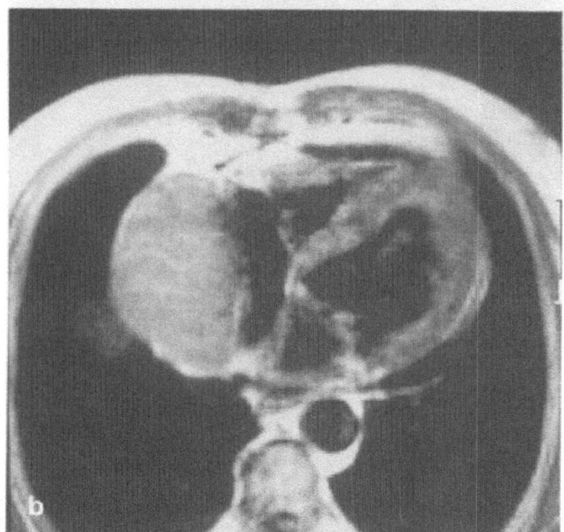

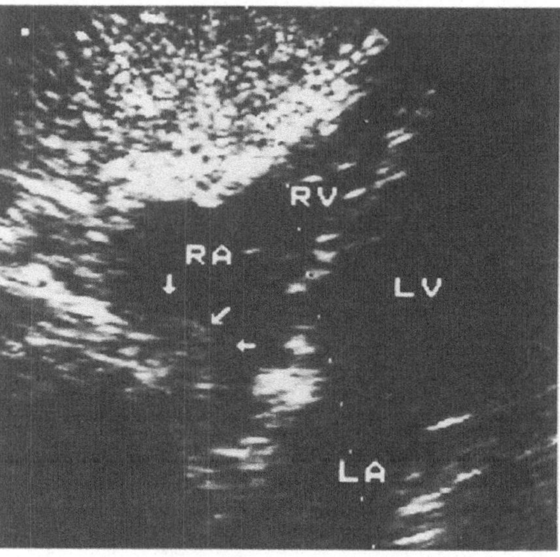

Abb. 9. Caposi-Sarkom im Bereich des rechten Vorhofdaches (*Pfeile*) bei einem 28jährigen Mann mit AIDS. Das Echokardiogramm (modifizierter subkostaler Vierkammerblick) zeigt im oberen linken Bildrand eine inhomogene Echotextur der Leber. Die Diagnose wurde autoptisch gesichert, der T4-Zell-Count lag unter $100/mm^3$. *RV*, rechter Ventrikel; *RA*, rechter Vorhof; *LV*, linker Ventrikel; *LA*, linker Vorhof. (Beobachtung: Prof. Dr. H. EICHSTÄDT, Berlin)

Abb. 8 a, b. Myxosarkom, das von der lateralen Wand des rechten Vorhofes ausgeht und zu einer erheblichen Einflußstauung im Bereich der Vena cava superior geführt hat. **a** Kernspintomografischer Sagittalschnitt des Herzens (anterior-posterior). **b** Transversalschnitt des Herzens von diaphragmal gesehen. Kleiner rechter Ventrikel (oben gelegen), großer linker Ventrikel rechts im Bild. Der links gelegene rechte Vorhof wird durch das Myxosarkom stark imprimiert. (Beobachtung: Prof. Dr. H. EICHSTÄDT, Berlin)

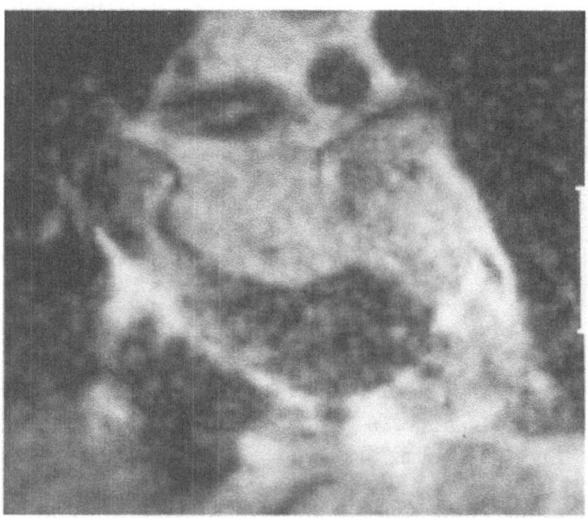

Abb. 10. Bronchialkarzinom, das zentral entwickelt ist und per continuitatem in den linken Vorhof eingebrochen ist. Impression des Vorhofdaches und der rechten oberen Lungenvene. Kernspintomographischer Frontalschnitt des Herzens (anterior-posterior) in einer weit dorsal gelegenen Schicht. (Beobachtung: Prof. Dr. H. EICHSTÄDT, Berlin)

besserung therapeutischer Maßnahmen an Bedeutung und sollte angestrebt werden.

10.5 Differentialdiagnostische Probleme der Herztumoren

Bei der Differentialdiagnostik der Herztumoren kommt den „Pseudotumoren" des Herzens eine gewisse Bedeutung zu [88]. Darunter werden alle perikardialen, myokardialen und intrakavitären raumfordernden Prozesse verstanden, die *keine Neubildungen im eigentlichen Sinne sind.* Hierzu gehören *wandständige, intrakavitäre Thromben* (Abb. 11), *Fremdkörper* in den Herzhöhlen und *abgekapselte Hämatome* oder *Ergüsse* sowie *Zysten* und *Divertikel* des Perikards, die sich auf einer Thoraxübersichtsaufnahme darstellen. Mit der Echokardiographie, der Röntgencomputertomographie und der Kernspinresonanztomographie kann eine differentialdiagnostische Abgrenzung gegenüber echten Tumoren vorgenommen werden. Im Bereich der Ventrikel sind Thromben meist nach einem Infarkt entstanden. Die Differenzierung von zusätzlichen Verkalkungen, wie sie in Tuberkulomen vorkommen, kann schwierig sein. Abgekapselte Perikardergüsse und Divertikel lassen sich ebenso wie seltene Echinokokkuszysten computertomographisch und echokardiographisch von soliden Tumoren abgrenzen.

10.6 Möglichkeiten der Therapie

Lange Zeit war der Nachweis eines Herztumors mehr von akademischer Bedeutung und ohne therapeutische Konsequenz, doch konnten mit der Entwicklung operativer Eingriffe am offenen Herzen zunächst Geschwülste des Perikards, später auch intrakardiale Tumoren, erfolgreich entfernt werden [40, 63, 64].

In der Behandlung der *gutartigen Herztumoren* steht heute der Versuch einer *operativen Entfernung* an erster Stelle, da eine Heilung üblicherweise erreicht wird. Die Operationsletalität ist niedrig. Wenn der Eingriff vor der Manifestation irreversibler Veränderungen erfolgt, sind die Langzeitergebnisse gut. Einige intramural wachsende Tumoren oder gestielte Neubildungen müssen direkt ausgeschält werden, was nur mit Hilfe der Herz-Lungen-Maschine gelingt. Die Entfernung von Tumorresten oder Fragmenten ist mit dem Risiko belastet, daß Partikel als Embolus verschleppt werden können. Dabei sind *Embolien in das Zentralnervensy-*

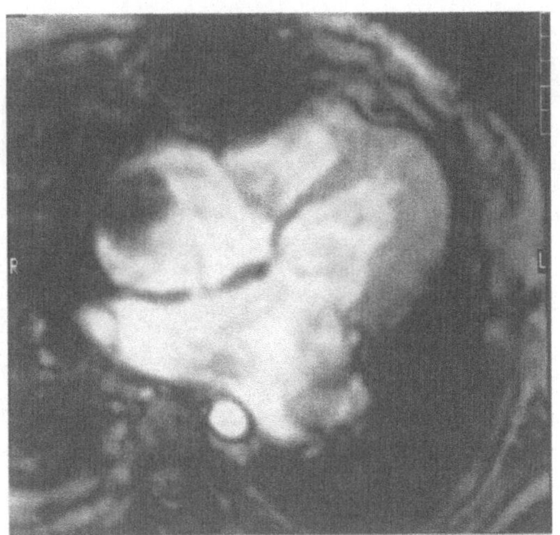

Abb. 11. Thrombus im Bereich des rechten Vorhofes bei einem 42jährigen Mann. Zustand nach Thorakotomie wegen Pericarditis constrictiva (Artefakte im kernspintomographischen Transversalschnitt des Herzens). (Beobachtung: Prof. Dr. K.-J. Lackner, Würzburg)

stem prognostisch besonders ungünstig. Nach der Entfernung von Myxomen aus den Vorhöfen haben Kontrollen bis zu 15 Jahren nur in etwa 1–5% der Kranken ein Rezidiv ergeben [7, 29, 62, 66]. Als mögliche Ursachen werden nicht nur evtl. zurückgebliebene Tumorreste, sondern auch weitere, kleine, bisher nicht erkannte Geschwulstzellnester vermutet. Bei Risikopatienten, also solchen mit *familiärer Belastung*, muß man die verdächtigen Regionen sorgfältig absuchen und auch kleine Frühbefunde beachten.

Neben den Vorhofmyxomen können auch andere, gutartige Herztumoren wie Rhabdomyome, Fibrome, Lipome und Hämangiome operativ entfernt werden. Immer dann, wenn wichtige und für die Herzfunktion unerläßliche Strukturen gefährdet erscheinen, sollte die Indikation zur Operation sehr streng gestellt werden. Wenn die Gefahr besteht, daß eine *Störung des Reizleitungssystems* auftreten könnte, muß eine Schrittmacherimplantation mit eingeplant werden.

Für die Mehrzahl der *malignen Herztumoren* ist eine operative Behandlung jedoch *wenig sinnvoll*, da die Tumormassen oft sehr ausgedehnt und in die Umgebung eingedrungen sind oder bereits Metastasen gesetzt haben. Bei einigen Patienten konnte durch Korrekturen noch längere Zeit die Hämodynamik erhalten werden. Nach *Teilresektion* der Tumoren, *Chemotherapie und Strahlentherapie* sind Überlebenszeiten von 1–3 Jahren erreicht worden.

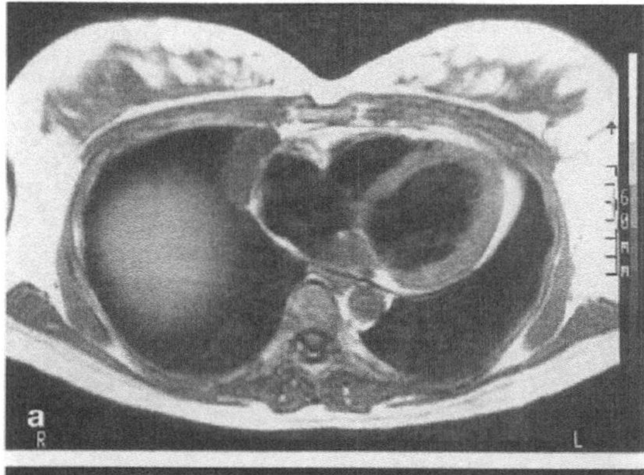

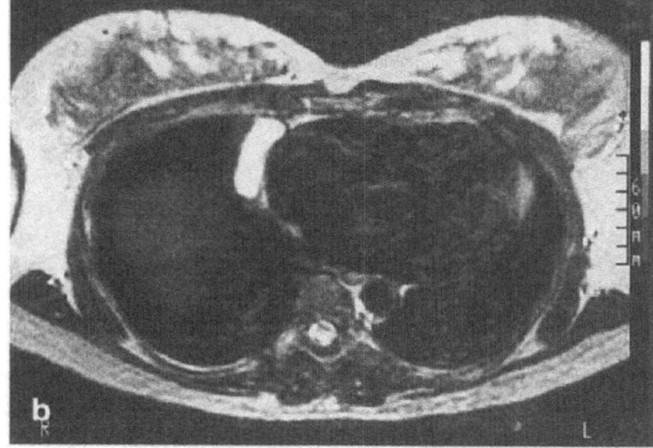

Abb. 12a, b. Perikardzyste bei 53jähriger Patientin im kernspintomographischen Transversalschnitt des Herzens, die rechtslateral lokalisiert dem Vorhof aufsitzt. (Beobachtung: Prof. Dr. K.-D. LACKNER, Würzburg)

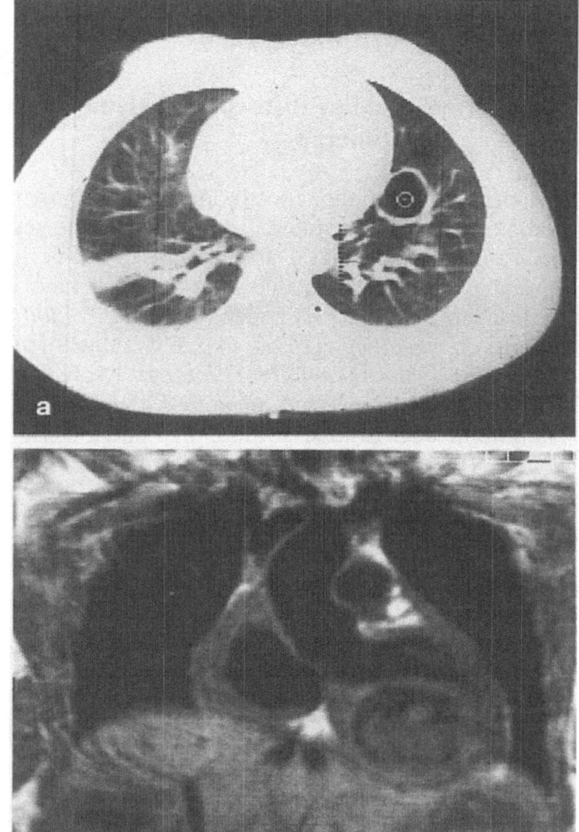

Abb. 13a, b. Echinokokkuszyste im Perikard. a Nach Entleerung der Flüssigkeit stellt sich das Gebilde im Röntgencomputertomogramm links perikardial gut dar. b Die kernspintomographische Darstellung einer Echinokokkuszyste im Perikard im Frontalschnitt des Herzens (anterior-posterior) läßt deutlich die Tochterzysten erkennen. 22jährige Frau (Beobachtung: Prof. Dr. K.-J. LACKNER, Würzburg)

Lokalrezidive konnten durch weitere Operationen eingeschränkt werden. Eine sinnvolle Behandlung mit der Aussicht auf länger dauernden Palliativerfolg kann nur in der Kombination von Chirurgie, Chemotherapie und Strahlentherapie gesehen werden. Die chemotherapeutische Nachbehandlung bösartiger Neubildungen erscheint sicher sinnvoll.

10.7 Perikardtumoren

Die Tumoren des Perikard sind *noch seltener* als die Herztumoren und können aus den verschiedenen Gewebselementen entstammen [84]. Nur große, raumfordernde Perikardtumoren werden die Hämodynamik des Herzens beeinflussen.

Als *gutartige Tumoren* sind Angiome [47], Lymphangiome, Fibrome, Lipome [90], Leiomyxofibrome sowie Teratome [31a], Zysten und Tumoren, welche aus versprengten heterotopen Gewebselementen entstanden sind bekannt. Die *Perikardzysten* kommen häufiger vor, so daß sie Beachtung verdienen (Abb. 12a, b). Es handelt sich um Formationen des *parietalen* Perikard, die auch mit dem Perikardialraum in Verbindung stehen können. Der Durchmesser der Perikardzysten kann 2–5 cm betragen, selten sind sie größer. Manchmal erscheint die Oberfläche etwas wellig, was durch *Trabekel* in dem sonst solitären Gebilde zustande kommt. Die *Wand der Perikardzysten* besteht aus Bindegewebe, so daß sie mit Hilfe der Röntgencomputertomographie gegen eine Lipomatose abgegrenzt werden können. Perikarddivertikel sind mit Perikardzysten

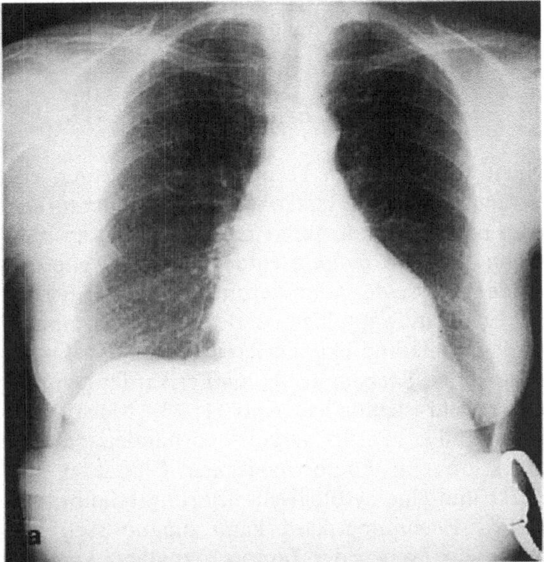

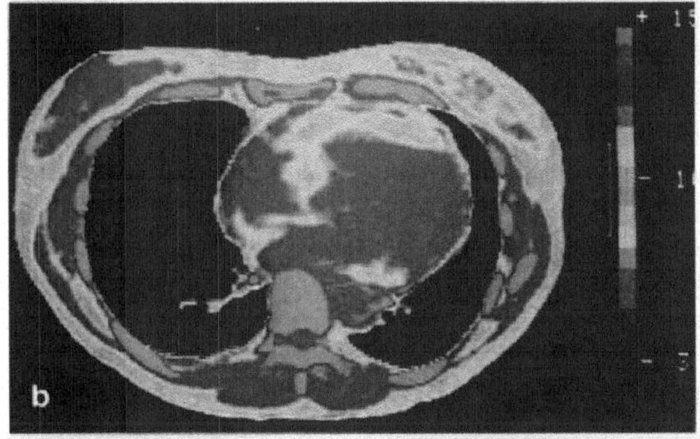

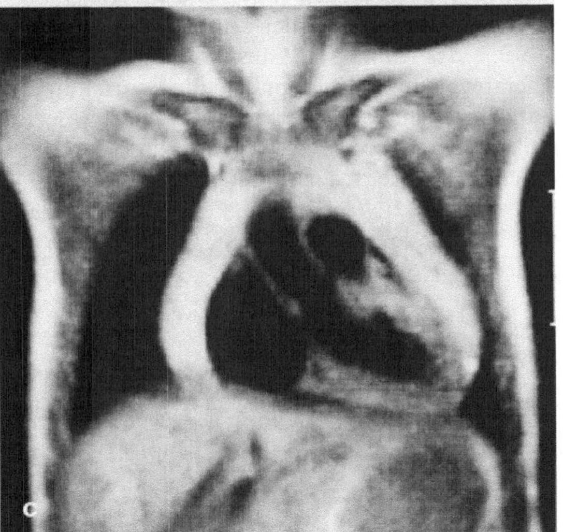

Abb. 14a–c. Lipomatose des Perikard. **a** Im Thoraxübersichtsbild einer 67jährigen Patientin fällt eine Vergrößerung des Herzens nach links auf. **b** Die Röntgencomputertomographie erlaubt die Abgrenzung einer ausgedehnten Lipomatose des Perikard, die sich auch im epikardialen Gebiet fortsetzt. **c** Eine im Thoraxübersichtsbild aufgefallene Herzvergrößerung des 14 Jahre alten Kindes kann mit Hilfe der Kernspintomographie als eine ausgedehnte Lipomatosis pericardii identifiziert werden ▶

identisch [19]. *Der Inhalt* wird meist aus klarer, gelblicher Flüssigkeit bestehen. Die Mehrzahl der Perikardzysten kommt im Bereich des rechten Herzens und im kostodiaphragmalen Winkel vor, etwa 25% sind am linken Herzen und etwa 8% gegen das vordere oder hintere Mediastinum vorspringend lokalisiert. Da diese Gebilde *asymptomatisch* sind, werden sie meist als Zufallsbefund entdeckt. Beide Geschlechter sind gleich häufig betroffen. Als wichtigster röntgenmorphologischer Befund sind die glatte Kontur der meist runden, seltener ovalen Gebilde des Perikard zu nennen.

Differentialdiagnostisch müssen die Perikardzysten von anderen Neubildungen des Perikard, insbesondere primären, malignen und metastatischen Tumoren abgegrenzt werden. Eine *Echinokokkuszyste* kommt auch im Herzbeutel vor (Abb. 13a, b). Mit Hilfe der Echokardiographie, der Röntgencomputertomographie und der Kernspinresonanztomographie kann eine Differenzierung von raumfordernden Prozessen am oder im Perikard gelingen (Abb. 14a–c). Die operative Entfernung der gutartigen Perikardtumoren gelingt meist. Eine weiterführende fein-gewebliche Analyse ist dann möglich.

Unter den *primär bösartigen Tumoren* stehen die *Sarkome* (Fibrosarkom, Rundzellsarkom, Spindelzellsarkom, Myxofibrosarkom), die *Mesotheliome* [24a] und das *Hämangioperizytom* an erster Stelle [72]. Die primären Geschwülste des Herzbeutels sind häufig maligne Neubildungen, die differentialdiagnostisch – wie oben beschrieben – gegen Perikardzysten abgegrenzt werden müssen.

Sehr viel häufiger finden sich die *sekundären metastatischen Tumoren* im und am Herzbeutel, deren richtige Einordnung davon abhängt, daß an sie gedacht wird (Tabelle 1).

Als *klinische Symptome* bei Perikardtumoren stehen der Präkordialschmerz, die Zeichen der akuten Perikarditis, später Atemnot und Husten durch Einflußstauung im Vordergrund. Während des Krankheitsverlaufes kommen alle Formen fibrinöser Perikarditis mit Perikardreiben, mehr oder weniger ausgeprägte Ergüsse bis zur Tamponade oder eine „Constrictio pericardii" vor. Durch größere

Blutungen in das Perikard kann in Minuten eine Herztamponade eintreten.

10.7.1 Radiologische Befunde

Nicht selten werden Perikardtumoren durch eine Veränderung der Herzkontur auf *Thoraxaufnahmen* noch vor dem Auftreten der genannten klinischen Befunde *zufällig* entdeckt. Eine weiterführende Analyse der Veränderungen gelingt mit Hilfe der Echokardiographie oder der Röntgencomputertomographie und eine Differenzierung der Tumorart (Lipom, Sarkom u. a.), von Perikardzysten oder Divertikeln ist möglich (Abb. 11, 13). Meist ist ein begleitender Perikarderguß vorhanden, dessen Punktion den hämorrhagischen Charakter aufdeckt und eine zytologische Klärung erlaubt.

Das Pneumoperikard kann diagnostisch hilfreich sein. Neben der Tumorprogredienz sprechen bizarre, polyzyklische Formen der Neubildung für einen malignen Prozeß. Mit Hilfe der Kernspintomographie kann die Differenzierung und Abgrenzung des Tumors erreicht werden (Abb. 12). Bei dem Verdacht des Tumoreinbruchs in das Herz kann die Angiokardiographie weiterhelfen.

Für alle *differentialdiagnostischen* Überlegungen ist es wichtig, den *Ausgangspunkt* der Neubildung zu kennen [12, 19]. Eine wesentliche diagnostische Hilfe ist die zytologische Untersuchung des Perikardergusses, so daß auf eine gezielte Punktion nicht verzichtet werden sollte. Die *Perikardbiopsie* wird nur selten erforderlich sein. Die richtige Lokalisation des Tumors ist ausschlaggebend für die Therapieplanung, insbesondere die Beurteilung der Möglichkeiten eines operativen Eingriffes, der bei malignen Tumoren vorwiegend zur Entlastung durchgeführt werden wird und meist nur einen Palliativerfolg erzielt. Die Prognose eines primären oder sekundären malignen Tumorleidens ist schlecht.

Literatur

1. Allgayer B, Rupp N, Bosiljanoff P, Reiser M, Lukas P (1986) Einsatzmöglichkeiten der Kernspintomographie bei Erkrankungen des Herzens. Fortschr Röntgenstr 144:1−6
2. Amparo EG, Higgins CB, Farmer D, Gamsu G, McNamara M (1984) Gated MRI of cardiac and paracardial masses: initial experience. Am J Roentgenol 143:1151−1156
3. Baumgart P, Engberding R, Fiedler V, Müller US, Spieker C, Vetter H (1986) Hämangiosarkom des Herzens. Klin Wochenschr 64:1134
4. Benjamin HS (1939) Primary fibromyxoma of the heart. Arch Pathol 27:950
4a. Bernhards J, Aebert H, Maschek H, Ehrenheim C, Werner M (1992) Epitheloides Hämangiom des Herzens (Kasuistik mit Literaturübersicht). Pathologe 13:39−44
4b. Bierhoff E, Schmieder R, Heck J, Pfeifer U (1991) Herzbeteiligung bei Non-Hodgkin-Lymphomen. Dtsch Med Wochenschr 116:491−495
5. Boxer RA, La Corte MA, Singh S, Shapiro J, Schiller M, Goldman M, Stein HL (1985) Diagnosis of cardiac tumors in infants by magnetic resonance imaging. Am J Cardiol 56:831−832
6. Buck J, Heuck F, Both A, Seitz KH (1983) Informationswert der Röntgencomputertomographie bei Vorhoftumoren des Herzens. Fortschr Röntgenstr 138:36−41
7. Bulkley BH, Hutchins GM (1979) Atrial myxomas: a fifty year review. Am Heart J 97:639−643
7a. Burke AP, Johns JP, Virmani R (1990) Hemangiomas of the heart. A clinicopathologic study of ten cases. Am J Cardiovasc Pathol 3:283−290
7b. Burke AP, Cowan D, Virmani R (1992) Primary sarcomas of the heart. Cancer 69:387−395
8. Cain H (1969) Über primäre Sarkome des Hauptstammes der Arteria pulmonalis. Dtsch Med Wochenschr 94:1607−1614
9. Camesas AM, Lichtstein E, Kramer J, Liebeskind D, Kronzon J, Tyras D, Bodenheimer M (1987) Complementary use of two-dimensional echocardiography and magnet resonance imaging in the diagnosis of ventricular myxoma. Am Heart J 114:440−442
10. Carlsson E, Lipton JM, Skiöldebrand CG, Berninger WH, Redington RW (1980) Erfahrungen mit der Computertomographie bei der in-vivo-Herz-Diagnostik. Radiologe 20:44−49
10a. Casolo F, Biasi S, Balzarini L, Borroni M, Ceglia E, Petrillo R, Tesoro Tess JD, Musumeci R (1988) MRI as an adjunct to echocardiography for the diagnostic imaging of cardiac masses. Eur J Radiol 8:226−230
10b. Chaloupka JC, Fishman EK, Siegelman StS (1986) Use of CT in the evaluation of primary tumors. Cardiovasc Intervent Radiol 9:132−135
11. Claussen C, Köhler D, Selarte M, Felix R (1983) Computertomographische und echokardiographische Diagnostik intrakardialer Raumforderungen. Fortschr Röntgenstr 138:296−301
12. Cohen GU, Perry TM, Evans JM (1955) Neoplastic invasion of the heart and pericardium. Ann Int Med 42:1238
13. Colucci WS, Braunwald E (1984) Primary tumors of the heart. In: Braunwald E (ed) Heart disease. Saunders, Philadelphia London, pp 1470−1483
13a. Cocucci WS, Braunwald E (1991) Cardiac tumors, cardiac manifestations of systemic diseases and traumatic cardiac injury. In: Wilson D (ed) Harrison's Principles of Internal Medicine, 12th edn. McGraw-Hill, New York, pp 988−991
14. Conces DJ jr, Fix VA, Klatte EC (1985) Gated MR-imaging of left atrial myxomas. Radiology 156:445−447
15. Crafoord CL (1955) Case report. In: Lam CR (ed) Proceedings, Internal Symposium on Cardiovascular Surgery. Saunders, Philadelphia, p 202

16. Daniel WG (1989) Stellenwert der Echokardiographie im Rahmen der kardiologischen Routinediagnostik. Z Kardiol (Suppl 1) 78:49

17. Dapper F, Gorlach G, Hoffmann C, Fritz H, Marck P, Scheld HH (1988) Primary cardiac tumors – clinical experiences and late results in 46 patients. Thorac Cardiovasc Surg 36:80

18. Davies MI (1975) Tumours of the heart and pericardium. In: Pomerance A, Davies MI (eds) The pathology of the heart. Blackwell, Oxford, p 413

19. Deininger HK, Schmidt Ch (1989) Native Röntgendiagnostik des Herzens. Schnetztor, Konstanz

20. De Loach IF, Haynes IW (1953) Secondary tumors of the heart and pericardium. Arch Intern Med 91:224

21. Derra F, Loogen F, Vieten H (1959) Schwierigkeiten der Röntgendiagnostik raumfordernder Prozesse der Vorhöfe des Herzens. Fortschr Röntgenstr 90:308

22. Effert S, Domanig E (1959) Diagnostik intraauriculärer Tumoren und großer Thromben mit dem Ultraschall-Echoverfahren. Dtsch Med Wochenschr 84:6

23. Elfner R, Gladisch R, Wentz K, Raute M, Heine M (1991) Multilokuläres Angiosarkom mit Befall des Herzens. Dtsch Med Wochenschr 116:1742–1747

23a. Erbel R (1991) Die Ultraschalldiagnostik des Herzens. Radiologe 31:359–367

24. Estevez IM, Thompson DS, Levinson IP (1964) Lipoma of the heart. Arch Pathol 77:638

24a. Fazekas T, Ungi I, Tiszlavicz L (1992) Primary malignant mesothelioma of the pericardium. Am Heart J 124:227–231

25. Felix R, Lackner K, Thurn P (1980) Derzeitige und zukünftige Möglichkeiten des CT-Einsatzes am Herzen. Radiologe 20:50–55

26. Fiala W, Schneider I (1982) Herzmetastasen maligner Tumoren. Schweiz Med Wochenschr 112:1497–1501

27. Fine G (1968) Neoplasms of the pericardium and heart. In: Gould EIS (ed) Pathology of the heart and blood vessels, 3rd edn. Thomas, Springfield, p 166

28. Frede KE, Follath F, Hasse J, Wolff G, Grädel E (1975) Herzmyxome. Dtsch Med Wochenschr 100:2270–2275

29. Frede KE, Hasse I, Stulz P, Grädel E (1983) Herzmyxom und Myxomrezidiv. Dtsch Med Wochenschr 108:1663–1667

30. Freedberg RS, Kronzon I, Rumancik WM, Liebeskind D (1988) The contribution of magnetic resonance imaging to the evaluation of intracardiac tumors diagnosed by echocardiography. Circulation 77:96–103

31. Fyke III FE, Seward JB, Edwards WD, Miller FA, Reeder GS, Schattenberg TT, Shub C, Callahan JA, Tajik AI (1985) Primary cardiac tumors: experience with 30 consecutive patients since the introduction of two-dimensional echocardiography. J Am Coll Cardiol 5:1465–1473

31a. Gevenois PA, Gusella P, Stallenberg B, Cornil A (1990) Intrapericardial teratoma. J Belge Radiol 73:522–523

32. Glaney DL, Morales JB, Roberts WC (1968) Angiosarcoma of the heart. Am J Cardiol 21:413

33. Go RT, O'Donell JK, Underwood DA, Feiglin DH, Salcedo EE, Pantoja M, MacIntyre WJ, Meaney TF (1985) Comparison of gated cardiac MRI and 2 D echocardiography of intracardiac neoplasms. Am J Roentgenol 145:21–25

34. Goldberg HP, Glenn F, Dotter CT et al (1952) Myxoma of the left atrium. Diagnosis made during life with operative and post mortem findings. Circulation 6:762

35. Gomes AS, Lois JF, Child JS, Brown K, Batra P (1983) Herztumoren und Thromben: Erfassung mit der MR-Tomographie. Am J Roentgenol 149:895

36. Gouska B-D, Ralf G, Kreuzer H (1984) Primäre Angiosarkome des Herzens. Z Kardiol 73:273–278

37. Grötz J, Steiner G, Josephs W, Sorge B, Wiechmann HW, Beyer HK (1986) Darstellung intra- und parakardialer raumfordernder Prozesse mit der magnetischen Resonanztomographie. Dtsch Med Wochenschr 111:1994–1998

37a. Gross BH, Glazer GM, Francis IR (1983) CT of intracardiac and intrapericardial masses. Am J Roentgenol 140:904–907

38. Guhl L, Grawunder HJ, Arlart IP (1993) Kernspintomographische Befunde bei Kardialen Tumoren. Radiologe 33:153–158

39. Hackl H, Rona-Salnic G (1975) Zwei Beobachtungen von primären Sarkomen des Herzens. Med Klin 70:715–722

40. Hake U, Iversen S, Schmid FX, Erbel R, Oelert H (1989) Urgent indications for surgery in primary or secondary cardiac neoplasm. Scand J Thorac Cardiovasc Surg 23:111

41. Hall RJ, Cooley DA (1989) Neoplastic heart disease. In: Hurst WI (ed) The heart. McGraw-Hill, New York London Toronto

42. Hanfling SM (1960) Metastatic concer to the heart. Review of the literature and report of 127 cases. Circulation 22:747

43. Harris TR, Copeland GD, Brody DA (1965) Progressive injury current with metastatic tumor of the heart. Am Heart J 69:392

44. Heath D (1968) Pathology of cardiac tumors. Am J Cardiol 21:315

44a. Heik SCW, Kuck KH, Chen C, Hossfeld DK, Krebber H, Kupper W (1992) Flottierende intracardiale Metastase. Dtsch Med Wochenschr 117:1962–1964

45. Heni HE, Bubenheimer P, Görnandt L, Birnbaum D, Roskamm H (1988) Primäre atriale Herztumoren – eine Übersicht über 21 Fälle. Z Kardiol 77:425–431

46. Heublein B (1986) Tumoren des Herzens. In: Brüschke G (Hrsg) Handbuch der Inneren Erkrankungen, Bd.: Herz-, Kreislauf- und Gefäßerkrankungen. Fischer, Stuttgart

47. Hicken WI, Scherlis S (1963) Angiomatosis of the pericardium. Report of a case and review of the literature. Ann Intern Med 59:236

48. Hildalgo H, Korabkin M, Breiman RS, Kisslo IR (1981) CT of intracardiac tumor. Am J Roentgenol 137:608–609

49. Hinterauer C, Goebel N, Hess O (1985) Koronarangiographische Darstellung von Tumorgefäßen bei Myxom des rechten Vorhofs. Fortschr Röntgenstr 142:99–101

50. Janigan DT, Husian A, Robinson NA (1986) Cardiac angiosarcoma. Cancer (Philad) 57:852

51. Johnson MH, Soulen RL (1983) Die echokardiographische Diagnostik von Herzmetastasen. Am J Roentgen 141:677

51a. Just A, Wiesmann W, Haesfeld M, Sciuk J, Peters PE (1992) Hämangiom des linken Ventrikels. Radiologe 32:302–305

52. Kaindl F, Zilcher H (1989) Herztumoren. In: Schölmerich P, Just H, Meinertz T (Hrsg) Myokarderkrankungen, Perikarderkrankungen, Herztumoren. Springer, Berlin Heidelberg New York Tokyo (Handbuch der inneren Medizin, Bd 9/1)

52a. Kegel W (1983) Rhabdomyomatose des Herzens beim Säugling. Fortschr Röntgenstr 139:695–696

53. Kim E, Wallace S, Abello R, Coan JD, Ewer MS, Salem PA, Ali MK (1989) Malignant cardiac fibrous histiocytomas and angiosarcomas. MR Features. J Compat Assist Tomogr 13:627

53a. Klose P, Thelen M, Erbel R (1991) Bildgebende Verfahren in der Diagnostik von Herzerkrankungen. Thieme, Stuttgart New York

54. Kochsiek K (1981) Tumoren des Herzens. In: Krayenbühl HP, Kübler W (Hrsg) Kardiologie in Klinik und Praxis. Thieme, Stuttgart New York

54a. Kösling S, Schulz HG, Steindorf J, Weidenbach H (1993) Pleomorphes Rhabdomyosarkom des Herzens mit ungewöhnlicher Ausbreitung. Fortschr Röntgenstr 159:180–182

54b. Krapf B, Baur HR, Gander MP, Stocker F (1985) Echokardiographischer Nachweis intrakavitärer Ventrikeltumoren. Z Kardiol 74:670–672

55. Krawinski B, Svendsen E (1989) Trends in cardiac metastasis. Acta Pathol Microbiol Immunol Scand 97:1018

55a. Krikler PM, Rode J, Davies MJ, Woolf N, Moss E (1992) Atrial myxoma: a tumour in search of its origins. Brit Heart J 67:89–91

55b. Küspert G, Stöß H (1993) AV-Block als Komplikation eines Synovialsarkoms. Pathologe 14:227–230

56. Lackner K, Thurn P (1983) Herztumoren, In: Thurn P (Hrsg) Herz – große Gefäße, Bd II – Schinz, Radiologische Diagonstik in Klinik und Praxis. Thieme, Stuttgart, S 642–656

57. Lackner K, Harder Th, Franken Th, Mattern M, Fricke GR (1982) Nachweis intrakardialer Tumoren mit der digitalen Videosubstraktionsangiographie (DVSA). Fortschr Röntgenstr 137:632–636

58. Lackner K, Krake Th, Schinder R, Neubauer S (1990) Indikationen für die Kardio-MRT. Fortschr Röntgenstr 152:629–638

59. Lantz DA, Dougherty TH, Lucca MJ (1989) Primary angiosarcoma of the heart causing cardiac rupture. Am Heart J 118:186

59a. Lauer B, Heintzen M, Jehle J, Krian A, Borchard F, Strauer BE (1992) Malignes Hämangioendotheliosarkom im Bereich der rechten Koronararterie: Darstellung durch selektive Koronarangiographie. Kardiologie 81:637–641

59b. Lee R, Fisher MR (1989) MR-imaging of cardiac metastases from malignant fibrous histiocytoma. J Comput Assist Tomogr 13:126–128

60. Lönne E, Heni HE, Bübenheimer P (1989) Tumoren des Herzens. In: Roskamm H, Reindell H (Hrsg) Herzkrankheiten, 3. Aufl. Springer, Berlin Heidelberg New York Tokyo, S 1442–1452

60a. Lund JT, Ehman RL, Julsrud PR, Sinak LJ, Tajik HJ (1989) Cardiac masses: assessment by MR imaging. Am J Roentgenol 152:469–473

61. Mahaim I (1945) Un signe de certitude, chirurgical du polype myxomateux de l'oreillette gauche. Acta Soc Helv Sci Natur 125

62. Maurasti A, Obeid AI, Potts IL (1984) Approach in the management of atrial myxoma with long-term follow up. Ann Thorac Surg 38:53

63. Maurer EF (1952) Successful removal of the heart. J Thorac Cardiovasc Surg 23:473

64. McAllister HA jr, Fenoglio JJ jr (1978) Tumors of the cardiovascular system. Armed Forces Institute of Pathology, Washington, D. C.

65. Mellwig K-P, Schmidt H, Gleichmann U, Raute-Kreinsen U (1991) Metastasierendes Rundzellsarkom des rechten Vorhofs. Dtsch Med Wochenschr 116: 1505–1508

66. Mercier LSt, John Sutton MG, Lie J, Giuliani ER (1978) A review of 40 patients with atrial myxoma seen over a 20 year period. Am J Cardiol 41:437

66a. Moran C, Braunstein EM, Ulbright T, Colyer RA (1991) Case report 689. Metastatic atrial myxoma to the pubis. Skeletal Radiol 20:465–467

67. Moser C, Risse N, Langer H-I, Fröhlig G, Volkmer I, Hinkeldey K, Weinges KF (1991) Herzmetastase als Ursache einer therapierefraktären Herzinsuffizienz. Dtsch Med Wochenschr 116:1670–1674

67a. Mosthaf FA, Gieseler U, Mehmel HC, Fischer JT, Ganis E (1991) Linksschenkelblock und primärer benigner Herztumor. Dtsch Med Wschr 116:134–136

68. Nakamura Y, Nishiya Y, Kawada M, Ishikawa T, Kaseno K, Fujimura M, Kitagawa M, Miwa A (1987) Primary hemangiopericytoma of the heart associated with pseudoaneurysm of pulmonary artery – a case report. Angiology 38:788–792

69. Nellessen U, Daniel WG, Lichtlen PR (1986) Bedeutung der transoesophagealen Echokardiographie in der Diagnostik kardialer und parakardialer raumfordernder Prozesse. Z Kardiol 75:91–98

70. Niedermayer W, Nordmann K-I, Schaefer J, Schwarzkopf H-I, Sedlmeyer I (1969) Zur Diagnostik von Tumoren des rechten Herzens. Dtsch Med Wochenschr 94: 542–544

71. Olsen RE, Tangchai P (1961) Large lipoma of the left ventricle. Arch Pathol 72:290

71a. Pickuth D, Eeles R, Mason M, Pumphrey C, Goldstraw P, Horwich A (1992) Intracardiac metastases from germ cell tumours – anunusual but important site of metastasis. Brit J Radiol 65:672–673

72. Poole-Wilson PA, Farnsworth A, Braimbridge MV, Pambakain H (1976) Angiosarkoma of pericardium. Problems in diagnosis and management. Br Heart J 38:240–243

72a. Rager K, Bohne B, Sieverding L, Schmaltz AA, Romen W (1990) Plötzlicher Tod infolge Herztumors. Monatsschr Kinderheilk 138:403–405

73. Riede UN (1986) Herztumoren. In: Riede UN, Wehner H (Hrsg) Allgemeine und spezielle Pathologie. Thieme, Stuttgart, S 458

74. Riedel W, So SC (1966) Endokardsarkom des rechten Herzens bei einem zwanzigjährigen Mann. Z Kreislauf-Forsch 55:1110

75. Rienmüller R (1987) Herz. In: Lissner J, Seiderer (Hrsg) Klinische Kernspintomographie. Enke, Stuttgart, S. 318–337

75a. Rienmüller R (1991) Augenblicklicher Stand der MR-Herzdiagnostik. Radiologe 31:368–374

76. Robbins SL, Cotran RS (1979) Pathologic basis of disease. Saunders, Philadelphia London Toronto, p 707

77. Roskamm H, Reindell H (1989) Herzkrankheiten. Physiologie – Diagnostik – Therapie, 3. Aufl. Springer, Berlin Heidelberg New York Tokyo

78. Schaefer RO, Pahl L, Wallrabe D, Adrian B, Zott HI, Cobet H, Menz W (1987) Zur Diagnostik von Herztumoren – Beitrag der zweidimensionalen und Doppler-Echokardiographie. Z Gesamte Inn Med 42:511–516

79. Schartl M, Claussen C, Disselhoff W, Köhler D, Felix R, Schmutzler H (1983) Diagnostik intra- und parakardialer Raumforderungen: Vergleiche zwischen zweidimensionaler Echokardiographie und Computertomographie. Z Kardiol 72:334–339

80. Schattenberg TT (1968) Echocardiographic diagnosis of left atrial myxoma. Mayo Clin Proc 620:43

81. Schlolaut K-H, Lackner K, Becher H, Grube E, Orellano L (1986) Treffsicherheit der Kardio-CT und Echokardiographie in der Diagnostik raumfordernder Prozesse des Herzens. Fortschr Röntgenstr 145:527–535

82. Schneider A, Tschirky B, Arbenz U, Fanconi A (1986) Kardiale Rhabdomyome bei familiärer tuberöser Sklerose. Helvetica Paediatrica Acta 41:77–85

83. Schölmerich P (1974) Herz- und Perikardtumoren. In: Vieten H (Hrsg) Röntgendiagnostik des Herzens und der Gefäße. Teil 2b – Springer, Berlin Heidelberg New York (Handbuch der medizinischen Radiologie, Bd X/2b, S 37–63)

84. Schölmerich P (1989) Perikardtumoren. In: Schölmerich P, Just H, Meinertz T (Hrsg) Myokarderkrankungen, Pericarderkrankungen, Herztumoren. Springer, Berlin Heidelberg New York Tokyo. (Handbuch der inneren Medizin, Bd 9/1, S 759–769)

84a. Schranz W, Seitz G, Bartels O (1984) Myelosarkom – ein ungewöhnlicher Herztumor. Differentialdiagnose der hypertrophen und nicht obstruktiven Kardiomyopathie. Fortschr Med 102:455–458

85. Schratter M, Mayr H, Tscholakoff D, Kramer J, Glogar D, Imhof H (1990) MRT mit Gd-DTPA in der Diagnostik tumoröser und pseudotumoröser intrakardialer Raumforderungen. Fortschr Röntgenstr 152: 16–22

85a. Schultrich S (1990) Zur Histogenese der kardialen Myxome anhand eines Myxoms mit drüsenartigen Strukturen. Pathologe 11:220–223

86. Schwarzkopf HI, Niedermayer W, Schaefer J (1967) Zur präoperativen Diagnostik von Tumoren des linken Vorhofs. Fortschr Röntgenstr 106:332

86a. Shin MS, Kirklin JK, Cain JB, Ho KJ (1987) Primary angiosarcoma of the heart: CT characteristics. Am J Roentg 148:267–268

86b. Singh RN, Burkholder A, Magoveru GJ (1984) Coronary arteriography as an aid in left atrial myxoma diagnosis. Cardiovasc Intervent Radiol 7:40–43

87. Skhvatsabaja LV (1986) Secondary malignant lesions of the heart and pericardium in neoplastic disease. Oncology 43:103–106

88. Sobbe A (1977) Herztumoren. In: Teschendorf W, Anacker H, Thurn P (Hrsg) Röntgenologische Differentialdiagnostik, Bd I/2. Thieme, Stuttgart, S 534–544

89. Spindola-Franco H, Fish BG (1985) Radiology of the heart. Springer, Berlin Heidelberg New York Tokyo

90. Stegaru-Hellring B, Miokowic A, Heene DL, Satter P (1984) Massives Perikardlipom – Ursache kongestiver Kardiomyopathie. Herz – Kreislauf 9:476–480

91. Stein E, Lehle G, Rüdrich I (1968) Häufigkeit und klinische Symptomatologie sekundärer Herztumoren. Med Welt 19:2862

92. Straus R, Merliss R (1945) Primary tumors of the heart. Arch Pathol 39:74

92a. Sutsch G, Jenni R, von Segesser L, Schneider J (1991) Herztumoren: Häufigkeit, Verteilung, Diagnostik. Anhand von 20305 Echokardiographien. Schweiz Med Wochenschr 121:621–629

92b. Tak T, Goel S, Chandrasoma P, Coletti P, Rahimtoola SH (1991) Synovial sarcoma of the right ventricle. Am Heart J 121:933–936

92c. Tamura A, Matsubara D, Yoshimura N, Kasuga T, Akagawa S, Aoki N (1992) Cardiac metastasis of lung cancer. Cancer 70:437–442

93. Tarolo GL, Picozzi R, Zatta G et al (1982) Detection of left atrial myxoma by Fourier phase image. Eur J Nucl Med 7(12):559–561

94. Theile U (1984) Herztumoren. In: Hornbostel H, Kaufmann W, Siegenthaler W (Hrsg) Innere Medizin in Praxis und Klinik. Thieme, Stuttgart New York

95. Tscholakoff D (1986) Magnetische Resonanztomographie (MRT) in der Kreislauf- und Lungendiagnostik. Acta Med Austriaca 13:61–66

95a. Van Son J, Corten PM, Poels EF, van de Wal HJ, Lacquet LK (1991) Cardiac myxoma: the grand masquerader. Neth J Surg 43:75–78

95b. Vasile N, Nicoleau F, Mathieu D (1986) CT features of cardio-pericardial masses. Eur J Radiol 6:21–23

96. Watanabe AT, Teitelbaum GP, Henderson RW, Bradley WG (1989) Magnetic resonance imaging of cardiac sarcomas. J Thorac Imaging 4:90

97. Whorton CM (1949) Primary malignant tumors of the heart. Report of a case. Cancer 2:245

97a. Widder W, Schneider J, Schanz U (1985) Das Endocardmyxom mit drüsenartigen Strukturen und seine Beziehungen zum AV-Knotentumor – Versuch einer histogenetischen Deutung. Pathologe 6:303–307

98. Winkler M, Higgins CB (1987) Suspected intracardiac masses: evaluation with MR imaging. Radiology 165: 117–122

99. Wohlgemut B, Engelstädter A (1977) Beitrag zur Häufigkeit und Diagnostik von Herzmetastasen. Zbl Allg Pathol Pathol Anat 121:409

100. Young IM, Goldman IR (1954) Tumor metastasis of the heart. Circulation 9:220

101. Zdansky E (1962) Röntgendiagnostik des Herzens und der großen Gefäße, 3. Aufl. Springer, Wien

102. Zingas AP, Carrera JP, Murray III ChA, Kling GA (1983) Lipoma of the myocardium. J Comput Assist Tomogr 6:1098–1100

11 Herzverletzungen

K. Füger, A. Weikl und E. Zeitler

INHALT

Zu den Haupttodesursachen bei Personen unter 40 Jahren zählen schwere Traumen des Herzens und der großen Gefäße [1, 3, 9, 10, 22, 25]. Bei jedem polytraumatisierten bzw. thorakal verletzten Patienten muß daher eine kardiale Mitbeteiligung sowohl bei stumpfen als auch penetrierenden Traumen in Betracht gezogen werden. Frühzeitige Diagnostik und Therapie können für diese Patienten lebensrettende Bedeutung haben.

Nach wie vor sind schwere Traumen bedingt durch Verkehrs-, Berufs- und Freizeitunfälle die Haupttodesursache bei Personen unter 40 Jahren. Nach Hawkins et al. [8] beruhen 12−25% dieser Todesfälle auf Thoraxtraumen. Meist sind Verletzungen kardialer und parakardialer Strukturen für den fatalen Ausgang verantwortlich.

Für viele Patienten, deren Herz oder große Gefäße schwer verletzt werden, kommt jede Hilfe zu spät. Gelangen sie jedoch lebend in stationäre Behandlung, dann werden auch schwerwiegende kardiovaskuläre Läsionen in bis zu 40% übersehen oder zu spät in Betracht gezogen [22, 23]. Ursache hierfür sind die oft leichter erkennbaren Verletzungen der Thoraxwand und Lunge, welche die Aufmerksamkeit im Rahmen der Erstbehandlung auf sich ziehen. Andererseits wird ein großer Teil von Patienten mit an sich blanden Thoraxtraumen aus diagnostischer Unsicherheit und Furcht, man könne eine signifikante kardiale Verletzung übersehen, einer überflüssigen Diagnostik unterzogen und unnötig lange unter Intensivbedingungen überwacht.

Tabelle 1. Möglichkeiten kardiovaskulärer Mitbeteiligung beim stumpfen Thoraxtrauma. Bei 70−80% der Betroffenen finden sich äußerlich oder radiologisch Verletzungen der Thoraxwand; eine lebensbedrohliche Myokardkontusion kann aber auch ohne Weichteilläsionen vorhanden sein

I. Perikard
  - Perikarditis
  - Postperikardiotomiesyndrom
  - Pericarditis constrictiva
  - Perikardlazeration
  - Hämorrhagie, Tamponade
  - kardiale Herniation, Luxation

II. Myokard
  - Kontusion
  - Lazeration
  - Ruptur
  - Septumperforation (atrial, ventrikulär)
  - Aneurysma, Pseudoaneurysma
  - Thrombose, systemische Embolie
  - ischämischer Myokardinfarkt

III. Endokard
  - Ruptur von Atrioventrikular- und Semilunarklappen
  - Ruptur, Nekrose des Papillarmuskels
  - Ruptur der Chordae tendineae

IV. Koronararterien
  - Thrombotischer Koronararterienverschluß
  - Lazeration, Dissektion
  - Fisteln (arteriovenös, arterioatrial)

V. Große thorakale Gefäße
  - Lazeration, Dissektion, Ruptur
  - Abriß
  - Aneurysma, Pseudoaneurysma
  - Fisteln
  - Thrombose, Embolie

Im folgenden werden die Möglichkeiten einer kardialen Mitbeteiligung beim stumpfen und penetrierenden Thoraxtrauma aufgezeigt sowie Empfehlungen zur Diagnostik gegeben.

Alle Teile des Herzens (Tabelle 1) können beim Thoraxtauma in Mitleidenschaft gezogen werden [7]. Meist sind mehrere kardiale Strukturen nebeneinander betroffen. Aus Gründen der Übersichtlichkeit werden die Manifestationsformen kardio-

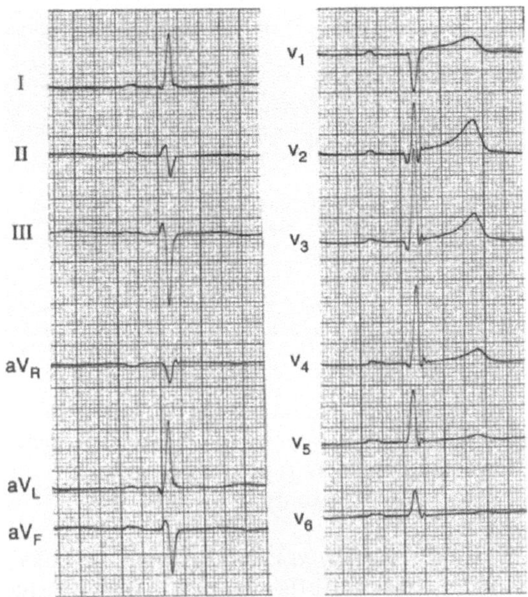

Abb. 1. EKG mit den Zeichen der Perikarditis (in *V1* bis *V4* erhöhte ST-Abgänge mit hochgezogenem *S*)

vaskulärer Beteiligungen beim stumpfen und penetrierenden Thoraxtrauma einzeln besprochen.

11.1 Perikardbeteiligung

Morphologisch findet sich als Begleiterscheinung bei nahezu allen stumpfen Thoraxtraumen ein mehr oder weniger ausgeprägter Perikarderguß, der reaktiv, hämorrhagisch oder entzündlich im Sinne einer echten Perikarditis sein kann. Dessen Verdacht kann mit einfachen Untersuchungsverfahren (Auskultation, EKG, Echokardiographie, Thoraxaufnahme) gestellt werden. Die wichtigste Frühkomplikation ist daher die akute Perikardtamponade. Hinter einem Hämatothorax kann sich auch die seltene Perikardruptur mit Luxation des Herzens verbergen [22, 24]. Perikardkonstriktionen können auch als Spätfolge einer traumatischen Perikarditis auftreten und begutachterlich von Bedeutung sein.

Klinik und Diagnostik. Leitsymptome der traumatischen Perikarditis sind oft nur diskrete präkardiale Reibegeräusche und ST-Hebungen im EKG (Abb. 1). Um diese flüchtigen Befunde zu erfassen, sind wiederholte Auskultationen sowie EKG-Kontrollen, ergänzt durch Thoraxaufnahmen, unter

gleichen Bedingungen Stunden und Tage nach dem Trauma erforderlich.

Bestehen schon bei der Klinikaufnahme Zeichen der Perikardtamponade, ist eine unverzügliche chirurgische Evaluation notwendig, da der Tamponade häufig eine Myokardlazeration zugrunde liegt.

Die klinischen Zeichen der Perikardtamponade sind: Hypotension, Pulsus paradoxus, Einflußstauung.

Besteht die Zeit und Möglichkeit, so erlauben die Kardio-CT oder Kernspintomographie [26] eine klare Differenzierung der peri- und myokardialen Verletzungen (s. Kap. 3.2).

Eine Perikardiozentese ist nur als überbrückende Maßnahme bis zur Thorakotomie und Kardiographie, die ohne extrakorporale Zirkulation durchgeführt werden kann, angezeigt [13, 22]. Die Mortalität ist auch bei raschem chirurgischen Eingreifen hoch [2, 10, 24].

Ergüsse, die sich erst innerhalb von Tagen ausbilden, sind meist Folge der traumatischen Perikarditis oder des mit Fieber, Schmerzen und rekurrierenden Perikardergüssen einhergehenden posttraumatischen Dressler-Syndroms (wahrscheinlich autoimmunbedingt).

Hämorrhagische Ergüsse können Zeichen einer Myokardperforation sein, die sich auch als subakute Tamponade manifestieren. Häufig übersehene, allerdings seltene Ursachen rekurrierender Perikardergüsse bei politraumatisierten Patienten sind die Begleitpleuritis bei Pankreatitis (Amylase im Erguß), sowie nach ösophago- und pankreatikoperikardialen Fisteln.

11.2 Myokardbeteiligung

11.2.1 Myokardkontusion

Autoptisch fand man in 5 – 15% [6] der an Thoraxtraumen Verstorbenen Zeichen der Myokardkontusion. Zu diesen gehören pathologisch-anatomisch:

- subendokardiale und subepikardiale Ekchymosen,
- ausgedehnte Kontusionen mit Fragmentation und Nekrose der Muskelfasern und
- transmurale Nekrosen mit allen Schweregraden der Myokardschädigung [10].

Die anatomischen Veränderungen korrelieren kaum mit den erfaßbaren klinischen Symptomen. Ursache hierfür ist die Überlagerung durch andere Verletzungen. Oft werden Symptome erst im Rahmen der Spätbegutachtung der simultanen Herzbeteili-

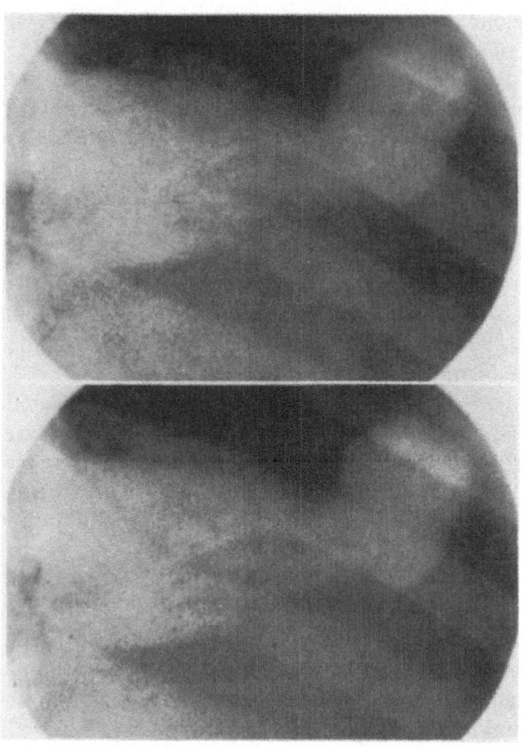

Abb. 2. Levokardiographie mit posttraumatischem Aneurysma. (Aus FLÉJOU et al. [4])

gung zugeschrieben. So können Myokardkontusionen klinisch völlig stumm bleiben und ohne Komplikationen vernarben, da das ventral liegende rechtsventrikuläre Myokard häufiger betroffen ist.

Andererseits wird über geringe myokardiale Läsionen des linksventrikulären Myokards mit letalem Ausgang berichtet. Dies beruht auf den unterschiedlichen Auswirkungen von links- und rechtsventrikulärem Myokard auf Pumpfunktion und Elektrostabilität des Herzens.

Die durch Kontusion bedingten myokardialen Wandveränderungen können zu den nachfolgenden Komplikationen mit unterschiedlichen Folgen führen:

− Herzrhythmusstörungen, deren Inzidenz mit 33−73% angegeben wird [9],
− myokardiales Pumpversagen,
− intrakardiale Thrombenbildung mit systemischen Embolien,
− zweiseitige Myokardruptur mit akuter Perikardtamponade,
− Ausbildung von Herzwandaneurysmen (Abb. 2).

Tabelle 2. Empfohlene Methoden zur Sicherung der Diagnose Myokardkontusion bei Vorliegen eines stumpfen Thoraxtraumas

1. Nachweis von EKG-Veränderungen
2. Erhöhung von CK-MB ($>5\%$ der Gesamt CK)
3. Nachweis von EKG-Veränderungen
   + Veränderungen in der Echokardiographie
4. Pathologische ^{201}Tl-Szintigraphie
5. Pathologische GVA (bzw. MUGA) Szintigraphie
6. Computertomographie ohne + nach Kontrastmittel ⎫ pathologisch
7. Kernspintomographie ⎰

Nur ein geringer Prozentsatz der Patienten mit Myokardkontusion entwickelt diese schwerwiegenden Komplikationen. Ohne ihr Auftreten ist die Prognose der Myokardkontusion sehr gut [10].

Klinik und Diagnostik. Leitsymptom der Myokardkontusion ist der häufig aber nicht obligat vorhandene nitronegative präkardiale Schmerz. Differentialdiagnostisch sind Ischämieschmerzen bei traumatischer Koronarthrombose und muskuloskeletal verursachte Schmerzen abzugrenzen. Bei 70−80% der Betroffenen findet man Verletzungen der Thoraxwand, die bereits klinisch und auf Thorax-, Rippen- und Wirbelsäulenaufnahmen erkennbar sind. Aber auch ohne Frakturen oder ausgeprägte Weichteilverletzungen kann es zu lebensbedrohlicher Myokardkontusion kommen. Sie ist daher auch bei geringen Thoraxtraumen in Erwägung zu ziehen.

Zur Diagnosesicherung können zahlreiche apparative, labortechnische und bildgebende Untersuchungsverfahren herangezogen werden (Tabelle 2). Die Wertigkeit und Aussagekraft der einzelnen Methoden wird kontrovers diskutiert.

EKG, Echokardiographie und Radionuklidangiographie weisen zwar auf funktionelle Folgen der Myokardkontusion wie Rhythmusstörungen, pathologische Wandmotilität oder reduziertes Auswurfvolumen hin, den direkten Beweis einer Kontusion können diese Untersuchungsmethoden jedoch nicht erbringen. Pathologische Befunde der Myokardszintigraphie mit Thallium-201 oder Pyrophosphat erfassen zwar die Existenz von Herzmuskelnekrosen, erlauben damit aber keine Abschätzung der funktionellen Beeinträchtigung oder der Prognose. Darüberhinaus ist die Differenzierung von ischämischer zu traumatischer Ursache nicht möglich.

Ziel der Diagnostik ist es daher, bei möglicher Myokardkontusion die Patienten zu identifizieren, bei denen ein erhöhtes Risiko für Früh- und Spät-

Tabelle 3. Röntgenthorax beim stumpfen Thoraxtrauma

Indikation:	Screeninguntersuchung
	– Knöcherne Frakturen
	– Weichteilödem, Hautemphysem
	– Pneumothorax
	– Hämatothorax
	– Lungenkontusion
	– Atelektase
	– Trachea/Bronchusabriß
	– Aortenaneurysma (s. Tabelle 7)
	– Zwerchfellruptur
Bedeutung:	Für prognostische Einschätzung und Therapiefindung (Pleuradrainage?; Angiographie?) unerläßlich
Nachteil:	Trägt zur Diagnostik der kardialen Beteiligung wenig bei

Tabelle 4. EKG beim stumpfen Thoraxtrauma

Indikation:	Screeninguntersuchung
Befunde:	– Isolierte ST-Strecken-Veränderungen
	– Q-Zacken mit ST-Strecken-Veränderungen
	– Rechtsschenkelblock
	– Linksschenkelblock
	– Extrasystolie
	– Vorhofflattern/-flimmern
	– Kammerflattern/-flimmern
	– Bradyarrhythmie
	– AV-Block
Bedeutung:	Entscheidend für weitere Diagnostik, Therapie, Prognose
Nachteil:	Veränderungen unspezifisch

komplikationen besteht [9]. Als diagnostische Maßnahmen sind daher bei klinischem Verdacht auf Myokardkontusion folgende Untersuchungen sinnvoll:

Jeder Patient mit stumpfem Thoraxtrauma sollte routinemäßig ein diagnostisches Minimalprogramm durchlaufen, das weitgehend verfügbar, wenig belastend und kostengünstig ist und alle Risikopatienten zur weiterführenden Diagnostik erfaßt. Diesen Forderungen entspricht die Kombination von

– sorgfältiger Anamnese,
– körperlicher Untersuchung,
– Röntgenbild des Thorax, nach Möglichkeit in 2 Ebenen,
– EKG und
– 24stündiges EKG und Kreislaufmonitoring.

Die Röntgenaufnahmen der Thoraxorgane (Tabelle 3) helfen, begleitende Verletzungen von Lunge, Pleura und knöchernem Thorax sowie der großen Gefäße zu erkennen. Zur Diagnose kardialer Verletzung tragen sie mit Ausnahme der Vergrößerung des Herzschattens wenig bei.

Das EKG (Tabelle 4) unmittelbar bei stationärer Aufnahme, nach 6, 12 und 24 h ergibt Hinweise auf Perikard- und Myokardschädigungen und ermöglicht die Analyse von Rhythmusstörungen, die bei einem Drittel der Patienten therapiebedürftig sind. Alle Patienten mit stumpfem Thoraxtrauma sind daher mindestens 24 h kontinuierlich (intensivmedizinisch) zu überwachen. Sind die Patienten während der 24stündigen Überwachung rhythmus- und kreislaufstabil, so ist eine weitere Intensivüberwachung nicht mehr erforderlich, es sei denn, das Vorliegen anderer, nicht kardialer Verletzungen zwingt dazu.

Tabelle 5. CK-MB-Bestimmung beim stumpfen Thoraxtrauma

Indikation:	strittig wenn, dann 6stdl. Bestimmung am ersten Tag
Bedeutung:	fraglich prognostische Bedeutung pos. Korrelationen zwischen Höhe der CK-MB und dem Auftreten kardialer Komplikationen; bei CK-MB > 200 in 75 % kardiale Komplikationen; bei CK-MB > 200 + EKG-Veränderungen 100 % kardiale Komplikationen
Nachteile:	häufig falsch positiv (erhöht bei Verletzungen anderer Gewebe, v. a. des Zwerchfells; mögliche Kreuzreaktion CK-BB) häufig falsch negativ (kurze HWZ; geringer CK-MB-Gehalt im nicht vorgeschädigten und im rechten Herzen)

Als Screeningmethode wird auch die Bestimmung der CK-MB in sechsstündlichem Abstand, die Echokardiographie und nuklearmedizinische Untersuchung empfohlen.

Ein Anstieg der CK-MB (Tabelle 5) auf über 200 U/L oder über 5 % der Gesamt-CK galt lange Zeit als entscheidender Hinweis für das Vorliegen einer Myokardkontusion. Retrospektive Studien sprechen der Höhe der CK-MB auch prognostische Aussagekraft zu. Mitteilungen aus den Jahren 1982 – 1989 [6] weisen darauf hin, daß häufig falsch positive wie falsch negative CK/MB-Werte gefunden wurden. Prospektiv konnte keine signifikante Korrelation zwischen CK-MB, zu erwartenden Komplikationen und Prognose gezeigt werden

Tabelle 6. Echokardiographie beim stumpfen Thoraxtrauma

Indikation:	Weiterführende Diagnostik bei auffälligem Routinescreening
Befunde:	Pathologische Befunde bei 20–47%
	– Perikarderguß (bei bis zu 27%)
	– dilatierte Herzkammern
	– pathologische Kontraktilität
	– intrakardiale Thromben
	– Klappenläsionen
	– Septumdefekte (Doppler)
	– Shunts, Fisteln (Doppler)
	– Vorgeschädigtes Herz
	– Mitbeteiligung großer Gefäße
Bedeutung:	Entscheidende Hinweise für weitere Diagnostik und Therapie
Nachteile:	– Geringe Sensitivität bei routinemäßigem Einsatz als Screeningmethode: Nur 50% aller Patienten mit schweren Komplikationen (Rhythmusstörungen, Pumpversagen) haben zuvor ein pathologisches Echo
	– Oft technisch unergiebig
	– Befunde häufig flüchtig

[10]. Die routinemäßige CK-MB Bestimmung erscheint daher entbehrlich.

Die Echokardiographie (Tabelle 6) kommt als nicht invasives, wenig belastendes Verfahren auch für schwerverletzte, transportunfähige Patienten als Routineuntersuchung in Frage. Die diagnostische und prognostische Aussagekraft bei routinemäßigem Einsatz wird konträr beurteilt, so daß das Verfahren insbesondere auf unfallchirurgischen Intensivstationen nicht uneingeschränkt empfohlen wird. Die Echokardiographie ist aber bei allen hämodynamisch instabilen Patienten sowohl zum Ausschluß der Perikardtamponade, als auch zur Erkennung von Hypokinesien und Klappenläsionen und zum Hinweis auf weiterführende bildgebende Systeme ganz wesentlich. Sie sollte daher als Methode der ersten Wahl – neben klinischer Untersuchung und Thoraxaufnahme – zum Einsatz kommen. Bei Kindern werden nuklearmedizinische Untersuchungsverfahren gleichrangig eingesetzt, da hierbei die Echokardiographie häufig unauffällige Befunde ergeben kann. Da nuklearmedizinische Untersuchungen jedoch einen Transport der Patienten erfordern, wird ihr routinemäßiger Einsatz nicht generell befürwortet. Eine mögliche Indikation besteht, wenn in der weiterführenden Diagnostik die Echokardiographie aus technischen oder anderen Gründen nicht in der Lage ist, ausreichende Informationen zu liefern und die Computertomographie nicht zur Verfügung steht. Ergeben

sich bei diesen Basisuntersuchungen unklare Befunde, so ist bei hämodynamisch instabilen Patienten eine weitergehende Diagnostik zum Ausschluß chirurgisch behebbarer Ursachen einzuleiten.

Neben der obligaten und auch am Krankenbett durchführbaren Echokardiographie ist auch im Hinblick auf die traumatische Aortenruptur und exakte Beurteilung der dorsalen Abschnitte des Herzens die Computertomographie indiziert. Insbesondere gilt dies für hämodynamisch instabile Patienten trotz ausreichender Volumensubstitution, bei Patienten mit vorbestehenden Herzerkrankungen, einem Alter über 60 Jahren und Hinweisen auf die Art des Traumas, die Verletzungen von Herz und großen Gefäßen begünstigen. Zu diesen gehören insbesondere Schleudertraumen, Thoraxkontusion mit dem Lenkrad, Sturz aus großer Höhe, Schuß- und Stichverletzungen des Herzens. Dies unterstreicht, daß weiterführende bildgebende Diagnostik insbesondere bei Kombinationstraumen erforderlich ist, bei denen die Myokardkontusion mutmaßlich nur einen Teilaspekt darstellt.

Chirurgische Eingriffe sind bei den oft polytraumatisierten Patienten häufig erforderlich. Bei bestehender Myokardkontusion mit bedrohlichen Rhythmusstörungen wird daher für mögliche elektive Eingriffe empfohlen, die Operation bis zur Kreislauf- und Rhythmusstabilität zu verschieben. Unter diesen Bedingungen ist daher ein prä-, intra- und postoperatives Kreislaufmonitoring (Swan-Gantz-Katheter) indiziert [9]. Das diagnostische und therapeutische Prozedere bei klinischem Verdacht auf Myokardkontusion ist in Tabelle 7 zusammengefaßt.

11.2.2 Myokardruptur

Die schwerste Form einer myokardialen Beteiligung beim stumpfen Thoraxtrauma ist die Myokardruptur. Als verursachende Mechanismen gelten:

– übermäßiger Anstieg des intrathorakalen Druckes mit Fortleitung nach intrakardial,
– direkte Kompression des Herzens (Boxer, Lenkradverletzung, aber auch im Rahmen einer Herzdruckmassage),
– transmurale Nekrose nach Myokardkontusion oder -infarkt mit verzögertem Auftreten der Ruptur.

Die Perforation der freien Herzwände (Tabelle 8) führt zur Rutpur nach extrakardial und zur Perikardtamponade bzw. zum hämorrhagischen Schock. Bei Überlebenden rupturierte am häufig-

Tabelle 7. Algorithmus – diagnostisches und therapeutisches Procedere beim stumpfen Thoraxtrauma und klinischem Verdacht auf Myokardkontusion

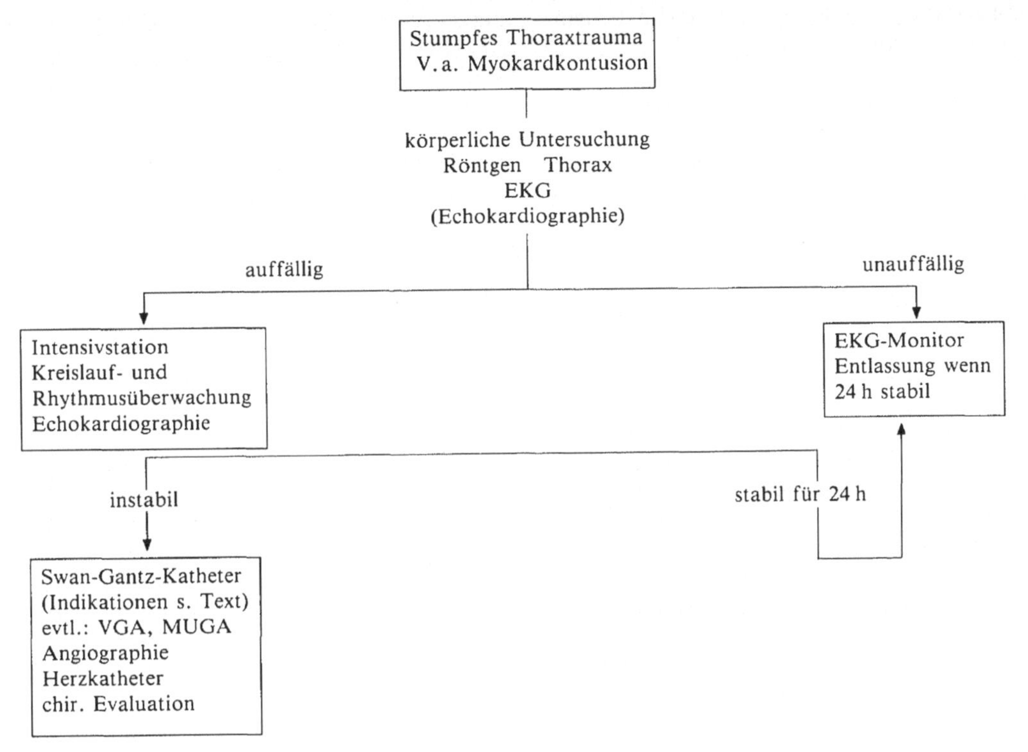

Tabelle 8. Stumpfes Thoraxtrauma: Betroffene Strukturen bei 61 Überlebenden mit Myokardruptur [18]

Betroffene Herzwand	Patientenzahl
Rechter Vorhof	36
Linker Vorhof	11
Rechter Ventrikel	12
Linker Ventrikel	4

Tabelle 9. Klinische Befunde bei Patienten mit Myokardruptur [18]

Gestaute Halsvenen oder ZVD > 20 cmH$_2$O	78%
Arterielle Hypotension (RR < 80 mmHg)	70%
Verbreitertes Mediastinum im Röntgenthorax	67%
Frakturen der Thoraxwand	48%

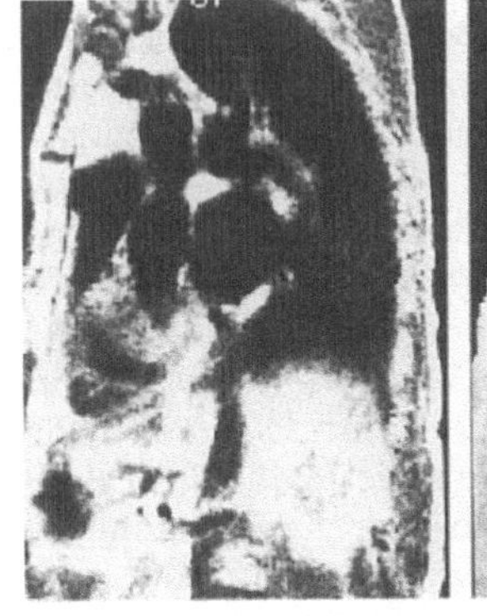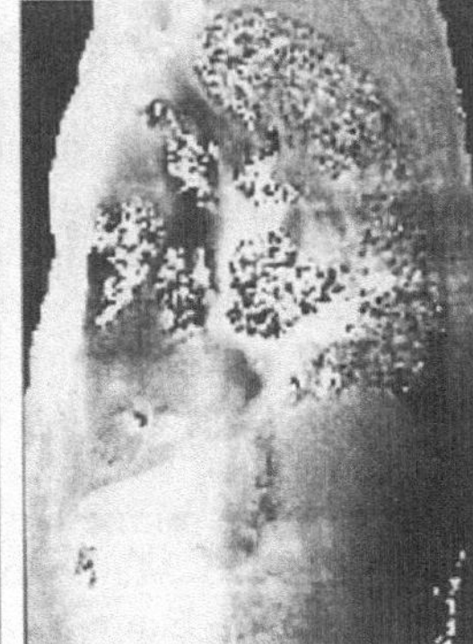

Abb. 3. Traumatischer Ventrikelseptumdefekt – am 5. Tag nach stumpfem Thoraxtrauma trat ein lautes Systolikum auf. Das sagittale Kernspintomogramm des Herzens in EKG getriggerter Spinechotechnik zeigt den Links-rechts-Shunt auf Ventrikelebene und einen durch Perikard gedeckten Myokarddefekt des linken Ventrikels (operativ bestätigt)

sten der rechte Vorhof. Ruptur von Vorhof – bzw. Kammerseptum – haben die Entstehung eines intrakardialen Shunts zur Folge. Nicht selten werden mehrere Perforationen und Lazerationen nebeneinander gefunden (Abb. 3 a, b).

Klinik und Diagnostik. Die Ruptur der freien Wände äußert sich als akute Herzbeuteltamponade oder hämorrhagischer Schock und ihre Symptomatik ist unspezifisch (Tabelle 9). Die Diagnose wird meist zu spät gestellt. Bei über 50% der überlebenden Patienten vergeht mehr als eine Stunde bis zur lebensrettenden Operation. Aufgrund des meist dramatischen klinischen Verlaufs ist häufig die aufwendige Diagnostik nicht möglich, obwohl diese zu einer Operationsplanung wesentlich beitragen könnte. Die Sicherung der Herzbeuteltamponade mittels Echokardiographie oder Computertomographie ist ausreichend für die sofortige chirurgische Evaluation. Die isolierten Vorhofseptumdefekte zeigen einen benignen Verlauf. Bis es zur klinischen Manifestation und Diagnose kommt, können Monate bis Jahre vergehen. Klinisch bedeutsamer ist die Entstehung eines traumatischen Ventrikelseptumdefektes (VSD). Leitsymptome hierfür sind bei sich sofort oder innerhalb von Tagen entwickelnder Herzinsuffizienz nach Trauma, ein neuaufgetretenes Systolikum und EKG-Veränderungen [2, 20]. Bei kleinen Ventrikelseptumdefekten ist das EKG meist normal, bei mittleren können tiefe S-Zacken rechts präkordial, unvollständige Rechtsschenkelblöcke und Rechtsverspätungskurven einen Hinweis auf den VSD geben. Diese Befunde sind insbesondere hilfreich, wenn sie in Vorbefunden nicht existierten.

Differentialdiagnostisch ist eine traumatische Mitralklappenläsion und ein falsches Aneurysma abzugrenzen. Zur Sicherung der Diagnose dienen die Farbdoppler-Echokardiographie, der Nachweis einer Zunahme der O_2-Konzentration vom rechten Vorhof zum rechten Ventrikel mittels Swan-Gantz-Katheter, nuklearmedizinische Methoden oder die Kernspintomographie [26]. Mit den sog. „fast imaging" Methoden der Kernspintomographie oder der Echoplanar-Technik ist sowohl die Existenz eines Links-rechts-Shunts als auch seine hämodynamische Auswirkung nicht invasiv darzustellen und quantitativ zu bestimmen (Abb. 3).

Kasuistik. Bei einem 45jährigen Patienten wurde am 5. Tag nach stumpfem Thoraxtrauma ein lautes Systolikum festgestellt. Die darauf eingeleitete kernspintomographische Untersuchung des Herzens zeigte sowohl die Ruptur des interventrikulären Septums (traumatischer VSD) (Abb. 3 a) und ei-

nen nur noch durch perikard gedeckten Muskeldefekt des linken Ventrikels (Abb. 3 b). Die Defekte konnten chirurgisch bestätigt und versorgt werden (herzchirurgische Abteilung der Universität Erlangen/Nürnberg, Prof. Dr. VON DER EMDE), im weiteren Verlauf war der Patient symptomfrei.

11.3 Endokard- und Klappenbeteiligung

Autoptisch wurden in bis zu 9% der Opfer tödlicher Thoraxtraumen Endokardläsionen festgestellt. Am häufigsten war dabei die Aortenklappe betroffen, gefolgt von Läsionen der Mitral- und Trikuspidalklappe [1].

Eine Aorteninsuffizienz kann außer durch die Klappenläsion direkt auch durch paravalvuläre Hämatome und Ödeme ausgelöst werden und ist dann gegebenenfalls reversibel. Als Ursache für eine posttraumatische Mitralinsuffizienz kann die Ruptur der Klappe selbst, von Papillarmuskelausrissen und Dysfunktionen durch Nekrosen, Abrisse der Chordae tendineae und paravalvuläre Läsionen vorkommen. Für die häufig erst Jahre nach dem Trauma manifeste Trikuspidalinsuffizienz sind Klappenrupturen, Narben, Fibrosen, Anulusdilatationen, Reduktion der linksventrikulären Kontraktilität und Ausbildung eines rechtsventrikulären Aneurysmas anzusprechen.

Klinik und Diagnostik. Die pathophysiologisch veränderte Hämodynamik bei traumatischen Klappenläsionen verhält sich ähnlich derjenigen bei bakterieller oder rheumatischer Genese. Leitsymptom für eine Klappenbeteiligung beim stumpfen Thoraxtrauma ist eine neuaufgetretene Herzinsuffizienz mit Geräusch.

Die Aorteninsuffizienz ist durch ein hochfrequentes musikalisches Diastolikum und eine hohe Blutdruckamplitude charakterisiert. Ein Holosystolikum und ein sich perakut entwickelndes Lungenödem sind typisch für eine traumatische Mitralinsuffizienz. Differentialdiagnostisch kommt bei dieser Konstellation ein Ventrikelseptumdefekt in Frage. Mitralinsuffizienzen können bei Papillarmuskelläsionen zeitweilig erst Tage nach dem Trauma auftreten.

Trikuspidalinsuffizienzen zeigen einen benignen Verlauf und werden häufig erst Jahre nach dem Trauma diagnostiziert. Latenzzeiten bis zur klinischen Manifestation von 28 Tagen bis über 20 Jahre hinaus wurden beschrieben. Leitsymptome sind ein in Inspiration betontes holosystolisches Geräusch, eine ausgeprägte systolische venöse Pulsation und eine große, pulsierende Leber. Die Diagnose einer Klappeninsuffizienz wird mit der dopplergestützten Echokardiographie zuverlässig gesichert. Präoperativ für einen elektiven Eingriff kann in der Regel auf einen kombinierten Rechts- und Linksherzkatheter nicht verzichtet werden.

Prognose und Therapie. Bei posttraumatischen Aorten- und Mitralklappenläsionen ist in der Regel ein frühzeitiger Klappenersatz angezeigt, da sich das Herz an akute haemodynamische Verschlechterungen kaum adaptieren kann. Auch bei Mitralinsuffizienzen durch Läsionen des Klappenapparates sollte primär der Klappenersatz angestrebt werden.

Schwierig ist die Bestimmung des optimalen Operationszeitpunktes beim Vorliegen einer Trikuspidalinsuffizienz. Der benigne Verlauf rechtfertigt eine primäre, eventuell jahrelange Beobachtung. Mit der Kernspintomographie als Ergänzung zur Echokardiographie ist die quantitative Entwicklung beurteilbar. Die operative Korrektur muß aber vor der sich entwickelnden Rechtsdekompensation erfolgen. Die Operationsindikation wird dabei insbesondere anhand klinischer Verlaufsbeobachtung mit veränderten Parametern gestellt werden müssen.

11.4 Koronararterienbeteiligung

Eine wichtige, wenn auch seltene Komplikation des stumpfen wie auch penetrierenden Thoraxtraumas ist der akute Koronararterienverschluß mit konsekutivem Myokardinfarkt. Ursächlich hierfür ist vor allem die akute koronare Thrombose. Gefährdet sind vor allem Patienten mit vorbestehenden arteriosklerotischen Koronarveränderungen. Morphologisch kann es zur Loslösung von Plaques durch das Trauma kommen, zu Lazerationen und Ruptur der Koronararterie [4]. Allerdings wurden auch thrombotische Verschlüsse nicht vorgeschädigter Koronarien beschrieben [5]. Die Ursachen für akute Minderperfusion wie Koronardissektion, Lazeration und die Ausbildung von Koronaraneurysmen oder AV-Fisteln wurden durch die sofortige koronarangiographische Diagnostik möglich.

Auf die Bedeutung der Angiographie zur Klärung traumatischer Veränderungen des Herzens und der Koronararterien wiesen französische Autoren [4] an einem Kollektiv von 21 Patienten hin (Tabelle 10).

Die Tabelle 10 zeigt, daß in 5 von 21 angiographisch abgeklärten Fällen direkte Koronarveränderungen gefunden wurden. Diese Veränderungen

Tabelle 10. Angiographisch nachgewiesene Läsionen bei traumatischen Herzverletzungen

Patienten	21
Art der Verletzung:	
– stumpfes Trauma	17
– penetrierendes Trauma	4[a]
Läsionen	
– linksventrikuläres Aneurysma	6
– direkte Herzläsionen	5
– Trikuspidalinsuffizienz	5
– Aorteninsuffizienz	3
– Septumruptur	1
– Perikardruptur	1

[a] Eine Messer- und 3 Schußwunden.

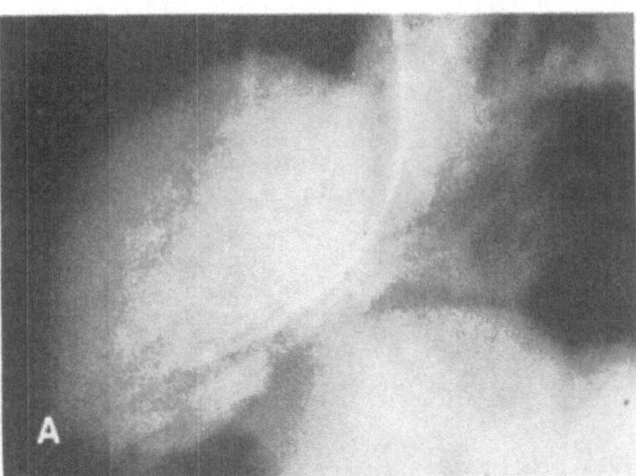
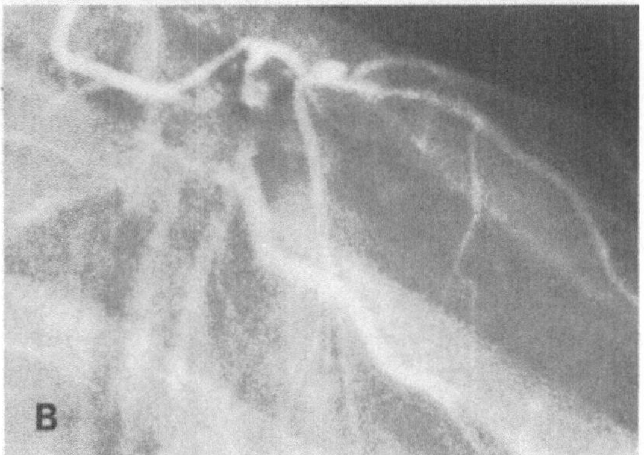

Abb. 4A, B. Traumatische Koronararterienläsion mit den Folgen eines Vorderwandinfarktes. Die Laevokardiographie zeigt eine ausgeptägte Ektasie und Akinesie der Vorderwand des linken Ventrikels (**A**). Die selektive Koronarangiographie der linken Kranzarterie zeigt die posttraumatischen Veränderungen mit Koronarstenosen, Koronardissektion und lokalem Pseudoaneurysma (**B**). (Aus FLÉJOU et al. [4])

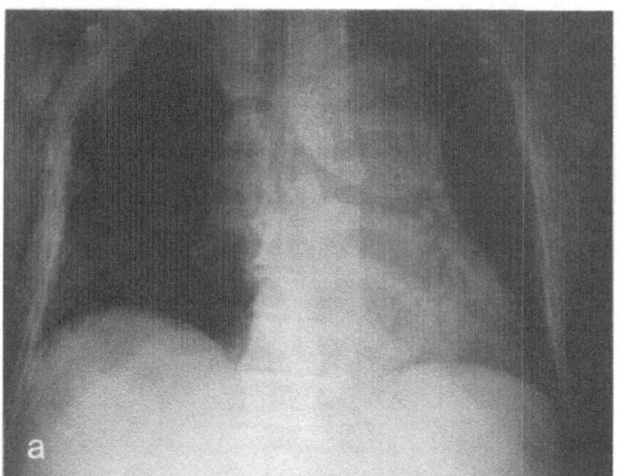

Abb. 5a–c. 57jähriger Mann, stumpfes Thoraxtrauma nach Verkehrsunfall. **a** Thoraxübersichtsaufnahme mit: Verbreiterung des Mediastinum, Aufspreizung der Tracheabifurkation, Rippenserienfraktur rechts, Weichteilemphysem, Glassplitter in Projektion auf den Leberschatten, unscharfe Kontur im Bereich des rechten Hilus und Hauptbronchus. **b** Computertomographie der Thoraxorgane: Untersuchung bei liegendem Trachealtubus, linksseitiger Pleuraerguß, Ruptur und Dissektion der Aorta thoracalis descendens. Dissektion der linksseitigen Pulmonalarterien. **c** s. S. 393

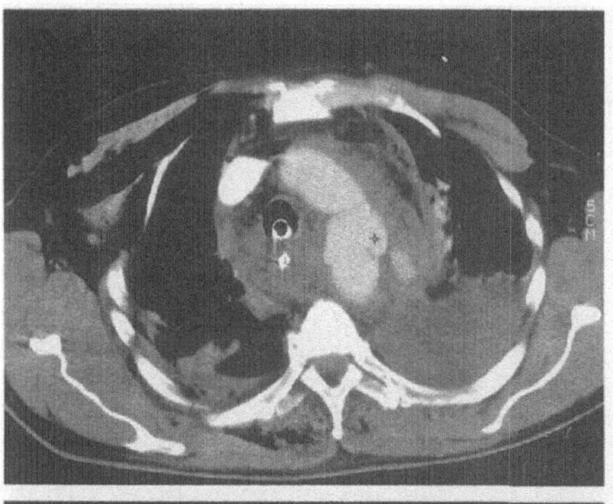

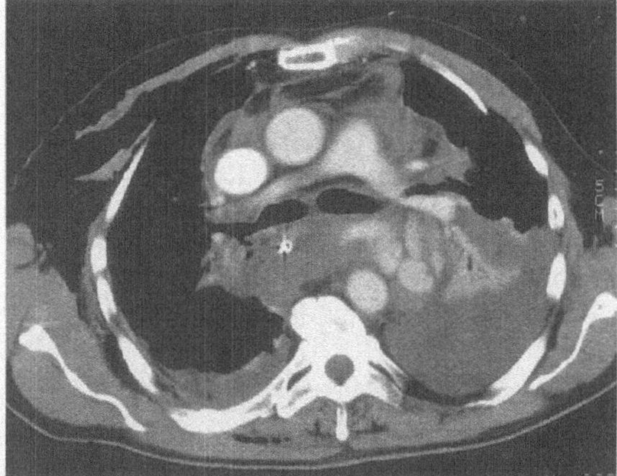

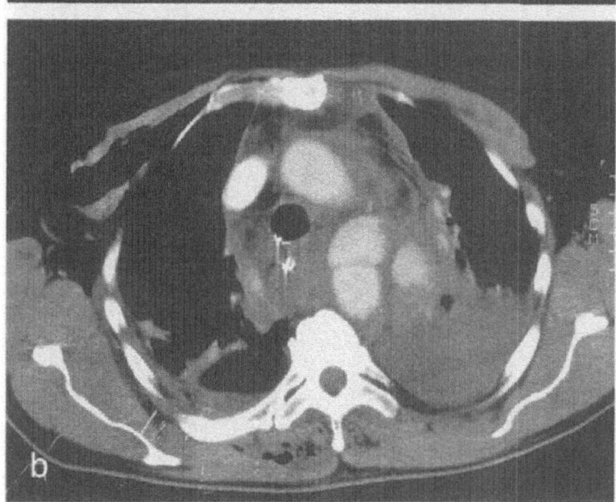

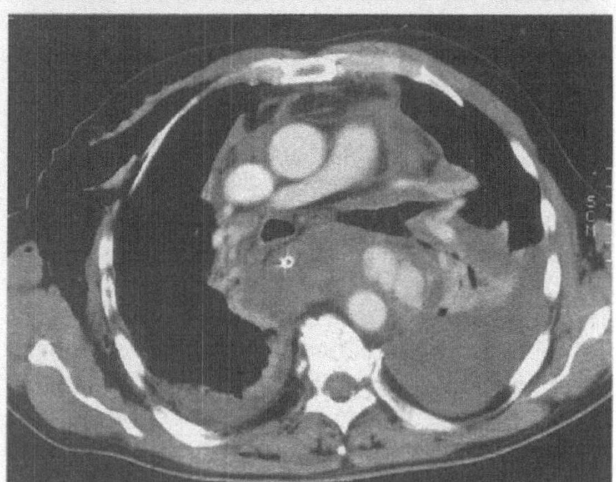

waren nicht spezifisch für die traumatische Genese und nur die Zusammenbetrachtung von Anamnese, klinischen Symptomen und Angiographie erlaubte die Zuordnung. Typisches Beispiel hierfür ist der coronarangiographische Nachweis eines Pseudoaneurysmas neben einer Stenose am Beginn des Ramus interventricularis anterior, der linken Kranzarterie (Abb. 4a, b) oder das Aneurysma an der Herzspitze des linken Ventrikels nach einer Messerstichverletzung (s. Abb. 2).

Diese Darstellung zeigt, daß es sich bei 17 der 21 Patienten um nicht penetrierende und bei 4 um penetrierende traumatische Herzveränderungen handelte. Der häufigste pathologische Befund sowohl bei penetrierenden als auch nicht penetrierenden Verletzungen ist daher das linksventrikuläre Aneu-

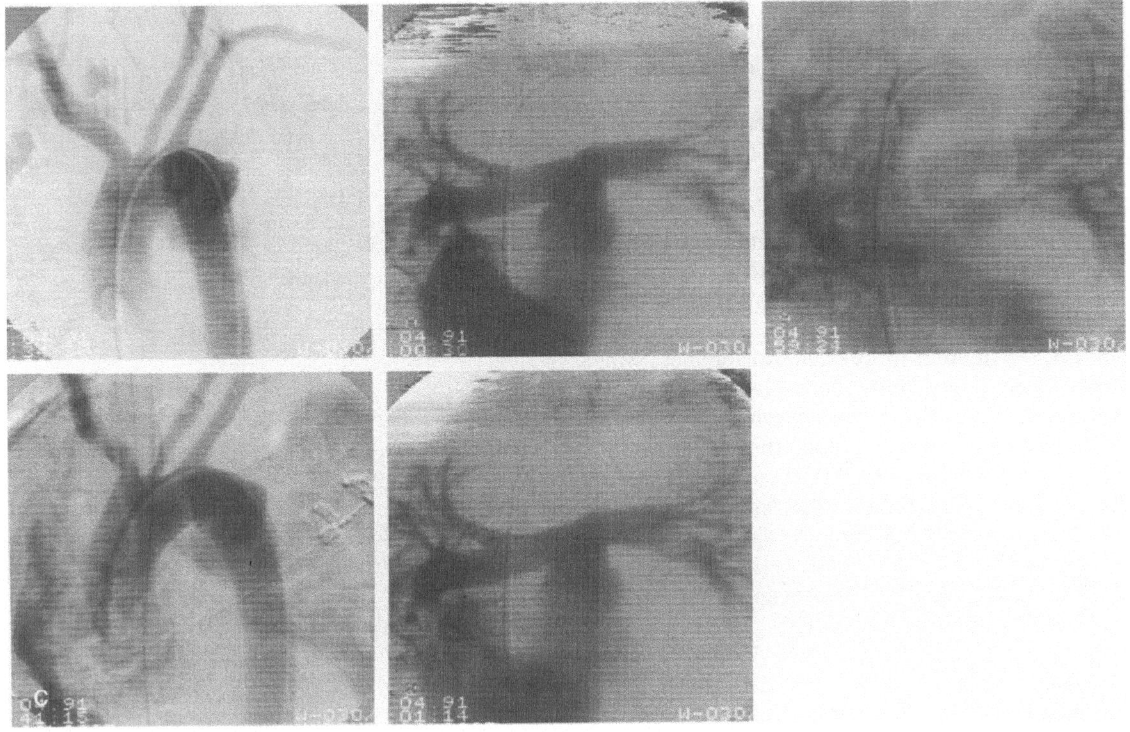

Abb. 5 (*Fortsetzung*). **c** Digitale Subtraktionsangiographie: Mit Darstellung der Perforation nach dem Abgang der arteria subclavia, Kontrastmittelaustritte in Pulmonalarterien rechtsseitig

rysma. In diesen Fällen ist die Anamnese für die Zuordnung zum Trauma auch hinsichtlich der Begutachtung von ganz entscheidender Bedeutung. Wegen ihrer brustwandnahen Lage sind bevorzugt die rechte Koronararterie oder der Ramus interventricularis anterior nach Herztraumen betroffen [5, 11].

Klinik und Diagnostik. Infarktschmerz, typische EKG- und Enzymveränderungen weisen auf einen Myokardinfarkt hin. Da diese Symptomatik auch für die Myokardkontusion charakteristisch ist, kann die Diagnosesicherung nur koronarangiographisch erfolgen. Bei penetrierenden Herzverletzungen (Schuß- und Messerstichverletzungen insbesondere) kann bei gegebener Möglichkeit die Notfall-Koronarangiographie hilfreich sein, wenn es um die Entscheidung geht, den Fremdkörper sofort, wie und auf welche Weise zu entfernen. Aber auch im Hinblick auf die modernen Möglichkeiten der intrakoronaren Atherektomie kann der Nachweis einer Lazeration den richtigen therapeutischen Weg weisen. Ohne Frage können nur die primär überlebenden Patienten vom Vorteil der invasiven Diagnostik mit Angiokardiographie oder Koronarangiographie profitieren. Zweifelsfrei besteht die Indikation zur Angiographie von linkem Ventrikel, Koronararterien und thorakaler Aorta, wenn mit einer anderen, einfacheren Methode eine Ruptur von linkem Ventrikel Aorta- oder Koronararterie nicht ausgeschlossen werden konnte. Die Bedeutung der frühen Indikation zur angiographischen Abklärung nach Herztraumen gilt insbesondere bei nicht vorbestehender Herzerkrankung. Die Indikation für die invasive Diagnostik kann nur in Abhängigkeit von der klinischen Situation interdisziplinär erfolgen.

11.5 Beteiligung der großen Gefäße

Ruptur und Dissektion der großen Gefäße, insbesondere der Aorta thoracalis, sind für einen Großteil der Todesfälle von Patienten mit stumpfem Thoraxtrauma verantwortlich. Am häufigsten betroffen ist die Aorta thoracalis, insbesondere beim Schleudertrauma. Bei jedem sechsten Verkehrstoten mit stumpfem Thoraxtrauma besteht ursächlich eine Aortenruptur [1]. Prädilektionsstelle ist in 90% der Isthmus aortae, unmittelbar am Ansatz des Ligamentum arteriosum, distal des Abganges der Arteria subclavia sinistra. Hier ist die sosnt relativ mobile Aorta descendens fixiert und für plötzliche Dezelerationen äußerst empfindlich. Seltener sind Läsionen der Aorta ascendens und descendens.

Pathologisch-anatomisch finden sich freie Rupturen, komplette Abrisse. Einrisse im Sinne von Dissektionen, die sich in ein Aneurysma dissecans in der Folgezeit entwickeln können. Die Ausbildung eines dissizierenden thorakalen Aortenaneurysmas kann Monate bis Jahre benötigen und klinisch stumm bleiben. Bei Schwerstverletzten kommen auch Läsionen weiterer großer thorakaler Gefäße wie Ab- und Einrisse von Arteria subclavia, axillaris, Vena cava und Vena azygos wie auch der Pulmonalarterie (Abb. 5c) vor.

Klinik und Diagnostik. Die Aortenruptur ist charakterisiert durch retrosternalen Thoraxschmerz, gegebenenfalls mit Ausstrahlung in den Rücken, und kann ohne wie auch mit den Zeichen des Schocks verlaufen. Die Aortenruptur kann die alleinige traumatische Läsion sein oder von knöchernen, pulmonalen, mediastinalen und neurologischen Symptomen begleitet werden. In über der Hälfte der Überlebenden findet sich als diagnostische Trias:

— ein erhöhter Blutdruck der oberen Extremitäten,
— ein erniedrigter Blutdruck der unteren Extremitäten,
— im Thoraxbild ein verbreitertes oberes Mediastinum.

Entscheidende Bedeutung hat daher die sorgfältige Röntgenbefundanalyse, da diese in 90% pathologische Hinweise liefert. Bei entsprechenden Verdachtsmomenten (Tabelle 11) ist eine Diagnosesicherung anzustreben.

Die Echokardiographie kann als nichtinvasives Verfahren Verletzungen der Aorta throacalis ascendens relativ gut erfassen, ist aber für die Veränderungen im Aortenbogen und der Aorta descendens weniger oder nicht geeignet.

Abhängig von den vorhandenen diagnostischen Möglichkeiten ist daher dringend bei Verdacht sofort die thoracale Aortographie, die Computertomographie oder Kernspintomographie durchzuführen.

Bei den traumatischen Veränderungen und den Dissektionen der thorakalen Aorta ist es wichtig zu

Tabelle 11. Radiologische Befunde: Trauma Herz und Aorta

Thorax	CT/KST	Angiographie
Mediastinal-verbreiterung	Haemoperikard	Herz-/oder Aortenruptur
Lungenstauung	Herzdilatation	Shunt
Mediastinal-emphysem	Links-rechts-Shunt	Koronarthrombose
Pleuraerguß	Klappeninsuffizienz	

unterscheiden zwischen distal des Abganges der Arteria subclavia und proximal davon lokalisierten Läsionen.

Bei proximal des Aortenbogens lokalisierten Läsionen ist in der Diagnostik die Aortenklappenebene und die Frage einer bestehenden Aortenklappeninsuffizienz wie auch der Ausschluß der Herzbeuteltamponade dringend erforderlich.

Die heutigen operativen Möglichkeiten mit reduziertem Risiko erfordern eine rasche Abklärung, die nichtinvasiv mit einem der beiden Schnittbildverfahren möglich ist (Abb. 4a, b).

Sicherung der Diagnose. Bei ausgedehnten stumpfen Thoraxverletzungen ist die primäre Aufgabe die Stabilisation der Herz-, Kreislauf- und Atemfunktionen. Parallel dazu kann bereits eine orientierende Thoraxaufnahme erfolgen (Abb. 5a), die häufig bereits wesentliche Hinweise auf die Mitbeteiligung von Herz und Aorta geben kann. Gegebenenfalls, besonders bei schwieriger Kreislaufsituation, ist die Thoraxaufnahme nach 2 h zu wiederholen.

Bei sofortigem Verdacht auf Aortenruptur ist ein klärendes, bildgebendes Verfahren unmittelbar einzusetzen. Dies kann — je nach den apparativen Gegebenheiten — die Computertomographie, die Kernspintomographie oder die Angiographie unter konventionellen oder digitalen Bedingungen sein (Abb. 5b). Entscheidend ist der Ausschluß einer Aortenverletzung, die sofort operiert werden muß. Im anderen Fall gilt es, mit Hilfe der bildgebenden Verfahren festzustellen, ob bei Aortenruptur die Verletzung an typischer Stelle, distal des Abgangs der Arteria subclavia (Abb. 5c, 6) oder an einer anderen Stelle lokalisiert ist. Wie mittels Thorax- oder Schnittbildverfahren intrakardiale Verletzungen vermutet werden können, die einer raschen Therapie bedürfen, so ist der Einsatz der Herzkatheterisation mit Angiokardiographie, gegebenenfalls auch mit Koronarangiographie und bei Aortenver-

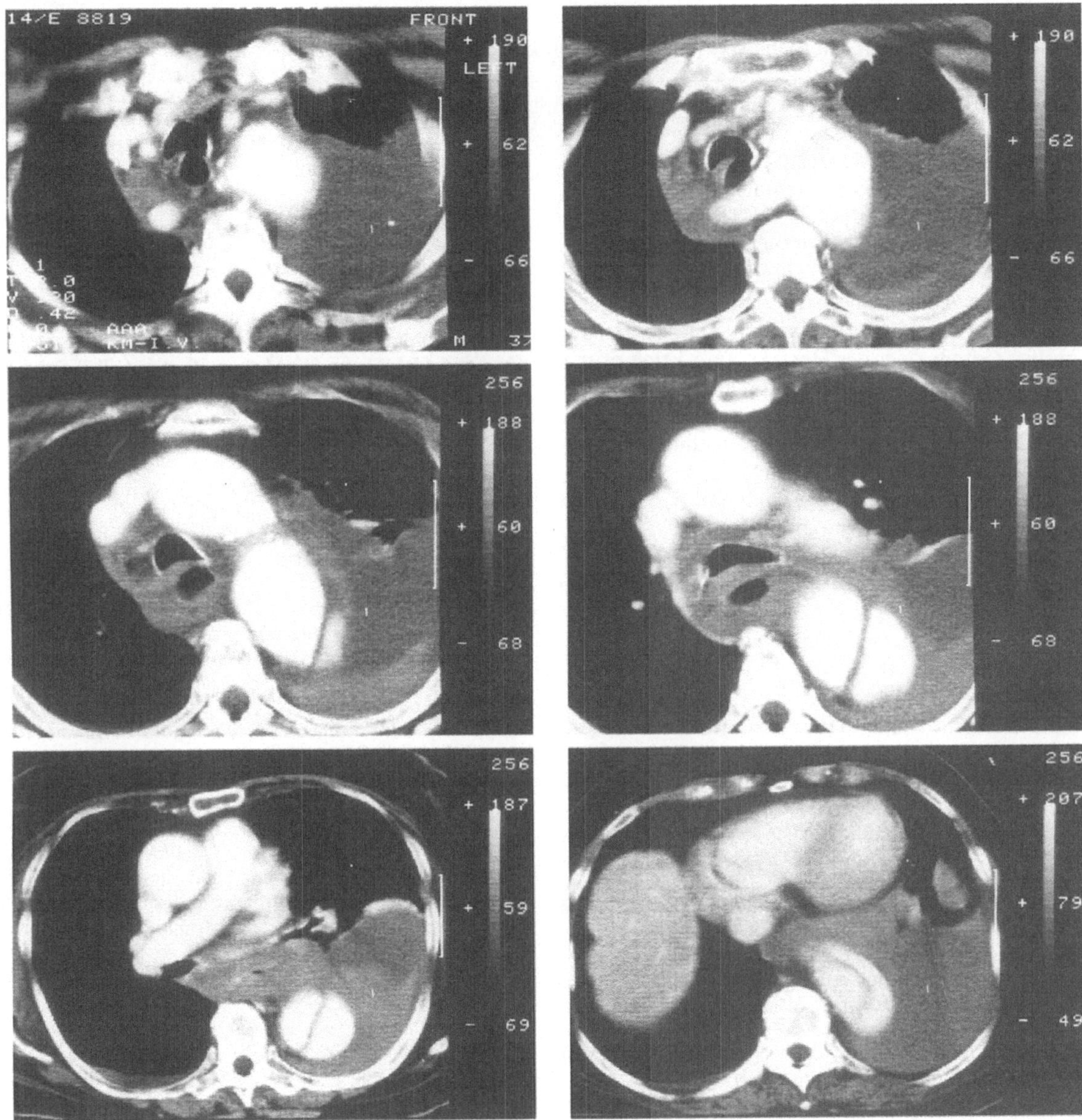

Abb. 6. Posttraumatische Aortendissektion mit Pleuraerguß und Einblutung in das Mediastinum – im CT eindeutige Darstellung der Dissektion

letzungen die thorakale Aortographie indiziert. Dabei sind neben der Ruptur die Dissektion und deren Folgen zu dokumentieren. Bei der Ruptur geht es dabei um den Ort der Ruptur und die Rupturrichtung, bei der Dissektion um die Ausdehnung der Dissektion in Längsrichtung. Andere intrakardiale Verletzungen müssen angiographisch dahingehend geklärt werden, ob und auf welche Art eine sofortige Therapie möglich ist. Enge interdisziplinäre Kooperation ist hier zweifelsfrei erforderlich. Die Zusammenstellung angiographisch abgeklärter Thoraxverletzungen [4] zeigt, daß Herzwandaneurysmen auch nach Trauma und nicht nur nach Myokardinfarkt bei koronarer Herzkrankheit entstehen können.

Prognose. Achtzig Prozent der Patienten mit Aortenruptur versterben am Unfallort, nur 20% überleben länger als eine Stunde. Werden die Überlebenden nicht operiert, sterben 40% innerhalb von 24–48 h.

Die verbesserten diagnostischen Möglichkeiten mit bildgebenden Systemen auch beim schwerverletzten Patienten weisen auf die Notwendigkeit hin, keine Zeit zu verlieren mit einfachen Behandlungsverfahren am Unfallort oder auf dem Weg vom Unfallort zur Klinik und bei der Klinikaufnahme. Unmittelbar nach primärer Sicherung der Vitalfunktionen und Anlage eines sicheren venösen Zugangs sollten Patienten mit Verdacht auf Rupturen der großen Gefäße oder des Herzens, falls keine primäre Operation erfolgt oder möglich ist, entweder computertomographisch oder invasiv angiographisch möglichst mittels digitaler Technik, da diese am schnellsten zur Verfügung steht, untersucht werden. Nur durch rasche Diagnostik ist sofortige chirurgische Therapie möglich.

Bei kreislaufstabilen Patienten kann nach Sicherung der Vitalfunktion ein Stufenprogramm der Diagnostik mit selektivem Einsatz der befundabhängigen geeignetsten diagnostischen Methode erfolgen (Tabelle 11).

Literatur

1. Cohn PF, Braunwald E (1988) Traumatic heart disease – a textbook of cardiovascular medicine. Philadelphia
2. Cowgill LD, Campbell DN, Clarke DR et al (1987) Ventricular septal defect due to nonpenetrating chest trauma: use of the intra-aortic balloon pump. J Trauma 27:27
3. Fabian TC, Mangiante EC, Patterson R et al (1988) Myocardial contusion in blunt trauma: Clinical characteristics, means of diagnosis and implications for patient management. J Trauma 28:50
4. Fléjou Y, Roland E, Ecoiffier J (1974) The place of angiography in the evaluation of traumatic injuries to the heart and coronray arteries. Cardiovasc Intervent Radiol CVIR 2:47–50
5. Foussas SG, Athanasopoulos GD, Cokkinos DV (1989) Myocardial infarction caused by blunt chest injury: Possible mechanisms involved – case reports. Angiology 40:313
6. Füger K, Weikl A (1991) Kardiale Beteiligung beim stumpfen Thoraxtrauma. Herz und Gefäße 11:58–66, 132–141
7. Hauf GF, Lönne E (1982) Herztrauma und Verletzungen der großen thorakalen Gefäße. In: Roskamm H, Reindell H (Hrsg) Herzkrankheiten, 2. Aufl. Springer, Berlin Heidelberg New York, S 1456–1465
8. Hawkins ML, Carraway RP, Ross SE et al (1988) Pulmonary artery disruption from blunt thoracic trauma. Am Surg 54:148
9. Healey MA, Brown R, Fleiszer D (1990) Blunt cardiac injury: is this diagnosis necessary? J Trauma 30:137
10. Helling TS, Duke P, Beggs CW et al (1989) A prospective evaluation of 68 patients suffering blunt chest trauma for evidence of cardiac injury. J Trauma 29:961
11. Kohli S, Saperia GM, Waksmonski CA et al (1988) Coronary artery dissection secondary to blunt chest trauma. Cathet Cardiovasc Diagn 15:179
12. Langer JC, Winthrop AL, Wesson DE et al (1989) Diagnosis and incidence of cardiac injury in children with blunt thoracic trauma. J Pediatr Surg 24:1091
13. Leavitt BJ, Meyer JA, Morton JR et al (1987) Survival following nonpenetrating traumatic rupture of cardiac chambers. Ann Thorac Surg 44:532
14. Liedtke AJ, Demuth WE Jr (1973) Nonpenetrating cardiac injuries: A collective review. Am Heart J 86:687
15. Mansfield P (1977) Multi-planar image formation using NMR spin echos. J Phys (E) 10:L55–L58
16. Miller FB, Shumate CR, Richardson JD (1989) Moycardial contusion. When can the diagnosis be eliminated? Arch Surg 124:805
17. Peitzman AB, Udekwu AO, Pevec W et al (1989) Transection of the inferior vena cava from blunt thoracic trauma: Case reports. J Trauma 29:535
18. Pevec WC, Udekwu AO, Peitzman AB (1989) Blunt rupture of the moycardium. Ann Thorac Surg 48:139
19. Radtke H-J, Weltubbe JJ de, Jansön PMC, Barnard PM (1979) Penetrating wounds of the heart and pericardium. Thorac Cardiovasc Surg 27:18
20. Roskamm H, Reindell H (Hrsg) (1982) Herzkrankheiten, 2. Aufl. Springer, Berlin Heidelberg New York
21. Sabbah HN, Mohyi J, Stein PD (1988) Coronary arteriography in dogs following blunt chest trauma: A longitudinal assessment. Cathet Cardiovasc Diagn 15:179
22. Schwarz H (1977) Verletzungen des Herzens und der großen Gefäße. Huber, Bern
23. Shorr RM, Crittenden M, Indeck M et al (1987) Blunt thoracic trauma. Analysis of 515 patients. Ann Surg 206:200
24. Siewert B, Rommelsheim K, Harder T (1990) Luxatio cordis after blunt thoracic trauma and pneumonectomy. ROFO 152:220
25. Symbas PN (1978) Trauma to the heart and great vessels. Grüne & Stratton, New York
26. Weikl A (1989) Kernspintomographie in der Kardiologie. Boeringer, Mannheim
27. Zeitler E (1987) Aortenaneurysma. Schriftenreihe Bayer. Landesärztekammer, 10–18

12 Cor pulmonale

R. FELIX und R. LANGER

12.1 Definition

Das Cor pulmonale ist definiert als eine Anpassung des rechten Herzens an eine pathologische Drucksteigerung im Lungenkreislauf aufgrund einer pulmonalen Grunderkrankung. Man unterscheidet das akute und das chronische Cor pulmonale, je nach der Ursache. Beim akuten Cor pulmonale findet man eine Dilatation des rechten Ventrikels, das chronische Cor pulmonale weist eine Dilatation *und* eine Hypertrophie des rechten Ventrikels auf [3, 7].

Des weiteren kann man, je nach der Ursache, ein Cor pulmonale parenchymale und ein Cor pulmonale vaskulare unterscheiden.

12.2 Ursachen des Cor pulmonale

Die häufigste Ursache des *akuten* Cor pulmonale ist die Lungenembolie, häufig gefolgt von schweren Infarktpneumonien.

Das *chronische* Cor pulmonale entsteht zumeist infolge einer chronischen alveolären Mangelventilation, insbesondere bei chronisch obstruktiven Erkrankungen. Nach dem Euler-/Liljestrand-Mechanismus [2] kommt es durch verminderte O_2-Spannung zu einer pulmonalen Vasokonstriktion, die nicht nur die Arteriolen, sondern auch die radiologisch sichtbaren Lungengefäße erfaßt [6]. Hinzu kommt die progrediente Einengung des pulmonalen Strombahnquerschnitts beim Lungenemphysem durch Untergang der Alveolarwände mit entsprechender Gefäßvernichtung. Ein Cor pulmonale kann auch infolge einer schweren primären pulmonalen Hypertonie entstehen, d. h. ohne Herzfehler und ohne obstruktive Lungenveränderungen [15]. Die erstgenannte Veränderung heißt Cor pulmonale parenchymale, die letztere Cor pulmonale vasculare.

12.3 Röntgenbefunde der pulmonalarteriellen Hypertonie

Das Cor pulmonale weist zunächst die Zeichen der *pulmonalarteriellen Hypertonie* auf [1, 4, 5, 8, 9, 11, 13, 14, 18] (Abb. 1).

Hierdurch ist eine Drucküberlastung des rechten Ventrikels gegeben; dieses führt früher oder später zum Cor pulmonale.

Die Röntgenzeichen der pulmonalarteriellen Hypertonie sind in der typischen Reihenfolge ihrer Ausbildung (von der pulmonalen bis zur kardialen Veränderung):

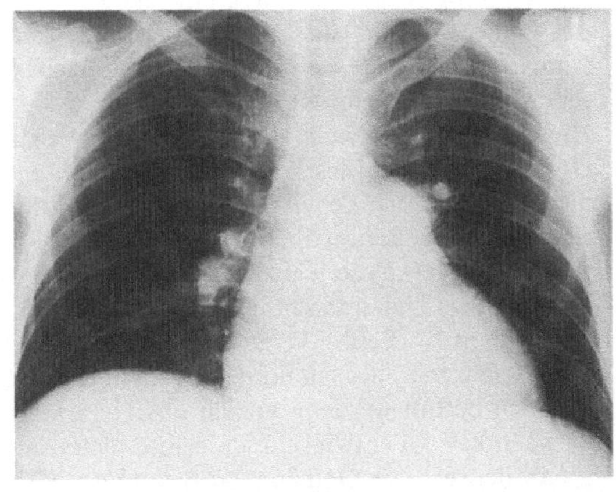

Abb. 1. Thorax p. a.: Primäre pulmonale Hypertonie ohne Herzfehler. Dilatation des Pulmonalarterienhauptstammes zentropetale Kalibersprünge der Pulmonalarterien, periphere Gefäßrarefizierung

1. Gefäßrarifizierung in der Lungenperipherie, d. h. in den lateralen, subpleuralen 1–2 cm beider Lungen;
2. Kalibersprünge von den erweiterten Lappenarterien zu den eingeengten Segmentarterien. Dieser Befund wird auch als „Hilusamputation" bezeichnet [17];
3. eine Verbreiterung der zentralen rechten Pulmonalarterie kurz vor Abgang der rechten Unterlappenarterie auf mehr als 15 mm [10, 16];
4. eine Dilatation des Pulmonalarterienhauptstammes. Im p. a.-Bild wird hierdurch die Herzbucht ausgefüllt (Abb. 1);
5. eine Vorwölbung des Ausflußtraktes des rechten Ventrikels im Seitbild oder im rechten Schrägbild nach vorne und oben;
6. eine Vorwölbung des rechten Herzrandes im p. a.-Bild nach rechts-lateral durch den vergrößerten rechten Vorhof.

Die genannten Röntgenzeichen können unterschiedlich stark ausgeprägt sein und müssen natürlich nicht konstant und in dieser Reihenfolge auftreten.

12.4 Pathologische Anatomie und röntgenologische Stadien des Cor pulmonale

Das Cor pulmonale kann in vier radiologische Stadien eingeteilt werden, die dem anatomischen Ablauf der Erkrankung im Bereich des Herzens entsprechen [4]:

a) Röntgenologisches Stadium I: Im ersten Stadium kommt es zunächst zu einer Drucküberlastung des rechten Ventrikels, die eine konzentrische Druckhypertrophie bedingt. Die äußere Herzsilhouette ist *nicht* vergrößert. Durch die Drucküberlastung des rechten Ventrikels sinkt die Förderleistung desselben ab. Das Stadium I zeigt folgende Röntgenbefunde (Abb. 2):
  - kleiner (verkleinerter) Transversal (p. a.-Bild)
    - und Tiefendurchmesser (Seitbild) des Herzens. Diese Veränderungen können bei Zwerchfelltiefstand (Lungenemphysem) noch betont werden, da sich das Herz stark nach kaudal entwickeln kann und gleichsam an den großen Gefäßen „aufgehängt" wird.
  - Dilatation des Conus pulmonalis, welcher der muskelschwächste Abschnitt des rechten Ventrikels ist. Dieser Befund ist im rechten Schrägbild am besten darstellbar.

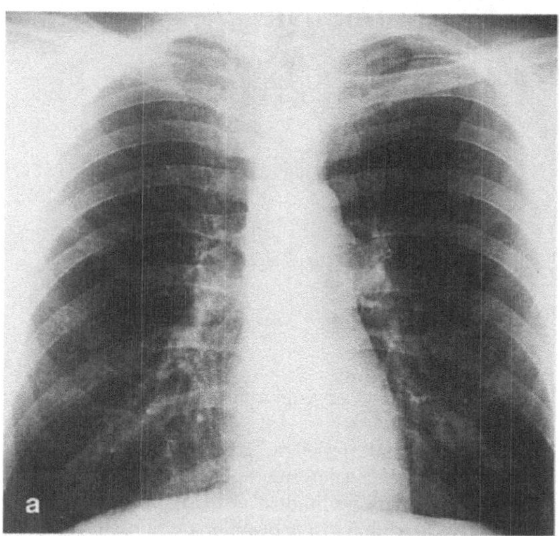

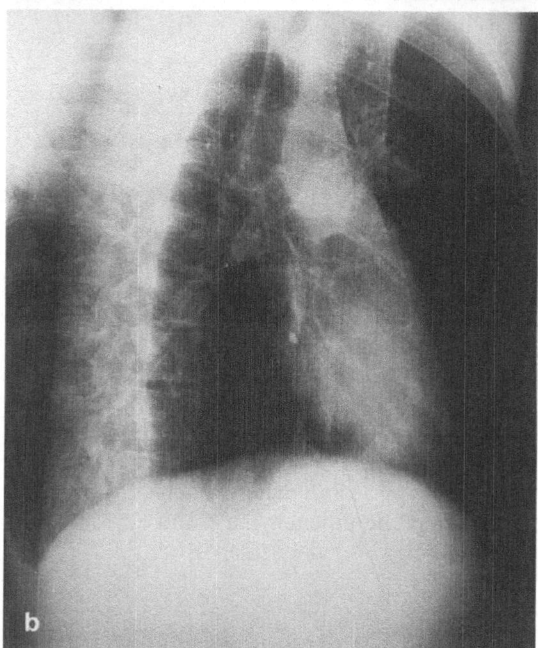

Abb. 2a, b. Cor pulmonale I: pulmonal-arterieller Mitteldruck 32 mmHg: **a** p. a. Aufnahme; **b** rechte Schrägprojektion: gering dilatiertes Pulmonalissegment

b) Röntgenologisches Stadium II: Es kommt zu einem Übergreifen der myogenen Dilatation vom Conus pulmonalis auf die rechte Ausflußbahn [12]; die Dilatation schreitet von der Ausflußbahn in Richtung auf die Einflußbahn fort (Abb. 3).
  - Das dilatierte Pulmonalissegment wird durch die Ausflußbahndilatation angehoben.

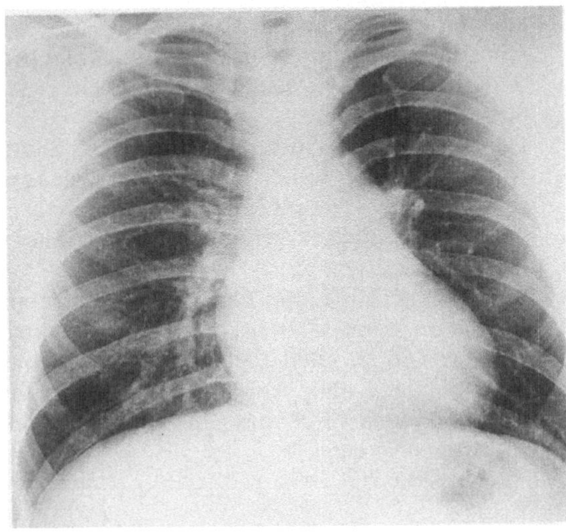

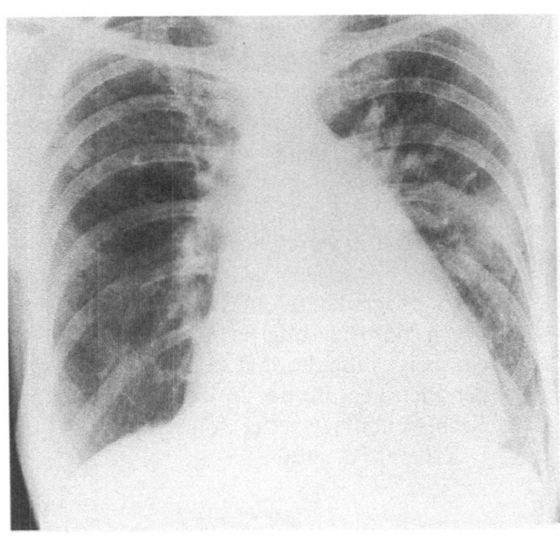

Abb. 3. Cor pulmonale II: Dilatiertes Pulmonalissegment bei Herzgröße im oberen Normbereich, beginnende Vergrößerung des rechten Vorhofes

Abb. 4. Cor pulmonale III: Linksverbreiterung des rechtsasymmetrischen Herzens, deutlich erweiterte Pulmonalarterien

— Im Seitbild wird der Retrosternalraum durch eine Dilatation der rechten Ausflußbahn zunehmend eingeengt. Dieses Zeichen kann allerdings bei ausgeprägtem obstruktiven Oberlappenemphysem im Stadium II durch die intrapulmonale Druckerhöhung verhindert oder verzögert werden.

— Der rechte Vorhof kann in diesem Stadium bereits vergrößert sein und im p. a.-Bild eine Rechtsverbreiterung des Herzens verursachen.

— Die Herzgröße rückt in den oberen Normbereich.

c) Röntgenologisches Stadium III: Die myogene Dilatation greift von der rechten Ausflußbahn auf die Einflußbahn des rechten Ventrikels über. Es entsteht pathologisch-anatomisch das Vollbild der exzentrischen Druckhypertrophie. Durch zusätzliche Drehung des Herzens nach links wird der rechte Ventrikel links (fast) randbildend, der linke Ventrikel wird nach dorsal verlagert. Hierdurch füllt das prominente Pulmonalissegment die Herzbucht vollständig aus (Abb. 4, 5).

— Das Herz zeigt im 3. Stadium eine zunehmende Linksverbreiterung durch Vergrößerung der Einflußbahn des *rechten Ventrikels*. Zusätzlich kann durch eine Vergrößerung des rechten Vorhofes eine Rechtsverbreiterung auftreten. Die Ursache hierfür ist eine relative Trikuspidalklappeninsuffizienz.

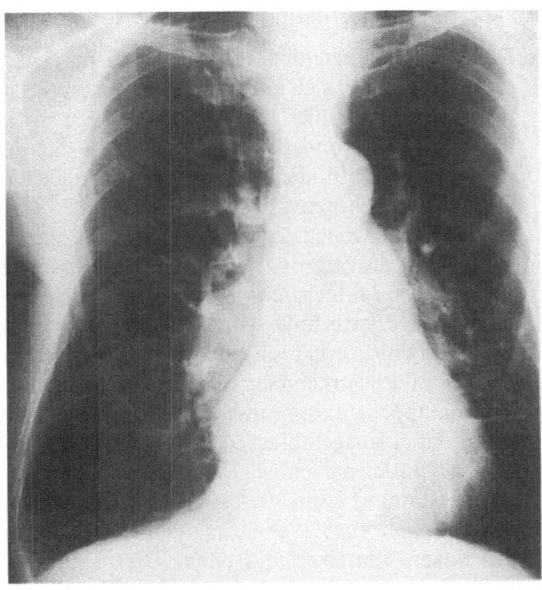

Abb. 5. Cor pulmonale III bei chronischem Lungenemphysem: Linksverbreiterung und Dilatation des rechten Vorhofes, deutliche Erweiterung der Pulmonalarterien mit zentropetalen Kalibersprüngen, periphere Gefäßrarefizierung

d) Röntgenologisches Stadium IV: Im 4. Stadium kommt es morphologisch zu einer kompletten myogenen Dilatation des gesamten rechten Ventrikels, die klinisch i. allg. mit einer manifesten Rechtsherzinsuffizienz einhergeht. Dadurch kann auch eine relative Trikuspidalklappeninsuffizienz, die die Hämodyamik des rechten Ventrikels weiter verschlechtert. Die Röntgenzeichen sind:

- eine progrediente Rechtsherzverbreiterung durch Vergrößerung des rechten Vorhofes,
- ein meist subpulmonal gelegener rechtsseitiger Pleuraerguß, der in einer Aufnahme in Rechtsseitenlage (oder sonographisch) verifiziert werden muß.

12.5 Differentialdiagnostik des Cor pumonale

Die röntgenologische Differentialdiagnostik mit konventionellen Verfahren umfaßt beim Cor pulmonale folgende Erkrankungen:

1. Das normale jugendliche Herz: Beim jugendlichen Herz findet sich ein prominentes Pulmonalissegment. Es fehlen die erweiterten zentralen Lungenarterien und die Kalibersprünge, die zu den Röntgenbefunden der pulmonalarteriellen Hypertonie gehören.
2. Die Mitralklappenstenose: Nativradiologisch weist sie einen *vergrößerten linken Vorhof* sowie *Zeichen der Lungenstauung* auf. Der typischerweise vergrößerte linke Vorhof ist im Seit- und im Schrägbild, eventuell auch als Kernschatten im p. a.-Bild zu erkennen; eine Verwechslung der Mitralklappenstenose mit einem Cor pulmonale sollte daher ausgeschlossen sein.

   Eine pulmonalvenöse Druckerhöhung, d. h. Lungenstauung kann bei einem Cor pulmonale nur bei einer zusätzlichen myogenen Dilatation des linken Ventrikels auftreten. Dies kann der Fall sein, wenn durch die schlechte Sauerstoffversorgung auch der linke Ventrikel kontraktionsinsuffizient wird.
3. Die valvuläre Pulmonalstenose: Sie zeigt neben einem prominenten Pulmonalissegment eine fakultativ ebenfalls erweiterte linke Pulmonalarterie (als Fortsetzung des poststenotisch erweiterten Pulmonalissegmentes). Der rechte Lungenarterienhauptast ist bei der valvulären Pulmonalstenose normal weit.
4. Die (seltenen) Trikuspidalklappenfehler: Sie weisen keine Erweiterung der zentralen Lungen-

arterien auf. Der rechte Vorhof und der rechte Ventrikel sind dagegen bei Trikuspidalklappenfehlern, ähnlich wie beim Cor pulmonale, erweitert.
5. Die kongenitalen Vitien mit Links-rechts-Shunt: Aufgrund der erhöhten pulmonalen Perfusion zeigen sie im Gegensatz zum Cor pulmonale eine Erweiterung der zentralen *und* peripheren Pulmonalarterien.

   Sofern bei Vitien mit Links-rechts-Shunt eine sekundäre pulmonalarterielle Hypertonie hinzukommt, sind sie alleine anhand eines einzelnen Röntgenbildes ohne Voraufnahmen und ohne Auskultationsbefund vom Cor pulmonale *nicht* zu differenzieren.

Literatur

1. Esch D, Thurn P (1959) Zur Diagnose der pulmonalen Hypertonie im gewöhnlichen Röntgenbild. Fortschr Röntgenstr 90:434
2. Euler MS van, Liljestrand G (1946) Observation on the pulmonary arterial blood pressure in cat. Acta Physiol Scand 12:301
3. Felix R (1972) Zirkulationsstörungen der Lunge im Angiogramm und Szintigramm. Diagnostik 5:730
4. Felix R (1973) Das Cor pulmonale im konventionellen Röntgenbild. Röntgenpraxis 26:193
5. Felix R (1974) Lungengefäßveränderungen und ihre Folgen im Röntgenbild, Teil II. Röntgenblätter 27:329
6. Felix R, Düx A (1967) Die „einseitig helle Lunge" auf funktioneller Basis. Fortschr Röntgenstr 107:241
7. Felix R, Havers L, Winkler C, Düx A, Boldt C, Thurn P, Claussen C, Freiberger P (1969) Der Pulmonalkreislauf bei Lungenblähung. Die Wirkung der Atemwegsobstruktion. Fortschr Röntgenstr 111:66
8. Felix R, Simon H, Winkler C (1973) Röntgenologische und szintigraphische Befunde bei pulmonaler Hypertonie. Internist 14:470
9. Gefter WB, Hafabu H, Dinsmore BJ (1990) Pulmonary vascular cine MR imaging: a noninvasive approach to dynamic imaging of the pulmonary circulation. Radiology 176:761
10. Hornykiewytsch T, Stender HS (1954) Normale und pathologisch veränderte Lungengefäße im Schichtbild. Fortschr Röntgenstr 81:36, 134, 455, 642
11. Julsrud PR (1990) Magnetic resonance imaging of the pulmonary arteries and veins. Semin US CT MR II:184
12. Linzbach AJ (1952) Die pathologische Anatomie der röntgenologisch feststellbaren Form- und Größenveränderung des menschlichen Herzens. Fortschr Röntgenstr 77:1
13. Manninen H, Remes J, Partanen K (1991) Evaluation of heart size and pulmonary vasculature. Acta Radiol 32:226
14. Randall PA, Heitzman ER, Bull MJ (1989) Pulmonary arterial hypertension: a contemporary review. Padiographics 9:905

15. Rossier PH; Bühlmann A (1966) Cor pulmonale, Resp.-Teil. Verh Dtsch Ges Inn Med 72:491
16. Schwedel JB, Escher DW, Aron RS, Young D (1957) The roentgenological diagnosis of pulmonary hypertension in mitral stenosis. Am Heart J 53:163
17. Steiner RE, Goodwin JE (1954) Some observation on initial valve disease. J Fac Radiol (London) 5:167
18. Woodring JH (1991) Pulmonary artery-bronchus ratios in patients with normal lungs, pulmonary vascular plethora and congestive heart failure. Radiology 179:115

13 Pulmonale Gefäßerkrankungen

R. FELIX und R. LANGER

13.1 Isolierte Lungengefäßanomalien

Hierzu gehören die Lungenarterienagenesie (Abb. 1), die Lungenarterienhypoplasie und die Lungenhypoplasie.

13.1.1 Lungenarterienagenesie

Lungenarterienagenesien können bei sonst völlig normal entwickelter Lunge vorkommen. Bei derart isolierter Lungenarterienagenesie ist das Bronchialsystem regelrecht entwickelt, die Ventilation ist ebenfalls beidseits normal. Die betroffene Lunge bzw. die entsprechenden Lungenabschnitte werden über Kollateralgefäße versorgt [11, 15, 27, 28].

a) Bei rechtsseitiger Agenesie der Lungenarterien und linksseitigem Aortenbogen wird die rechte Lunge in der Hälfte der Fälle aus einem akzessorischen Gefäß aus der Aorta ascendens versorgt.

b) Bei linksseitiger Pulmonalarterienagenesie und linksseitigem Aortenbogen sowie bei rechtsseitiger Pulmonalarterienagenesie mit rechtsseitigem Aortenbogen ist keine akzessorische Gefäßversorgung aus der Aorta oder dem Aortenbogen beschrieben worden.

c) Bei linksseitiger Pulmonalarterienagenesie und rechtsseitigem Aortenbogen fand sich in über der Hälfte der Fälle ein akzessorisches Gefäß zur linken Lunge.

13.1.2 Lungenarterienhypoplasie

Bei der isolierten Lungenarterienhypoplasie ist das Gefäßsystem vorhanden, es fehlt nur seine vollständige Ausformung. Die Hypoplasie der Lungenarterien kann eine gesamte Lunge oder nur einen Lappen betreffen. Eine Hypoplasie der übrigen Lungenstrukturen kann zusätzlich vorhanden sein, des weiteren können begleitend Lungenfehlbildungen (z. B. Zysten) vorliegen.

Oft findet sich eine Kombination mit kongenitalen Vitien, wie der Fallot-Tri- oder Tetralogie [26, 36].

13.1.3 Lungenhypoplasie

Bei der Lungenhypoplasie findet sich zusätzlich zur Gefäßhypoplasie eine Hypoplasie und verminderte Zahl der Bronchusaufteilungen sowie ein rudimentäres Parenchym. Radiologisch liegt das Bild der „einseitig hellen Lunge" durch Verminderung der Lungengefäße vor. Zusätzlich fehlt auf der betroffenen Seite der Hilus. Differentialdiagnostisch sind das bullöse Emphysem und die Zystenlunge abzugrenzen.

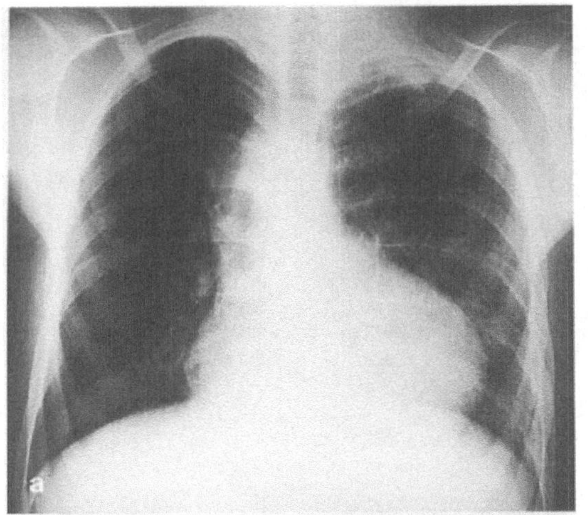

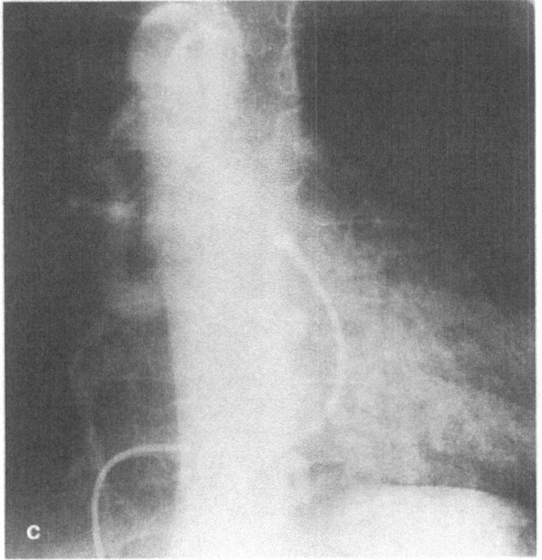

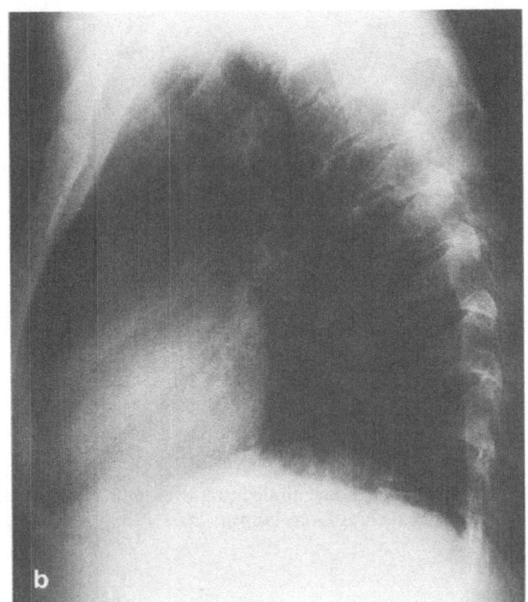

Abb. 1a−c. Inoperable Pulmonalarterien-Agenesie, Lungenperfusion ausschließlich über Bronchialarterien. **a** p. a. Aufnahme; **b** Seitbild: Vergrößerung von rechtem Vorhof und rechtem Ventrikel, keine Pulmonalarterien erkennbar, rechtsdeszendierende Aorta thoracalis; **c** Angiogramm: Beidseits deutlich erweiterte, geschlängelt verlaufende Bronchialarterien

Auch das frühe zentrale Bronchialkarzinom kann eine einseitige Hilusverkleinerung durch Perfusionsverminderung infolge endobronchialen Tumorwachstums verursachen [14]. Ohne Kenntnis der Klinik muß differentialdiagnostisch ebenfalls eine fulminante Lungenembolie erwogen werden [29]. Die letzterwähnte fulminante Lungenembolie führt aber oft zu einer isolierten „Hilusverdickung" durch umschriebene Auftreibung der zentralen Pulmonalarterie als Folge des darin festsitzenden Thrombus (sog. „knuckle sign", vgl. auch 12.6.3.1 Konventionelle Radiologie).

13.2 Intrapulmonale arteriovenöse Fisteln

Intrapulmonale arteriovenöse (a. v.) Fisteln sind meistens angeboren, selten mykotisch oder traumatisch bedingt [7]. Sie werden nach Utzon [43] in 3 Gruppen unterteilt:

− solitäre a. v.-Shunts,
− multiple a. v.-Shunts,
− teleangiektatischer Typ
  (z. B. bei M. Rendu-Osler).

Oft bestehen ähnliche a. v.-Malformationen in Haut, Gehirn und/oder Gastrointestinaltrakt; ca. zwei Drittel der a. v.-Fisteln werden als solitär beschrieben, während ein Drittel multipel in beiden Lungen vorkommt. Die klinischen Zeichen sind:

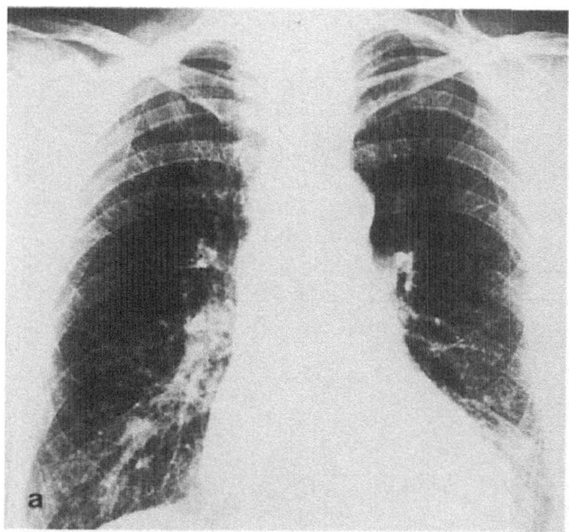
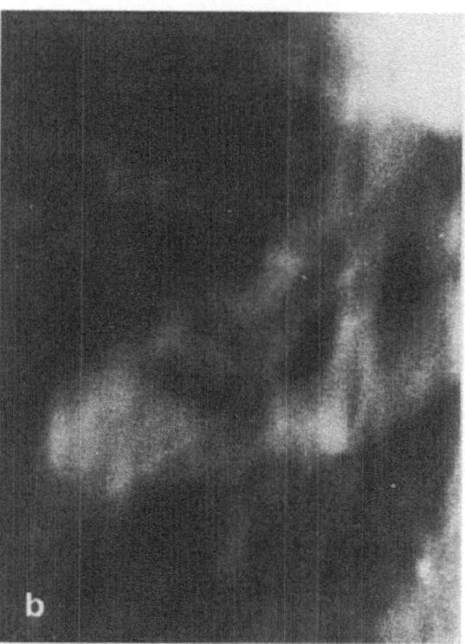

Abb. 2a, b. Multiple kongenitale intrapulmonale AV-Fisteln. **a** Thorax p. a.: Ovaläre Verschattungen in beiden Unterlappen; **b** Tomogramm rechter Unterlappen: Darstellung der AV-Malformation mit zuführender Arterie und drainierender Vene

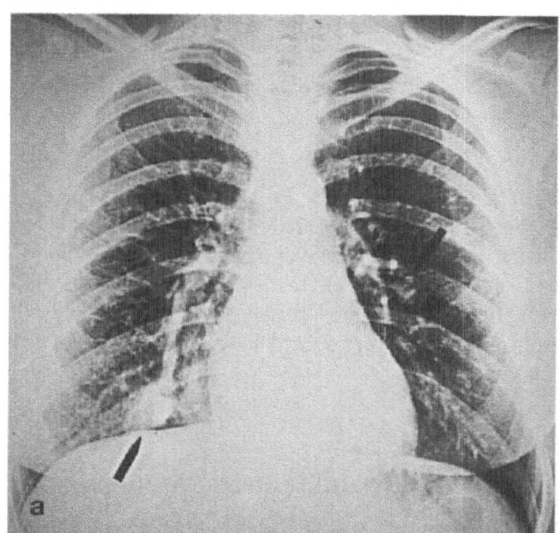
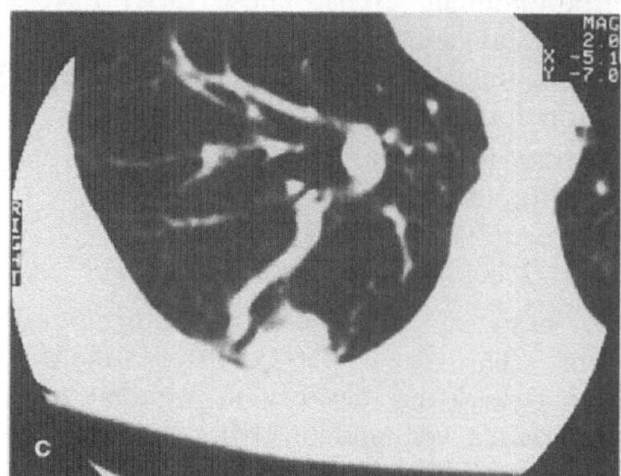
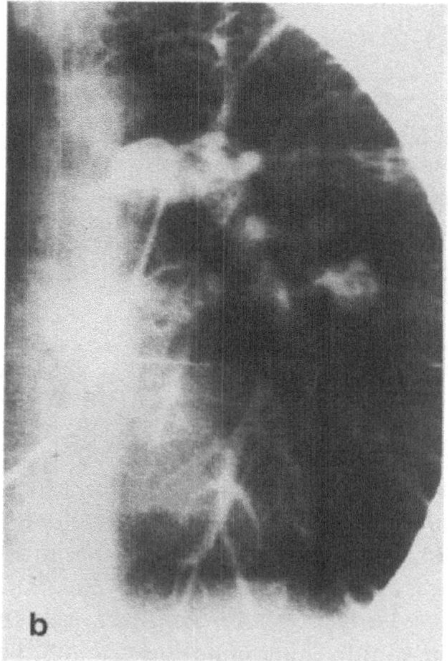

Abb. 3a–c. Multiple kongenitale intrapulmonale AV-Fisteln. **a** Thorax p. a.: Mehrere ovaläre Verschattungen in den Unterlappen mit zu- und abführenden Gefäßen; **b** Pulmonalisangiographie links: Darstellung der AV-Mißbildung im apikalen Unterlappensegment links; **c** thorakale CT nach KM-Bolusinjektion: AV-Mißbildung im posterobasalen Unterlappensegment rechts mit drainierender Vene

- eine Zyanose bei meist normaler Belastbarkeit,
- Trommelschlegelfinger mit Uhrglasnägeln,
- Dyspnoe,
- Polyzythämie,
- Teleangiektasien (bei M. Rendu-Osler),
- Epistaxis (bei M. Rendu-Osler).

Bei der Auskultation kann häufig über dem betroffenen Lungenabschnitt ein systolisches oder systolisch-diastolisches Geräusch festgestellt werden. Die typischen Röntgenbefunde sind:

- ovaläre, sakkuläre oder traubenförmige Verschattungen.
- Bei der Übersichtsaufnahme oder der konventionellen Tomographie können in der Regel die erweiterte zuführende Arterie und die erweiterte drainierende Vene differenziert werden (Abb. 2).
- Unter Durchleuchtung zeigen die a. v.-Shunts beim Valsalva- und Müller-Versuch eine Änderung der Größe, sofern sie nicht thrombosiert sind.

Zur Diagnosesicherung ist das Pulmonalisangiogramm notwendig, eventuell in digitaler Subtraktionstechnik, um weitere kleinere a. v.-Fisteln nachzuweisen oder auszuschließen. Die zu- und abführenden Gefäße können ebenfalls im dynamischen CT dargestellt werden [31] (Abb. 3). Die Digitalradiographie muß in dieser Frage noch bewertet werden.

Wegen der Komplikation der Fistelruptur mit eventuell tödlicher Blutung (ca. 10%) sowie der Möglichkeit der Thrombenbildung mit Gefahr der Embolisierung sollten intrapulmonale a. v.-Malformationen, sofern es sich nicht um den teleangiektatischen Typ handelt, operativ ligiert oder durch Ballonokklusion in Kathetertechnik therapiert werden.

13.3 Lungengefäßveränderungen bei kongenitalen Vitien

13.3.1 Lungenvenenfehleinmündungen

Die Lungenvenenfehleinmündungen werden in eine *partielle* und eine *komplette* Form unterteilt. Das arterielle Blut fließt in den rechten, anstatt in den linken Vorhof. Die Folgen sind eine Belastung des Lungenkreislaufes, eine Dilatation und Hypertrophie des rechten Herzens und eine Erweiterung der arteriellen sowie venösen Pulmonalgefäße.

13.3.1.1 Partielle Lungenvenenfehleinmündung

Bei der *partiellen Lungenvenenfehleinmündung* münden einzelne, zumeist rechtsseitige Lungenvenen in den rechten Vorhof, die V. cava superior, die V. anonyma oder (selten) in die V. cava inferior, die linke V. subclavia oder die V. azygos [3, 4].

Beim „Scimitarsyndrom" (Türkensäbelsyndrom) durchzieht ein pathologisches venöses Lungengefäß die rechte Lunge in kraniokaudaler Richtung und mündet in die V. cava inferior.

Röntgenbefunde. Nativradiologisch findet man bei kleinen einzelnen fehlmündenden Lungenvenen einen Normalbefund. Die pathologischen Gefäße sind nur angiokardiographisch nachweisbar, da sie für die Nativdarstellung zu zart sind. Bei größeren fehlmündenden Lungenvenen erkennt man die erweiterten Gefäße als Streifenschatten auf den Übersichtsaufnahmen, besonders wenn sie thrombosiert sind; des weiteren besteht eine Vergrößerung des rechten Herzens. Normalerweise verlaufen die Venen im rechten Unter- und Mittellappen weitgehend waagerecht zum linken bzw. rechten Vorhof; aufgrund der Mündungsanomalien können aber auch erhebliche Verlaufsanomalien auftreten (Abb. 4).

13.3.1.2 Komplette Lungenvenenfehleinmündung

Die *komplette Lungenvenenfehleinmündung* ist nur bei zusätzlichem ASD oder offenem Foramen ovale mit dem Leben vereinbar. Es können alle oder nur die linksseitigen Lungenvenen in den rechten Vorhof oder seine Zuflüsse einmünden. Es besteht ein Rechts-links-Shunt, der Herzfehler kann mit einer Transposition der großen Arterien oder einem Ductus Botalli persistens kombiniert sein. Sekundär kann sich eine pulmonalarterielle Hypertonie entwickeln. Man unterscheidet in abnehmender Häufigkeit

- den suprakardialen Typ,
- den parakardialen Typ und
- den infrakardialen Typ [8].

Der *suprakardiale Typ* weist radiologisch
- eine bogige Verbreiterung des oberen Mediastinums auf. Die Mediastinalfigur hat die Form einer „8" oder wird auch „Schneemannkonfiguration" genannt. Diese Figur ist dadurch bedingt, daß die fehlmündenden Lungenvenen in ein linksaszendierendes venöses Gefäß münden, welches in eine persistierende linksseitige obere

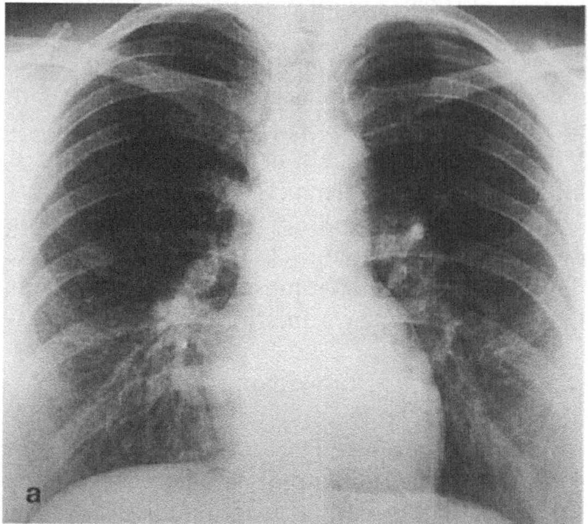

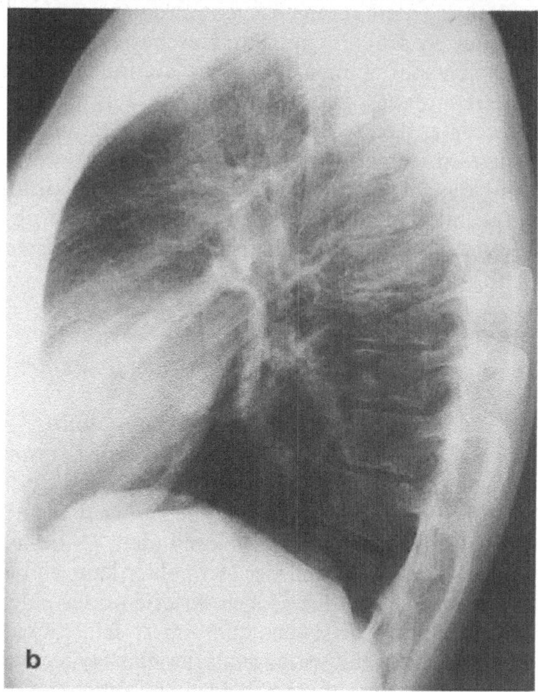

Abb. 4a, b. Partielle Fehlmündung der Lungenvenen ohne Shunt-Vitium: Leicht verbreitertes oberes Mediastinum, breite Streifenschatten zur V. cava superior ziehend (OP: Bilateral fehlmündende Pulmonalvenen, die über die Vena anonyma sinistra in die V. cava superior münden). a p.a. Bild; b Seitbild

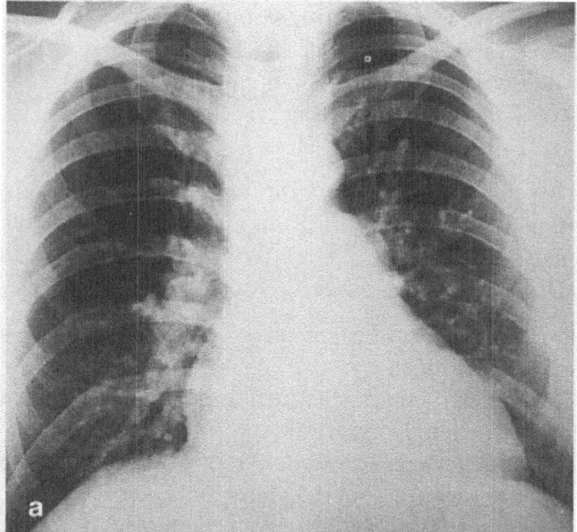

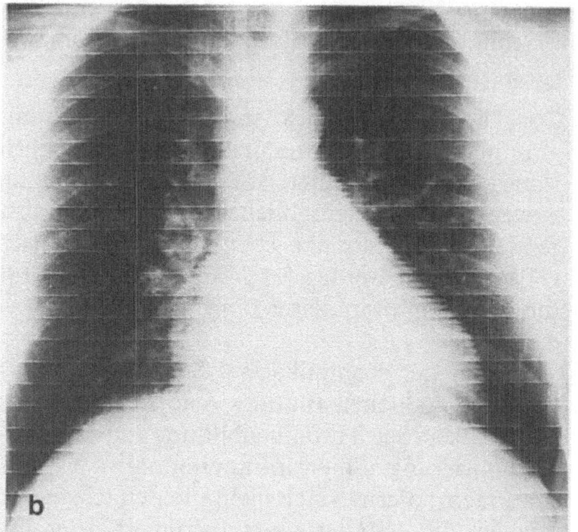

Abb. 5a, b. Klassischer ASD mit prominentem Pulmonalissegment, vergrößertem rechten Vorhof und rechten Ventrikel sowie vermehrter pulmonale Gefäßzeichnung. a Thorax p.a.; b Kymogramm: Größere Amplituden der Randzacken im Pulmonalissegment im Vergleich zur Aorta

Hohlvene fließt. Der weitere Weg geht über die V. anonyma sinistra in die rechte V. cava inferior und weiter ins rechte Atrium.
- Durch die Volumenbelastung des rechten Vorhofs und Ventrikels resultiert eine Vergrößerung von rechtem Vorhof und rechtem Ventrikel.

- Das Pulmonalissegment ist prominent, die zentralen Pulmonalarterien zeigen eine vermehrte Pulsation aufgrund des erhöhten Lungendurchflusses.
- Die pulmonale Perfusion ist verstärkt, die Pulmonalarterien sind bis in die Peripherie erweitert.

Beim *parakardialen Typ* vereinigen sich die Lungenvenen zu einem kurzen Gefäß, das in den Sinus koronarius mündet. Das Röntgenbild zeigt

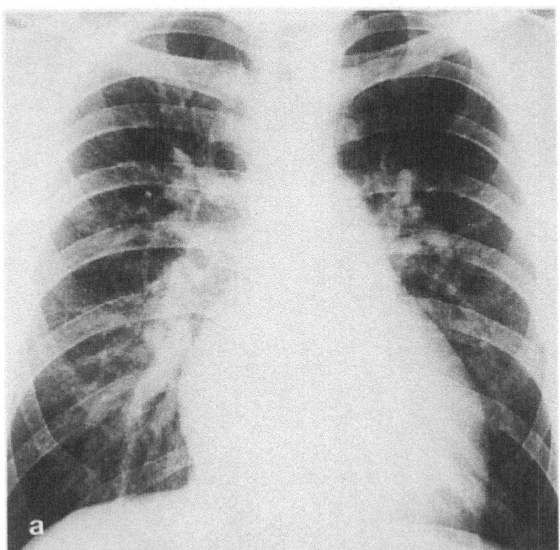

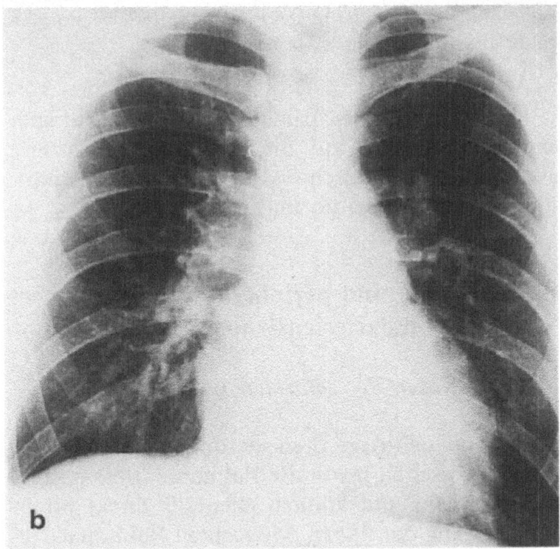

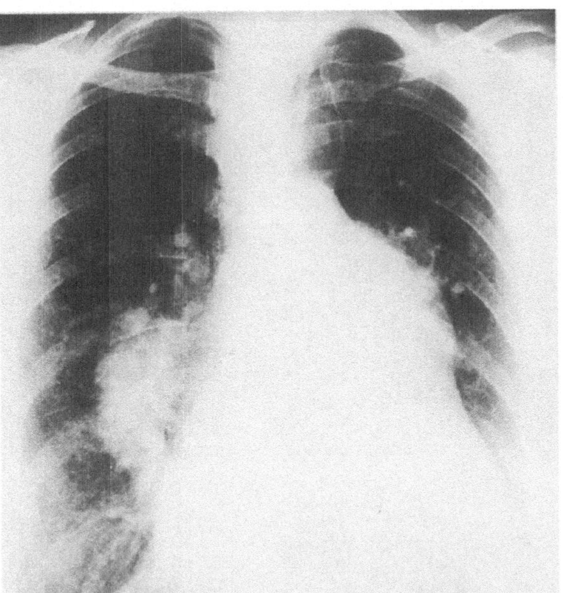

Abb. 7. ASD mit schwerer pulmonaler Hypertonie: Vergrößerung von rechtem Vorhof und Ventrikel, Prominenz des Pulmonalissegmentes, massiv erweiterte zentrale Pulmonalarterien mit zentropetalem Kalibersprung

durch das Zwerchfell, von kranial kommend, in eine der oben genannten Venen. Aufgrund einer oft auftretenden Stenosierung des venösen Sammelgefäßes kommt es zur schweren pulmonalvenösen Hypertonie.

Im Röntgenbild erkennt man bei primär *nicht* vergrößertem Herzen

— eine vermehrte pulmonale Perfusion sowie
— Zeichen der pulmonalvenösen Hypertonie.

13.3.2 Kongenitale Vitien mit Links-rechts-Shunt

Bei den kongenitalen Vitien mit hämodynamisch wirksamem Links-rechts-Shunt finden sich nativradiologisch Zeichen der vermehrten pulmonalen Perfusion mit Erweiterung der Pulmonalarterien bis in die Lungenperipherie. Es handelt sich um: VSD, ASD, Ductus Botalli persistens, Transposition der großen Arterien, Truncus arteriosus communis und die Lungenvenentranspositionen [21] (Abb. 5 – 8).

13.3.3 Kongenitale Vitien mit Rechts-links-Shunt

Kongenitale Vitien mit Rechts-links-Shunt zeigen nativradiologisch eine Rarifizierung der pulmona-

Abb. 6 a, b. ASD prä- und postoperativ. **a** Thorax p. a. präoperativ: Vergrößerter rechter Vorhof und rechter Ventrikel, prominentes Pulmonalissegment u. deutlich vermehrte pulmonaler Gefäßzeichnung; **b** Thorax p. a. ein Jahr postoperativ: Deutlicher Rückgang der pulmonalen Gefäßzeichnung, nur geringer Rückgang der Herzgröße

— eine Rechtsherzverbreiterung durch den vergrößerten rechten Vorhof,
— eine erhöhte pulmonale Perfusion,
— *keine* Schneemannkonfiguration des oberen Mediastinums.

Beim *infrakardialen Typ* findet der Abfluß in die V. portae, V. hepatica, V. gastrica sinistra oder V. cava inferior über ein Sammelgefäß statt. Dieses mündet nach gemeinsamem Durchtritt mit dem Ösophagus

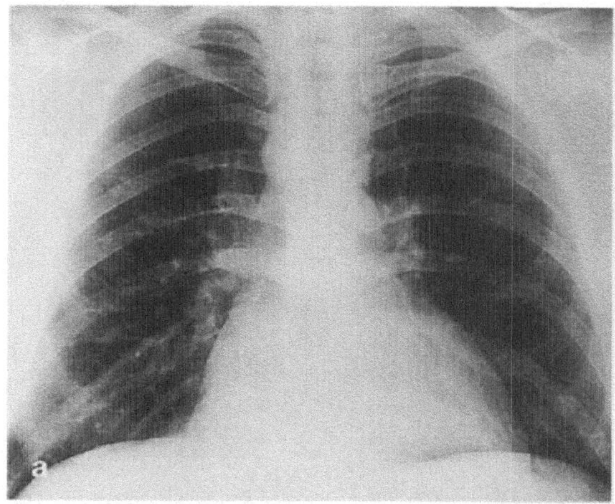

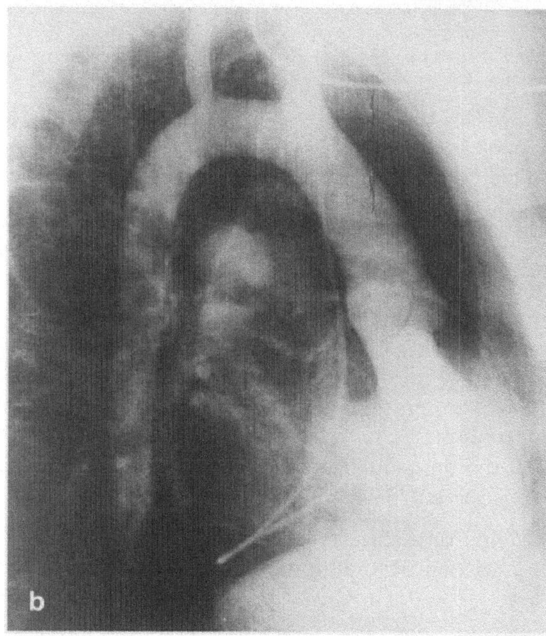

Abb. 8a, b. Transposition der großen Arterien. **a** Thorax p. a.: Beidseits vergrößertes Herz, erweiterte Lungenarterien, kein prominentes Pulmonalissegment; **b** Dextrokardiogramm: Aus dem rechten Ventrikel entspringende Aorta mit Anteposition

len Gefäßzeichnung. Hierzu gehören die Fallot-Tri- und Tetralogie, die Ebstein-Anomalie und der Pseudotruncus arteriosus.

13.3.4 Valvuläre Pulmonalstenose

Bei der valvulären Pulmonalstenose findet man oft in den frühen Stadien der Erkrankung eine *normale* Lungenperfusion.

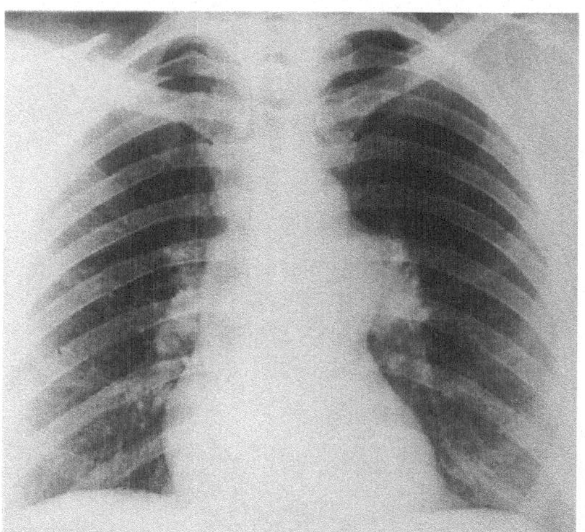

Abb. 9. Pulmonalstenose: Stark pominentes Pulmonalissegment und Dilatation der linken Pulmonalarterie bei normalkalibriger rechter Pulmonalarterie

Die Dilatation des Truncus pulmonalis tritt später auf und kann auf die linke Pulmonalarterie übergreifen, der rechte Pulmonalarterienhauptstamm bleibt dabei normal weit (Abb. 9).

13.4 Zentrale und periphere Pulmonalarterienstenose

13.4.1 Stenosen der zentralen Pulmonalarterien

Meist sind derartige Stenosierungen kurzstreckig, sie reichen selten bis in die Pulmonalarterienbifurkation hinein und können ebenfalls direkt hinter dem Abgang der linken ode rechten Pulmonalarterie lokalisiert sein. Eine Kombination mit einer Pulmonalklappenstenose oder einer Fallot-Tetralogie ist möglich.

13.4.2 Stenosen der peripheren Pulmonalarterien

Stenosen der peripheren Pulmonalarterien können in jeder Lokalisation, solitär oder multipel, in der Lunge auftreten. Es sind sowohl kurzstreckige als auch längerstreckige Stenosen bekannt. Ein Zusammenhang mit einer Rötelninfektion [12] oder einer idiopathischen Hyperkalzämie [2] wurde diskutiert. Bei der Auskultation hört man systolische oder kontinuierliche Geräusche.

Nativradiologisch erkennt man umschrieben eine verminderte Lungengefäßstruktur und/oder eine poststenotische Dilatation hinter den betroffenen Lungengefäßen. Häufig kann man im Thoraxbild des Erwachsenen stark unterschiedliche Vaskularisationsdichten in einzelnen Lungenabschnitten beobachten; dabei bleibt meistens die Frage offen, ob es sich um die Folge umschriebener peripherer Gefäßstenosen oder Formen umschriebener Hypoplasien handelt. Periphere Pulmonalarterienstenosen können mit folgenden Vitien kombiniert vorkommen:

– Pulmonalklappenstenose,
– supravalvuläre Aortenstenose,
– VSD,
– Ductus Botalli persistens.

13.5 Pulmonalarterielle Hypertonie

Die Ursachen der pulmonalarteriellen Hypertonie sind:

– eine chronisch-alveoläre Mangelventilation,
– eine Drosselung der Lungenstrombahn bei Silikose, Emphysem, rezidivierenden Mikroembolien und sklerosierenden Lungenparenchymerkrankungen [19, 37, 40].
– Die „primär vaskuläre pulmonale Hypertonie" wurde nach Einnahme von Appetitzüglern beschrieben [25, 39]. Die Röntgenzeichen sind im Kapitel Cor pulmonale dargelegt. Auf eine pulmonalarterielle Hypertonie folgt früher oder später das „Cor pulmonale".

13.6 Thromboembolie der Lunge

Die Thromboembolie ist definiert als plötzlicher Verschluß eines Lungengefäßes durch Embolie oder akute lokale Thrombose.

13.6.1 Einteilung der Lungenarterienembolien

Die Lungenembolien werden folgendermaßen eingeteilt:

– Akute Makroembolie: totaler oder partieller Verschluß des Hauptstammes oder einer Hauptarterie.
– Subakute Makroembolie: Verschluß von Lappen-, Segment- oder Subsegmentarterien.
– Periphere Makroembolie: Verschluß kleinerer Lungenarterien.
– Mikroembolie: Verschluß von Arteriolen und Kapillaren.

Lokalisation der Lungenembolie. Prädilektionsstellen für Lungenembolien sind:

– die rechte Lunge,
– die unteren Lungenpartien,
– in den Unterlappen die dorsalen Abschnitte.

Beim Auftreten einer subakuten Makroembolie werden nach Poe [35] in 95% beide Lungen befallen, wobei gleichzeitig mehrere Lappen-, Segment-, Subsegmentarterien und kleinere Arterien verschlossen werden.

Wenn bei einer Lungenembolie eine ausreichende Blutversorgung über die Bronchialarterien besteht oder der Verschluß unvollständig ist, kann der plötzliche Gefäßverschluß folgenlos für das nachgeschaltete Lungengewebe bleiben [41].

Nur in 10–15% der Embolien treten Lungeninfarkte auf [18, 20, 22, 23, 24, 41]. Ursache der Infarkte sind entweder unzureichende Lungenversorgungen über die Bronchialarterien oder Flußstörungen in diesen Gefäßsystemen, z.B. bei einer Herzinsuffizienz.

13.6.2 Folgen und Verlauf einer Pulmonalarterienembolie

Sofern die Gefäßversorgung von den Bronchialarterien übernommen wird, kann eine Lungenembolie für das Lungengewebe *folgenlos* bleiben.

Des weiteren kann es zur *Hämorrhagie* (inkompletter Lungeninfarkt) kommen, d.h. Blut und Ödemflüssigkeit treten in die Alveolarräume aus, was nativradiologisch einer Verschattung distal des verschlossenen Gefäßes entspricht. Diese ist infolge Resorption bei gleichzeitigem Gewebeerhalt in der Regel in 5–10 Tagen rückläufig. Wenn sich bronchopulmonale Anastomosen eröffnen, können die Extravasate wieder abtransportiert werden. Der Embolus kann lysiert oder fragmentiert und in die Peripherie abtransportiert werden. Wenn der Gefäßverschluß länger als ca. 16 h bestehen bleibt, kommt es zusätzlich zu einer Atelektase distal des Verschlusses, die durch einen Verlust der Oberflächenspannung, die die Alveolen offenhält, erklärt wird [5, 33, 42].

Es kann 3. zu einem *Lungeninfarkt* (kompletter Infarkt) mit Gewebeuntergang kommen. Radiologisch ist der Bezirk distal der verschlossenen Arterien verschattet, die Verschattung dauert etwa 20 Tage an. Ein Infarkt entsteht, wenn zusätzlich zur Embolie eine Herzinsuffizienz mit pulmonalvenöser Stauung vorliegt und damit die Versorgung des Gewebes über den Bronchialkreislauf gefährdet ist.

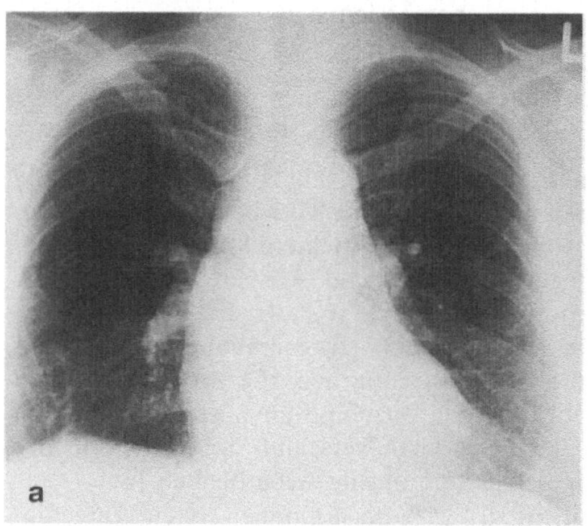

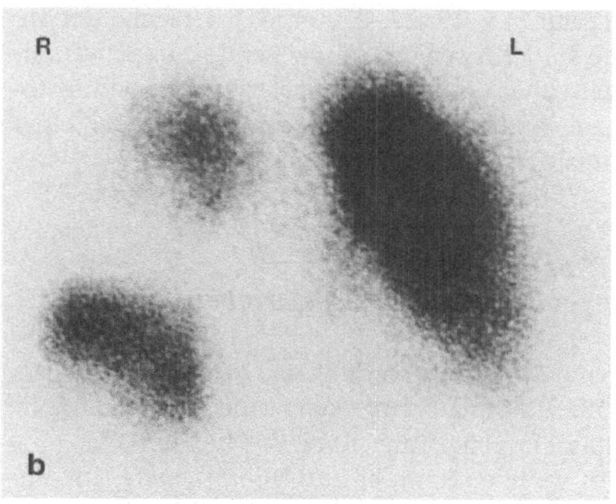

Abb. 10a, b. Lungenembolie im anterioren und posterioren Oberlappensegment rechts. **a** Thorax p. a.: Typische lokale Oligämie (Westermark-Zeichen), diskreter Zwerchfellhochstand rechts; **b** Lungenperfusionsszintigraphie in a. p. Projektion: Korrespondierender Perfusionsausfall rechts

Die Dauer der Verschattung bzw. die Zeitdauer bis zur Lösung erklärt sich beim Lungeninfarkt aus dem damit einhergehenden Gewebeuntergang.

Es kann 4. nach einer Embolie mit 50 bis 70% Verschluß der Lungenstrombahn zum *akuten Cor pulmonale*, Rechtsherzversagen und Exitus letalis kommen [1a, 9, 10, 46, 47]. Wenn nicht 50 bis 70% der Pulmonalgefäße mechanisch okkludiert sind, kann es trotzdem durch eine zusätzliche reflektorische Vasokonstriktion zu einer vorübergehenden pulmonalen Hypertonie kommen [1, 6, 10]. Ebenfalls sind sekundäre lokale Bronchospasmen beschrieben [38].

13.6.3 Röntgenbefunde

13.6.3.1 Konventionelle Radiologie

Vorauszuschicken ist, daß eine Lungenembolie mit einem normalen konventionellen Röntgenbild einhergehen kann, auch wenn der Embolus im Angiogramm gesichert ist [13, 34, 47].

Nativradiologisch werden direkte und indirekte Zeichen unterschieden (Abb. 10).

Direkte Röntgenzeichen

- Lokale und diffuse Oligämie im Bereich der verschlossenen Pulmonalarterien (Westermark-Zeichen [44, 45]). Bei Okklusion einer Lappen- oder Segmentarterie findet sich eine Reduktion des Durchmessers der noch perfundierten Gefäße und eine Aufhellung des betroffenen Lungenbezirks (DD: umschriebene Pulmonalarterienhypoplasie).
- Kaliberreduktion der Arterien hinter dem Verschluß = Gefäßlücke nach Laur [32].
- Erweiterung der zentralen Lungenarterien als Zeichen des Thrombus im Gefäß („knuckle sign" nach [47]) oder als Folge der Pulmonalhypertension.
- Akutes Cor pulmonale durch akute Drucküberlastung des rechten Ventrikels.

Indirekte Röntgenzeichen. Die indirekten Röntgenzeichen sind unspezifisch und können als Begleitreaktionen bei Pulmonalembolien auftreten:

- reflektorischer Zwerchfellhochstand auf der betroffenen Seite. Dieses Zeichen ist zwar relativ, da Zwerchfelle oft sehr ungleich hoch stehen, andererseits aber ist das Zeichen auch sehr sicher, gerade bei kleineren Embolien. Es ist häufig das einzige konventionelle Röntgenzeichen.

  Es muß daher genau und bewußt gesucht werden, eventuell mit Hilfe der Durchleuchtung, die eine einseitige Schonung bei der Atembewegung aufdecken kann. Man muß allerdings dabei gleichzeitig bedenken, daß die einseitige Schonung der Zwerchfellbewegung auch Folge von akuten Beschwerden durch eine Pleurareizung bei Lungenembolie sein kann. Immer zeigt die Bewegungseinbuße aber einen pulmonalen Vorgang an.
- basaler Pleuraerguß auf der befallenen Seite,
- Plattenatelektasen basal,
- bei komplettem oder inkomplettem Lungeninfarkt kommt es nach 12–24 h zu einer segment- oder lappenbegrenzten Verschattung des Lungenabschnittes hinter dem okkludierten Gefäß.

13.6.3.2 Pulmonalisangiographie

Die Pulmonalisangiographie sollte präoperativ oder als interventionell-radiologisches Verfahren zur lokalen Lyse durchgeführt werden. Folgende Röntgenzeichen finden sich bei der Pulmonalisangiographie:

Direkte Zeichen:

− kompletter Gefäßverschluß,
− inkompletter Gefäßverschluß, d. h. ein Füllungsdefekt, der von Kontrastmittel umflossen wird, sog. Kuppelphänomen.

Auch bei der Pulmonalisangiographie finden sich indirekte Zeichen:

− umschriebene Transparenzsteigerung durch funktionelle Rarifizierung der peripheren Strombahn [16, 17].
− Verlängerung der arteriellen Phase durch periphere Widerstandserhöhung,
− asymmetrische Lungengefäßfüllung,
− Gefäßerweiterung vor der Okklusion.

Eine fehlende Gefäßdarstellung aufgrund von Narben darf nicht mit Gefäßverschlüssen verwechselt werden.

Die Pulmonalisangiographie bei der fulminanten Lungenembolie kann als konventionelle Angiographie oder als intraarterielle digitale Subtraktionsangiographie (DSA) durchgeführt werden. Eine intravenöse DSA ist wegen der fehlenden Kooperationsfähigkeit des Patienten ungeeignet [30].

Zum Nachweis des Perfusionsausfalles kann ebenfalls die Perfusionsszintigraphie eingesetzt werden; hier ist allerdings der Thrombus nicht direkt nachweisbar. Zur Durchführung interventioneller Maßnahmen muß die Perfusionsszintigraphie durch die Angiographie ergänzt werden.

Literatur

1. Alavi A, Palevsky HI, Weiss DW (1990) Pulmonary hypertension secondary to chronic thromboembolysm. J Nucl Med 31:1
1a. Baker RR, Wagner HN (1966) Pulmonary embolectomy in the treatment of massive pulmonary embolism. Surg Gynecol Obstet 122:513
2. Black JA, Bonham-Carper RE (1963) Association between aortic stenosis and facies of severe infantile hypercalcaemia. Lancet II:745
3. Blake HA, Hall RJ, Manion WC (1965) Anomalous pulmonary venous return. Circulation 32:406
4. Brody H (1942) Drainage of the pulmonary veins into the right side of the heart. Arch Pathol 33:221
5. Comroe JH (1962) Pulmonary arterial blood flow: effects of brief and permanent arrest. Am Rev Respir Dis 85:179
6. Cooley RN (1964) Pulmonary thrombo-embolism − the case for the pulmonary angiogram. AJR 92:693
7. Cox PA, Keshishian JM, Blades BB (1967) Traumatic arteriovenous fistula of the chest wall and lung. J Thorac Cardiovasc Surg 54:109
8. Darling RC, Rothney WB, Craig JM (1957) Total pulmonary venous drainage into the right side of the heart; report of 17 autopsied cases not associated with other major cardiovascular anomalies. Lab Invest 6:44
9. Davison P (1960) Functional aspects of the cor pulmonale syndrome. Br J Dis Chest 54:186
10. Dexter L, Smith GT (1964) Quantitative studies of pulmonary embolism. Am J Med Sci 247:641
11. Diethelm E, Soto B, Nath PH (1985) Pulmonary vascularity in patients with pulmonary atresia and ventricular septal defect. Radiographics 5:243
12. Ellis K, Seaman WB, Griffiths SP, Berdon WE, Baker DH (1961) Some congenital anomalies of the pulmonary arteries. Semin Roentgenol 2:325
13. Felix R (1974) Lungengefäßveränderungen und ihre Folgen im Röntgenbild (Teil I/II). Röntgenblätter 27:304
14. Felix R (1976) Systematische Differentialdiagnose der Hilusveränderung. Röntgenberichte 5:123
15. Felix R (1977) Pulmonale Gefäßerkrankungen. In: Teschendorf W, Anacker H, Thurn P (Hrsg) Röntgenologische Differentialdiagnostik, Bd II/Teil 2. Thieme, Stuttgart
16. Felix R, Düx A (1967) Die „einseitig helle Lunge" auf funktioneller Basis. Fortschr Röntgenstr 107:59
17. Felix R, Düx A, Geisler P (1968) Die Verteilung und Abhängigkeit der Blutströmungsgeschwindigkeit in der menschlichen Lunge. Fortschr Röntgenstr 108:714
18. Felix R, Geisler P (1967) Zum „anämischen" Lungeninfarkt. Fortschr Röntgenstr 106:755
19. Felix R, Havers L, Winkler C, Düx A, Boldt C, Thurn P, Claussen G, Freiberger P (1969) Der Pulmonalkreislauf bei Lungenblähung. Die Wirkung der Atemwegsobstruktion. Fortschr Röntgenstr 111:55
20. Felix R, Scherholz K-P (1978) Systematik der Röntgendiagnose der Lungenembolie und des Lungeninfarktes. Radiologe 18:412
21. Felix R, Thurn P (1977) Die Lungengefäßveränderungen bei kongenitalen Vitien. Radiologe 17:44
22. Fleischner FG (1967) Roentgenology of the pulmonary infarct. Semin Roentgenol 2:61
23. Fleischner FG (1967) Recurrent pulmonary embolism and cor pulmonale. N Engl J Med 276:1213
24. Freiman DG, Suyemoto J, Wessler S (1965) Frequency of pulmonary thromboembolism in man. N Engl J Med 272:1278
25. Gurtner HP (1972) Pulmonale Hypertonie nach Appetitzüglern. Med Welt 23:1036
26. Heintzen P, Teske J (1960) Die einseitige Agenesie der Lungenarterien. Arch Kreislaufforsch 32:263
27. Hübsch P, Pichler W, Lang I, Mlczoch J (1987) Isolierte Agenesie der rechten Pulmonalarterie mit später Manifestation einer pulmonalarteriellen Hypertension. Röntgenblätter 40:23
28. Jardin M, Remy J (1986) Segmental bronchovascular anatomy of the lower lobes: CT analysis. AJR 147:457

29. Kröker P (1948) Beobachtungen über einseitige Staublungen im Zusammenhang mit einseitigen Gefäßhypoplasien. Röntgenpraxis 17:127
30. Langer M (1986) Ambulante digitale Subtraktionsangiographie. Hellmich
31. Langer R, Langer M (1984) Value of computed tomography in the diagnosis of intrapulmonary arteriovenous shunts. Cardiovasc Intervent Radiol 7:277
32. Laur A (1963) „Gefäßlücken" im Röntgenbild der Lungenembolie. Fortschr Röntgenstr 99:616
33. Llamas R, Swenson EW (1965) Diagnostic clues in pulmonary thromboembolism evaluated by angiographic and ventilation-blood flow studies. Thorax 20:327
34. Maddison FE, Wright RR, Tooley WH (1967) Chest radiography following unilateral pulmonary artery occlusion. An experimental study. Radiology 88:435
35. Poe ND, Swanson LA, Taplin GV (1967) Physiological factors affecting lung scan interpretation. Radiology 89:661
36. Schmitz H, Thurn P (1958) Asymmetrie der Lungenarterien. Fortschr Röntgenstr 88:133
37. Schwabe HK, Felix R, Behrenbeck DW, Mayer G, Sobbe A (1971) Synoptische Betrachtungen klinischer und radiologischer Methoden bei Untersuchungen zu Fragen der Lungendurchblutung. Öff Gesundh-Wesen 33:476
38. Sevitt S (1965) Anticoagulant prophylaxis against venous thrombosis and pulmonary embolism. In: Sasahara AA, Stein M (Hrsg) Pulmonary Embolic Disease. Grune & Stratton, New York

39. Simon H, Felix R (1977) Reversible pulmonalarterielle Hypertonie nach Einnahme von Menocil. Med Klinik 72:1685
40. Simon H, Felix R, Esser H, Ferlinz R, Stadeler HJ, Fricke G, Assheuer J, Winkler C (1972) Blutverteilung in der Lunge beim obstruktiven Syndrom. Klin Wochenschr 50:360
41. Smith GT, Dammin GJ, Dexter L (1964) Postmortem arteriographic studies of the human lung in pulmonary embolization. J Amer Med Ass 188:143
42. Stutnick AJ, Soloff LA (1967) Pulmonary arterial occlusion and surfactant production in humans. Ann Intern Med 67:549
43. Utzon F, Brandrup F (1973) Pulmonary arteriovenous fistulas in children. Acta Paediatr Scand 62:422
44. Westermark N (1938) On the roentgen diagnosis of lung embolism. Acta Radiol (Stockholm) 19:357
45. Westermark N (1944) On the influence of the intraalveolar pressure on the normal and pathological structure of the lungs. Acta Radiol (Stockholm) 25:874
46. Wiener SN, Edelstein J, Charms GL (1966) Observation on pulmonary embolism and the pulmonary angiogram. AJR 98:859
47. Williams JR, Wilcox WC (1963) Pulmonary embolism: Roentgenographic and angiographic consideration. AJR 89:333

14 Spezielle Diagnostik der großen Gefäße

S. BEYER-ENKE

INHALT

14.1 Konnatale Anomalien

14.1.1 Aortenstenosen

Die angeborenen Aortenstenosen lassen sich nach ihrer Lagebeziehung zum Klappenapparat in valvuläre, sub- und supravalvuläre sowie Aortenisthmusstenosen unterscheiden.

Bei den *subvalvulären* Formen wird die hypertrophisch infundibuläre von der seltenen membranösen Aortenstenose getrennt. Die distale Ausflußbahn des linken Ventrikels wird beim infundibulä-

ren Typ durch die verdickte Septummuskulatur eingeengt. Die polygen hereditäre Erkrankung wird oft erst im Jugend- oder Erwachsenenalter bemerkt. Das klinische Bild ist variabel und der Verlauf wird durch das Auftreten von Arrhythmien oder koronararteriellen Komplikationen bestimmt. Die diagnostische Methode der Wahl ist die Echokardiographie. Sie zeigt die muskuläre Hypertrophie von posteriorer Ventrikelwand und Septum. Die Angiographie stellt einen verkleinerten und verformten linken Ventrikel dar. Bei Druckmessungen kann ein Gradient zwischen Aorta und Kammer fehlen.

Eine *Aortenklappenstenose* kann sich als Folge einer fetalen oder postpartalen Endokarditis entwickeln. Daneben wird ein reduzierter Blutfluß während der fetalen Entwicklung mit anomaler Größe und Form der sich bildenden und in schweren Fällen unikuspidalen Klappen diskutiert. Verglichen mit den erworbenen Formen meist rheumatischer Genese ist die Zahl der angeborenen valvulären Stenosen gering. Die Thoraxaufnahme zeigt im sagittalen oder seitlichen Strahlengang eine poststenotische Dilatation der Aorta ascendens und eine Hypertrophie des linken Ventrikels. Die Ausprägung ist abhängig vom Alter des Patienten und kann beim Säugling völlig fehlen, wenn das Foramen ovale nicht geschlossen wird und durch das Pendelvolumen vornehmlich eine Rechtsherzbelastung besteht. Bei den erworbenen valvulären Stenosen steht der Nachweis der Klappenverkalkungen (Seitbild) im Vordergrund (Abb. 1a, b). Aus Strahlenschutzgründen sollte die Diagnose dieser Veränderungen mittels Echokardiographie erfolgen.

Die *supravalvuläre* Form der Aortenstenose ist selten und dann meist mit weiteren Mißbildungen (Williams-Syndrom) vergesellschaftet.

Die *Aortenisthmusstenosen* (Synonym: Coarctatio aortae) werden nach infantilem (Stenose vor Abgang des Ductus arteriosus, präduktale Form) und adultem Typ (postduktale Form) unterschieden. Beim infantilen Typ bestehen oft zusätzliche Anomalien und Herzfehler, welche letztlich die Prognose bestimmen. Die Ausprägung der Stenose ist un-

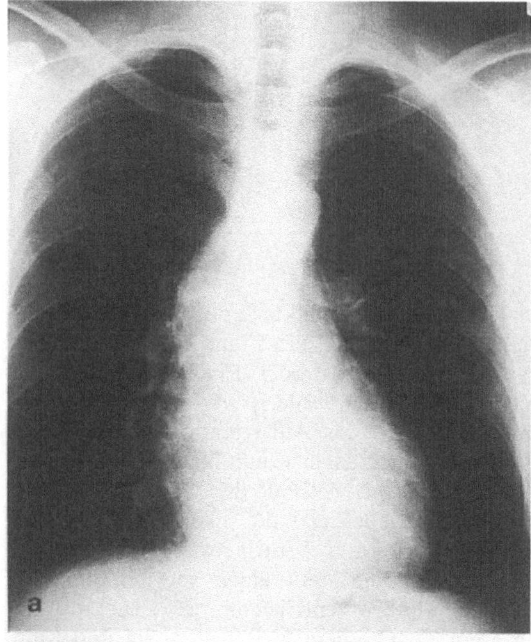

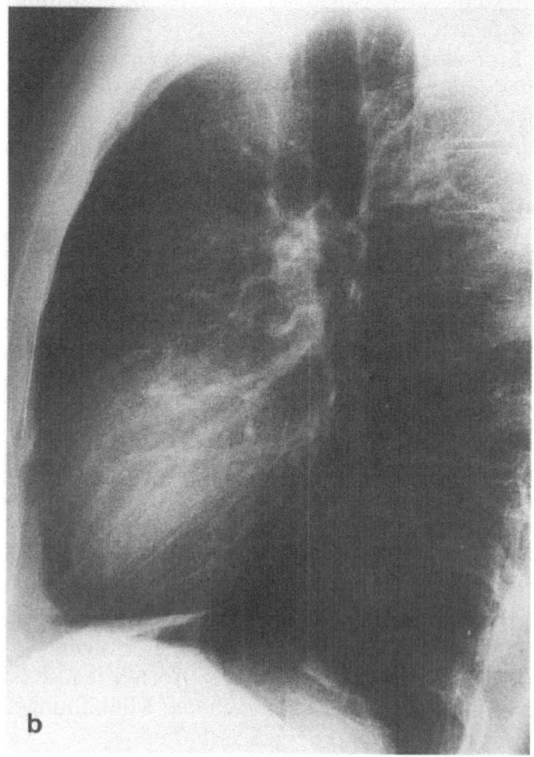

Abb. 1. a Thorax p.a.-Aufnahme eines Patienten (R.E., m.) mit erworbener Aortenklappenstenose. Es findet sich eine Dilatation der Aorta ascendens bei kleinem Aortenbogen. b Die Seitaufnahme zeigt Verkalkungen der Klappenregion

terschiedlich, beim Erwachsenen-Typ meist kürzerstreckig als beim kindlichen Typ und kann von einer geringen Einengung bis zur Atresie reichen. Letztere sind selten und führen bei offenem Ductus arteriosus durch den Links-rechts-Shunt innerhalb der ersten Lebensmonate zum Tod. In Höhe des Isthmus wird der Aortenverschluß als Typ A klassifiziert. (Typ B − distal der A. carotis communis, Typ C − distal des Truncus brachiocephalicus). Die Häufigkeit der Coarctatio aortae liegt bei etwa 3 Fällen auf 10000 Geburten. Es besteht eine Prädominanz des männlichen Geschlechts. Pathophysiologisch und für die Prognose ist die Durchgängigkeit bzw. Obliteration des Ductus arteriosus von Bedeutung. Ist diese Gefäßstruktur nicht rückgebildet, findet sich in Abhängigkeit vom Ausmaß der Aortenstenose ein Links-rechts-Shunt mit Volumen- und Druckbelastung des linken Ventrikels. In diesen Fällen wird die Herzinsuffizienz eher in Erscheinung treten als bei alleiniger Druckbelastung. Bei Obliteration des Ductus arteriosus findet sich ein Kollateralkreislauf über die A. thoracica interna und die Interkostalarterien (Rippenusuren!) wie auch über die Vertebralarterien und die Spinalgefäße.

Klinisch steht die Blutdruckdifferenz zwischen oberer und unterer Extremität im Vordergrund. Durch die hypertone Situation im Bereich der supraaortalen Gefäße findet sich eine früh einsetzende Arteriosklerose und Koronarsklerose. Die definitive Diagnose kann bereits durch Blutdruckmessung an Arm und Bein zu stellen sein.

Röntgenologisch finden sich in Abhängigkeit von Ausmaß der Stenose und Vorliegen eines offenen oder obliterierten Ductus arteriosus Zeichen der Volumen bzw. Druckbelastung des linken Ventrikels, sowie ggf. eine Hyperperfusion der Lungengefäße. In der Seitaufnahme des Thorax kann das stenosierte Aortensegment infolge des Kalibersprunges sichtbar sein. Die Verdachtsdiagnose läßt sich angiographisch sichern, wobei mit der venösen DSA Probleme bei der transstenotischen Sondierung zu umgehen sind. Dopplersonographisch wird eine vermehrte Flußgeschwindigkeit in der distal der Stenose gelegenen Aorta gemessen [7]. Die Darstellung der Koarktation gelingt mit der NMR meist besser als in der CT, weil sich die typischerweise vorliegende exzentrische Einschnürung der Media am günstigsten im sagittalen Schnittbild zeigt [3]. Die variable Schnittführung ist auch im Hinblick auf die Erkennung postoperativer Komplikationen wie Aneurysmabildungen oder Restenosierungen günstig [9]. Die interventionelle Radiologie bietet mit der PTA die Möglichkeit einer nichtoperativen Korrektur der Koarktation [15].

14.1.2 Ductus arteriosus apertus

Entwicklungsgeschichtlich entstammt der Ductus arteriosus (Botalli) den dorsalen Anteilen der 6. linksseitigen Kiemenbogenarterie und erfüllt die Funktion einer Kurzschlußverbindung zur Ausschaltung des Lungenkreislaufs. Er wird normalerweise gegen Ende der Fetalzeit mit der Verminderung des Strömungswiderstandes der reifenden Lunge rückgebildet. Mit der Geburt wird durch die Unterbrechung der Nabelschnurzirkulation und der Eröffnung der Lungenstrombahn eine Druckumkehr zwischen Aorta und Pulmonalarterie bewirkt, die in Kombination mit einer Prostaglandinausschüttung zum Verschluß des Gefäßes führt. Störungen der Mechanismen aus mechanischer oder biochemischer Ursache lassen die Reaktion ausbleiben und führen zum Links-rechts-Shunt.

Die Häufigkeit der Fehlbildung liegt bei etwa 8 auf 10 000 Normalgeburten und höher bei Frühgeburten. Ein autosomal dominantes Vererbungsmuster wird angenommen.

Nach Konfiguration des Gefäßes werden zylinder-, trichter- und fensterartige Verbindungsformen unterschieden, was operationstechnische Konsequenzen hat, da die letztere Form, die etwa 20% der Fälle ausmacht, therapeutisch schlechter angehbar ist.

Die Pathophysiologie richtet sich nach der Höhe des Strömungswiderstandes im Gefäß. Ist dieser gering findet sich eine erhebliche Volumenbelastung des linken Herzens bei Mehrperfusion der pulmonalen Strombahn. Konsekutiv kann dies zur pulmonalarteriellen Hypertonie mit Shuntumkehr, Zyanose und letztlich Rechtsherzinsuffizienz führen.

Der Schweregrad der angesprochenen Veränderungen und das etwaige Vorliegen zusätzlicher kardialer Mißbildungen bestimmt die Prognose des Patienten. Während ausgeprägte Fälle unbehandelt in den ersten Lebenswochen sterben, läßt sich bei operativ korrigierten Fällen eine normale Lebenserwartung erreichen.

Das röntgenologische Bild ist abhängig von der Größe des Shuntvolumens, wobei die Linkshypertrophie anfänglich im Vordergrund stehen kann. Bei Entstehung einer pulmonalen Hypertonie findet sich eine beidseitige Dilatation des Herzens und ein Kalibersprung in den Pulmonalarterien. Die Diagnose läßt sich angiographisch sichern sowohl nach Katheterisierung der Aorta als auch transvenös in DSA-Technik. Interventionell besteht auch eine zur Operation alternative Therapie in der perkutanen Okklusion des Ductus arteriosus persistens mit Ivalonpropf, Schirmsystem oder ablösbarem Ballon.

14.1.3 Dystopien

Im Gegensatz zu den vorher besprochenen Anomalien führen Dystopien der thorakalen Gefäße nur selten zu klinischen Beschwerden. Klassifiziert werden sie nach der Lage von Ductus arteriosus, Aorta und supraaortalen Ästen. Abhängig vom beschreibenden Autor werden bis zu 15 Variationen unterschieden. Häufig verwendet wird das von EDWARD entwickelte Modell [19].

Die Mißbildungen im Bereich des Aortenbogens entstehen durch Rückbildungsstörungen während der Embryonalentwicklung. In den frühesten 6 Entwicklungswochen sind die arteriellen Gefäße der oberen Extremität als 6 paarige Kiemenbogenarterien ausgebildet. Die A. carotis interna entsteht aus der 3. Kiemenbogenarterie, während sich aus der 4. der Aortenbogen bildet.

Die bekannteste Mißbildung im Bereich des Aortenbogens ist die *A. subclavia dextra circumflexa (lusoria)*, die sich durch Schluckbeschwerden klinisch bemerkbar machen kann (s. 3.1.1, Abb. 1 a, b; 2). Sie entsteht durch die Rückbildung der 4. Kiemenbogenarterie rechts und der Persistenz der rechten dorsal absteigenden Aorta. Der Verlauf ist in den meisten Fällen retroösophageal. Der Ursprung ist am häufigsten distal, manchmal jedoch auch in gleicher Höhe mit der linken A. subclavia (Abb. 2). Zusätzliche Gefäßvarianten betreffen in etwa 1/3 der Fälle das Vorliegen eines Truncus bicaroticus (Abb. 3). Entsprechend der anatomischen Verlaufsrichtung sind klinische Symptome zu erwarten, wobei die Dysphagie überwiegt. Ein „thoracic-outlet"-Syndrom ist selten. Blutungen nach operativen Eingriffen, wie auch akzidenteller Natur sind kasuistisch beschrieben.

Röntgenologisch läßt sich diese Gefäßvariante an einer dorsalen Kompression des Ösophagus in Höhe BWK 3/4 nach Breischluck erkennen. Unter Durchleuchtung kann in einer günstigeren Projektion eine Pulsation im Bereich der Stenose die Verdachtsdiagnose sichern. Nicht selten wird heute wohl die Veränderung bei Schluckstörungen primär in der Endoskopie gesehen.

Die Häufigkeit der Gefäßanomalie wird mit etwa 0.5–1.0% angegeben. Eine Auswirkung auf die Prognose quoad vitam wird lediglich bei Assoziation mit zusätzlichen Mißbildungen zu erwarten sein.

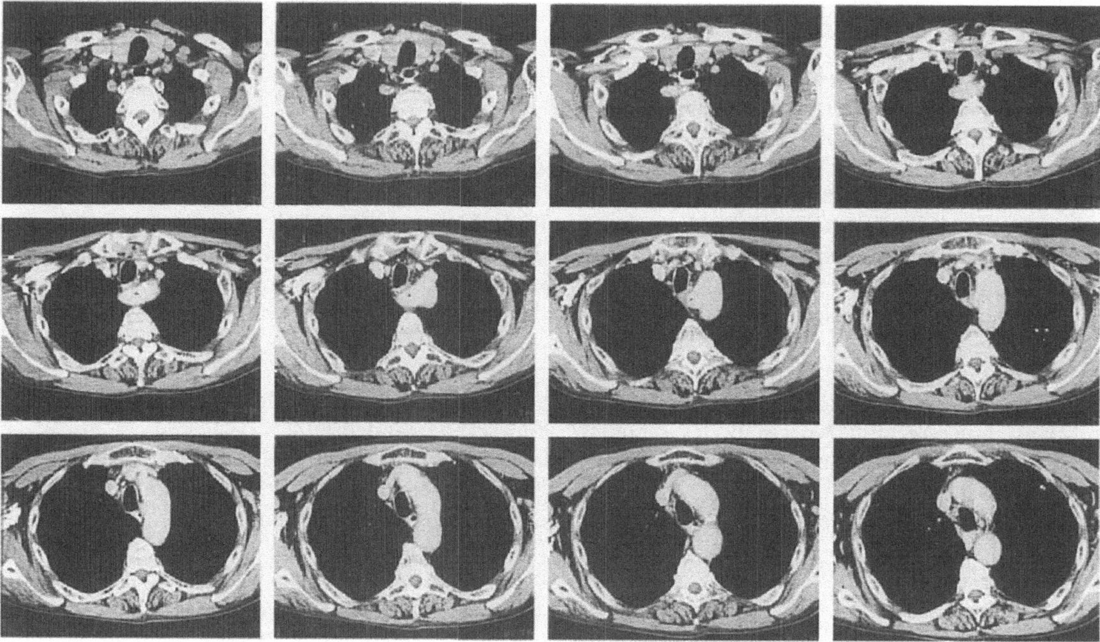

▲
Abb. 2. CT-Schnitte in Höhe der supraortalen Gefäße bei Patienten (B. K., m.) mit A. lusoria. Das Gefäß entspringt als letzter Ast des Aortenbogens nach medial und verläuft dorsal des Ösophagus

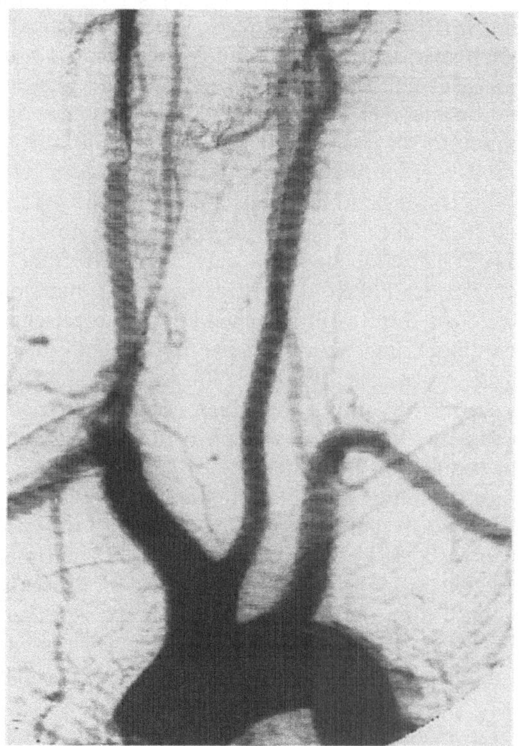

Abb. 3. Arterielle DSA bei Patienten (U. D., w) mit Ursprung der linken A. carotis communis aus dem Truncus brachiocephalicus

Eine weitere, deutlich seltenere Anomalie ist die *Rechtslage* des Aortenbogens (Abb. 4a, b). Die Häufigkeit beträgt etwa 0.5% der Normalbevölkerung. Beschrieben wurde sie als sog. hohe Rechtslage, weil der Aortenbogen aufgrund des höhergelegenen rechten Hauptbronchus weiter kranial in der Thoraxübersicht zu identifizieren ist als der regulär links gelegene.

Entwicklungsgeschichtlich handelt es sich um die Persistenz der rechten 4. Kiemenbogenarterie und der absteigenden Aortenwurzel. Meist entspringt die A. subclavia sinistra als erster Ast vom Aortenbogen. Unterschiedlich ist die Lage des Gefäßes in Bezug zu Ösophagus und Trachea. Beim vorderen Typ läuft der Aortenbogen über den rechten Hauptbronchus rechts lateral des Ösophagus nach kaudal. Als dorsaler Typ oder Arcus aortae dextra circumflexus gilt die Überkreuzung der Speiseröhre nach linksseitig. Vornehmlich beim älteren Patienten mit dilatierten und sklerosierten Arterien besteht die Möglichkeit der Entwicklung von Schluck- oder Atembeschwerden. In beiden Fällen finden sich Impressionen im Ösophagogramm. Die Notwendigkeit zur Angiographie ist selten gegeben.

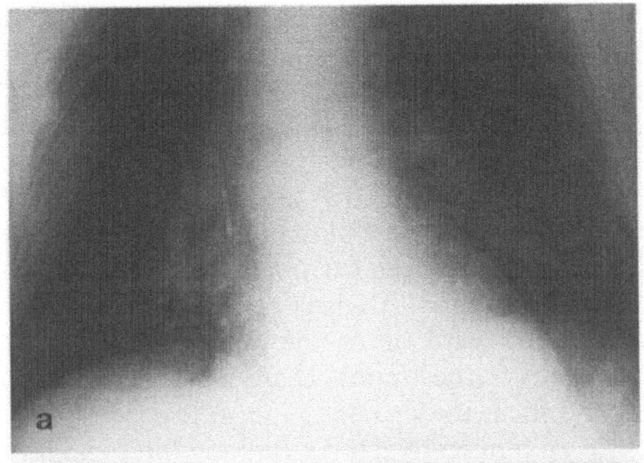

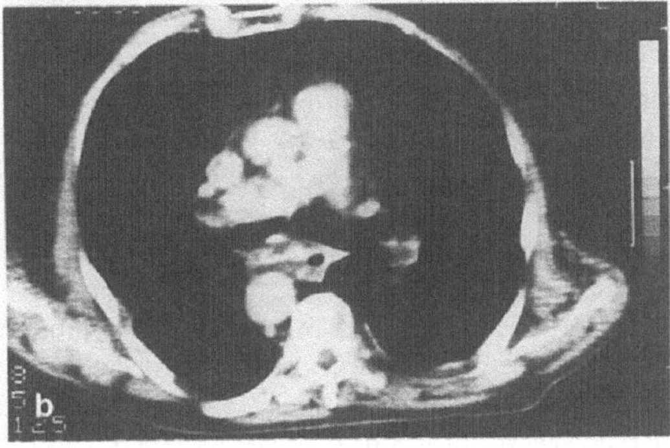

Abb. 4. a Thorax p. a.-Aufnahme bei Patienten (D. L., m.) mit rechts deszendierender Aorta. Der Aortenschatten läßt sich rechts paravertebral erkennen. **b** CT-Schnitt in Höhe des Truncus pulmonalis beim selben Patienten. Aorta ascendens und descendens liegen auf der gleichen Seite

Bei Persistenz beider 4. Kiemenbogenarterien resultiert der *doppelte Aortenbogen*. Eine symmetrische Weite beider Gefäße ist selten. Meist ist der rechte Bogen kräftiger ausgeprägt als der linke und die großen Gefäße entspringen von beiden Bögen. Da sich die Obstruktionszeichen klinisch früh, d. h. in den ersten 6 Lebensmonaten, zu erkennen geben, sind die radiologischen Zeichen wegen der Gefäßüberlagerung durch den kräftigen Thymus unspezifisch. Eine beidseitige oder zirkuläre Einschnürung des KM-gefüllten Ösophagus oder der Trachea ist pathognomonisch. Aus strahlenhygienischen Gründen günstiger und heute technisch realisierbar ist das kombinierte Vorgehen mit Echokardiographie und Farb-Doppler [10]. Mit diesen Verfahren können die Gefäßmißbildungen morphologisch und anhand des Strömungsverlaufes identifiziert werden. Dennoch kann aus Dokumentationsgründen die Durchführung einer Angiographie vor etwaiger Operation notwendig sein.

14.1.4 Marfan-Syndrom

Das Marfan-Syndrom ist eine autosomal dominant vererbte Erkrankung des Bindegewebes mit einer Inzidenz von 0.005%. Klinisch stehen Veränderungen am Skelett, den Augen und dem Herz- und Gefäßsystem im Vordergrund. Die Patienten haben ein auffälliges Längenwachstum (oft über der 95. Perzentile). Es finden sich Thoraxdeformitäten mit Hühner- oder Trichterbrust. Die Hyperflexibilität der Extremitäten hat zur Bezeichnung Arachnodaktylie (Spinnenfinger) geführt. Am Auge findet sich eine abgeflachte Kornea und myopische Veränderungen. Am Herzen ist in erster Linie die Mitralklappe in Form eines Prolaps betroffen. An der Aorta findet sich eine in der Kindheit beginnende Dilatation, die zuerst den Valsalva-Sinus betrifft. Die Veränderungen sind progredient und können zur Ausbildung von Aneurysmata mit Dissektionen führen. Weitere Komplikationen sind Klappeninsuffizienzen oder Endokarditiden. Eine mögliche Aorteninsuffizienz führt über die koronare Minderperfusion zur Myokardischämie.

Histologisch findet sich eine Fragmentation und Rarefizierung der elastischen Fasern. In der Gefäßwand ist vornehmlich die Media betroffen. Ablagerungen von Mukopolysacchariden können nachgewiesen werden. Die zystische Medianekrose (Erdheim/Gsell) wird als mögliche „forme fruste" angesehen und ist von den Veränderungen beim Marfan-Syndrom nicht zu differenzieren. Die biochemischen Parameter sind inhomogen. Bei etwa der Hälfte der Patienten findet sich eine vermehrte Ausscheidung von Hydroxyprolin im Urin. Ein Synthesedefekt von Seitenketten von Kollagen und Elastin wird als Ursache der Erkrankung angenommen. In Kulturen von Patienten entnommenen Fibroblasten ließ sich eine auffällige Steigerung der Hyaluronsäuresynthese nachweisen.

Die Diagnose des Vorliegens eines Marfan-Syndroms wird phänotypisch zu stellen sein. Die Lebenserwartung ist in Abhängigkeit von der Ausprägung der Gefäßveränderungen mehr oder minder stark reduziert. Zur Feststellung der kardialen Anomalien eignet sich in erster Linie die Echokardiographie. Sie stellt die verdickten Klappensegel bei Aorteninsuffizienz und aneurysmatische Veränderungen der Aorta ascendens dar. Bei Komplikationen wie dem Verdacht auf eine Dissektion müssen angiographische Untersuchungen und CT bzw. MRT durchgeführt werden. Alternativ ist ggf. eine transösophageale Sonographie zur Bestätigung der Dissektion möglich.

14.1.5 Andere kongenitale Erkrankungen

Das Ehlers-Danlos-Syndrom weist einen Befall von Gefäßen, Haut und Gelenken auf. Die Bindegewebsstrukturen zeigen eine pathologische Elastizität. Die Gelenke sind überstreckbar. Nach Befallsmuster und Schwere der Erkrankung werden 10 Subtypen unterschieden. Die Aorta kann bei den Typen 1 und 2 mitbetroffen sein. In diesen Fällen findet sich eine Dilatation oder ein Aneurysma der ascendierenden Aorta.

Eine kongenitale Dilatation der Aorta thoracica kann sich weiterhin bei der Cutis laxa oder der Osteogenesis imperfecta finden.

14.2 Degenerative Erkrankungen

14.2.1 Arteriosklerose

Die Arteriosklerose ist die mit Abstand häufigste Erkrankung, die im Aortenbogen und den supraaortalen Gefäßen zu finden ist. Es handelt sich um ein generalisiertes Leiden, das sämtliche arteriellen Gefäße in unterschiedlicher Ausprägung befällt. Die Gefäßwandveränderungen lassen sich in Abhängigkeit von Dauer und Schwere der Erkrankung in verschiedene Stadien einteilen. In der diskretesten Form handelt es sich um die Anlagerung von Makrophagen (Schaumzellen) in der Intima. Ebenfalls reversibel ist die Einlagerung von Lipiden extrazellulär und in glatten Muskelzellen. Bereits irreversibel ist die Bildung eines Atheroms mit massiven konfluierenden extrazellulären Lipidablagerungen in der Intima, die muskuläre und elastische Fasern verdrängen. Beim Fibroatherom finden sich zusätzlich Lagen von Kollagenfasern, die mit den fettig degenerierten Muskelzellen zur Atrophie der Media führen. Eine komplizierte Läsion entsteht, wenn das Atherom an der Oberfläche ulzeriert und dabei thrombogenes Material dem Blutstrom aussetzt. Dann kann es zu Einblutungen in die Läsion und bindegewebiger Granulation kommen. Die deutliche Wandverdickung bildet den fibrösen Plaque. Verkalkungen der Atherome sind häufig. Klinisch bedeutsam sind die Ulzerationen, die wegen der Thrombogenität der Wandstrukturen zu embolischen oder durch Granulation okkludierenden Komplikationen führen.

Ätiogenetisch steht die Läsion der Intima bei der Entwicklung der Arteriosklerose im Vordergrund. Im Experiment wird diese z. B. durch Druck (Ballonkatheter!) erzeugt! Der Kontinuitätsunterbrechung der Intima folgt die Adhäsion von Throm-

bozyten und die Proliferation von glatten Muskelzellen, die konsekutiv von der Media in die Intima einwandern. Die Stimulation der Muskelzellen wird durch den „platelet-derived-growth-factor" (PDGF) mediiert. Bei den Endothelzellen handelt es sich um biologisch hoch differenzierte und biochemisch sehr aktive Strukturen. In der Kultur bilden sie anders als Fibroblasten komplexe Verbände. Sie wachsen in lagigen Membranen mit einer asymmetrischen luminalen Oberfläche. Die Wachstumsorganisation wird durch die Verlaufsrichtung des Blutstroms mitbestimmt. Diese ist nicht thrombogen und nicht in der Lage Lipoprotein oder Fibronektin zu binden. Nach Ausbildung ihrer endgültigen Gewebstextur ist nur noch eine Verletzung dieser Ordnung ein adäquater Reiz zur Wachstumsteilung. Die Zellen zeigen eine sehr niedrige Replikationsrate. Die Funktionen der Endothelzellen sind teils sekretorischer Natur (z. B. Prostaglandine, Plasminogenaktivator) sowie die Abdichtung der Gefäßwand gegen bestimmte Blutbestandteile.

In glatten Muskelzellen dient das Aktinomyosin der Kontraktilität und die intermediären Filamente der Aufrechterhaltung eines Tonus. Mit diesem Regulationssystem werden die Spannungszustände der Gefäßwand aufrecht erhalten. Die Kontraktion der glatten Muskelzellen kann chemisch, elektrisch oder mechanisch beeinflußt werden. Die zytoplasmatische Mediator ist Kalzium^{2+}. Die Mitochondrien weisen eine geringe Affinität bei hoher Speicherkapazität auf, so daß in stark geschädigten Muskelzellen Gefäßverkalkungen von solchen Foci ihren Ausgang nehmen können. Möglicherweise spielen diese Zellen auch eine Rolle in der Ätiogenese der essentiellen Hypertonie. An spontan hypertensiven Ratten konnte eine vermehrte Aktivität der Na^+/K^+-ATPase der glatten Muskelzellen nachgewiesen werden. Eine Verbindung der Wachstumsregulation von Muskelzellen mit dem Endothel besteht über den EDGF (endothelium-derived-growth-factor). Dieser steht im Zusammenhang mit reparativen Vorgängen nach Gefäßverletzungen und stimuliert die glatten Muskelzellen zur Proliferation.

Bei experimentellen Läsionen der Aortenwand mit Verweilkathetern ließ sich zeigen, daß im Bereich der Kontaktstelle ein Thrombus aus Thrombozyten und Fibrin nachweisbar war. Die Plaques bestanden aus glatten Muskelzellen und Makrophagen. Auch Kalzifikationen konnten nachgewiesen werden. Nach Beseitigen des traumatischen Stimulus gingen die Läsionen schnell zurück. Anders bei Endothelschädigungen durch Ballonkatheter. Hier folgte auf die Thrombozytenaggregation und

Muskelzellproliferation die Ausbildung einer hyperplastischen Neointima. Die Wandverdickung wie auch die Lipideinlagerung, besonders von Cholesterinestern waren progressiv und nicht reversibel.

Ein pathophysiologischer Streßfaktor ist die Hypertension. Diese führt nicht zur Proliferation von Endothelzellen, steigert aber deren sekretorische Aktivität. Die Wandverdickung resultiert aus der Vermehrung der glatten Muskelzellen und des Kollagengehaltes.

Turbulenzen und Scherkräfte werden als mitverursachende Faktoren von Entstehung und Progression arteriosklerotischer Läsionen, besonders im Bereich von Gefäßaufzweigungen, angesehen. Gerade in Bifurkationen liegen Zonen massiv erhöhter Strömungsgeschwindigkeit und Totwasserareale vor, wobei die unterschiedlichen Druckzonen ein schädigendes Agens für die Intima darstellen.

Bei der Epidemiologie der Arteriosklerose fällt eine regional unterschiedliche Verteilung der topographischen Klassifizierung auf. Während Japan mit der Mortalität an Typ 1 (Vorherrschen der Koronarsklerose) am unteren Ende der Häufigkeitsskala steht, liegt es bezüglich der Mortalität des zerebralen Insults (Typ 2 – Befall der supraaortalen Äste) im internationalen Vergleich an vorderster Position. Die Bundesrepublik nimmt in epidemiologischer Hinsicht bei beiden Erkrankungen einen mittleren Rang ein. Während Rauchen als Risikofaktor für das Entstehen einer Arteriensklerose der Koronarien oder der unteren Extremität (Typ 4) unfraglich ist, konnte dieser Zusammenhang beim Schlaganfall nicht zweifelsfrei nachgewiesen werden. Klare Risikofaktoren der Koronarsklerose sind Alter, Rauchen, Diabetes, hohe Werte für Blutdruck oder Serumcholesterin. Begünstigend sind weiterhin mangelnde physische Aktivität und Ernährungsgewohnheiten (gesättigte Fettsäuren, kurzkettige Kohlenhydrate).

Am Aortenbogen finden sich arteriosklerotische Veränderungen zum einem im aortalen Gefäßanteil, wobei hier eine Reduktion der Elastizität der Wand zum Verlust der Windkesselfunktion führt. Verkalkungen sind häufig. Stenosen der thorakalen Aorta auf dem Boden degenerativer Umbauvorgänge sind ausgesprochen selten.

Röntgenologisch sind die pathologischen Veränderungen meist schon im Thoraxübersichtsbild zu erkennen. Der Aortenbogen imponiert im p. a.-Strahlengang mehr oder weniger dilatiert. Die Sklerose ist wegen des orthograd getroffenen Gefäßes leicht anhand der Verkalkungen zu identifizieren (Abb. 5a, b). Meist ist die Aorta descendens im Seitbild zu beurteilen. Besonders gut lassen sich

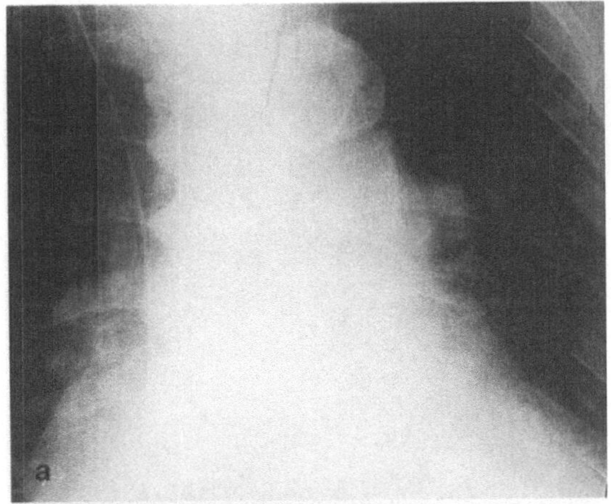

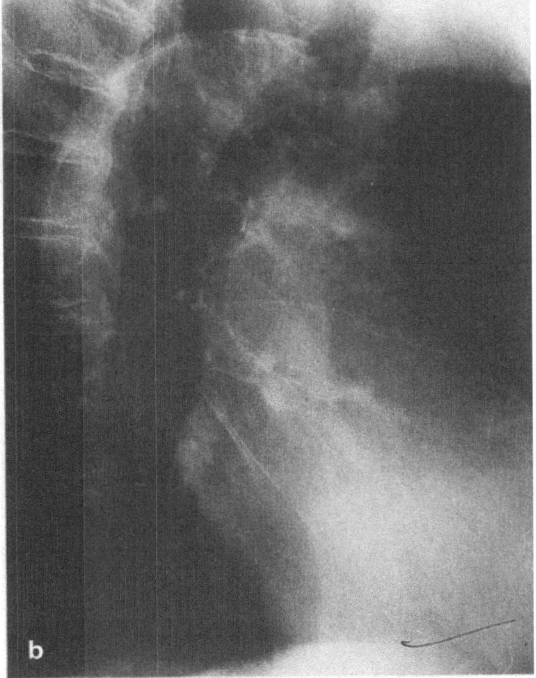

Abb. 5. a Thorax p. a.-Aufnahme mit erheblicher Verkalkung des Aortenbogens. **b** Verkalkungen der deszendierenden Aorta

Gefäßkaliber und Kalzifikationen im CT dokumentieren. Mit Hilfe des „chemical-shift" Verfahrens können mit der MRT lipidhaltige Anteile der Aortenwand entdeckt werden [14]. Darüberhinaus versprechen experimentelle Ergebnisse eine genaue Differenzierung von atheromatösen Plaques der Gefäßwand nach Lipidgehalt, fibrösen oder verkalkenden Veränderungen sowie die 3-dimensionale Darstellung der Aortenwand [13].

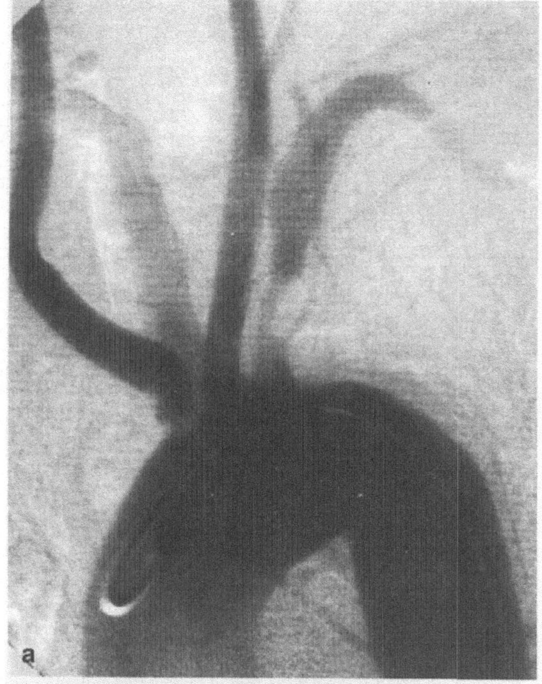

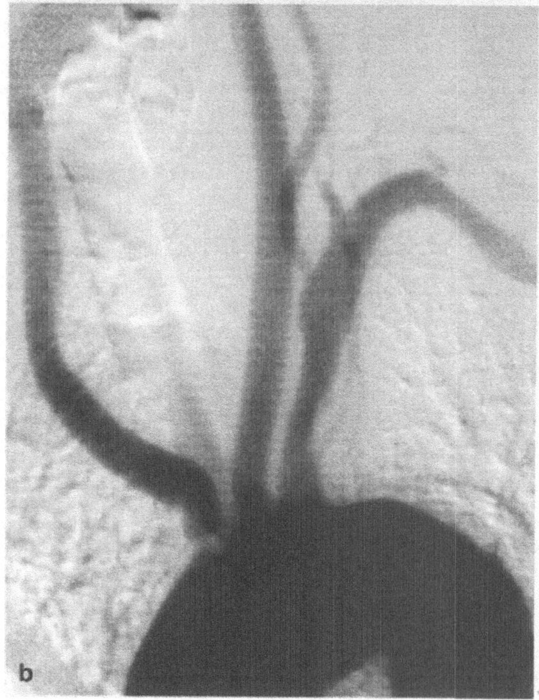

Abb. 6. a Arterielle DSA bei Patienten (M. R., w.) mit proximaler hochgradiger Stenose der A. subclavia. b Kontrolle nach erfolgreicher perkutaner transluminaler Angioplastie

Die Angiographie ist bei komplizierten Verläufen, wie dem penetrierenden Aortenulkus, durchzuführen [2].

14.2.2 Aortenbogensyndrom

Die häufigste Ursache des Aortenbogensyndroms (Synonym: pulseless disease) sind arteriosklerotische Veränderungen im proximalen Anteil der großen supraaortalen Gefäßabgänge. Seltenere Ursachen sind entzündliche Gefäßverschlüsse, Aneurysmen, Traumata oder mediastinale Tumoren. Die Obliterationen oder Stenosen sind meist kurzstreckig, segmental. Aufgrund der ausgeprägten Kollateralisation der arteriellen Gefäße der oberen Extremität ist das klinische Bild lange Zeit kompensiert. Beim Auftreten von Symptomen stehen fast immer neurologische Defizite im Vordergrund. Am häufigsten ist der Befall der A. subclavia links. Beim Verschluß des Gefäßes findet sich ein Umgehungskreislauf über die kontralaterale A. vertebralis (rechts) mit dem sog. „subclavian-steal"-Phänomen. Klinische Symptome wie Schwindel oder Kopfschmerzen entstehen hauptsächlich bei körperlicher Aktivität des linken Armes. Bei der selteneren Affektion des Truncus brachiocephalicus oder der A. carotis communis links stehen andere Symptome seitens des Cerebrums im Vordergrund, z. B. Sehstörungen (Amaurosis fugax), Aphasie oder Synkopen.

Die klinische Verdachtsdiagnose läßt sich durch vergleichende Blutdruckmessungen an beiden Armen und der unteren Extremität erhärten. Dopplersonographisch läßt sich die Druckdifferenz bzw. die Flußumkehr an den distal gelegenen Gefäßabschnitten nachweisen. Die unmittelbare Darstellung des okkludierten Segmentes, die Abschätzung des Ausmaßes der Stenose und ggf. die Dilatation der Engstelle ist ausschließlich angiographisch möglich (Abb. 6a, b). Der Nachweis komplizierter Läsionen, wie z. B. Ulzerationen, ist wegen der möglichen Streuung von Emboli von therapeutischer und prognostischer Bedeutung. Beim Subklaviaverschluß links kann die DSA durch geeignete Maskenwahl das Steal-Phänomen bildlich als invertiert dargestellte A. vertebralis und subclavia dokumentieren.

Ein Risiko der arteriellen Katheterisierung von arteriosklerotisch veränderten Aortenbögen liegt in der (geringen) Gefahr der Loslösung von Plaquepartikeln mit Verschleppung in die kraniellen Versorgungsgebiete sowie der Injektion von im Katheter entstandenen thrombotischen Material. Dies läßt sich durch das Vermeiden unnötiger Manipulationen, Katheterspülungen mit heparinhaltiger Lösung und rasches Arbeiten (trainierte Untersucher!) verhindern.

Stenosen der Aa. subclaviae können sich als „thoracic-outlet"-Syndrom darstellen. Hierbei führen Halsrippen, Muskel- oder Bindegewebszüge zur Einengung der Gefäßbahn. Oft sind die Symptome, wie Armschwäche oder pelzige Empfindung in den Fingern, nur zeitweilig und in spezieller Körperhaltung manifest. In diesen Fällen muß in der betreffenden Provokationsstellung untersucht werden, auch wenn die Lagerung auf dem Angiographietisch mit Problemen behaftet sein kann.

14.2.3 Nicht stenosierende Läsionen

Nicht stenosierende Veränderungen arteriosklerotischer Natur mit Befall der supraaortalen Gefäßäste betreffen zum einen deren Länge sowie den Verlauf. Unterschieden wird zwischen Schlängelung (tortuosity), Schleifenbildung (coiling) und Knickungen (kinking). Häufig findet sich auch eine Elongation der Aorta bzw. des Aortenbogens (Abb. 7a, b). Neben kongenitalen Faktoren sind diese Veränderungen vornehmlich degenerativer Natur. Man vermutet, daß die Gefügelockerungen bei der Schleifenbildung der Entstehung von Aneurysmata vorangehen können. Hier ergibt sich eine prognostische Wichtigkeit. Während das „Kinking" im venösen Bereich leicht zur Gefäßstenose führen kann, ist dies im arteriellen Schenkel (Aa. carotides) erst in fortgeschrittenen Stadien zu erwarten. Zusätzlich können sich technische Schwierigkeiten bei der Katheterisierung ergeben. Ansonsten handelt es sich um einen Zufallsbefund bei der Angiographie arteriosklerotischer Läsionen.

14.3 Aneurysmata

Unter einem Aneurysma wird eine pathologische und progrediente Erweiterung eines Gefäßes verstanden. Sie werden unterschieden von Ektasien, die einen regelhaften Wandaufbau haben, meist einen ganzen Gefäßabschnitt umfassen und keine Wachstumstendenz zeigen. Das Aneurysma verum bezeichnet eine Dilatation unter Einbeziehung aller Anteile der Gefäßwand. Bei diesen wird nach dem morphologischen Erscheinungsbild zwischen einer sakkulären Form als Ausbuchtung von Teilen der Gefäßwand und dem fusiformen Typ, der die gesamte Zirkumferenz des Gefäßes betrifft, unterschieden.

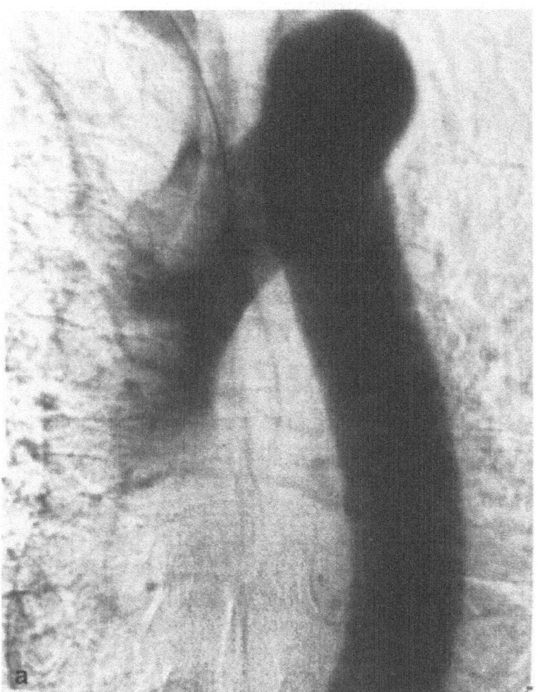

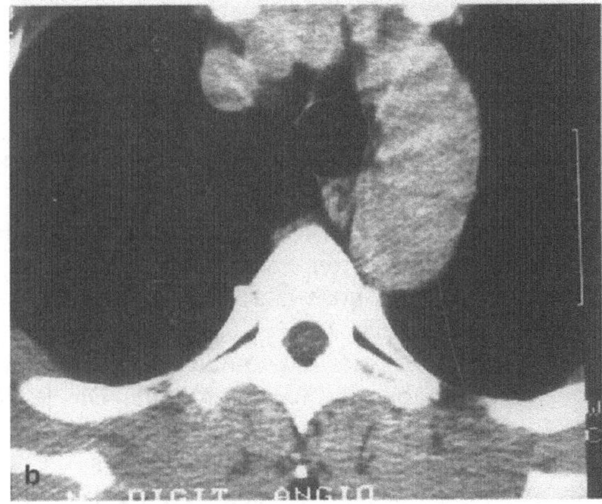

Abb. 7. a Arterielle DSA des Aortenbogens bei Patienten (O. H., m.) mit Elongation der Aorta distal des Ursprunges der A. subclavia links. **b** Darstellung der Elongation im CT

Das Aneurysma spurium entsteht durch eine Verletzung der Gefäßwand mit Ausbreitung des Hämatoms im perivaskulären Raum. Bei dieser Form liegt immer eine externe Gewalteinwirkung vor.

Auch das Aneurysma dissecans läßt sich als Traumafolge verstehen, wobei der Blutdruck als inadäquate Gewalt auf eine vorgeschädigte innere Gefäßwand trifft. Das Hämatom breitet sich in den inneren Wandschichten, z. B. zwischen Intima und Media oder in der fragmentierten Media aus.

Im Klinikum Nürnberg wurden im Jahr 1987 mehr als 300 Patienten mit einem Aortenaneurysma computertomographisch untersucht. Davon befanden sich knapp 25% im Bereich der Aorta thoracalis. Auffällig war die Prädominanz des männlichen Geschlechts mit einem Verhältnis von 9 zu 1. Die Häufigkeit von Aneurysmen in Sektionsstatistiken liegt bei etwa 5–7%. Der Befall der thorakalen Aorta weist dabei einen Rückgang auf, wofür in erster Linie die erfolgreiche Therapie und eine verringerte Inzidenz der Syphilis verantwortlich sein dürfte. Die Wachstumstendenz der Aortenaneurysmata kann mit der Einführung der Sonographie verläßlich kontrolliert und beurteilt werden. Die Beobachtungen reichen von einer Stagnation über zeitweise Wachstumsstillstände bis hin zu mehreren Zentimetern per anno.

In der Ätiogenese der Aneurysmata spielt heute die Arteriosklerose die hauptsächliche Rolle. Dabei scheinen degenerative Veränderungen von Kollagenfasern und Elastin in der Media eine wichtige Rolle zu spielen. Diesen Elementen kommt eine stabilisierende Funktion in der Gefäßwand zu. Patienten mit Aneurysmata weisen oft eine diffuse Arteriomegalie auf, die sich in Gefäßschlängelungen und umschriebenen Dilatationen zeigen. Eine erbliche Prädisposition wird angenommen, wofür auch das gehäufte Auftreten bei Männern spricht. Als begünstigender Kofaktor besteht meist eine Hypertonie. Diese verstärkt durch die Druckbelastung die Degeneration der Arterienwand, die im Fall der Aneurysmata nur noch aus zellarmem dichtem Bindegewebe besteht.

Daneben finden sich entzündliche Ursachen, die zur Aneurysmabildung führen können. Die Rolle der Syphilis (Mesaortitis luica) hat durch die Einführung der Chemotherapie an Bedeutung verloren. Allerdings kann jeder bakterielle Infekt zum mykotischen Aneurysma führen, wobei Streptokokken, Staphylokokken, Salmonellen und bei Drogenabhängigen auch vermehrt Pilze die Infektionsursache darstellen. Der Befall kann über eine vorgeschädigte Intima, über die Vasa vasorum oder Lymphgefäße sowie von extern erfolgen. Bei letzterer Möglichkeit handelt es sich meist um ein Übergreifen von benachbarten infiltrierten Lymphknoten. Auch Entzündungen immunologischer, nicht infektiöser Genese können zur Aneurysmabildung führen (z. B. Takayasu-Syndrom, rheumatischer Formenkreis, Behçet-Syndrom). Eine äußere Gewalteinwirkung kann zum Aneurysma spurium führen.

14.3.1 Aneurysma verum

Beim Aneurysma verum sind die 3 Gefäßwandschichten intakt. Die Erweiterung des Lumen betrifft beim atherosklerotischen Gefäß meist die Zirkumferenz (fusiformes Aneurysma). Es ist häufiger die deszendierende Aorta betroffen.

Die meisten Patienten sind asymptomatisch. In Abhängigkeit von Größe und Lage des Aneurysma können sich unterschiedliche Symptome klinisch zu erkennen geben. Dazu gehören retrosternale oder zwischen den Scapulae empfundene Schmerzen. Nervenläsionen können bei Kompression des Sympathicus oder N. laryngeus recurrens entstehen (Horner-Syndrom, Heiserkeit). Husten oder Dyspnoe weisen auf eine Einengung von Trachea oder Hauptbronchus hin.

Die Prognose des unbehandelten Aneurysma ist schlecht und die Überlebenszeit liegt bei 20% nach 5 Jahren. Es können jedoch auch Verläufe über mehrere Jahre bei nur mäßiger Progredienz vorliegen (Abb. 8a–e). Die Hauptgefahr liegt in der Ruptur, die etwa die Hälfte aller Todesfälle bedingt.

Röntgenologisch läßt sich die Verdachtsdiagnose eines thorakalen Aortenaneurysma auf der Thoraxaufnahme in 2 Ebenen stellen. Hierbei sind Lokalisation, Konfiguration und ungefähre Ausdehnung abzuschätzen. Bei Befall der Aorta ascendens zeigt sich auf der p. a-Aufnahme eine konvexe Verschattung oberhalb des rechten Herzrandes bzw. eine Einengung des Retrokardialraumes. Aneurysmata des Arcus aortae zeigen eine pathognomonische Aufweitung des orthograd getroffenen Gefäßes. Bei Einbeziehung der supraaortalen Äste erscheint das obere Mediastinum aufgeweitet. Bei Befall der Aorta descendens kann eine rundlich konfigurierte Raumforderung retrokardial zu sehen sein. Arrosionen an Wirbelkörpern oder Rippen weisen auf die zunehmende Verdrängung hin. Eine Kompression des Ösophagus kann im Breischluck nachgewiesen werden. Eine Größenzunahme des Mediastinums oder Pleuraergüsse bei akuter Klinik können Hinweis auf eine Gefäßruptur sein (Abb. 9a–e).

Die Aneurysmata lassen sich auch bei der Echokardiographie nachweisen. Der Schallkopf wird zwischen 3. und 5. Interkostalraum linkssternal aufgesetzt und dadurch das Herz als Schallfenster ausgenutzt [1]. Atelektatisches Lungengewebe und Pleuraergüsse können allerdings zu Fehlinterpretationen führen [11].

Der Vorteil der Computertomographie liegt in der überlagerungsfreien Darstellung des Gefäßes. Das durchströmte Lumen und thrombotische Wandveränderungen sowie Verkalkungen sind ein-

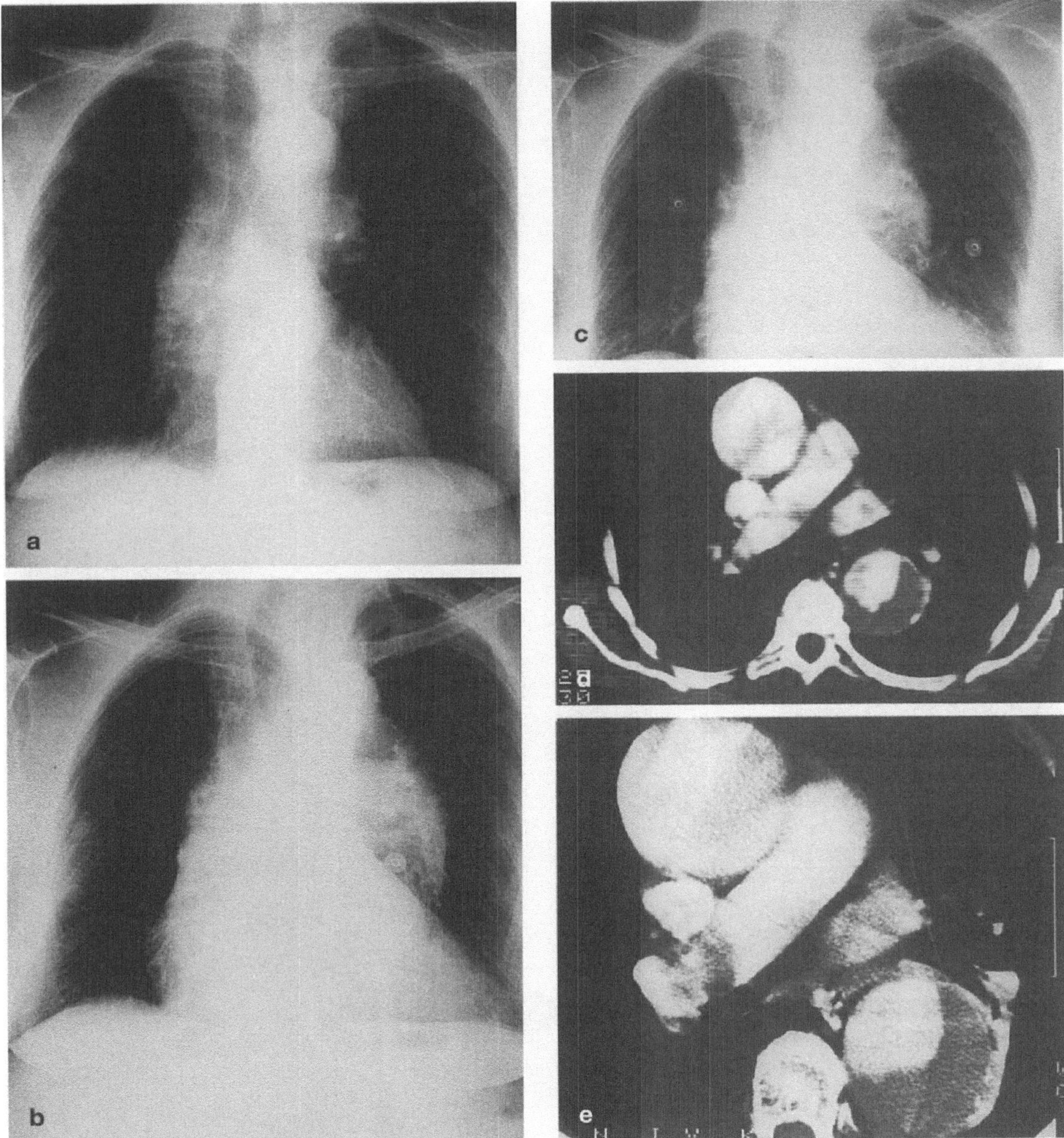

Abb. 8. a Verlauf der Entwicklung eines thorakalen Aortenaneurysma. Thorax p. a.-Aufnahme der Patientin im Jahr 1983. Lediglich Nachweis einer weit ausschwingenden deszendierenden Aorta. **b** Thoraxaufnahme von 1987. Deutliche Größenzunahme des Gefäßes. **c** Thoraxaufnahme von 1989. Nochmalige Größenzunahme des Aneurysma vor allem des proximalen Abschnittes. **d** CT-Schnitt in Höhe des Truncus pulmonalis. Untersuchungszeitraum entsprechend **b**. Durchmesser von Aorta ascendens und descendens liegt bei 50 mm. Erhebliche Wandthrombosierung der deszendierenden Aorta. **e** Korrespondierende CT-Untersuchung zu **c**. Größenzunahme von Aorta ascendens und descendens um jeweils 10 mm

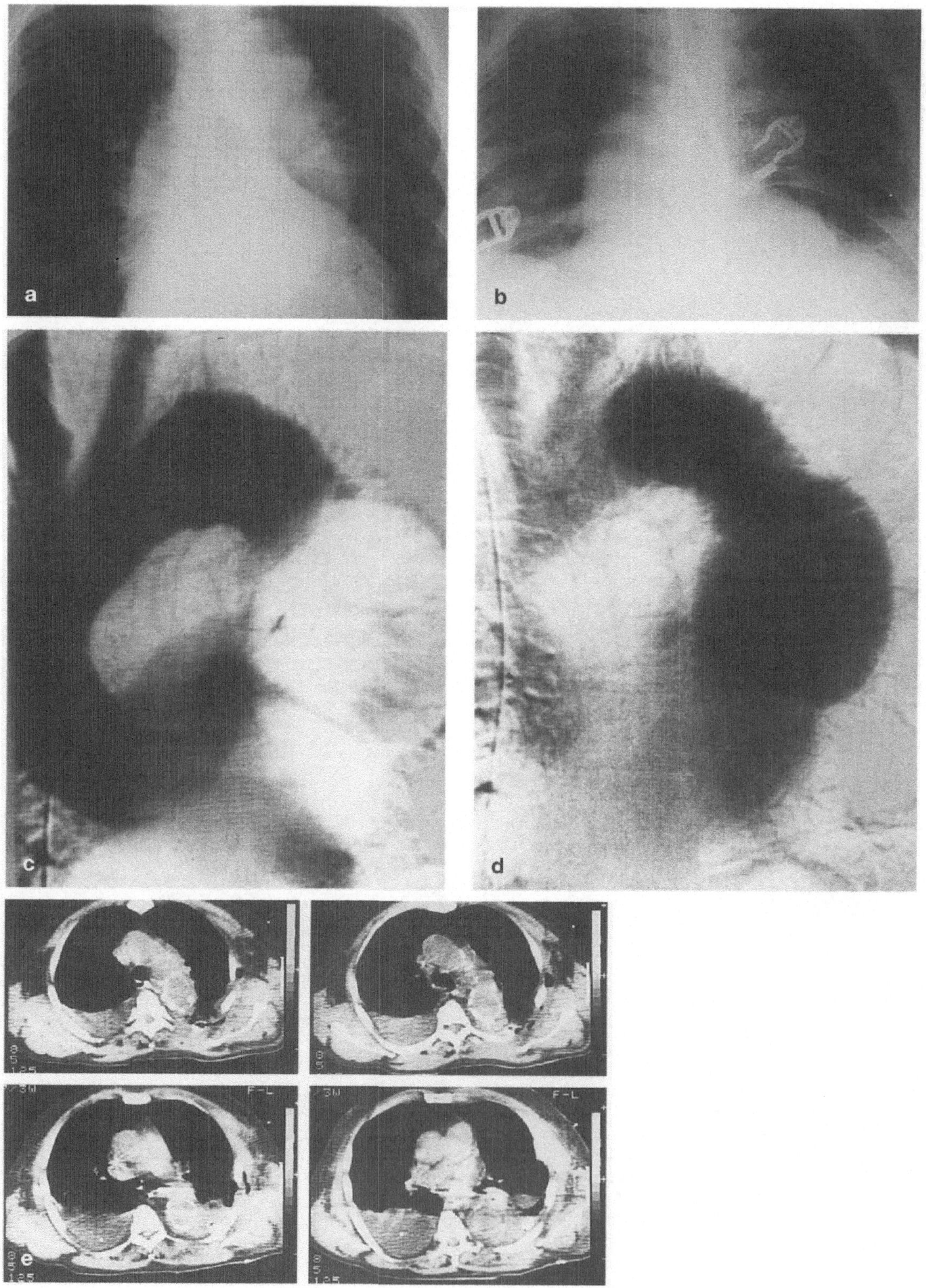

deutig zu diagnostizieren [18]. Die Ausdehnung des Aneurysma, vornehmlich die Einbeziehung der supraaortalen Äste, ist von Bedeutung für das operative Vorgehen. Von Nachteil ist, daß ausschließlich axiale Schnitte möglich sind.

Diesen zusätzlichen Vorteil beinhaltet die Kernspintomographie (KST, Synonym: NMR). Hier sind zusätzlich koronale und sagittale Schichten möglich. Abhängig von der Aufnahmesequenz läßt sich das fließende Blut signalreich oder -arm darstellen und so zwischen Thrombus und langsam strömendem Blut unterscheiden [21].

Von den angiographischen Verfahren wird heute zur Aneurysmadarstellung meist die DSA-Technik angewendet. Sie hat den Nachteil, daß bei thrombosierten Aneurysmen ein Lumen regelhafter Weite vorgetäuscht werden kann. Es müssen Aufnahmen in unterschiedlichen Projektionen angefertigt werden, um die gesamte Zirkumferenz der aortalen Gefäße beurteilen zu können.

14.3.2 Aneurysma dissecans

Das dissezierende Aneurysma entspricht einer intravasalen Einblutung in die Media, wobei 2 unterschiedliche Gefäßlumina entstehen. Die Einteilung erfolgt nach de Bakey: Typ 1 entspricht einer Dissektion über die gesamte thorakale bis zur abdominalen Aorta. Diese Verteilung macht etwa 1/3 der Fälle aus. Typ 2 mit Befall der Aorta ascendens betrifft 20% der Patienten. Bei Typ 3 reicht die Dissektion von distal der linken A. subclavia nach kaudal und beinhaltet 23% der Fälle. Betroffen sind in erster Linie Männer mittleren und höheren Alters.

Die klinische Symptomatik wird durch einen plötzlich einsetzenden stärksten, auch durch Narkotika nicht zu mildernden Schmerz charakterisiert, der meist thorakal, bisweilen auch abdominal angegeben wird. In etwa 10−15% kann der

◄

Abb. 9. a Thorax p.a.-Aufnahme bei Patienten (S. H., m.) mit thorakalem Aortenaneurysma. Die Dilatation des Gefäßes ist deutlich zu erkennen. **b** Thorax a. p.-Aufnahme bei selbem Patienten nach Ruptur des Aneurysma. Die unscharfe Zeichnung des deszendierenden Gefäßes und der ipsilaterale Pleuraerguß können ein Hinweis auf das Geschehen sein. **c** Arterielle DSA des Patienten nach Ruptur des Aneurysma. Deutlich verzögerter KM-Transport bei verminderter Auswurfleistung des linken Ventrikels. **d** Spätere Phase des DSA mit Füllung des distalen Aneurysmasackes. **e** CT-Schnitte vom Aortenbogen bis in Höhe des linken Vorhofs zeigen ein paravasales Hämatom der Aorta descendens und Pleuraergüsse beidseits. Die genaue Lokalisation der Ruptur ist mit keinem der Verfahren sicher zu bestimmen

Schmerz als Leitsymptom fehlen. Zusätzlich finden sich Schocksymptome und Zeichen der Minderperfusion der ins Dissekat einbezogenen Gefäßareale. Verständlich ist, daß wegen operationstechnischer Möglichkeiten Typ 3 bei insgesamt ungünstiger Prognose (Mortalität der nichttherapierten Patienten in den ersten 3 Monaten − 90%) den vergleichsweise besten Verlauf aufweist.

Röntgenologisch kann die akute Dissektion im Übersichtsthorax als progrediente Verbreiterung der Aortenschattens auffallen. Da jedoch aufgrund des Zeitmangels bis zur Abklärung der Operation kein Zeitverlust entstehen darf, wird auf diese Untersuchung in aller Regel zu verzichten sein und sofort eine Angiographie, CT, MR oder transösophageale Doppler-Sonographie (TEE) durchzuführen sein (Abb. 10 a − c). TEE und CT weisen vergleichbar gute Ergebnisse auf [4]. Das Intimasegel ist mit beiden Verfahren gut zu identifizieren, einmal als echogene Struktur im TEE und als hypodense Formation im CT. Im CT kann bei KM-Gabe i. v. wahres und falsches Lumen sichtbar sein, falls der Bolus ausreichend schnell den arteriellen Schenkel perfundiert. Beim TEE sind Ein- und Austrittsregion des Dissekats verläßlich zu diagnostizieren. Im postoperativen Verlauf ist die i. v. DSA der CT im Aortenbogen und der deszendierenden Aorta betreffs der Differenzierung von wahrem und falschen Lumen überlegen [5]. Die intraarterielle DSA muß die Katheterisierung des falschen Lumens als Komplikation in Erwägung ziehen. Die NMR-Untersuchung gestattet ohne KM-Applikation eine Darstellung der unterschiedlichen perfundierten Lumina sowie der Eintrittspforten des Dissekats und eine freie Wahl der Schnittebenen [22]. Abgesehen von der nachteiligen langen Untersuchungsdauer, des fehlenden Zugangs zum Patienten während der Untersuchung und der hohen apparativen Kosten des Verfahrens steht die Überlegenheit der Methode außer Frage. Dies gilt nicht bei der Aortendissektion ohne Intimaruptur, bei der die CT das Vorliegen eines intramuralen Hämatoms wegen der Dichteunterschiede verläßlicher darstellt [24]. Auch zur postoperativen Kontrolle nach prothetischem Aortenersatz ist die NMR wegen der möglichen Beurteilung der Anastomose besser geeignet als die CT-Untersuchung [16]. Fehlinterpretationen in der NMR können durch „chemical-shift" Artefakte das Vorliegen einer Dissektion vortäuschen [12]. Hierbei führt die chemische Verschiebung des unterschiedlichen magnetischen Moments der Protonen in Fett und Wasser (spektrale Verschiebung − 3.5 ppm) zu einer Differenz von etwa 3 Pixeln (bei 1.5 Tesla).

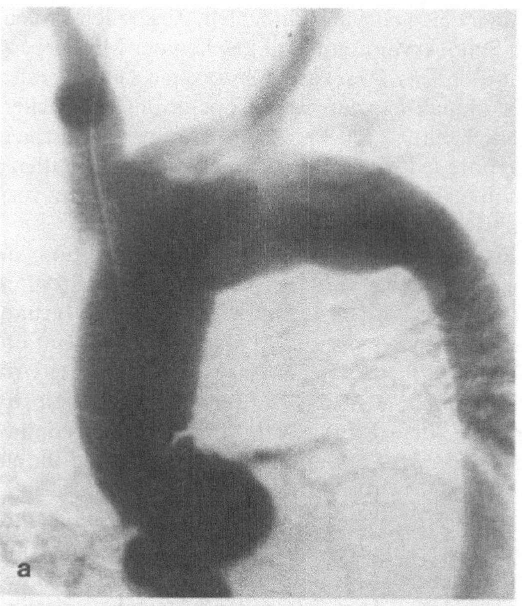

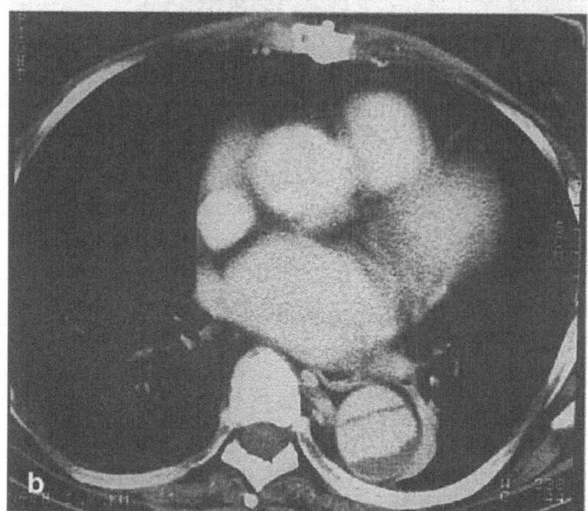

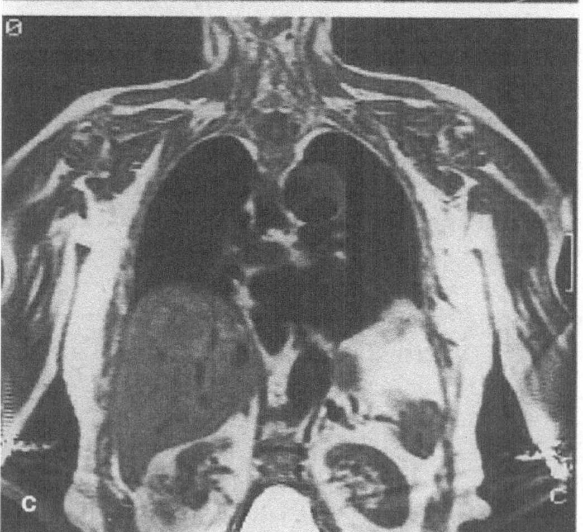

14.3.3 Aneurysma spurium

Das Aneurysma spurium oder falsum entspricht einer Kontinuitätsunterbrechung aller 3 Gefäßwandschichten mit konsekutivem paravaskulärem Hämatom. Dieser Definition entspricht auch das rupturierte Aneurysma verum. Äußere Gewalteinwirkungen (Dezelerationstraumen bei Verkehrsunfällen) können zu Rupturen vornehmlich der deszendierenden Aorta distal der linken A. subclavia führen. Daneben kommen iatrogene Läsionen bei Fehlpunktionen der supraaortalen Gefäße vor (Abb. 11). Die Konfiguration des Aneurysma ist fast ausschließlich sacciform.

Röntgenologisch läßt sich die Verdachtsdiagnose in der Thoraxübersicht an einer mediastinalen Raumforderung und Verbreiterung des Aortenschattens erkennen. Pleuraergüsse weisen auf ausgeprägte Blutungen hin. Um die Zeit bis zur Diagnosefindung gering zu halten, ist die Durchführung der CT-Untersuchung oder einer Angiographie zu empfehlen. Dadurch können Art und Ausdehnung des Gefäßeinrisses sowie das eingeblutete Kompartiment und die mögliche Höhe des Blutverlustes abgeschätzt werden. Zudem können mitverletzte Nachbarstrukturen mitbeurteilt werden.

14.4 Entzündliche Aortenerkrankungen

14.4.1 Takayasu-Syndrom

Das Takayasu-Syndrom ist eine chronisch entzündliche Erkrankung von Arterien und eine häufige Ursache des Aortenbogensyndroms (pulseless disease). Die erste Beschreibung von histopathologischen Veränderungen bei dieser Krankheit erfolgte Mitte des 19. Jahrhunderts und berichtete über Thrombosen und Stenosen der supraaortalen Gefäßäste. In moderneren Klassifikationen werden Affektionen der abdominalen Gefäße miteinbezogen. Bei Typ 1 sind Aortenbogen und die supraaortalen Äste betroffen. Typ 2 beinhaltet Affektionen von Aorta thoracica descendens und abdominaler Aorta. Typ 3 ist die Kombination beider Formen. Zu

◄

Abb. 10. a Dissezierendes Aortenaneurysma. Die arterielle DSA stellt das regelrecht perfundierte Lumen dar. **b** Im CT-Schnitt stellen sich regelrechtes und falsches Lumen, getrennt durch ein Intimasegel, sowie ein marginaler Thrombus (als hypodense Sichel) dar. **c** Im MR-Schnittbild stellen sich die zwei Lumina wegen der differenten Srömungsgeschwindigkeit von unterschiedlicher Signalintensität dar

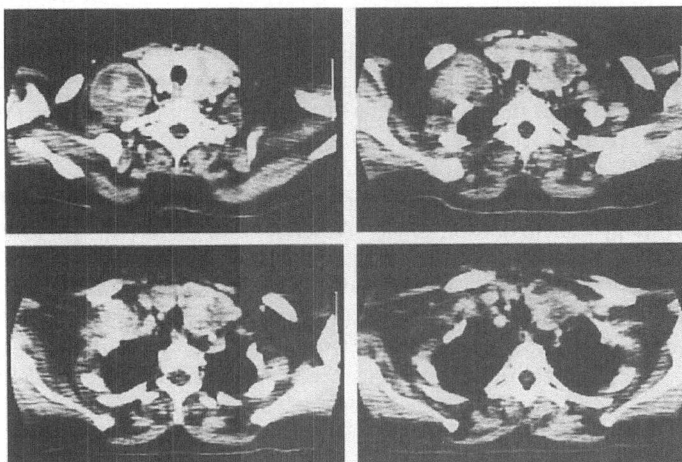

Abb. 11. Aneurysma spurium bei einer Patientin (P.M., w.) nach iatrogener Läsion (Punktionsversuch der Vena subclavia)

Typ 4 gehört der zusätzliche Befall der Pulmonalarterien. 60% der Patienten leiden an Typ 3. Die Ätiogenese der Erkrankung ist unbekannt. Ein Zusammenhang mit autologen Antikörpern gegen Bestandteile der Aortenwand wird vermutet. Die Ausprägung der immunologischen Reaktion korreliert jedoch nicht mit der Schwere der klinischen Symptome. Bei einigen früh diagnostizierten Fällen konnten zirkulierende Immunkomplexe nachgewiesen werden. Eine abgelaufene Tuberkulose in der Anamnese ist häufig. Experimentell konnten inflammatorische Läsionen der Adventitia durch Injektion von Tbc-assoziierten Antigenen ausgelöst werden. Eine kongenitale Prädisposition wird nach Untersuchungen der HLA-Antigen Spezifität der Patienten sowie wegen beobachteter familiärer Häufung des Auftretens der Erkrankung angenommen.

An Begleiterkrankungen kommen eine Polyarthritis, ein Morbus Bechterew und ein Morbus Crohn vor.

Die Inzidenz der Erkrankung liegt bei etwa 2.6 Fällen auf 1 Million Einwohner (USA). Betroffen sind in erster Linie Frauen zwischen 30 und 40 Jahren. Das Geschlechtsverhältnis liegt bei 4/1 (w./m.).

Makroskopisch finden sich die Stenosen in der Aorta und den proximalen Abschnitten der abgehenden Gefäßäste. Die erkrankten Arterien zeigen eine verdickte Wand, erscheinen verkürzt und rigide. Im Bereich der entzündlichen Läsion sind diese mit der Umgebung verbacken. Auf die engen Gefäßabschnitte folgt eine poststenotische Dilatation. Typisch für die Erkrankung ist die Gefäßstenose bei normalem äußeren Gefäßdurchmesser. Histolo-

gisch finden sich die pathologischen Veränderungen hauptsächlich in Tunica media und adventitia. Es finden sich Zeichen der chronischen Entzündung mit Lymphozyten, Histiozyten und vielkernigen Riesenzellen. Durch die dichten Kollageneinlagerungen sklerosiert die Adventitia. Die Media zeigt eine Destruktion mit Untergang von elastischen Fasern.

Die klinische Symptomatik wird durch die Stenosen in Aorta und abgehenden Gefäßen bestimmt. Alle Komponenten des Aortenbogensyndroms kommen vor, wobei die brachiale, brachiozephale oder kranielle Symptomatik vorherrschen kann. Auch Zeichen der koronaren Insuffizienz mit myokardialer Minderperfusion oder nephrogene Symptome kommen vor. Eine Angina abdominalis sowie das Leriche-Syndrom sind beschrieben. Häufig liegen hypertone Blutdruckwerte der prästenotischen Gefäßareale vor.

Röntgenologisch kann auf der Thoraxübersicht eine unregelmäßig konfigurierte Aorta auffallen. Wandverkalkungen, wie auch Aneurysmata, sind Spätmanifestationen der Erkrankung. Angiographisch finden sich multiple segmentale Engstellungen der Aorta. Umschriebene Stenosen der proximalen Gefäßabgänge und der Befall von thorakaler und abdominaler Aorta bei Nichtvorliegen von sonstigen arteriosklerotischen Veränderungen sind pathognomonisch. Aneurysmata liegen in 5–20% der Fälle vor und sind meist fusiform. Rupturen und Dissektionen sind selten. Das Auftreten einer Aortenklappeninsuffizienz (ca. 15% der Patienten) ist als prognostisch ungünstig anzusehen.

14.4.2 Lues

Vor Einführung der Penizillintherapie machte die Aortenlues in Sektionsstatistiken bis zu 10% aus. Die Häufigkeit in neueren Untersuchungen liegt bei weniger als 1%. Kardiovaskuläre Komplikationen betreffen etwa 10% der Patienten mit nicht oder inadäquat behandelter Syphilis. Eine Aortitis, Aortenklappeninsuffizienz oder Aneurysmata entwickeln sich 10 – 30 Jahre nach dem Primärinfekt, obwohl nachgewiesen wurde, daß bereits innerhalb des ersten Jahres nach Infektion die Aortenwand durch die Spirochäten befallen wird.

Histologisch finden sich entsprechend dem Infektionsweg über die Vasa vasorum lymphozytäre und plasmazelluläre Infiltrate in deren Nachbarschaft und eine obliterative Endarteritis. In der Media werden untergegangene glatte Muskelzellen und elastische Fasern durch Narbengewebe ersetzt. In 20% der Fälle finden sich Mikrogummata.

Die Klassifikation unterscheidet die unkomplizierte Aortitis von Komplikationen, wie Aneurysmata, Aorteninsuffizienz und koronaren Stenosen. Luetische Aortenaneurysmata entwickeln sich in 40% der Fälle. Dabei liegen 7 von 10 in Aorta ascendens und Aortenbogen. Sie sind meist sackförmig konfiguriert und weisen oft Verkalkungen auf. Die Angaben zur Häufigkeit von lebensbedrohlichen Rupturen schwankt zwischen 14 und 40%. Eine Aorteninsuffizienz kann sich in einem Viertel der Fälle entwickeln. Zugrunde liegt eine Dilatation der Aortenwurzel und des Valsalva-Sinus oder eine Erweiterung der Klappenkommissur bei Fibrose der Segel.

Eine luetische Koronarostienstenose kommt in 30% der Fälle vor und wird durch eine Verdickung der Intima bedingt.

Bei der unkomplizierten luetischen Aortitis bestehen geringe oder keine Symptome. Klinische Beschwerden bestehen in Abhängigkeit von komplizierenden Verläufen. Aneurysmata können zu Kompressions- oder Verdrängungserscheinungen und konsekutiven nervalen Beschwerdebildern führen. Die Ruptur ist mit allen Zeichen der fulminanten klinischen Symptomatik verbunden. Die Aorteninsuffizienz, wie auch die Koronarostienstenose, machen sich in Form einer Herzinsuffizienz bemerkbar. 28% der syphilitischen Aortiden sind seronegativ.

Röntgenologisch läßt sich die Erweiterung von Aorta ascendens oder Aortenbogen in der Thoraxaufnahme erkennen [20]. Mit Hilfe der Angiographie lassen sich komplizierte Verlaufsformen mit Aneurysmabildungen, Ostienstenosen oder die

Aorteninsuffizienz darstellen. Marginale Thromben und Verkalkungen sind am besten mit der Computertomographie zu diagnostizieren. Dieses Verfahren wird auch in klinischen Notfällen bei der Ruptur eingesetzt.

14.4.3 Tuberkulöse Aortitis

Die Aortentuberkulose ist eine seltene Erkrankung, die allerdings häufig durch Aneurysmata oder Perforationen kompliziert wird. Unterschieden wird zum einen die Intimatuberkulose, die Ausdruck einer miliaren Verlaufsform sein kann. Die Mesaortitis tuberculosa entspricht einer Infektion der Media über die Vasa vasorum. Bei dieser Form entstehen Gefäßwandnekrosen, die sekundär zur Aneurysmabildung führen können. Die häufigste Form ist das Übergreifen der Infektion von befallenen Lymphknoten per continuitatem auf die Adventitia.

Röntgenologisch können in der Übersichtsaufnahme Hinweise auf eine abgelaufene oder frische tuberkulöse Infektion bestehen. Im übrigen entspricht die Diagnostik der Darstellung der komplizierenden Läsionen wie Aneurysmata oder Rupturen. Bei Verdacht auf das Vorliegen einer Gefäßruptur muß wegen der Dringlichkeit der Diagnosefindung mit CT untersucht werden.

14.4.4 Arteritis temporalis

Bei der Arteritis temporalis handelt es sich um eine granulomatöse Panarteritis, die zu segmentalen, entzündlichen Stenosen führt.

Histologisch findet sich ein Befall der Media und der Elastica interna. Typischerweise finden sich an der Grenzzone beider Schichten riesenzellkernige Infiltrationen. Die Diagnosesicherung erfolgt durch eine Biopsie der A. temporalis superficialis.

Die Ätiogenese der Erkrankung ist unklar. Im Bereich der Gefäßläsionen konnte eine vermehrte Ansammlung von T-Helferzellen nachgewiesen werden. Der Befund von Histiozyten, Makrophagen und zirkulierenden Immunoblasten spricht für eine zellvermittelte Immunreaktion. Neuere Hypothesen gehen von einem pathologisch akzelerierten Alterungsprozeß der betroffenen Gefäße aus. Eine familiäre Prädisposition ist wie ein vermehrtes Vorkommen beim HLA-Phänotyp DR-4 erwiesen.

Die Inzidenz der Erkrankung liegt bei etwa 30 Fällen auf 1 Million Einwohner und ist häufiger in Nordeuropa. Es findet sich eine Prädilektion für das weibliche Geschlecht. Bei Menschen unter 50 Jahren ist die Erkrankung selten.

Typische klinische Symptome sind der Schläfenkopfschmerz und die strangartige Verdickung der A. temporalis superficialis. Zusätzliche arthritische Beschwerden und allgemeine Symptome wie Fieber oder BSG-Beschleunigung sind häufig. Bei Beteiligung der A. ophtalmica findet sich eine Visusminderung.

Röntgenologisch können sich Zeichen des Aortenbogensyndroms mit segmentalen Stenosen in der Angiographie finden. Aneurysmata und Dissektionen kommen vor. Bei Vorliegen einer Arteritis temporalis sollte eine Aortenbogenangiographie zum Ausschluß prognostisch ungünstiger Miterkrankungen durchgeführt werden.

14.4.5 Behçet-Syndrom

Beim Behçet-Syndrom bestehen rezidivierende Ulcera der Mundschleimhaut und des Genitale sowie eine Iridozyklitis und eine Affektion der großen Venen und eine Vaskulitis der kleinen Gefäße. ZNS und Gelenke können mit befallen sein. Die Aorta zeigt entzündliche Läsionen im Bereich des Sinus Valsalvae. Die arterielle Beteiligung führt zu Thrombose und Aneurysmabildung. Es besteht eine Prädominanz des HLA-B Phänotyps.

14.4.6 Ankylosierende Spondylitis

Der Morbus Bechterew ist eine chronisch entzündliche Erkrankung des rheumatischen Formenkreises, die sich besonders an der Wirbelsäule und den Ileosakralfugen manifestiert. Die Aortitis ist keine seltene Komplikation bei der ankylosierenden Spondylitis. Sie findet sich hauptsächlich im Bereich des Aortenbulbus. Klinisch bedeutsam und röntgenologisch nachweisbar ist die entstehende Aorteninsuffizienz. Bei Patienten mit länger als 10 Jahren bestehender Bechterew-Erkrankung sollten zum Ausschluß einer Aortenaffektion Kontrolluntersuchungen mit der Echokardiographie durchgeführt werden.

14.4.7 Mykotische Aneurysmata

Der Begriff des mykotischen Aneurysma beinhaltet durch Mikroorganismen bedingte Gefäßdilatationen. Im Vordergrund stehen hämatogene Infektionen mit Strepto- oder Staphylokokken sowie gram-negativen Keimen, wie E. coli. Bei immunsuprimierten Patienten oder bei Drogenabhängigen (i. v.-Applikation) können auch Pilze die pathogenen Keime sein. Meist findet sich ein rascher Krankheitsverlauf.

Röntgenologisch finden sich die üblichen Zeichen der Gefäßdilatation. Zusätzlich können mit Hilfe der Computertomographie Hinweise auf die mikrobielle Genese abgeleitet werden, wenn perianeurysmal Gasblasen nachgewiesen werden oder eine Osteomyelitis in benachbarten Knochenstrukturen besteht [23].

14.4.8 Weitere Erkrankungen mit Aortenbefall

Eine Aortitis als komplizierende Komponente findet sich bei der rheumatoiden Arthritis, beim rheumatischen Fieber, beim Cogan-Syndrom und beim Reiter-Syndrom. Die röntgenologische Symptomatik ähnelt der des Morbus Bechterew. Bei diesen Erkrankungen sollte als Screeninguntersuchung die Echokardiographie durchgeführt werden.

Beschrieben ist die Miterkrankung der Aorta beim Morbus Crohn, der Sarkoidose und der Wegener-Granulomatose.

Tabelle 1. Entzündliche Affektionen der Aorta

Arteritis temporalis
Rheumatoide Arthritis
Rheumatisches Fieber
Takayasu-Syndrom
Lues III
TBC
Reiter-Syndrom
Morbus Bechterew
Morbus Crohn
Cogan-Syndrom
Wegener-Granulomatose
Sarkoidose

14.5 Traumata

Bei Verletzungen der Aorta ist zwischen perforierenden offenen oder stumpftraumatischen Läsionen zu unterscheiden. Spontanrupturen treten bei vorgeschädigter Gefäßwand auf und sind bei entzündlichen oder degenerativen Veränderungen zu finden.

14.5.1 Stumpfe Verletzungen

Stumpf traumatische Läsionen der Aorta betreffen zu mehr als 50% den Aortenisthmus im Bereich des Ansatz des Ligamentum Botalli. 20% liegen in der Aortenwurzel und jeweils 10% finden sich in Aortenbogen und Deszendens. Die Ursachen einer Ruptur sind heutzutage meist Dezelerationsverletzungen bei Verkehrsunfällen und seltener Fensterstürze beim Suizid. Bei Geschwindigkeiten von 100 km/h können in Abhängigkeit von der Länge des Abbremsweges Kräfte bis zu 600 G auftreten. Wegen der Fixation der Aorta an Herz und supraaortalen Gefäßen führt die lineare Beschleunigung zu Ausweichbewegungen und Überbelastungen der Aortenwand. Entsprechend der Krafteinwirkung sind die Einrisse meist glatt und transversal zur Gefäßachse angeordnet.

Die Prognose ist abhängig vom Ausmaß des Aorteneinrisses, allerdings sterben knapp 90% der Patienten in der ersten Stunde nach dem Unfall. Von den Überlebenden weisen weitere 90% ohne Operation einen fatalen Verlauf auf.

Die klinische Symptomatik wird hauptsächlich von der Art des Unfalls und den begleitenden Kopfverletzungen bestimmt. Schockzeichen bei Thoraxtraumata können ein erster Hinweis sein.

Röntgenologisch findet sich in der Thoraxübersicht eine Verbreiterung des Mediastinums. Dieses Zeichen ist beim älteren Patienten oft wenig verläßlich. Pleuraergüsse können vorliegen. Bei Frakturen der 1. oder 2. Rippe liegen in 7.5% Läsionen der großen Gefäße vor [17]. Computertomographisch finden sich intramurale oder periaortale Hämatome. Weitere, diskrete Zeichen sind Irregularitäten des kontrastierten Lumen sowie rupturierte Intimasegel, die sich als hypodense lineare Struktur im Gefäß darstellen [8]. Ein weiterer Hinweis ist die Ausfüllung des retrokruralen Raumes [6]. Vor Operation ist die Durchführung einer Angiographie obligat.

14.5.2 Perforierende (offene) Verletzungen

Diese Art der Verletzung gehört in Friedenszeiten zu den Ausnahmen. Sie entstehen durch Unfälle mit Stich- oder Schußwaffen sowie Pfählungsverletzungen. Meist kommt es zum raschen Verbluten. Überlebt werden nur Verletzungen, bei denen die Kontinuitätsunterbrechung klein genug ist, daß die elastische Aortenwand die Läsion abdichten kann. Bei derartigen Traumen kann vor der operativen Korrektur Ort und Ausmaß der Gefäßläsion computertomographisch bestimmt werden.

Endokorporale Verletzungen der Aorta durch rigide oder scharfkantige Gegenstände können über Ösophagus oder Bronchialsystem stattfinden. Ingestierte Fremdkörper oder iatrogene Verletzungen mit Untersuchungseinheiten sind beschrieben. Bei ersteren kann die Notwendigkeit zur röntgenologischen Untersuchung bestehen. Metalldichte Fremdkörper sind in der Thoraxübersicht in ihrer Lagebeziehung zur Aorta zu identifizieren. Dadurch läßt sich der Verdacht der Gefäßverletzung bestätigen oder ausschließen. Gegebenenfalls muß auch bei diesen Fällen ein CT oder NMR durchgeführt werden.

14.5.3 Inkomplette Gefäßverletzungen

Die Intima ist das vulnerabelste Element der Gefäßwand. Durch hohe Druckgradienten oder auch durch intravasale Manipulationen kann eine Dissektion herbeigeführt werden. Abhängig von der Ausrichtung des Intimasegels zur Strömungsrichtung des Blutes kann sich dieses wieder der Gefäßwand anlegen oder frei flottieren. Tritt die Läsion im Gefolge intravaskulärer Maßnahmen auf, ist das Ausmaß der Verletzung meist gut zu beurteilen. Gegebenenfalls kann bei hämodynamischer Relevanz eine Stent-Applikation zur Beibehaltung der Durchgängigkeit appliziert werden. Bei Verletzungen von Intima und Media kann das adventitielle Hämatom zum Verschluß des Gefäßes führen.

Bei Verletzung aller 3 Gefäßschichten zeigt sich eine ausgedehnte perivaskuläre Einblutung. Die Kontinuitätsunterbrechung des Gefäßes führt zur Retraktion der Stumpfenden mit konsekutiver Blutungsstillung. Kommen solche Veränderungen sekundär zur diagnostischen Abklärung, findet sich das Bild eines Aneurysma spurium.

14.5.4 Spontanruptur

Spontanrupturen finden sich meist im Bereich des Isthmus aortae. Als Ursache können eine Aortenisthmusstenose oder Fehlbildungen des Gefäßes vorliegen. Diese Art der Verletzung ist bei Frauen häufiger.

Die Prognose ist extrem schlecht (Letalität >90%). Zu weiterführender Diagnostik verbleibt meist keine Zeit. Die Diagnose wird meist autoptisch gestellt.

Literatur

1. Come PC (1983) Improved cross-sectional echocardiographic technique for visualization of the retrocardiac descending aorta in its long axis. Am J Cardiol 51: 1029–1033
2. Cooke JP, Kazmier FJ, Orszulak TA (1988) The penetrating aortic ulcer: pathologic manifestations, diagnosis and management. Mayo Clin Proc 63:718–725
3. Gomes AS, Lois JF, George B, Alpan G, Williams RG (1987) Congenital abnormalities of the aortic arch: MR imaging. Radiology 165:691–695
4. Hashimoto S, Kumada T, Osakada G, Kubo S, Tokunaga S, Tamaki S, Yamazato A, Nishimura K, Ban T, Kawai C (1989) Assessment of transesophageal Doppler-echocardiography in dissecting aortic aneurysm. J Am Coll Cardiol 14:1253–1262
5. Hendrickx P, Rieder P, Prokop M, Milbradt H, Karck M, Laas J (1989) Intravenous DSA and dynamic computed tomography for postoperative follow-up of type A aortic dissection. Eur J Radiol 9:158–162
6. Higgins WL (1989) Infiltrated retrocrural space following thoracic aorta trauma: CT evaluation. J Comput Assisst Tomogr 13:949–951
7. Houston AB, Simpson IA, Pollock JCS, Jamieson MPG, Doig WB, Coleman EN (1987) Doppler ultrasound in the assessment of severity of coarctation of the aorta and interruption of the aortic arch. Br Heart J 57:38–43
8. Ishikawa T, Nakajima Y, Kaji T (1989) The role of CT in traumatic rupture of the thoracic aorta and its proximal branches. Semin Roentgenol 24:38–46
9. Kaemmerer H, Theissen P, König U, Kochs M, Linden A, Höpp HW, Sechtem U, Hilger HH (1989) Klinische und magnetresonanztomographische Verlaufskontrollen operativ behandelter Aortenisthmusstenosen im Erwachsenenalter. Z Kardiol 78:777–783
10. Kan MN, Nanda NC, Stopa AR (1987) Diagnosis of double aortic arch by cross-sectional echocardiography with Doppler colour flow mapping. Br Heart J 58: 284–286
11. Kronzon I, Demopoulos L, Schrem SS, Pasternak P, McCauley D, Freedberg RS (1990) Pitfalls in the diagnosis of thoracic aortic aneurysm by transesophageal echocardiography. J Am Soc Echocardiogr 3:145–148
12. Lotan CS, Cranney GB, Doyle M, Pohost GM (1989) Fat-shift artifact simulating aortic dissection on MR images. Am J Roentgenol 152:385–386
13. Merickel MB, Carman CS, Brookeman JR, Mugler JP, Brown MF, Ayers CR (1988) Identification and 3-D quantification of atherosclerosis using magnetic resonance imaging. Comput Biol Med 18:89–102
14. Mohiaddin RH, Firmin DN, Underwood SR, Abdulla AK, Klipstein RH, Rees RSO, Longmore DB (1989) Chemical shift magnetic resonance imaging of human atheroma. Br Heart J 62:81–89
15. Morrow WR, Vick GW, Nihill MR, Rokey R, Johnston DL, Hedrick TD, Mullins CE (1988) Bolloon dilation of unoperated coarctation of the aorta: short- and intermediate-term results. J Am Coll Cardiol 11:133–138
16. Neufang KFR, Theissen P, Deider S, Sechtem U (1989) Thorakale Aortendissektion – Stellenwert von MRT und CT in der Verlaufskontrolle nach prothetischem Aortenersatz. Fortschr Röntgenstr 151:659–665
17. Poole GV (1989) Fracture of the upper ribs and injury to the great vessels. Surg Gynecol Obstet 169:275–282
18. Posniak HV, Demos TC, Marsan RE (1989) Computed tomography of the normal aorta and thoracic aneurysms. Semin Roentgenol 24:7–21
19. Predey TA, McDonald V, Demos TC, Moncada R (1989) CT of congenital anomalies of the aortic arch. Semin Roentgenol 24:96–113
20. Samson L, Chalaoui J, Paradis B (1990) Syphilitic aortitis. Radiographics 10:508–510
21. Spielmann RP, Sehlz B, Schofer J, Witte G, Heller M (1988) Kernspintomographie des thorakalen Aortenaneurysmas. Fortschr Röntgenstr 149:571–575
22. Spielmann RP (1990) MR bei akuter Aortendissektion. Fortschr Röntgenstr 152:316–320
23. Vogelzang RL, Sohaey R (1988) Infected aortic aneurysms: CT appearance. J Comput Assist Tomogr 12:109–112
24. Yamada T, Tada S, Harada J (1988) Aortic dissection without intimal rupture: diagnosis with MR imaging and CT. Radiology 168:347–352

Sachverzeichnis